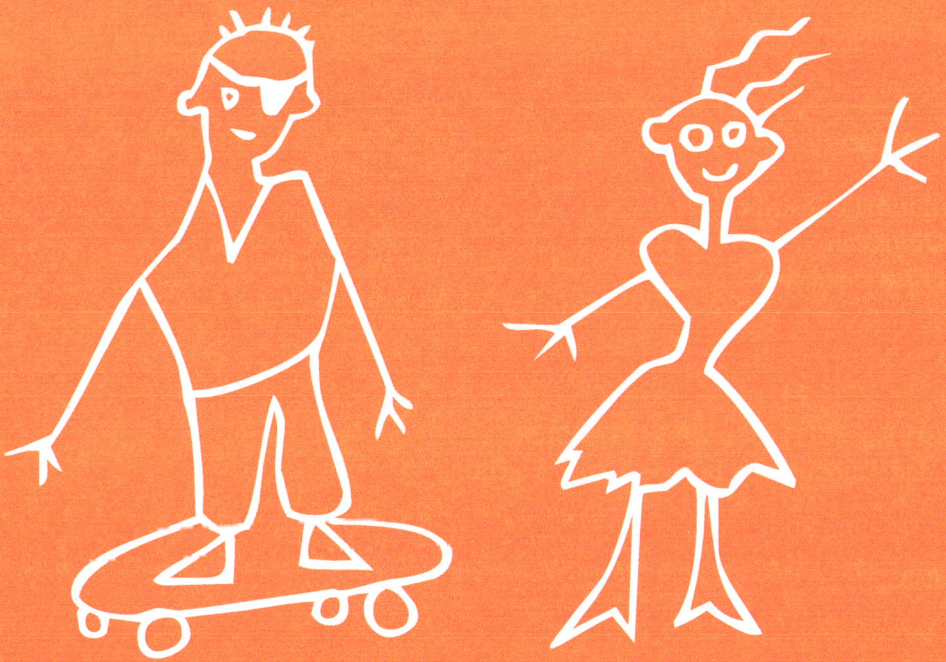

Odontopediatría

Fundamentos y prácticas para la atención integral personalizada

CORPUS
EDITORIAL Y DISTRIBUIDORA

La presente es una publicación de:

CORPUS
EDITORIAL Y DISTRIBUIDORA

www.corpuslibros.com

Biondi, Ana María
Odontopediatría : fundamentos y prácticas para la atención integral / Ana María Biondi.- 2a ed . - Ciudad Autónoma de Buenos Aires: Corpus Libros Médicos y Científicos, 2020.
428 p.; 27 x 21 cm.

ISBN 978-987-1860-68-5

1. Odontología. I. Título.
CDD 617.645

editorial@corpuslibros.com
editorialcorpuslibros@gmail.com

www.corpuslibros.com

Tucumán 2180 - Tel/Fax: (011) 4371-7914 / 4373-5128
(C1050AAR) Ciudad Autónoma de Buenos Aires - Argentina

ISBN: 9789871860685

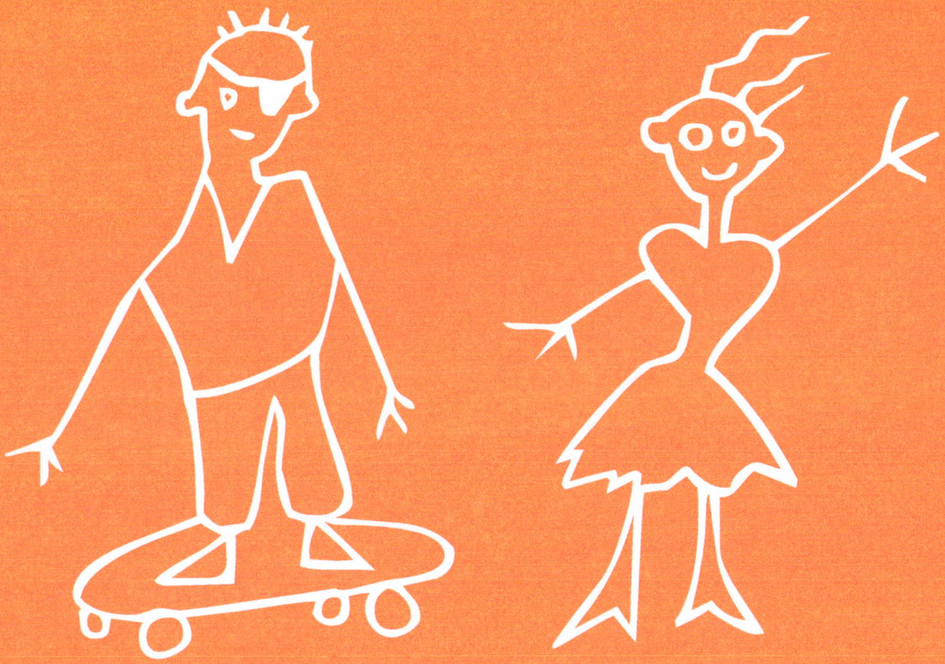

Odontopediatría

Fundamentos y prácticas para la atención integral personalizada

ANA MARÍA BIONDI - SILVINA GABRIELA CORTESE

CORPUS
EDITORIAL Y DISTRIBUIDORA

AUTORES

Ana María Biondi
En 1974 recibió el título de odontóloga en la Fac. de Odontología de la Univ. de Buenos Aires (UBA), tras lo cual se especializó en Odontopediatría (UBA 1978). Es Magister en Docencia Universitaria con Orientación en Educación Científica y Tecnológica (UTN 2012).Desde 2006 ejerce como Profesora Titular en la Cátedra de Odontología Integral Niños de la Fac. de Odontología de la UBA (Argentina), donde también es Directora de la Carrera de Especialización en Odontopediatría.

Silvina Gabriela Cortese
En 1991 la UBA le otorgó el título de Doctora en Odontología, por su tesis "Remineralización con diferentes presentaciones de fluoruro de sodio sobre caries incipientes en dientes permanentes jóvenes". Se especializó en Odontopediatría y en el presente se desempeña como Profesora Asociada de la Cátedra Odontología Integral Niños y Codirectora de la Carrera de Especialización en Odontopediatría.

Silvia Cristina Aguas
Doctora en Odontología, UBA. Profesora Adjunta Consulta, Cátedra de Clínica Estomatológica, Fac. de Odontología, UBA.

Eduardo José Luis Bava
Odontólogo, Fac. de Odontología, UBA. Especialista en Odontopediatría y en Cirugía maxilofacial. Profesor Adjunto, Cátedra Odontología Integral Niños, Fac. de Odontología, UBA.

María Cristina Bertolotti
Odontóloga. Doctora de la Universidad de Buenos Aires. Docente de la Cátedra de Ortodoncia y Profesora de la Carrera de Especialización en Ortodoncia de la Facultad de Odontología, UBA. Ex Profesora Carrera de Especialización en Ortodoncia Fac Odontología Universidad Nacional de la Plata.

María Laura Hermida Bruno
Odontóloga Especialista en Odontopediatría, Universidad de la República, Montevideo-Uruguay. Especialista en Docencia Universitaria, Universidad El Bosque, Bogotá-Colombia. Directora del Departamento de Odontopediatría y Ortodoncia, Universidad Católica del Uruguay.

Hannia Gisella Camargo Huertas
Especialista en Radiología Dentomaxilofacial. Universidad de Chile. Profesora Asociada Odontóloga. Magíster en Antropología Biológica Facultad de Odontología Universidad Nacional de Colombia.

Susana Margarita Castro
Odontóloga Fac. de Odontología, UBA. Especialista en Odontopediatría, Ortopedia y Ortodoncia. Docente Cátedra Odontología Integral Niños, Fac. de Odontología, UBA.

María Cecilia Cattaneo
Odontóloga. Fac. de Odontología U.B.A. Especialista en Ortopedia y Ortodoncia. Fac. de Odontología U.B.A. Jefe de Trabajos Prácticos Cátedra de Ortodoncia y Docente de la Carrera de Especialización en Ortodoncia y Ortopedia Maxilar Fac de Odontología U.B.A.

Paula Drexler Prada
Magister en Odontopediatría (MSc). The Royal London Hospital Medical College, University of London, Londres, Inglaterra. Especialista en Odontopediatría, Universidad de la República, Montevideo-Uruguay. Docente del Departamento de Odontopediatría y Ortodoncia, Universidad Católica del Uruguay.

Liliana Esther Fernández Cancela (†)
Odontóloga, Fac. de Odontología, UBA. Especialista en Odontopediatría. Ex Docente Cátedra Odontología Integral Niños, Fac. de Odontología, UBA.

María Celeste Fernández Castro
Odontóloga, Fac. de Odontología, UBA. Especialista en Odontopediatría. Docente Cátedra Odontología Integral Niños, Fac. de Odontología, UBA.

María Virginia Fernández de Preliasco
Doctora en Odontología, UBA. Especialista en Odontopediatría. Profesora Titular Consulta, Cátedra de Odontología Integral Niños.

Diana Elizabeth Fridman
Odontóloga, Fac. de Odontología, UBA. Especialista en Odontopediatría y Ortodoncia. Profesora Adjunta, Cátedra Odontología Integral Niños, Fac. de Odontología, UBA.

Arnoldo Grosman
Doctor en Medicina. Profesor Universitario. Director de la Carrera de Especialista en Pediatría de la Universidad Maimónides. Director de la Carrera de Especialista en Pediatría de la Universidad de Buenos Aires. Jefe de división de Pediatría y Neonatología Hospital Español de Buenos Aire.

María Hirose López
Cirujana Dentista, Maestría en Odontología, Univ. Nac. Autónoma de México. Profesora Titular de Odontopediatría, División de estudios profesionales y División de estudios de posgrado e investigación, Fac. de Odontología, Univ. Nac. Autónoma de México.

Eduardo Julio Lanata
Doctor en Odontología, UBA. Profesor Titular Consulto, Cátedra de Técnica de Operatoria Dental, Fac. de Odontología, UBA.

Héctor Eduardo Lanfranchi (†)
Doctor en Odontología, UBA. Ex Profesor Titular Plenario, Cátedra de Clínica Estomatológica, Fac. de Odontología, UBA.

Ana Gabriela Lucas
Médica Pediatra. Univ. Nac. del Nordeste (Argentina).

Jorge César Martínez
Médico, Fac. de Medicina, UBA. Profesor Titular-Director, Departamento de Pediatría, Univ. del Salvador, Buenos Aires. Profesor Consulto, Rockefeller University, EUA. Asesor del Comité de Seguridad del Hospital Materno-Infantil Ramón Sardá. Miembro Grupo de expertos, Alianza mundial seguridad del paciente, OMS. Director de la Escuela de Medicina y Director Departamento de Pediatría, Seguridad y Calidad, Facultad de Medicina Universidad del Salvador.

María Eugenia Mateu
Odontóloga. Doctora de la Universidad de Buenos Aires. Profesora Titular de la Cátedra de Ortodoncia y Directora de la Carrera de Especialización en Ortodoncia y Ortopedia Maxilar Fac de Odontología, UBA.

Claudio Gabriel Morós
Médico especialista en Cardiología y Cardiología Pediátrica. Consultorios de cardiopatías congénitas del adulto. Hospital de Niños "Dr. Ricardo Gutiérrez". Ciudad de Buenos Aires. República Argentina. Consultorios de cardiopatías congénitas del adulto. Hospital Español de Buenos Aires. Ciudad de Buenos Aires. República Argentina.

Gabriela Nalli
Odontóloga, Fac. de Odontología, UBA. Prof. Adjunta Interina Cátedra de Clínica Estomatológica, Fac. de Odontología, UBA.

Liliana Noemí Nicolosi
Médica Especialista en Cardiología. Docente Autorizada Facultad de Medicina UBA. Profesora Titular Patología y Clínica Bucodental, Facultad de Odontología UBA. Directora de la Clínica para Atención de Pacientes de Alto Riesgo Médico, CLAPAR II, Facultad de Odontología. UBA. Jefe de la División Cardiología y Unidad Coronaria, Hospital Español de Buenos Aires. Directora de Carrera de Médico Especialista en Cardiología de la UBA.

Andrea Marta Ortolani
Odontóloga, Fac. de Odontología, UBA. Especialista en Odontopediatría. Prof. Adjunta Cátedra Odontología Integral Niños, Fac. de Odontología, UBA.

Gabriela Quintero de Lucas
Doctora en Odontología, Univ. Nac. de Córdoba, Argentina. Especialista en Odontopediatría. School of Dentistry University of Oregon Health Sciences Center. Oregon, EUA. Profesora Titular Cátedra de Odontopediatría, Univ. Nac. del Nordeste, Argentina. Coordinadora Maestría en Odontopediatría. Facultad de Odontología. Universidad de Panamá.

Elizabeth Ritacco
Odontóloga, Fac. de Odontología, UBA. Especialista en Endodoncia. Ex Profesora Adjunta Cátedra de Endodoncia, Fac. de Odontología, UBA.

Zulema Rosa Sarmiento (†)
Odontóloga, Fac. de Odontología, UBA. Especialista en Odontopediatría. Ex Profesora Adjunta Cátedra de Odontología Integral Niños, Fac. de Odontología, UBA.

Hebe Silvia Schweizer
Odontóloga. Doctora de la Universidad de Buenos Aires. Ex Profesora Adjunta Cátedra de Ortodoncia y Ex Profesora Carrera de Especialización en Ortodoncia Fac Odontología, UBA.

Liliana Sierra
Doctora en Odontología, Univ. Nac. de La Plata, Argentina. Especialista en Endodoncia. Profesora Titular Consulta, Cátedra de Endodoncia, Fac. de Odontología, UBA. Ex Directora Carrera Principal de Especialización en Endodoncia, Fac. de Odontología, UBA.

Susana Isabel Teitelbaum
Odontóloga, Fac. de Odontología, UBA. Especialista en Odontopediatría. Ex Docente Cátedra Odontología Integral Niños, Fac. de Odontología, UBA.

Marina Andrea Toscano
Odontóloga, Fac. de Odontología, UBA. Especialista en Odontopediatría. Jefe de Trabajos Prácticos, Cátedra Odontología Integral Niños, Fac. de Odontología, UBA

Gabriela Urman
Médica UBA. Especialista en Pediatría UBA y Sociedad Argentina de Pediatría. Magister en Educación para profesionales de la salud. Coordinadora docente del Departamento de Salud Materno Infantil de la Universidad Maimónides. Coordinadora medica del Centro ambulatorio Atención Pediátrica Integral- API. CABA, Argentina.

Paula Urrestarazu
Médica Especialista en Pediatría. Especialista en Gestión de Servicios orientados a la Discapacidad. Coordinador de la Unidad de Cuidados Prolongados Pediátricos del Hospital Español de Buenos Aires. Secretaria del Grupo de Trabajo en Discapacidades de la Sociedad Argentina de Pediatría.

Ana Patricia Vargas Casillas
Cirujana dentista, Especialista en Periodoncia, Maestría en Odontología, Univ. Nac. Autónoma de México. Profesora de Periodoncia, División de estudios profesionales y División de estudios de posgrado e investigación, Fac. de Odontología, Univ. Nac. Autónoma de México.

Liliana Beatriz Varela
Odontóloga, Fac. de Odontología, UBA. Profesora Regular Adjunta de la Cátedra Clínica I de Prótesis. Facultad de Odontología. UBA. Especialista en Prótesis y Endodoncia. Dictante y Coordinadora de la Carrera de Especialización en Prostodoncia Facultad de Odontología. UBA.

Silvia Liliana Zaiden
Odontóloga, Fac. de Odontología, UBA. Profesora Adjunta Cátedra de Técnica de Operatoria Dental, Fac. de Odontología, UBA.

ÍNDICE

PRÓLOGO

En 2010 se publicó la primera edición de *Odontopediatría: fundamentos y prácticas para la atención integral personalizada*, con el propósito de contribuir a la formación de un profesional capaz de afrontar el desafío de cuidar la salud bucal de niños y adolescentes en su práctica clínica. En su prólogo manifestamos nuestra enorme satisfacción por haber podido integrar los criterios de líderes en el cuidado del paciente en crecimiento de Argentina, Brasil, Chile Colombia, México, y Uruguay, esperando haber iniciado un recorrido hacia una visión latinoamericana de la Odontopediatría, acorde con las necesidades y características de nuestra región.

En estos años el deseo se hizo realidad, y con aspiraciones superadoras, convocamos nuevos expertos de otras especialidades y ocho años después surge esta nueva edición, con capítulos nuevos y otros actualizados, que refleja los avances en la odontopediatría.

Presentamos un libro de lectura sencilla fundamentado en la evidencia científica y en la práctica clínica, nuevamente con la colaboración de colegas latinoamericanos que han contribuido para que este libro, cumpla las expectativas de utilidad no sólo para estudiantes de la asignatura de grado, sino para quienes inicien su camino en la formación de la especialidad o para odontólogos generales que desean aumentar sus conocimientos en el cuidado de pacientes en crecimiento.

Los diferentes capítulos abordan temáticas relacionadas con la promoción de la salud, la prevención y la atención desde el nacimiento, infancia, niñez, hasta la adolescencia tardía incluyendo los cuidados de la mujer embarazada y pacientes con riesgo médico y discapacidad.

Nuevamente, nuestros sinceros agradecimientos a los 24 colaboradores, que aceptaron participar de esta nueva propuesta. Sin ellos no hubiera sido posible esta segunda edición. A los docentes de la Cátedra de Odontología Integral Niños de la Facultad de Odontología de la Universidad de Buenos Aires, cuyo trabajo clínico se ve reflejado en algunas de las imágenes de este libro. A aquellos colegas que, como alumnos, dejaron su aporte en la Cátedra y hoy se incluye en nuestros capítulos. A quienes nos enseñaron y guiaron en la visión, el conocimiento y la pasión por la Odontopediatría. A los pequeños pacientes y a sus familias, que nos han encomendado su cuidado. A familiares, amigos, personal auxiliar y colegas que nos acompañaron con entusiasmo durante el tiempo que invertimos en este nuevo desafío.

Capítulo 1

Los profesionales, el niño y su familia

Jorge C. Martínez

Odontopediatría

Los encargados del cuidado de los niños en sus diferentes disciplinas deben tener un conocimiento claro de las bases del desarrollo infantil normal.

Aunque este último evoluciona a lo largo del tiempo en varias dimensiones, los expertos en el área del desarrollo señalan que algunas de sus características emergen solo como prominentes en algunos momentos predecibles y particulares en la vida del niño.

amos atentos a sus mensajes, tendremos un curso práctico de desarrollo infantil.

Todos nosotros, jóvenes o mayores, inexpertos o superexpertos en la atención de niños, podemos aprender de cada paciente que solicita nuestro cuidado por medio de las observaciones, las preguntas y las interacciones que surgen de los encuentros con ellos. Los niños nos enseñan lo que debemos y necesitamos saber.

Enfocar nuestra observación de manera correcta facilita el acceso a la comprensión de lo que el niño y su familia necesitan. Asimismo, tener en claro cómo son como personas nos guía para comprender y responder a las preocupaciones de los padres en las diferentes edades de los niños.

Al observar a los niños, sus conductas y las preguntas de sus padres, este enfoque permite un proceso de aprendizaje eficiente, que transforma conceptos y teorías en situaciones reales, y posibilita que en nuestra práctica diaria se apliquen a la vida real todas las lecciones aprendidas en la teoría.

La naturaleza y el temperamento de los niños desempeñan un rol importante en su manera de ver el mundo y en el modo en que este les responde.

LA MAYORÍA DE LOS NIÑOS ES NORMAL

Aunque este enunciado es estadísticamente obvio, los profesionales son entrenados en especial en la búsqueda de la anormalidad, por lo que con frecuencia los niños no se consideran personas en desarrollo, y esto último se construye dentro de rangos definidos por la ciencia pero individuales para cada niño.

Sin un conocimiento sólido acerca de qué es normal a una edad determinada hay riesgo de crear un exceso de temor en los padres, al evaluar pequeñas variaciones como retraso, o realizar una interpretación inadecuada de un verdadero retraso y considerarla algo normal. Ninguno de estos enfoques es saludable para el niño ni para sus padres.

Aun dentro del rango de la normalidad hay obstáculos, problemas, preocupaciones y diferencias individuales que pueden tener un impacto en el niño y su familia.

Si se toman en cuenta todas estas posibilidades, el profesional puede ser una ayuda tremenda para el niño y su familia en cuanto a apoyo y guía en sus vidas.

Creo que tenemos una posibilidad trascendente de estimular el desarrollo óptimo del niño por medio del reconocimiento de las fortalezas de él y su familia.

Si solo se mira y se piensa en función de enfermedades, se perderá lo que la mayoría de nuestros pacientes (el niño y su familia) desea de nosotros, y nuestros encuentros con los niños terminarán por ser estériles en cuanto a la verdadera asistencia del ser humano.

Hay una individualidad maravillosa en cada niño normal y una historia a descubrir en cada familia normal.

Winnicott señaló una vez que es muy importante que nos ocupemos de los sanos y normales con mucho cuidado, así como lo hacemos con los enfermos; primero para que continúen sanos, y, muy en especial, para aprender de ellos cómo se consigue ser sano.

LA MAYORÍA DE LAS CONDUCTAS INUSUALES SON ENTENDIBLES

Virtualmente todos los comportamientos inusuales son explicables y adaptativos, si uno mira más allá del comportamiento al verdadero núcleo y al contexto en el que se produce.

Hay una premisa clara acerca de que las conductas de los niños tienen un significado, y depende de nosotros descubrir lo que ellas nos indican del niño y su familia.

Aun las conductas más inusuales por lo general tienen un sentido adaptativo y muchas veces persisten en el niño y sus padres porque derivan en un beneficio para ellos.

Deberemos considerar una gran variedad de diferencias culturales, temperamentos y desencadenantes de estrés de los niños y sus familias.

Los niños hacen todo lo que pueden para obtener lo que quieren o necesitan de su entorno, aunque su comportamiento parezca extraño en una revisión superficial.

En niños que crecen en circunstancias desafiantes los comportamientos inusuales a menudo apoyan y reflejan resiliencia (capacidad para afrontar y superar los problemas y adversidades de la vida).

Un conocimiento sólido del desarrollo normal y una revisión del ambiente físico e interpersonal del niño nos conducirán a una explicación de aquello que en un comienzo nos impresiona extraño.

La mayoría de las familias trata de hacer lo mejor por sus hijos dentro de sus recursos

HARÁN BUENAS DECISIONES SI TIENEN CONOCIMIENTOS, HABILIDADES, EMPATÍA Y APOYO

Sin importar su situación, los padres de todo el mundo tratan de hacer lo mejor por sus hijos y ponen todo su bagaje de recursos por conseguirlo. Esto comprende no solo recursos físicos, sino también su experiencia individual en la vida y su comprensión cultural acerca de qué es ser un buen padre y cuál es la buena crianza a implementar. En general las prioridades de los niños están alineadas con las demandas personales y de la familia en cuanto a atención y energía.

Si se toman malas decisiones, estas suelen originarse en mala información, energías o recursos disminuidos, o fallas en interpretar las necesidades reales de ese niño y sus perspectivas.

El profesional que atiende a un niño debe considerarse y ser considerado un aliado por la familia, y sus intervenciones y consejos no deben estandarizarse sino adecuarse a cada niño y cada familia.

Cualquier intervención debe analizarse con cuidado, y debemos transformarnos en una fuente importante de información e interpretación profunda de las fortalezas y las debilidades del niño y su familia.

Compartiendo objetivos con los padres –acerca de qué es lo mejor para su niño– los profesionales odontólogos estaremos sentando las bases de una verdadera alianza terapéutica y de acompañamiento.

EL DESARROLLO DEL NIÑO NO ES UN PROCESO CONTINUO

El progreso en el desarrollo infantil tiene momentos de incrementos, otros de estabilidad y algunos de retrocesos.

Progresión positiva en un área (motora) puede acompañarse de estabilidad o retroceso de corta duración en otras (lenguaje).

Los períodos de estabilidad no significan falta de progreso, sino consolidación y refinamiento de habilidades.

Los grandes “saltos” en el desarrollo son desencadenados por una maduración neurológica predecible que posiciona al niño a actuar de una manera nueva y excitante.

El desarrollo del niño se parece a escalar una serie de picos en la montaña en lugar de solo ascender al pico único de una gran montaña.

Algunas habilidades se presentarán de manera inesperada (de la noche a la mañana), mientras que otras lo harán de a un paso por vez (paso a paso).

Si las expectativas del profesional respecto de las características del niño son exclusivamente lineares, se confundirá la interpretación de progresos y retrocesos.

La manera en que el niño se aproxima a la vida y a sus desafíos tiene increíbles consistencias

Las diferencias temperamentales tienen un efecto profundo en el modo en que el niño se aproxima a la gran tarea del desarrollo.

Algunos niños sólo “cargan” hacia delante y tendrán numerosas “caídas”, otros son precavidos y “pensantes”.

La manera en que el niño cursa el proceso de desarrollo junto con su propia historia suele ser más interesante que la historia en sí.

Debemos ver y disfrutar las variaciones en el desarrollo, el "cómo" ellas se producen y no solo el "qué" se produce.

En una relación larga con una familia tendremos la oportunidad de evaluar un perfil temperamental específico en las diferentes edades.

El bebé colicoso se transforma de lactante en el niño con trastornos del sueño; el preescolar que desaparece o se separa del grupo muchas veces se transforma en el argumentador capitán de equipos de debate.

Es también divertido y frecuente ver cómo se presentan en los niños características personales de la familia.

Los logros en el desarrollo del niño siempre producen una cascada de efectos sobre la familia

Con cada nueva habilidad, la manera en que el niño se ve a sí y sus efectos sobre el mundo cambian.

Cambia la manera en que se siente y se va transformando en un nuevo niño para quienes lo rodean. Los cambios en "su cuidado" son necesarios para mantener la paz con esta nueva y "mejorada" versión del niño.

Estos cambios pueden ser no anticipados, dolorosos y muchas veces no reconocidos.

El rol del médico de niños es intentar anticiparse a ellos, e indicar qué significarán las nuevas habilidades y qué modificaciones requerirá el cuidado del niño.

Se trata realmente de una guía anticipatoria que va mucho más allá que un check-list.

Por ejemplo, cuando observamos a un niño sentado de manera confortable, debemos reconocer que su motilidad está muy cerca, y que está estudiando el espacio a su alrededor y listo para partir en cualquier momento. Estará ansioso por las separaciones, ya que entiende mucho más qué es irse y volver. Comenzará a demandar conocer más de un rol en los momentos de alimentación. Esto significa que el plácido, quieto bebé que solo requería alimentación y sueño, se ha transformado en un nuevo y enérgico niño que apareció en escena en forma brusca.

El gran tema es que sus padres y quienes los cuidamos a ellos también debemos transformarnos para atender de manera adecuada a este "niño nuevo".

Los niños hacen su propia estimación del desarrollo si les damos la oportunidad

Los niños siempre practican el liderazgo de la competencia de su desarrollo, trabajando en una habilidad recién adquirida y deleitados con un juguete o una actividad nueva y desafiante. Por medio del conocimiento de las secuencias del desarrollo el clínico debe presentar juguetes o realizar preguntas dirigidas al momento del desarrollo. El consultorio debe estar organizado de una manera que la evaluación del niño se produzca casi automáticamente a través del proceso de recibirlo, jugar en la sala de espera, examinarlo, pesarlo, medirlo y observarlo.

Con este enfoque proactivo fácil de sistematizar surge una información muy rica, sin tiempos ni esfuerzos extras. Este proceso requerirá saber qué mirar, qué preguntar y qué maniobras simples se pueden hacer con rapidez con el niño y su familia.

La estimación del desarrollo debe ser la base de cada visita de supervisión de la salud del niño. No es necesario realizar tests exhaustivos, pero sí tener una mirada atenta a las secuencias de desarrollo de cada niño, a medida que ellas se nos presentan.

Los niños que no están enfermos, hambrientos, estresados o con sueño nos ofrecerán múltiples informaciones.

Los padres saben lo que su niño es capaz de hacer si se lo preguntamos

Esto es cierto, aun cuando la información no siempre es voluntaria o todavía no se hayan dado cuenta de su significado.

Es preciso preguntar a los padres de manera permanente sobre las conductas y las capacidades de sus hijos, y sus respuestas se deben reflejar con claridad en la historia clínica. Es preciso interrogar en especial sobre todas las actividades nuevas del niño.

Muchas veces nos preguntan cómo hacer para que el niño haga actividades específicas con cubos o con lápiz y papel.

Los niños no presionados actúan milagrosamente y demuestran con exactitud lo que queríamos saber; quizás sea un milagro, pero se repite de manera permanente.

Las intervenciones se deben basar en las fortalezas, no en las debilidades.

Una buena intervención debe basarse especialmente en aspectos positivos que encontramos en el desarrollo. Esto también se refiere en particular a escuchar con atención las preocupaciones de los padres. Las fortalezas que encontremos en el niño serán el aliado fundamental a resaltar para superar cualquier retraso.

Por ejemplo, un niño tímido pero brillante, con capacidades artísticas pero deficiente en habilidades del lenguaje, podrá y deberá entregar una tarea escolar como una presentación de arte, en lugar de un largo informe escrito.

Las palabras utilizadas para describir a los niños pueden convertirse en una intervención para ellos, y deben ser positivas, y al mismo tiempo, adecuadas.

Si se ofrece una perspectiva positiva y en tono optimista, una familia escucha mucho mejor qué debe hacer para ayudar a su hijo. Por ejemplo, no se debe rotular a un niño como miedoso sino como cuidadoso, y ello beneficiará al niño en cuanto a lo que siente de sí, su autoestima y cómo lo califica su familia, es decir, cómo lo valoran.

A un niño hablador se lo debe calificar como sociable y no como charlatán.

A un niño activo, como enérgico y no como hiperactivo.

A otro considerado irritable se lo debe llamar sensible.

Esto es, calificar a los niños adecuadamente y tratar de que los padres tomen conciencia de que los rótulos muchas veces no ayudan. El nuestro es un rol fundamental para ayudar a los niños a superar dificultades.

Ello no significa ignorar problemas, sino encararlos con respeto por los niños.

El cuidado de la salud del niño debe ser divertido-entretenido

A pesar de que debemos enfrentar situaciones muy difíciles de enfermedad para los niños y sus padres, nuestro trabajo con los primeros en general es muy divertido.

Podemos maravillarnos continuamente con el excitante desarrollo de los niños, la manera como sus familias superan obstáculos y la increíble adaptabilidad de los niños y sus familias.

Observar estos procesos, mientras se ve a los niños crecer y desarrollarse en forma individual, adiciona un deleite a nuestra práctica diaria.

Es importante establecer una conexión real con las familias, sin esconderse detrás de fórmulas estrictas o check-lists, para alcanzar la interacción y la relación que nuestros pacientes esperan y merecen.

Hay un peligro real en que los cuidadores de la salud infantil se transformen en técnicos cuyo éxito se cuantifique, por ejemplo, por el cumplimiento de los planes de inmunización.

Si consideramos una perspectiva integral en la relación con nuestros pacientes, nuestra actividad no solo será adecuada en el aspecto profesional e intelectualmente satisfactoria, sino trascendente desde el punto de vista humano para nuestros pacientes y nosotros, lo que nos permitirá ocuparnos de los temas que en realidad preocupan a los padres y acompañarlos en su maravilloso objetivo de criar hijos sanos y felices.

Bibliografía

- Blair M, Hall D. From health surveillance to health promotion: the changing focus in preventive children's services. Arch Dis Child 2006;91: 730-735.
- Dworkin PH. Preventive health care and anticipatory guidance. En: Shonkoff JP, Meisels SJ (eds.). Handbook of Early Childhood Intervention. 2nd ed. Cambridge, UK. Cambridge University Press, 2000.
- Dworkin PH. 2003 C. Anderson Aldrich Award Lecture: Enhancing developmental services in child health supervision -an idea whose time has truly arrived. Pediatrics 2004; 114:827-831.
- Greenspan SI, Benderlex BL. The growth of the mind and the enbandered origins of intelligence. Cambridge MA. Perseus publishing, 1997.
- Greenspan SI, Brazelton TS. The irreducible needs of children. Cambridge Massachusetts. Perseus publishing, 2000.
- Goleman D. Emotional intelligence. Bantan Books publishing group, 1995.
- Martínez JC. AAP On-line Journal NeoReviews-. Skin-To-Skin Contact, a Paramount Contribution to the Modern Neonatal Paradigm. Enero 2007. Incluye video.
- Martínez JC. AAP On-line Journal Neoreviews: "Argentinian Perspective of the AAP Hyperbilirubinemia Guidelines". Enero 2006.
- Martínez JC. "El primer mes del bebé". PRONAP - Publicación de la Sociedad Argentina de Pediatría, Noviembre 2005; volumen 3.
- Martínez JC. Promoting the Resiliency of Children and Families Amidst Chaos and Uncertainty. JDBP 2002; 30:6: 1-2.
- Martínez JC. Susceptibility of the Developing Systems to Stress, Implications for Human Fetal Development. International Journal of Prenatal and Perinatal Studies 1994 6: 2.

Capítulo 2

Evolución de las conductas del niño

María Virginia Fernández de Preliasco

Odontopediatría

LA ODONTOPEDIATRÍA

La mayor dificultad en el ejercicio de la Odontopediatría es la conducta del niño, y por lo tanto su manejo es el eje central de esta especialidad.

A mediados del siglo XX, los aportes de la Psicología en relación a la comprensión de las conductas de los niños, basados en el significado emocional de la zona oral, permitieron un acercamiento menos traumático al paciente pediátrico y el desarrollo del plan de tratamiento en mejores condiciones de salud mental.

En nuestro país, en la década del '50, un grupo de Odontólogos que atendían niños se acercó a Psicoanalistas, en cursos, seminarios y conformando grupos de trabajo en la Asociación Argentina de Odontología para Niños para lograr un mejor conocimiento del niño. En la Cátedra de Odontopediatría de la Universidad de Buenos Aires el primer antecedente de trabajo en equipo tuvo lugar en el año 1959 bajo la titularidad de la Dra María Inés Egozcue. En esa época el cloruro de etilo era el anestésico general utilizado por los odontólogos de niños para realizar extracciones e intervenciones quirúrgicas menores. Un grupo de psicoanalistas coordinados por Arminda Aberastury inició la preparación de niños para la anestesia general en colaboración con médicos anestesistas que comenzaban a utilizar Fluothane (menos tóxico que el anterior). Los niños y también sus padres participaron en grupos psicoterapéuticos. En poco tiempo se logró que los niños con *evolución normal* aceptaran ser atendidos con anestesia local. En 1962 dejó de utilizarse el servicio de anestesia general.

En la actualidad, y a partir de la gestión del Dr Alfredo Preliasco en el año 1989 como Titular de la Cátedra de Odontología Integral Niños de la Universidad de Buenos Aires, se refuerza la formación del alumno en temas de Psicología Profunda y Evolutiva, siguiendo los lineamientos de Freud, Gesell, Piaget, Klein, Winicott, Aberastury y otros. La gran mayoría de los niños con evolución normal aceptan el tratamiento con anestesia local, sin ningún tipo fe fármaco que limite sus emociones. Cuando aparecen problemas de conducta durante la ejecución de un tratamiento y la capacidad de resolución del alumno se ve superada, se le brinda al niño un apoyo psicológico orientado a su problema odontológico.

La anestesia general y en algunos casos la sedación quedaría indicada en cirugías complejas, en pacientes con capacidades diferentes con alteraciones neurológicas severas y en niños con riesgo médico que tuvieran que someterse a intervenciones quirúrgicas (cardíacas, transplantes) en corto tiempo y en los que resultara dificultoso realizar un tratamiento odontológico convencional.

EL NACIMIENTO

"Para que un niño nazca, es preciso que unos 20 o 30 años antes hayan nacido otros dos niños: dos padres, cuatro abuelos, ocho bisabuelos y así: 16, 32, 64, 128, 256, 512, 1024... ¿en 2 siglos 10 generaciones? En 4 siglos: 20 generaciones, en 5 siglos 25 generaciones o sea 33 millones de antepasados indispensables. A ese ritmo en 6 siglos se superan los 1000 millones". Esta reflexión de This permite visualizar hasta donde el pasado llega a este presente con un niño que para sus padres es único.

El desarrollo de ese nuevo niño está subordinado a un equipamiento heredado, también a factores congénitos y del entorno materno que a su vez, depende de la calidad del entorno de sostén: el padre, la familia, los que rodean a ese binomio madre – hijo.

LA BOCA Y LOS DIENTES EN EL DESARROLLO PSICOEMOCIONAL DEL NIÑO

A partir del episodio violento del nacimiento, el bebé necesita adaptarse a un mundo nuevo: el extrauterino, y para ello depende de conductas de cuidados ofrecidas por los adultos que lo rodean. Winnicott explica que cada bebé nace con una conducta heredada que lo impulsa a crecer, pero estos procesos de crecimiento no pueden tener lugar sin un ambiente facilitador, sobre todo al comienzo, cuando prevalece una situación de dependencia absoluta. El desarrollo, especialmente al comienzo de la vida depende de una provisión suficientemente buena con un grado de adaptación a las necesidades del bebé.

A través de la boca el niño accede al mundo, durante el amamantamiento recibe alimento y afectos, con la consiguiente sensación de placer.

La succión es una actividad gratificadora, absorbente y permite satisfacer no sólo la necesidad de alimento sino que también proporciona las primeras sensaciones en conexión con el mundo exterior. Pueden existir circunstancias en esos primeros momentos de la vida que no son placenteras: prematurez, abandono, anoxia, incubadora, rechazo, intubaciones para alimentarse o respirar. Todas ellas pueden dejar huellas en el inconsciente del niño y producir temores ante situaciones donde la boca sea protagonista y además pueden resurgir durante la atención odontológica y comprometer la realización del tratamiento.

Más tarde, la erupción de los primeros dientes, coincidiendo con el comienzo del destete, le permitirá al niño vehiculizar su agresividad a través de morder y triturar. Este impulso a morder existe siempre, aún cuando no coincida con la dentición.

El contacto inicial con sus padres, y sobre todo con su madre, es esencial para la creación de vínculos que faciliten el proceso de individuación y de humanización. Los obstáculos en esta interacción influyen a veces en el maltrato del niño.

Podría decirse que la contención que produce la placenta biológica intrauterina se transforma en una placenta extrauterina que es la familia. Bowly y Spitz han estudiado las alteraciones que dejan en la personalidad del niño las rupturas prolongadas en su relación con la madre durante los primeros años de vida: alteraciones en la maduración, enfermedades mentales, muerte.

El niño y su madre construyen una envoltura táctil, sonora, visual, olfativa que está dada por el entorno materno y a la que se ajusta la piel del bebé. Entre ambos existe una interpenetración de la mirada. Oiberman considera que la mirada es una conducta de apego, disparadora de poderosos sentimientos hacia el niño. Pueden pasar más de 30 segundos mirándose mutuamente madre e hijo. Según Stern, en nuestra cultura dos personas no permanecen mirándose a los ojos durante mucho tiempo, raramente más de algunos segundos. La envoltura táctil entre madre e hijo está en relación estrecha con el acto de mamar. Es a través de la boca, con su particular sensibilidad, que el niño accede al mundo por primera vez.

En el acto de alimentarse se une la boca al pezón, se da un contacto ojo a ojo de madre y bebé que, combinado con un sostén posterior de la unión espalda-nuca-cabeza, hace de la lactancia una experiencia placentera y única que va conformar los primeros pasos en la formación del psiquismo del niño. El displacer producido por el hambre, es modificado por una experiencia de satisfacción. Esa experiencia de satisfacción queda como una huella mnémica (memoria). La acción es un acto motor (la succión) que despierta un afecto (placer) y se relaciona con un objeto (el pecho o la mamadera), que cambia el estímulo doloroso (hambre). Este acto repetido varias veces durante el día y la noche en que el niño solicita (con llanto, grito, gemido) y la madre provee, crea en el niño, de acuerdo a la teoría de Erickson, un sentimiento de **confianza y capacidad de espera**.

La vida humana se genera, organiza y mantiene dentro de una trama que es la familia. No importa qué tipo de familia sea (madre soltera, adopción, parejas del mismo género, disfuncionales), lo que sí interesa es que ese niño encuentre el espacio extrauterino donde seguir creciendo, madurando y conformando su psiquismo. Se nace con rudimentos de estructura psíquica, pero activos, y con una programación interna a desarrollar.

Es la familia la que asegura la supervivencia desde la provisión del sustento, posibilita la individuación y la humanización proveyendo figuras identificatorias y también posibilita la inserción en la cultura, transmitiendo sus pautas y normas. La humanización se produce por el intercambio del bebé con las personas que lo rodean, se constituye entre ellos un ligamen de afectos que se traduce en vínculos. Se nutre de los procesos de identificación con los padres para obtener una identidad coherente. Esa trama familiar es comparable a un metabolizador emocional permanente de cuya eficacia dependerá la salud física y mental. La familia permite formar individuos a través del proceso de individuación.

Cuando un niño nace con una discapacidad, se vulneran las posibilidades de relación temprana, se hace dificultoso integrarlo en la cadena de significados sociales y culturales.

Las experiencias del primer año de vida dejan huellas en el inconsciente y pueden provocar más adelante conductas que dificulten la atención odontológica. Según Aberastury el significado del diente y su función inicial de provocar la ruptura del vínculo con el pecho permite valorar y comprender el mundo de significaciones que condensa la pieza primaria, ya que resume toda la historia del desprendimiento del vínculo inicial con el mundo.

Los procesos e intervenciones que involucran la boca y especialmente los dientes, reactivan en el paciente aquellas ansiedades y fantasías que surgieron alrededor de la mitad del primer año de la vida, coincidiendo con la época de la dentición. Las reacciones que el niño muestre ante el tratamiento odontológico, dependerán de cómo se hayan vivenciado esas situaciones y también influirán la historia vital y la estructura familiar de cada paciente.

Esto es válido también para el odontólogo, ya que la atención odontológica puede reavivar en el profesional situaciones inconcientes no resueltas que influyen en su trabajo.

LA SITUACIÓN ODONTOLÓGICA

El enfoque que se realiza durante la atención odontológica se basa en el conocimiento del desarrollo físico y psíquico del niño encuadrado en el ámbito de un consultorio dental. Allí ocurre lo que se denomina situación odontológica.

Toda *Situación* es única e irrepetible y no escapa a esto la situación odontológica.

Bleger definió *situación* como el conjunto de elementos, hechos, relaciones y condiciones que ocurren en un lugar determinado y en un momento dado. Y es así como a través de múltiples y muy distintas situaciones, se puede reconocer una continuidad del ser humano, ya sea en el curso de su vida individual o social.

La consulta odontológica es singular, única e irrepetible dependiendo de cada paciente y del odontólogo, está en continua reestructuración y modificación, es una situación *dinámica*. En la consulta odontopediátrica el acompañante del niño se une a la situación configurando un triángulo en el que las conductas que cada uno evidencia, influyen y son influenciadas por las conductas de los otros protagonistas (Fig 1) y determinará la calidad de las conductas futuras en el consultorio.

HISTORIA

Relación temporo-espacial

La *conducta* es lo que se exterioriza, el emergente de la situación en un momento dado y dentro del entorno social que configura el consultorio odontológico. La conducta tiene entre sus cualidades la de liberar o resolver tensiones internas que son aliviadas a través de expresiones motrices: pataleo, berrinches, chupeteo, no abrir la boca, sonreír, preguntar, no hablar, gritar, etc.

Esta situación peculiar tiene como objetivo principal la salud bucal del niño.

Cada uno de los actores de la situación traen una historia previa: sus experiencias, vivencias, fantasías inconscientes, miedo. Las fantasías no son una fuga de la realidad, sino la expresión mental de los instintos y como estos, existen desde el comienzo de la vida.

Las fantasías de los niños en el consultorio derivan de su propia historia y de la relación con sus padres, especialmente en el período de erupción de los pri-

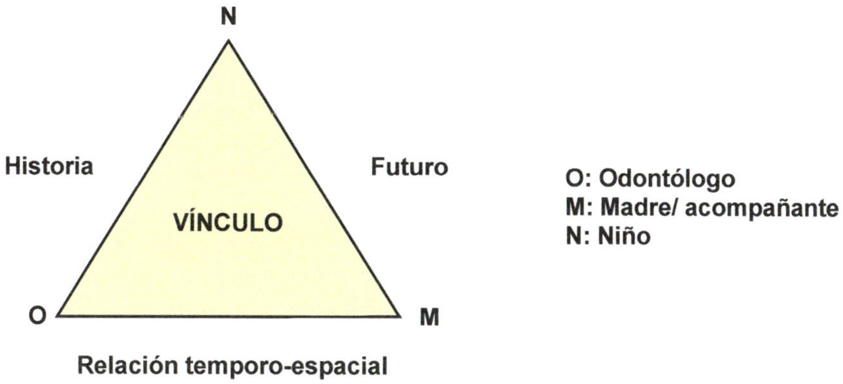

Figura 2.1: Esquema de la Situación Odontológica

meros dientes. Pero la situación odontológica es mucho más compleja, porque no sólo está incluído el niño sino también su madre o acompañante que trae sus fantasías, su historia y sus temores. El odontopediatra tendrá que comprender y contener al grupo familiar. El también tiene una historia y fantasías inconscientes desde su primer año de vida y los despliegues de emociones complejizan esta situación.

La reflexión sobre las conductas que pueden dificultar o impedir la atención odontológica orientó la búsqueda de respuestas en disciplinas que conceden al odontólogo una visión diferente que le permite comprender, reparar y mantener la salud del niño sin incremento de tensiones para ninguno de los protagonistas de la situación.

Aportes de la Psicología de interés en la situación odontológica.

Mecanismos de defensa

El ser humano utiliza una serie de mecanismos psicológicos cuando debe enfrentarse a situaciones conflictivas. A través de procesos de elaboración se conecta con la realidad que no siempre es placentera. Cuando las presiones del medio externo y del medio interno de cada uno atentan contra la estabilidad del *yo*, recurre a los ***mecanismos de defensa.*** Por ejemplo: olvidar una cita, llegar tarde, idealizar al profesional, enjuagar la boca repetidamente para huir de la situación, son mecanismos defensivos empleados cuando se siente desbordado por una situación a la que no se puede adaptar.

Algunos de los mecanismos de defensa utilizados por niños y también adultos son los que figuran en el Cuadro 2.1.

Transferencia - contratransferencia

La *transferencia* es el desplazamiento del afecto de una persona a otra.

El niño *transfiere* al profesional sus sentimientos: miedo, angustia, temor, simpatía. Esto impacta al profesional, lo moviliza internamente y es percibido por el niño como *contratransferencia.* Durante el transcurso de la consulta, se producen transferencias y contratransferencias entre profesional, niño y acompañante, y este fluír de vivencias ocurre en los planos conciente e inconciente (Figura 2.2).

Cuadro 1: Adaptado de Marta Bekei	
Represión	Es el mecanismo más simple, el que más energía insume y el menos efectivo. Es excluir de la conciencia o mantener en el inconsciente pensamientos, imágenes o recuerdos ligados a contenidos psicológicos inadmisibles, pero el impulso no pierde su fuerza, por lo que resulta ineficaz y debe ser reforzado por otros mecanismos defensivos.
Proyección	Las propias cualidades intolerables, especialmente la propia agresión, se expulsan y localizan en otro.
Introyección	Es el mecanismo por el cual se mantiene la relación madre-hijo. El niño incorpora la leche y con ella a la persona amada que lo nutre. El niño acepta así separaciones cortas de su madre, no tendrá miedo de sentirse solo. Si la separación es temprana y prolongada, antes de que la introyección se haya completado pueden establecerse cuadros severos de hospitalismo.
Negación	Consiste en rechazar la percepción de un hecho. Los niños lo utilizan para negar aspectos peligrosos o desagradables del mundo externo y también para negar el impacto emocional que provocan.
Anulación	Son ritos o gestos mágicos que el niño utiliza sobre todo en el período de latencia para anular efectos de actos o ideas censurables
Idealización	Proceso psíquico en virtud del cual se llevan a la perfección las cualidades y el valor del objeto. La identificación con el objeto idealizado contribuye a la formación y al enriquecimiento de los ideales de la persona.
Regresión	Dentro de un proceso psíquico en desarrollo, es el retorno a un período evolutivo anterior que resultó más gratificador. Por ejemplo: chuparse el dedo, cuando ya terminó la etapa oral
Aislamiento	Aislar un pensamiento o comportamiento de tal forma que se rompan sus conexiones con otros pensamientos o con el resto de la existencia del sujeto. Así se tornan inofensivos
Cambio del instinto por su contrario	Consiste en la mutación del amor por odio; o el odio por amor
Vuelta del instinto contra el yo	Es un mecanismo destructor. Una carga agresiva, primitivamente dirigida hacia un objeto del mundo exterior, se vuelve contra el yo y a veces llega a destruirlo Un ejemplo es lesionarse en vez de dañar a otro, o en casos extremos llegar a la muerte
Sublimación	Es uno de los mecanismos más importantes. Es la derivación del impulso sexual, en actividades socialmente aceptadas, produciendo satisfacción. Ejemplo: la curiosidad sexual del preescolar sublimada por la curiosidad para aprender.

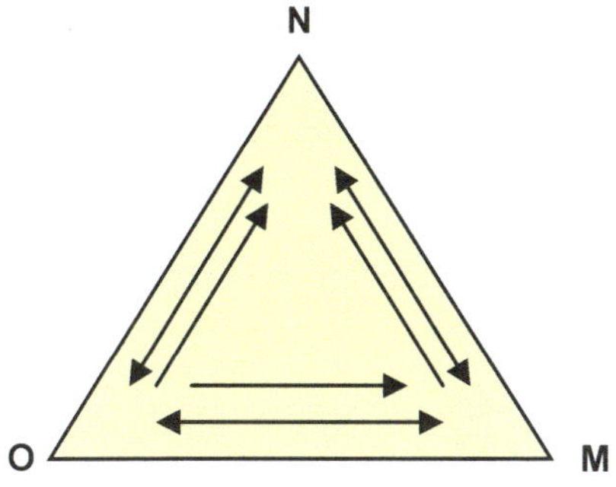

Figura 2.2: Esquema de la transferencia y contratransferencia

De acuerdo con Ruel-Kellerman, la situación odontológica va a favorecer en el paciente de un modo muy particular la reviviscencia de experiencias anteriores ocurridas entre él y sus padres, o en otras situaciones similares a la actual del consultorio odontológico. Por el lado del profesional, la *contratransferencia* se define por el conjunto de reacciones conscientes e inconscientes experimentadas respecto de cada uno de los pacientes y con lo que ellos le transfieren.

Si el profesional se toma su tiempo para reflexionar sobre lo que ocurre, podrá provocar situaciones con un monto de ansiedad aceptable en el paciente, su madre o acompañante y en él mismo, y así logrará mantener relaciones saludables, ya que se crearán conductas socialmente admitidas en las que pueda entrar la odontología.

Ejemplo: Un niño de 5 años viene por primera vez al consultorio acompañado por su mamá. Le han dicho en su casa que mirarán su boca para ver cómo está. Sin embargo, él escuchó a su hermano mayor comentar que ese odontólogo le había extraído un diente. El niño cree a su mamá pero está preocupado y temeroso, y decide no abrir la boca. Transfiere ese temor al odontólogo, si el odontólogo le obliga en esa sesión a abrir su boca se creará una situación contratransferencial que no ayudará al tratamiento. Resultará diferente si se escucha al niño, se le explica amigablemente lo que se le tendrá que hacer y en el momento oportuno se revisa su boca.

Simbiosis

Las observaciones de bebés normales y sus madres realizadas a partir de 1959 en el Masters Children's Center de Nueva York permitieron investigar cómo los niños sanos llegan a adquirir su sentido de identidad como individuos.

Malher denomina *proceso de separación-individuación* al nacimiento psicológico del individuo. La *separación* está relacionada con abandonar el niño su fusión simbiótica con la madre y la *individuación* consiste en los logros que permitirán al niño asumir sus propias características individuales. Este proceso, como cualquier proceso intrapsíquico, se desarrolla durante toda la vida del individuo, pero los principales logros ocurren desde el 4° o 5° mes hasta los 30 ó 36 meses.

Este período se caracteriza por la llamada ansiedad de separación: el niño desea separarse, pero esto le produce temor, sin embargo, esa separación o ruptura es inevitable, como el nacimiento biológico.

Alrededor del 3er mes, la sonrisa social va a constituir el signo crucial que muestra que se ha establecido un vínculo específico entre el niño y su madre. Entre los 7 y 8 meses, el bebé verifica la presencia de la madre y está alerta a sus desplazamientos. La ausencia de la madre, o la presencia de extraños producen ansiedad (*angustia del octavo mes*) y pueden llevar al llanto. Es a partir de este momento, según R Spitz que el bebé es capaz de ampliar su espacio, puede alcanzar un juguete fuera de la cuna, participar en juegos sociales, devolver una pelota, mover la manito para saludar. Se instalan relaciones sociales más complejas, se adquiere la orientación en el espacio, hay un principio de relación entre las cosas que le permitirá participar en juegos sociales y comenzar a entender las prohibiciones y el ¡No! enérgico.

El gateador de 10 u 11 meses es capaz de salir del ámbito familiar, alejarse por sus medios sin mirar atrás. Alrededor del año de edad, la locomoción, la maduración y ejercitación motriz permitirán la separación del niño, sin embargo éste aún necesita de la vigilancia y cuidados maternos. Se acongoja cuando ve alejarse a la madre.

En el consultorio

- Es aconsejable que esta primer visita se realice en salud
- Se revisará la boca del niño para observar condiciones que se aparten de la normalidad.
- El niño estará sostenido en los brazos de la madre.
- El clima será amistoso, sin ruidos molestos en lo posible no se usará instrumental, sino los dedos. El niño tiende a succionar el guante y le gusta que le toquen la boca.

En el segundo año cuando ya comienza el juego simbólico y el lenguaje, el infante se ha convertido en un *deambulador* y aunque busca los contactos corporales con su madre, hace valer su autonomía con agresión, con el "no", exigencias y empleo de mecanismos que le permitan sobrellevar la separación real de la madre.

En el tercer año el niño ya ha internalizado afectivamente la imagen de la madre, hay una constancia de la madre que permite al infante funcionar emocionalmente separado de ella. En este proceso que lleva a la separación progresiva, se observan altibajos, regresiones, para luego volver a actitudes más independientes en forma más o menos rápida de acuerdo a situaciones ambientales, heredadas, biológicas y emocionales, pero normalmente ocurre en todos los niños. Sólo después de estar avanzada esta constancia objetal, la madre puede ser sustituída durante su ausencia física.

Mahler, Raskovsky, Soifer ubican el final de este proceso alrededor de los 3 años.

El consultorio odontológico es un ámbito diferente, el odontólogo un desconocido; ante esta situación el niño de dos años se encontrará desconcertado, curioso, ansioso, tal vez llora o se aferra a su madre aún cuando ya haya tenido experiencias de separación en la guardería o el jardín de infantes. Lo que corresponde es mantener ese vínculo simbiótico y atenderlo en el regazo de la madre. Será ella la que se siente en el sillón y sostendrá a su hijo.

La separación brusca del niño de su madre puede resultar en una marcación traumática que dificultará o impedirá en el futuro la atención odontológica.

Gesell considera que el desarrollo motriz y el neuropsíquico son indivisibles, en esto coincide con la escuela psicoanalítica. La maduración de las conductas es una expresión del desarrollo mental del niño. Las observaciones de un gran número de bebés y niños realizadas durante años le permitieron establecer un perfil de conducta característico para cada edad.

Los perfiles de conducta descriptos por Gesell abarcan períodos de diferente duración, siendo más seguidos desde el nacimiento hasta el primer año, luego se van espaciando: así en el comienzo los cambios descriptos son semanales, más tarde mensuales, trimestrales, anuales y bianuales. Los períodos en que divide la infancia son: lactancia, edad del deambulador, preescolar, escolar y pubertad.

Para sistematizar las observaciones analizó las conductas observadas en *cuatro campos:*

1. Conducta motora
2. Conducta adaptativa
3. Conducta personal-social
4. Lenguaje

La conducta motriz incluye la adquisición de destreza muscular: sostener la cabeza, estirarse, sentarse, caminar, correr, manejo del triciclo, etc

La conducta adaptativa tiene que ver con la motricidad más fina: precisión de movimientos de las manos: precisión en tomar objetos, dibujo, pintura.

La conducta personal-social se refiere a la forma en que se relaciona con las personas cercanas o extrañas.

La conducta del lenguaje es el registro de la cantidad de palabras utilizadas por el niño, el uso de frases más complejas, la capacidad de simbolización.

Durante el crecimiento de un niño estas conductas varían, hay momentos en que se hallan equilibradas, en otros las conductas dejan de estar balanceadas, se evidencia una *alternancia* de las conductas y que la maduración es progresiva, que siempre hay momentos negativos, necesarios para crecer y madurar, seguidos por edades de equilibrio conductual (Cuadro 2).

El conocimiento de las características de estas conductas, que no siempre coinciden con la edad cronológica, pero de las que no se pierde la secuencia, le permite al odontólogo tomar decisiones respecto del plan de tratamiento y también saber esperar: a conductas de desequilibrio le siguen otras más estables en las que un niño puede aceptar el tratamiento dental con menos resistencia. Por ejemplo: para mostrar la conducta de un niño de 5 años tiene que haber superado las conductas de los 4½.

Piaget investigó cómo cada persona comprende la realidad en los diferentes momentos de su desarrollo, observó que al adaptarse al medio el individuo lo transforma, y a la vez se transforma a si mismo. La asimilación y la acomodación son dos procesos interrelacionados. La asimilación permite al sujeto incorporar objetos a su estructura cognoscitiva, a sus esquemas previos, es un proceso activo por el que el sujeto transforma la realidad y la acomodación le permite interpretarla.

El odontólogo enseña técnicas de higiene bucal. Siguiendo a Piaget, la etapa preescolar corresponde al estadío *sensorio-motriz.* El niño aprende a través de sus sentidos y moviéndose en el espacio. Ver en el espejo de mano, tocar con su lengua los dientes, escuchar los ruidos que hacen los dientes al golpearse entre sí, son formas de conocer la cavidad bucal y luego aprender a cepillarla. Lo que no debe hacerse en esta etapa es colocar revelador de placa sobre los dientes porque puede asustar ver la boca de un color diferente.

La etapa escolar corresponde al estadio *concreto*, al escolar sí se le coloca revelador de placa porque aprende a través de sus sentidos, pero necesita una experiencia concreta para asimilar los conocimientos. En la adolescencia se adquiere el pensamiento abstracto y será capaz de aprender una técnica de cepillado más elaborada.

Miedo, temor, ansiedad

Los términos *temor y ansiedad* suelen utilizarse como sinónimos, sin embargo existe una clara diferencia entre ellos.

El *temor* es una reacción emocional a un peligro específico real o imaginario que está en el mundo exterior, mientras que la *ansiedad* es una conducta des-

Cuadro 2: Resumen de las características del desarrollo. Tomado de MI Egozcue (1988)

Edades en años	Rasgo dominante	Característica especial
2- 5- 10	Focal	Conducta en buen equilibrio. Tiene pocas dificultades consigo mismo y con el medio que lo rodea
2½ - 5½ - 6 - 11	Fuera de foco	Marcado desequilibrio
3 - 6½- 12	Equilibrio	Niño feliz consigo mismo. Es aceptador de la cultura que lo rodea.
3½- 7 -13	Introspección	A los 3½ años presenta inseguridad emocional , lo que suele reflejarse en miedos variados, pobre orientación espacial, temblor en las manos y en la voz, tartamudeo. A los 7 años es sumamente sensible, quiere hacerse notar poco, se torna más lerdo en sus reacciones. Le duelen excesivamente los retos. El niño de 13 se parece al de 7, pero en un plano más maduro.
4 – 8 - 14	Fuera de límite	Está en peligro de expandirse demasiado. El niño de 4 años vaga demasiado. El de 8 desobedece constantemente, y el de 14 se pierde en discusiones sociales con sus mayores.
4½- 9 - 15	Neurótico	Son las edades de la cuales se conoce menos. No hay buen equilibrio, pero las manifestaciones son difíciles de captar Son edades sutiles (superficial, fino, ingenioso)
5 – 10 - 16	Focal	Conducta en buen equilibrio. Tiene pocas dificultades consigo mismo y con el mundo que lo rodea.

organizada o desordenada que emerge del interior del sujeto sin un motivo externo.

Ambos tienen en común reacciones físicas que involucran al sistema nervioso neurovegetativo que puede afectar la actividad gastrointestinal, aumentar la secreción de adrenalina, producir taquicardia. Según Bleger son tensiones que pueden aparecer en el área mental (se denomina *ansiedad*), si aparece en el área del cuerpo se denomina *angustia* (temblor, diarrea) y se denomina *miedo* si está ligada a un objeto concreto del exterior (perros, oscuridad).

El *temor* es una reacción momentánea al peligro, en el niño desaparece en presencia de un adulto al que el niño percibe como alguien que le ofrece protección. Este es un motivo para que la madre que acompaña al niño al consultorio, permanezca cerca de él, o le de la mano, hasta que el niño le indique que salga y lo espere afuera.

La *ansiedad* funciona como señal de alarma, la desorganización que acarrea promueve nuevas conductas que tienden a restablecer el equilibrio. Si la desorganización es muy intensa, no se produce un reequilibrio, se sobrepasa la capacidad para recuperarlo, y pasa a ser la ansiedad la conducta predominante.

Al mismo tiempo, la ausencia de ansiedad no permite al sujeto defenderse de peligros externos reales, según Bleger: "El desarrollo óptimo de la persona se alcanza con un grado óptimo de ansiedad y no con su ausencia total".

Kanner observó que "Hay una forma de miedo normal, justificada y biológicamente indispensable". Otto Rank considera al miedo como una vivencia desconfortable psíquica y física frente a situaciones desconocidas o que ya hayan sido experimentadas.

Lo desconocido asusta siempre, pero a través de contactos y experiencias con lo desconocido es posible aprender. El miedo, entonces, forma parte del hecho de aprender y crecer "se aprende de la experiencia".

Knobel lo expresa: "El desarrollo se realiza con logros, sensaciones y sentimientos placenteros, y fundamentalmente con frustraciones...que proporcionan el parámetro fundamental de referencia para disfrutar de los progresos del crecimiento, satisfacción y alegría". El miedo es uno de los elementos normales e indispensables para un proceso evolutivo adecuado. Siguiendo al mismo autor, las situaciones de stress y de "reacciones vivenciales anormales" que se viven y superan son positivas en el desarrollo afectivo de niños, adolescentes y adultos contemporáneos.

Los niños sin miedo son vulnerables física y emocionalmente. El aparato psíquico se desarrolla a través de la resolución de conflictos, el factor tiempo es importante en todo el proceso.

Aprender a aceptar la realidad también es crecimiento psíquico y ayudará en el desarrollo de cada niño. Cuando se utiliza anestesia general o sedación para las intervenciones odontológicas, no se permite aceptar la realidad, y aún como adultos, para esos pacientes enfrentar la consulta odontológica siempre será la primera vez.

Dolto opina que cuando un niño comprende que los objetos tienen contornos, que los contornos son fijos y que se los puede rodear, cuando comprende que puede tocarlo todo, ya no tiene miedo de lo que imagina, porque conoce las cosas y sabe que se las aborda de muchas maneras. Sabe también que existe la realidad y existe lo imaginario y que estas son cosas diferentes.

Tipos de miedo

Se pueden describir diferentes tipos de miedo:

Miedos innatos o arcaicos: a ruidos intensos y repetidos, a la pérdida del equilibrio, a objetos que se aproximan rápidamente. Los tres tienen relación con el consultorio odontológico. En él hay ruidos de instrumental golpeando sobre superficies, turbina, micromotor y otros elementos ruidosos. El niño puede sentir la pérdida de equilibrio si se reclina el sillón con brusquedad sin avisarle previamente, también si se utilizan jeringas de agua o aire, o aún la turbina con movimientos rápidos o bruscos pueden provocar temor en los niños.

Miedo a lo desconocido: Estos miedos son comunes a todos los niños durante su desarrollo. Tienen un evidente valor para la supervivencia. Es una vivencia innata común a todos los seres humanos y algunos animales, cumple una función de adaptación ya que ayuda a poner en marcha todos los recursos frente a una situación inesperada.

Durante el desarrollo el niño supera estos temores en la medida que se tornan familiares. En el consultorio odontológico todo es desconocido y el odontólogo tendrá que presentarse, presentar los elementos de su lugar de trabajo, mostrar el instrumental que habrá de utilizar a fin de disminuir este temor en el niño. Los objetos familiares suelen reducir los temores, y es frecuente entre los preescolares que lleven consigo un objeto (mantita, muñeca, osito) que les ayuda a superarlo.

El uso del espejo de mano, permite al paciente no sólo conocer su cavidad bucal sino también verificar que lo que se ha explicado concuerda con lo que se realiza en su boca.

Temores por experiencias traumáticas: Estos temores están asociados a experiencias previas desagradables tanto del niño como de sus familiares, la intensidad de la situación conflictiva no pudo ser elaborada en forma adecuada y deja secuelas conscientes e inconscientes en el psiquismo. Pueden haber ocurrido en consultorios, médicos u odontológicos, en hospitales y persiste el temor a que se repita una situación similar.

Fobia La fobia es un miedo irracional, en la que no existe proporción entre el objeto al que se teme y la realidad, el objeto está distorsionado en la mente del sujeto fóbico. Así, se evitan agujas, dentistas, torno, porque se los ve peligrosos. Una forma de evitar el peligro es sentirse acompañado, puede ser por una persona o llevando amuletos o recurriendo a rituales, pasando en forma pausada a una conducta más realista que permite aceptar la realidad.

MOTIVACIÓN

El objetivo de la motivación es despertar el deseo del niño por el cuidado de su salud bucal. La aceptación de la atención odontológica es la consecuencia del deseo de tener la boca sana. La demanda de atención proviene de los padres, por lo tanto motivar es lograr que el niño se apropie de ese deseo.

Es recomendable que las primeras consultas se realicen con los padres y el niño al mismo tiempo, los padres despiertan así su interés por lo que le ocurre a su hijo. El niño es sensible a lo que se dice y a lo que no se dice en la entrevista y la presencia de los padres lo hará sentir más seguro. El odontólogo tendrá que contener la ansiedad del grupo familiar respondiendo a las inquietudes con explicaciones breves y precisas.

El preescolar permanecerá con sus padres durante las primeras sesiones del tratamiento, mientras que es esperable que el escolar pueda entrar solo después de la primera consulta. Si esto no ocurriera, el que acompaña al niño se mantendrá junto a él, pero debe considerarse un indicio que preanuncia dificultades para el establecimiento de un vínculo con el tratamiento. Puede deberse a malas experiencias anteriores, relación simbiótica con la madre, temores, fobias, mala conexión con su boca.

La motivación tiene como finalidad disminuir la ansiedad frente a lo desconocido, se muestra y explica cada paso que se va a realizar: el instrumental, el sillón, siempre con el espejo de mano para corroborar que lo que se dijo es lo que se realiza.

Se irá de lo más simple a lo más complejo, de lo menos invasivo a lo más invasivo, en forma gradual y de acuerdo a los tiempos de elaboración de cada paciente.

Que los niños pequeños no puedan utilizar el lenguaje verbal, no significa que no lo comprendan.

Abreacción

Es una descarga emotiva que produce alivio. Ocurre cuando se verbaliza el conflicto que ha estado reprimido en el inconsciente, se libera una tensión afectiva (gritar, golpear, insultar que son formas poco sociables). En cambio ofrecer papel y lápiz para dibujar es una forma aceptable de permitir al niño expresar los sentimientos contradictorios vividos durante su atención odontológica.

También en su casa, durante el juego, el niño continúa expresando inconscientemente las situaciones nuevas experimentadas en el consultorio.

Poner límites

Raquel Soifer (1980) afirma que la autoridad que otorga el conocimiento constituye el eje de la potestad parental. Mediante el acto de transmisión de los conocimientos, los padres ejercen su autoridad, al ayudar a los hijos a discernir entre realidad y fantasía. En consecuencia, el concepto de ***autoridad*** comprende, junto con la función de enseñar, la función de *poner límites*.

El odontólogo es para el niño una figura parental, y tiene que estar preparado para poner límites, deslindando las fantasías del niño de la realidad del tratamiento dental. Esto se realiza dando las explicaciones correspondientes a cada situación particular y en un lenguaje comprensible de acuerdo a la edad del niño. La madre puede ayudar sosteniendo las manos si estuviera inquieto, a veces es necesario volver a llevarlo a la realidad del tratamiento, despojarlo de las fantasías conscientes o inconscientes y darle tiempo para elaborar lo que se ha explicado. Respetar siempre al niño como individuo, nunca agredirlo, burlarlo o amenazarlo.

EVOLUCIÓN DEL NIÑO

El niño y su madre construyen una envoltura táctil, sonora, visual, olfativa que está dada por el entorno materno y a la que se ajusta la piel del bebé. Entre ambos existe una interpenetración de la mirada. Oiberman considera que la mirada es una conducta de apego, disparadora de poderosos sentimientos hacia el niño. Pueden pasar más de 30 segundos mirándose mutuamente madre e hijo. Según Stern, en nuestra cultura dos personas no permanecen mirándose a los ojos durante mucho tiempo, raramente más de algunos segundos. La envoltura táctil entre madre e hijo está en relación estrecha con el acto de mamar. Es a través de la boca, con su particular sensibilidad, que el niño accede al mundo por primera vez.

En el acto de alimentarse se une la boca al pezón, se da un contacto ojo a ojo de madre y bebé que, combinado con un sostén posterior de la unión espalda-nuca-cabeza, hace de la lactancia una experiencia placentera y única que va conformar los primeros pasos en la formación del psiquismo del niño. El displacer producido por el hambre, es modificado por una experiencia de satisfacción. Esa experiencia de satisfacción queda como una huella mnémica (memoria). La acción es un acto motor (la succión) que despierta un afecto (placer) y se relaciona con un objeto (el pecho o la mamadera), que cambia el estímulo doloroso (hambre). Este acto repetido varias veces durante el día y la noche en que el niño solicita (con llanto, grito, gemido) y la madre provee, crea en el niño, de acuerdo a la teoría de Erickson, un sentimiento de **confianza y capacidad de espera**.

El aseguramiento del niño se establece en la primera hora de vida, al aire libre, y es definitivo. Cuando un niño es puesto en la incubadora, se relaja, puede moverse, tiene oxígeno, pero se lo separa de la madre, se encuentra lejos del olor materno y nadie lo acoge..., es el desierto afectivo, la soledad más completa, y para la madre es una ruptura afectiva

El niño de 0 a 12 meses

La **etapa oral** transcurre durante el primer año de vida. En los 6 primeros meses la zona erógena primordial se centra en la cavidad bucal, en las encías, los dientes y los músculos masticatorios y el alimento para satisfacer al niño es la leche materna. La succión es la actividad más gratificadora: le permite al bebé incorporar el afecto de su madre junto con el alimento.

Cada mamífero tiene la leche adecuada para su cría, con un equilibrio de nutrientes para cada especie. La cría humana es la de mayor indefensión y dependencia al nacer y mama con frecuencia. Recibe con la leche materna inmunoglobulinas, factores de protección y ácidos grasos esenciales, que favorecen su adaptación y el rápido crecimiento de las estructuras nerviosas. El bebé no recibe solo alimento, en un mismo acto también recibe sostén, estímulos táctiles, olfatorios, visuales, gustativos, auditivos y placer.

Signos de una buena integración durante los primeros 6 meses

- Interpenetración de la mirada con el rostro materno
- Entre los dos y tres meses el niño tiene una respuesta emocional a la sonrisa
- La cualidad del chupeteo del pulgar. Reemplaza la succión del pecho materno y el niño fantasea con el chupeteo (entre los niños autistas hay ausencia de chupeteo)
- Entre los 2-3 meses y los 6 meses el bebé “se tiene a sí mismo”, se toma una mano con otra, un pié con otro.
- Entre los 3 y 5 meses y hasta el 1er año une las dos mitades del cuerpo , toma la sabanita y la lleva a la boca, hace palmadas, etc)

El segundo semestre corresponde a la etapa **oral canibalística**, que se inicia con la erupción de los primeros dientes. Estos primeros dientes tienen una connotación psicológica, lleva al lactante a abandonar el pecho y se inicia la comida semisólida. Además, el niño puede morder y agredir con esas nuevas herramientas que han erupcionado en su boca. El niño tiene ahora un arma, el diente, con el que puede vehiculizar su agresividad.

Aberastury considera tres momentos de desprendimiento por los que atraviesa el niño: el primero es el nacimiento; el segundo el final del 1er año (con la dentición, el lenguaje, la bipedestación y la marcha) y el tercero la adolescencia.

A los 12 meses el niño tiene una motricidad fina que le permite realizar prensión en forma de pinza con los dedos. A los 15 meses pueden apilar un cubo sobre otro, a los 18 meses apila tres o cuatro y a los 36 meses forma una torre. Las adquisiciones motrices le permitirán integrarse con otros niños en el juego, pero después de los 3 años, mientras tanto el juego es solitario.

El deambulador. Etapa anal

Stone y Church consideran que la etapa del niño deambulador se extiende aproximadamente entre los 15 y 30 meses de edad, aunque la edad cronológica no coincide siempre con la maduración de cada niño. En este período se logra el control de los esfínteres, se abandona definitivamente el gateo para preferir la posición bípeda. Un deambulador es capaz de pararse por sí mismo, caminar, subir escaleras, establecer distancias y desplazarse explorando su entorno inmediato. Se adquiere el lenguaje, al principio rudimentario que le permitirán expresar verbalmente ideas y sentimientos.

La maduración neurológica hace posible que la laringe, las manos, las piernas, los pies y los esfínteres vayan adquiriendo el control cortical necesario para incorporar nuevas pautas de comportamiento. Al final del tercer año de vida el cerebro tiene el 85% del peso y volumen del adulto.

Erikson considera que en esta etapa se consolida la **autonomía: con** el control esfinteriano y con la negación de lo que no quiere hacer: es terminante con sus NO. Cuando esto no se logra el sentimiento opuesto es la duda y la vergüenza. El resultado positivo logrado en esta etapa es la **voluntad**.

En el consultorio dental es curioso, quiere tocar lo que ve y jugar con el instrumental y el agua. Sus tiempos de atención son cortos y a upa de uno de sus padres, decidirá él mismo en qué momento sube solo al sillón dental. Se le ofrece el espejo de mano y algo más para la otra mano para que las mantenga ocupadas. Las explicaciones serán sencillas, cortas, comprensibles y en general el de dos años dirá que NO quiere. NO es una de las palabras más frecuentes en su lenguaje (Figuras 2.3, 2.4 y 2.5).

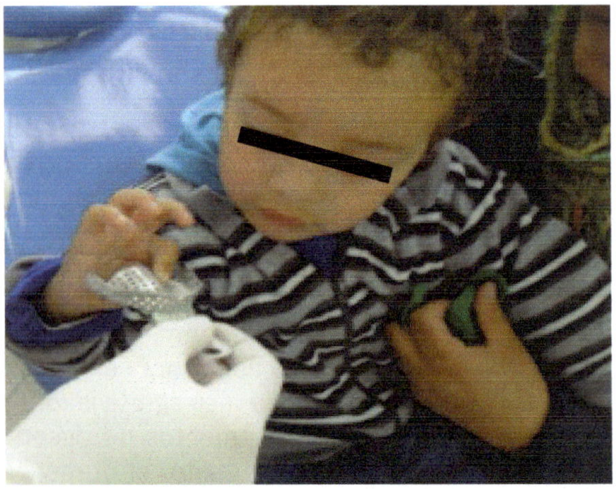

Figura 2.3: El mismo niño, observa y toca la cubeta. Aún no abrió la boca

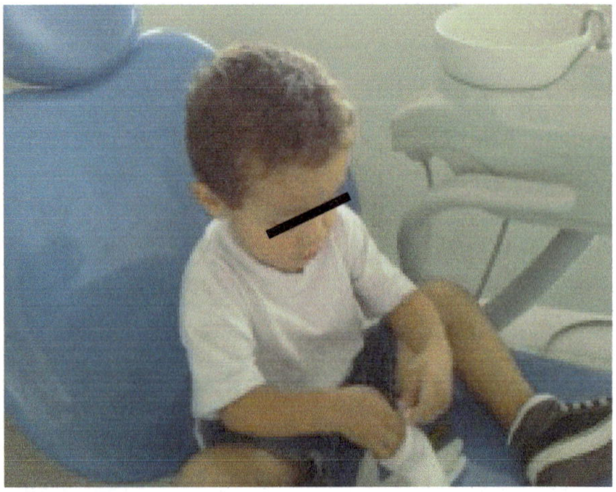

Figura 2.4: Niño de 2 años, juega con un guante

Preescolar. Etapa genital

Gesell define al niño de 3 años como sociable, al de 4 hiperactivo y al de 5 en equilibrio social. Están en plena elaboración del complejo de Edipo, necesitan todavía a la madre cerca. Hacia el final del período los varones pueden preferir ser acompañados por el padre.

Los niños entre 3 y 5 años son laboriosos, demuestran autonomía en sus actos. Erikson afirma que en esta etapa se logra la **iniciativa**, cuando esto no ocurre se crea culpa. El resultado positivo de este período es la **finalidad** o propósito en aquello que se realiza.

En el consultorio ya se sientan solos en el sillón dental, tratan de colaborar, ayudan a sostener el eyector o los rollos de algodón. Los períodos de atención son más extensos. Sin embargo, se debe tener en cuenta

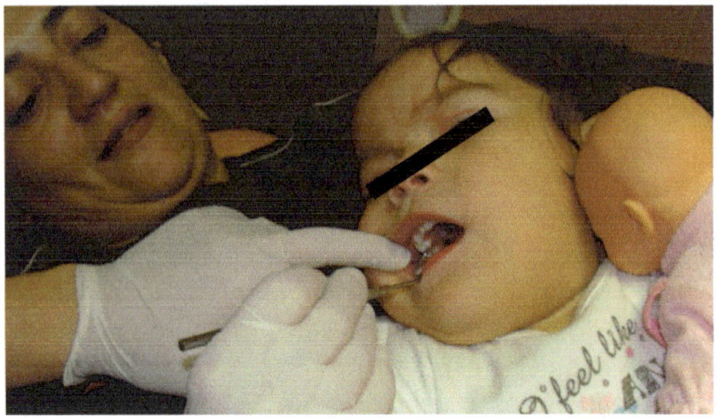

Figura 2.5: Niña de 2 años. Se atiende a upa de su mamá y lleva un muñeco (objeto transicional)

que el niño de 4 años se mueve, quiere terminar rápido, pregunta "porqué" a todo lo que se le realiza y quiere recibir una respuesta a sus inquietudes. Puede demostrar temores irracionales. El odontólogo tendrá que ponerle límites.

El niño de 5 años es muy colaborador, expresa sus temores ante alguna maniobra odontológica, quiere saber sobre el tratamiento: si le saldrá sangre, si lo pincharán.

Las respuestas veraces lo tranquilizan, acepta bien el ruido de la turbina y en general todos los tratamientos si fueron explicados (Figuras 2.6 y 2.7).

Latencia. Escolaridad

El período de latencia se extiende entre los 5 ó 6 años de vida hasta la pubertad. Cuando se han resuelto satisfactoriamente las etapas anteriores, y sobre todo el complejo de Edipo, el latente se caracteriza por el desarrollo intelectual, la formación del Yo, del carácter y el establecimiento de relaciones extrafamiliares.

Los impulsos libidinosos del período anterior se reprimen, actúan indirectamente, y sublimados se transforman en interés por **aprender y conocer**. Se reorientan los impulsos y se favorece el desarrollo mental.

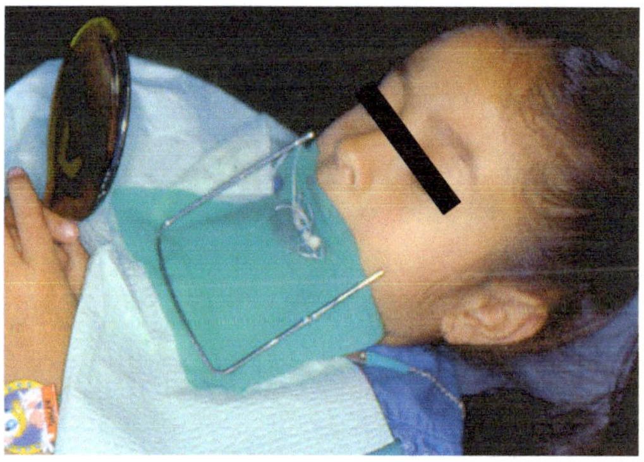

Figura 2.6: Niña de 5 años. Observa en el espejo de mano durante la atención odontológica

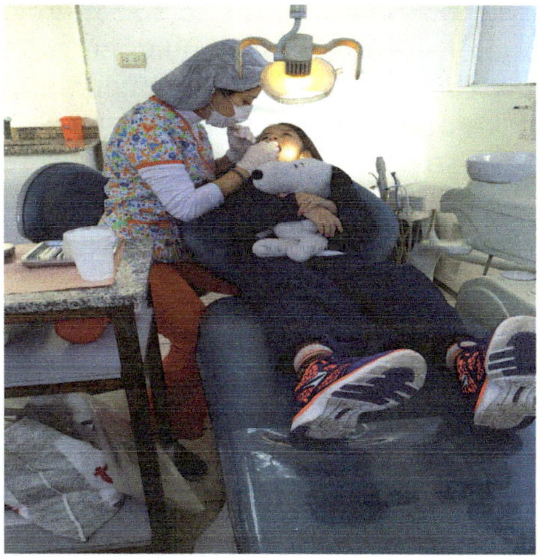

Figura 2.7: Durante la atención abraza un muñeco

Se establece la **lateralidad.** La motricidad ya no es solo una descarga, sino que tiene una intención. El niño de 6 años golpea la pelota torpemente, a los 10 ya hay una buena coordinación óculo motriz que puede emplear en deportes. También en el cepillado dental con mejor coordinación de los movimientos.

Retomando la teoría de Piaget, a un preescolar si se le da un tubo con bolitas A, B y C en ese orden, el niño dirá que van a salir del tubo en el mismo orden: A, B y C.

El latente, ya tiene un pensamiento reversible y dirá que las bolitas saldrán en el orden inverso: C, B y A. Su pensamiento es más activo, puede realizar operaciones intelectuales. Puede relacionar y ordenar objetos, pero siempre sobre objetos concretos que pueda ver, tocar y manipular. La idea de abstracción surgirá en el período siguiente, la adolescencia.

El escolar puede agrupar en clases: mamíferos, vertebrados. También podrá agrupar golosinas con contenido o no de azúcar y decidir su elección, ya que en este período hay un mayor consumo relacionado con los horarios escolares.

Lo que no puede es saltear etapas si no se resolvieron las anteriores.

A partir de los 9 años aparecen los juegos con normas o leyes.

El escolar es trabajador, según Erikson logra la **industriosidad,** producción en el ámbito escolar y en el hogar o en otras tareas emprendidas. Lo opuesto, es la inferioridad, cuando por motivos propios, sociales, o familiares, no estuviera preparado para la escolaridad.

En el consultorio: Las extracciones y colocación de aparatología ortodóncica son vividos como ataques al esquema corporal. La sangre, sobre todo en las niñas próximas a la menarca despierta miedo irracional y el odontólogo debe explicar antes del acto quirúrgico que habrá sangrado. Respecto de la ortodoncia, debe ser aceptada no solo por la familia, sino por el paciente. Van a ocurrir cambios en su boca que tendrá que admitir. Si no es así habrá que esperar a una etapa de mayor tolerancia.

En este período son frecuentes los traumatismos dentarios durante los juegos bruscos. Es prudente el uso de protectores bucales. Sobre todo en niños respiradores bucales o con protrusión dentaria.

En cuanto a la higiene bucal, hay mayores posibilidades de modificar conductas.

A los **6 años** el niño comienza a tener conciencia de su mano como herramienta. Aún es torpe en el manejo del lápiz, cambia de presión. Se observa una gran actividad bucal: extiende la lengua, mastica, sopla, muerde los labios u objetos. Está aprendiendo a distinguir su mano derecha de la izquierda, pero no puede diferenciarla en otro. Por esto, si se usa macromodelo en la enseñanza del cepillado, el profesional debe colocarse al lado del paciente y no de frente.

Los padres tienen que supervisar el cepillado dentario, aún no tiene la habilidad suficiente para realizarlo solo.

El niño de **7 años** domina mejor los músculos faciales. Su postura es más tensa. Es obsesivo, sobre todo en la escuela, usa mucho la goma de borrar. Puede comenzar a cepillarse solo, pero deben recordárselo.

A los **8 años** puede pensar antes de obrar. Discrimina similitudes y diferencias, se mueve con mayor fluidez y es consciente de su postura.

A los **9 años** es responsable. Siente interés por la realidad. Exigente consigo mismo. Puede usar las manos en forma independiente y diferencia el accionar de los dedos. Aplica la inteligencia en las tareas. No requiere que le recuerden cepillarse los dientes.

El niño de **10 años**, una edad de equilibrio según Gesell, tiene un pensamiento versátil, va de un punto de interés a otro en forma continua. Si su habilidad lo permite puede utilizar la técnica de cepillado de Bass.

A los **11 años** está "en la luna", confundido por momentos, rebelde, con altibajos emocionales. Son remisos al aseo, a veces necesita ser obligado, sin embargo puede pasar largos períodos delante del espejo mirándose, peinándose y le gusta variar la ropa.

Se resiste a cumplir con las tareas encomendadas. En esta edad las conductas de higiene dental logradas en general se pierden. Constituye un ejercicio de paciencia para el odontólogo, sobre todo si están utilizando ortopedia u ortodoncia.

Adolescencia

Arminda Aberastury la considera como un momento crucial de la vida y constituye la etapa decisiva de un proceso de desprendimiento.

Mauricio Knobel la considera como una fase evolutiva en la cual el individuo trata de establecer su identidad adulta. Basándose en la internalización de sus padres, mediante la verificación constante del ambiente social que lo rodea y en el que vive.

Y agrega que la inmadurez en el adolescente es salud.

¿Cuándo se comenzó a hablar de la adolescencia?

Fue un momento preciso en el que la sociedad urbana e industrial necesitó prolongar los años de la infancia ya que, debido a los avances tecnológicos, la mano de obra infantil y juvenil se volvió innecesaria.

Vega y col realizan un recorrido histórico y explican que probablemente, el 1º que utilizó el término *Adolescencia* en el siglo XVIII fue Rousseau en su libro *El Emilio* (1762) para referirse a un período específico del desarrollo humano, con características especiales y lo nombró como 2º nacimiento. Sin embargo la adolescencia no recibió atención hasta 2 siglos después, en 1900, en que comienza la era industrial.

Comienza en el siglo XX la educación obligatoria hasta los 16 años, con el propósito de socializar nuevas generaciones ante los cambios sociales. También comienzan a redactarse leyes que protegen a adolescentes infractores, se les da un trato preferencial en relación con el adulto. No se le exigen las mismas responsabilidades.

La adolescencia terminaba a los 21 años y el acceso a la adultez estaba determinado por el matrimonio.

En este contexto histórico y sociocultural, comienzan las primeras teorías sobre la adolescencia, nacidas en la 1ª mitad del siglo XX, con la hegemonía del discurso moderno, cuando la familia constituía un sistema homogéneo, muy estructurado y organizado verticalmente. Freud en 1905 se refiere a la Metamorfosis de la pubertad en su publicación "Tres ensayos para una teoría sexual", que provocó una revolución intelectual y constituyó los fundamentos para el estudio del adolescente.

De acuerdo a Aberastury y Knobel, durante el transcurso de esta etapa el adolescente atraviesa tres duelos:

1. Por el cuerpo infantil perdido
2. Por la identidad infantil perdida
3. Por la pérdida de los padres de la infancia

Al mismo tiempo los padres realizan otros tres duelos:

1. Por el cuerpo infantil perdido
2. Por la identidad infantil perdida del hijo
3. Por la pérdida del hijo niño

Como todo duelo, requiere tiempo para ser elaborado.

Durante esa elaboración el adolescente se encuentra en un momento de despegue y separación. Los requerimientos biológicos y sociales le exigen construir una realidad donde pueda encontrarse a sí mismo. Se halla frágil desde lo biológico, con cambios que lo desbordan, desde lo social, intelectual y emocional. Esta fragilidad lo pone en riesgo y es la familia y su entorno los que configuran factores protectores que le permitirán atravesar el período y transformarse en un adulto adaptado a la realidad con responsabilidad (Cuadro nº 3).

Las características de la *identidad adolescente,* le permitirán obtener luego la *identidad adulta.* No es que el adolescente busque obtener una identidad, ya tiene una, la identidad adolescente, que es la que le va a permitir proseguir su desarrollo.

Para que el YO del adolescente se desarrolle en forma favorable y construya su identidad, debe contar con las adquisiciones de la primera infancia, sobre las que se ha de montar el trabajo de construcción del nuevo YO.

Cuadro 2.3: Factores de riesgo y de protección durante la adolescencia	
Factores de riesgo	**Factores protectores**
Vigorexia, bulimia, anorexia	Familia contenedora
Ciberbulling	Clubes, práctica de deportes
Historia familiar	Amigos de la infancia
Piercing, tatuajes	Comunicación
Fiestas rave	Políticas sociales
"La previa", publicidades	Educación
Relaciones sexuales desprotegidas	

Mauricio Knobel y Arminda Aberastury definieron las características de la adolescencia por medio de una serie de expresiones de la conducta que, agrupadas, en forma esquemática pueden constituir lo que se ha llamado Síndrome de la adolescencia (cuadro nº 4).

Erikson explica que el adolescente se inserta en la cultura gradualmente, aunque viene atravesando por ella desde su nacimiento. Plantea que cada una de las 8 etapas transitadas por el hombre conforman una "crisis" reemergiendo de cada crisis con un aumento del sentimiento de unidad interior. Como se vio en cada una de las etapas descriptas tienen una resolución positiva y su opuesto negativo:

Confianza vs. desconfianza básica (1er año de vida)

Autonomía vs .vergüenza y duda (Etapa anal)

Iniciativa vs. culpas (Etapa preescolar o genital)

Laboriosidad vs. inferioridad (Etapa escolar o latencia)

Identidad vs. difusión del propio rol (Etapa adolescente)

Intimidad vs. aislamiento (Adulto joven)

Fecundidad vs. estancamiento (Adulto mayor)

Integridad vs. desesperación (Anciano)

Siguiendo a Erikson, el adolescente logra en esta etapa la **identidad.** Establece ídolos e ideales, comienza a mirar su futuro en el trabajo o en el inicio de una carrera. Cuando este proceso falla se produce la confusión de rol e incapacidad por tomar decisiones para su futuro. Queda atrapado en pandillas, a veces drogas o alcohol. Para el autor, en cada etapa existen conflictos internos con dos desenlaces posibles: si se resuelve positivamente, la cualidad positiva se incorpora al Yo y puede producirse un desarrollo saludable. Si el conflicto persiste el Yo se debilita. Estas etapas se pueden transitar en los tiempos correspondientes o quedar estancado en alguna de ellas. El pasaje es gradual, pero no lineal y ordenado.

Vega E describe que en la adolescencia se comienza a diseñar un guión propio, personal, que implica un proceso psicológico de gran complejidad.

Barrionuevo opina que no preocupa definir la extensión de la adolescencia sino reflexionar sobre las posibilidades del adolescente de hacerse cargo de su deseo y poder definir y sostener un proyecto de vida.

El paciente a esta edad puede concurrir solo al consultorio odontológico, sin embargo se debe tener en cuenta que la aprobación de presupuestos y la aceptación de los honorarios deben hacerlo los padres. Tam bién es la familia la que elige el profesional o la cobertura médico-odontológica. El adolescente aún depende de su grupo familiar.

En cada una de estas etapas que se han descripto, existe una crisis de conflictos internos y externos que la personalidad soporta, reemergiendo de cada crisis con un aumentado sentimiento de unidad interior.

Cuadro 2.4: Características del síndrome normal de la adolescencia (Knobel M)
Sindrome normal de la adolescencia
1. Busqueda de la identidad y de si mismo.
2. Marcada tendencia grupal.
3. Necesidad de fantasear activamente, utilizacion de procesos de intelectualizacion.
4. Crisis religiosas: desde ateismo a misticismo
5. Desubicacion temporal.
6. Evolucion sexual evidente
7. Actitud social reinvindicatoria.
8. Contradicciones sucesivas de la conducta.
9. Prrogresiva separacion de los padres.
10. Fluctuaciones constantes del humor y estados de ánimo

PAUTAS PARA TENER EN CUENTA DURANTE LA ATENCIÓN DE NIÑOS

- El niño pequeño necesita sentirse seguro y querido. Su madre es su mayor fuente de seguridad y cariño. Por eso, el niño menor de 2½ años debe atenderse en la falda de su madre, padre o figura parental.
- El profesional debe comprender el desarrollo psicoemocional del niño para lograr un mejor acercamiento.
- Debe tener conocimientos precisos sobre las técnicas odontológicas a emplear, para trasmitir seguridad al niño y a la madre.
- El niño pequeño acepta sesiones cortas, por lo que el trabajo debe ser planificado y ordenado para no perder tiempo.
- Explicar y mostrar los elementos del consultorio y trabajar de acuerdo con el momento de maduración de cada uno. Lo que interesa es que la situación sea bien vivida.
- No trasmitir ansiedad al paciente, para lo cual es primordial reconocer que todo tratamiento despierta ansiedad en el paciente y en el odontólogo, ansiedad que es mayor cuanto más pequeño es el niño.
- Ordenar el tratamiento de lo menos complejo a lo más complejo, de lo menos invasivo a lo más invasivo. Recordar que la primer visita es importante para establecer vínculos positivos que permitan encarar en el futuro el plan de tratamiento.

Comprender que en la situación odontológica se movilizan vivencias primitivas y profundamente arraigadas, permite al odontólogo reconocer al paciente como una unidad bio-psico-social. El odontólogo y su paciente no son una mano y una boca, son dos seres humanos que se encuentran en una situación que es única y particular como cada paciente.

BIBLIOGRAFÍA

- Aberastury A: Trastornos emocionales en el niño vinculados con la dentición. Rev Odontológica 1951, 39:357.
- Aberastury A.: La dentición, su significado y sus consecuencias en el desarrollo. Bol. Asoc. Arg. Odont. Para Niños 1961, 3(4): 110
- Aberastury, A. El niño y sus juegos. Buenos Aires, Paidos, 1972
- Barrionuevo J: Juventud en tiempos del capitalismo tardío. Cap 9 en Vega MP; Barrionuevo J y Vega VC: Escritos Psicoanalíticos sobre adolescencia. Buenos Aires, EUDEBA, 2009.
- Bekei, M: Trastornos Psicosomáticos de la niñez y adolescencia. Ed Nueva Visión, Buenos Aires, 1984.
- Bellagamba H; Bordoni N; Doño R; Fallik V; Preliasco A y Fernández de Preliasco V: Odontología Integral para niños. Curso 2 Módulo I PRECONC/PALTEX, OMS/OPS, 1992
- Bleger José. Psicología de la conducta. Centro Editor de América Latina, Argentina, 1969.
- Bowlby, J. Una base segura. Aplicaciones clínicas de una teoría del apego. Barcelona, Paidos Psicología Profunda, 1995.
- Ceballos A: ¿Porqué sufren los adolescentes? Buenos Aires, Ed Didajé, 2014
- Dolto F: Psicoanálisis y Pediatría. Siglo Veintiuno Editores, Mexico, 1997.
- Dueñas Gabriela (compiladora): La Patologización de la Infancia. ¿Niños o Sindromes. Buenos Aires, Editorial Noveduc, 2011.
- Egozcue MI; Manfredi C; Basso M: Odontopediatría y Psicología. Ediciones Kargieman, Buenos Aires, 1988.
- Ericsson, E. (1960). Infancia y sociedad. 1980 Ed. Horme, Buenos Aires.
- Fernández de Preliasco V: Primer Año de Vida del Niño. Revista Actualización en Odontopediatría. 1995. 1(3): 9-77.
- Freud, A. Normalidad y patología en la niñez. Buenos Aires, Paidos, 1973.
- Gesell A ; Ilg F: La Educación del Niño en la Cultura Moderna. Paidos, Buenos Aires, 4ta Ed ,1979.
- Gesell, A. El niño de 1 a 4 años. Barcelona, Paidos, 1994.
- Gesell A: El niño de 0 a 6 años. Paidós, Barcelona, 1982.
- Gesell A et al: El niño de 9 y 10 años. Ed Paidos, 1967.
- Gesell A et al: El niño de 11 y 12 años. Ed Paidos, Buenos Aires, 1979.
- Huberman de Chappin C y Rodriguez de Miyares A: Observación de lactantes. Buenos Aires, Ediciones Kargieman, 1997.
- Knobel M: El miedo en los niños como parte del desarrollo normal En Trabajo Psicoanalítico con niños. Ed Ricardo Vergara, Buenos Aires, 2001.
- Knobel M.: La adolescencia y el tratamiento psicoanalítico del adolescente. En:
- Kreisler L; Fain M y Soulé M : El niño y su cuerpo. Amorrortu, Buenos Aires, 1999.

- Malher M: Simbiosis humana. Las vicisitudes de la individuación. Moritz, Mexico, 1972.
- Malher M: El nacimiento psicológico del infante humano. Ed. Marymar, Buenos Aires, 1975.
- Mahler, M. Estudios 2. Separación – Individuación. Buenos Aires, Paidos, 1990.
- Oiberman A, Vega E Galindez E y col: Nacer y después. Psicología perinatal, Buenos Aires, JCE Ediciones, 2005.
- Oiberman A, Santos S y Misic M: Dispositivos de intervención perinatales. Editorial Facultad de Psicología, UBA, 2011.
- Piaget J: Seis estudios de Psicología. Barral Editores, Madrid, 1970.
- Piaget, J. Inhelder, B. Psicología del niño. Madrid, Ediciones Morata. 1981.
- Soifer R: Psicodinamismos de la familia con niños. Ed Kapelusz, Buenos Aires,1980
- Spitz R: El primer año de vida del niño. Aguilar, Madrid, 1961.
- Stern D: El mundo interpersonal del lactante. Paidós, Buenos Aires, 1991
- Stone, J. Church, J: Niñez y adolescencia. Buenos Aires, Ediciones Hormé, 1982.
- This B: El Padre: Acto de Nacimiento . Paidós, Buenos Aires, 1996.
- Vega E: Clínica de niños y adolescentes ¿Qué hay de nuevo? Buenos Aires, Editorial Lugar, 2015.
- Vega M, Belçaguy M y Vega V: Algunas teorías acerca de la adolescencia. Recorrido histórico conceptual, Cap 1 en: Vega M, Barrionuevo J y Vega V: Escritos Psicoanalíticos sobre Adolescencia, EUDEBA, 2009.
- Viñar M, Vasen J, Terzaghi A y otros: Problemas e intervenciones en las aulas. La patologización de la Infancia. Buenos Aires, Noveduc, 2013.
- Waserman, M. Aproximaciones psicoanalíticas al juego y al aprendizaje. Noveduc. Bs. As. 2008. Cap. VI
- Wolman BB: El niño ante el temor, el miedo y el terror. Lasser Press Mexicana SA, 1979.
- Winnicott, D. El proceso de maduración y el ambiente facilitador. Paidós. Bs. As. 2004.

Capítulo 3

Planificación de tratamientos integrales y personalizados

Ana M. Biondi, Silvina G. Cortese

Odontopediatría

El objetivo de la atención odontopediátrica, es contribuir al mejoramiento de la salud general y, como consecuencia, al de la calidad de vida del niño o del adolescente.

Para ello, en primer lugar el profesional deberá arribar a un diagnóstico correcto del estado de salud o enfermedad bucal del paciente, que le permitirá, en cada caso, seleccionar regímenes preventivos y terapéuticos óptimos, teniendo en cuenta el diagnóstico realizado y las características y las posibilidades del niño para acceder a la atención odontológica. El punto de partida para la toma de decisiones relacionadas con la no intervención, la mínima intervención o la intervención rehabilitadora es siempre la evaluación del riesgo, definido como la probabilidad de que un daño ocurra en un período específico de tiempo. Se considera factor de riesgo la característica que genera esa probabilidad, y entre ellos, para las enfermedades bucales se encuentran los factores emocionales que rodean la atención odontológica en pacientes pediátricos, los vinculados con el medio ambiente social donde se desenvuelven el niño y su familia, y los biológicos sistémicos y específicos de cada paciente y patología en particular. Todos ellos pueden observarse, identificarse y, con frecuencia, medirse. Una vez establecido el diagnóstico, será necesario organizar de manera coherente las actividades, las tareas y los pasos técnicos que se llevarán a cabo, con la finalidad de alcanzar y mantener el objetivo propuesto (Figura 3.1).

En este capítulo se desarrollarán los criterios de diagnóstico para enfermedades prevalentes en odontopediatría, y se propondrá y justificará la secuencia para la planificación integral y personalizada de tratamientos, incluidas las medidas preventivas en función del riesgo individual de cada paciente.

HISTORIA CLÍNICA

El desarrollo de acciones preventivas y terapéuticas adecuadas necesita la recolección de datos que permitirán elaborar un diagnóstico correcto. La información, registrada y actualizada en forma continua en la historia clínica, se obtendrá en mayor medida a partir de la anamnesis, el examen clínico-radiográfico y los exámenes complementarios.

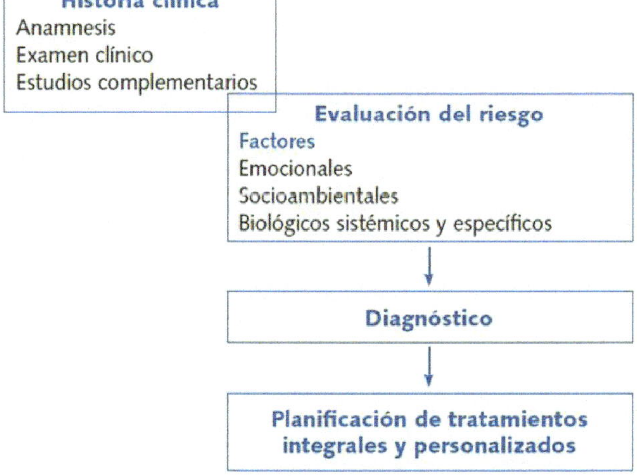

Figura 3.1: Diagrama de acontecimientos previos a la planificación del tratamiento.

Anamnesis

A diferencia de lo que sucede con el adulto, en la situación odontopediátrica serán los padres o quienes acompañen al niño a la consulta los que respondan a muchas de las preguntas del profesional, que se formularán como una entrevista y no como un simple interrogatorio. A veces puede ocurrir que lo relatado por el niño o lo que se observe clínicamente no coincida con lo manifestado por el adulto, por ejemplo ante el diagnóstico de lesiones traumáticas en situaciones de abuso físico. El odontopediatra debe estar alerta a realidades de esta naturaleza. Durante la anamnesis se registrará la información correspondiente a los datos personales del paciente (nombre, apellido, edad, fecha de nacimiento, domicilio, teléfono, nivel escolar), así como la composición familiar, el lugar que ocupa entre los hermanos (mayor, menor, el del medio, etc.), la cobertura de salud, las condiciones económico-laborales de la familia, el nivel educativo, el estilo de vida y el conocimiento y la actitud en relación con la salud bucal.

Es importante identificar si el motivo de la consulta obedece a una urgencia, un control en salud (consulta preventiva) o si se produce como derivación o demanda de atención espontánea; esto debe consignarse tal cual lo manifiestan los encargados del niño.

La historia clínica también deberá incluir un apartado dedicado a los antecedentes y el estado actual de salud general del paciente; se asentarán características del embarazo, el parto y la primera infancia (tiempo de lactancia natural o artificial, o de ambos tipos). Se consideran datos relevantes las enfermedades que tuvo o tiene el paciente (alteraciones neurológicas, cardiopatías, enfermedades oncológicas, inmunitarias, trastornos de la alimentación, alteraciones endocrinas, trastornos de la coagulación), internaciones, medicamentos suministrados en tratamientos previos o actuales (fármacos que disminuyen el flujo de saliva o con alto contenido de azúcar, como jarabes antitusígenos), parasomnias, alergias, estado del plan de vacunación y accidentes sufridos. También será necesario indagar sobre la presencia de alteraciones genéticas con repercusión bucal en la familia, y si los parámetros de crecimiento (peso y talla) son concordantes con la edad. Siempre deberán registrarse los datos del pediatra o el servicio que presta atención al niño, y si realiza controles periódicos en salud.

En cuanto a la historia odontológica en sí, se debe averiguar si el paciente tuvo experiencias previas (aclarar tipo de intervención, fecha y comportamiento), hábitos y disfunciones actuales y anteriores (uso de chupete, succión digital, respiración bucal, deglución disfuncional, onicofagia, bruxismo), y hábitos de higiene y dietéticos, que permitan explicar situaciones relacionadas con caries, erosión, disgnacias y problemas gingivoperiodontales.

Esta instancia de la atención permitirá, además, entablar una relación con el niño y la familia, y decidir la prescripción de exámenes complementarios.

En la historia clínica deberá incluirse el consentimiento informado de la persona legalmente a cargo del niño, donde se consigne la descripción del tratamiento que se llevará a cabo y los posibles riesgos que este pudiera ocasionar, así como las alternativas recomendadas. El responsable deberá dejar constancia de que todas sus preguntas se respondieron, y firmará junto al profesional y a un testigo que podrá ser alguien del personal auxiliar del consultorio.

Exámen clínico

Después de la anamnesis, en la misma sesión, si el comportamiento del niño lo permite, se procederán a registrar los datos derivados del examen clínico realizado en forma ordenada y sistemática.

En primer lugar se observará al niño para obtener una impresión general; para ello se evaluará la forma de caminar, en busca de posibles asimetrías, y se observarán la cantidad de cabello la actitud postural, las proporciones del cuerpo, la talla, el exceso de peso o la extrema delgadez, la forma de hablar, el comportamiento y la manera de relacionarse con sus acompañantes y otros niños en la sala de recepción. Se realizará *el examen extraoral de los tejidos blandos y duros*, que incluirá color, forma, consistencia y presencia de lesiones en los labios o la piel de cabeza y cuello, y palpación de tamaño y consistencia de ganglios de cadenas submandibular y submentoniana. En este momento también se evaluará la articulación temporomandibular para identificar posibles alteraciones funcionales del sistema masticatorio (Capítulo 20). En el *examen intraoral* se explorarán detenidamente mejillas, amígdalas, frenillos, paladar duro y blando, lengua, piso de boca y tejidos gingivales, para registrar las características de normalidad y probables alteraciones (Capítulos. 7 y 9).

A continuación se procederá *al examen y el registro de la placa dental*; para ello se utilizarán, por ejemplo, los índices de placa de Silness Löe (IP) y O'Leary (Cuadros 3.1, 3.2, 3.3).

Para realizar el *examen* y el *registro gingivoperiodontales* (Capítulo 7) se emplean, entre otros, los índices gingival de Löe y Silness, o de hemorragia simplificado, o ambos (Cuadros 3.1, 3.4 y 3.5).

A continuación y durante esta instancia se procederá al *control mecánico de la placa bacteriana* por medio de la enseñanza de higiene o de la profilaxis llevada a cabo por el profesional. Recién a esta altura del examen clínico, y después de secar con minuciosidad las super-

Cuadro 3.1. Referencias para registro de índices			
Piezas a evaluar		Sitios	Índices aplicables
Todas o:	Sustituible por:		
1.6	1.7 o 5.5	Papila distovestibular.	Placa de Silness-Löe.
2.1	2.2 o 6.1	Margen gingival vestibular.	Gingival de Löe y Silness.
2.4	2.5 o 6.4		
3.6	3.7 o 7.5	Papila mesiovestibular.	Hemorragia simplificado.
4.1	4.2 u 8.1	Margen gingival lingual (de papila a papila).	
4.4	4.5 u 8.4		

Cuadro 3.2. Índice de placa de Silness-Löe (medido con sonda o explorador en tercio dentogingival)	
Puntaje	Criterio
0	Sin placa
1	Sin placa visible. Se retira placa adherida al margen gingival libre y a la zona adyacente del diente.
2	Acumulación moderada de placa dentro de la bolsa o adyacente a la superficie dentaria a simple vista
3	Abundante material dentro de la bolsa o sobre el margen gingival y la superficie dentaria adyacente

Se suman los puntajes obtenidos en cada pieza y se divide entre el total de superficies examinadas. El promedio del total de las mediciones efectuadas constituye el IP para toda la boca. Indicador de Riesgo: > 1.

Cuadro 3.3. Índice de O'Leary para evaluar el estado de higiene de piezas dentarias. Se utiliza solución reveladora de placa		
Piezas a evaluar*	Puntaje**	Criterio
Todas	0	Ausencia de placa
	1	Placa teñida

*Sitios: superficies vestibular, mesial, lingual y distal. **Se cuenta el número de superficies pintadas, se divide por el número de superficies presentes y se multiplica por 100. Indicador de riesgo: > 20%.

Cuadro 3.4. Índice gingival de Löe y Silness (medido con sonda y espejo para determinar cambios de color, textura, hemorragia, y presencia o ausencia de ulceración)	
Puntaje	Criterio
0	Ausencia de inflamación: encía normal
1	Inflamación leve: ligero cambio de color y textura, sin sangrado al sondaje
2	Inflamación moderada: enrojecimiento y aspecto brillante, edema e hipertrofia moderada, sangrado al sondaje (a los 10 segundos)
3	Inflamación severa: marcado color rojo, edema e hipertrofia pronunciada, tendencia al sangrado espontáneo, ulceraciones

Se suman los puntajes obtenidos en cada pieza y se divide entre el total de superficies examinadas. El promedio del total de las mediciones efectuadas constituye el IG para toda la boca. Indicador de Riesgo: > 1

Cuadro 3.5. Índice de hemorragia simplificado (medido con sonda periodontal)	
Puntaje	Criterio
0	No sangra al sondaje (esperar 10 segundos)
1	Sangrado al sondaje

Se utiliza solo en piezas permanentes. Se suman los puntajes obtenidos en cada pieza y se divide entre el total de superficies examinadas. Indicador de riesgo: > 0,1

ficies dentarias que se encuentran ya limpias (indispensable para evaluar opacidades, cambios de coloración, de transparencia del esmalte, etc.), con fuente de luz adecuada y, si fuera posible, magnificación binocular, se llevará a cabo el *examen* y el *registro dentarios.* El examen visual permite la evaluación de las características relacionadas con el número, el tamaño, la forma y el aspecto de las piezas dentarias para identificar la presencia de probables anomalías (Capítulo 14), detectar patologías no infecciosas (fracturas, alteraciones estructurales, erosión, abfracción, abrasión), lesiones no cavitadas o microcavitadas en esmalte, estudiar el estado de desarrollo y avance de las lesiones presentes y el estado de restauraciones previas. También deberán consignarse aspectos relacionados con la erupción dentaria y la evaluación de la oclusión (Capítulo 8).

Además del examen visual, para identificar lesiones de caries (manifestación de la etapa del proceso

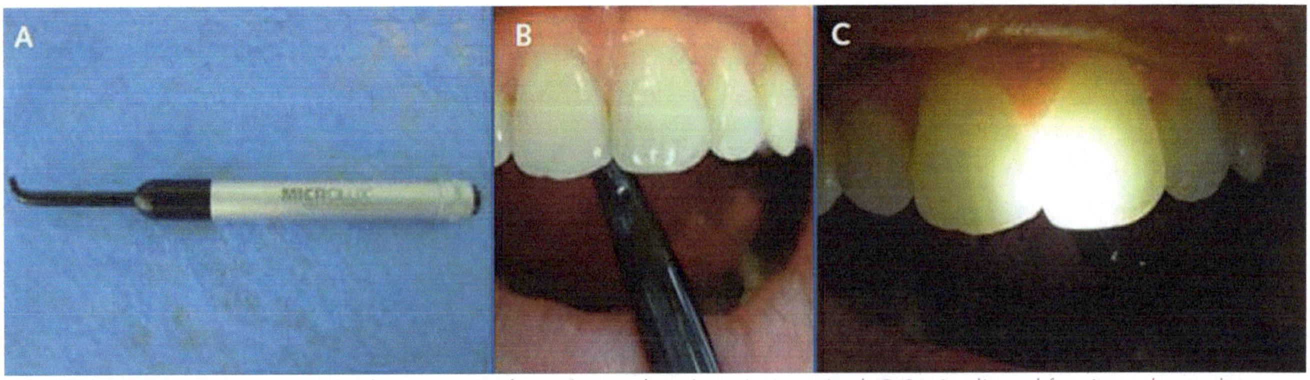

Figura 3.2: Transiluminación. A. Fibra óptica. B. Ubicación para diagnóstico interproximal. C. Se visualizan abfracciones de esmalte.

de caries en un momento dado) se dispone de diferentes métodos, como el visual/táctil, el radiográfico (tradicional y digital), la transiluminación con fibra óptica (FOTI tradicional y digital) (Figura 3.2), la conductancia eléctrica y los métodos de fluorescencia láser. Sin embargo, y en especial para dentición primaria, no se considera que un método por sí solo cumpla con las máximas especificaciones de sensibilidad (probabilidad de catalogar de manera correcta a un individuo enfermo) y especificidad (probabilidad de catalogar en forma correcta a un individuo sano) para la detección de lesiones incipientes (Pretty y col., 2016).

La caries se considera un proceso generado como consecuencia de un desequilibrio en las interacciones moleculares normales entre la superficie/subsuperficie del esmalte y la placa adyacente. Es necesario destacar la diferencia entre los conceptos de **diagnóstico** de caries –comprendido como un proceso complejo al que el profesional arriba a partir de la recolección de todos los datos disponibles–, **detección** – realizada a partir de un método objetivo para determinar si la infección está presente o no– y **evaluación** –destinada a monitorear el proceso y el progreso de la lesión, una vez que se identificó–El método tradicional visual/táctil utiliza al explorador como instrumento de detección de las lesiones, sobre la base de su capacidad de quedar atrapado o retenido en una fosa o una fisura. En la actualidad se cuestiona su uso, ya que su fuerza excesiva (cualquier explorador puede forzarse en tejido sano y quedar retenido por la morfología de la fosa o la fisura) y su uso inapropiado pueden dañar el esmalte y llevar a la cavitación de una lesión incipiente. Los bajos valores de sensibilidad de este método, aunque altamente específico, hicieron que en general se combinara con radiografías de aleta mordible o con la transiluminación (FOTI).

Los indicadores que suelen utilizarse para consignar la distribución y la magnitud de la caries dental son, por su sencillez, para dentición permanente, el CPOD y el CPOS –sumatoria de dientes (D) o superficies (S) cariados (C), perdidos (P) y obturados (O)–, y para dentición primaria el ceod y el ceos –sumatoria de dientes (d) o superficies (s) cariados (c), con indicación de extracción (e) y obturados (o)–. Estos índices no consignan lesiones no cavitadas ni lesiones ni obturaciones como consecuencia de patologías no referidas a caries (traumatismos, erosiones, anomalías estructurales, etcétera). En la dentición mixta deben realizarse por separado los índices correspondientes a las 2 denticiones.

Considerando que estos índices no contemplan las lesiones incipientes, surgieron nuevas propuestas tales como ICDAS (International Caries Detection and Assessment System) e ICDASII, consensuado en 2005. El sistema tiene altos índices de sensibilidad y especificidad en dentición primaria y permanente pero requiere entrenamiento y calibración. Es útil para la detección temprana y el seguimiento del patrón de caries poblacional, pero su uso no se sistematizó en la práctica individual.

El *examen radiográfico* (Capítulo 5) es indispensable para complementar el diagnóstico. Se indican radiografías de aleta mordible en dentición primaria para detectar lesiones interproximales y oclusales, y su profundidad en dentina, y estado de las restauraciones; radiografías periapicales, para la localización de lesiones interradiculares o periapicales, procesos de reabsorción radicular, ósea, interna o externa, y anomalías del hueso de soporte y de las estructuras asociadas. La radiografía panorámica permite evaluar cambios a través del tiempo, brinda información sobre la presencia o la ausencia de piezas permanentes y su posición en relación con primarios, y lesiones óseas.

Completan los datos registrados en la historia clínica los obtenidos de exámenes complementarios indicados en situaciones particulares, como la evaluación y el monitoreo bacteriológicos, tests salivales, tomografías axiales computarizadas (TAC), resonancias magnéticas (RM), exámenes de laboratorio, etc. Las fotografías constituyen también una documentación que podrá utilizarse como prueba legal, como auxiliar del diagnóstico en determinadas patologías y para registrar la evolución de algunas situaciones clínicas, como lesiones de tejidos blandos, cambios de coloración dentaria y modificaciones oclusales, entre otras.

Diagnóstico

Es la determinación del estado de salud-enfermedad de un niño o un adolescente, a partir de los datos obtenidos en la historia clínica e interpretados por el profesional.

Evaluación de riesgo

Es la estimación de la probabilidad de que un daño se produzca en un período específico; para ello se interpreta la información registrada en la historia clínica proveniente de la anamnesis, el examen clínico-radiográfico y los exámenes complementarios, y es imprescindible para la planificación individualizada del tratamiento. Para caries y enfermedad periodontal se consignan tres categorías, bajo, moderado y alto riesgo; sin embargo, en pacientes pediátricos la enfermedad prevalente es la caries dental, ya que según Löe y Brown (1991) menos del 1% de los niños y adolescentes presentan pérdida de inserción en varias piezas dentarias (Capítulo 7).

Riesgo cariogénico

Sin duda la caries dental es la enfermedad infecciosa no contagiosa, no autolimitante más común de la infancia, y constituye la patología prevalente en el paciente pediátrico.

Es una enfermedad compleja, causada por una ruptura en el equilibrio entre los minerales del diente y el fluido del biofilm donde los agentes causantes son constituyentes normales de la microflora que provocan enfermedad solo cuando su número y virulencia cambian en respuesta a condiciones ambientales. La saliva es un reservorio rico en calcio, fosfato y fluoruros existiendo un equilibrio dinámico entre el contenido mineral del diente y el de la saliva. A pH neutro, el cristal de hidroxiapatita se disuelve mínimamente. Sin embargo, frente a cambios en el medioambiente que provoquen acidez, los iones de fosfato y los iones oxhidrilo de la saliva reaccionan con los iones de hidrógeno en la interfase diente-biofilm, formando fosfatos ácidos y agua. De esta manera, la saliva neutraliza la acidez pero queda 'subsaturada' con respecto a los iones fosfato de la hidroxiapatita. Esto conduce a la 'disolución' de los cristales en un intento de resaturar la saliva. Este valor denominado pH crítico es significativamente mayor en los niños que en los adultos por lo que se producirá mayor desmineralización a pH ácido y menor remineralización a pH neutro resultando en una mayor velocidad en el avance de la lesión.

Se considera que el proceso de caries es un *continuum* que resulta de numerosos ciclos de desmineralización y remineralización (Featherstone, 2004). Favorecen a los primeros la presencia de bacterias acidogénicas, hidratos de carbono fermentables y disfunción salival, que interactúa con una variedad de factores culturales, socioeconómicos y de comportamiento. La remineralización se ve beneficiada por la exposición a los fluoruros, el uso de agentes antibacterianos y remineralizantes, hábitos higiénicos y dietéticos adecuados, y características de la saliva.

En la bibliografía se revelan altos valores de incidencia de caries en los primeros años de vida. Piovano y col. (2008) revelaron que en una población escolar, de 2 a 5 años, asistente a escuelas públicas y centros de salud de la Ciudad Autónoma de Buenos Aires el promedio de dientes primarios cariados (componente c del ceod) fue de 4,50 ± 0,14.

Factores de riesgo cariogénico

Historia pasada de caries. Es uno de los más significativos predictores de futuro desarrollo de caries para dentición primaria (incisivos predice molares) y para dentición permanente (dentición primaria predice dentición permanente) (Capítulo 17).

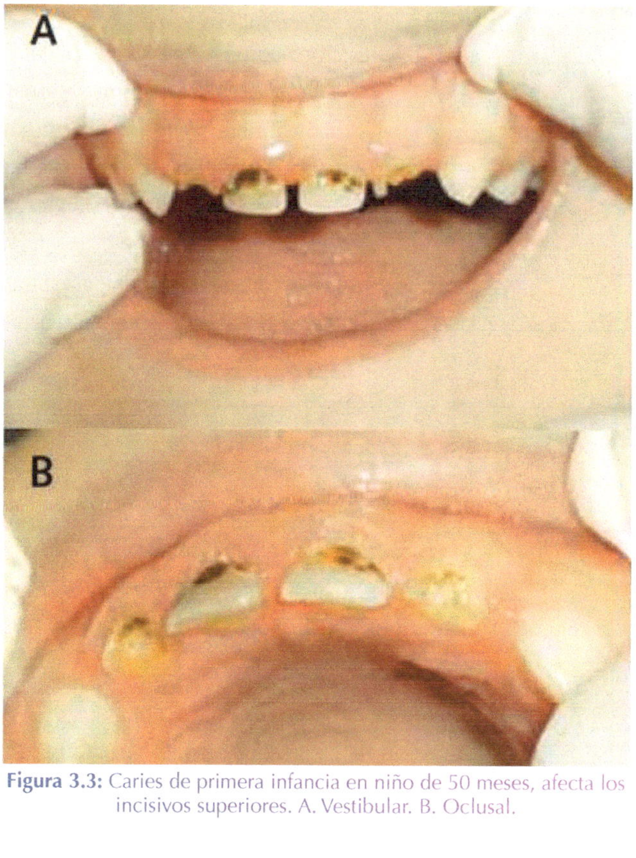

Figura 3.3: Caries de primera infancia en niño de 50 meses, afecta los incisivos superiores. A. Vestibular. B. Oclusal.

Actividad de caries en madre y hermanos. Aumenta la probabilidad de transmisión e inoculación de EM a edades tempranas.

Nivel socioeconómico bajo. Hay evidencia considerable de que existe una asociación negativa entre el desarrollo de caries y el nivel socioeconómico.

Higiene oral. La escasa frecuencia de cepillado está asociada a mayor incidencia de caries aunque pocos estudios indican que el efecto es independiente de la presencia del fluoruro en la pasta dental. (Kumar y col. 2016).

Frecuencia de ingestión de azúcares. En términos generales se reconoce que el riesgo de caries aumenta en la medida en que se incrementa la frecuencia de consumo de hidratos de carbono fermentables, en especial cuando se trata de azúcares simples que se retienen en la boca por períodos prolongados. Se considera que más de 3 momentos de azúcar entre comidas constituyen un factor de riesgo, incluido el uso de biberones con jugos o bebidas azucaradas, y fármacos endulzados. Se sugiere que la sacarosa es el hidrato de carbono con mayor nivel de cariogenicidad. Su conversión a ácidos no solo lleva a la disolución del esmalte, sino crea las condiciones para que desarrollen bacterias más virulentas. Los resultados de Ribeiro y col (2005) refieren que una pequeña cantidad de almidón agregado aumenta el potencial cariogénico de la sacarosa. A pesar de la protección que brindan los fluoruros, la relación caries-azúcar sigue siendo un factor determinante.

Características de la saliva. La saliva es una solución compleja rica en minerales y proteínas. La reducción drástica de la tasa de flujo de saliva no estimulada y estimulada a valores menores que 0,1-0,2 ml/min, y 0,7 a 1 ml/min, respectivamente, favorece la progresión de la caries. La disminución de los valores normales puede vincularse a la ingestión de determinados fármacos (antihistamínicos, antieméticos, antiespasmódicos, broncodilatadores, antipsicóticos, anorexíge-

Cuadro 3.6. Análisis de factores para determinar riesgo cariogénico en mayores de 6 años*

Factores		Indicador de riesgo		
		Alto	Moderado	Bajo
Biológicos	Bjo nivel socio-económico	Sí		
	>3 momentos entre comidas diarios (bebida o comida)conteniendo azúcar	Sí		
	Necesidades especiales		Sí	
Protectores	Recibe agua fluorada			Sí
	Cepillado diario con pasta fluorada			Sí
	Recibe fluoruros tópicos de aplicación profesional			Sí
	Realiza controles regulares			Sí
Clínicos	Tiene >1 lesión interproximal	Sí		
	Defectos de esmalte o mancha blanca activa	Sí		
	Bajo flujo salival	Sí		
	Restauraciones defectuosas		Sí	
	Uso de aparatología intraoral		Sí	

*Adaptado de AAPD 2014, Guideline on Caries-risk Assessment and Management for Infants, Children, and Adolescents

Cuadro 3.7. Secuencia de tratamiento integral

Etapas de la planificación del tratamiento	
1. Resolución de urgencias	Traumatismos Control de infección y dolor agudos
2. Disminuir el nivel de infección	Inactivación de lesiones de caries Control mecánico y químico dela placa Aplicación de selladores
3. Control del medio cariogénico	Limitar ingesta de hidratos de carbono entre comidas
4. Intervención en los procesos de desmineralización - remineralización	Fluoruros de aplicación profesional y de uso domiciliario Saliva Otros remineralizantes
5. Control de las afecciones no resueltas como urgencias	Tratamientos pulpares, periodontales y quirúrgicos
6. Rehabilitación	Restitución de la integridad de la corona dentaria y de la oclusión
7. Monitoreo	Inmediato y mediato

nos, anticonvulsivantes, analgésicos antiinflamatorios, agentes antiacné, quimioterápicos, agentes para el tratamiento del trastorno de deficiencia de atención/hiperactividad, entre otros); presencia de ciertas enfermedades (infección por virus de la inmunodeficiencia humana, diabetes mellitus, artritis reumatoidea, reflujo gastroesofágico, hipotiroidismo e hipertiroidismo, tumores de glándulas salivares), trastornos de la alimentación (anorexia y bulimia), radioterapia de cabeza y cuello. La capacidad buffer disminuida de la saliva (< 4,5) también se asocia con altos recuentos de microorganismos.

Baja exposición a los fluoruros. La caries es un proceso dinámico des- y re- mineralización. Cuando el balance de factores favorece la des-mineralización se producirá el progreso de la caries [Pretty y Ellwood, 2013]. En la actualidad se sugiere que los fluoruros retardan el avance de las lesiones de caries.

Presencia de hipoplasias e hipomineralizaciones del esmalte, fosas y fisuras profundas. La menor mineralización y la presencia de zonas retentivas, que dificultan la higiene y facilitan la colonización bacteriana, se consideran factores de riesgo cariogénico.

Alto recuento de *S. mutans* y lactobacilos (LB). Correlaciones significativas confirmaron la asociación entre el proceso de caries y los niveles de SM y LB en saliva y placa. Valores superiores a 500.000 UFC de SM y superiores a 100.000 de LB en saliva indican alto riesgo, si bien en la actualidad se sabe que la relación entre SM y caries dental no es absoluta. Un gran número de estreptococos no mutans (*S. mitis biovar 1 y S. oralis*) pueden metabolizar azúcares a ácidos en forma comparable a la de los SM.

Salud comprometida o necesidades especiales

Por presencia de condiciones que dificulten una higiene adecuada, administración de fármacos azucarados o que produzcan xerostomía y falta de controles periódicos.

Aparatología. El inicio de un tratamiento ortodóncico crea nuevos sitios de retención de SM y dificulta la eliminación correcta de la placa bacteriana (Cuadro 3.6).

Planificación de tratamientos

Una vez evaluado el riesgo del paciente, y luego de realizar el diagnóstico integral, se está en condiciones de planificar las tareas que se llevarán a cabo para lograr un estado de salud bucal adecuado en niños y adolescentes. La filosofía preventiva, con objetivos a corto y mediano plazos, permite en forma organizada orientar y proporcionar los medios y los procedimientos técnicos para conseguir la prevención, la reducción y la curación de las afecciones bucodentales, en función del riesgo comunitario o individual. Como la odontología preventiva involucra la educación y los hábitos de los pacientes, y los resultados son observables a largo plazo, en muchas oportunidades se prioriza la odontología restauradora, sin tener en cuenta que el éxito de los tratamientos depende de la simbiosis entre ambas. Por este motivo es necesario que el odontopediatra oriente su formación tanto en prevención como en rehabilitación para brindar respuestas satisfactorias a la demanda de atención del paciente pediátrico. La secuencia del plan de tratamiento responde a esta filosofía.

Una secuencia ideal constará de las siguientes etapas (Cuadro 3.7):

1. Resolución de las urgencias: los motivos más frecuentes por los que la población pediátrica realiza consultas por urgencias son el dolor, los traumatismos y la infección; los escolares son los que lo hacen con mayor frecuencia.

Muchas consultas consideradas urgencias por los padres no requieren intervención inmediata del profesional, como las molestias ocasionadas por erupción de piezas dentarias, persistencia de piezas primarias, dolor articular, aftas o lesiones mucosas traumáticas. El profesional tiene que calmar la ansiedad del niño y los padres, y si fuera necesario indicar tratamiento sintomático paliativo.

Aunque las urgencias por lo general se presentan sin cita previamente establecida, nunca se debe obviar la anamnesis y el registro en la historia clínica. Resuelta la urgencia, se implementará la secuencia de tratamiento prevista.

2. Disminuir el nivel de infección: el objetivo de esta etapa es controlar la infección de la boca, por medio de la inactivación de lesiones abiertas, el control de la placa y la eliminación de cálculos supragingivales y nichos retentivos de placa. Si hubiera restos radiculares con indicación de extracción deberían realizarse las exodoncias en esta instancia; no obstante, considerando la particular situación del paciente pediátrico, con frecuencia se posponen hasta la instancia del control de las afecciones no resueltas como urgencias, aplicando el criterio que indica ir *de lo simple a lo complejo y priorizando lo sano sobre lo enfermo.*

Inactivación de lesiones de caries abiertas. El objetivo es reducir la flora bacteriana de la cavidad bucal.

Se realiza en las piezas con lesiones amelodentinarias abiertas, sin compromiso pulpar, que actúan como nichos de reproducción bacteriana con capacidad de reinfectar nuevas superficies dentarias. Debe ser practicada en una sola sesión, en la que se elimina con instrumental de mano la dentina necrótica e infectada y se sellan las cavidades con cemento de óxido de zinc-eugenol reforzado o ionómeros vítreos (Figura 3.4). Se impone un diagnóstico pulpar correcto, y en caso de

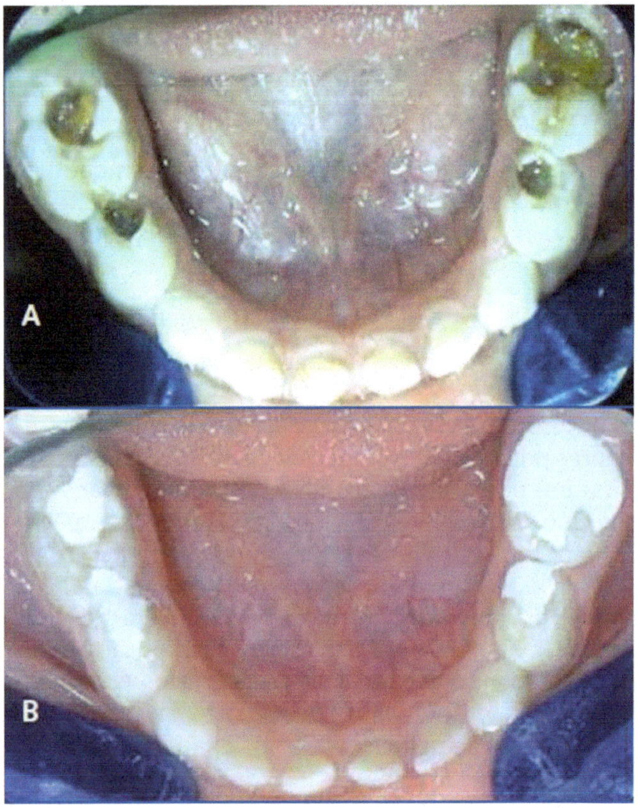

Figura 3.4: Inactivación de lesiones abiertas. A.Lesiones abiertas. B. Inactivaciones con cemento de óxido de cinc-eugenol.

ser necesario, corresponde realizar la inactivación endodóntica pertinente.

Control de la placa. Higiene bucal. En el ser humano el papel de la higiene asume una complejidad mayor que en otras especies, debido a su naturaleza omnívora, a los diferentes tipos de alimentos y al modelo de dieta actual. Una de las características de la placa bacteriana es su resistencia a su eliminación por las fuerzas fisiológicas de limpieza, como saliva y movimientos musculares, por lo que su control deberá realizarse en forma mecánica o química, o por ambos medios. En el primero, su eliminación se realiza a partir de técnicas correctas de higiene bucal. La desorganización y la eliminación de la placa exponen los tejidos dentarios a la saliva, lo que favorece la remineralización, preferentemente en presencia de fluoruros. Se realizaron estudios en los que se demostró que la reducción en el incremento de caries es mayor en niños que presentan buena higiene, aunque no se pudo distinguir si los beneficios se asociaban con el uso del fluoruro de la pasta dental empleada (Chesters y col., 1992). La recomendación es de 2 cepillados diarios, que brindarán mayores beneficios que uno.

El cepillado debe iniciarse con la erupción dentaria, si bien es recomendable limpiar la boca del bebé desdentada con una gasa embebida en agua tibia o solución fisiológica. Cuando solo hay incisivos puede utilizarse una gasa, o dediles de látex o silicona, pero con la erupción del primer molar se debe comenzar a utilizar un cepillo dental convencional con cerdas suaves (Capítulo 17). En preescolares se indica una técnica horizontal (cerdas a 90º con respecto al eje mayor del diente, con movimientos de barrido de atrás hacia delante) realizada por un adulto responsable. Sin embargo, debe permitirse a los niños que cepillen sus dientes para la incorporación del hábito, aunque no posean motricidad fina suficiente para desarrollar una técnica correcta. Se debe tener presente que la motricidad para realizar un cepillado meticuloso es semejante a la requerida para escribir en letra cursiva sobre un renglón. Por lo general cuando se cepillan solos, lo hacen solo en las caras oclusales sin acceder a la zona gingival. Se recomienda un cepillo con cerdas suaves con una parte activa, lo suficientemente pequeña como para permitir la máxima maniobrabilidad en la cavidad bucal pero con un mango que permita que un adulto pueda empuñarlo (Figura 3.5).

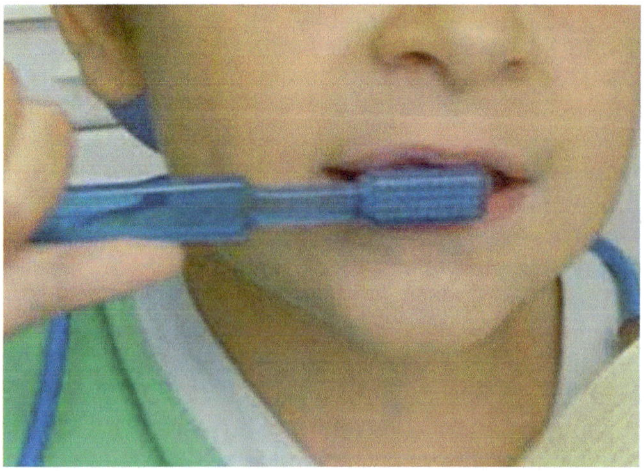

Figura 3.5: Enseñanza de higiene a paciente de 5 años. Cerdas perpendiculares a la superficie dentaria, con desplazamiento horizontal de ida y vuelta.

En dentición mixta es necesario realizar refuerzos periódicos de la técnica, por los cambios constantes del esquema corporal bucal: erupción de molares permanentes, piezas con movilidad, brechas desdentadas, piezas en erupción.

La visualización de la placa con sustancias reveladoras colabora con el aprendizaje de la técnica y los controles periódicos (Figura 3.6). En esta etapa los niños por lo general adquirieron la motricidad suficiente, pero requieren la supervisión de los adultos respecto de la implementación de la técnica y la frecuencia. En relación con el cepillo, para esta edad se considera que el tamaño de la parte activa adecuado es el que

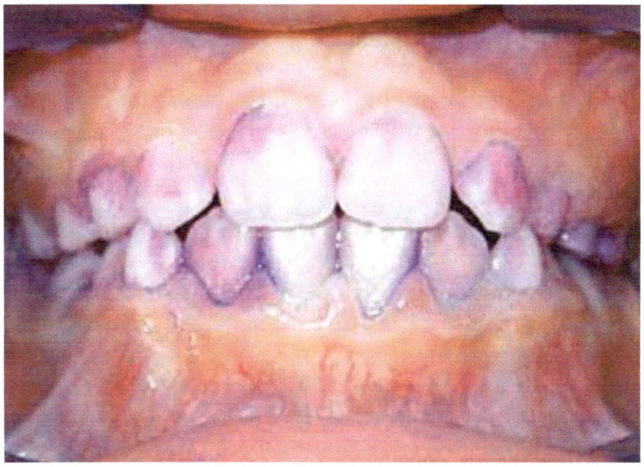

Figura 3.6: Uso de revelador de placa doble tono. Permite visualizar las zonas donde no cepilla, en rosa la placa nueva y en violeta la madura.

cubre dos dientes vecinos, constituido por filamentos de nylon agrupados en penachos dispuestos en 3 o 4 hileras. Estos últimos están indicados para prepúberes y adolescentes. A partir de los 9 años, si la técnica utilizada no eliminara la placa de manera correcta, o lesionara los tejidos gingivales, se indica la técnica de Bass (cerdas a 45º, orientadas hacia gingival, movimientos horizontales vibratorios, sin levantar el cepillo) (Figura 3.7).

Cuando los pacientes inician tratamientos ortodóncicos, necesitan adquirir nuevas destrezas en relación con la higiene (Figura 3.8). Es importante remarcar que el tiempo mínimo para realizar una técnica adecuada es de entre 2½ y 3 minutos.

Respecto del empleo de cepillos eléctricos, la evidencia sugiere que se obtiene mayor reducción de la placa y de la gingivitis con los que desarrollan movimientos de rotación y oscilación que con cepillos manuales; sin embargo, debido a que la revisión sistemática implicó estudios a corto plazo, la significación clínica de estos resultados se desconoce (Robinson y col., 2005).

En relación con la limpieza interdentaria, si bien puede implementarse en dentición primaria con espacios cerrados, utilizando hilo de seda, requiere entrenamiento y habilidad. El uso de horquetas portahilo puede ayudar a simplificar su uso (Figura 3.9).

Dadas las dificultades que plantea el cepillado correcto, en la actualidad, para coadyuvar en el control mecánico, se utilizan agentes antimicrobianos de uso local. La clorhexidina

(CHX) al 0,20% se considera el *estándar de oro* (*gold standard*) universal entre los agentes antiplaca. Es una

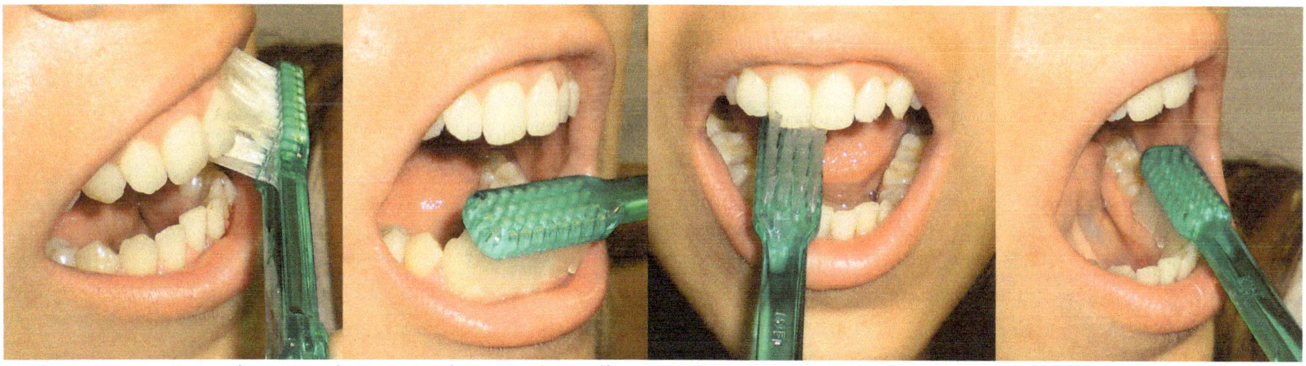

Figura 3.7: Enseñanza de técnica de Bass. A. Ubicación de cepillo con inclinación a 45º hacia gingival en sector lateral superior, abarcando 2 piezas dentarias. B. Igual ubicación en sector anteroinferior, realizando movimientos vibratorios, sin levantar el cepillo. C. Ubicación del cepillo para limpieza de cara lingual de incisivos. D. Cepillado de caras oclusales de ambos maxilares.

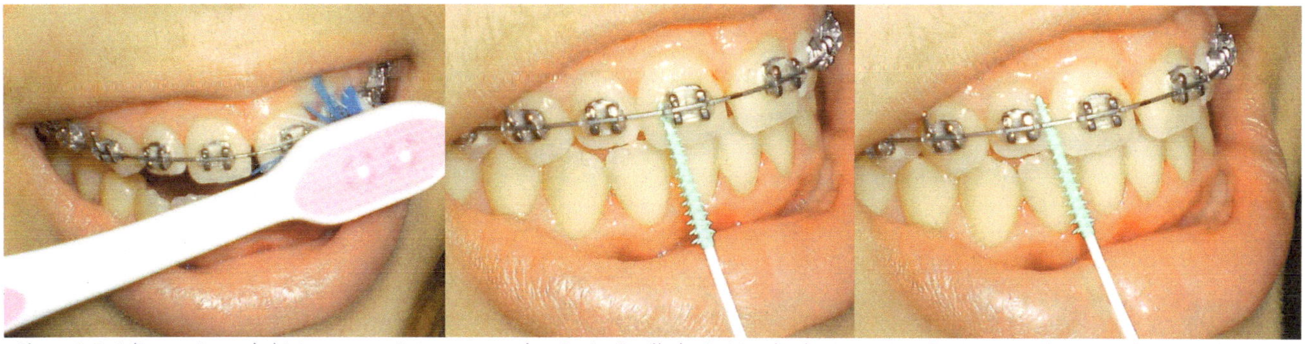

Figura 3.8: Adiestramiento de higiene en paciente con ortodoncia. A. Cepillado. B. Uso de elementos interdentarios para limpieza de aparatología. C. Zonas de difícil acceso con cepillado.

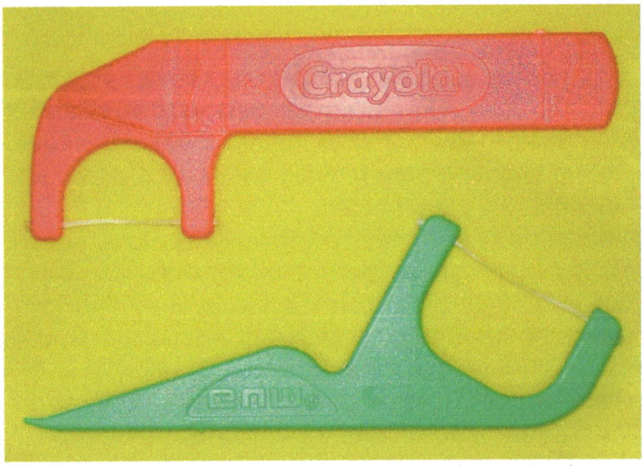

Figura 3.9: Horquetas portahílo. Mango amplio con ángulos redondeados para uso pediátrico.

bisguanida de naturaleza catiónica, que por su acción sobre la pieza dentaria retrasa o inhibe la formación de la película adquirida, por bloqueo de grupos ácidos de glucoproteínas salivales, lo que evita la adhesión de bacterias a la biopelícula. Sobre la pared celular de los microorganismos de carga negativa, en bajas concentraciones, altera la permeabilidad de la membrana y provoca la salida de sustancias indispensables para el metabolismo bacteriano (acción bacteriostática), mientras que en altas concentraciones destruye la membrana, y provoca la precipitación y la coagulación del contenido citoplasmático hasta llevar a la muerte celular (acción bactericida). Presenta un amplio espectro, aunque es más efectiva contra bacterias grampositivas y gramnegativas, y es muy específica para SM.

Los efectos tóxicos son mínimos y tampoco tiene efectos carcinógenos ni teratógenos. Por su sustantividad, la CHX se retiene en la boca, unida a proteínas salivares y se libera con lentitud en forma activa en la cavidad bucal hasta 24 horas después de su aplicación. La evidencia científica sugiere que su papel en la prevención de caries no es concluyente. (Walsh y col. 2015). Se indica solo en pacientes de alto riesgo cariogénico, en forma de aplicaciones tópicas, barnices y geles, para disminuir la carga bacteriana bucal, asociada con el resto de las medidas que controlan la infección y la reinfección del medio, por períodos breves. La acción más persistente se obtiene en primer lugar con barnices, seguida por el uso geles y, por último, por los enjuagatorios (Emilson, 1994). Antes de su aplicación debe controlarse la infección primaria de la boca, para lo que se realiza el control de la placa, se inactivan lesiones abiertas de caries, se remineralizan las manchas blancas con fluoruros y se sellan surcos profundos y márgenes defectuosos no cariosos de restauraciones.

Los colutorios se presentan al 0,20 y al 0,12%, y están contraindicados en preescolares por riesgo de ingestión. Se utilizan 10 ml de los primeros 2 veces por día durante 30 segundos, mientras que para los de menor concentración (0,12%) se indican 15 ml, 2 veces por día durante 60 segundos por 30 días. La presentación en geles al 0,12 o al 0,20% permite su uso en pacientes de corta edad, mientras que los que incorporan CHX al 1% mostraron mayor reducción en el número de microorganismos que los enjuagatorios en una concentración que resulta bactericida. Los barnices se utilizan en general al 1%, aunque en algunos países se encuentran disponibles concentraciones al 10 y al 40%. Se recomiendan para preescolares de alto riesgo cariogénico (Figura 3.10), surcos de primeros molares y pacientes que inician tratamientos de ortodoncia. Los protocolos de aplicación son variados y se sugiere una frecuencia trimestral por períodos de hasta 24 meses. De Amorin y col. (2008) concluyeron que la aplicación combinada de barnices con CHX y fluorados usados de manera alternada una vez por semana fue más efectiva que la aplicación de los mismos agentes utilizados por separado.

Como aún persiste la controversia respecto de la posible inactivación y disminución de la sustantividad de la CHX con fluoruros y componentes aniónicos de pastas dentífricas, conteniendo lauril sulfato de sodio, se recomienda utilizarlo espaciado al menos 30 minutos antes o después del cepillado o cualquier otra apli-

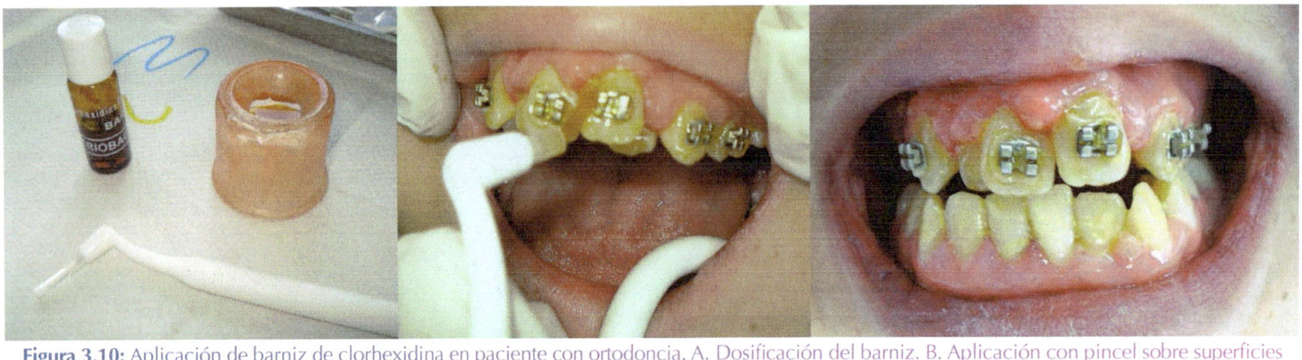

Figura 3.10: Aplicación de barniz de clorhexidina en paciente con ortodoncia. A. Dosificación del barniz. B. Aplicación con pincel sobre superficies limpias y secas. C. Aspecto posaplicación.

cación de fluoruros. Cuando se usan dos enjuagatorios, se sugiere utilizar primero el de CHX e inmediatamente después el de NaF

Aplicación de selladores: El objetivo de su aplicación es modificar morfológicamente superficies retentivas como son las fosas y fisuras de difícil acceso para la limpieza actuando como barreras micromecánicas de materiales adhesivos entre el esmalte y las bacterias cariogénicas y sustratos. Están indicados en fosas y fisuras retentivas libres de lesiones de caries vulnerables a la invasión bacteriana y consensos recientes sobre manejo de las fisuras también los recomiendan en lesiones incipientes para detener el progreso de una posible lesión en esmalte (Welbury y col. 2004, Beauchamp y col. 2008). El aislamiento del campo operatorio es un factor clave para su éxito clínico, ya que la contaminación con saliva durante el acondicionamiento del esmalte y durante la aplicación pueden comprometer la adhesión de los selladores con resina.

Si bien el aislamiento absoluto es el método más seguro, hay suficiente evidencia de que un aislamiento relativo adecuado ofrece resultados similares (Lygidakis y col., 1994). Los resultados de Feigal y col. (2000) revelan que la aplicación previa de un agente de enlace aumenta la fuerza de adhesión. La integridad y la ausencia de microfiltración deben controlarse cada seis meses y reponerse o restaurarse, si fuera necesario (Figura 3.11). En cuanto a las características de los selladores resinosos –autopolimerizables o fotopolimerizables, con relleno o sin él, blancos o traslúcidos–, en los estudios no se informaron diferencias en su efectividad. En la actualidad se dispone en el mercado de selladores con relleno de nanopartículas. No es de elección el uso de selladores de ionómeros vítreos, por la escasa fluidez para su penetración en las fisuras. Pueden utilizarse como intermedios cuando la erupción parcial dificulta el aislamiento, pero considerando las dificultades de eliminación posterior, se prefiere la aplicación de barnices fluorados hasta que pueda realizarse la técnica correcta de sellado.

3- Control del medio cariogénico: En un trabajo publicado en 2007 por Keskitalo y col. se concluye que las preferencias por el sabor dulce están en parte genéticamente determinadas. A las 32 semanas el feto responde a cambios en el sabor del líquido amniótico: a mayor dulzura mayor frecuencia deglutoria. Los recién nacidos prefieren soluciones azucaradas al agua.

Las consecuencias de la mala alimentación se traducen en obesidad y otros problemas de salud, cada vez más frecuentes a menores edades. Es un tema que preocupa y ocupa a los pediatras y los sistemas de salud en general. Respecto del papel del odontopediatra, si bien no se encuentra capacitado para el manejo nutricional del niño, puede orientar la consulta con el médico y está obligado a informar a los niños y los padres sobre la vinculación entre el exceso en el consumo de azucares agregados y el riesgo no solo de caries dental sino de otras patologías como enfermedad cardiovascular, diabetes, disfunción hepática e hipertensión entre otras. La mayoría de los alimentos puede participar en el proceso de caries, ya que contiene algún tipo de carbohidrato en forma de monosacárido (glucosa, fruc-

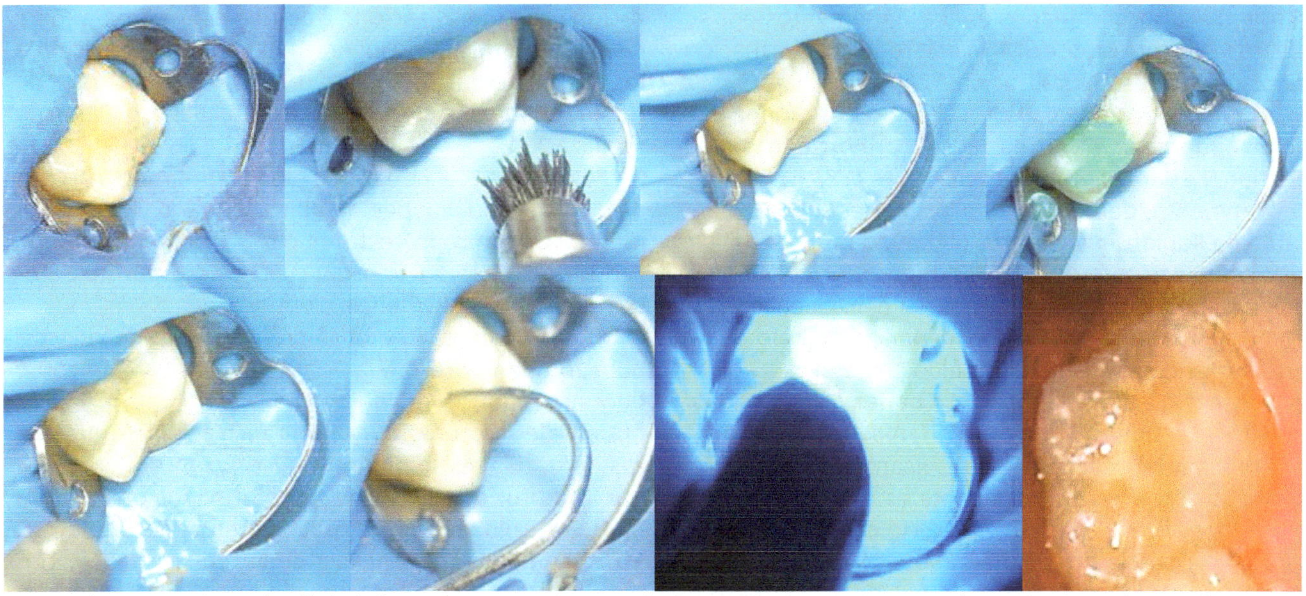

Figura 3.11: Técnica de sellado de fosas y fisuras. A. Aislamiento absoluto. B. Limpieza con instrumental rotatorio. C. Lavado y secado. D. Colocación de ácido grabador por 20 segundos. E. Lavado y secado. F. Aplicación del sellador evitando el atrapamiento de burbujas. G. Polimerización. H. Sellador finalizado.

tosa y galactosa), disacárido (sacarosa, lactosa y maltosa) o polisacárido (almidones), o combinaciones de ellos. Sin embargo, deben sumarse otros factores para que se inicie y progrese una lesión, como una higiene incorrecta, hipofunción de la saliva, propiedades físicas y químicas (adhesividad, solubilidad, pH, capacidad buffer) y ausencia de componentes protectores en los alimentos, características de comportamiento inadecuado (uso nocturno y entre comidas) y baja exposición a los fluoruros. En 1990 Marthaler concluyó que si bien el consumo de azúcares se había mantenido constante durante dos décadas en los países industrializados, se había producido una drástica disminución en la prevalencia de la caries. Sin embargo es necesario enfatizar que sin modificaciones en la dieta, los fluoruros reducen las caries en niños entre el 20 al 40%, pero no la eliminan. Es recomendable orientar hacia la moderación y no hacia la prohibición, y sugerir limitar la ingestión de azúcares entre comidas en alimentos y bebidas.

También deberá informarse sobre la acción de los lácteos como alimentos de baja cariogenicidad. La leche de vaca se considera un alimento protector por su alto contenido de calcio (Ca) y fósforo (P), por la presencia de proteínas como la caseína y de la lactosa como único azúcar. La leche humana tiene menor contenido de Ca y P, y mayor concentración de lactosa. Será necesario destacar que las leches de fórmula en general tienen azúcares sobreagregados. En todos los casos deberá desalentarse la lactancia a demanda nocturna después de erupcionadas las piezas dentarias.

Respecto del uso de xilitol en golosinas, los resultados de los estudios sugieren una acción positiva en la reducción de la incidencia de caries si se consumen 4 a 10 g diarios fraccionados en 3 a 7 momentos por su efecto inhibitorio sobre SM, lo que reduce la formación de placa y la desmineralización.

Como efectos adversos, en altas dosis se menciona dolor abdominal y diarrea. El uso prolongado puede ocasionar adaptación bacteriana.

También se debe advertir a los padres sobre el consumo de líquidos y alimentos que pueden ser erosivos, como bebidas para deportistas, jugos y frutas cítricas, bebidas ácidas y tes de hierbas. La capacidad erosiva de un alimento o una bebida depende no solo de su pH sino además de su contenido mineral, su acción quelante con el Ca y su capacidad buffer. Cuanto mayor sea el efecto buffer y menor su pH, mayor será la cantidad de apatita disuelta antes de alcanzar el pH neutro, donde la solubilidad de la apatita es mínima. Es decir que cuanto más alto es el valor de la capacidad buffer, mayor resistencia ofrecerá el producto a la saliva para neutralizar la acidez, y por ende mayor será el tiempo que los dientes se encuentren expuestos a pH ácido.

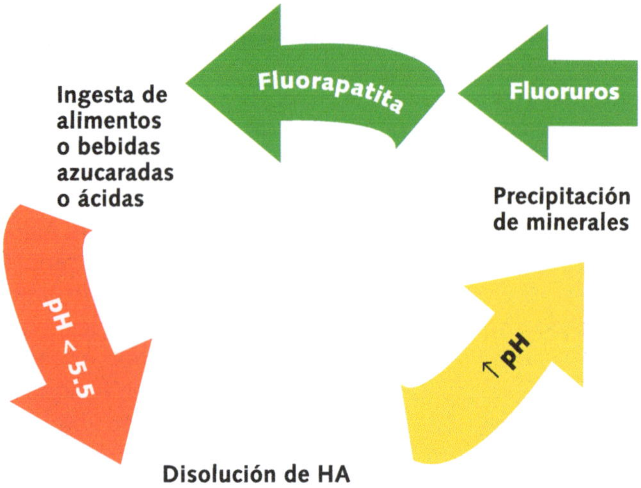

Figura 3.12: Esquema del ciclo desmineralización-remineralización.

El Ca y el P que contenga el alimento pueden actuar como factores protectores, de allí que los yogures con bajo pH son poco erosivos debido a su alto contenido de Ca. La saliva es un factor biológico relevante, ya que la erosión sufrida por un paciente puede asociarse con un fluido salival y una capacidad buffer disminuidos. La película adquirida también actuaría como un factor protector, ya que se comporta como una barrera que no permite el contacto directo de los ácidos con la superficie dentaria. Asimismo, el tiempo de despeje de los ácidos puede afectarse por los movimientos linguales, la mucosa bucal y el patrón de deglución. El momento de la ingestión (nocturno), la forma (con pajita, a sorbos, mamaderas) y la duración y la exposición al agente erosivo también afectan la magnitud del ataque.

4- Intervención en los procesos de desmineralización- remineralización: Durante esta etapa y para disminuir el riesgo cariogénico, se brinda protección a los tejidos dentarios para favorecer los mecanismos de remineralización y reducir las posibilidades de desmineralización.

Fluoruros. Los beneficios de los fluoruros, en sus diferentes modalidades de aplicación, individual o comunitaria, como protectores para la prevención de la caries dental, se encuentran sustentados por numerosos estudios con evidencia científica.

A diferencia de lo que se creía años atrás, la incorporación de fluoruro a la estructura del esmalte como fluorapatita (FA), en quienes tuvieran una ingestión óptima de fluoruros durante la formación de sus piezas dentarias, es mínima. La sustitución de hidroxilos por fluoruros en los cristales, conformando una *apatita fluorada*, solo se habrá producido en alrededor de un 10%, y no es la responsable de la reducción de caries observada en las últimas décadas. Se determinó que sólo mínimas cantidades de fluoruro son requeridas en una solución con calcio presente a pH 4,2 para reducir notablemente la velocidad de disolución del esmalte, por lo que lo importante en la reducción de la solubilidad del esmalte es la actividad del ión fluor en el fluido oral en lugar de un alto contenido de fluoruro en esmalte. Según los consensos actuales, la principal acción anticaries es producto de la actividad del fluoruro libre en la cavidad bucal, durante el proceso de desmineralización-remineralización. Estos ciclos se suceden en forma continua cuando se producen variaciones en el pH como consecuencia de la acción del biofilm sobre los azúcares, o por la ingestión de alimentos o bebidas ácidas. Su disminución (pH crítico: 5,5) lleva a la disolución parcial de la hidroxiapatita (HA), y su aumento a la precipitación de los minerales perdidos, que en presencia de fluoruros en el medio bucal, se produce como FA sensiblemente menos soluble que la HA (pH crítico 4,5) (Figura 3.12). Por lo tanto, en presencia de fluoruros y ante modificaciones de pH entre 5,5 y 4,5, si bien se producirá la pérdida de minerales en la HA, habrá ganancia en la formación como FA, por lo que la desmineralización será menor que si no hubiera fluoruros.

Esta es la base de la acción que explica la reducción en los procesos de desmineralización. Por otra parte, en esta misma situación la remineralización se verá favorecida por una alta supersaturación del medio en relación con la FA, que como consecuencia aumentará la precipitación de cristales. Además de los mecanismos de acción mencionados, los fluoruros en concentraciones entre 10 y 100 ppm inhiben la producción de ácidos por parte de la mayor parte de microorganismos en la placa. Si se considera que los principales efectos son la participación en el proceso de desmineralización-remineralización y la alteración del metabolismo bacteriano, los fluoruros tienen que estar presentes en concentraciones adecuadas durante el ataque ácido, independientemente de la fuente de la que provengan. Se determinó que sólo mínimas cantidades de fluoruro son requeridas en una solución con calcio presente a pH 4,2 para reducir notablemente la velocidad de disolución del esmalte. Según Fejerskov (1981) lo que parece ser importante en la reducción de la solubilidad del esmalte es la actividad del ión fluor en el fluido oral en lugar de un alto contenido de fluoruro en esmalte. En la planificación del tratamiento integral individualizado, se deben recomendar aplicaciones profesionales e indicaciones de uso domiciliario en función del riesgo y la edad del paciente. En los cuadros 3-8 y 3-9 se consignan los niveles de evidencia y recomendación de medidas preventivas de la United States Preventive Services Task Force

La fluoración del agua de consumo mostró un alto nivel de evidencia (II-I) como la medida más económica y eficaz para la prevención de caries. Otras alternativas para administración sistémica de fluoruros de alcance masivo son la fluoración de la leche y la sal de cocina. En comunidades donde no se aplican estas medidas existe el recurso de gotas y comprimidos de fluoruro de sodio para uso individual según edad y riesgo, con inferior nivel de evidencia respecto de su eficacia y recomendación. Antes de su indicación debe evaluarse la ingestión de fluoruros en la dieta, proveniente de otras fuentes como aguas envasadas, leches de fórmulas infantiles y dentífricos, entre otras. Estas precau-

Cuadro 3.8. Niveles de evidencia científica utilizados por la United States Preventive Services Task Force (2001)

Nivel	Tipo de evidencia
I	Al menos un ensayo clínico controlado y aleatorizado diseñado en forma apropiada
II-1	Ensayos clínicos controlados bien diseñados, pero no aleatorizados
II-2	Estudios de cohortes y casos con controles, preferentemente realizados por más de un centro o grupo de investigación
II-3	Múltiples series comparadas en el tiempo con intervención o sin ella, y resultados sorprendentes en experiencias no controladas
III	Opinión de expertos, basada en la experiencia clínica; estudios descriptivos o informes de comités de expertos

Cuadro 3.9. Grados de recomendación, en función de la evidencia científica de la United States Preventive Services Task Force (2001)

Grado	Significado
A	Extremadamente recomendable (buena evidencia de que la medida es eficaz, y los beneficios superan ampliamente los perjuicios)
B	Recomendable (al menos moderada evidencia de que la medida es eficaz, y los beneficios superan a los perjuicios)
C	No es recomendable ni desaconsejable (al menos moderada evidencia que la medida es eficaz, pero los beneficios son muy similares a los perjuicios y no puede justificarse una recomendación general)
D	Desaconsejable (al menos moderada evidencia de que la medida es ineficaz o de que los perjuicios superan a los beneficios)
I	Evidencia insuficiente, de mala calidad o contradictoria, y el balance entre beneficios y perjuicios no se puede determinar

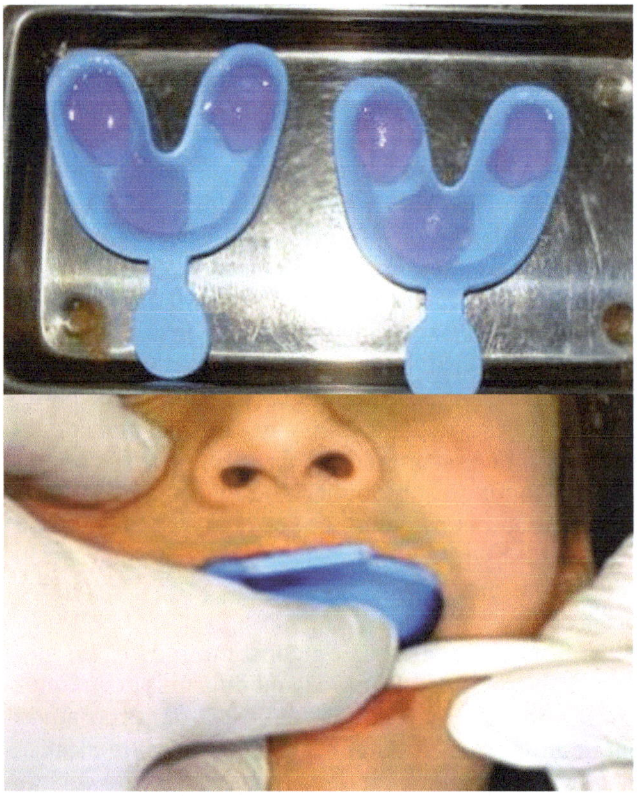

Figura 3.13: Aplicación de gel de flúor fosfato acidulado. A. Cubetas de un solo uso preparadas con cantidad suficiente de gel para su aplicación. B. Aplicación durante 4 minutos con cubeta y succión.

ciones evitarán efectos no deseados de fluorosis, que se manifiestan como consecuencia de la acumulación de fluoruros ingeridos durante el desarrollo del esmalte, cuya severidad depende de la dosis, la duración y el momento de la ingestión. También se indica que la suplementación se realice fraccionada en dos momentos diarios, alejados del uso de pastas fluoradas, y por disolución lenta de los comprimidos en el medio bucal, para adicionar el efecto tópico del fluoruro.

La American Academy of Pediatric Dentistry (AAPD) recomienda la administración sistemática de fluoruros sistémicos para todos los niños, cuando el agua de consumo contenga < 0,6 ppm, siempre que no tengan otras fuentes de ingestión, según cuadro 3-10.

Con respecto a su uso en embarazadas, hay buena evidencia científica para desestimar la recomendación.

Los tratamientos de aplicación profesional tópica de altas concentraciones de fluoruros son una medida efectiva para niños con moderado o alto riesgo de caries sobre la base de la formación de compuestos de fluoruro de calcio (F2Ca) sobre la superficie del diente, que se liberará en los momentos de descenso de pH. Se dispone de presentaciones en forma de geles, espumas y barnices.

Los geles ácidos (APF) tienen una concentración de 12.300 ppm, a un pH aproximado de 3. Desmineralizan el esmalte de manera superficial, y liberan iones Ca++ del esmalte dentario que con los iones F- del compuesto forman moléculas estables de F2Ca que actúan como reservorios de fluoruro. Los hallazgos de Calvo y col (2012) sugieren que la aplicación de APF durante 1 minuto proporciona un efecto similar al obtenido durante una aplicación de 4 minutos en la inhibición de la desmineralización tanto en piezas primarias como en permanentes. Se indica utilizar cubetas de un solo uso de tamaño apropiado, con gel hasta el 40% de su capacidad, para evitar que sea ingerido (Figura 3.13)

Con respecto a la profilaxis previa no existe evidencia en relación a la velocidad o captación de Fluor por lo cual solo está recomendada para remover el biofilm o manchas, facilitar el examen clínico, promover la enseñanza de higiene, evaluar la cooperación del paciente o introducir los procedimientos operatorios en pacientes poco colaboradores. Cuando sea utilizada será necesario seleccionar la técnica menos agresiva que minimice la pérdida de esmalte.

Los resultados obtenidos por Delbem y col (2005) les permitieron concluir que la recomendación de solicitar a los pacientes de evitar ingerir agua luego de una aplicación profesional de APF pareciera no tener influencia en el efecto del fluoruro.

La frecuencia de aplicación recomendada, con grado de evidencia I y recomendación A es semestral para pacientes de 6 a 18 años, de moderado riesgo, y trimestral para los de alto, integrando un plan de tratamiento con indicaciones de medidas preventivas de uso domiciliario.

Los barnices con pH neutro nacieron como consecuencia de la búsqueda de vehículos que permitieran mayor tiempo de contacto del fluoruro con la superfi-

Cuadro 3.10. Suplementación sistémica de fluoruro recomendada según contenido en el agua de consumo

Edad	< 0,3 ppm	0,3-0,6 ppm	> 0,6 ppm	Nivel de evidencia y grado de recomendación (CDC, 2001)
< 6 meses	0	0	0	
6 meses a 3 años	0,25 mg	0	0	II-3 C
3 a 6 años	0,50 mg	0,25 mg	0	II-3 C
> 6 a 16 años	1 mg	0,50 mg	0	I- A

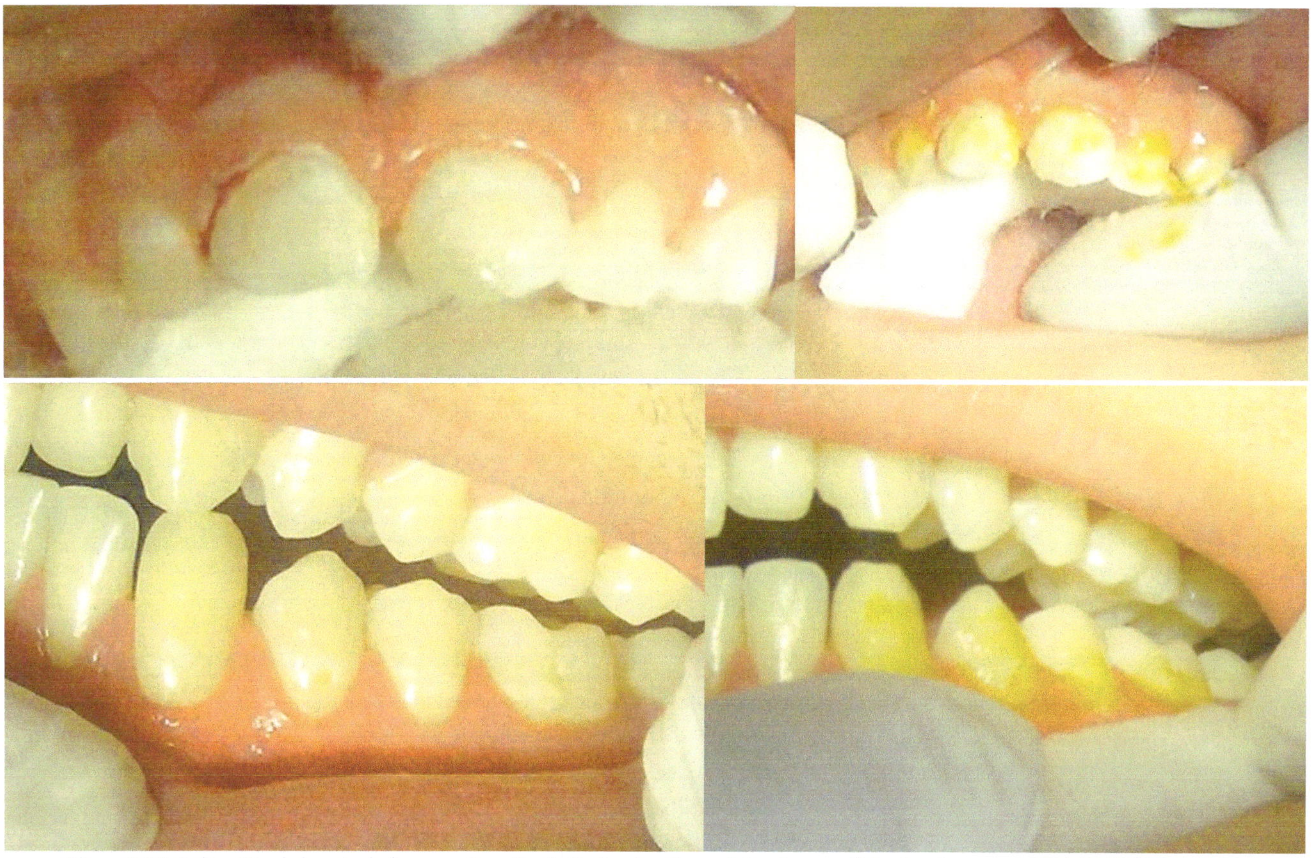

Figura 3.14: Aplicación de barniz de fluoruro de sodio. A. Caries de primera infancia, superficies limpias y secas. B. Aplicación de barniz. C. Tratamiento de remineralización en piezas permanentes. D. Barniz colocado.

cie dentaria para asegurar una captación superior evitando el arrastre por saliva. Se desarrollaron diferentes tipos de barnices, entre los que pueden mencionarse uno de fluoruro de sodio al 5% y 22.600 ppm de F- en una base de colofonio neutra (Duraphat® Colgate, Clinpro White Varnish 3M ESPE® con tri-fosfato de calcio (TCP), otro de difluorsilano al 1%, 1.000 ppm en un laca de poliuretano con menor pH (Fluorprotector® Ivoclair Vivadent), y otro con una combinación de fluoruro de sodio al 5,63% y fluoruro de calcio al 6%, con una concentración de 56.300 ppm (Bifluorid 12® Voco GmbH). La cantidad de fluoruro depositado en el esmalte desmineralizado es mayor que en el sano (Skold-Larsson y col., 2000), por lo que se beneficiarían en mayor medida los pacientes de alto riesgo cariogénico (Marinho y col., 2004a; Marinho y col., 2004b; ADA, 2006). Se aconseja que el paciente coma y beba normalmente antes de la consulta, no deberán ser realizados cuando hay lesiones en los tejidos blandos, no es necesario secar las superficies dentarias ni realizar profilaxis previa. La aplicación es simple y elude la colocación de cubetas en la boca, lo que evita náuseas e incomodidades. El paciente puede enjuagar, se indicará que no ingiera alimentos muy calientes ni duros, ni cepille por el resto del día, y si utilizara suplementos fluorados que los suspenda durante 2 días. Son en especial efectivos en sujetos con tratamiento ortodóncico, necesidades especiales y trastornos de la alimentación, en prevención de la caries de la primera infancia y de molares recién erupcionados, y para remineralización de manchas blancas (Figura 3.14). Es importante destacar que no se demostró beneficio a partir de aplicaciones anuales. En pacientes con actividad se obtuvieron buenos resultados con aplicaciones trimestrales. Se recomiendan aplicaciones semestrales para niños menores de 6 años con riesgo moderado (I-A) y trimestrales para los de alto.

El uso de pastas fluoradas presenta calidad de evidencia I, con grado de recomendación A, y reducen el riesgo de caries en un 24% en dentición permanente (Marinho y col., 2003). Se indican dos veces al día como procedimiento de prevención primaria, y los resultados son superiores a los obtenidos con un solo uso diario. Los padres tienen que conocer el riesgo cariogénico y el beneficio de utilizar dosis apropiadas de pasta, y supervisar la cantidad y la frecuencia (cuadro 3-11). El máximo beneficio de los fluoruros de las pastas se obtiene al limitar el enjuague al mínimo posible ya que enjua-

Cuadro 3.11. Indicaciones para uso de pastas fluoradas		
Edad	**Frecuencia diaria**	**Cantidad**
6 meses a 2 años	Si no recibe suplemento de F – sistémico especialmente en el cepillado nocturno	Manchar el cepillo
2 a 6 años	Por lo menos después del desayuno y de la cena	Tamaño de un grano de arroz y de una arveja
> 6 años	Por lo menos después del desayuno y de la cena	1/3 a 1/2 del cepillo

Cuadro 3.12. Protocolo para uso clínico de diamino fluoruro de plata*
Secuencia de pasos clínicos de DFP
Colocar 1 gota de DFP en un recipiente plástico
Colocar eyector y realizar aislamiento relativo (si está muy cercano a la encía proteger con gel)
Secar
Embeber levemente una torunda en DFP
Aplicar con microbrush sobre la superficie afectada dejando actuar por 1′
Remover exceso con torunda de algodón
Enjuagar con agua

*Adaptado de UCSF Protocol for Caries Arrest Using Silver Diamine Fluoride.

Cuadro 3.13. Resumen de funciones salivales
Funciones de la saliva
Acción lubricante que permite el habla, la deglución y la digestión de alimentos
Acción de despeje de residuos y bacterias
Protección de la erosión y de la atrición, así como de la integridad de tejidos blandos
Capacidad buffer
Entorno supersaturado en Ca y PO4 = que previene la desmineralización y promueve la remineralización
Acción antibacteriana, antifúngica, antiviral
Recicla el F ingerido dentro de la boca
Facilita la adhesión de microorganismos sobre el esmalte dentario

garse con agua puede reducir el efecto beneficioso de la pasta fluorada. Por lo tanto se sugiere escupir sin enjuagar o enjuagarse con una solución fluorada (grado de recomendación A).

Teniendo en cuenta el riesgo de ingestión, no se recomienda su uso a menores de 2 años si utilizan suplementos o vivieran en comunidades con aguas fluoradas. De lo contrario, la cantidad debe ser administrada por un adulto, apenas como una delgada película sobre el cepillo de dientes, o una pequeña cantidad del tamaño de un grano de arroz y del tamaño de una arveja entre 2 y 6 años sin riesgo de fluorosis. Es conveniente que tanto en preescolares como en escolares los padres supervisen la cantidad de pasta. En comparaciones realizadas con placebos, las bajas concentraciones (400-550 ppm) no demostraron un beneficio significativo por lo que no deben ser recomendadas.

La indicación de otros fluoruros tópicos de uso domiciliario, en forma de enjuagatorios o geles de autoaplicación, se utiliza en pacientes de alto riesgo.

Los enjuagatorios fluorados se indican a pacientes de alto riesgo cariogénico mayores de 6 años para asegurar bajas concentraciones de fluoruro en líquidos orales y placa (1-A). Están contraindicados en preescolares, por el riesgo de ingestión. Se presentan como una solución neutra de fluoruro de sodio al 0,05% (230 ppm) para uso diario, aunque también en el mercado se encuentran productos al 0,2% (900 ppm) para uso semanal o quincenal. Este último debe ser supervisado por un adulto, al que se le debe indicar que es preciso colocar una medida (10 ml) en la boca, realizar buche enérgico durante un minuto y escupir. Ambas concentraciones están asociadas con una clara reducción en el incremento de caries en niños. En la actualidad se encuentran disponibles en el mercado enjuagatorios diarios de fluoruro de sodio al 0,044% (200 ppm) con pH de 5,1.

Los geles de autoaplicación representan modalidades con altas concentraciones de fluoruros (5.000 ppm) utilizados con mucha frecuencia. Se recomiendan a pacientes con gran riesgo de caries, ya sea por comienzo de un tratamiento ortodóncico, caries rampantes, xerostomía, terapia de radiación en cabeza y cuello, etc. No deben indicarse a pacientes menores de 12 años, a menos que sean estrictamente supervisados por un adulto.

En relación con los efectos indeseables de los fluoruros, el más frecuente es la fluorosis, producto de la ingestión excesiva por tiempo prolongado, cuando las piezas dentarias se encuentran en formación. En el esmalte se manifiesta como opacidades blanquecinas, y en casos severos adquieren color marrón, con pérdida de sustancia. La intoxicación aguda es muy rara y sucede cuando se ingieren grandes cantidades en una sola toma, que desencadenan una serie de signos y síntomas que pueden provocar la muerte. El valor de esta dosis mortal es variable, ya que diferentes factores afectan la absorción de los fluoruros, pero se considera que se produce cuando se ingieren alrededor de 30 a 70 mg/kg de peso. La dosis segura máxima por sobre la cual el paciente deberá recibir tratamiento médico es de 5 mg/kg de peso en una sola dosis.

Recientemente la FDA autorizó el diamino fluoruro de plata (DFP) para reducir la sensibilidad dental y desde 2015 el producto está disponible en el mercado americano, si bien en Japón su uso se remonta a más de 80 años. La plata actúa como un antimicrobiano, el ion flúor favorece la remineralización y el amoníaco estabiliza altas concentraciones en solución. En Odontopediatría está indicado para detener y prevenir lesiones de caries en pacientes de alto riesgo por xerostomía, caries severa de la infancia, con compromiso médico o poco colaboradores. La evidencia clínica apoya su uso en forma continua 1 a 2 veces por año hasta que se restaure la pieza primaria o exfolie. (Dosis máxima: 1 gota/10 kg/visita). (cuadro 3.12). Para disminuir la coloración oscura que deja el producto, se recomienda aplicar 2 a 3 veces solución de Lugol o ioduro de potasio con otro microbrush, esperando 10´´ entre cada aplicación removiendo luego el exceso con una torunda de algodón

Se desconoce qué sucede si el tratamiento se discontinúa. Según la literatura muestra mejores resultados que la técnica atraumática y es 20 veces menos costoso siendo 10 veces más barato que los selladores y sin necesidad de supervisión. (Figura 3.15)

Otros mecanismos de remineralización

Se demostró que la caseína de la leche puede incorporarse a la placa, afectar su composición y prevenir la desmineralización de la subsuperficie del esmalte (Reynolds, 1987). Se desarrollaron estudios en los que se utilizaron agentes remineralizantes a base de complejos con fosfopéptidos de caseína (CPP) y fosfatos de calcio amorfos (ACP), cuyos resultados revelaron un aumento del nivel de fosfato de Ca en placa, la inhibición *in situ* de la desmineralización y el aumento de la remineralización. Se sugirió que el CPP-ACP (patentado y comercializado como Recaldent™) se comporta como un reservorio de Ca y P que provoca una sobresaturación de estos minerales en relación con el esmalte, para prevenir así la desmineralización y estimular la remineralización, con capacidad para neutralizar el pH de la placa; asimismo, puede incorporarse a materiales y pastas dentales, enjuagatorios, golosinas y alimentos azucarados. La combinación con fluoruros y xilitol brindaría una acción sinérgica sobre la remineralización. Se comercializa como crema para aplicación profesional al 10%, solo o combinado con NaF (900 ppm) y como chicle al 0,6%. Sin embargo se necesitará mayor evidencia científica para recomendar su uso a la población general en la prevención y tratamiento de la caries temprana

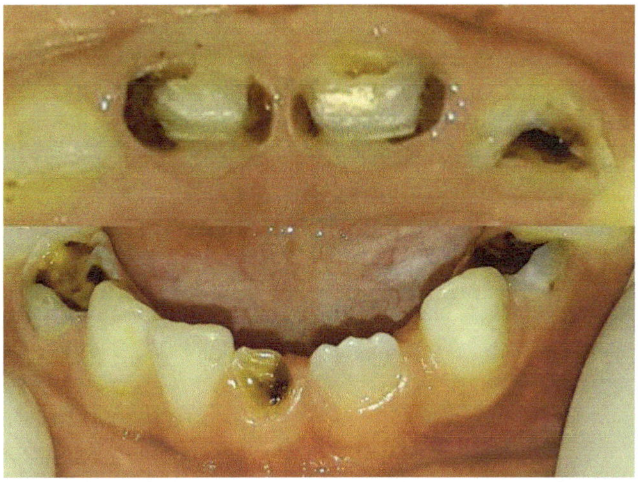

Figura 3.15: Paciente de 5 años que concurre a la consulta habiendo recibido DFP

Saliva. La saliva cumple un papel primordial en el mantenimiento del equilibrio de los procesos de desmineralización-remineralización. Sus múltiples funciones y propiedades (ver cuadro 3.13) le otorgan un papel destacado en la prevención de la caries dental, por lo que la xerostomía o la hiposalivación producidas por algunas medicaciones, enfermedades y ciertos tratamientos, entre otros, elevan en forma dramática el riesgo cariogénico del paciente. En estas situaciones puede indicarse el uso de gotas de saliva artificial a demanda y enjuagatorios fluorados, chicles preferentemente con xilitol (3 veces al día durante 5 minutos), y agentes remineralizantes. En pacientes de corta edad se indica frecuente ingestión de agua.

5- Control de las afecciones no resueltas como urgencias: hasta este momento se han controlado los factores causantes de caries, privilegiando la salud y la prevención sobre la enfermedad y la restauración.

Esta etapa está dirigida al control de las infecciones no prioritarias de cada pieza dentaria: tratamientos

Cuadro 3.14. Periodicidad de controles*				
Control	6 a 24 meses	2 a 6 años	6 a 12 años	> 12 años
Examen clínico bucal	x	x	x	x
Evaluación del crecimiento y el desarrollo	x	x	x	x
Evaluación de riesgo cariogénico	x	x	x	x
Evaluación radiográfica		x	x	x
Profilaxis y aplicación tópica de fluoruros	x	x	x	x
Indicación de fluoruros domiciliarios	x	x	x	x
Asesoramiento sobre higiene bucal	A padres	A niño y padres	A niño y padres	x
Asesoramiento dietético	A padres	A niño y padres	x	x
Asesoramiento sobre prevención de traumatismos	A padres	A niño y padres	x	x
Asesoramiento sobre disfunciones y parafunciones orales	A padres	A niño y padres	x	x
Evaluar necesidad de selladores de fosas y fisuras		x	x	x
Consultas sobre el uso de piercing y abuso de sustancias				x
Evaluación y tratamiento de maloclusiones		x	x	x
Evaluación de terceros molares				x

*Adaptado de AAPD

pulpares, periodontales y exodoncias que no se hubieran resuelto como urgencia; así como el tratamiento de las afecciones no infecciosas a cargo del odontopediatra o que demanden atención interdisciplinaria (ver caps. 7, 10, 11 y 18)

6. Rehabilitación: en esta etapa de rehabilitación estética y funcional, se realiza la restitución de la integridad coronaria y de la oclusión. En muchas oportunidades este fue el motivo de consulta, pero es necesario comprender que el éxito y la longevidad de los tratamientos dependen del control de los factores de riesgo cariogénico, por lo que es necesario respetar esta secuencia (ver caps. 12, 13, 14, 17 y 20).

Los objetivos de la rehabilitación no son solo estéticos, restablecen la forma y la función, incluidos la eficacia masticatoria y el desarrollo de la oclusión, y evitan la instalación de hábitos orales lesivos. En esta etapa se puede requerir la interconsulta o la derivación a otros profesionales.

7 Monitoreo inmediato y mediato: una vez ejecutado el plan de tratamiento, se evalúa el cumplimiento de los objetivos planteados al inicio. Se realizan las derivaciones que puedan considerarse necesarias y que no se hubieran hecho durante el tratamiento, como ortodoncia, cirugía y fonoaudiología, entre otras.

En el cuadro 3-14 se resumen las recomendaciones para los controles periódicos según la edad del paciente.

La frecuencia de las recitaciones para los controles mediatos dependerá de la evaluación inicial del riesgo, y se considerará la frecuencia de controles requerida por tratamientos de traumatismos, pulpares, mantenedores de espacio u otros motivos.

En cada recitación el paciente debe reevaluarse en su riesgo, a partir de la aparición de lesiones nuevas y el progreso de las existentes desde la última cita.

Si después de un año, en un paciente de alto riesgo no hubo lesiones nuevas de caries, este se considerará de riesgo moderado, a menos que se hayan identificado otros factores (inicio de un tratamiento de ortodoncia, cambio de hábitos alimenticios, etc.). A los 2 años sin nuevas lesiones, podrá considerarse de riesgo bajo, siempre que cumpla con el resto de los indicadores. Si la actividad hubiera continuado, será necesario determinar las razones para que esto ocurra.

La evaluación integral deberá incluir: estado general y crecimiento, tejidos blandos extrabucales e intrabucales, higiene y salud gingivoperiodontal, tejidos duros intrabucales, desarrollo de la oclusión y articulación temporomandibular, riesgo de caries y conducta del niño.

Bibliografía

- American Academy of Pediatric Dentistry (AAPD). Guideline on informed consent Reference Manual 2015, 315-317
- American Academy of Pediatric Dentistry, Council on Clinical Affairs. Guidelines on caries risk assessment and management for infants, children and adolescents. AAPD 2014; Reference manual 36; 14/15.
- American Academy of Pediatric Dentistry, Council on Clinical Affairs. Policy on the Role of Dental Prophylaxis in Pediatric Dentistry, AAPD 2012. ORAL HEALTH POLICIES 41-2
- Arhakis A, Damianaki S, Toumba KJ. Pit and Fissure Sealants: Types, Effectiveness, Retention, and Fluoride Release: A Literature Review. Balk J Stom, 2007; 11:151-162.
- Arruda AO, Senthamarai Kannan R, Inglehart MR, Rezende CT, Sohn W. Effect of 5% fluoride varnish application on caries among school children in rural Brazil: A randomized controlled trial. Community Dent Oral Epidemiol 2012;40(3):267-76.
- Autio-Gold J.The role of chlorhexidine in caries prevention. Oper Dent. 2008;33(6):710-6.
- Bader JD, Shugars DA, Bonito AJA. Systematic review of the performance of methods for identifying carious lesions. J Public Health Dent 2002; 62(4): 201-13.
- Beauchamp J, Caufield PW, Crall JJ, Donly K, Feigal R, Gooch B, Ismail A, Kohn W, Siegal M, Simonsen R. Evidence-Based Clinical Recommendations for the Use of Pit-and-Fissure Sealants: A Report of the American Dental Association Council on Scientific Affairs. J Am Dent Assoc 2008; 139(3):257-68.
- Calvo AFB , Tabchoury CPM, Del Bel Cury AA, Tenuta LMA, da Silva WJ, Cury JA. Effect of Acidulated Phosphate Fluoride Gel Application Time on Enamel Demineralization of Deciduous and Permanent Teeth. Caries Res. 2012; 46 (1), 31-37.
- Cross KJ, Huq NL, Reynolds EC. Casein phosphopeptides in oral health-chemistry and clinical applications. Curr Pharm Des 2007; 13(8):793-800
- Dawes C. What is the critical pH and why does a tooth dissolve in acid?. J Can Dent Assoc. 2003;69(11):722-4.
- Delbem ACB., Carvalho LPR., Morihisa RKU, Cury J.A. Effect of Rinsing with Water Immediately after APF Gel Application on Enamel Demineralization in situ.Caries Res 2005;39:258–260
- Featherstone JDB. The Continuum of Dental Caries-Evidence for a Dynamic Disease Process. J Dent Res 2004; 83:39-42.
- Featherstone JDB. Topical effects of fluoride in the reversal and prevention of dental decay. J Public Health Dent 2004; 64: 32-34.
- Feigal RJ, Musherure P, Gillespie B, Levy-Polack M, Quelhas I, Hebling J. Improved sealant retention with bonding agents: a clinical study of two-bottle and single-bottle systems. J Dent Res 2000; 79(11):1850–1856.
- Fejerskov O. Changing paradigms in concepts on dental caries: consequences for oral health care. Caries Res. 2004;38(3):182-91.
- F.O.J. Van Ruyven P. Lingström J. Van Houte R. Kent. Relationship among Mutans Streptococci, "Low-pH" Bacteria, and lodophilic Polysaccharide-producing Bacteria in Dental Plaque and Early Enamel Caries in Humans. J Dent Res. 2000; 79(2):778-78A,
- Harris R, Nicoll A, Adair P and Pine C. Risk factors for dental caries in young children: a systematic review of the literature. Community Dent Health 2004; 21 (Supplement):71–85.
- Hebling J, Feigal RJ. Reducing sealant microleakage on saliva-contaminated enamel by using one bottle dentin adhesives as an intermediate bonding layer. Am J Dent 2000;13:187-191.
- International Caries Detection and Assessment System Coordinating Committee. Rationale and Evidence for the International Caries Detection and Assessment System (ICDAS II) 2005; 1-44. http://www.dundee.ac.uk/dhsru/docs/Rationale%20and%20Evidence%20ICDAS%20II%20September%2011.doc
- Keskitalo K, Knaapila A, Kallela M, Palotie A, Wessman M, Sammalisto S, Peltonen L, Tuorila H, Perola M. Sweet taste preferences are partly genetically determined: identification of a trait locus on chromosome 16. Am J Clin Nutr. 2007;86(1):55-63.
- -Kumar S, Tadakamadla J, Johnson NW. Effect of Toothbrushing Frequency on Incidence and Increment of Dental Caries: A Systematic Review and Meta-Analysis. J Dent Res. 2016;95(11):1230-6.
- Li Y, Wang W. Predicting caries in permanent teeth from caries in primary teeth: an eight-year cohort study J Dent Res 2002; 81(8):561-6.
- Löe H, Brown LJ. Early onset periodontitis in the United States of America. J Periodontol 1991; 62:608-616.
- Löe H. The Gingival Index, the plaque index and the retention index systems. J Periodontol 1967; 38(supplement):610-616.
- Lygidakis NA, Oulis CI, Christodoulidis A. evaluation of fissure sealants retention following four different isolation and surface preparation techniques: Four years clinical trial. J Clin Pediatr Dent 1994; 19(1): 23-25.
- Mani SA. Evidence-based clinical recommendations for fluoride use: a review. Arch Orofacial Sciences 2009; 4(1): 1-6.
- Marinho V, Higgins J, Logan S, Sheiham A. Fluoride toothpastes for preventing dental caries in children and adolescents. Cochrane Database Syst Rev 2003; (1).

- Marinho VC, Chong LY, Worthington HV, Walsh T. Fluoride mouthrinses for preventing dental caries in children and adolescents. Cochrane Database Syst Rev. 2016; 29;7
- Marinho VC, Higgins JP, Sheiham A, Logan S. One topical fluoride (toothpastes, or mouthrinses, or gels, or varnishes) versus another for preventing dental caries in children and adolescents. Cochrane Database Syst Rev 2004a; 1:CD002780.
- Marinho VC, Higgins JP, Sheiham A, Logan S. Combinations of topical fluoride (toothpastes, mouthrinses, gels, varnishes) versus single topical fluoride for preventing dental caries in children and adolescents. Cochrane Database Syst Rev 2004b; 1:CD002781.
- Petti S, Hausen H. Caries-Preventive Effect of Chlorhexidine Gel Applications among High-Risk Children. Caries Res 2006; 40:514–521.
- Piovano S. Factores y nivel de riesgo de las enfermedades producidas por el biofilm de placa. Primera Parte. Revista de la Facultad de Odontología (UBA) 2004; 19(47):33-42.
- Piovano S. Factores y nivel de riesgo de las enfermedades asociadas al biofilm de placa. Segunda Parte: Medidas preventivas.Revista de la Facultad de Odontología (UBA) 2005; 20 48):25-37.
- Piovano S, Bordoni N, Doño R y col. Estado dentario en niños, adolescentes y adultos de la Ciudad Autónoma de Buenos Aires. Revista de la Facultad de Odontología (UBA) 2008; 23(54/55): 34-42.
- Pitts NB, Stamm JW. International Consensus Workshop on Caries Clinical Trials (ICW-CCT)-Final consensus statements: Agreeing where the evidence leads. J Dent Res 2004; 83:125-8
- Pretty, I.A. & Ekstrand, K.R. Detection and monitoring of early caries lesions: a review. Eur Arch Paediatr Dent (2016) 17: 13.
- Pretty IA, Ellwood RP: The caries continuum: opportunities to detect, treat and monitor the remineralization of early caries lesions. J Dent 2013;41(suppl 2):S12-S21.
- Reisine ST and Psoter W. Socioeconomic Status and selected behavioral determinants as risk factors for dental caries. J Dent Educ 2001; 65(10):1009-101.
- Reynolds EC, Cai F, Shen P, Walker GD. Retention in plaque and remineralization of enamel lesions by various forms of calcium in a mouthrinse or sugar-free chewing gum. J Dent Res 2003 Mar; 82(3):206-11.
- Reynolds EC. Anticariogenic complexes of amorphous calcium phosphate stabilized by casein phosphopeptides: a review. Spec Care Dentist 1998; 18(1):8-16.
- Ribeiro CC, Tabchoury CP, Del Bel Cury AA, Tenuta LM, Rosalen PL, Cury JA. Effect of starch on the cariogenic potential of sucrose. Br J Nutr. 2005;94(1):44-50.
- Rippe JM and Angelopoulos TJ Relationship between Added Sugars Consumption and Chronic Disease Risk Factors: Current Understanding. Nutrients 2016, 8 (11): 697
- Robinson P, Deacon SA, Deery C, Heanue M, Walmsley AD, Worthington HV, Glenny AM, Shaw BC. Manual versus powered toothbrushing for oral health. Cochrane Database of Systematic Reviews 2005; Issue 2.
- Seki M, Yamashita Y, et al. Effect of mixed mutans streptococci colonization on caries development. Oral Microbiol Immunol 2006; 21(1):47-52
- Sheiham A. Dietary effects on dental diseases. Public Health Nutr. 2001;4(2B):569-91.
- Söderling E. Controversies around Xylitol. Eur J Dent 2009 April; 3(2): 81–82.
- Twetman S, Petersson L, Axelsson S, Dahlgren H, Holm AK, Kallestal C, Lagerlof F, Lingstrom P, Mejare I, Nordenram G, Norlund A, Soder B. Caries-preventive effect of sodium fluoride mouthrinses: a systematic review of controlled clinical trials. Acta Odontol Scand 2004; 62(4):223-30.
- Uribe S. Sealants recommended to prevent caries. Evidence-Based Dentistry 2004; 5, 93-94.
- Walsh T, Worthington HV, Glenny AM, Appelbe P, Marinho VC, Shi X. Fluoride toothpastes of different concentrations for preventing dental caries in children and adolescents. Cochrane Database Syst Rev 2010;(1).
- Welbury R, Raadal M, Lygidakis NA. European Academy of Paediatric Dentistry. EAPD guidelines for the use of pit and fissure sealants. Eur J Paediatr Dent 2004; 5:179-184.
- Zero D. Dentifrices, mouthwashes, and remineralization/caries arrestment strategies. BMC Oral Health 2006; 6(Suppl 1): S9.
- Zero DT. Sugars The Arch Criminal? Caries Res 2004; 38:277-285.
- Zhao Q, Cai F. The remineralization of enamel lesions by casein phosphopeptide-amorphous calcium fluoride phosphate in vitro. Zhonghua Kou Qiang Yi Xue Za Zhi 2001; 36(6):421-3.

Capítulo 4

Urgencias en odontopediatría

María Laura Hermida Bruno, Paula Drexler Prada

Odontopediatría

INTRODUCCIÓN

En este capítulo se hará referencia a las urgencias en odontopediatría. Teniendo en cuenta su alta frecuencia y complejidad, determinan un desafío para el especialista.

DEFINICIÓN DE URGENCIA

Según la Organización Mundial de la Salud (OMS), urgencia se define como la aparición fortuita, en cualquier lugar o actividad, de un problema de causa diversa y gravedad variable, que genera la conciencia de una necesidad inminente de atención por parte del sujeto que lo sufre o de su familia. La misma organización también la define como la patología cuya evolución es lenta y no necesariamente mortal, pero que debe ser atendida en seis horas como máximo, para evitar complicaciones mayores.

DEFINICIÓN DE EMERGENCIA

La Organización Mundial de la Salud (OMS) define la emergencia como aquel evento en que la falta de asistencia inmediata conduciría a la muerte en minutos y ante el cual la aplicación de primeros auxilios por parte de cualquier persona es de vital importancia. También se reconoce que en una emergencia la persona afectada puede llegar a la muerte en un tiempo menor a una hora.

Teniendo en cuenta estos criterios, la mayoría de las situaciones odontológicas que requieren pronta atención se enmarcan dentro del concepto de "urgencia".

RESOLUCIÓN DE UNA URGENCIA

El éxito en la resolución de un acontecimiento de urgencia se podría resumir en tres aspectos: manejo del paciente y sus acompañantes; diagnóstico certero, y tratamiento basado en el diagnóstico.

MANEJO DEL PACIENTE Y SUS ACOMPAÑANTES

Es importante tener en cuenta que el manejo del niño debe orientarse a resolver el problema motivo de consulta.

En muchas oportunidades estas consultas pueden significar el primer acercamiento del niño a su asistencia odontológica. Considerando su edad y entendimiento, se deben desplegar rápidamente todas las maniobras que introduzcan al niño tanto al profesional como al consultorio.

Si el paciente que concurre tuvo malas experiencias en tratamientos odontológicos anteriores, el desafío es aún mayor. Es así que para resolver una urgencia, se debe tener en primera instancia un paciente adaptado a la situación odontológica y lo más calmo posible.

Cuando se dificulta el manejo de la conducta, habrá que resolver la urgencia en las condiciones necesarias y luego de esta atención será preciso realizar una desensibilización del paciente mediante las consultas que se requieran (Figura 4.1).

El niño suele venir acompañado por un grupo amplio de personas: padres, amigos u otras personas invo-

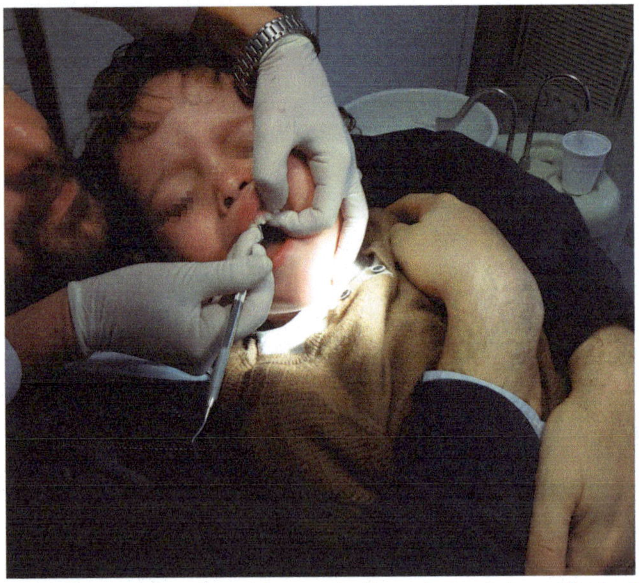

Figura 4.1: Niño que llega a la consulta llorando, y ocasiona dificultad en el manejo del comportamiento. Se deberá atender la urgencia y posterior a esa consulta realizar la desensibilización correspondiente.

lucradas en el acontecimiento que generó la urgencia. La función del odontopediatra se amplía entonces a varios frentes: generar el ambiente adecuado para realizar las maniobras necesarias en el paciente afectado, contener a su familia y acompañantes, y resolver la urgencia que se presenta.

La resolución de una urgencia es un acto médico, regido por principios bioéticos, por lo tanto, es imprescindible contar con un consentimiento informado.

Diagnóstico certero

Es indispensable realizar una anamnesis breve pero completa, que permita conocer todos los aspectos relacionados con el motivo de consulta. En ocasiones serán necesarios exámenes complementarios, por ejemplo, radiografías, para establecer el diagnóstico.

Se tendrán en cuenta antecedentes médicos y odontológicos, así como el estado de salud general del paciente que pueda condicionar el tratamiento de urgencia (coagulopatías, diabetes, etc.). La evaluación de los signos y síntomas, el tiempo de evolución de la afección así como los tratamientos recibidos aportarán datos que nos acercarán a un diagnóstico adecuado.

Tratamiento basado en el diagnóstico

Una vez establecido el diagnóstico, se procederá a tomar la conducta necesaria que lleve a resolver la urgencia. No solo el paciente y sus acompañantes se encuentran en una situación de ansiedad en este tipo de consultas, para el profesional también es un momento no programado. Es en este caso cuando el odontopediatra actuante debe tener firmeza y claridad en los protocolos, para resolver el tipo de urgencia que se presenta.

A continuación se mencionan los motivos de consulta principales por urgencia en Odontología pediátrica, así como sugerencias para el manejo en cada caso.

De forma estrictamente didáctica, las urgencias podrían clasificarse en dos grandes grupos teniendo en cuenta la presencia de dolor o su ausencia.

Asociadas con dolor como motivo de consulta principal

El dolor puede relacionarse con:

Caries dental. *Pulpitis.* En presencia de dolor vinculado a caries dental, es fundamental conocer el estado pulpar. El diagnóstico certero acerca de la reversibilidad (hiperemia) o irreversibilidad de la pulpa involucrada determinará el éxito del tratamiento de urgencia. Lo complejo del diagnóstico pulpar va de la mano de la capacidad del niño de transmitir el tipo y la frecuencia del dolor. El interrogatorio va a estar supeditado a la capacidad de comprensión y entendimiento del paciente.

Es así que, en niños muy pequeños, puede resultar muy difícil identificar la ubicación o la intensidad del dolor, y se deberá llegar a entender la situación sobre la base de los hallazgos clínicos y del interrogatorio a sus acompañantes. Las diferentes manifestaciones de dolor del niño, la necesidad, o no, de suministro de calmantes (tipo y frecuencia), la alteración en la capacidad de alimentarse y la interferencia que provoca el dolor en la capacidad para conciliar el sueño, son datos muy importantes para llegar a un diagnóstico (Figura 4.2).

El tratamiento debe orientarse a eliminar la causa del dolor, y dependerá entonces del estado pulpar, para evaluar si solo se realizará la eliminación de caries o si se requiere un tratamiento pulpar. Cualquiera sea el caso, es importante recordar que el éxito dependerá no solo del procedimiento realizado sino también

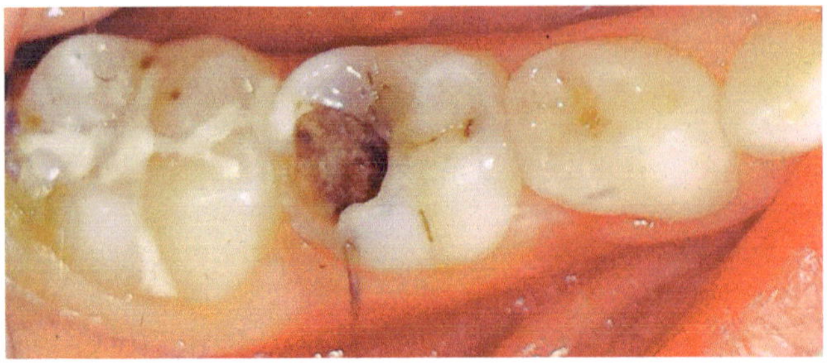

Figura 4.2: Caries activa en la superficie ocluso lingual de un segundo molar inferior derecho primario, que compromete esmalte, dentina y pulpa.

de un sellado correcto de la cavidad. En la dentición primaria se puede considerar de elección la utilización ionómeros vítreos.

Absceso y celulitis. En presencia de procesos infecciosos (abscesos, celulitis) se debe considerar tanto el manejo del diente y los tejidos vecinos, como el estado general del paciente.

Si el proceso infeccioso está localizado en la encía adherida, circunscripto a la zona relacionada con el diente que lo origina, el tratamiento podrá limitarse a descompresión y drenaje a través de la cámara pulpar como tratamiento de urgencia. Se orientará a los padres para que luego procuren solicitar el tratamiento definitivo, de acuerdo con la edad del paciente y las características clínicas y radiográficas del diente involucrado (Figura 4.3).

Cuando el proceso infeccioso está diseminado a tejidos circundantes a los dientes, e involucra espacios aponeuróticos y planos más profundos, además del tratamiento local del diente se deberá indicar terapia antibiótica y seguimiento cercano del paciente para asegurarse que haya una evolución favorable. De lo contrario, deberá procurarse la consulta con médico pediatra para la eventual hospitalización del paciente y el manejo con antibiótico por vía parenteral (Figura 4.4).

Anomalías dentarias. *Defectos en la estructura.* Los defectos de la estructura y la coloración del esmalte pueden ser de causa genética o ambiental, pueden afectar, uno, varios o todos los dientes y surgen como consecuencia de una alteración en la etapa de secreción, maduración o mineralización del esmalte. La manifestación clínica de estas alteraciones comprende hipoplasias (defecto cuantitativo del esmalte) o hipomaduraciones e hipocalcificaciones (defectos cualitativos).

Los defectos del desarrollo del esmalte diagnosticados como MIH (hipomineralización molar incisiva) y HSPM (hipomineralización del segundo molar tempo-

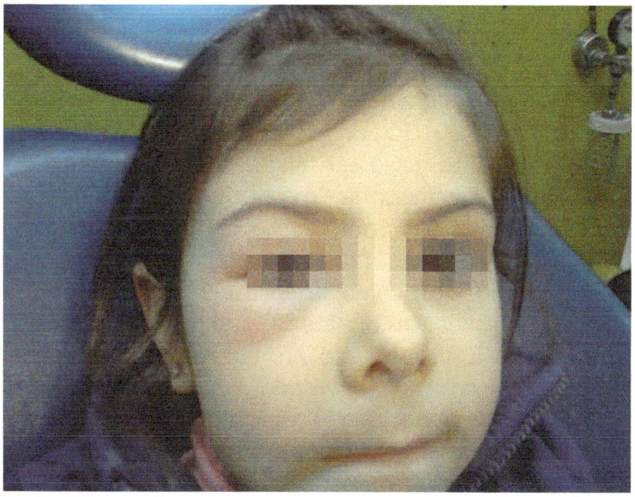

Figura 4.4: Celulitis maxilar y periorbitaria originada por proceso infeccioso en el primer molar superior derecho primario.

rario) aparecen como una patología emergente, que plantea un desafío en relación con su diagnóstico y difícil manejo.

La presencia de sensibilidad en estos dientes con defecto de estructura está determinada por la penetración de bacterias en los túbulos dentinarios a través del esmalte hipomineralizado, que induce a reacciones inflamatorias en la pulpa.

Los dientes con defecto de estructura son muy sensibles, en especial cuando recién erupcionan, donde se combinan la porosidad de la pieza con defecto con la inmadurez típica de una pieza que no completó su calcificación poseruptiva.

Esta sensibilidad puede determinar dificultad para la masticación y la higiene, lo que muchas veces se asocia con el desmoronamiento adamantino y la rápida progresión de la caries. La falta de masticación e higiene causada por la sensibilidad determinan que la zona de

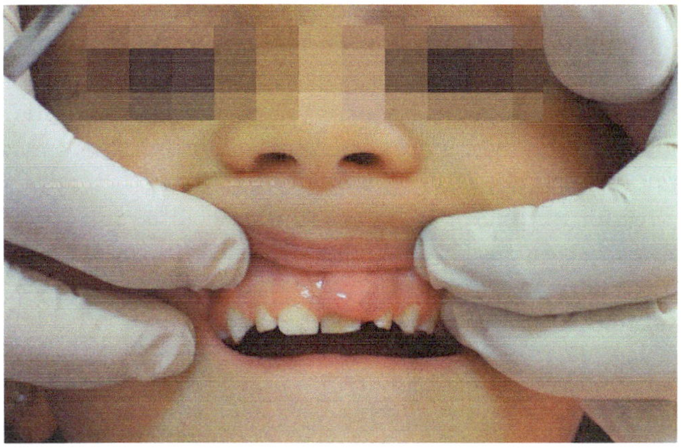

Figura 4.3: Absceso periapical originado por trauma dentoalveolar en un incisivo superior izquierdo deciduo.

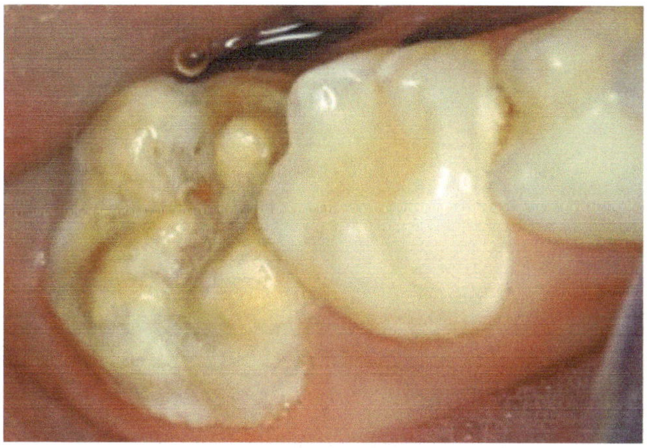

Figura 4.5: Molar hipomineralizado con abundante acumulación de biofilm cómo respuesta al aumento de la sensibilidad y disminución de la masticación e higiene.

la arcada donde hay piezas con defecto de estructura estén cubiertas por grandes cantidades de biopelícula (Figura 4.5). Esta acumulación de biopelícula acelera el proceso de destrucción de la pieza afectada.

El tratamiento de la sensibilidad y la recuperación de la función masticatoria de este tipo de piezas es de suma importancia. La utilización de pastas desensibilizantes, la terapia fluorada (aplicación tópica de barnices fluorados) así como la aplicación de ionómeros vítreos como sellantes o materiales restauración logran progresivamente el objetivo. En general, la sensibilidad de estas piezas va disminuyendo con el tiempo por la calcificación poseruptiva y la terapia fluorada.

Cuanto más temprano se instaure este tipo de medidas, mejor será el pronóstico de estas piezas. Las que presentan defectos de estructura muy severos, que no reciben tratamiento adecuado, seguramente finalicen en un tratamiento endodóntico o en la extracción.

Defectos del desarrollo dental (invaginaciones). Las piezas dentarias con invaginación pueden ser susceptibles de patologías cariosas que avanzan con celeridad, provocando afectación pulpar y de los tejidos vecinos, por lo que es muy importante el diagnóstico temprano de esta anomalía del desarrollo.

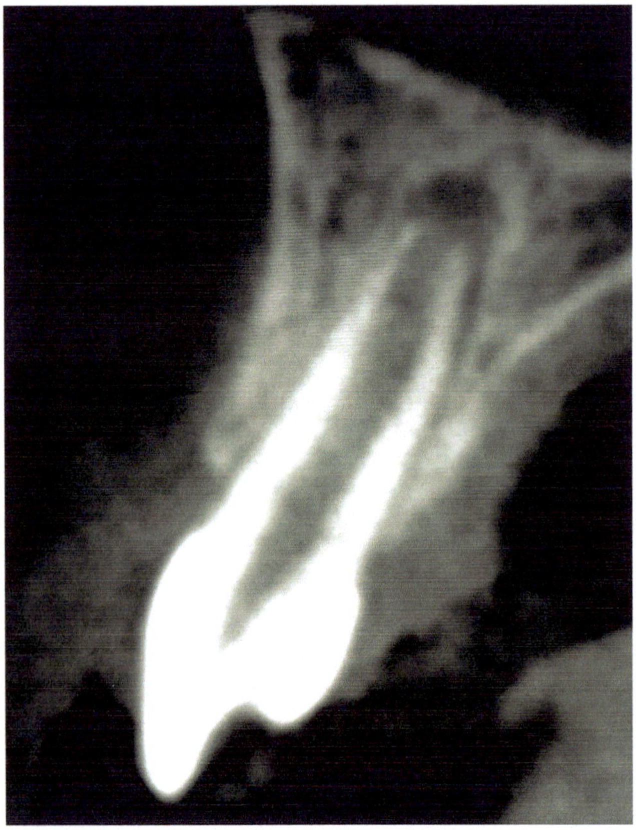

Figura 4.6: Microtomografía de incisivo lateral superior con invaginación y proceso periapical.

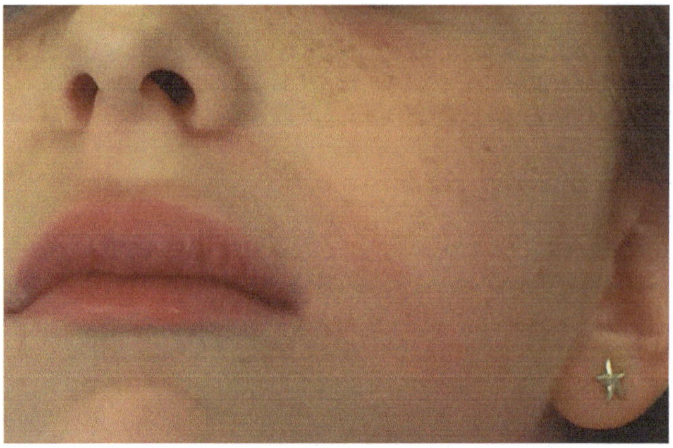

Figura 4.7: Celulitis de cara vinculada a la patología periapical del incisivo lateral superior con invaginación y proceso periapical.

El diente invaginado a veces presenta un profundo orificio lingual con caries en su interior. Por ello se describe la existencia frecuente de necrosis pulpar, periodontitis apical aguda (Figura 4.6) y celulitis de cara (Figura 4.7).

En estos casos el tratamiento se orientará a la resolución del problema en particular, de acuerdo con el diagnóstico pulpar.

Dolor en diente sano. Un paciente puede manifestar dolor proveniente de piezas dentarias clínica y radiográficamente sanas. Esto puede ser consecuencia de la estrecha relación que existe principalmente entre premolares y molares superiores con el seno maxilar. El dolor dentario aparece entonces vinculado a procesos de sinusitis. Esta es una enfermedad frecuente que se debe a la infección y la inflamación de uno o más de los senos paranasales (senos frontales, maxilares). En ciertas oportunidades, la sinusitis maxilar puede cursar con dolor dentario o edema de mejilla o párpado inferior. Por lo tanto, las odontalgias se producen por sinusitis del seno maxilar. El paciente comunica dolor sordo y continuo en los dientes y sensación de que estos se extruyen. Esto puede acompañarse de congestión nasal, dolor a la presión en el área de la maxila, fiebre, molestia retroorbitaria, malestar general y descarga purulenta por la nariz. Se recomienda la consulta con el otorrinolaringólogo.

Otros procesos infecciosos como parotiditis u otitis pueden generar dolores irradiados que pueden confundirse con dolor de origen odontogénico.

Dolor en tejidos blandos. *Aftas.* Las aftas son úlceras que se presentan en la mucosa oral y su causa, aunque dudosa, suele asociarse con factores autoinmunes, traumáticos o de estrés.

Las úlceras aftosas son una de las enfermedades orales más comunes a nivel mundial. Su presentación clínica se caracteriza por úlceras únicas o múltiples, recurrentes, con frecuencia redondeadas u ovoideas con

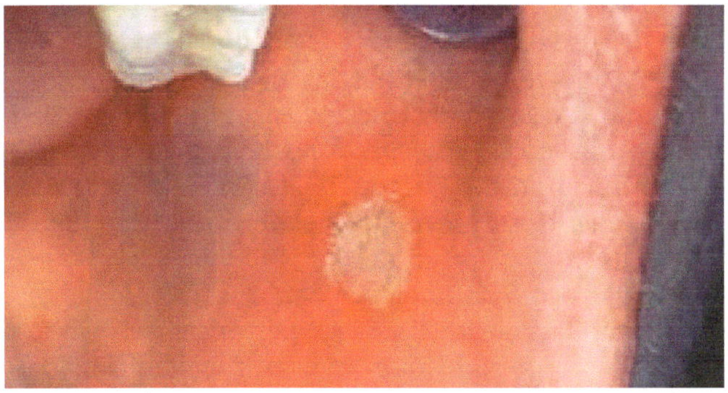

Figura 4.8: Úlcera aftosa redondeada con márgenes circunscriptos y halo eritematoso.

márgenes circunscriptos y halo eritematoso, de diferentes tamaños (Figura 4.8).

En muchas enfermedades sistémicas pueden presentarse lesiones orales similares a las úlceras aftosas.

El tratamiento de la úlcera aftosa es paliativo, y debe incluir medidas locales para neutralizar el pH ácido dentro de la lesión y disminuir los irritantes locales, en especial en la dieta. Si el cuadro es muy severo e interfiere con la alimentación normal del paciente, se deberá cuidar su hidratación y puede considerarse, además de la terapia local, realizar terapia sistémica. En ese caso, si hay compromiso general del paciente, se recomienda realizar interconsulta con el médico pediatra.

Estomatitis aftosa recurrente. La estomatitis aftosa recurrente es el diagnóstico fundamental más común en niños. Las causas son numerosas y pueden asociarse con enfermedad sistémica subyacente. La molestia que ocasionan las úlceras bucales puede impactar negativamente en la calidad de vida del niño, interfiriendo con su alimentación y su habla, además de provocar ausentismo escolar. El papel del clínico tratante es identificar aquellos pacientes que pueden tratarse con simples medidas locales en el cuidado dental primario, y aquellos que requieren evaluación y tratamiento en un nivel secundario de atención. El manejo puede incluir agentes tópicos para alivio sintomático, corticosteroides tópicos y, en casos severos, agentes sistémicos.

Estomatitis herpética. Esta infección es causada por el virus del herpes simple (VHS) o herpes oral. Los niños pequeños comúnmente la contraen cuando se exponen por primera vez al VHS. El primer brote por lo general es el más intenso. El VHS se puede propagar con facilidad de un niño a otro.

Entre los signos principales se incluyen la aparición de ampollas en la boca (lengua, mejillas, paladar, encías y en el borde entre el interior del labio y la piel adyacente), que luego se revientan y derivan en úlceras, en especial en lengua o mejillas. El paciente presenta dificultad para deglutir, babeo, fiebre, a menudo hasta de 40 °C que puede presentarse de 1 a 2 días antes de la aparición de las ampollas y las úlceras. Se acompaña también de irritabilidad, dolor en la boca y gingivitis (Figura 4.9).

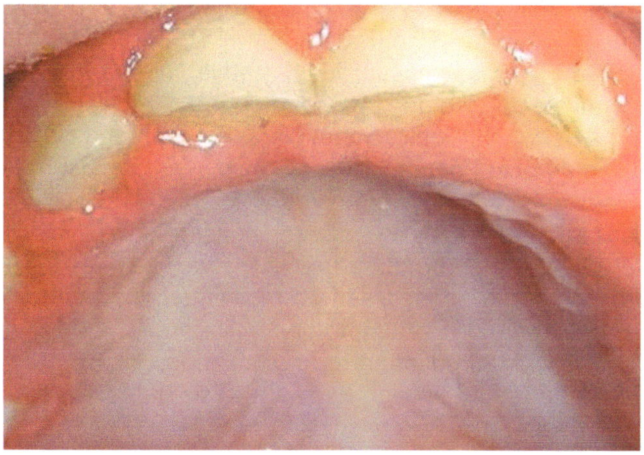

Figura 4.9: Estomatitis herpética.

Deben indicarse cuidados paliativos en el hogar, que comprenden: 1) Dar bebidas frescas, no carbonatadas y que no sean ácidas, como agua, batidos de leche o jugo de manzana diluido. La deshidratación puede ser rápida en los niños; es importante asegurarse que el niño esté recibiendo suficientes líquidos. 2) Indicar alimentos frescos, blandos y fáciles de tragar, como paletas heladas, helado, puré de papas, gelatina o compota de manzana. 3) Prescribir paracetamol o ibuprofeno para el dolor. 4) El mal aliento y una lengua recubierta son efectos secundarios comunes. Cepillar con suavidad los dientes del niño todos los días. 5) Es importante asegurarse que el niño duerma lo suficiente y descanse lo más que pueda (ver Capítulo 10).

Lesiones posoperatorias de tejidos blandos. Las lesiones de tejidos blandos autoinducidas son complicaciones clínicas no deseables debidas al uso de anestésicos locales en la cavidad bucal.

La mayoría de las lesiones en los labios y mejillas son consecuencia de la pérdida de sensibilidad, que ocasiona que el paciente se muerda estas áreas. Esas lesiones por lo general se curan en forma espontánea, pero pueden complicarse por hemorragias o infección, o ambas.

El bloqueo mandibular bilateral no aumenta el riesgo de lesiones en los tejidos blandos, cuando se compara con el bloqueo unilateral o la anestesia infiltrativa maxilar homolateral. De hecho, la frecuencia de lesiones en los tejidos blandos es mucho mayor de lo esperado cuando se realiza una anestesia unilateral (Figura 4-10). Sustituir la anestesia de bloqueo por anestesia infiltrativa no tiene valor para prevenir lesiones de tejidos blandos, ya que la duración de la anestesia no se reduce en grado significativo. Además, para algunos procedimientos la anestesia infiltrativa no garantiza la misma efectividad que una por bloqueo.

Se deben dar indicaciones claras en cuanto al tiempo de duración del efecto anestésico y las posibles lesiones que se pueden presentar a los padres o al responsable del paciente. Se puede sugerir la colocación de rollos de algodón para prevenir el daño en los tejidos. Mostrar fotos de traumatismos en tejidos blandos puede servir como ejemplo para resaltar la importancia del cuidado posoperatorio. Para todos los anestésicos locales, la duración de la anestesia de los tejidos blandos es mayor que la anestesia ósea o dental.

La anestesia residual de tejidos blandos debe minimizarse todo lo posible en pacientes pediátricos para disminuir el riesgo de lesiones posoperatorias autoinfligidas.

Los profesionales deben alertar a los pacientes y a sus responsables de las posibles lesiones que se pueden presentar en los tejidos blandos como efecto de la pérdida de sensibilidad temporal causada por la anestesia local.

Ante la presencia de este tipo de lesiones, se recomienda un tratamiento paliativo orientado a evitar los irritantes locales, dieta blanda y líquida, no ácida, y la utilización de agentes antimicrobianos, a la vez que se mantiene correcta higiene bucal para evitar complicaciones infecciosas.

Autolesiones en la boca. La autolesión o autoagresión es una práctica consistente en la producción intencionada de heridas sobre el propio cuerpo, por lo general realizadas sin intenciones suicidas. Ramfjord plantea que los hábitos de mordedura de labios, mejillas, lengua tienen un fondo psicógeno bien definido y sirven como desahogo de la tensión emocional.

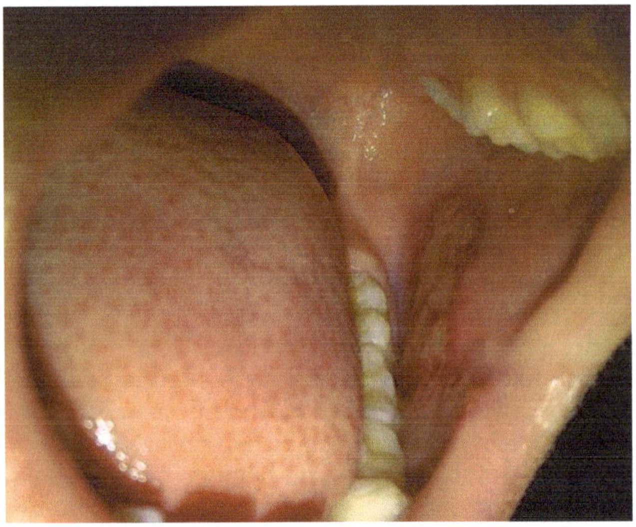

Figura 4.10: Autolesión de mordedura de cara interna de mejilla post anestesia de bloqueo unilateral.

Según Favaza y Rosenthal, las autolesiones se definen como "aquellas destrucciones o alteraciones deliberadas de los tejidos corporales sin consciencia de intento de suicidio y que pueden aparecer formando parte de diversos desórdenes del desarrollo y algunos síndromes".

El tratamiento se orienta a hablar con el paciente, hacerlo tomar conciencia de la existencia del hábito, explicarle la gravedad que implica la reiteración del mordisqueo de las estructuras orales, con la posible evolución a lesiones premalignas.

La colocación de placas de relajación, de uso prolongado, impide el mordisqueo y colabora, con el tiempo, con la supresión del hábito instaurado. Si se considera oportuno, se recomendará al paciente una consulta con un psicólogo.

Quemaduras. Las lesiones asociadas con quemaduras en la cavidad bucal de niños pueden relacionarse con agentes químicos o eléctricos, o exceso de temperatura en líquidos. Felizmente son poco frecuentes; no obstante, las lesiones provocadas por cualquiera de estos agentes pueden provocar secuelas muy complejas de manejar. Algunos informes en la bibliografía hacen referencia a lesiones de quemaduras por ingestión accidental de soda cáustica u otros agentes químicos. Con respecto a las quemaduras eléctricas, estas se producen cuando niños de corta edad muerden cables conectados a la electricidad, y la saliva actúa como agente conductor, lo que provoca un cuadro grave de lesiones en tejidos blandos. Las secuelas son difíciles de manejar, ya que durante la cicatrización, en caso de involucrar la comisura labial, se produce un colapso de los tejidos por fibrosis, y esto altera el crecimiento orofacial y limita la apertura bucal.

Dolor en encías. *Empaquetamiento de alimentos.* Una consulta frecuente es la molestia y la inflamación de la encía ubicada en el espacio interproximal, como consecuencia del empaquetamiento de alimentos. Esta molestia puede llegar a causar dolor que muchas veces no se calma con analgésicos. En el examen clínico se observa una papila interdentaria con signos de inflamación (sangra al contacto), que se encuentra comprimida por restos de alimentos. La falta de punto o área de contacto interproximal entre las piezas dentarias es la razón del empaquetamiento de alimentos. Esto puede observarse durante los procesos eruptivos, en casos de caries proximales o en restauraciones defectuosas. Cuando una o ambas piezas presentan una cavidad proximal y empaquetamiento alimentario, es de suma importancia realizar el diagnóstico diferencial, si el dolor es causado por el empaquetamiento en sí o por afectación pulpar de la pieza.

El tratamiento consiste en eliminar todos los restos fibrosos impactados en la encía interproximal, lo que por lo general se acompaña de un sangrado abundante. Una vez limpio este espacio, se debe reconstruir de manera adecuada el punto de contacto. El dolor por impactación suele ceder una vez limpia la zona interproximal. Si el dolor no se calma luego de reconstruir el punto de contacto, se deberá realizar el tratamiento pulpar correspondiente.

Incrustación de cuerpos extraños o aparatos de ortopedia/ortodoncia. En ocasiones, los aparatos de ortopedia y ortodoncia, y los mantenedores, pueden ser motivo de urgencia, cuando se descementan o desplazan de su sitio, se incrustan en los tejidos blandos y causan lesiones y, como consecuencia, dolor, o impiden la erupción de piezas dentarias. El tratamiento consistirá en retirar el componente del aparato que genera el problema. En algunos casos será necesario cortar algún elemento o simplemente retirarlo (Figura 4.11).

También es posible que se produzcan lesiones en tejidos blandos provocadas por algún cuerpo extraño que el niño se lleve a la boca (por ejemplo, lápices o cualquier elemento cortopunzante). En estos casos el tratamiento dependerá del tipo y la magnitud de la lesión. Si se trata de heridas cortantes, podrá ser necesario realizar sutura.

GUNA. La gingivitis ulceronecrosante aguda (GUNA) es una infección gingival rápidamente destructiva, de causa compleja. En el análisis clínico se caracteriza por necrosis de la papila interdental, sangrado espontáneo,

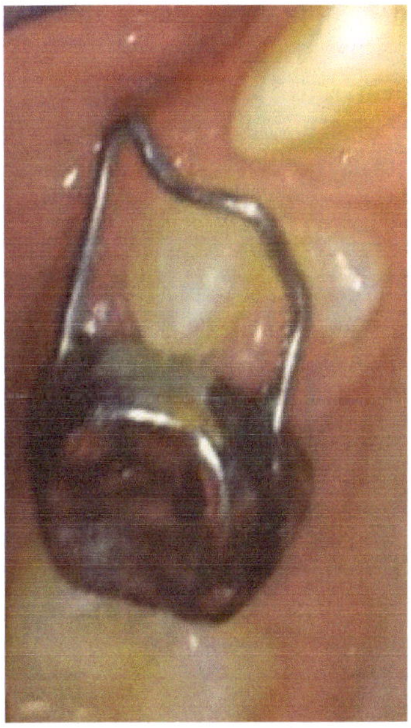

Figura 4.11: Mantenedor de espacio fijo impidiendo erupción de pieza permanente.

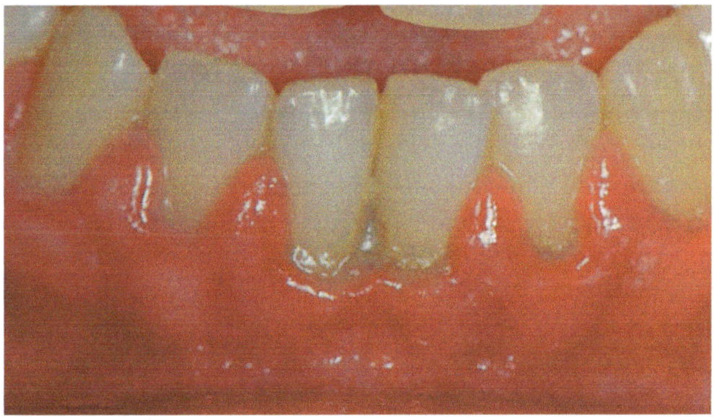

Figura 4.12: Gingivitis úlcero-necrotizante aguda (GUNA), afectando zona anterior y vestibular del maxilar inferior. Se observa la papila interdentaria cubierta por una pseudomembrana amarilla-grisácea.

dolor y halitosis. La papila puede estar cubierta por una seudomembrana amarilla-grisácea compuesta por fibrina, tejido necrótico, leucocitos, eritrocitos y bacterias (Figura 4.12). La remoción de esta membrana causa sangrado y exposición de los tejidos ulcerados. Las lesiones se localizan en mayor medida en la zona anterior mandibular, aunque también se pueden encontrar sobre el opérculo de dientes parcialmente erupcionados, en especial terceros molares, dientes malposicionados y dientes con bandas de ortodoncia.

En caso de ausencia de tratamiento, puede extenderse hacia lateral y apical (durante la aparición de recidivas sucesivas) y transformarse en una periodontitis ulceronecrosante aguda (PUNA) con destrucción del soporte óseo dental. El huésped presenta una situación inmunitaria comprometida de forma temporal que facilita la invasión bacteriana y la manifestación de la enfermedad.

El tratamiento en la urgencia se basa en lograr la limpieza y la antisepsia de la zona afectada, así como la utilización de antibioticoterapia específica cuando ya hay repercusión general. La eliminación del tejido necrótico y el cálculo subgingival con ultrasonido se debe realizar muchas veces bajo anestesia local. La disminución de la acumulación bacteriana mediante una higiene oral correcta es un requisito indispensable. La utilización de agentes antimicrobianos, como clorhexidina (0,12%), cada 12 horas, es de suma importancia, ya que la remoción mecánica de la placa bacteriana está limitada por el dolor. Algunos autores recomiendan el uso de agua oxigenada al 3% para corregir el pH del medio afectado de GUNA (ver Capítulo 7).

Dolor relacionado con la erupción. *En dentición primaria ("dentición difícil", "teething").* Es el término que describe un conjunto de síntomas generales, que con frecuencia relatan los padres, relacionados con la erupción dental, en especial del grupo de dientes primarios.

En un estudio realizado en 485 niños –145 en el grupo de estudio y 340 en el grupo control–, en edades comprendidas entre 4 y 36 meses, se informó que alrededor del 66% de los niños mostró algún signo general durante el período de erupción dental. Se sugirió una asociación causa-efecto entre la fisiología de la erupción dental y signos generales: fiebre, diarrea, salivación excesiva, dermatitis, anorexia, constipación, decaimiento e infecciones respiratorias son los síntomas generales que a menudo aparecen asociados con erupción dental. Estos signos se manifiestan algunos días antes o en el momento de la erupción del diente y varían en cada niño. No obstante, la salivación fue el signo más comunicado. Las conclusiones generales de la investigación fueron que en la población estudiada se observó una asociación estadísticamente significativa entre manifestaciones generales objetivas, como salivación (la más prevalente), fiebre y diarrea, y la erupción de los dientes primarios. La mayoría de las manifestaciones aparecieron durante la erupción de los incisivos primarios. En el grupo control, el 93% de los niños no mostró manifestación clínica alguna.

Pericoronaritis. Es la inflamación de los tejidos blandos que rodean la corona de un diente parcialmente erupcionado, incluidos la encía y el folículo dental. Puede considerarse una complicación del proceso de erupción, con frecuencia asociada a la erupción del primero o el segundo molares permanentes o, en forma más tardía, a la erupción de los terceros molares. Esta enfermedad se produce por el crecimiento bacteriano activo en un medio ideal, que es el espacio de tejido blando que cubre la corona del molar. Debajo de la mucosa peridentaria existe un espacio donde hay humedad, tibieza, protección, alimentos y oscuridad; en ese ambiente el crecimiento bacteriano florece.

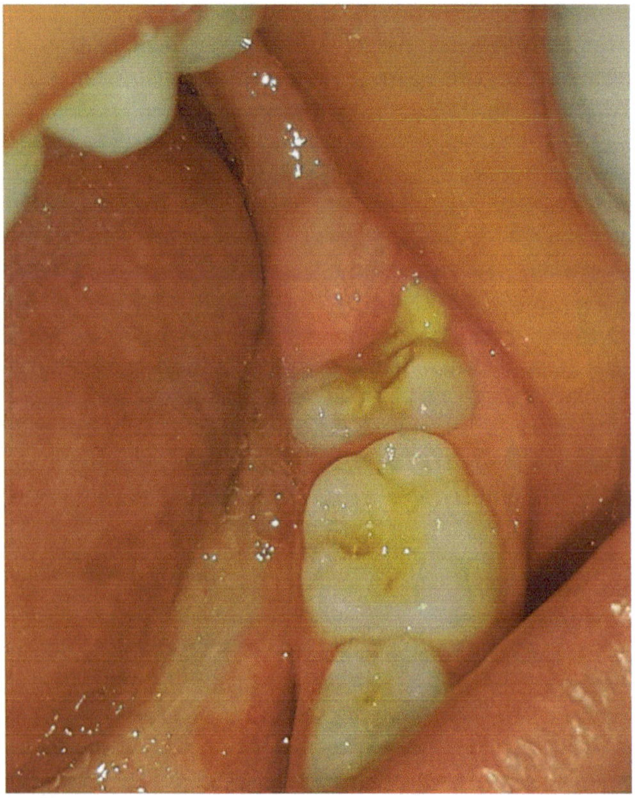

Figura 4.13: Inflamación de la lengüeta u opérculo que cubre primer molar permanente inferior izquierdo en erupción.

Se manifiesta clínicamente por la inflamación de la lengüeta u opérculo que cubre a la pieza en erupción (Figura 4.13), que sufre el traumatismo de la pieza antagonista y constituye un sitio de retención de restos alimenticios, en una zona de muy difícil acceso a la higiene. Esto genera una puerta de entrada para microorganismos anaerobios que provocan infección.

Los signos y síntomas de la pericoronaritis son variables. La inflamación crónica puede causar pocos o ningún síntoma. Un episodio agudo de pericoronaritis, a menudo asociado con la formación de un absceso pericoronario, con frecuencia provocado por microorganismos anaerobios, puede causar dolor e inflamación significativa. Según el estado general del paciente, la infección puede diseminarse a otras partes de la cara o el cuello, y en algunos casos más severos puede comprometer la vía aérea.

En primera instancia debe tratarse localmente con limpieza adecuada de la zona con antisépticos y administración de analgésicos por vía oral. Es de primordial importancia el tratamiento local frente a los primeros síntomas. Se recomiendan cepillos unipenacho para permitir realizar una higiene debajo de la lengüeta. El antiséptico de elección sería el basado en gluconato de clorhexidina (0,12%) o agua oxigenada de uso medicinal (10 volúmenes). Se indica la aplicación tópica de clorhexidina cada doce horas, respetando el tiempo de latencia de este antiséptico. Para facilitar la aplicación de la solución por debajo de la lengüeta, muchas veces se recomienda la utilización de una jeringa de irrigación. En caso de comprobarse que hay compromiso general, debe considerarse la utilización de antibioticoterapia.

Una vez que se controlan los síntomas agudos, se evalúa la causa subyacente y se toma una decisión en cuanto a eliminar o mantener el opérculo. Hay que evaluar si el diente continuará su erupción normal o si se quedó retenido, y otros factores como la presencia de caries o la enfermedad periodontal en el área. Esto último es común cuando se asocia con terceros molares, y en estos casos será importante evaluar la conveniencia de mantener el diente en la cavidad bucal o indicar su extracción.

No asociadas con dolor como motivo de consulta principal

La presencia de dolor no siempre es protagónica en las consultas de urgencia. Sin embargo, hay cuadros que generan tal ansiedad en el paciente o sus acompañantes, que obliga a una consulta o llamado telefónico. Como norma general, cuando hay un llamado que relata una preocupación, aunque no esté acompañada de dolor, se recomienda ver al paciente, para evaluar la situación y tranquilizar a los padres o acompañantes. No obstante, en casos de imposibilidad de una consulta inmediata por lejanía física del paciente, se deben dar indicaciones precisas por otros medios. Los avances de la tecnología son un gran aliado para transmitir fotos o videos que pueden ser de mucha ayuda.

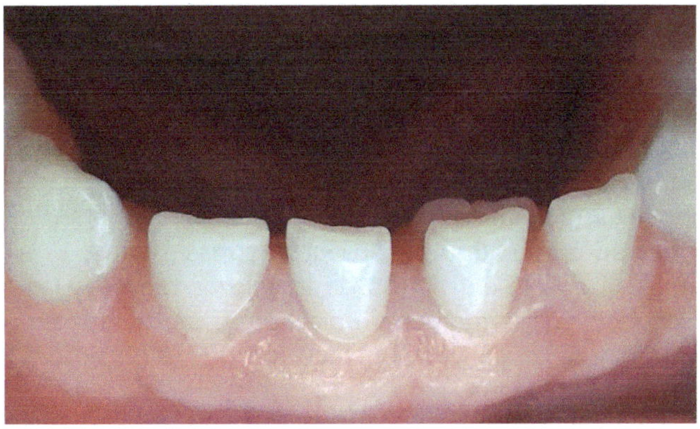

Figura 4.14: Coexistencia dentaria en el maxilar inferior. El primer incisivo permanente inferior izquierdo erupcionó a lingual del primer incisivo temporal inferior izquierdo.

Anomalías dentarias. *De erupción.* COEXISTENCIAS DENTARIAS. Son resultado de la erupción de un diente permanente sin que haya exfoliado el diente temporal. En estos casos se deberá evaluar la conveniencia de extraer o no el diente en coexistencia para permitir la ubicación correcta de la pieza permanente. Si bien este es un motivo de consulta frecuente y genera preocupación en los padres cuando lo detectan, se les deberá explicar que en algunos casos no representa una verdadera urgencia y, por lo tanto, será recomendable evaluar el momento oportuno para realizar la extracción, de acuerdo con los elementos mencionados y con el manejo del comportamiento del paciente. Hay varios elementos que definen la necesidad de extracción de una pieza temporal en coexistencia:

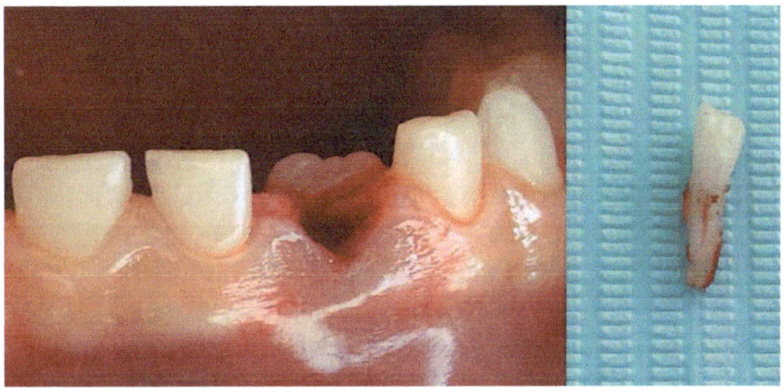

Figura 4.15: Reabsorción en pico de flauta de la raíz del primer incisivo temporal inferior izquierdo extraído.

- La edad y el comportamiento del paciente: como se mencionó antes, el paciente odontopediátrico requiere adaptación a las maniobras odontológicas. Según el tipo de coexistencia, se podrá contar con menos o más tiempo para preparar al niño para la extracción dentaria.
- La longitud radicular de la pieza en coexistencia: si la pieza en coexistencia no presenta casi raíz, se evaluará dejar pasar un tiempo considerable y se darán indicaciones al paciente para que colabore en hacer caer la pieza dentaria. La percepción de la longitud radicular se hace evidente al mover con suavidad el diente en coexistencia.
- La ubicación de la pieza en coexistencia: cuando se presenta en el maxilar inferior (situación muy frecuente), los incisivos permanentes erupcionan en posición lingual a las piezas temporarias (Figura 4.14). Esto suele observarse en erupciones tempranas, cuando todavía no se produjo el crecimiento óseo de la zona anterior del maxilar inferior. Los incisivos permanentes ubicados a lingual de los temporarios no afectan la oclusión ni generarán

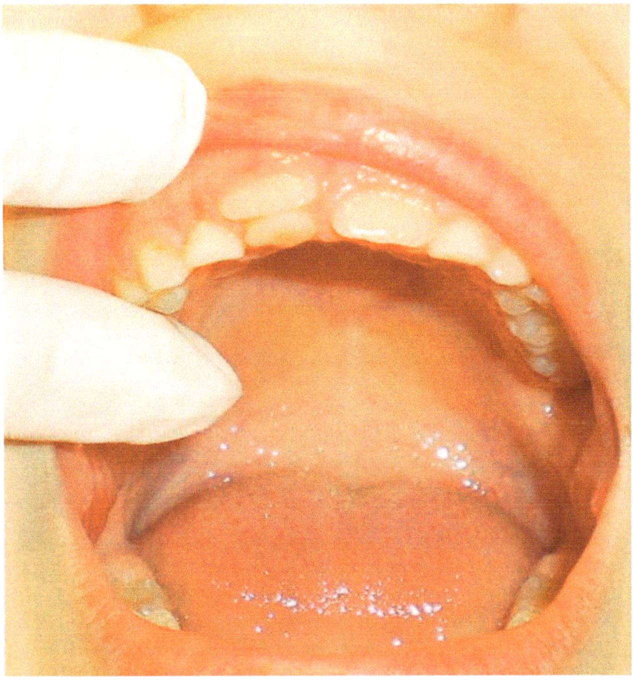

Figura 4.16: Coexistencia dentaria en el maxilar superior. El incisivo permanente erupcionó por vestibular del incisivo primario

una mordida invertida, lo que permite un tiempo de preparación del paciente para la extracción de la pieza temporaria no exfoliada.

Es muy frecuente la reabsorción en pico de flauta de la raíz de la pieza temporaria (Figura 4.15), lo que hace que la extracción deba ser muy cuidadosa, respetando la delgadez que adquiere en ciertas zonas esa raíz. Una vez realizada la extracción de las piezas temporarias, los incisivos permanentes ubicados a lingual pueden alinearse de manera adecuada en la arcada, solo por acción de la lengua.

En el maxilar superior, cuando la coexistencia ubica la pieza permanente en vestibular (Figura 4.16), si bien no hay riesgo de mordida cruzada, es recomendable la oportuna extracción, considerando la futura integridad de la tabla vestibular del permanente. Las coexistencias prolongadas son responsables de afinamientos de las tablas vestibulares y futuras complicaciones periodontales.

Cuando la coexistencia ubica la pieza temporaria en vestibular, hay riesgo del establecimiento de una mordida invertida, con la complicación oclusal que esto significa.

Una situación muy frecuente es la ubicación en el vestíbulo del ápice de la pieza temporaria en coexistencia (Figura 4.17). En estos casos la raíz del temporario casi no presenta reabsorción, y esto es consecuencia de traumatismos previos del diente temporario. En estos casos se indica la extracción del temporario lo antes posible, porque de lo contrario el permanente erupciona en mordida cruzada (Figura 4.18). Una vez realizada la extracción, se indica una serie de ejercicios que intentan llevar el permanente hacia vestibular, fuera de la mordida cruzada. La llamada "técnica del palito", cuando se indica de manera adecuada, según el caso clínico y la colaboración del niño y sus familiares, puede ser muy efectiva. Consiste en realizar presión sobre la cara palatina de la pieza cruzada, utilizando una superficie de madera resiliente, con la intención de llevarla a posición. Esta técnica muchas veces aporta buenos resultados debido a la escasa formación radicular y la escasa inserción de los dientes permanentes jóvenes.

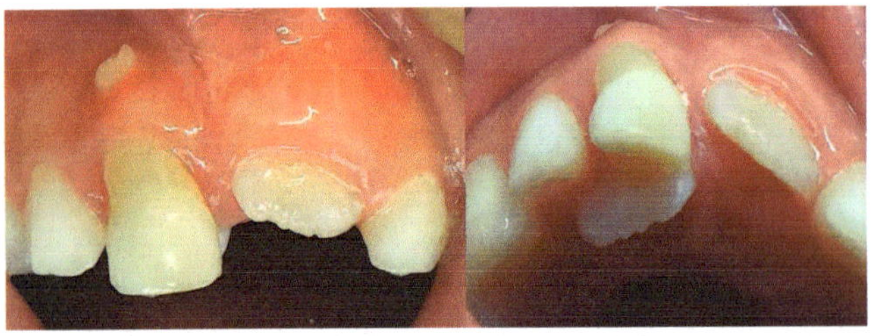

Figura 4.17: Ubicación en el vestíbulo del ápice del incisivo primario en coexistencia con el incisivo permanente.

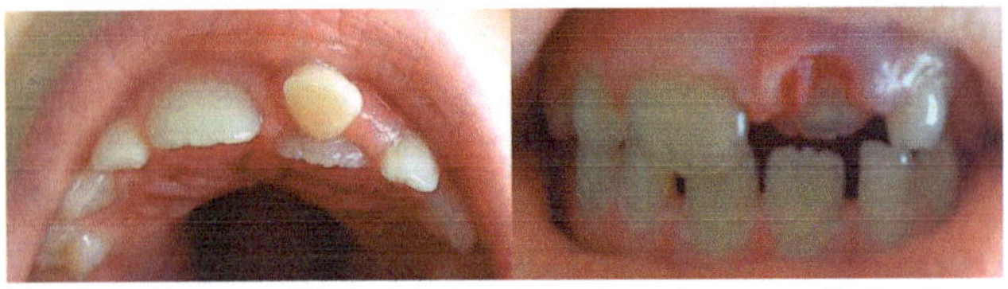

Figura 4.18: Incisivo primario en coexistencia por vestibular de incisivo permanente. Se realizó la extracción y se observa el diente permanente erupcionando en mordida cruzada.

Erupción ectópica. Cuando un diente permanente erupciona fuera de su lugar en la arcada, puede ser motivo de preocupación de los padres o acompañantes. Se evaluará el riesgo de afectación de los dientes y las estructuras vecinas, para indicar el tratamiento oportuno. Esto se observa con alguna frecuencia durante la erupción de los incisivos y caninos permanentes en casos de apiñamiento dental severo.

Alteración de la secuencia y la cronología. El retardo o el adelantamiento de la erupción dentaria muchas veces genera ansiedad en los padres. Los tiempos eruptivos son muy variables en la población pediátrica y muchas veces están determinados por la herencia. En la mayoría de los casos este tipo de consultas se resuelve con una explicación oportuna. Algunas alteraciones de la cronología requerirán estudios radiológicos que confirmen la falta de aparición de la o las piezas ausentes.

La aparición de un molar, un incisivo lateral o un canino temporario antes de la erupción de los incisivos puede ocasionar una alarma o ser motivo de consulta. Se debe explicar que la conducta indicada es expectante y recomendar controles periódicos. En primera instancia se deben desestimular los controles radiográficos en la primera infancia, si estos solo buscan satisfacer la curiosidad de la presencia o no de un determinado diente y no van a otorgar un beneficio concreto para un tratamiento específico.

Puede haber alteración en la secuencia o en la cronología de la erupción, que generalmente no es relevante, aunque puede indicar alguna patología de retención o impactación dentaria que deberá considerarse.

De forma y tamaño. Microdoncia y macrodoncia. El tamaño de los dientes también puede ser un motivo de consulta. Con frecuencia los padres se preocupan cuando erupciona un incisivo central permanente y este resulta diferente en tamaño y color al predecesor temporario. Esto se resuelve con una explicación correcta y oportuna.

Las macrodoncias dentarias deberán estudiarse dentro de una evaluación ortopédica y ortodóncica, que determine la necesidad de tratamiento con base en el diagnóstico.

La disminución del tamaño dentario (microdoncia) en incisivos laterales superiores tiene importante repercusión estética. Con el avance de los materiales de reconstrucción se logran muy buenos resultados estéticos. Siempre antes de la rehabilitación se debe realizar una evaluación ortodóncica de tendencia de crecimiento o un tratamiento ortodóncico previo que determine el espacio adecuado para la reconstrucción.

GEMINACIÓN Y FUSIÓN. La erupción de una pieza fuera o dentro de la arcada con forma atípica puede ocasionar una alarma para el paciente y sus padres. Esto sucede cuando erupcionan dientes fusionados o geminados, según sea el caso de unión de dos gérmenes dentales o la división de un germen en dos. Cualquiera sea el caso, se deberá hacer un diagnóstico clínico y radiográfico. Si el diente es deciduo, se deberá ver si el sucesor permanente tiene la misma anomalía. Si el diente afectado es permanente, se evaluará la repercusión que esto tiene en el desarrollo de la dentición. En cualquiera de los casos, es necesario realizar una evaluación multidisciplinaria para decidir la conducta a seguir.

De número. SUPERNUMERARIOS. Es alta la frecuencia de supernumerarios, en especial el llamado mesiodens (Figura 4.19), cuya aparición en la arcada puede significar una consulta de urgencia.

Se puede presentar de diversas maneras. La conducta a seguir es la extracción en el momento oportuno. Si la pieza supernumeraria no permite la erupción de la permanente, se requiere extracción con mayor prontitud.

HIPODONCIA. La ausencia de piezas dentarias por agenesias o impactación debe diagnosticarse con el fin de realizar una evaluación interdisciplinaria y decidir la conducta a seguir. Si bien no es frecuente que sean los padres quienes determinen que hay una alteración en la secuencia o la cronología de erupción, es posible que al ver un retardo marcado en la erupción pueda motivarse una consulta de urgencia, que deberá manejarse con una explicación pertinente.

Estallido pulpar. En ocasiones, durante el proceso de reabsorción fisiológica de los dientes, se observa la persistencia en oclusal de la corona dentaria, con el diente permanente avanzando debajo de la corona del temporario. En la clínica la corona dentaria presenta un color rosado, y con frecuencia se fracturan los restos de la corona del temporario debido a la falta de soporte y a la reabsorción de la dentina (Figura 4.20).

Hematoma de erupción. El proceso de erupción puede verse alterado por un enrojecimiento y la inflamación de la mucosa antes de la perforación por la

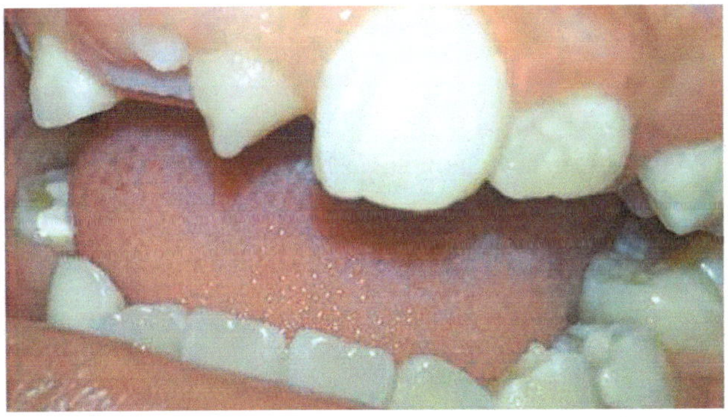

Figura 4.19: Paciente con un incisivo permanente erupcionado y mesiodens obstaculizando la erupción del homólogo. Luego de obtener una imagen radiográfica que vincule el mesiodens con el diente permanente, se indica extracción como urgencia.

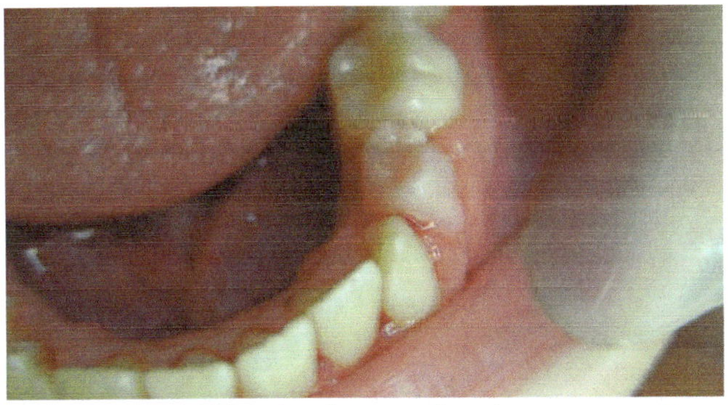

Figura 4.20: Estallido pulpar, la corona dentaria presenta un color rosado, durante el proceso de reabsorción fisiológica del diente.

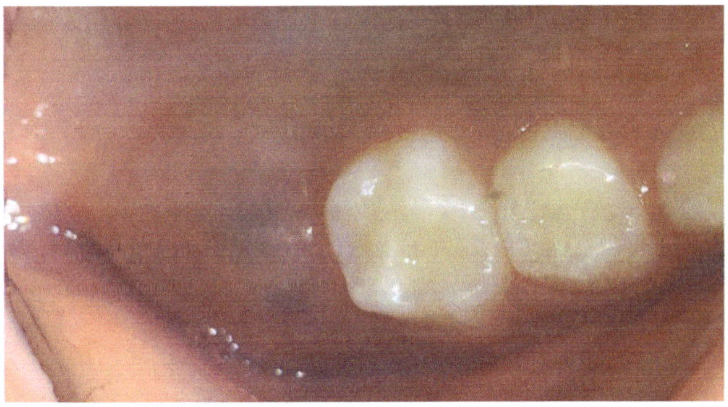

Figura 4.21: Hematoma de erupción asociado al primer molar permanente.

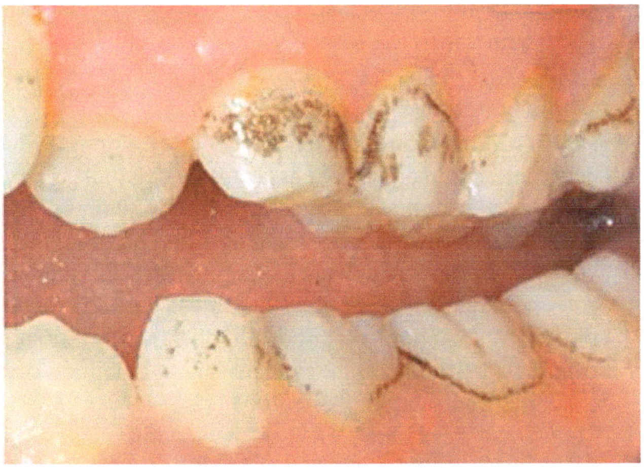

Figura 4.22: Manchas cromógenas en forma de líneas o coalescencia de puntos oscuros localizados en el tercio cervical de las piezas dentarias primarias en ambas arcadas.

pieza dentaria. La zona de erupción puede observarse de color azulado, que corresponde a la acumulación de líquido hemático, que contiene la cripta del diente a erupcionar, bajo una mucosa adelgazada por la próxima erupción (Figura 4.21). Los hematomas de erupción no requieren tratamiento, ya que desaparecen de manera espontánea al producirse la erupción dentaria. De cualquier forma, es recomendable realizar el seguimiento.

Manchas cromógenas. Las manchas cromógenas se caracterizan por presentarse como líneas o coalescencia de puntos oscuros localizados en el tercio cervical del diente. Su causa ha sido motivo de gran debate (Figura 4.22). Muchos de los estudios sobre el tema se realizaron precisamente en población pediátrica. De acuerdo con artículos revisados entre 2001 y 2014, la prevalencia de manchas cromógenas varía del 2,4 al 18%, con igual distribución por sexo.

La mayoría de los autores confirma la correlación entre la presencia de manchas cromógenas y baja experiencia de caries. La microflora de estos depósitos está dominada por *Actinomyces*. Se piensa que el color oscuro se debe a complejos de hierro, cobre y sulfuros.

En pacientes con manchas cromógenas la saliva tiene mayor concentración de calcio y mayor capacidad *buffer*. Algunos factores como hábitos de la dieta, estatus socioeconómico y suplementos de hierro pueden contribuir a la formación de manchas cromógenas.

La profilaxis dental puede realizarse con la técnica de chorro de bicarbonato de sodio o ultrasonido.

CONCLUSIONES

La Odontología pediátrica debe enfrentar con frecuencia consultas que requieren atención o intervención inmediatas. El profesional tratante deberá tener conceptos claros no solo en cuanto al tratamiento de los motivos de consulta más frecuentes sino también sobre las consideraciones generales acerca del manejo del comportamiento del paciente niño.

Debe recordarse, además, que todo tratamiento de urgencia requerirá controles y seguimiento inmediato y mediato, para asegurar que fue efectivo y que, si hay secuelas, estas se manejarán en forma adecuada y oportuna.

BIBLIOGRAFÍA

- Álvarez L, Hermida ML, Pérez W. Semiología Odontológica. En: Pérez W, García A. Semiología Pediátrica. Cap. 49. Montevideo. Oficina del Libro FEFMUR, Facultad de Medicina, Universidad de la República, 2010, págs. 969-1011.
- Beentjes VEVM, Weereheijm KL, Groen HJ. A match-control study into the aetiology of hypomineralized first permanent molars. Eur J Peadiatr Dent 2000; 3:123.
- Bönecker M, Abanto J, Nahas Pires MS, Pettorossi Imparato JC, Guedes-Pinto AC. Problemas bucales en Odontopediatría: uniendo la evidencia científica a la práctica clínica. Madrid. Editorial Médica Ripano, 2014.
- Calderara PC, Gerthoux PM; Mocarelli P; Lukinmaa PL; Tramacere PL; Alaluusua S. The prevalence of Molar Incisor Hypomineralisation (MIH) in a group of Italian school children. Eur J Paediatr Dent 2005; 6(2):79-8.
- De Miguel A; De La Macorra JC. Las invaginaciones dentarias. Estudio de 127 casos. Avances en Odontoestomatología 1993; 9:661-70.
- Elfrink ME, Schuller AA, Weerheijm KL, Veerkamp JS. Hypomineralized second primary molars. Prevalence data in Dutch 5 years olds. Caries Res 2008; 42:282-285.
- Fagrell TG, Lingström P, Olsson S, Stei-niger F, Norén JG. Bacterial invasion of dentinal tubules beneath apparently intact but hypomineralized enamel in molar teeth with molar incisor hypomineralization. Int J Paediatr Dent 2008; 18(5):333-340.
- Favazza A, Rosenthal R. Diagnostic issues in self-mutilation. Hospital & Community Psychiatry 1993; 44: 134-40.
- Hülsmann M. Severe dens invaginatus malformation. Oral Surg Oral Med Oral Pathol Oral Radiol Endod 1996; 82: 456-8.
- Klonsky ED. The functions of deliberate self-injury: a review of the evidence. Clin Psy Rev 2007; 27(2): 226- 239.
- Loesche WJ, Salam AS, Laughon BE, Stoll J. The Bacteriology of Acute Necrotizing Gingivitis. J Periodontol 1982; 53:223-229.
- Loesche WJ, SalamAS, Laughon BE, Stoll J. The Bacteriology of Acute Necrotizing Gingivitis. J Periodontol 1982; 53:223-229.
- Lunardelli SE, Peres MA. Prevalence and distribution of development enamel defects in primary dentition of pre-school children. Pesqui Odontol Bras 2005; 19:144-149.
- Majorana A, Bardellini E, Flocchini P, Amadori F, Conti G, Campus G. Oral mucosal lesion in children from 0 to 12 years old: ten years' experience. Oral Surg Oral Med Oral Pathol Oral Radiol Endod 2010; 110:e13-e18.
- Melody Chen YH, Tseng CC, Harn WH. Dens invaginatus. Review of formation and morphology with 2 case reports. Oral

Surg Oral Med Oral Pathol Oral Radiol Endod 1998; 86: 347-52.
- Montgomery-Cranny JA, Wallace A, Rogers HJ, Hughes SC, Hegarty AM, Zaitoun. Management of Recurrent Aphthous Stomatitis in Children. H Dent Update 2011; 42(6):564-6, 569-72.
- Peretz B, Ram D, Hermida L, Otero M. Systemic manifestations during eruption of primary teeth in infants. J Dent Child 2003, 170-173.
- Ramfjord SP, Ash MM. Oclusión. 2ª ed. México, DF. Interamericana, 1987.
- Scully C, Cawson RA. Psychiatric Disease. En: Scully C, Cawson RA. Medical problems in Dentistry. Bristol. Wright, 1987. págs. 379-40, vol. 12, N.º 2, págs. 80-87, 2004.
- Wennstrom J, Lindhe J. Effect of hydrogen peroxide on developing plaque and gingivitis in man. J Clin Periodontol 1979; 6:115.
- Whyman RA; Macfadye EE. Dens in dente associated with infective endocarditis. Oral Surg. Oral Med Oral Pathol 1994; 78: 47-50.
- Żyła T, Kawala B, Antoszewska-Smith J, Kawala M. Biomed Res. Black stain and dental caries: a review of the literature. Int 2015; 2015:469392. doi: 10.1155/2015/469392. Epub 2015 Feb 24.

Capítulo 5

Examen radiográfico en odontopediatría

Hannia Gisella Camargo Huertas

Odontopediatría

A menudo, a partir de la historia clínica se perciben signos, síntomas y hallazgos clínicos que deben explorarse por radiografías bidimensionales o tridimensionales, o de ambos tipos. Estas constituyen un examen complementario fundamental, toda vez que ofrecen información útil relacionada con el diagnóstico, el pronóstico, el plan de tratamiento y el seguimiento del caso. Están indicadas solo cuando la necesidad diagnóstica es evidente, luego de una evaluación cuidadosa de los beneficios para cada paciente en particular, y requieren que el odontólogo tratante tenga un conocimiento detallado de la anatomía radiográfica y tomográfica normal, de las variantes anatómicas, así como de las patologías dentarias y óseas observables.

Teniendo en cuenta que los efectos de la exposición a los rayos X son acumulativos en el tiempo, la prescripción de radiografías amerita consideraciones especiales en el paciente pediátrico, ya que su organismo es más radiosensible en comparación con el del paciente adulto. Asimismo, sus estructuras anatómicas dentales y maxilofaciales son de menor tamaño y requieren un manejo especial del comportamiento durante el procedimiento radiográfico.

Desde una perspectiva integral, este capítulo aborda aspectos particulares relacionados con esas consideraciones, como aporte al criterio clínico y diagnóstico del especialista en Odontopediatría, el odontólogo general y el estudiante de Odontología.

CONSIDERACIONES PREVIAS AL EXAMEN RADIOGRÁFICO EN EL PACIENTE PEDIÁTRICO

Modalidades radiográficas disponibles

Las técnicas radiográficas dentomaxilofaciales convencionales con placas análogas y revelado químico se han usado desde el descubrimiento de los rayos X. Luego, en la década de 1990, el desarrollo de los sistemas informáticos y electrónicos posibilitó la adquisición de imágenes radiográficas en formato digital, así como la representación de la escala de grises en píxeles. El uso de esta tecnología se mantiene preponderante en el medio odontológico, en especial desde los inicios del siglo XXI, época en la que incursionó la tomografía de haz cónico, que cambió de manera contundente tanto las imágenes radiográficas de apoyo al diagnóstico clínico como el proceso de enseñanza-aprendizaje de la Radiología dentomaxilofacial.

En el presente el odontólogo tiene a su disposición distintas modalidades radiográficas de imagen digital bidimensional y tridimensional: imágenes intraorales, panorámicas, cefalométricas y tomográficas, entre otras, caracterizadas por una avanzada e innovadora tecnología de captura de la radiación y la transformación en imagen.

Los captadores o sensores radiográficos digitales pueden de ser de tipos directo o indirecto. En los sistemas directos (Figuras 5.1 A y B) la imagen se forma de

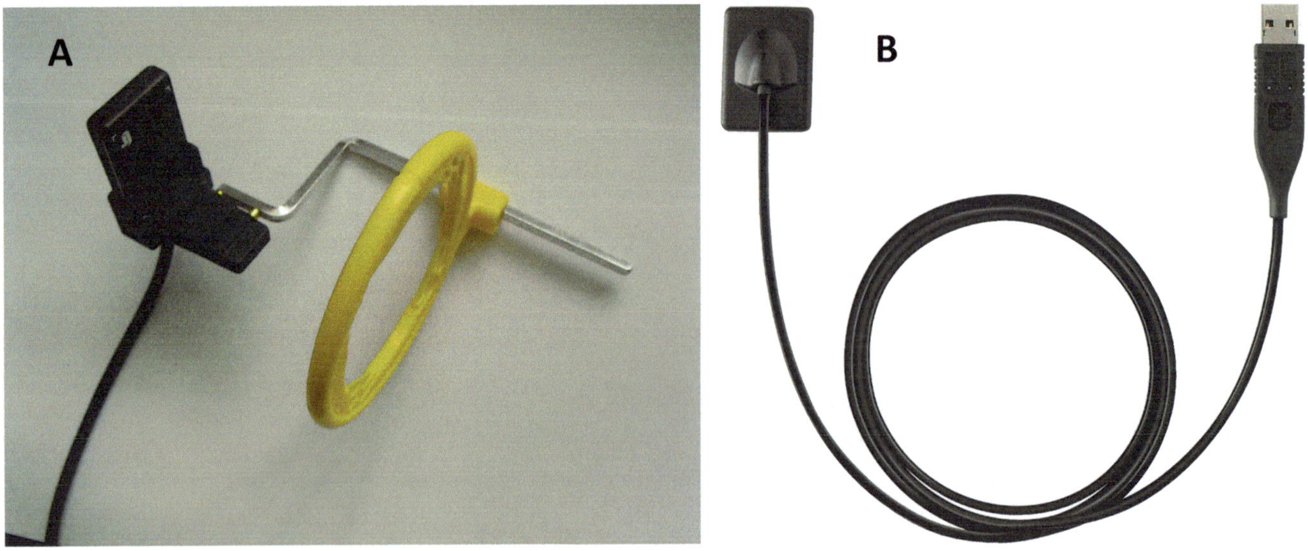

Figura 5.1: A: La fotografía muestra un sensor intraoral directo dentro de un posicionador de paralelismo. B: El sensor intraoral directo tiene conexión USB con el computador (CS 6100 Carestream ®).

manera inmediata en los sensores de estado sólido una vez que se realiza la exposición. Los sensores pueden ser de tipo CCD (*charged-couple device*) o CMOS (*complementary metal oxide semiconductor*). Los primeros contienen un chip de cristales de silicio, que convierten la radiación en luz de diferente intensidad, que a su vez se transforma en cargas eléctricas para digitalizar la señal. Las cargas viajan por un cable a la computadora y de esta manera la imagen se hace visible. Los CMOS tienen un principio de funcionamiento similar, aunque se diferencia de los CCD en la forma de integración del control de los circuitos dentro del sensor.

Los sensores directos tienen diferentes presentaciones que implican distintos tamaños (Figura 5.2). Para uso pediátrico se recomienda el tamaño pequeño. Sin embargo, su grosor y rigidez, además de ser cableados, con frecuencia incomodan al paciente y requieren la experticia del operador para lograr una imagen adecuada con calidad diagnóstica.

El sistema de sensores indirectos (Figura 5.3), denominado también PSP (fósforo fotosensible), consiste en una placa que se escanea con un dispositivo láser una vez irradiada en la boca del paciente. La imagen que se crea en la placa se denomina latente y se convierte en real al digitalizarse y observarse en la pantalla de la computadora, luego de 3 a 5 segundos de escaneada. Las placas de PSP no deben exponerse a la luz para evitar la degradación de la imagen obtenida. Una vez tomada y escaneada la placa, la imagen radiográfica es borrada por el escáner, y la placa queda lista para volver a usarse. En función del uso de la placa y de su

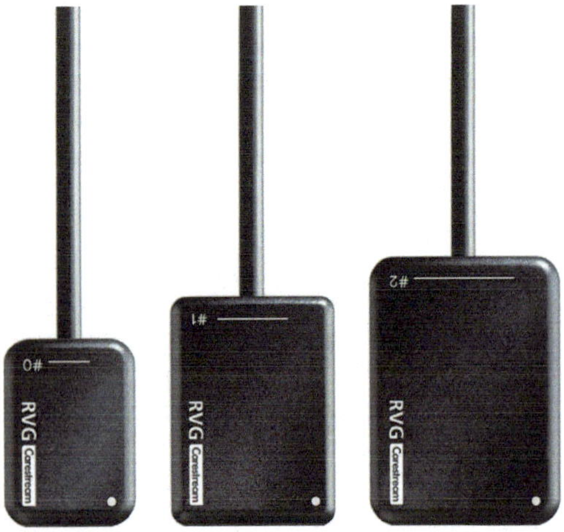

Figura 5.2: La fotografía muestra tres diferentes tamaño de presentación de sensor digital directo, # 0, # 1 y # 2 (CS 6100 Carestream ®)

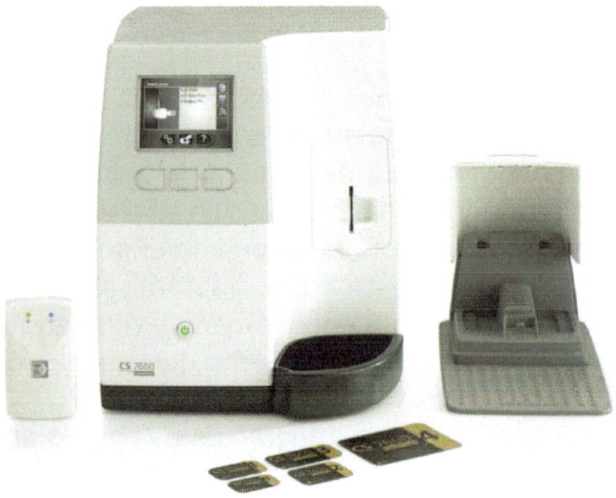

Figura 5.3: La fotografía muestra un sistema digital indirecto: de izquierda a derecha un escáner de identificación de placas, un lector láser, un dispositivo para colocación de placas y adelante las placas de Fósforo fotoestimulable en sus diferentes presentaciones según tamaño (CS 7600 Carestream ®)

diversos tamaños y la flexibilidad de las placas hacen que este sistema sea ideal para la toma confortable en el paciente pediátrico.

Las imágenes digitales presentan muchas ventajas sobre las análogas:

- Disminución del tiempo de adquisición y visualización de la imagen.
- Optimización del archivo y transmisión de la imagen radiográfica de manera electrónica, lo que favorece su interconsulta y disminuye las barreras de tiempo, distancia y lugar para su comunicación.
- Permanencia en el tiempo de la calidad de la imagen radiográfica, sin deterioro, degradación ni pérdida.
- Eliminación de desechos físicos y residuos químicos contaminantes para el ambiente, característicos del sistema de placas análogas y su procesamiento químico, así como de la necesidad del área del cuarto oscuro.
- Ajuste de la imagen con herramientas de edición para favorecer su visualización.
- Utilización de herramientas de cuantificación de densidades en la escala de grises de la imagen con el fin de obtener información relevante para el diagnóstico.
- Realización de mediciones digitales lineales, perimetrales y angulares directamente en la imagen.
- Posibilidad de análisis cefalométrico asistido por computadora directamente en la imagen.

No obstante, las imágenes radiográficas digitales también pueden tener limitaciones:

- La manipulación de los sensores digitales directos durante el procedimiento de la toma radiográfica puede ser difícil e incómoda, porque estos son rígidos, gruesos y están unidos a un cable.
- Los costos de los exámenes digitales, asociados a *hardware* y *software* propios de esta tecnología, son elevados.
- Los sensores digitales se deterioran con facilidad y su tiempo de vida útil disminuye por desgaste mecánico, golpes o manipulación.
- El control sobre las infecciones cruzadas cuando se usan sensores no desechables y no esterilizables –que se protegen con una cubierta plástica durante el procedimiento de toma radiográfica– es bajo.
- En el caso de los sensores digitales directos, su área activa es más pequeña que la de las placas convencionales. En casos eventuales, esto puede favorecer la repetición de tomas con el fin de abarcar mejor el área de interés.
- La facilidad de edición de la imagen puede utilizarse con fines fraudulentos.

Riesgos de la toma radiográfica

Al prescribir una radiografía en el paciente pediátrico, análoga o digital, bidimensional o tomográfica, debe tenerse en cuenta que su organismo se someterá a la interacción con un tipo de radiación electromagnética compuesta de millones de fotones que se propagan a la velocidad de la luz a través de ondas de longitud corta, frecuencia alta y, por ende, energía elevada, suficiente para transferirse a los tejidos y ionizar eventualmente sus átomos hasta producir efectos dañinos.

Las dosis de radiología diagnóstica dental están muy por debajo de las requeridas para generar daños, como cataratas, quemaduras, eritemas, depilación y esterilidad, todos ellos denominados efectos determinísticos, cuyas presentación y gravedad dependen de la magnitud de la dosis.

No obstante, la ionización es en particular importante cuando se produce sobre la molécula de ADN, que, si bien suele ser capaz de reparar el daño de inmediato, en casos eventuales podría sufrir modificaciones permanentes, denominadas mutaciones, que a su vez son factores predisponentes para el desarrollo de tumores en un período variable posterior a la exposición a radiación –incluso de muchos años–, o de daños genéticos heredables.

La probabilidad de que estos efectos sean consecuencia de la exposición a radiación de diagnóstico dental en niños parece muy baja. Sin embargo, no tienen una dosis umbral por debajo de la cual haya certeza de que no sucedan; por el contrario, su presentación es azarosa, razón por la cual se denominan efectos probabilísticos o estocásticos, en los que la magnitud del riesgo –pero no la gravedad del efecto– es proporcional a la dosis. Esta premisa justifica en todos los casos extremar las medidas para minimizar la exposición a radiación en el paciente; debe señalarse la mayor radiosensibilidad de los niños en comparación con los adultos, teniendo en cuenta que muchas de las células que conforman el organismo infantil tienen mayor actividad mitótica, más largo porvenir reproductor y menor diferenciación morfológica y funcional.

Según la Comisión Europea de Radioprotección, los riesgos por radiación son superiores en personas jóvenes, en quienes, además, las radiografías se prescriben con mayor frecuencia. Para estimar el riesgo en individuos expuestos, es necesario usar modelos matemáticos que se ajusten a los datos epidemiológicos. En menores de 10 años el riesgo de sufrir efectos probabilísticos podría ser el triple del calculado para el promedio de la población, y en individuos entre los 10 y 20 años este riesgo podría ser del doble del promedio. Los órganos de mayor riesgo son la médula ósea, la tiroides y las glándulas salivales.

A pesar de que la evidencia de los efectos adversos de la radiación en dosis altas es amplia, en la actualidad no hay evidencia de esos efectos a bajas dosis, como las que suelen emplearse en la práctica odontológica. Sin embargo, tampoco pudo demostrarse la ausencia de esos efectos, es decir, no hay base alguna para suponer que haya un umbral de dosis debajo del cual el incremento del riesgo de lesiones radioinducidas sea cero.

La unidad que mide la cantidad de energía absorbida por un tejido vivo al recibir radiación es el sievert (Sv), que equivale a un joule por kilogramo (J/kg). La unidad que mide la cantidad de energía absorbida por cualquier otro material al recibir radiación es el gray (Gy).

Según cálculos actualizados, basados en la publicación de la Comisión Internacional de Radioprotección (*International Commission on Radiological Protection*, ICRP) de 2007 y de las Guías de Radioprotección basadas en la evidencia de SEDENTEXCT de 2011, se estima que para exámenes radiográficos maxilofaciales las dosis absorbidas de radiación son variables en función de la colimación del haz, el tipo de receptor radiográfico y la modalidad radiográfica. Estas dosis son:

- 1,5 μSv (microsieverts) para una radiografía periapical con placa digital de fósforo fotoestimulable (PSP) o placa análoga de sensibilidad F y colimación rectangular.
- 34,9 μSv para un juego periapical completo con placa digital PSP o placa análoga de sensibilidad F y colimación rectangular.
- 5 μSv para cuatro radiografías posteriores de aleta de mordida con placa PSP o placa análoga de sensibilidad F y colimación rectangular.
- 170,7 μSv para un juego periapical completo con placa digital PSP o placa análoga de sensibilidad F y colimación redonda.
- 388 μSv para un juego periapical completo con placa análoga de sensibilidad D y colimación redonda.
- 14,2 a 24,3 μSv para una radiografía panorámica con sensor digital CCD.
- 5,1 μSv para una radiografía posteroanterior cefalométrica con placa digital PSP.
- 5,6 a 6 μSv para una radiografía lateral cefalométrica con placa digital PSP.
- 48 a 652 μSv para una tomografía de haz cónico de campo de adquisición de tamaño pequeño.
- 68 a 1.073 μSv para una tomografía de haz cónico de campo de adquisición de tamaño grande.
- 280 a 1.410 μSv para una tomografía helicoidal multicorte.

No hay una "dosis segura de radiación" ni una fórmula precisa para establecer la frecuencia y la extensión de un examen radiográfico óptimo. Sobre la base de cálculos y extrapolaciones de probabilidad, es preciso tomar en consideración el pequeño, casi insignificante y difícilmente cuantificable riesgo de sufrir daños por exposición a radiación en dosis diagnósticas. La decisión de tomar una radiografía al paciente pediátrico estará justificada siempre que ese riesgo sea superado por el beneficio de precisar el diagnóstico basado en la imagen radiográfica. En consecuencia, es inaceptable el uso "sistemático" o "de rutina" de la radiografía, en especial en el paciente niño.

Criterios radiográficos de selección

Acorde con las directrices europeas de radioprotección en radiología dental vigentes desde 2004, y las guías de prescripción de radiografías en niños y adolescentes adoptadas por la *American Academy of Pediatric Dentistry* desde 1981 y reafirmada hasta 2012, los criterios de selección hacen referencia al conjunto de signos, síntomas y datos personales y familiares de la historia clínica individual que permiten que el profesional identifique a los pacientes que se beneficiarían con un examen radiográfico en particular. Esos criterios constituyen una guía para el juicio clínico y favorecen el uso racional y adecuado de la radiación X.

Los criterios de selección radiográfica contemplan el riesgo de caries tanto en el paciente nuevo como en el de control (alto, moderado o bajo), cuya estimación depende de factores predictores de ese riesgo, como la evidencia clínica de enfermedad previa, los hábitos alimenticios y de higiene oral, la cantidad y la calidad de la saliva, el uso de flúor, así como su contexto familiar, socioeconómico y cultural, y la incidencia de caries del grupo poblacional.

En la actualidad la aplicación de selladores y fluoruros sobre la superficie oclusal dental disminuyó la localización de la caries en fosas y fisuras. No obstante, se incrementó la caries ubicada en las superficies proximales de los dientes, situación que demanda con mayor frecuencia el uso de la radiografía y otros medios de diagnóstico más sensibles que la inspección clínica para su detección.

En caso de considerarse que el riesgo de caries amerita la toma radiográfica, la proyección indicada para complementar el examen clínico es la coronal o de aleta de mordida. Los intervalos posteriores de toma radiográfica también dependen del riesgo de caries del paciente, que en un mismo individuo puede cambiar durante el tiempo.

La recomendación de la Comisión Europea de Radioprotección, la *American Academy of Pediatric Dentistry* y la *American Dental Association* (ADA) es tomar la radiografía de aleta de mordida con intervalos de 6 meses en pacientes con alto riesgo de caries, de 12 meses en aquellos cuyo riesgo de caries es moderado y de 18 a 24 meses en los que tienen un riesgo de caries bajo.

La radiografía de aleta de mordida facilita la exploración de las superficies proximales dentales no examinables por la clínica, es reproducible y mecánicamente no invasiva. Sin embargo, es una prueba diagnóstica de baja sensibilidad para la detección de lesiones cariosas tempranas, y no diferencia entre imágenes de caries e hipoplasias, además de utilizar radiación ionizante.

Aparte de la imagen radiográfica, en la actualidad hay nuevas tecnologías enfocadas hacia la detección de la caries en estados tempranos mediante imágenes, sin utilizar radiación ionizante. Ejemplos de ello son la transiluminación con fibra óptica (DIFOTI), la cuantificación de fluorescencia inducida (QLF), la fluorescencia mediante láser infrarrojo (DIAGNOdent) y las mediciones de conductancia eléctrica (ECM), entre otros. Estos métodos, con sus respectivas ventajas y limitaciones, constituyen una alternativa que hacia el futuro podría utilizarse de rutina como complemento de la información clínica y radiográfica, una vez que se haya establecido con claridad su validez y elevado su sensibilidad y especificidad.

Otro criterio de selección de pacientes pediátricos para el examen radiográfico es la necesidad de estudiar el estado de desarrollo de la dentición y de los huesos maxilofaciales para el diagnóstico y el tratamiento en Odontopediatría, Ortodoncia, Ortopedia y Cirugía. En este caso la recomendación es, una vez realizada una evaluación clínica juiciosa, establecer la necesidad real de la imagen radiográfica, que se justifica toda vez que aporte información que modifique el diagnóstico clínico o tenga impacto sobre la conducta terapéutica inicial.

Una vez considerados los aspectos necesarios, se indicará al paciente pediátrico la toma de la radiografía que mejor se ajuste a la necesidad diagnóstica individual: la proyección panorámica está indicada para visualizar la dentición en desarrollo, y verificar la presencia y la posición de dientes, en especial en casos de exodoncias indicadas con fines ortodónticos. La proyección lateral cefalométrica se recomienda en casos puntuales de pacientes con indicación de tratamiento de ortodoncia, ortopedia o cirugía, en particular aquellos que requieran análisis cefalométrico para evaluar la posición y la inclinación de dientes incisivos pretratamiento o postratamiento, y para evaluación prequirúrgica. No parece útil para predecir la magnitud o la dirección del crecimiento craneofacial, dado que no existe evidencia de que esta proyección radiográfica aporte información concluyente para este fin. La proyección posteroanterior (PA) cefalométrica o frontal está indicada en ocasiones para la evaluación de asimetrías faciales y anomalías dentales y esqueléticas.

Las proyecciones oclusales y periapicales están indicadas para complementar el diagnóstico clínico en casos de localización de dientes no erupcionados y posibles patologías asociadas, efectuar análisis de reabsorción radicular asociada con movilidad dental inusual, estudiar forma, tamaño y grado de formación de las raíces dentales, e investigar patologías apicales.

Información previa al examen radiográfico

Antes de irradiar al paciente debe indagarse sobre radiografías previas que puedan relacionarse con el diagnóstico, con el fin de aportar información complementaria, registrar un historial de exposición del paciente y, sobre todo, evitar radiografías innecesarias.

Una vez seleccionado el paciente y la técnica radiográfica más adecuada para el caso, lo correcto es solicitar al paciente o, en el caso de los niños, a su familiar su consentimiento informado antes de tomar la radiografía, y consignarlo en la historia clínica, previa explicación del riesgo bajo y el posible beneficio contundente del examen. Si las radiografías se toman para un proyecto académico y el niño se irradia con fines de investigación, por lo que el estudio no representa un beneficio directo para su salud, es imperativo el consentimiento informado y la aprobación del proyecto por parte de un comité de ética.

Las radiografías son documentos médico-legales que deben anexarse a la historia clínica junto con sus respectivos informes. Sin embargo, teniendo en cuenta que le pertenecen y atañen al paciente, no debe haber impedimento para el préstamo de sus placas o informes en caso de que otro odontólogo o médico tratante las requiriera para su revisión, bajo el entendimiento de que se devolverán. Además del consentimiento informado, en el presente en muchos países es obligatorio consignar en la historia clínica y las planillas de registro de atención a pacientes la dosis de exposición de cada examen. Esta recomendación es en particular válida en el caso del paciente pediátrico, quien, por su expectativa de vida más larga y radiosensibilidad mayor en comparación con el adulto, tiene razones más relevantes para conservar un registro de la exposición a radiación diagnóstica durante su vida. Esta información debe estar ligada a un programa de vigilancia epidemiológica institucional o estatal de seguimiento que vele por mantener las dosis por debajo de los límites permisibles establecidos.

El informe de exposición se obtiene durante los procedimientos de control de calidad del equipo generador de rayos X que realiza el radiofísico, empleando cámaras de ionización para establecer con precisión los niveles de referencia o las dosis que se causan en los pacientes por cada tipo de adquisición.

Medidas de radioprotección en el paciente pediátrico

A pesar del bajo riesgo de daños inducidos por exámenes radiográficos dentales informado por la bibliografía, el odontólogo debe reducir tanto como pueda la exposición innecesaria a la radiación y de esta manera minimizar ese riesgo. Los principios de radioprotección se basan en criterios adecuados de selección para los pacientes y los equipos, métodos de limitación de dosis y procedimientos de garantía de calidad tendientes a la optimización del examen radiográfico y a salvaguardar el principio ALARA (*as low as reasonably achievable*), que se refiere a mantener la exposición a radiación tan baja como sea razonablemente posible, teniendo en consideración los costos económicos, el avance tecnológico y los beneficios de la seguridad y la salud públicas.

Algunas medidas de protección del paciente pediátrico frente a la radiación son las siguientes:

- Realizar la menor cantidad de radiografías, teniendo como criterio tomarlas solo cuando estén indicadas.
- Preferir el uso de sistemas radiográficos digitales intraorales o extraorales cuyos sensores (directos o indirectos) requieren muy bajo tiempo de exposición. En caso de usar películas radiográficas análogas intraorales, preferir las más rápidas, clasificadas con la letra F.
- Proteger al paciente con delantales plomados y protección tiroidea ajustada al cuello (Figura 5.4 A).
- Usar aditamentos como portaplacas y posicionadores del haz de radiación (Figura 5.4 B).
- Emplear colimadores o diafragmas del haz de radiación, preferiblemente rectangulares (Figura 5.4 C).
- Elegir tiempos de exposición acordes con la densidad y el grosor de los tejidos a irradiar, evitando la sobreexposición o la subexposición.
- Utilizar equipos con kilovoltajes no menores que 70 kVp.
- Verificar que la filtración de aluminio del equipo sea, como mínimo, de 1,5 mm.
- Utilizar una distancia focal no menor que 20 cm y un área irradiada no mayor que 6 cm^2.

Es importante tener en cuenta que la radiografía diagnóstica del paciente pediátrico debe obtenerse mediante procedimientos que aseguren su calidad y eviten la repetición de exposiciones a radiación X por causa de deficiencias en la imagen. Estos procedimientos comprenden pruebas técnicas específicas a los equipos radiográficos, la optimización de las técnicas utilizadas para la toma de la radiografía y la

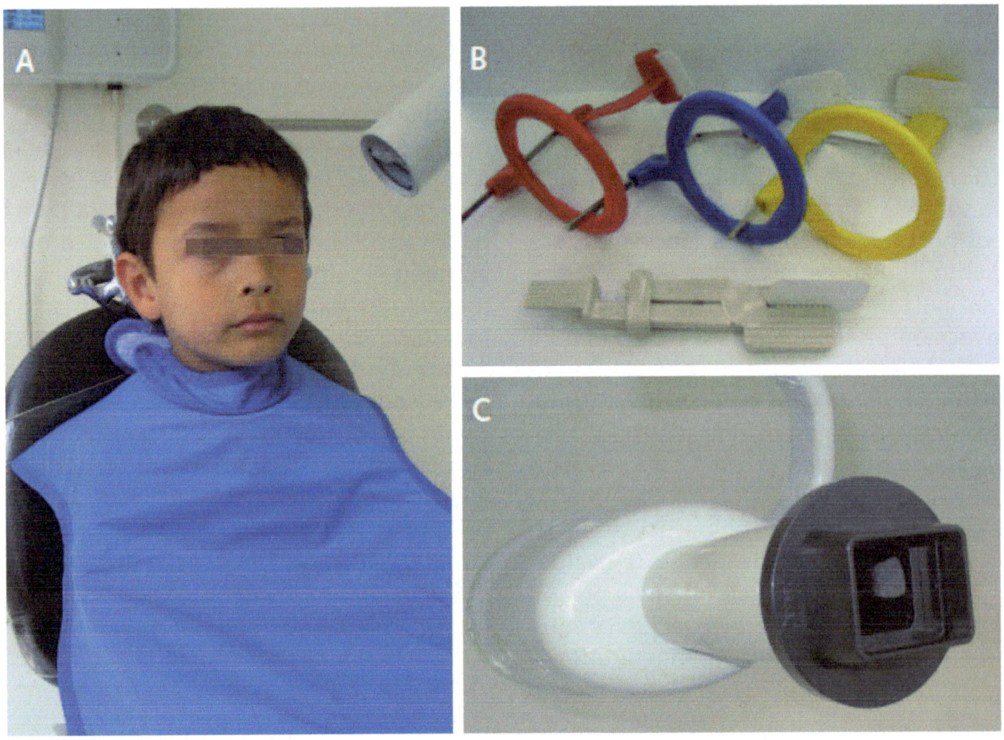

Figura 5.4: A. Paciente pediátrico con chaleco plomado que cubre tórax, abdomen y cuello. **B.** Portaplacas XCP (cono de extensión paralelo) con anillo posicionador del cilindro y portaplacas intraoral Snap-A-Ray (fabricados por DENTSPLY-RINN). **C.** Colimador universal rectangular posicionado a la salida del cilindro (fabricado por DENTSPLY-RINN)

visualización óptima de la imagen. Asimismo, deberán seguirse los protocolos de bioseguridad que garanticen el control de infecciones durante el examen radiográfico.

La recomendación en relación con la observación adecuada de las radiografías digitales consiste en visualizarlas directamente en la pantalla de la computadora, que debe tener resolución, contraste y brillo adecuados para esta tecnología; esta condición permitirá el uso de herramientas de *software* que optimicen la visualización de la imagen en su calidad original. Por lo anterior y por razones ecológicas no es recomendable imprimir la imagen radiográfica. En el caso de la visualización de radiografías análogas, la recomendación es utilizar un negatoscopio limpio, con iluminación uniforme y brillantez adecuada, localizado dentro de un cubículo con luz tenue.

Adaptación del niño a la exploración radiográfica

El examen radiográfico es uno de los primeros procedimientos odontológicos con manipulación que se realiza en el paciente pediátrico frente al que a menudo los niños, conforme a su desarrollo físico y emocional, pueden sentirse temerosos y ansiosos. Asimismo, si el niño presenta síntomas de dolor o inflamación que influyan en su comportamiento, o su estado mental o de conciencia está alterado, es muy probable que no tenga una actitud de colaboración durante la toma radiográfica.

Los niños menores de dos años con frecuencia pueden mostrarse ansiosos en el ambiente odontológico y no han desarrollado la coordinación suficiente para atender las instrucciones durante el examen radiográfico, por lo que en estos casos es recomendable que la madre o el pariente del niño que se encuentre con él lo asistan durante la toma de la radiografía intraoral –usando un chaleco plomado–; por ejemplo, pueden sostenerle la placa, ayudarlo a inmovilizarse y mantenerlo tranquilo. La misma recomendación puede ser válida para los niños de dos a cuatro años que, si bien es cierto pueden cooperar mejor durante la toma radiográfica, es esperable que se muestren temerosos y demanden la protección de su madre o su acudiente. Los niños de cuatro a seis años atienden instrucciones aunque su colaboración durante la toma radiográfica es variable e impredecible; en ocasiones requieren que su madre o el pariente que está con ellos los acompañe durante el examen. Los de seis a nueve años por lo general se someten al examen radiográfico con actitud colaboradora aunque a veces precisan que se manejen sus temores y ansiedades, adquiridos durante su infancia o en tiempo reciente.

El temor al examen radiográfico suele reducirse cuando el operador logra comunicarse con el niño y ganarse su confianza, es amable pero a la vez firme, posiciona al niño en el sillón dental de manera cómoda y confortable, le explica el procedimiento de manera sencilla y comprensible, evita mencionarle las incomodidades que la exploración puede causarle, permite que toque el equipo y la placa radiográfica antes de la exploración, simula la toma de radiografías a sus padres o parientes acompañantes y emplea el menor tiempo posible. De esta manera, los niños toleran mejor la exploración e incluso pueden considerarla una experiencia motivadora e interesante.

Recomendaciones para la toma de radiografías en pacientes pediátricos poco colaboradores durante la exploración

Hay algunas consideraciones que deben tenerse en cuenta durante el examen radiográfico en situaciones especiales relacionadas con los pacientes niños. Una de ellas es el marcado reflejo nauseoso que se presenta ante el mínimo contacto de la placa con la cavidad oral, en especial en la región del dorso lingual y el velo palatino, circunstancia que genera mayor ansiedad y temor. Esta situación puede controlarse por medio de la comunicación permanente, tranquila, firme y clara del operador mientras realiza la exploración durante el mínimo tiempo posible, para tratar de relajar y distraer al niño, y pedirle que respire solo por la nariz sin dejar pasar aire por la boca, puesto que la respiración bucal provoca mayor reflejo.

Una vez que el operador consigue controlar la respiración del niño, coloca la placa dentro la boca en dirección paralela al plano de oclusión; a continuación la rota y la apoya mediante una maniobra rápida y firme sobre el paladar o sobre el piso de la boca, según la zona a radiografiar, evitando su deslizamiento sobre el velo del paladar o el dorso lingual.

En casos difíciles, en los que es muy limitado el manejo del reflejo nauseoso del paciente, se recomienda la aplicación de agentes anestésicos en enjuague o aerosol en la región del velo palatino y la lengua, para procurar su adormecimiento temporal mientras se realiza la exploración radiográfica.

Condiciones particulares del niño, como la presencia de paladar fisurado, parálisis de extremidades, pérdida de visión, pérdida de audición y discapacidad mental, entre otras, constituyen una mayor dificultad para la toma de la radiografía. A pesar de que en estos casos los pacientes suelen ser colaboradores durante la exploración, y los procedimientos técnicos son los mismos realizados en condiciones normales, con frecuencia debe solicitarse la cooperación de los padres o acompañantes para sostener al paciente e inmovilizar la placa dentro de la boca.

Situaciones en las que el niño padece alguna patología neoplásica o displásica oral, o ha sufrido traumatismos dentoalveolares o maxilofaciales asociados con dolor, inflamación, infección y alteración del estado de conciencia también requerirán maniobras especiales durante la toma radiográfica. Debe considerarse entonces la eventualidad de que la exploración radiográfica se lleve a cabo con el paciente en posición horizontal boca arriba, procurando las condiciones ideales de toma respecto de la posición de la placa, el tejido a examinar y el haz de radiación, así como el tiempo de exposición. En relación con este último aspecto, se tendrá en cuenta que en tejidos con tumefacción o edema debe aumentarse el tiempo de exposición o el kilovoltaje, o ambos, para compensar el aumento temporal de la densidad tisular y, por ende, del coeficiente de absorción a la radiación X. En todos los casos, en especial ante la sospecha de procesos infecciosos en los tejidos del paciente, deben seguirse de manera estricta todos los protocolos de bioseguridad que garanticen que no se transmita la infección.

En casos eventuales, ante la imposibilidad de lograr la colaboración del paciente para la toma de la radiografía, deberá considerarse, luego de un análisis de cada caso en particular, reemplazar la toma intraoral por una extraoral o acudir a los procedimientos de sedación suave en el niño.

LA RADIOGRAFÍA INTRAORAL EN NIÑOS

Un examen radiográfico dental completo del paciente pediátrico debe mostrar el periápice dental y su relación con el germen del diente sucedáneo, la región cervical dental y las regiones proximales coronarias. Para ello pueden utilizarse proyecciones intraorales de tres tipos: periapicales, coronales y oclusales.

Las placas radiográficas intraorales, tanto análogas como digitales, tienen varias presentaciones según su uso y dimensiones (Figuras 5.5 y 5.6). Las más utilizadas en pacientes pediátricos son las de tamaño 0 (22 × 35 mm), especiales para uso en niños pequeños, y tamaño 2 estándar (31 × 41 mm). En casos eventuales se usan las placas oclusales (57 × 76 mm) para proyecciones de arcadas superior o inferior, siempre que quepan dentro de la boca y no sean incómodas para el paciente. Las recomendaciones de uso de los diferentes tamaños de placa fueron establecidas según la edad y la dentición del niño, y se tratarán más adelante en este capítulo.

Algunas recomendaciones técnicas generales para la exploración radiográfica intraoral del paciente pediátrico son las siguientes:

- Sentar al paciente con comodidad en el sillón dental con la cabeza apoyada sobre este, plano oclusal paralelo al piso y chaleco plomado colocado en forma adecuada.
- Preferir el uso de placas digitales de fósforo fotoestimulable (PSP), para comodidad del paciente y del operador, y para usar tiempos de exposición cortos.
- Elegir factores de exposición teniendo en cuenta tamaño y grosor de los tejidos óseos y dentales del niño.
- Reducir la exposición entre un 50% y un 25% en niños menores o mayores de diez años,

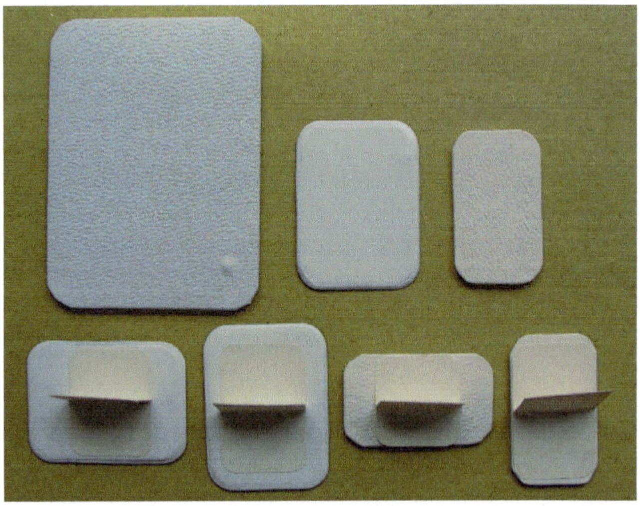

Figura 5.5: En la parte superior de la fotografía se aprecian, de izquierda a derecha, las películas para proyecciones oclusales, periapicales estándar y periapicales pediátricas, respectivamente. En la parte inferior se observan las películas para proyecciones de aleta de mordida, de uso estándar y pediátrico, tanto para tomas horizontales como verticales

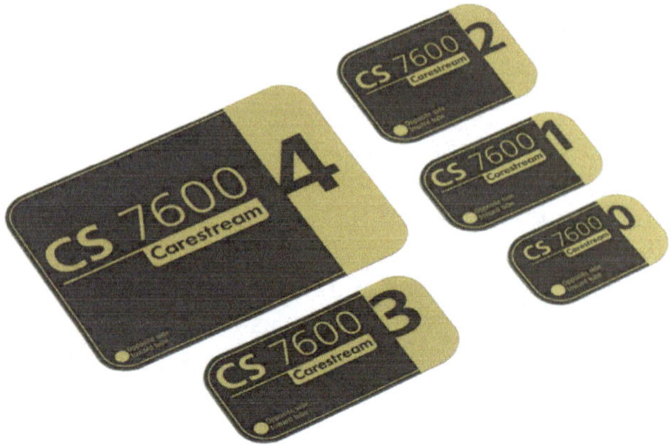

Figura 5.6: La fotografía muestra diferentes tamaños de placas de Fósforo fotoestimulable (PSP). Las #0 y #1 para uso periapical pediátrico. La #2 para uso periapical en adultos. La # 3 para uso coronal. La #4 para uso oclusal.

respectivamente, en comparación con la exposición utilizada en la exploración de un paciente adulto. Tener en cuenta que en la actualidad en el exposímetro de los equipos periapicales se puede elegir la opción de tiempo de exposición para placa análoga o placa digital, e igualmente se puede seleccionar ese tiempo según la contextura del paciente (Figura 5.7).

- Seguir todas las directrices de bioseguridad tendientes a salvaguardar la salud del paciente y el operador.
- Llevar el receptor de imagen a la boca del niño evitando traumatismos sobre los tejidos blandos, como el piso de la boca y el velo palatino, y los tejidos duros, como la concavidad anterior palatina y la curvatura lingual anterior mandibular. El tamaño del receptor de imagen se elige de acuerdo con la dimensión de los tejidos dentales y la edad del paciente.
- Para tomar proyecciones periapicales o de aleta de mordida, usar dentro de lo posible portaplacas y posicionadores de paralelismo del haz de radiación, que favorecen la comodidad del paciente y la calidad de la imagen radiográfica.
- Solicitar al paciente que retire objetos removibles intrabucales y anteojos antes de la exploración, y explicarle con claridad el procedimiento y las posibles molestias que causa, sin mencionar la palabra dolor, para no predisponer al niño.
- No comenzar la exploración radiográfica por la zona molar, que es la más incómoda para el niño y es más probable que genere reflejo nauseoso.

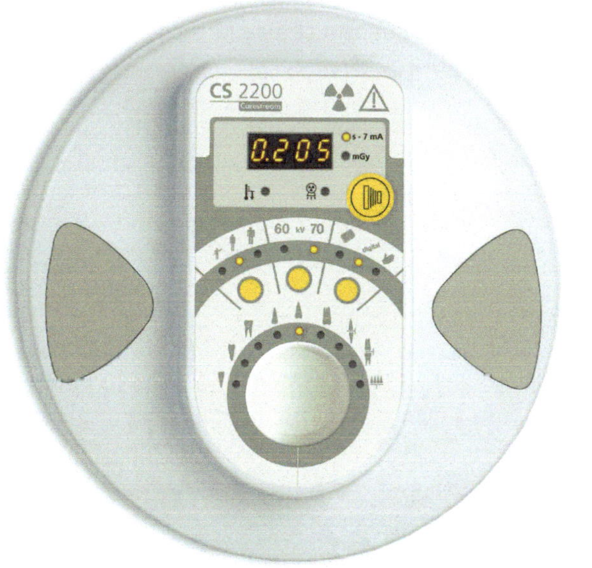

Figura 5.7: La fotografía muestra un exposímetro en el que se observan los íconos que indican condiciones de exposición para diferentes tipos de placa, diferentes contexturas del paciente y diferentes zonas dentaria (CS 2200 Carestream®).

- Vigilar al niño durante la exposición para verificar que no lleve a cabo ningún movimiento y hablarle mientras dure el examen, con el propósito de reforzar las instrucciones de cooperación y elogiarlo por su colaboración.
- Realizar la exploración durante el mínimo tiempo posible y con la máxima eficiencia.

Proyección periapical

Permite visualizar el diente completo y los tejidos alrededor del ápice: espacio del ligamento periodontal, lámina dura, apófisis alveolar y hueso esponjoso, en su relación superoinferior y anteroposterior.

Requiere posicionamiento correcto de película y haz de radiación para reproducir con fidelidad la forma y el tamaño de los tejidos.

La técnica paralela es la más recomendada para tomar radiografías periapicales por ser reproducible, reducir la distorsión y favorecer la definición de la imagen. Consiste en colocar la placa radiográfica paralela al eje longitudinal dental y hacer incidir el haz de radiación en ángulo recto respecto de la película y el diente, para lo que se requiere un soporte de película con anillo posicionador del tubo y una distancia fuente-objeto larga (Figura 5.8 A y B).

Cuando se usa la técnica paralela, la colocación intraoral del soporte de película puede resultar incómoda para el paciente pediátrico. Con frecuencia en niños menores de cinco años es difícil colocar el soporte intraoral de película de manera adecuada debido a su tamaño y rigidez. Esta situación se suma a que a esta edad el paciente por lo general se muestra ansioso frente a la exploración y suele ser poco cooperador. Por lo anterior, en estos pacientes se prefiere usar la técnica de bisectriz del ángulo.

En niños mayores de cinco años es muy probable que pueda usarse la técnica paralela. Para ello es preciso explicar con claridad al paciente las condiciones de la exploración y obtener así su cooperación para colocar de manera apropiada el soporte intraoral de película (Figura 5.9 A, B y C). En la zona de molares inferiores puede resultar más cómodo llevar la película mediante el portaplaca intraoral Snap-A-Ray (Figura 5.9 D), por las características anatómicas regionales del niño, como la poca profundidad del piso de la boca y la presencia de la lengua.

Otra manera de tomar radiografías periapicales es aplicar la técnica del ángulo bisectriz, que consiste en dirigir el haz de radiación en ángulo recto respecto de un plano imaginario que divide en dos ángulos iguales el formado entre el eje longitudinal dental y el eje de la placa, con el fin de evitar distorsiones de la longitud de los dientes radiografiados (Figura 5.10).

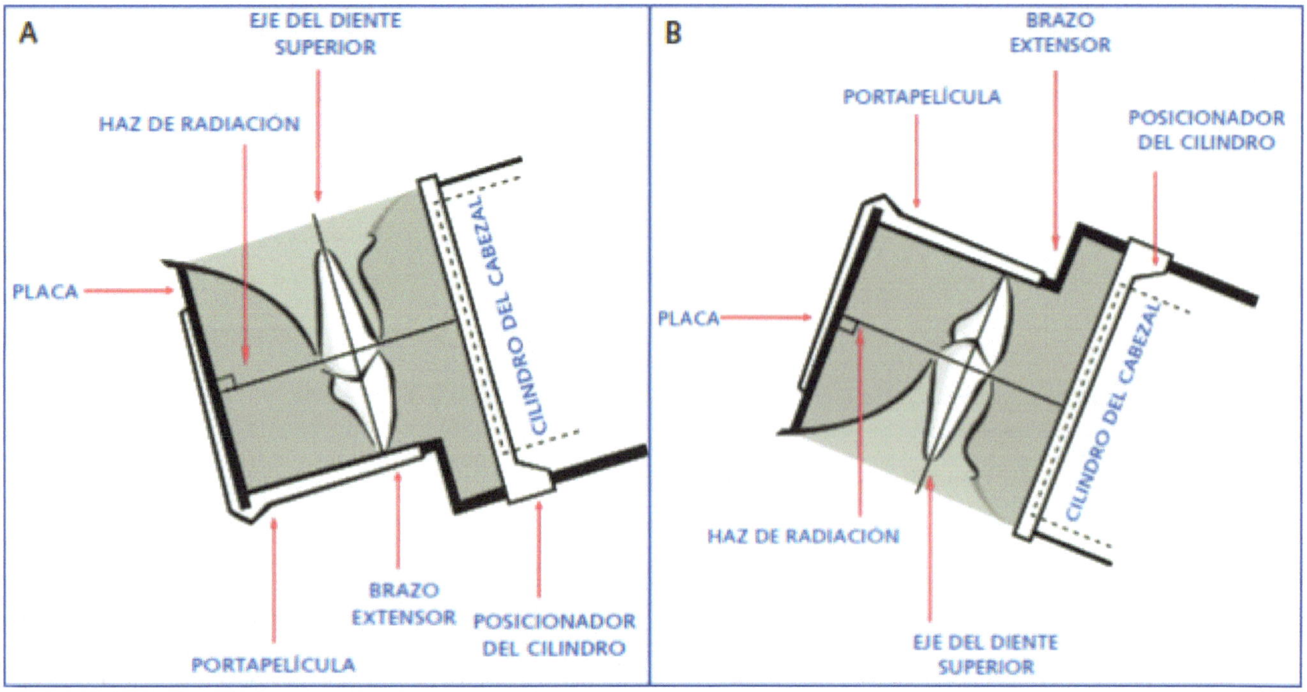

Figura 5.8: El paralelismo entre el eje mayor dental y la película, así como la incidencia del haz de radiación en ángulo recto respecto de estos son característicos de la técnica paralela. La distorsión geométrica que pueda producirse en la imagen radiográfica a causa del aumento de la distancia diente-placa se compensa con el aumento de la distancia fuente-objeto. **A.** Soporte de película colocado para toma de radiografía periapical del maxilar superior. **B.** Soporte de película colocado para toma de radiografía periapical del maxilar inferior.

El paciente sostiene la placa sobre el paladar o el piso de la boca y la une con su dedo a los tejidos a radiografiar (Figura 5-11 A a C). La placa también puede sostenerse con un soporte de película Snap-A-Ray y el cilindro se coloca a no más de 2 cm de distancia de la piel del paciente (Figura 5.9 D). La técnica del ángulo bisectriz no se considera reproducible porque en la práctica resulta difícil estimar con precisión la bisectriz, por lo que con frecuencia se generan distorsiones de la longitud dental en la imagen radiográfica.

En promedio, la angulación vertical (relación entre el eje longitudinal dental y la dirección del haz de radiación) recomendada para las diferentes zonas dentales cuando se usa la técnica del ángulo-bisectriz son las que se observan en el Cuadro 5.1.

La angulación vertical puede ser positiva (+) o negativa (–). La primera significa que el cilindro del equipo de rayos X se orienta hacia arriba. La segunda implica que el cilindro del equipo de rayos X se orienta hacia abajo (Figura 5.12).

Tanto la técnica paralela como la de bisectriz requieren que la angulación horizontal (relación entre el eje horizontal dental y la dirección del haz de radiación) sea 0° (cero), es decir que el eje horizontal del cilindro esté paralelo al eje horizontal del diente. Esta condición se logra con facilidad cuando se utilizan portaplacas con posicionadores de anillo para el cilindro, pero es difícil de precisar cuando se usa la técnica de bisectriz del ángulo (Figura 5.13).

Juego periapical en niños

Es poco frecuente que se ordenen juegos periapicales en pacientes pediátricos teniendo en consideración que para reducir la exposición a radiación, la imagen de primera elección es la radiografía panorámica sobre la que se analizará la necesidad de tomar periapicales localizadas en las zonas de interés diagnóstico particular. Sin embargo, en los casos en los que sea inminente la toma de juegos periapicales, es preciso tener en cuenta las sugerencias que se indican a continuación.

Cuadro 5.1: Guías generales de angulación vertical para técnica de bisectriz del ángulo

Dientes	Angulación vertical maxilar (en grados)	Angulación vertical mandibular (en grados)
Incisivos	+45 a +50	-20 a -25
Caninos	+50 a +55	-15 a -20
Premolares	+30 a +35	-10 a -15
Molares	+25 a +30	-5 a 0

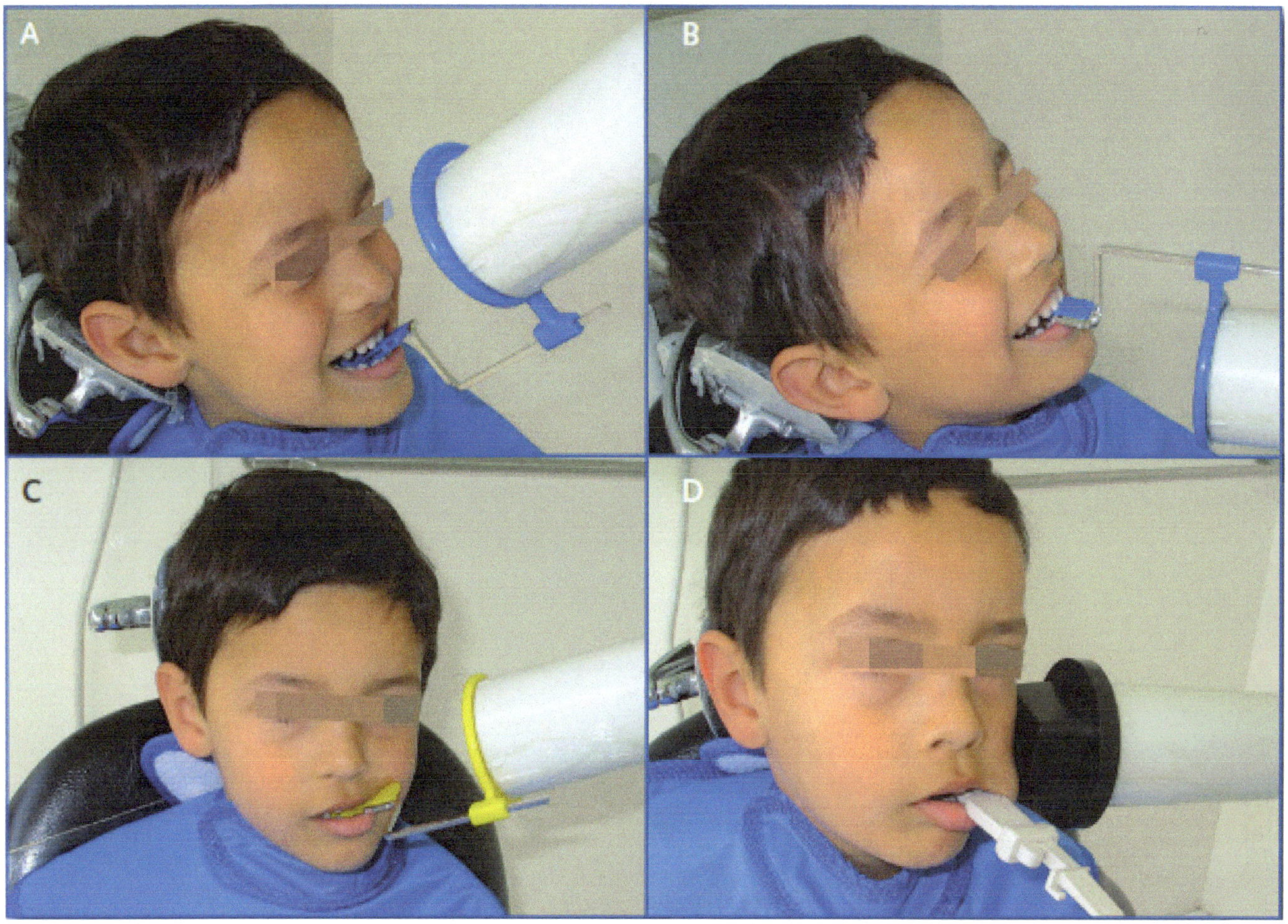

Figura 5.9: A, B y C. Paciente pediátrico con aditamentos de paralelismo colocados para la toma de radiografías periapicales de las zonas anterior superior, anterior inferior y posterior superior, respectivamente (Sistema XCP de DENTSPLY-RINN). **D.** Paciente pediátrico con un portaplacas intraoral Snap A-Ray para la toma periapical de molares inferiores

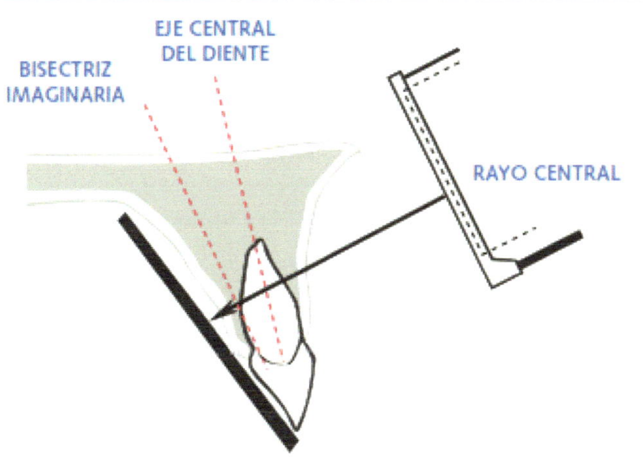

Figura 5.10: El ángulo formado entre el eje dental y la placa radiográfica, debido a las condiciones anatómicas de los tejidos óseos de la boca del niño, así como la incidencia del haz de radiación perpendicular a la bisectriz de ese ángulo son característicos de la técnica de la bisectriz del ángulo

El número y el tamaño de las placas del juego periapical en el paciente pediátrico dependen del tamaño de las estructuras anatómicas a radiografiar. Para niños con dentición temporal (3 a 6 años), el examen radiográfico intraoral recomendado consta de dos proyecciones periapicales anteriores (superior e inferior) en placas tamaño Nº 2, cuatro proyecciones periapicales posteriores y dos proyecciones coronales o de aleta de mordida en placas Nº 0 (Figura 5.14).

Si hay interés particular en la visualización de los dientes caninos, se recomienda radiografiar la zona anterior con placas de tamaño 0. De esta manera el juego periapical consta de 12 placas (Figura 5.15). Este mismo esquema se sigue para tomar juegos periapicales en niños con dentición mixta (7 a 12 años). En este caso se toman dos proyecciones periapicales anteriores para incisivos en placas Nº 0 o Nº 2, según el tamaño dental; cuatro proyecciones periapicales para caninos en placas tamaño Nº 0 o Nº 2, según el tamaño dental; cuatro

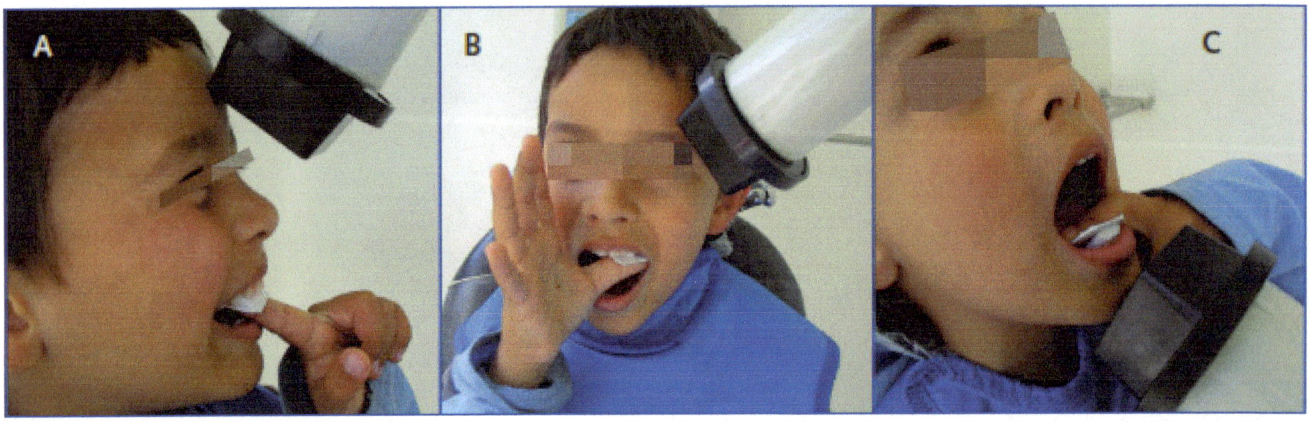

Figura 5.11: A. El paciente sostiene la placa para la toma de una radiografía periapical de incisivos superiores. **B.** El paciente sostiene la placa para la toma de una radiografía periapical de molares. **C.** El paciente sostiene la placa para la toma de una radiografía periapical de incisivos inferiores. En las tres tomas se usó colimador universal rectangular de DENTSPLY-RINN

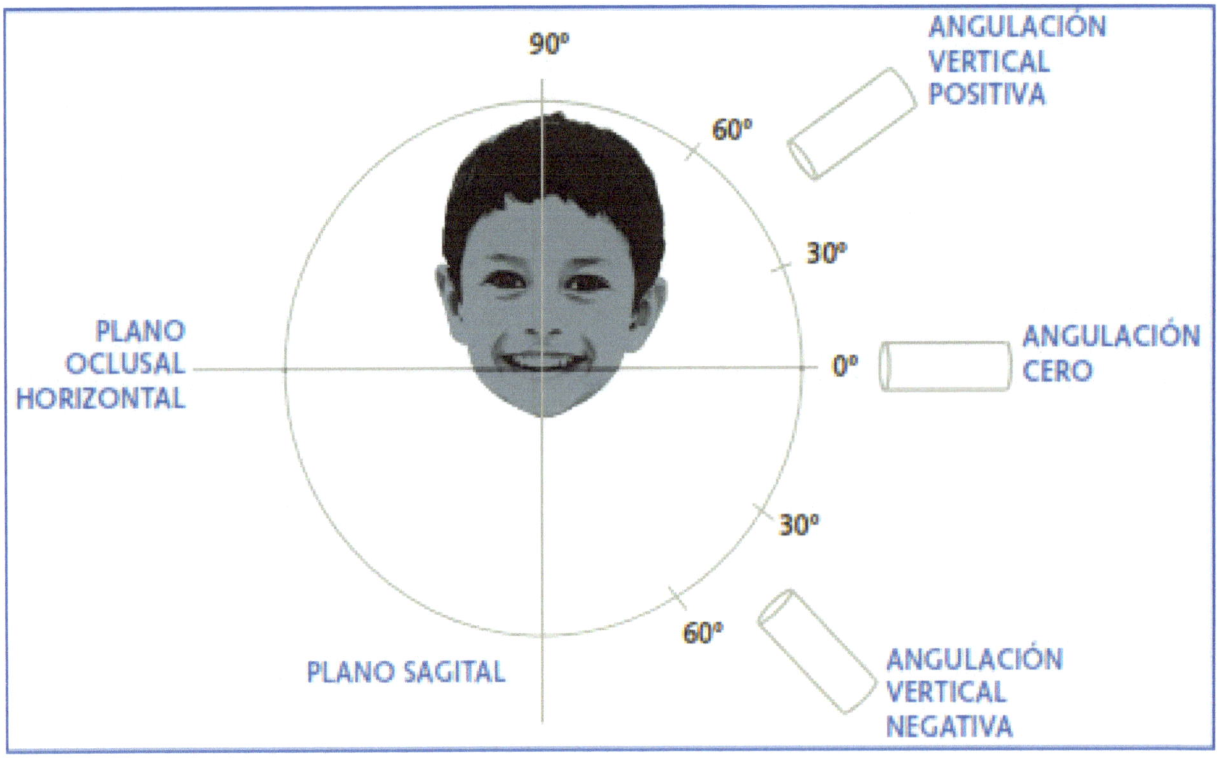

Figura 5.12: Esquema de angulaciones verticales para la técnica de la bisectriz del ángulo

proyecciones periapicales posteriores en placas Nº 2, y dos proyecciones coronales o de aleta de mordida en placas Nº 0.

Proyección coronal o de aleta de mordida

La técnica de aleta de mordida (*bite wing*), o técnica interproximal o coronal, se denomina de esta manera porque la placa radiográfica utilizada para la exploración tiene unida una aleta o lengüeta mordible de papel resistente por la parte sensible o plana del paquetillo radiográfico (Figura 5.16 A y B), que tiene como función estabilizar la placa durante la exposición a la radiación y proyectar las coronas de los premolares o los molares superiores de manera simultánea con las de sus antagonistas inferiores en una sola imagen. El haz principal de radiación incide de frente respecto del eje horizontal de los dientes, pasando a través de sus espacios proximales y con una angulación vertical aproximada de +10° (Figura 5.16 C y D).

La proyección de aleta de mordida se utiliza para examinar las superficies proximales de los dientes, las coronas dentales y el nivel óseo marginal en su relación superoinferior y anteroposterior. Es la técnica de elección para diagnosticar caries proximales de diferentes profundidades, que por efectos de distorsión son poco evidentes en radiografías periapicales o panorámicas.

Esta técnica requiere que la angulación horizontal sea muy precisa (Figura 5.13) para facilitar la observación de las superficies coronarias dentales sin superposiciones. La radiografía puede tomarse haciendo uso de la lengüeta mordible sobre la placa periapical de tamaño estándar o pediátrica, según el tamaño de las estructuras del niño, o puede recurrirse a un soporte de película con aleta mordible (Figura 5.16 A y C), cuyo uso por lo general resulta muy conveniente para el paciente pediátrico y facilita la exploración, lo que favorece la calidad de la imagen y disminuye el tiempo de examen. En niños menores de 12 años se recomienda tomar una sola radiografía de aleta de mordida para la región de dientes posteriores de cada lado. Para niños que superen esa edad, se sugiere tomar una placa de región de premolares y otra de región de molares, a cada lado.

La radiografía de aleta de mordida suele tomarse con la placa en sentido horizontal (Figura 5.17 A), para observar las coronas y las superficies dentales proxima-

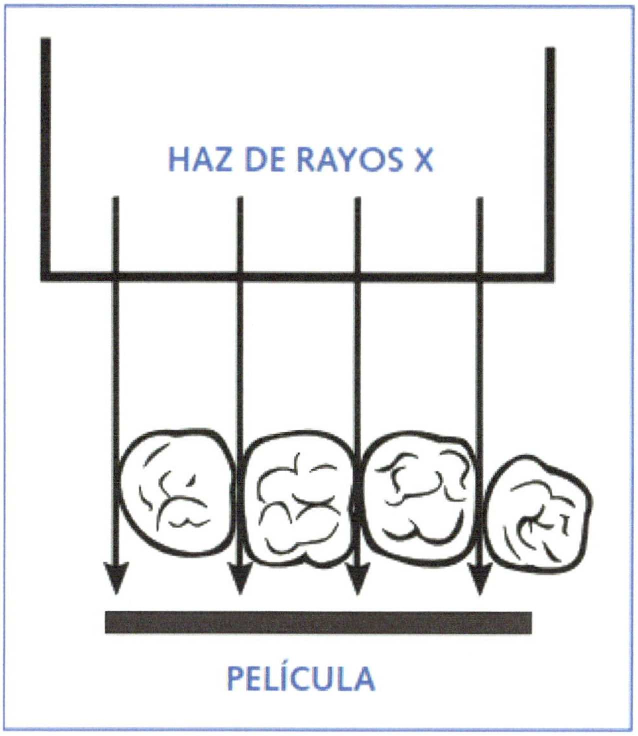

Figura 5.13: La angulación horizontal es la relación entre el eje horizontal de los dientes y la dirección del haz de radiación. Un valor de cero grados de angulación horizontal significa que el eje horizontal del cilindro está paralelo al eje horizontal de los dientes radiografiados y el haz de radiación incide a través de los espacios proximales de los dientes, evitando las superposiciones coronarias en la imagen radiográfica

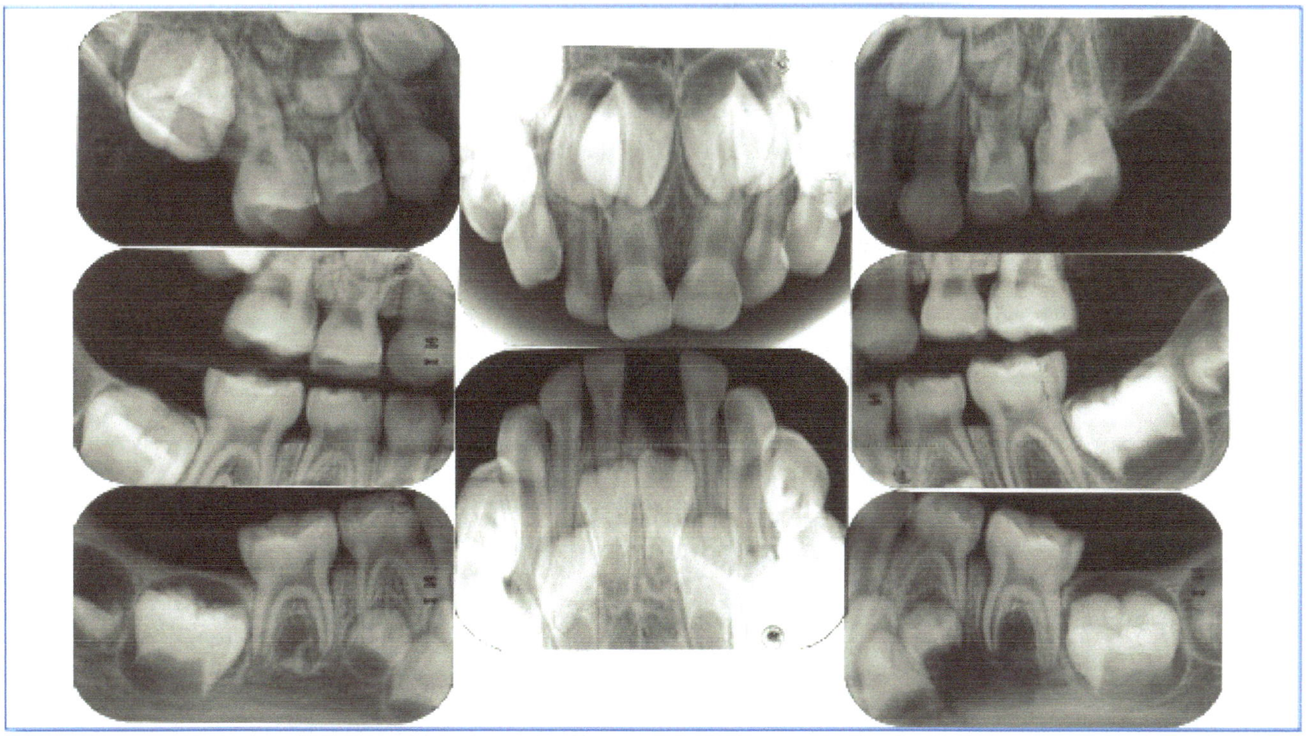

Figura 5.14: Juego periapical recomendado para niños de 3 a 6 años

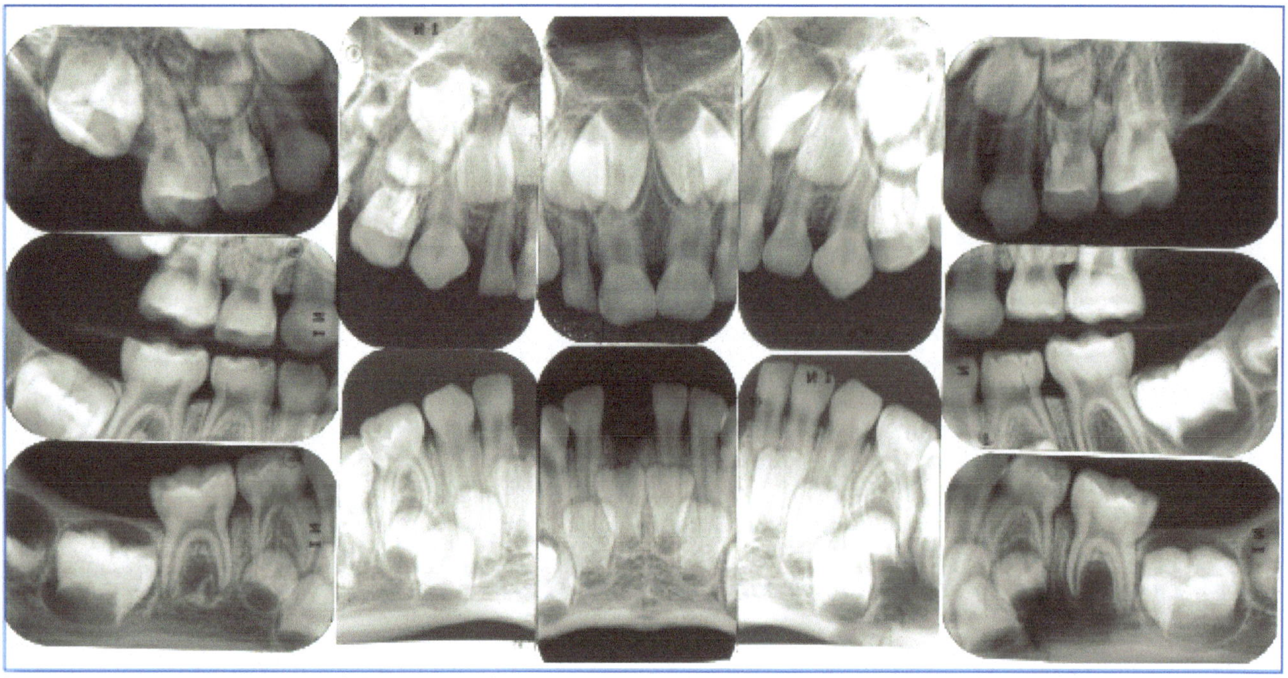

Figura 5.15: Juego periapical recomendado para niños de 3 a 6 años en caso de requerirse examen detallado de gérmenes de incisivos y caninos. Este mismo esquema se recomienda para niños con dentición mixta

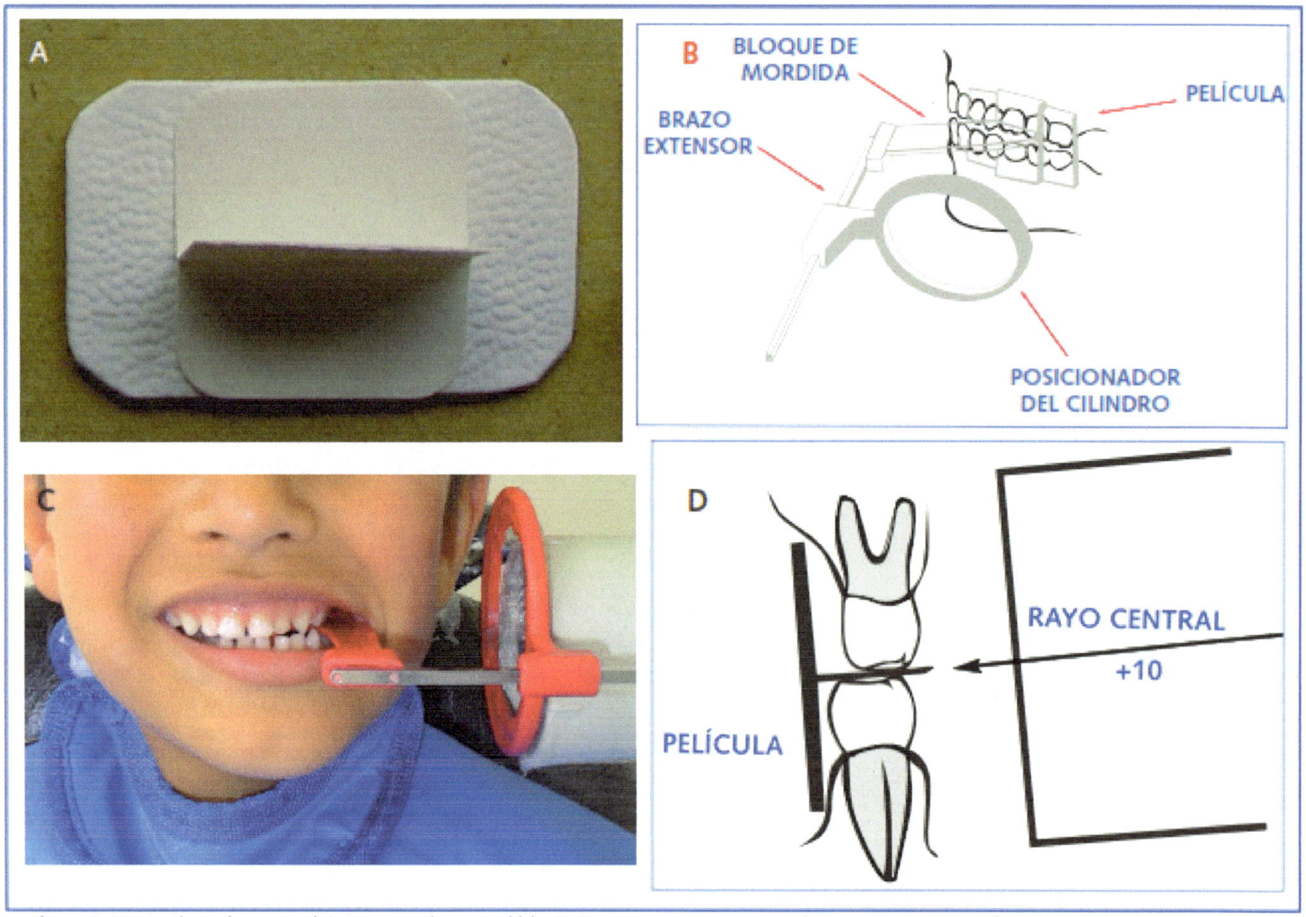

Figura 5.16: A. Placa de uso pediátrico con aleta mordible. **B.** Esquema que representa la manera como queda colocada la placa de aleta de mordida dentro de la boca del paciente. **C.** Paciente pediátrico con soporte de película en boca del sistema XCP (DENTSPLY-RINN), especial para toma de radiografías de aleta de mordida. **D.** Esquema del soporte de película dentro de la boca del paciente.

les (Figura 5.17 B), aunque en casos eventuales puede tomarse con la placa en sentido vertical (Figura 5.17 C), para observar con precisión el nivel óseo marginal o complementar la información acerca de la localización de gérmenes dentales permanentes y su relación con los dientes temporales (Figura 5.17 D).

Proyección oclusal

La radiografía obtenida mediante la técnica oclusal revela la imagen de las arcadas dentales superior o inferior, proyectadas desde una vista oclusal, lo que permite observar las estructuras anatómicas en su relación vestibulolingual o vestibulopalatina (Figura 5.18 A a D). Por esta razón la proyección oclusal es ideal para exploraciones radiográficas de localización, a menudo en combinación con proyecciones periapicales, que por su parte proporcionan una vista de las estructuras anatómicas en su relación superoinferior y anteroposterior.

Esta radiografía está indicada para localizar dientes supernumerarios o impactados, raíces y gérmenes dentales, cuerpos extraños en la mandíbula, sialolitos en los conductos del piso de boca de las glándulas salivales mayores submandibular y sublingual, así como para examinar parcialmente el contorno de los senos maxilares y la integridad ósea de las corticales maxilares y mandibulares en casos de trauma o de patologías que por su extensión no se visualicen completas en una imagen periapical. Asimismo, es de gran utilidad en pacientes que tengan apertura bucal disminuida que dificulte su exploración radiográfica con otras proyecciones intraorales.

Para tomar la radiografía oclusal se coloca la película sobre las superficies oclusales dentales, con cuidado de que la cara sensible de la placa se oriente hacia el arco dental explorado. El haz de radiación se dirige a la película pasando a través del tejido maxilar o mandibular,

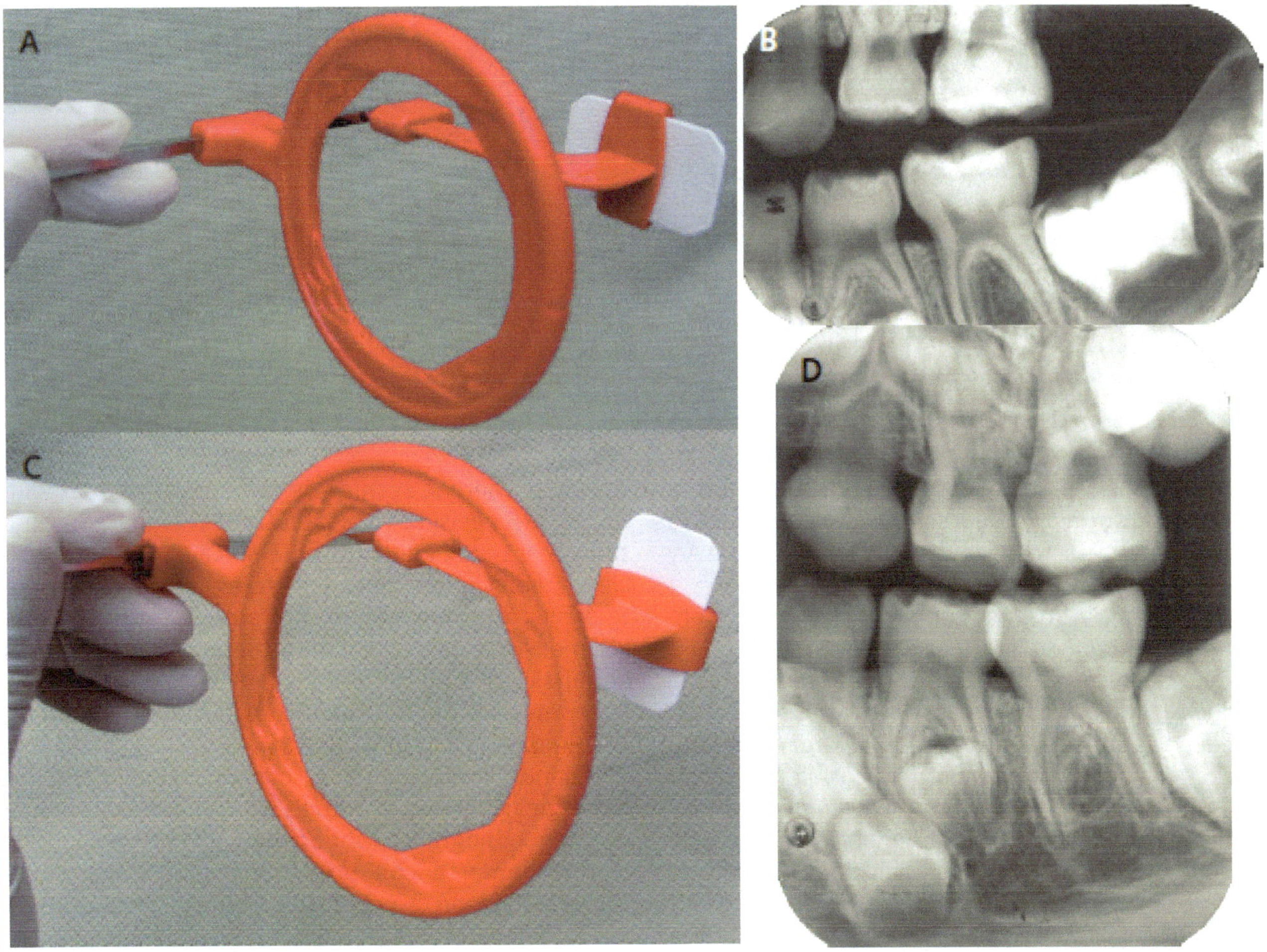

Figura 5.17: A. Posicionador de placa horizontal con anillo localizador. **B.** Imagen radiográfica de aleta de mordida convencional. **C.** Posicionador de placa vertical con anillo localizador. **D.** Imagen radiográfica de aleta de mordida vertical. Aditamentos DENTSPLY –RINN

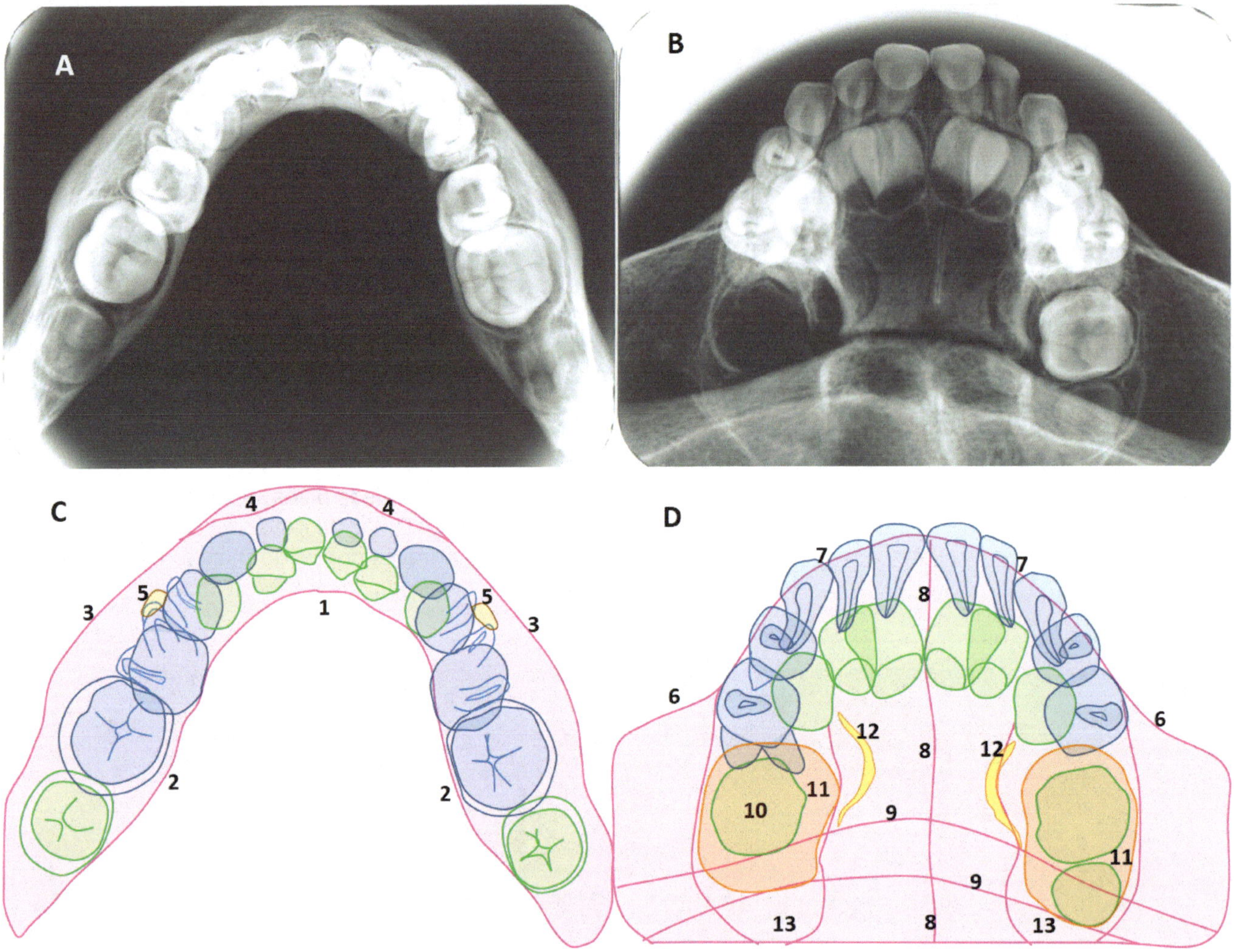

Figura 5.18: A.Radiografía Oclusal inferior B. Radiografía Oclusal superior C. Anatomía observable en la radiografía oclusal inferior: 1. Zona de Apófisis Geni 2. Reborde óseo interno 3. Reborde óseo externo 4. Sínfisis mentoniana 5. Agujero Mentoniano D. Anatomía observable en la radiografía oclusal superior: 6. Hueso Malar 7. Reborde alveolar anterior 8. Sutura intermaxilar 9. Corticales del Hueso frontal 10. Cripta ósea 11. Seno maxilar 12. Surco palatino medial 13. Tuberosidad Maxilar

con una angulación vertical entre +65° y +90°, según se requiera una proyección de las arcadas en perspectiva oblicua o transversa, respectivamente (Figuras 5.19 A y B, y 5.20 A y B).

La radiografía oclusal se toma de manera convencional en una placa de 57 × 76 mm (Figuras 5.5 y 5.6), cuyo tamaño permite proyectar en la imagen la arcada superior o la inferior completas.

En el paciente pediátrico, debido al tamaño pequeño de sus estructuras anatómicas, es posible que se requiera ubicar la placa en boca con su eje mayor vertical o, en ocasiones, usar una placa periapical, en caso de que se precise examinar solo un segmento localizado de la arcada (Figura 5.21 A y B).

En la actualidad la radiografía oclusal se utiliza poco, porque para la observación de las dimensiones vestibulolingual o vestibulopalatina de dientes y huesos, se prefiere la técnica de tomografía de haz cónico, por su precisión y versatilidad. Sin embargo, como se indicará más adelante en este capítulo, la exposición a radiación para el paciente es considerablemente mayor en comparación con radiografías intraorales bidimensionales, por lo tanto, se recomienda solo en aquellos casos en los que las imágenes convencionales no ofrezcan la información suficiente para definir la conducta terapéutica.

Cuando interesa ubicar con precisión dientes o gérmenes dentales, o ambos, de la región anterior, el examen radiográfico periapical convencional puede complementarse con proyecciones oclusales superiores e inferiores, y eventualmente resulta útil una radiografía lateral regional del proceso alveolar anterior (Figura 5.22 A a C), que puede adquirirse con un equipo periapical convencional en una placa intraoral

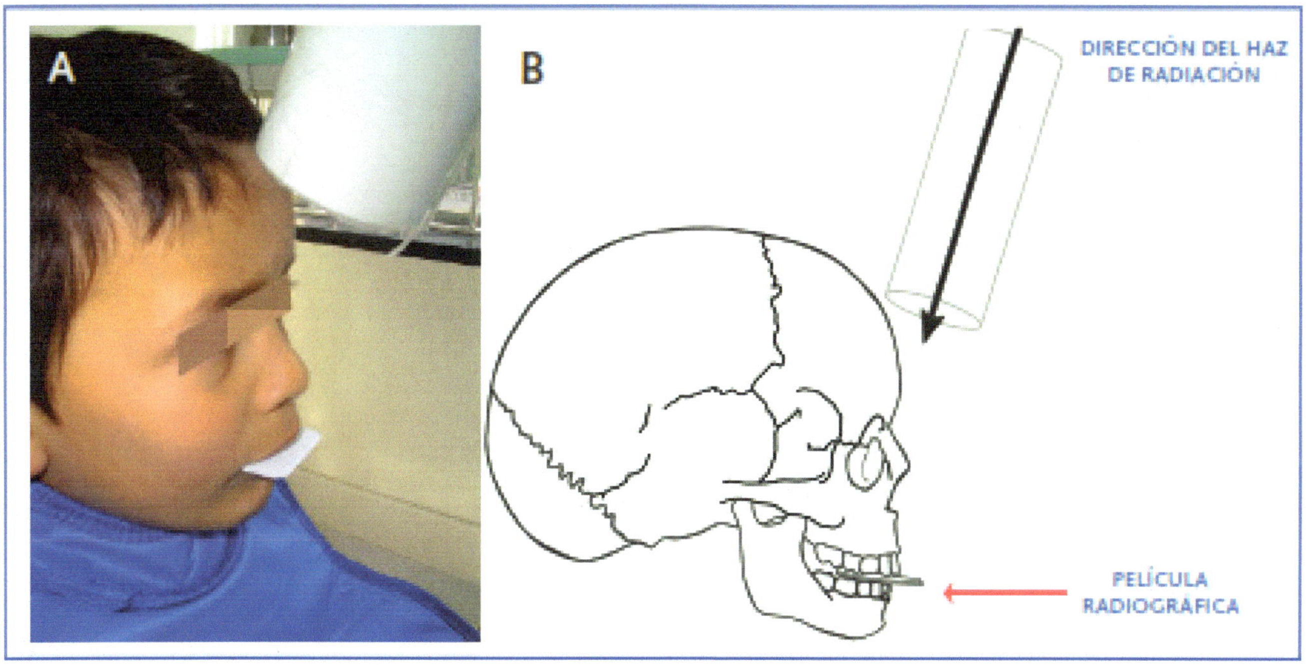

Figura 5.19: A. Colocación de placa radiográfica y cilindro en un paciente pediátrico para toma de radiografía oclusal superior transversal. **B.** Esquema de la técnica oclusal superior en vista lateral

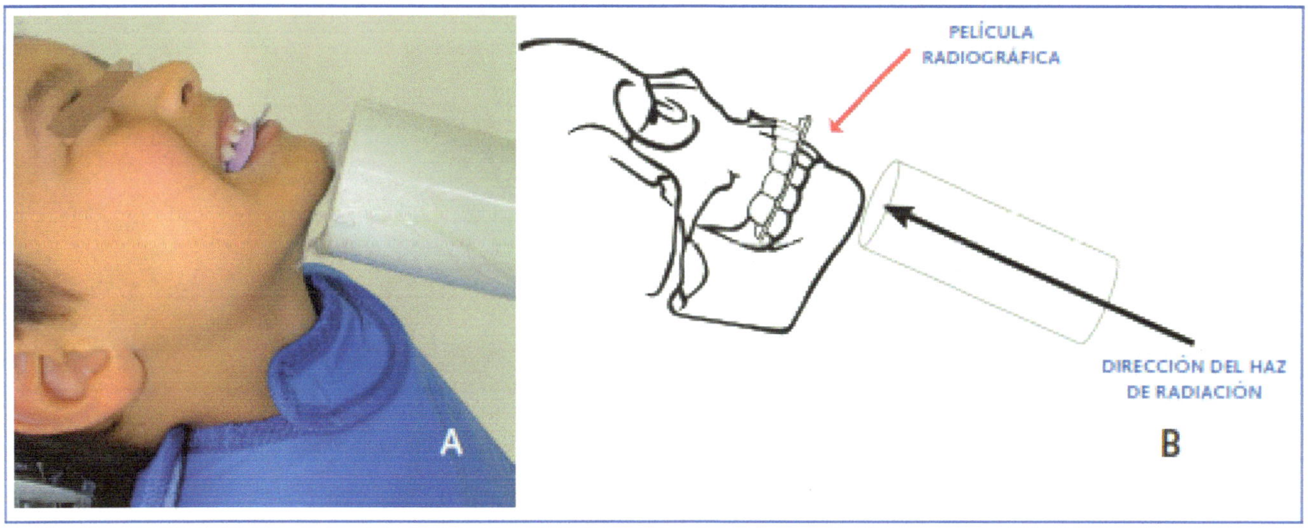

Figura 5.20: A. Colocación de placa radiográfica y cilindro en un paciente pediátrico para toma de radiografía oclusal inferior transversal. **B.** Esquema de la técnica oclusal inferior en vista lateral

de tamaño 2 o 4 en el sillón dental. Se ubica la placa unida a la piel del lado a explorar y el haz de radiación incide de manera contralateral y en dirección perpendicular a la placa. Esta proyección también puede resultar útil para diagnosticar fracturas de huesos propios nasales, espina nasal anterior o proceso alveolar anterior.

Otras proyecciones radiográficas extraorales que pueden tomarse en placas intraorales son la utilizada para sínfisis mentoniana y la lateral oblicua. La primera (Figura 5.23 A y B) se toma con el paciente sentado derecho en el sillón dental, se une una placa radiográfica intraoral a la sínfisis y se incide el haz principal a 65° o 70° en dirección a la estructura a radiografiar. Esta proyección permite observar la sínfisis libre de superposiciones, por lo tanto, sirve para observar fracturas óseas en esta región.

La proyección lateral oblicua (Figura 5.23 C y D) se

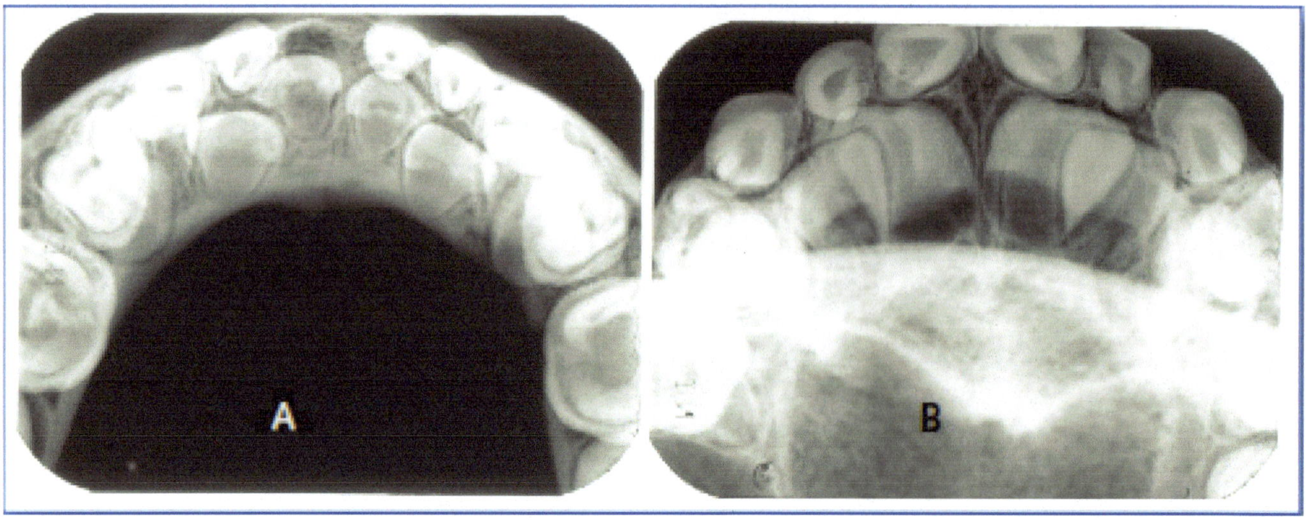

Figura 5.21: A. Radiografía oclusal parcial de la porción anterior mandibular. **B.** Radiografía oclusal parcial de la porción anterior maxilar. Ambas imágenes están tomadas en placas periapicales

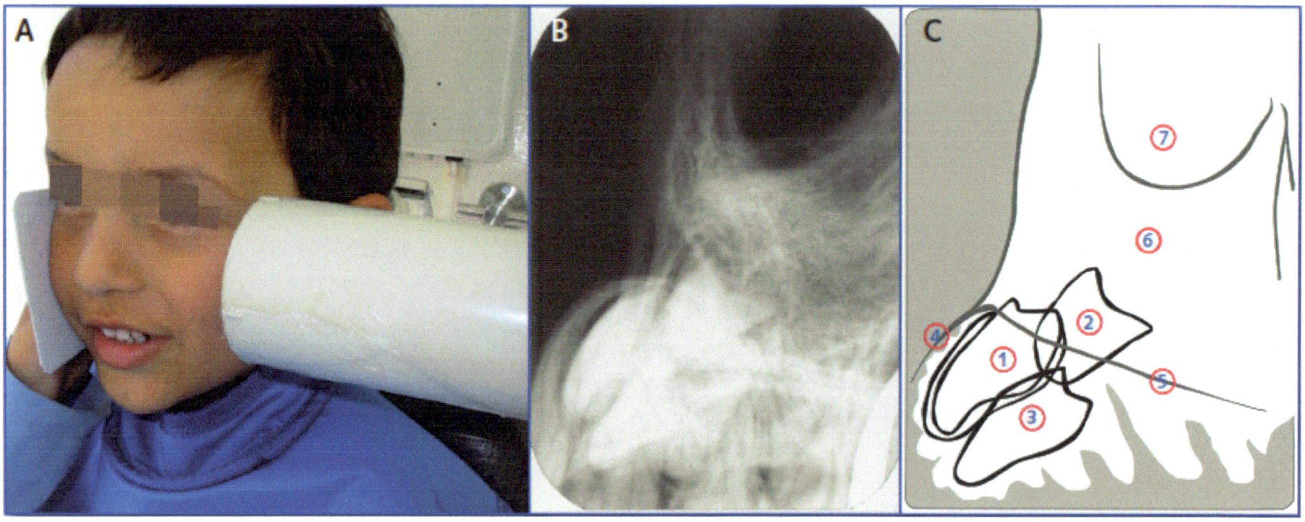

Figura 5.22: A. Proyección ortocéntrica. **B.** Proyección excéntrica

toma con el paciente sentado en el sillón dental, hiperextendido del cuello hacia el lado a radiografiar, con la placa unida a la mandíbula del mismo lado, haciendo incidir el haz de radiación de manera contralateral, por debajo del reborde mandibular en dirección de abajo hacia arriba con angulación aproximada de 25°. Es útil para observar patologías de cuerpo, rama y ángulo mandibular en caso de dificultarse la toma de una radiografía panorámica.

Estas dos últimas proyecciones son especialmente útiles en el paciente pediátrico con inflamación, dolor o apertura bucal disminuida, debido a que no requieren la incómoda colocación intraoral de la película.

LA RADIOGRAFÍA PANORÁMICA EN NIÑOS

La radiografía panorámica es una técnica radiográfica extraoral que se toma en un equipo denominado ortopantomógrafo (Figura 5.24), que proyecta una imagen plana general de ambos maxilares, ideal para el paciente pediátrico, considerando que su obtención se basa en un procedimiento sencillo que no ofrece mayores molestias para el niño, brinda amplia información diagnóstica al proyectar más estructuras anatómicas que una serie periapical completa y aporta al paciente una exposición relativamente baja en

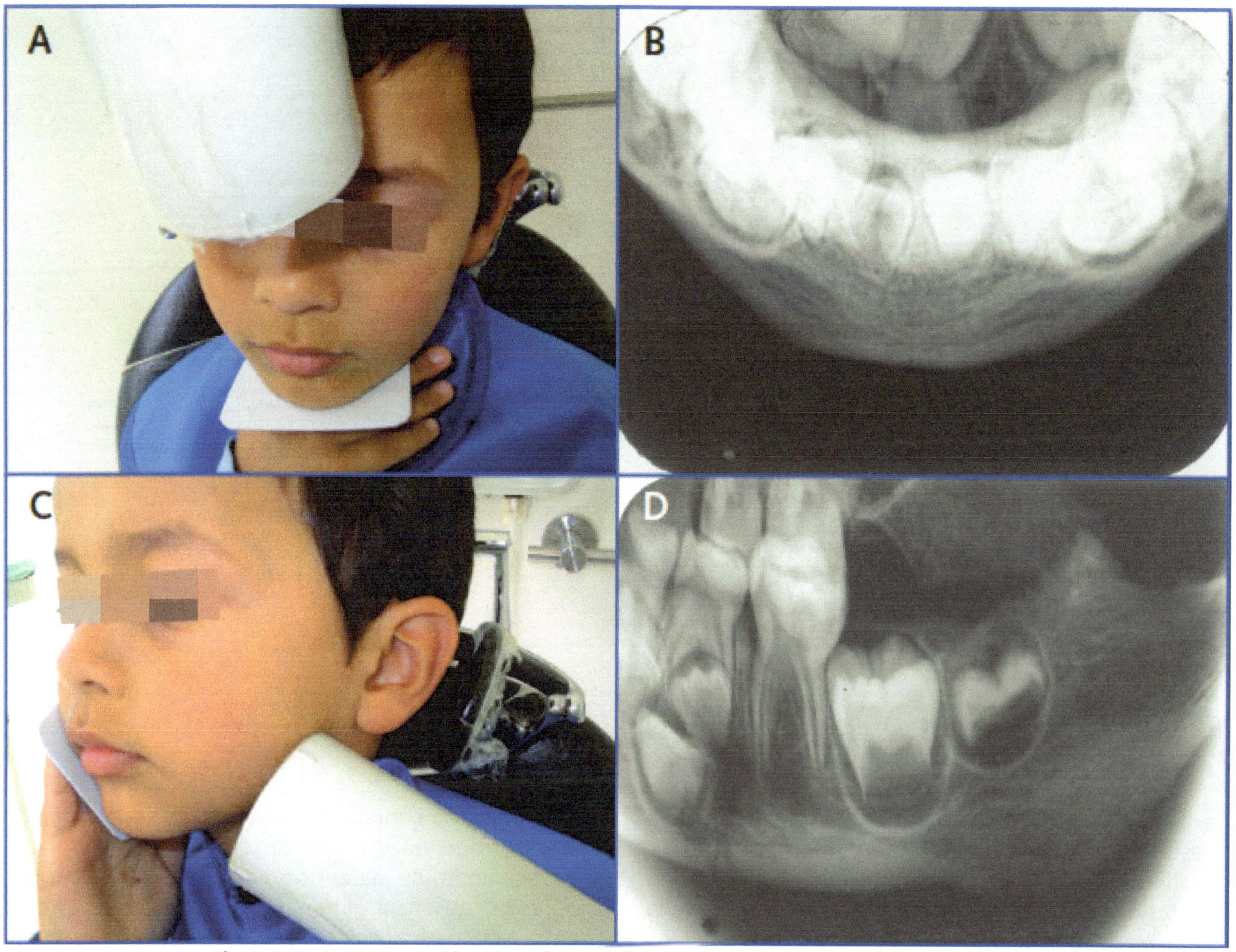

Figura 5.23: A y B. Proyección extraoral para sínfisis. C y D. Proyección extraoral lateral oblicua

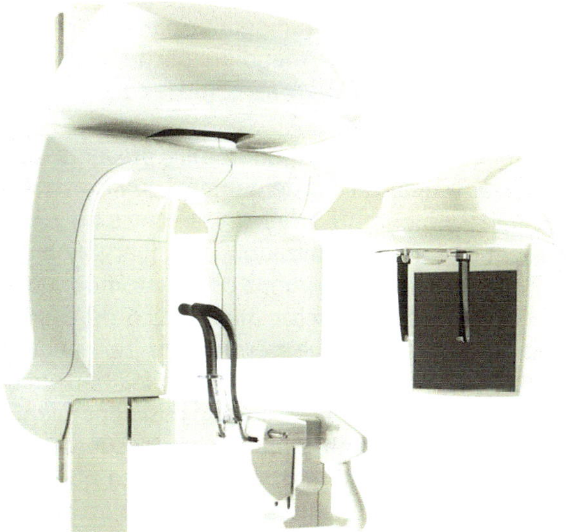

Figura 5.24: Ortopantomógrafo (CS 9000 Carestream ®) para toma de radiografías panorámicas con brazo extensor para la toma de radiografías craneales cefalométricas

comparación con las radiografías intraorales (2,7 μSv a 24,3 μSv para una radiografía panorámica digital; 129 μSv a 170,7 μSv para un juego periapical completo con placa digital o convencional F y colimación redonda; 34 μSv para un juego periapical completo con placa digital o convencional F y colimación rectangular). En la actualidad los ortopantomógrafos brindan la posibilidad de recortar o colimar el campo irradiado, y generar imágenes que se limitan al tamaño de los maxilares del niño o al área de interés, lo que reduce en grado significativo la exposición.

La técnica panorámica es rotacional (Figura 5.25 A). El cabezal del tubo de rayos X y la película rotan en forma sincrónica y en sentidos opuestos alrededor del paciente inmóvil durante la exposición, utilizando un haz de radiación de 5 mm de ancho en forma de abanico que realiza un barrido que dura entre 12 y 15 segundos; pasa a través de los tejidos del paciente y genera en la placa múltiples impresiones lineales de cada segmento del

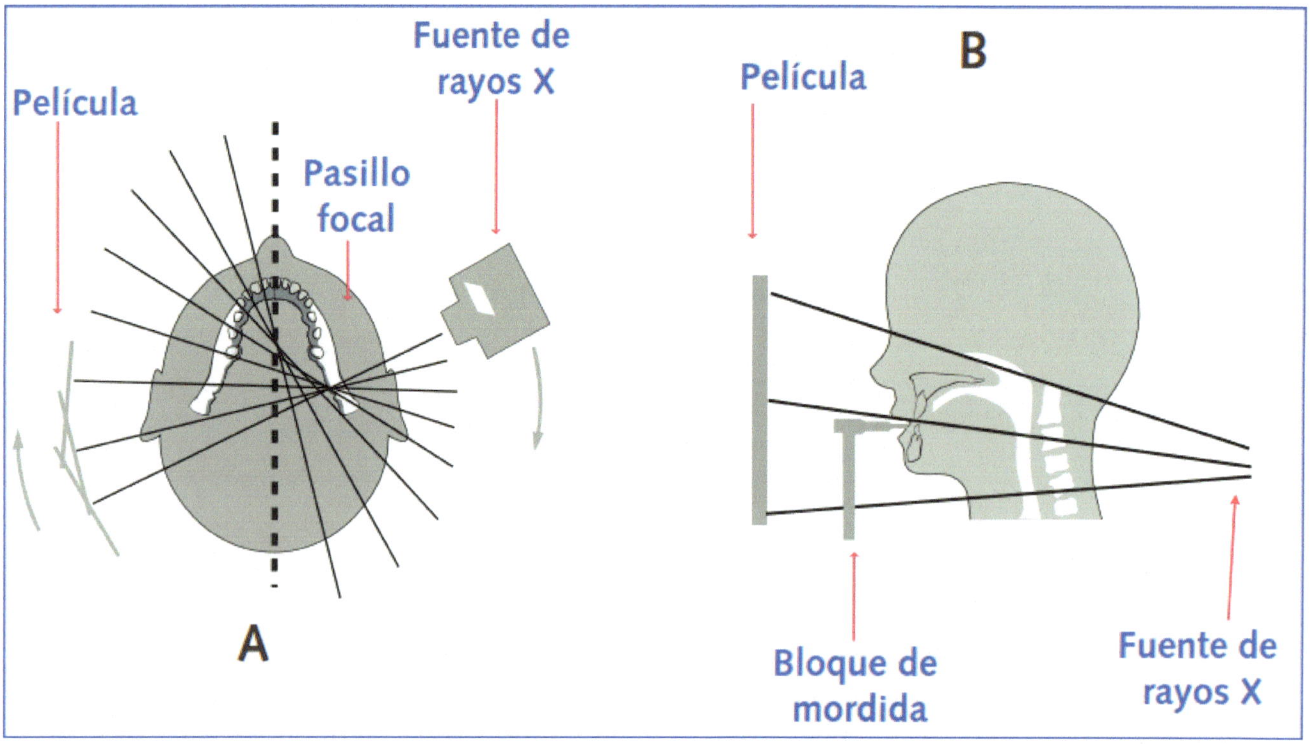

Figura 5.25: A. Esquema de la rotación del haz de radiación y la película alrededor del cráneo del paciente. **B.** Vista lateral donde se muestra la forma del haz de radiación y la forma como el paciente ocluye borde a borde en el segmento anterior

maxilar, que al final se combinan en una sola imagen de las estructuras óseas y dentales que conforman los maxilares. El proceso que involucra movimiento simultáneo del haz de radiación y la película radiográfica permite la obtención de imágenes en capas o cortes de los tejidos y se denomina tomografía; de ahí que la radiografía panorámica se denomine también ortopantomografía. En el caso de la toma de este tipo de imagen en el paciente pediátrico, el tiempo prolongado de exposición podría eventualmente limitar el resultado óptimo de la radiografía en los casos en los que no se logre la colaboración del paciente para mantenerse inmóvil durante esa exposición. Este puede ser el caso de muchos niños, en especial los menores de 5 años, quienes a menudo por ansiedad, curiosidad, temor o porque no comprenden las instrucciones del técnico, mueven la cabeza, los labios o la lengua durante la exploración.

En el transcurso del examen el paciente ocluye borde a borde sobre un bloque anterior de mordida (Figura 5.25 B), lo que favorece que ambos maxilares queden ubicados sobre la zona o pasillo de enfoque del equipo donde se proyectan con mayor precisión las estructuras radiografiadas. Las estructuras ubicadas por fuera del pasillo focal no se proyectan en la panorámica; de esta manera se genera la imagen de una sección de enfoque de los maxilares, libre de superposiciones de la anatomía vecina.

La radiografía panorámica está indicada en los casos en que se requiera diagnosticar el estado de desarrollo y crecimiento de la dentición en el niño, así como la presencia, la ausencia, el tamaño o la localización de estructuras anatómicas o patologías óseas o dentales, o de ambos tipos, no observables en radiografías intraorales, así como para evaluar el nivel óseo marginal. La rica anatomía observable en la radiografía panorámica abarca las regiones nasomaxilar, mandibular y de la articulación temporomandibular (ATM), así como la columna cervical (Figura 5.26 A y B).

La imagen radiográfica panorámica presenta una distorsión por amplificación del tamaño de las estructuras proyectadas –inherente a la técnica– entre un 20% y un 30%, según el equipo utilizado. Sin embargo, en el presente los *softwares* de algunos ortopantomógrafos digitales cuentan con un factor matemático de corrección de esa amplificación, que permite realizar mediciones 1:1 sobre la imagen haciendo uso de las herramientas disponibles para ello. Los errores de posicionamiento del paciente en el ortopantomógrafo, con frecuencia provocan distorsiones de la imagen radiográfica que pueden interferir en el rendimiento diagnóstico; para evitarlo es esencial el alineamiento horizontal del plano facial de Frankfurt (entre los puntos infraorbitario-tragus) y el posicionamiento del plano facial sagital medio sobre la guía láser vertical del equipo durante la exposición.

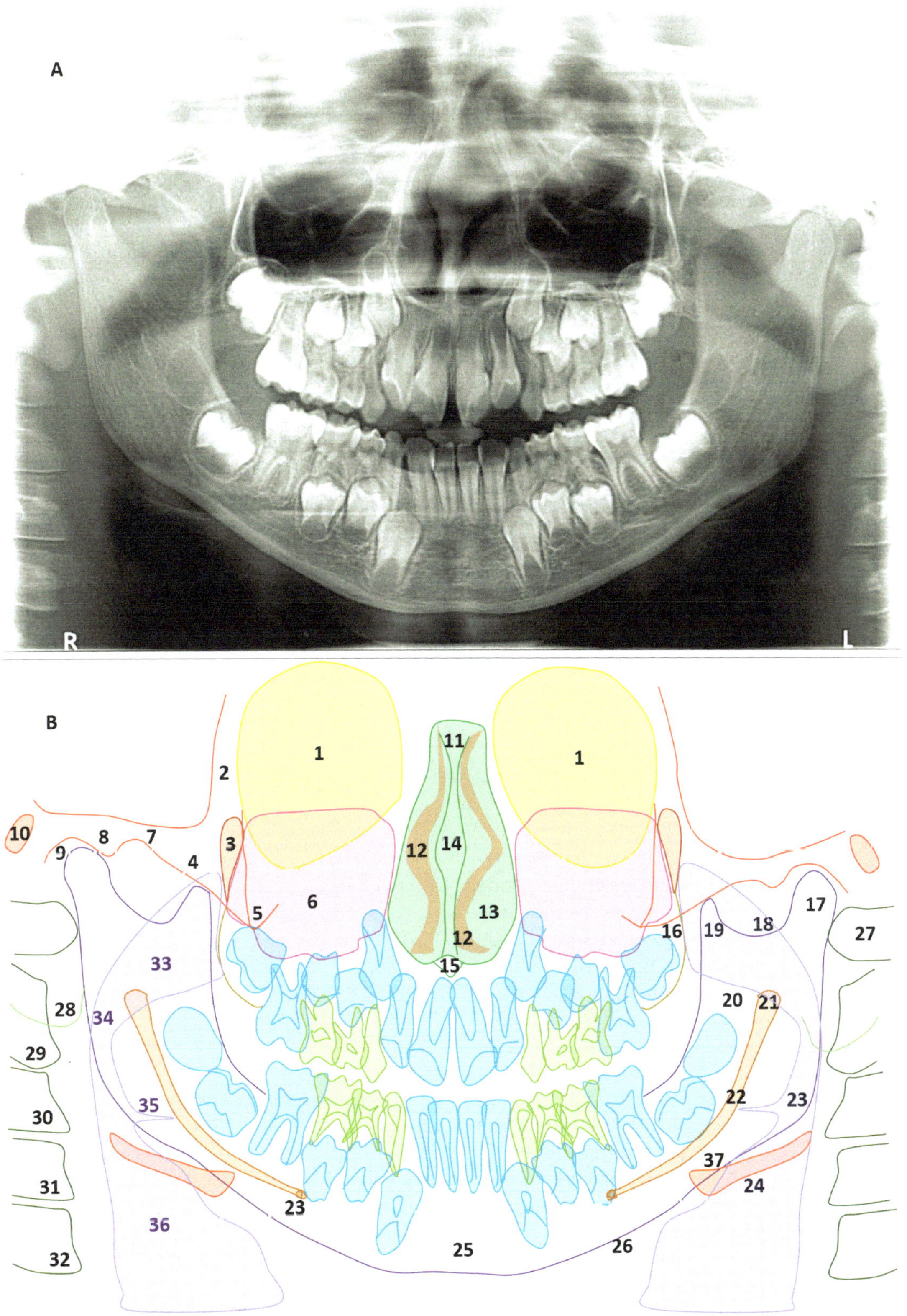

Figura 5.26: A.Radiografía panorámica B. Trazado de estructuras anatómicas, en verde dientes temporales, en azul dientes permanentes 1. Órbitas 2. Pared lateral orbitaria 3. Fisura Pterigopalatina 4. Hueso Malar 5. U malar 6. Seno maxilar 7. Arco cigomático 8. Eminencia articular 9. Fosa Glenoidea 10. Agujero auditivo externo 11. Fosas nasales 12. Meatos nasales 13. Cornete nasal inferior 14. Tabique nasal 16.Tuberosidad maxilar 17. Cóndilo mandibular 18. Escotadura sigmoidea 19. Apófisis Coronoides 20. Rama mandibular 21. Língula mandibular 22. Canal mandibular 23. Ángulo mandibular 24. Hueso Hioides 25. Sínfisis 26. Línea basal mandibular 27. Tubérculo anterior del Atlas 28. Lóbulo de la Oreja 29. Cuerpo de segunda vértebra cervical 30. Cuerpo de tercera vértebra cervical 31. Cuerpo de cuarta vértebra cervical 32. Cuerpo de quinta vértebra cervical 33. Nasofaringe 34. Zona de Adenoides 35. Orofaringe 36. Hipofaringe

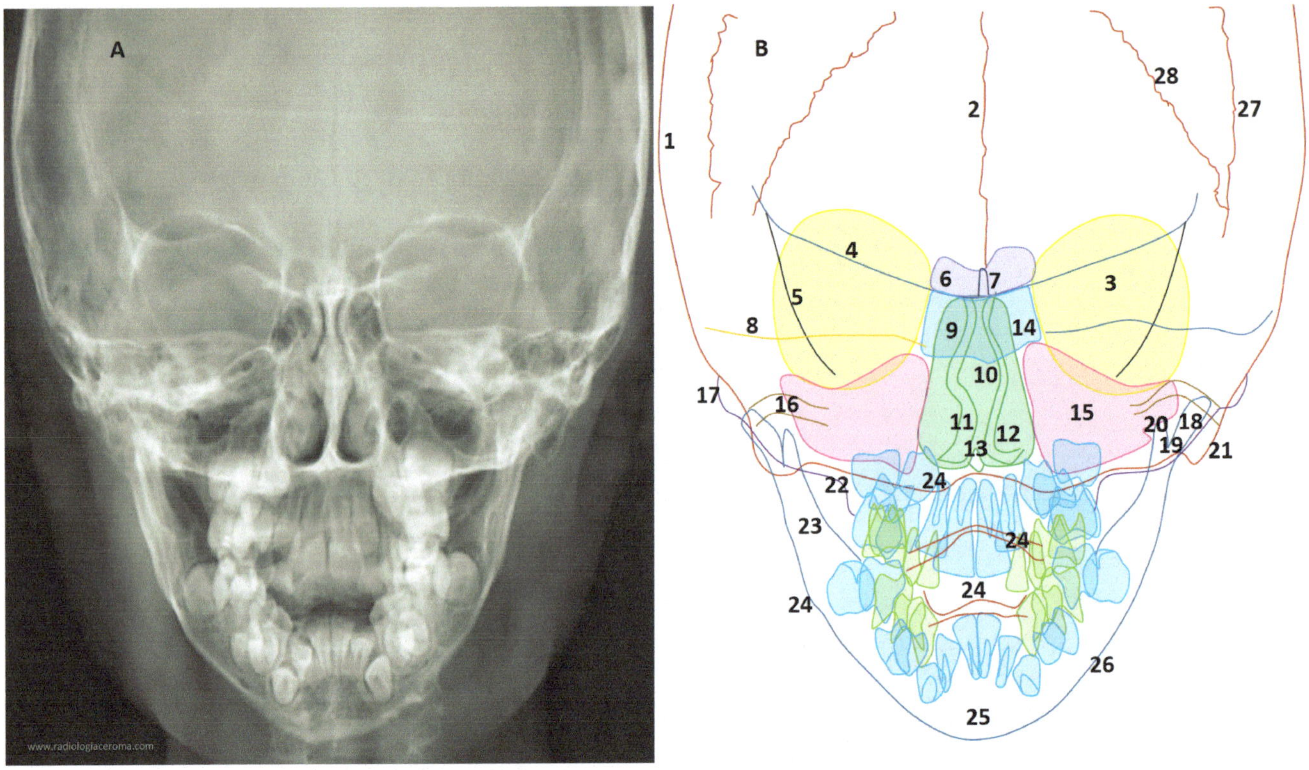

Figura 5.27: A.Radiografía P-A Frontal. B. Trazado de la anatomía observable en la proyección Frontal, en verde dientes temporales, en azul dientes permanentes: 1.Reborde craneal 2. Sutura Metópica 3. Órbita 4. Proyección del Ala menor esfenoidal 5. Proyección del Ala mayor esfenoidal 6.Seno frontal 7. Apófisis Cristagalli 8. Borde superior del peñasco del hueso Temporal 9. Fosa nasal 10. Tabique nasal 11.Meato nasal 12. Cornete inferior 13. Espina nasal anterior 14. Celdillas Etmoidales 15. Seno maxilar 16. Conducto auditivo interno 17. Arco cigomático-Hueso Malar 18. Cóndilo mandibular 19. Escotadura Sigmoidea 20. Apófisis Coronoides 21. Apófisis Mastoides 22.Apófisis piramidal maxilar 23. Rama ascendente Mandibular 24.Ángulo mandibular 25. Sínfisis mentoniana 26. Línea basal mandibular 27. Sutura coronal 28. Sutura Lamdoidea

La radiografía panorámica no sustituye las intraorales; no obstante, a menudo la información que brinda permite seleccionar de manera adecuada las radiografías intraorales requeridas como complemento de un examen completo de los dientes y el hueso circundante. El uso combinado de radiografías panorámicas e intraorales complementarias es de alta sensibilidad, por ejemplo, para diagnosticar lesiones periapicales y pérdida de hueso marginal, pero baja para diagnosticar caries (la sensibilidad de un examen diagnóstico es la proporción de verdaderos positivos identificados por la prueba, del total de enfermos). Esta combinación de imágenes radiográficas tiene alta especificidad para diagnosticar lesiones periapicales y caries, pero baja para establecer la pérdida de hueso marginal (la especificidad de un examen diagnóstico es la proporción de verdaderos negativos identificados por la prueba, del total de sanos).

OTRAS RADIOGRAFÍAS EXTRAORALES EN NIÑOS

Hay numerosas proyecciones radiográficas útiles para estudiar el cráneo del paciente pediátrico en lo relacionado con crecimiento y desarrollo facial, traumatismos, anomalías del desarrollo y diferentes patologías. A continuación se mencionarán las más utilizadas. Todas ellas pueden tomarse en el ortopantomógrafo.

Proyección posteroanterior del cráneo

Esta técnica es útil para evaluar simetría, crecimiento y desarrollo de los huesos maxilofaciales en una vista frontal. Ofrece una buena imagen de órbitas, fosas nasales y senos frontales y etmoidales (Figura 5.27 A y B). Para tomarla, el chasis o estuche de la película radiográfica se coloca perpendicular al piso y paralelo al eje vertical del cráneo del niño, con su cara unida frente al chasis a la altura de la nariz y el mentón (Figura 5.28 A). El rayo incide desde una distancia de 120 cm a 150 cm en dirección perpendicular a la placa, a la altura del centro del cráneo del niño.

Proyección lateral del cráneo-

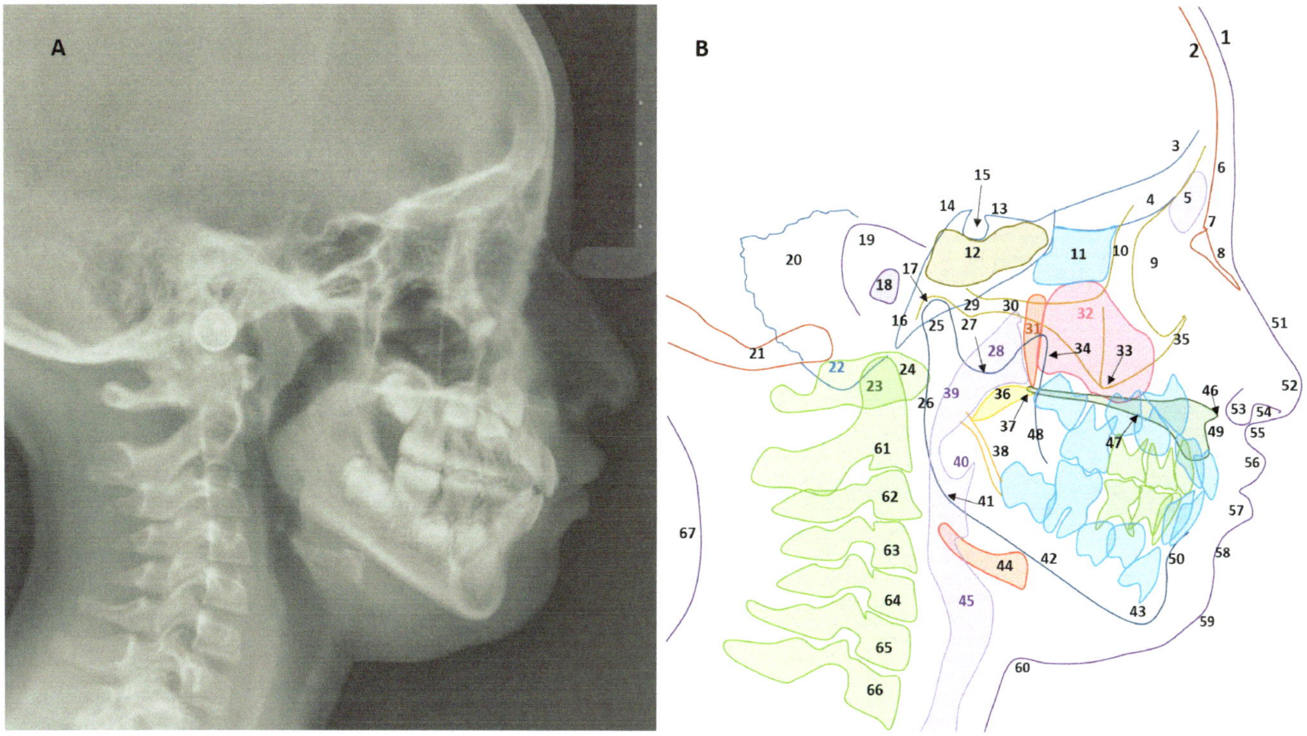

Figura 5.28: A.Radiografía lateral cefalométrica B. Trazado de la anatomía observable en la proyección lateral, en verde dientes temporales, en azul dientes permanentes: 1. Reborde blando del hueso Frontal 2. Reborde duro del hueso Frontal 3. Techo de las Órbitas 4. Plano Etmoidal 5. Seno Frontal 6. Glabela 7. Sutura Fronto-Nasal 8. Huesos propios nasales 9. Órbita 10. Pared lateral orbitaria 11. Celdillas Etmoidales posteriores 12. Seno Esfenoidal 13. Apófisis Clinoides anteriores 14. Apófisis Clinoides posteriores 15. Silla Turca 16.Clivus- Cuerpo del Esfenoides 17. Cavidad Glenoidea 18. Agujero auditivo externo 19. Porción petrosa del Temporal 20. Celdilla Mastoideas 21. Corticales del reborde Occipital 22. Apófisis Mastoides 23. Apófisis Odontoides 24. Tubérculo anterior del Atlas 25. Cóndilo Mandibular 26. Borde posterior de la Ramas ascendente Mandibular 27. Escotadura Sigmoidea 28. Nasofaringe 29. Eminencia articular 30. Arco cigomático 31. Fisura Pterigomaxilar 32. Hueso Malar 33. U Malar 34. Apófisis Coronoides 35. Reborde Infraorbitario 36.Paladar blando 37. Espina nasal posterior 38. Canal Mandibular 39. Zona Adenoidea 40. Orofaringe 41. Ángulo Mandibular 42. Línea basal Mandibular 43. Sínfisis Mentoniana- mentón duro 44. Hueso Hioides 45. Hipofaringe 46. Espina Nasal anterior 47. Techo palatino 48. Borde posterior de la Rama ascendente Mandibular 49. Reborde alveolar anterior maxilar 50. Reborde alveolar anterior mandibular 51. Dorso Nasal 52. Punta nasal 53. Ala Nasal 54. Orificio nasal 55. Filtrum 56. Labio superior 57. Labio inferior 58. Surco Mentoniano 59. Mentón blando 60. Límite Mentón- Garganta 61. Vértebra Axis 62. Tercera Vértebra cervical 63. Cuarta Vértebra cervical 64. Quinta Vértebra cervical 65. Sexta Vértebra cervical 66. Sétima Vértebra cervical 67. Reborde nucal

CEFALOMÉTRICA

Esta técnica es útil para evaluar por radiografía crecimiento y desarrollo de los huesos maxilofaciales en una vista lateral, así como traumatismos y otras patologías, en especial en los maxilares y el tercio medio facial. Ofrece una imagen apropiada de los huesos del cráneo y la cara, junto con el perfil blando (Figura 5.29 A y B). Para tomarla, el chasis o estuche de la película radiográfica se coloca perpendicular al piso y paralelo al eje vertical del cráneo del niño, con el perfil izquierdo de su cara unido al chasis (Figura 5.28 B); es importante que la cabeza del niño esté en una posición reproducible o estandarizada, con el fin de que la imagen sea comparable con otras tomadas a través del tiempo. Esta posición reproducible del cráneo se denomina natural o postural. La técnica consiste en hacer incidir el rayo desde una distancia de 120 cm a 150 cm en dirección perpendicular a la placa, a la altura del centro del cráneo del niño. En este caso la distancia focal larga asegura mayor fidelidad de tamaño y forma de las estructuras proyectadas.

PROYECCIÓN POSTEROANTERIOR CRANEAL DE TOWNE

Esta técnica es útil sobre todo para evaluar por radiografía la posición y la integridad de los cóndilos y los cuellos condíleos en casos de traumatismos de estas estructuras en los niños. Para tomarla, el chasis o estuche de la película radiográfica se coloca perpendicular al piso; la cara del paciente se ubica de frente al chasis, uniendo frente y nariz, con apertura bucal máxima (Figura 5.28 C). El rayo incide desde una distancia de 120 cm a 150 cm en dirección perpendicular a la placa, a la altura del centro de los cóndilos mandibulares del niño.

PROYECCIÓN POSTEROANTERIOR CRANEAL DE WATERS

Esta técnica es útil sobre todo para evaluar por radiografía los senos maxilares y los huesos malares. Para

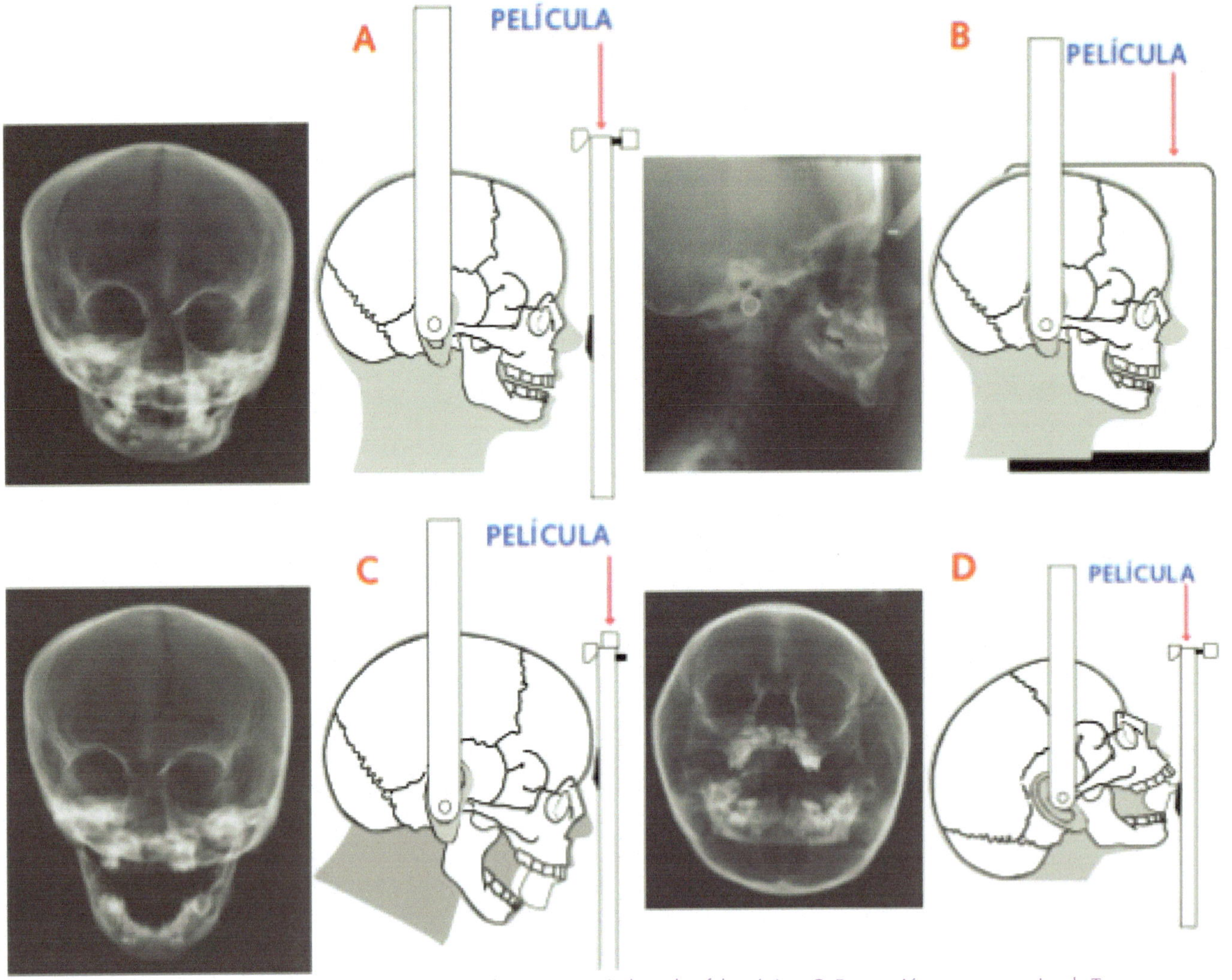

Figura 5.29: A. Proyección posteroanterior craneal. **B.** Proyección lateral cefalométrica. **C.** Proyección posteroanterior de Towne. **D.** Proyección posteroanterior de Watters

tomarla, el chasis o estuche de la película radiográfica se coloca perpendicular al piso; la cara del paciente se ubica de frente al chasis, con la nariz y el mentón unidos a él, con apertura bucal máxima (Figura 5.28 D). El rayo incide desde una distancia de 120 cm a 150 cm en dirección perpendicular a la placa, a la altura del centro de los senos maxilares del niño.

Es recomendable para todas las radiografías tanto intraorales como extraorales, seguir una sistemática de lectura de la imagen: dividir de forma imaginaria la radiografía en tres tercios verticales y tres tercios horizontales, luego hacer una observación metódica de cada parte de esta cuadrícula y consignarla por escrito en la historia clínica del paciente, para finalizar con una impresión diagnóstica, lista de diagnósticos presuntivos y recomendaciones en caso de requerir interconsultas u otras imágenes diagnósticas complementarias.

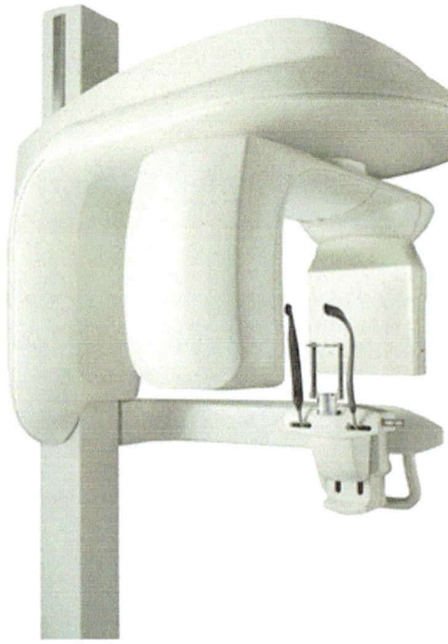

Figura 5.30: Tomógrafo de haz cónico: Equipo emisor de cono de radiación y Panel plano de captura y digitalización de la imagen. (CS 9300 3D Carestream®)

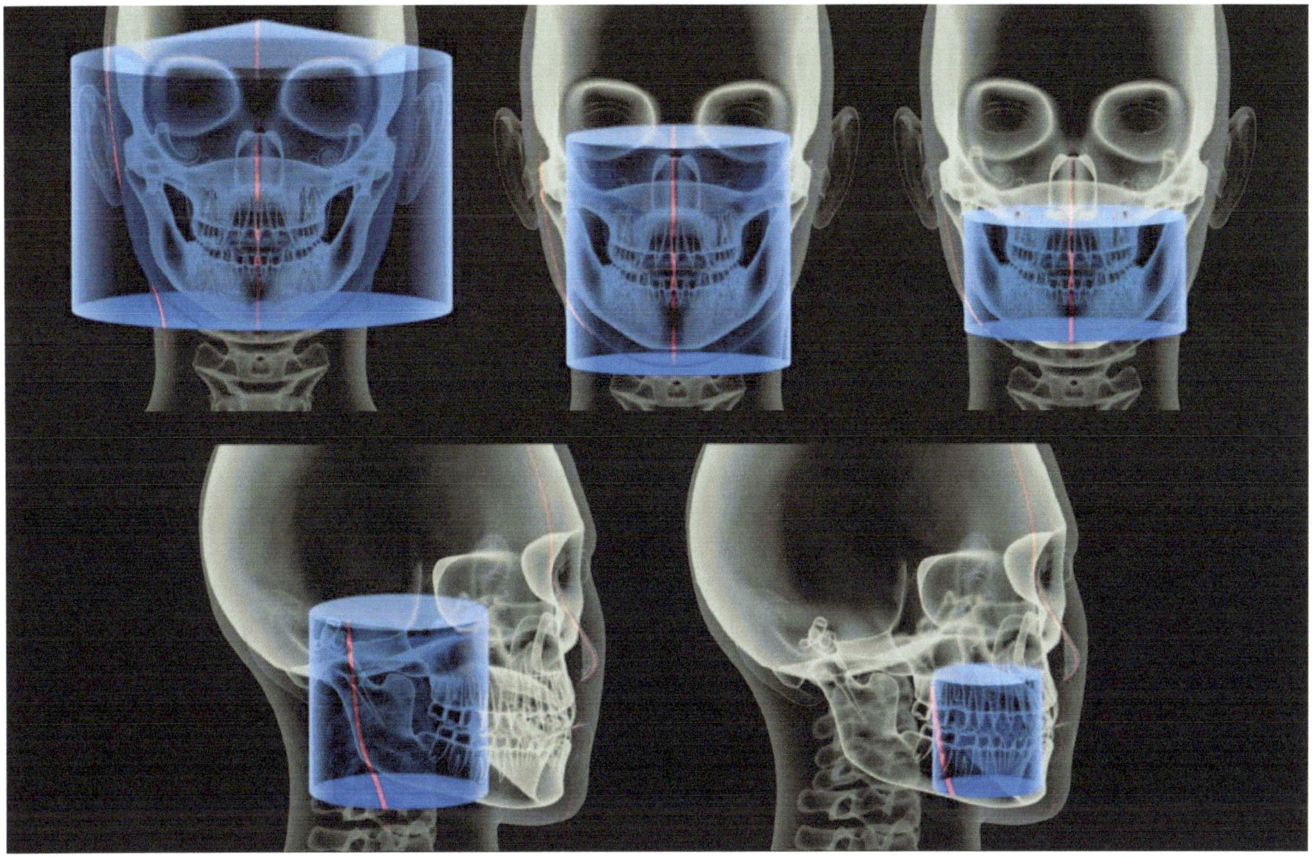

Figura 5.31: En azul se señalan los diferentes tamaños de FOV: Facial, bimaxilar, unimaxilar, seccional para ATM y dental. (Ventanas del CS 9300 3D Carestream®)

TOMOGRAFÍA COMPUTARIZADA DE HAZ CÓNICO

Otro gran avance de la radiología dental y maxilofacial ha sido la introducción de la tomografía computarizada de haz cónico o volumétrica, llamada también, por sus siglas en inglés, CBCT –*cone beam computed tomography*–. El advenimiento de esta tecnología desde 1998 ha constituido un aporte valioso al diagnóstico de múltiples casos clínicos dentomaxilofaciales.

El sistema (Figura 5.30) usa un haz de radiación cónico en reemplazo del haz en abanico de la tomografía computarizada convencional, y se enfoca hacia un detector de imagen. La fuente de radiación y el detector se encuentran unidos por un brazo rígido que gira 360° alrededor de la cabeza del paciente, y genera imágenes, una por cada grado de recorrido, que se proyectan sobre un detector electrónico plano bidimensional. El volumen cilíndrico irradiado cuyo tamaño está determinado por el FOV (*field of view* o campo de visualización) para un grupo de dientes, un maxilar, dos maxila-

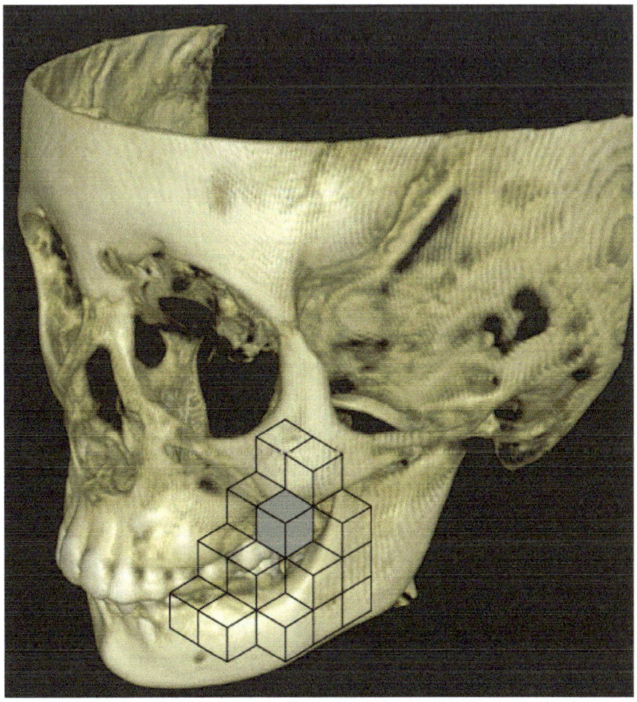

Figura 5.32: Representación de un segmento de la matriz de datos digitales sobre un volumen renderizado del cráneo de un paciente infantil. En gris un Vóxel. Cada cara del Vóxel es un Píxel.

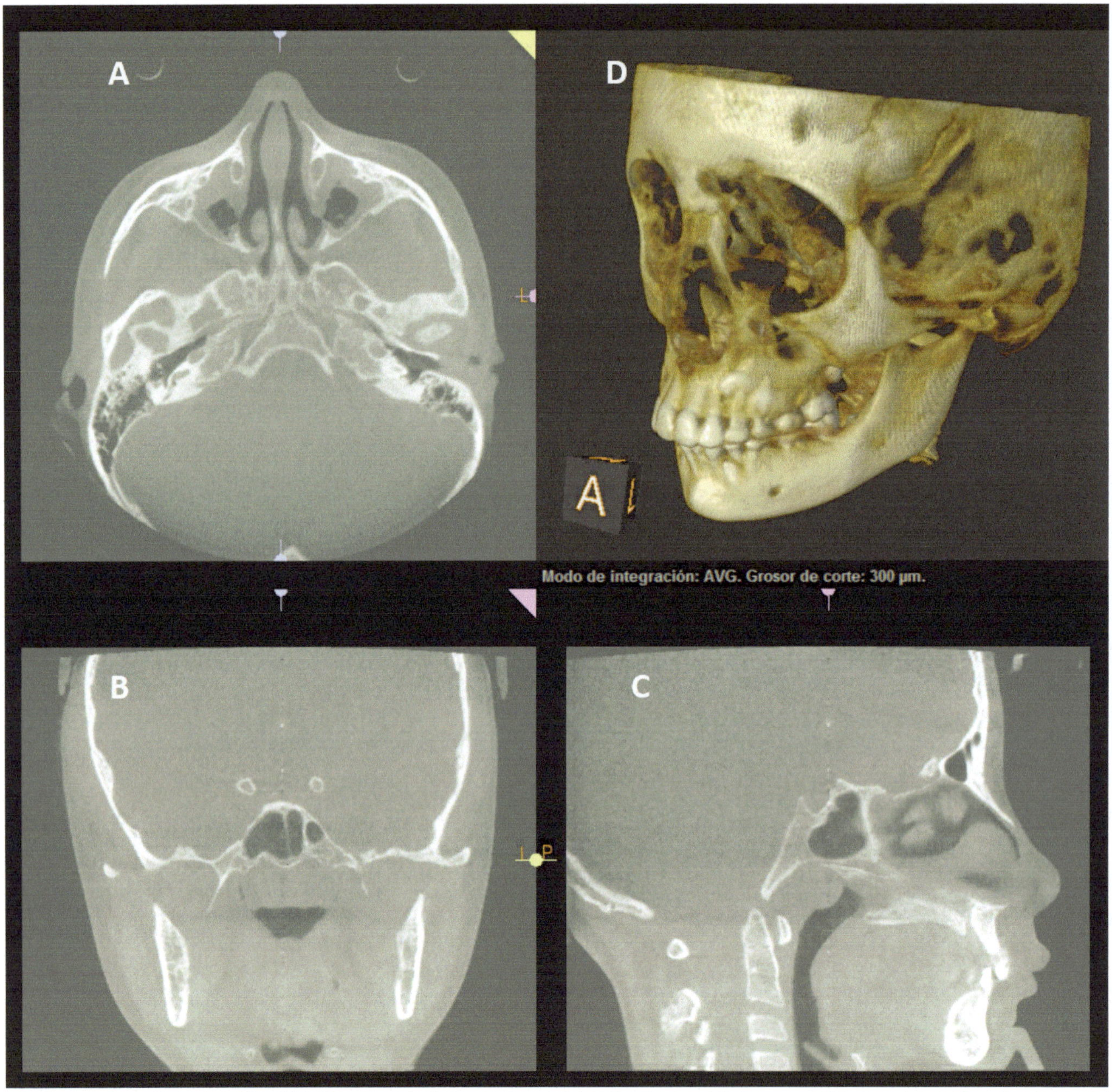

Figura 5.33: Vista tomográfica del Reformato multiplanar: A. Corte axial B. Corte coronal C. Corte sagital D. Reconstrucción volumétrica

res o la cara completa (Figura 5.31), se transforma en una matriz de datos digitales conformada por millones de unidades de volumen denominadas "vóxeles" y cuyas caras planas se llaman "píxeles" (Figura 5.32). El tamaño del vóxel –que varía según el tamaño del FOV entre 76 y 300 micras– determina la resolución de la imagen: a menor tamaño, más fina la resolución.

Los datos digitales son reconstruidos por un *software* para generar imágenes bidimensionales y tridimensionales del volumen de tejido examinado. El tejido puede observarse en cortes planos axiales, coronales y sagitales ortogonales (Figura 5.33 A a D), transaxiales (Figura 5.34 A a D), panorámicos u oblicuos, en función del que sea más adecuado para el diagnóstico. Igualmente la reconstrucción volumétrica puede visualizarse en cualquier posición espacial (Figura 5.35).

Los protocolos de corte más usados en tomografía volumétrica maxilofacial son los axiales (Figura 5.36), coronales (Figura 5.37), sagitales (Figura 5.38) y transaxiales (Figura 5.39).

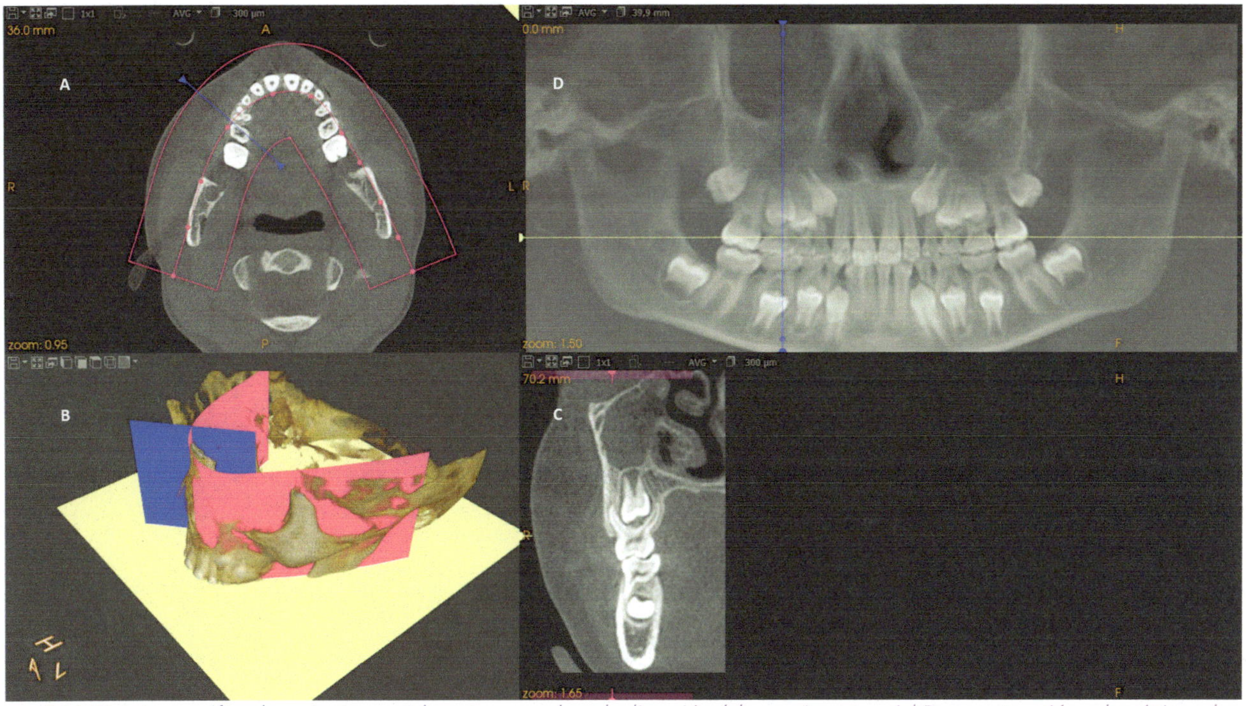

Figura 5.34: Vista tomográfica de cortes transaxiales o transversales a la dirección del arco. A. corte axial B. reconstrucción volumétrica sobre la que se señala en azul la dirección del corte transaxial, en amarillo en nivel del corte axial y en rosado la dirección del arco C. Corte transaxial D. Reconstrucción panorámica del tejido sobre el arco señalado.

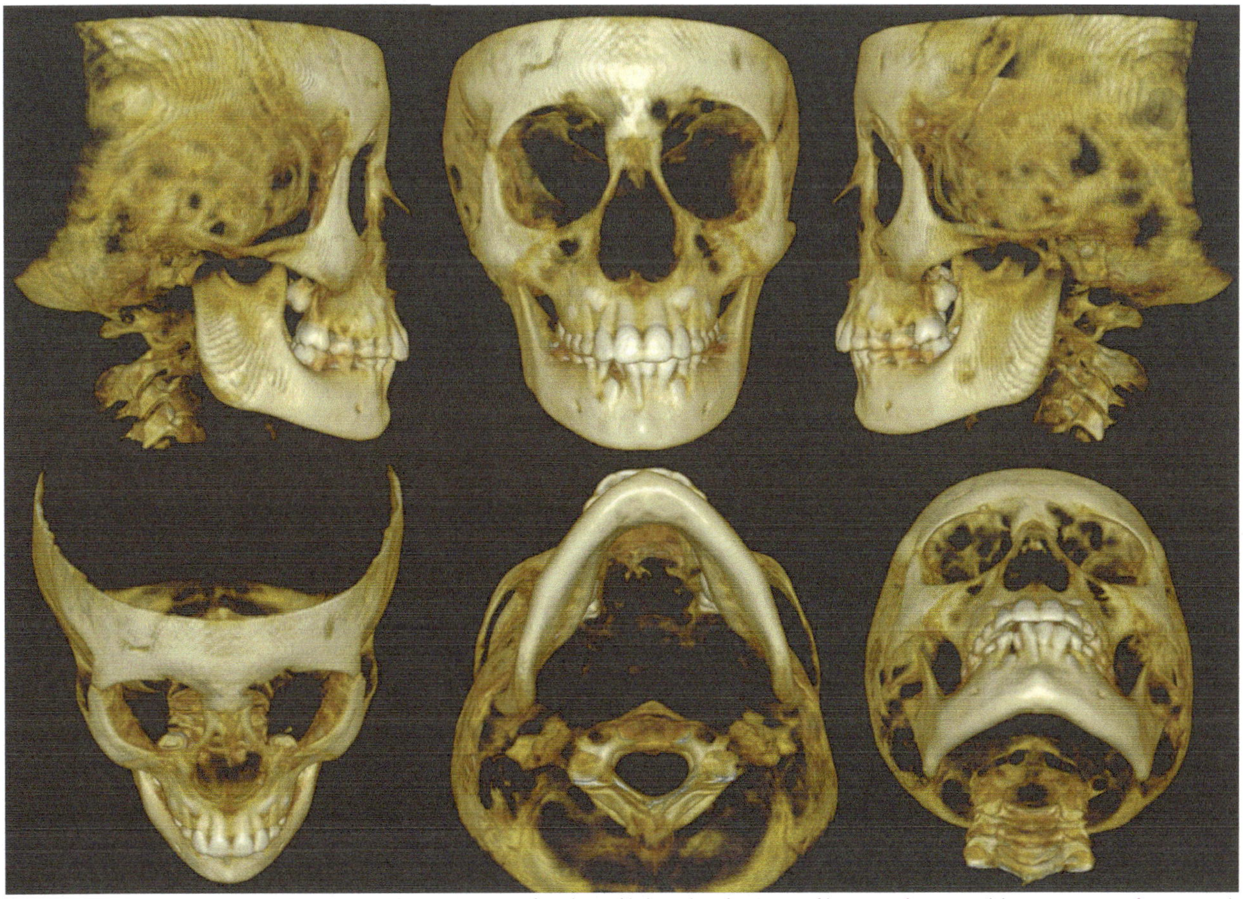

Figura 5.35: Reconstrucciones volumétricas de un cráneo infantil: perfil derecho, frente, perfil izquierdo, vista oblicua supero-inferior, axial y vista oblicua ínfero-superior

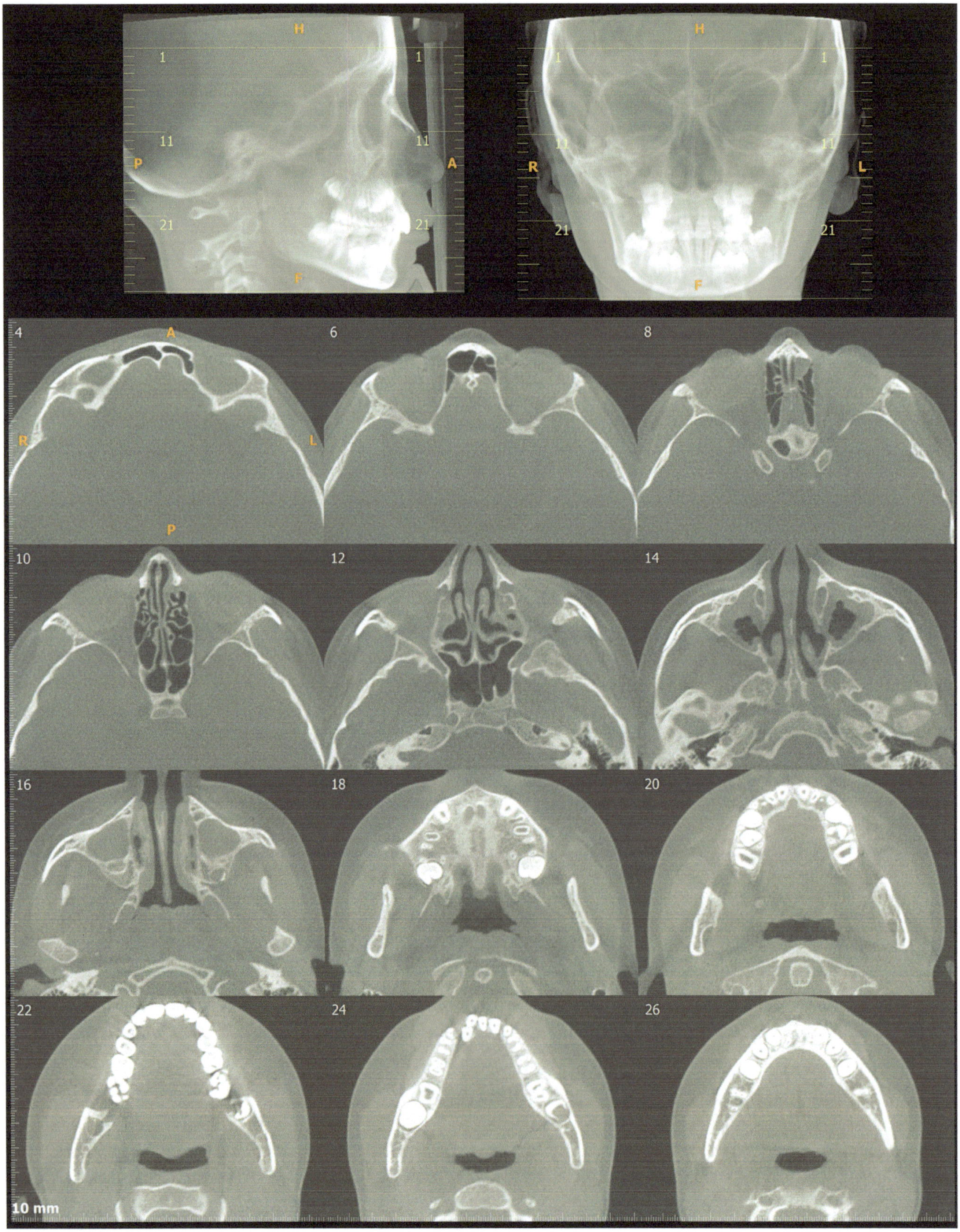

Figura 5.36: Arriba: Imágenes referenciales lateral y frontal del cráneo sobre las que se muestra el nivel, la cantidad y el espaciado de los cortes axiales. Abajo: doce cortes axiales identificados con un número que indica el corte observado

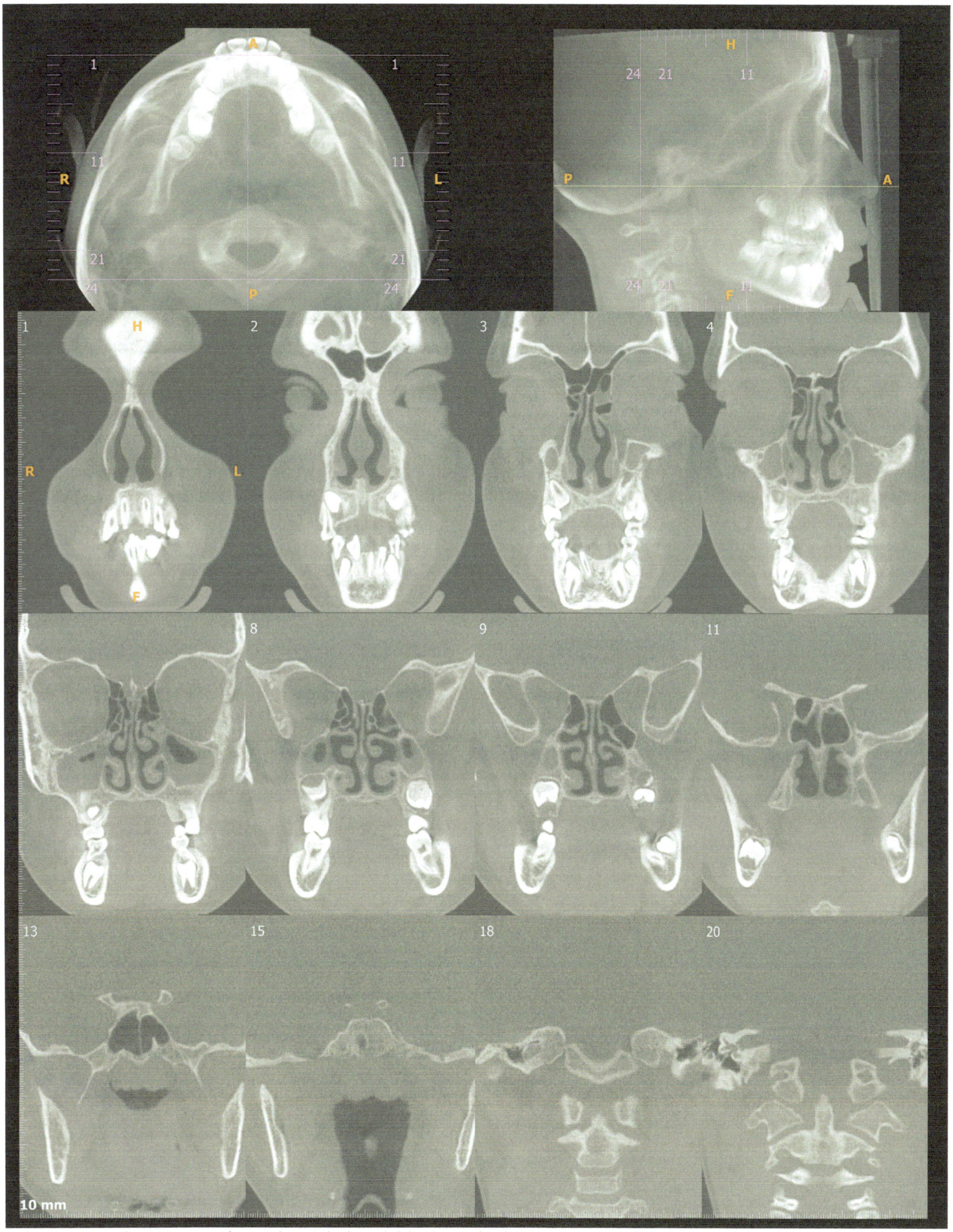

Figura 5.37: Arriba: Imágenes referenciales axial y lateral del cráneo sobre las que se muestra el nivel, la cantidad y el espaciado de los cortes coronales. Abajo: doce cortes coronales identificados con un número que indica el corte observado

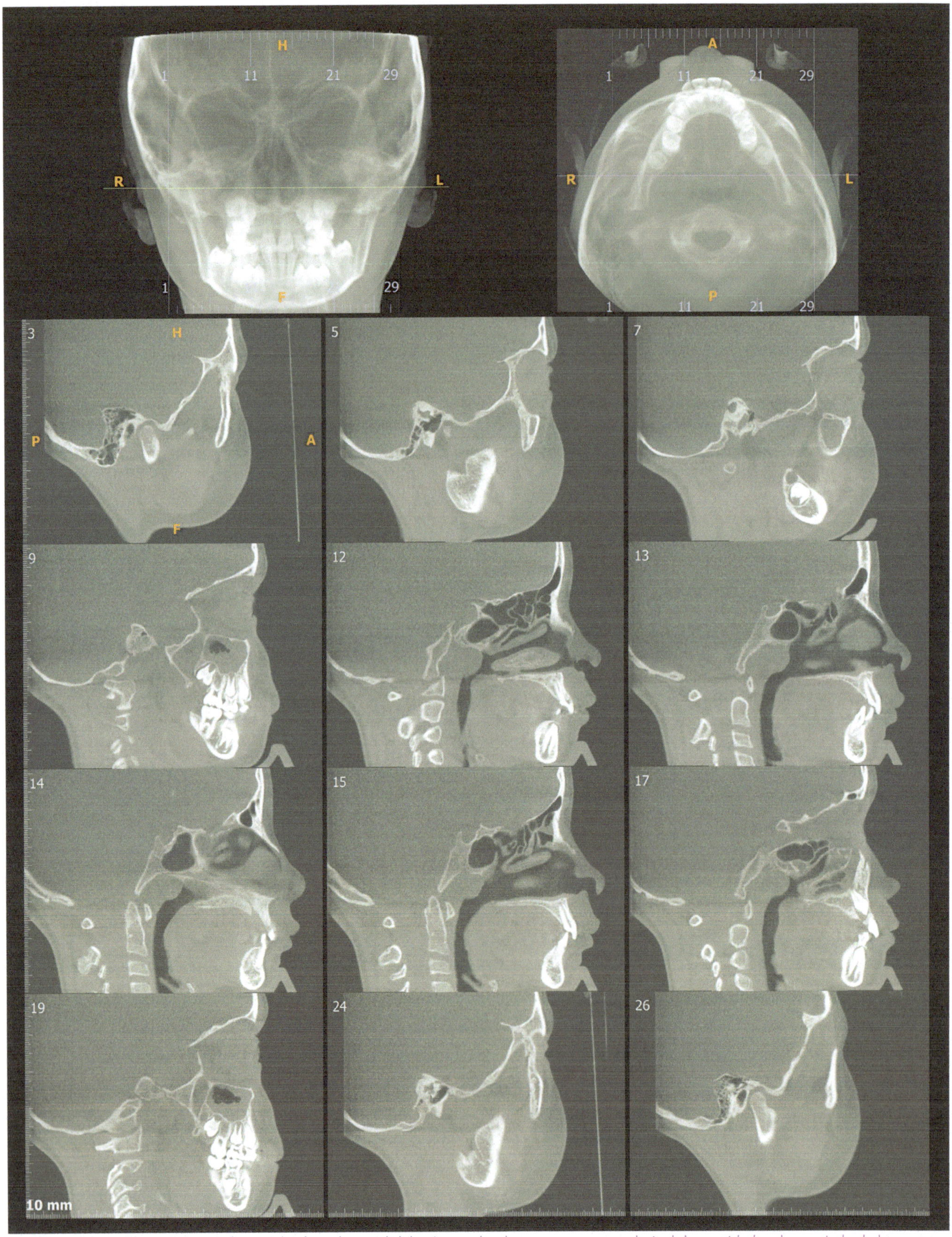

Figura 5.38: Arriba: Imágenes referenciales frontal y axial del cráneo sobre las que se muestra el nivel, la cantidad y el espaciado de los cortes sagitales. Abajo: doce cortes sagitales identificados con un número que indica el corte observado

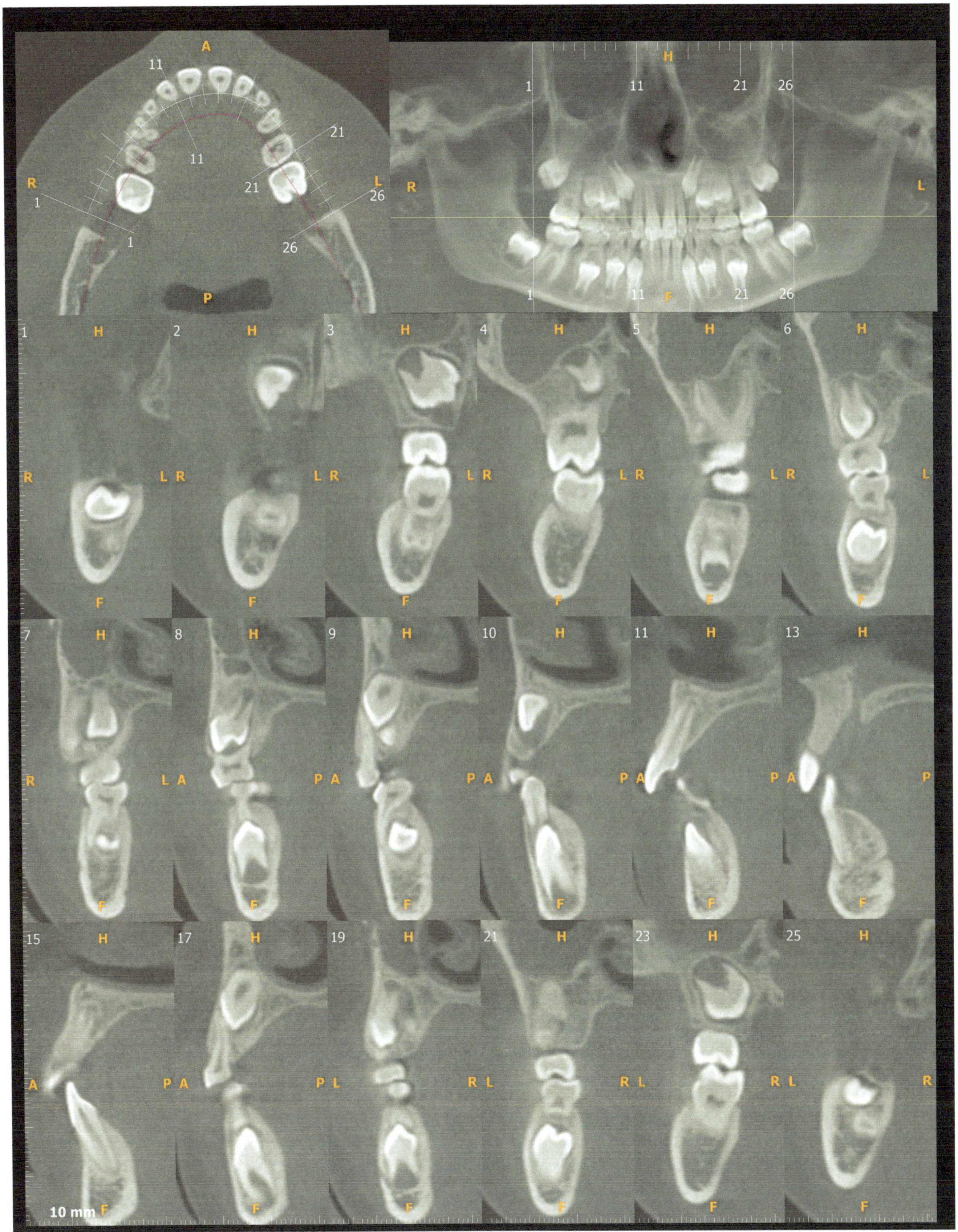

Figura 5.39: Arriba: Imágenes referenciales axial y panorámica del cráneo sobre las que se muestra el nivel, la cantidad y el espaciado de los cortes transaxiales. Abajo: dieciocho cortes coronales identificados con un número que indica el corte observado

A pesar de considerarse una modalidad emergente y en desarrollo, se ha convertido en una excelente opción de apoyo diagnóstico frente a la tomografía computarizada multicorte de uso médico, en razón de su mayor accesibilidad, menor costo y, sobre todo, menor dosis (entre el 51% y el 96% menos, según el tamaño del campo de adquisición), además de sus menores tiempos de exposición (máximo 20 segundos) y reconstrucción (máximo 4 minutos), sin detrimento de la calidad de imagen de los tejidos dentales y óseos.

La tomografía de haz cónico es una técnica que no ofrece incomodidad para el sujeto examinado, aspecto favorable en especial para el caso del paciente pediátrico. Sin embargo, exige quietud absoluta durante el tiempo que dure la exploración, razón por la que eventualmente puede ser difícil su realización en niños de muy corta edad o ansiosos.

Según las Guías de Radioprotección basadas en la evidencia de SEDENTEXCT de 2011, la dosis de exposición de una tomografía volumétrica de campo de adquisición pequeño (cilindro para región dental o maxilar) varía entre 48 μSv a 652 μSv y de campo de adquisición grande (cilindro para región bimaxilar o facial) varía entre 68 μSv a 1073 μSv. Si bien es cierto que estas dosis son considerablemente bajas frente a las de la tomografía médica –que varían entre 280 μSv y 1.410 μSv para estudios maxilares– es importante tener en cuenta que son mucho mayores frente a las de radiografías convencionales intraorales y extraorales.

Teniendo en consideración el principio de radioprotección de mantener la dosis tan baja como sea razonablemente posible, no es aceptable el uso de rutina de la tomografía de haz cónico; su toma se justifica solo en los casos en que las radiografías convencionales no ofrezcan suficiente información para establecer un diagnóstico. De ahí la importancia de tener criterios claros para ordenarlas solo cuando sean necesarias, implementar programas de control de calidad de los equipos emisores y de las imágenes, y aplicar la experiencia y los conocimientos para emitir diagnósticos acertados y oportunos. Una vez se establezca la necesidad de la toma tomográfica, se recomienda utilizar un FOV (*field of view*) o campo de adquisición limitado al volumen de interés diagnóstico y utilizar protección plomada con collar tiroideo para el paciente, además de ajustar las condiciones de tiempo, kilovoltaje y miliamperaje a la contextura del paciente pediátrico.

Los usos de la tomografía de haz cónico en pediatría comprenden el estudio de la dentición en desarrollo y sus anomalías, dientes supernumerarios, dientes impactados, líneas de fractura dentoalveolares o maxilofaciales, variantes anatómicas de raíces y conductos radiculares, lesiones endodónticas, reabsorciones dentales externas e internas, alteraciones en las articulaciones temporomandibulares, alteraciones de la morfología craneofacial, evaluación ortodóntica del lecho óseo para el anclaje de miniimplantes, defectos óseos y dientes comprometidos en casos de fisuras palatinas, forma y volumen de la vía aérea, presencia de cuerpos extraños y de diversas patologías óseas de tipo quístico, tumoral, inflamatorio crónico y displásico, entre otras. La aplicación del examen, así como la lectura y la interpretación requieren experiencia, entrenamiento y conocimiento en el tema, razón por la que se recomienda contar con la asesoría de un profesional especialista en radiología maxilofacial.

Bibliografía

- Abramovich K, Rice D. Basic Principles of Cone Beam Computed Tomography. Dent Clin N Am 2014; 58 463-484.
- Akarslan Z, Peker I. Advances in Radiographic Techniques Used in Dentistry. Emerging Trends in Oral Health Sciences and Dentistry. Intech Cap. 34 (http://dx.doi.org/10.5772/59129).
- Angelopoulos C. Anatomy of the Maxillofacial Region in the Three Planes of Section. Dent Clin N Am 2014; 58 497-521 (http://dx.doi.org/10.1016/j.cden.2014.03.001)
- Aps JK. Cone beam computed tomography in paediatric dentistry: overview of recent literature. Eur Arch Paed Dent 2013; 14(3): 131-40.
- Avendanio B, Frederiksen NL, Benson BW, Sokolowski TW. Effective dose and risk assessment from detailed narrow beam radiography. Oral Surg Oral Med Oral Pathol Oral Radiol Endod 1996 Dec; 82(6):713-9.
- Blanc M, Nessi R, Paruccini N, Castellana L. [Dosimetric evaluations in dental radiology: comparison of the digital system and the conventional system] La Radiología Médica [Radiol Med] 1995 Mar 3; 89(3):319-23.
- Boj JR y col. Odontopediatría, 2004.
- Cohelo D, Bolognese AM, et al. Cone-Beam Computed Tomography and Radiographs in Dentistry: Aspects Related to Radiation Dose. Hindawi Publishing Corporation. Int J Dent 2012; art. ID 813768, 10 p.

- Cohnen M, Kemper J, Mobes O, Pawelzik J, Modder U. Radiation dose in dental radiology. Eur Radiol 2002 Mar; 12(3):634-7.
- Dhillon JK, Kalra G. Cone beam computed tomography: An innovative tool in pediatric dentistry. J Ped Dent 2013; Vol 1; Issue 2
- Espelid I, Mejare I, Weerheijm K. EAPD guidelines for use of radiographs in children. Eur J Paediatr Dent 2003 Mar; 4(1):40-8.
- Espelid I. The influence of viewing conditions on observer performance in dental radiology. Acta Odontol Scand 1987 Jun; 45(3):153-61.
- EUROPEAN COMMISSION Radiation protection 136. European guidelines on radiation protection in dental radiology. The safe use of radiographs in dental practice. www uniklinik-duesseldorf de/img/ejbfile/dreport pdf?id=363 2004 [cited 2009 Oct 15]; Available from: URL: http://www.ionizantes.ciemat.es/documentos/detalle.php?numero=214&seccion=todas&recurso=documentos.
- Farman AG. Panoramic radiology: seminars on maxillofacial imaging and interpretation, 2007.
- Finestres Zubeldía F. Protección en radiología odontológica, 2004.
- Gavala S, Donta C, Tsiklakis K, Boziari A, Kamenopoulou V, Stamatakis HC. Radiation dose reduction in direct digital panoramic radiography. Eur J Radiol 2009 Jul; 71(1):42-8.
- Gibbs SJ. Biological effects of radiation from dental radiography. Council on Dental Materials, Instruments, and Equipment. J Am Dent Assoc 1982 Aug; 105(2):275-81.
- Gibbs SJ. Effective dose equivalent and effective dose: comparison for common projections in oral and maxillofacial radiology. Oral Surg Oral Med Oral Pathol Oral Radiol Endod 2000 Oct; 90(4):538-45.
- Gijbels F, Jacobs R, Sanderink G, De SE, Nowak B, Van DJ, et al. A comparison of the effective dose from scanography with periapical radiography. Dentomaxillofac Radiol 2002 May; 31(3):159-63.
- Gijbels F, Sanderink G, Wyatt J, Van DJ, Nowak B, Jacobs R. Radiation doses of collimated vs non-collimated cephalometric exposures. Dentomaxillofac Radiol 2003 Mar; 32(2):128-33.
- Hidalgo JA, Davies J, et al. Effectiveness of thyroid gland shielding in dental CBCT using a paediatric anthropomorphic phantom. Dentomaxillofacial Radiology. British Institute of Radiology 2015, 44.
- Hidalgo JA, Theodorakou C, et al. Use of cone beam CT in children and Young people in three United Kingdom dental hospitals. Int J Paed Dent 2014; vol. 4, Issue 5, 336-348.
- Horner K, Hirschmann PN. Dose reduction in dental radiography. J Dent 1990 Aug;18(4):171-84.
- Horner K. Review article: radiation protection in dental radiology. Br J Radiol 1994 Nov; 67(803):1041-9.
- ICPR Publication 60. Recommendations of the International Commission on Radiatiological Protectin. Annal of the ICRP 21. 1991. www icrp org/downloadDoc asp? ICRP Publication Annals of the ICRP, 1991.
- Isoardi P, Ropolo R. Measurement of dose-width product in panoramic dental radiology. Br J Radiol 2003 Feb; 76(902):129-31.
- Joen Iannucci Haring LJ. Dental radiography: principles and techniques, 2000.
- Kade de Souki A. Comportamiento del niño en el consultorio odontológico. Acta Odontológica Venezolana 1999; 37(3):172-6.
- Kaeppler GDKHKRS. Factors influencing the absorbed dose in intraoral radiography. Dentomaxillofacial Radiology 2007; 36:506-13.
- Kiefer H. Dose exposure from analog and digital full mouth radiography and panoramic radiography [Article in German]. Schweiz Monatsschr Zahnmed 2004;114(7):687-93.
- Knight-Hanes C, Myers DR, Salama FS, Thompson WO, Barenie JT. Comparing treatment options for occlusal surfaces utilizing an invasive index. Pediatr Dent 1990 Jul; 12(4):241-5.
- Koch G. Pediatric Dentistry: A Clinical Approach. 2a ed., 2009.
- Langland OE. Principles of dental imaging. 2a ed., 2002.
- Larheim TA. Maxillofacial Imaging, 2008.
- Lecomber AR, Downes SL, Mokhtari M, Faulkner K. Optimisation of patient doses in programmable dental panoramic radiography. Dentomaxillofac Radiol 2000 Mar; 29(2):107-12.
- Lecomber AR, Faulkner K. Dose reduction in panoramic radiography. Dentomaxillofac Radiol 1993 May; 22(2):69-73.
- Lecomber AR, Faulkner K. Organ absorbed doses in intraoral dental radiography. Br J Radiol 1993 Nov; 66(791):1035-41.
- Looe HK, Pfaffenberger A, Chofor N, Eenboom F, Sering M, Ruhmann A, et al. Radiation exposure to children in intraoral dental radiology. Radiat Prot Dosimetry 2006; 121(4):461-5.
- Martínez Beneyto Y. Criterio de selección radiológica dental en población pediátrica y pacientes jóvenes. Revista Europea de Odontoestomatología 2006.
- Molander B. Panoramic radiography in dental diagnostics. Swed Dent J Suppl 1996; 119:1-26.

- Myers DR, Knight-Hanes C, Dushku JC, Thompson WO, Durham LC. Radiographic recommendations for the transitional dentition: comparison of general dentists and pediatric dentists. Pediatr Dent 1990 Jul; 12(4):217-21.
- Myers DR. Dental radiology for children. Dent Clin North Am 1984 Jan; 28(1):37-45.
- National Council on Radiation Protection and Measurements. Limitation of exposure to ionizing radiation: recommendations of the National Council on Radiation Protection and Measurements. Número 116 de NCRP report. Número 116 de Report Series. Limitation of Exposure to Ionizing Radiation: Recommendations of the National Council on Radiation Protection and Measurements, National Council on Radiation Protection and Measurements. NCRP, 2009.
- Nejam Y, de Faria K y col. Racionalización de la dosis de radiación. Rev Estomatol Herediana 2015; 25(3):238-45.
- Neri E. Image Processing in Radiology: Current Applications. Medical radiology. Medical Radiology, Diagnostic Imaging and Radiation Oncology Series. Medical Radiology: Diagnostic Imaging. Springer, 2007.
- Pasler FA. Pocket Atlas of Dental Radiology Thieme flexibook. Clinical sciences, 2007.
- Pendlebury ME. Selection criteria for dental radiography. Faculty of General Dental Practitioners, 2004.
- Poppe B, Looe HK, Pfaffenberger A, Chofor N, Eenboom F, Sering M, et al. Dose-area product measurements in panoramic dental radiology. Radiat Prot Dosimetry 2007; 123(1):131-4.
- Poppe B, Looe HK, Pfaffenberger A, Eenboom F, Chofor N, Sering M, et al. Radiation exposure and dose evaluation in intraoral dental radiology. Radiat Prot Dosimetry 2007; 123(2):262-7.
- Qu XM, Li G, et al. Dose reduction of cone beam CT scanning for the entire oral and maxillofacial regions with thyroid collars. Dentomaxillofacial Radiology. The British Institute of Radiology 2012; 41, 373-378.
- Rushton VE, Horner K. Panoramic radiography. Br Dent J 2003 Jan 11; 194(1):4.
- Sedentext CT. Radiation Protection: Cone beam CT for dental and maxillofacial radiology. Evidence based Guidelines 2011 (www.sedentexct.eu)
- Silva MA, Wolf U, Heinicke F, Bumann A, Visser H, Hirsch E. Cone-beam computed tomography for routine orthodontic treatment planning: a radiation dose evaluation. Am J Orthod Dentofacial Orthop 2008 May; 133(5):640-5.
- Tierris CE, Yakoumakis EN, Bramis GN, Georgiou E. Dose area product reference levels in dental panoramic radiology. Radiat Prot Dosimetry 2004; 111(3):283-7.
- Van Waes HJM, Stöckli PW. Atlas de odontología pediátrica. España, 2002.
- Visser H, Hermann KP, Bredemeier S, Kohler B. [Dose measurements comparing conventional and digital panoramic radiography]. Mund Kiefer Gesichtschir 2000 Jul; 4(4):213-6.
- Wall BF. Radiation protection dosimetry for diagnostic radiology patients. Radiat Prot Dosimetry 2004; 109(4):409-19.
- Wall BF. Response to "Radiation dose measurement and optimization". Br J Radiol 2006 Apr; 79(940):356-7.
- Whaites E. Essentials of dental radiography and radiology. 3a ed., 2002.
- Wortche R, et al. Clinical application of cone beam digital volume tomography in children with cleft lip and palate. Dentomaxillofacial Radiology. The British Institute of Radiology 2006; 35, 88-94.
- White SC. 1992 assessment of radiation risk from dental radiography. Dentomaxillofac Radiol 1992; 21:118-http://dmfr.birjournals.org/cgi/content/abstract/21/3/118126.

Capítulo 6

Manejo farmacológico en odontología pediátrica

Gabriela Quintero de Lucas, Ana G. Lucas

Odontopediatría

PRINCIPIOS FISIOLÓGICOS

El manejo farmacológico del paciente pediátrico es uno de los grandes desafíos en la práctica odontológica. Los niños representan un grupo vulnerable con características anatómicas, fisiológicas y psicológicas que difieren del adulto, y hacen que la edad y el desarrollo se relacionen con necesidades específicas y particularmente complejas. La Food and Drug Administration (FDA) del National Institute of Health (NIH) de los Estados Unidos consideró la existencia de cambios complejos dependientes de la edad en diversos sistemas orgánicos, así como en la maduración del sistema nervioso central, y dividió a la población pediátrica en 5 grupos etarios.

- Período intrauterino: desde la concepción hasta el nacimiento.
- Recién nacido o neonato: nacimiento hasta el primer mes.
- Infante: primer mes hasta los dos años.
- Niño: dos años hasta el comienzo de la pubertad.
- Adolescente: comienzo de la pubertad hasta la vida adulta.

Para un manejo farmacológico racional, seguro y efectivo en la toma de decisiones terapéuticas, es importante conocer las características propias de cada edad.

Los cambios en el desarrollo son marcados, en especial en edades tempranas, y afectan la biodisponibilidad, la farmacocinética y la farmacodinamia, que influyen tanto en la selección del medicamento óptimo como en la dosificación a administrar en este grupo poblacional heterogéneo. En la elección de la forma de dosificación hay consideraciones no biológicas que deben tomarse en cuenta para lograr un resultado óptimo, como el desarrollo motor y psicomotor, la habilidad de coordinación, el deseo de colaboración, el estado de salud (enfermedad aguda o crónica), las características socioculturales y, por último, la colaboración de terceros (padres, cuidadores, etc.).

La edad, como expresión del estadio madurativo, no solo afecta la absorción, la distribución, el metabolismo y la eliminación de los medicamentos (farmacocinética), sino también sus efectos y mecanismos de acción (farmacodinamia).

Farmacocinética

Las propiedades farmacocinéticas determinan la concentración plasmática, la duración de la acción y, en consecuencia, la eficacia y la toxicidad del fármaco administrado, y pueden ser modificadas por numerosos factores.

Absorción de los fármacos

Comprende el proceso de transporte del fármaco desde el lugar de administración hasta la circulación sistémica. La absorción de un medicamento va a depender de la vía de administración, que puede ser intravascular o extravascular.

Para que el agente terapéutico se absorba luego de su administración por vía extravascular, debe atravesar barreras químicas, físicas, mecánicas y biológicas, que varían durante el desarrollo del niño. Estos cambios son muy manifiestos en las superficies del tracto gastrointestinal, las mucosas y el árbol pulmonar, e influyen en la biodisponibilidad del fármaco; esta última se define como la fracción del fármaco que alcanza la circulación sistémica luego de su administración.

Las vías de administración que suelen utilizarse son las que se mencionan a continuación.

- **Oral:** es la más utilizada, no solo porque es menos dolorosa, sino porque la tecnología involucrada en las formulaciones orales es relativamente menos costosa y requiere menos procesos farmacéuticos.

En el Cuadro 6.1 se detallan los factores que influyen en la biodisponibilidad de los fármacos administrados por vía oral.

La mayoría de los fármacos son ácidos o bases débiles, que en solución se encuentran en forma ionizada y no ionizada. Las moléculas, para absorberse, deben estar no ionizadas, y el pH del medio determina la distribución de cada una de estas fracciones. El número de moléculas no ionizadas de un ácido débil aumentará a medida que el pH del medio tienda a ser menor; con una base débil ocurre lo contrario. Por ello, los ácidos débiles se absorben bien donde el pH es ácido, y las bases, donde el pH es alcalino. De lo expuesto surge con claridad que el pH de la solución en la que está disuelto el fármaco tiene gran importancia para los procesos de absorción.

En el recién nacido el pH gástrico es relativamente elevado (> 4), como consecuencia de una reducción en la salida de ácido basal y del volumen total de las secreciones gástricas, por lo que los compuestos como penicilina V, amoxicilina y eritromicina por vía oral se absorben de manera más eficiente en neonatos e infantes que en adultos. Por el contrario, entre aquellos fármacos que son ácidos débiles se requieren dosis mayores en recién nacidos e infantes para lograr los niveles plasmáticos adecuados.

El vaciamiento gástrico en el recién nacido es lento (6 a 8 horas) en comparación con los niños (2 horas). En consecuencia, al permanecer el fármaco más tiempo en el estómago, aumenta su absorción; por lo tanto, a igual dosis se obtiene un efecto más prolongado.

El peristaltismo también puede afectar la absorción de los fármacos. En neonatos, el peristaltismo es irregular, por lo que la absorción intestinal es muy variable. Al aumentar el tránsito y reducir el tiempo de absorción, la diarrea y los vómitos pueden disminuir la absorción de ciertos fármacos.

Es importante considerar que la presencia de alimentos en la vía digestiva estimula las secreciones gastrointestinales, hormonales y de sales biliares (que disminuyen el pH), que retardan el vaciamiento gástrico y aumentan el tiempo de tránsito intestinal.

La actividad de enzimas gastrointestinales (p. ej., las enzimas pancreáticas) es menor en infantes menores de 4 meses. La absorción de fármacos liposolubles está disminuida en neonatos por la baja producción de sales biliares.

- **Rectal:** constituye una vía de administración alternativa, cuando el paciente no puede ingerir el medicamento por vía oral y el acceso intravenoso es dificultoso. La superficie rectal es pequeña pero muy vascularizada, y la absorción se realiza a través de las venas hemorroidales superiores, medias e inferiores. La absorción por esta vía suele ser irregular e incompleta, por la retención y la mezcla del agente farmacológico con la materia fecal, que impide el contacto con la mucosa rectal. Puede resultar útil para la administración de diazepam y paracetamol.
- **Cutánea:** la piel es un órgano amplio e importante para la absorción de fármacos. La absorción cutánea depende en forma directa de su grado de hidratación y de la superficie involucrada, y de manera inversa del grosor del estrato córneo. En niños los medicamentos aplicados sobre la piel se absorben con rapidez debido a la mayor permeabilidad como consecuencia de una disminución

Cuadro 6.1: Factores que afectan la biodisponibilidad de los fármacos orales

Fisicoquímicos	Fisiológicos
Peso molecular Carga molecular (pKa) Desintegración del fármaco Características de disolución en líquidos gastrointestinales Liposolubilidad	Contenido gástrico pH gástrico y duodenal Circulación sanguínea intestinal Permeabilidad de la membrana intestinal Metabolismo hepático primario Recirculación enterohepática Excreción biliar Flujo del fármaco en las paredes intestinales (p. ej., P-glucoproteína) Enfermedades gastrointestinales y hepáticas

Fuente: Tetelbaum M, Finkelstein Y, Nava-Ocampo A, Koren G. Back to basics: Understanding drugs in children: pharmacokinetic maturation. Pediatr Rev 2005; 26(9):321-328.

en el espesor de la capa córnea, así como a la presencia de las glándulas sebáceas en estado inactivo.

- **Pulmonar:** se utiliza para la administración de gases anestésicos y líquidos volátiles o aerosoles para el tratamiento de patologías respiratorias y rinitis alérgicas. Debido a la gran superficie de absorción que ofrecen los alvéolos y a la amplia vascularización del sistema, el acceso a la circulación es rápido. En los lactantes y los niños preescolares la absorción por esta vía es más rápida.
- **Intramuscular:** la absorción intramuscular depende de la perfusión o riego sanguíneo a los músculos, para permitir el pasaje del medicamento a la circulación sistémica. Los fármacos para administración intramuscular deben ser hidrosolubles a pH fisiológico o liposolubles para que no precipiten en el sitio de inyección y se permita su difusión a los capilares, respectivamente. La administración de sustancias hidrosolubles en un área bien perfundida alcanza con rapidez concentraciones séricas similares a las conseguidas con una administración intravenosa; si, en cambio, la sustancia se mantiene en solución oleosa, el fármaco se liberará a la circulación en forma más lenta. En los neonatos la perfusión periférica y la masa muscular son escasas, por lo que no se aconseja utilizar esta vía de administración de medicamentos.
- **Subcutánea:** la absorción se realiza en el tejido celular subcutáneo hacia los vasos sanguíneos. Debido a la escasa irrigación de esta zona, la inyección por esta vía ofrece una liberación lenta de los fármacos, lo que prolonga la permanencia de algunos agentes en el organismo.
- **Intravenosa:** los fármacos administrados no requieren el proceso de absorción, por lo que su biodisponibilidad es del 100%.

Una vez que el fármaco se absorbe pasa a la circulación sanguínea, y continúa con los procesos de distribución, metabolización y excreción.

Distribución de los fármacos

El conocimiento de la forma en que se distribuye el fármaco en el organismo es importante para seleccionar la dosis adecuada que alcance las concentraciones suficientes en el lugar de acción.

La distribución de los fármacos varía en grado significativo con la edad, debido a cambios en la composición corporal, la unión a proteínas, los factores hemodinámicos (gasto cardíaco y perfusión periférica) y la permeabilidad de las membranas.

Los cambios en la composición corporal son más importantes y rápidos en las primeras fases de la vida, e involucran fundamentalmente la cantidad de líquido y grasa del organismo, y el descenso de albúmina. En los recién nacidos y los infantes el volumen porcentual de agua es mayor y los depósitos adiposos son menores en comparación con los adultos, lo que debe tenerse en cuenta al dosificar en función del peso. Cuando se administran medicamentos hidrosolubles que deben atravesar los espacios extracelulares hasta llegar a sus receptores, el contenido líquido de estos espacios es importante, ya que cuanto mayor sea el compartimiento extracelular, mayor será el volumen de distribución y menor la cantidad de fármaco disponible para actuar. Con la administración de medicamentos liposolubles se debe considerar el porcentaje de grasa corporal, que es considerablemente menor en los recién nacidos que en niños y adultos, lo que implica un menor volumen de distribución de estos fármacos. La distribución de los fármacos puede estar limitada por algunas barreras naturales permanentes (p. ej., barrera hematoencefálica y placenta).

Otro factor a considerar es la fijación del fármaco a las proteínas plasmáticas. Su importancia radica en que la fracción libre (no unida a proteínas) es la capaz de alcanzar los receptores y ejercer los efectos terapéuticos o tóxicos del fármaco. Las principales proteínas plasmáticas fijadoras de fármacos son la albúmina y la glucoproteína ácida alfa-1; la primera tiene mayor propiedad de fijación de fármacos ácidos, mientras que la segunda se fija en mayor medida a fármacos básicos.

Las lipoproteínas son otras proteínas plasmáticas cuyo papel fisiológico principal es sintetizar y transportar ácidos grasos endógenos, como triglicéridos, fosfolípidos y colesterol. Estas proteínas también son importantes en la fijación de compuestos básicos o muy lipófilos.

La unión a proteínas por lo general es reversible, aunque en ocasiones pueden producirse uniones covalentes (p. ej., compuestos alquilantes). La fracción unida a proteínas está determinada por la concentración plasmática del fármaco, su afinidad por los receptores y el número de receptores disponibles. La unión a proteínas es saturable y no constituye un proceso lineal. Sin embargo, para la mayoría de los fármacos, el rango terapéutico en plasma está limitado, y el porcentaje entre la fracción libre y la unida a proteínas es relativamente constante. En general los recién nacidos tienen una menor cantidad de albúmina sérica, por lo que hay un aumento en la concentración del fármaco libre en plasma, lo que puede originar mayor efecto o toxicidad del medicamento, a pesar de una concentración plasmática total normal o baja. Por otro lado, algunos compuestos endógenos pueden competir por los sitios de fijación de las proteínas plasmáticas, y de esta manera se reduce la fracción unida a proteínas en neonatos. La hiperbilirrubinemia, por ejemplo, reduce la fijación a proteínas de la ampicilina y la penicilina, mientras que otros fármacos, como las sulfonamidas, pueden desplazar la bilirrubina de su unión a la albúmina, y llevar a una ictericia neonatal grave.

La hipoalbuminemia secundaria a enfermedad hepática o renal severa, desnutrición o fibrosis quística puede generar una disminución de la unión de fármacos a proteínas, y aumentar la concentración de la fracción libre en plasma. Las quemaduras, las cirugías, los traumatismos y las enfermedades oncológicas pueden aumentar las concentraciones plasmáticas de la glucoproteína ácida alfa-1, y facilitar la fijación de fármacos básicos.

Metabolismo o biotransformación de los fármacos

Mediante los procesos de metabolismo los fármacos lipófilos se transforman en metabolitos hidrófilos que pueden excretarse con facilidad por orina o bilis, o los profármacos inactivos en sustancias con actividad farmacológica. Los fármacos pueden metabolizarse en los pulmones, los riñones, las glándulas suprarrenales y el hígado, que es el órgano más importante en este sentido. El metabolismo hepático de fármacos comprende dos tipos de reacciones: de fase I y de fase II.

El metabolismo de fase I por lo general resulta de la introducción de un grupo funcional dentro del compuesto (p. ej., oxidación, reducción o metilación) o de la exposición de un grupo funcional del compuesto original. El metabolismo de fase I alcanza la madurez al año de vida.

El metabolismo de fase II involucra reacciones de conjugación de los grupos funcionales de los fármacos con sustratos endógenos hidrófilos (p. ej., conjugación con glutatión, glucuronidación, acetilación). En neonatos estos procesos se generan a una velocidad considerablemente menor que en los adultos (50-70%), y alcanzan los niveles del adulto entre los 18 y los 24 meses.

La capacidad limitada que poseen los recién nacidos para metabolizar los fármacos hace que las depuraciones sean lentas, por lo que la eliminación de estos del cuerpo se prolonga. Si la dosis del fármaco y los esquemas de dosificación no se alteran de acuerdo con esto, esa inmadurez predispone a respuestas farmacológicas adversas.

Eliminación renal de los fármacos

Los medicamentos pueden eliminarse del plasma en forma inalterada o luego de su metabolismo hepático, por diversas vías fisiológicas, como el sudor, la bilis y las heces, aunque la mayoría se excreta por vía renal, mediante filtración glomerular, transporte tubular o ambos.

Algunos fármacos exhiben recirculación enterohepática, que involucra su excreción biliar al intestino delgado y su reabsorción posterior por el sistema porta hacia el hígado. Otros se metabolizan por sistemas enzimáticos que pueden saturarse a ciertas concentraciones séricas. Sin embargo, en los casos típicos la mayoría de las concentraciones plasmáticas de fármacos disminuye a una tasa constante. La vida media de los fármacos es el tiempo en el que una concentración plasmática determinada decae un 50%, y es constante hasta que el fármaco se elimina por completo de la circulación.

La depuración mide la capacidad del organismo de eliminar un fármaco del plasma, se define como la unidad de volumen sanguíneo (ml) depurada de fármaco por unidad de tiempo (hora). Cambios en la tasa de depuración afectan la vida media de los fármacos de manera inversamente proporcional. Si el fármaco experimenta depuración hepática, un paciente con enfermedad hepática exhibe una tasa menor de depuración y una vida media más prolongada. Conclusiones similares pueden obtenerse de fármacos que se eliminan por vía renal en pacientes con insuficiencia renal.

La eliminación renal de los fármacos a menudo exhibe diferencias entre neonatos y niños mayores, debido a la inmadurez de los sistemas, y las divergencias pueden ser más evidentes si la inmadurez se combina con enfermedad.

Después del nacimiento la tasa de filtración glomerular (TFG) aumenta en forma progresiva. Al final de la tercera semana de vida la TFG es del 50-60% de la del adulto. En general la filtración glomerular de las moléculas depende del tamaño molecular y la carga iónica del compuesto. A medida que aumenta el tamaño molecular, la filtración disminuye, y se acerca a cero para las moléculas de peso molecular de 68.000 (p. ej., albúmina). Por otro lado, las células del endotelio, la membrana basal y el epitelio del capilar glomerular tienen cargas negativas fuertes, al igual que las proteínas, lo que provoca que estas últimas sean rechazadas y se disminuya su filtración. La capacidad de filtración glomerular está disminuida en neonatos debido a la baja TFG, la inmadurez de las células tubulares, la longitud reducida del nefrón, la baja capacidad de concentración medular y la escasa respuesta a la hormona antidiurética (ADH).

La secreción tubular aumenta con más lentitud que la FG, pero alrededor de los 8-12 meses de edad ambas funciones son cercanas a las del adulto.

El intervalo entre dosis de los fármacos eliminados por vía renal debe tener en cuenta el desarrollo y la variabilidad de la función renal en el período neonatal, para eliminar la posible toxicidad, en especial cuando se utilizan fármacos con márgenes terapéuticos estrechos, como los glucopéptidos y los aminoglucósidos, que en niños pequeños tienden a acumularse.

FARMACODINAMIA

La farmacodinamia comprende el estudio del mecanismo de acción de los fármacos y de sus efectos bioquímicos, fisiológicos o farmacológicos. El mecanismo de acción de los fármacos se estudia a nivel molecular y la farmacodinamia analiza cómo un fármaco o sus metabolitos interactúan con otras moléculas para producir una respuesta (efecto farmacológico).

En farmacodinamia es fundamental el concepto de receptor farmacológico. Sin embargo, los receptores no son las únicas estructuras involucradas con el mecanismo de acción de los fármacos; estos también pueden actuar mediante interacciones enzimáticas o por medio de sus propiedades fisicoquímicas (osmóticas, quelantes, etcétera).

Existen algunas diferencias farmacodinámicas en relación con la edad que aún no han sido dilucidadas; estas se observan especialmente con fármacos que actúan sobre el SNC.

Para predecir las acciones farmacológicas o tóxicas de los fármacos en estos pacientes en constante maduración, se necesitan más estudios en Farmacología pediátrica.

FÁRMACOS EN ODONTOPEDIATRÍA

La prescripción de medicamentos en pediatría plantea algunas dificultades, como variaciones en relación con la edad y el estado nutricional, posibilidades de diversas respuestas biológicas a los fármacos y, fundamentalmente, la determinación sobre qué aspecto se pretende actuar (sintomático, etiológico o fisiopatológico).

Con el tratamiento sintomático se intenta eliminar o corregir síntomas de la afección, al margen de la causa que la produjo, como ocurre con los analgésicos. El abuso de esta terapia puede esconder elementos de juicio diagnóstico, lo que retrasa la curación definitiva, o bien permitir la aparición de complicaciones. En los pacientes pediátricos las situaciones prevalentes que deben resolverse en forma sintomática son, básicamente, tres: **el dolor**, **la fiebre** y **las convulsiones**.

La terapia etiológica es, sin la menor duda, la más lógica y racional, ya que pretende atacar al agente causal de la enfermedad. El tratamiento fisiopatológico lleva a combatir algunos aspectos funcionales alterados por la enfermedad, por ejemplo, la hiperreactividad bronquial en el asma.

En la práctica odontológica se prescriben diversas categorías de medicamentos para el manejo de una variedad de enfermedades y afecciones asociadas con la cavidad oral; entre ellos los más utilizados son los que permiten el control del dolor y la inflamación, así como el manejo de las infecciones bacterianas, micóticas y virales (Figura 6.1). El uso de fármacos en niños se torna aun más complicado por la necesidad de ajustar las dosis en relación con su peso y tamaño corporal menores.

Cualquiera sea la situación presente, siempre deben seguirse tres principios básicos, que en orden de importancia son: 1) determinación del diagnóstico; 2) realización de maniobras operatorias, mediante un tratamiento dental adecuado, y, por último, 3) manejo farmacológico. El diagnóstico de cualquier enfermedad o alteración es incompleto si no se determina la causa, por lo que constituye el parámetro más importante a considerar para la resolución rápida de la enfermedad. Si la causa no se determina, es muy difícil la resolución completa y rápida del trastorno presente, que puede transformarse en un proceso crónico con disminución de la sintomatología o no, pero con la enfermedad aún presente y en progreso lento.

CONTROL DEL DOLOR Y LA INFLAMACIÓN

En niños la causa más frecuente de dolor está asociada con problemas pulpares o traumatismos dentales, cuya resolución suele ser simple y rápida, si se brinda el tratamiento dental apropiado. El manejo farmacológico debe restringirse a las situaciones que realmente lo requieran, y debe utilizarse como coadyuvante del tratamiento odontológico.

El dolor es una experiencia subjetiva que comprende componentes sensoriales y emocionales. La International Association for the Study of Pain (IASP) lo define como "una sensación desagradable y una experiencia emocional asociada con daño actual o potencial de los tejidos, o descrito en términos de un daño y cuya presencia es revelada por manifestaciones visibles y/o audibles de la conducta". El dolor puede ser agudo o crónico. El primero dura segundos o días, y en general se conoce la causa, por lo que una vez eliminado el estímulo, cede. Suele asociarse con excitación aumentada, que lleva a taquicardia, taquipnea y ansiedad. El dolor crónico, en tanto, dura meses o años. El organismo se adapta a estos niveles de dolor, por lo que no hay un aumento de la respuesta simpática. Por lo general se asocia con depresión y funciones disminuidas.

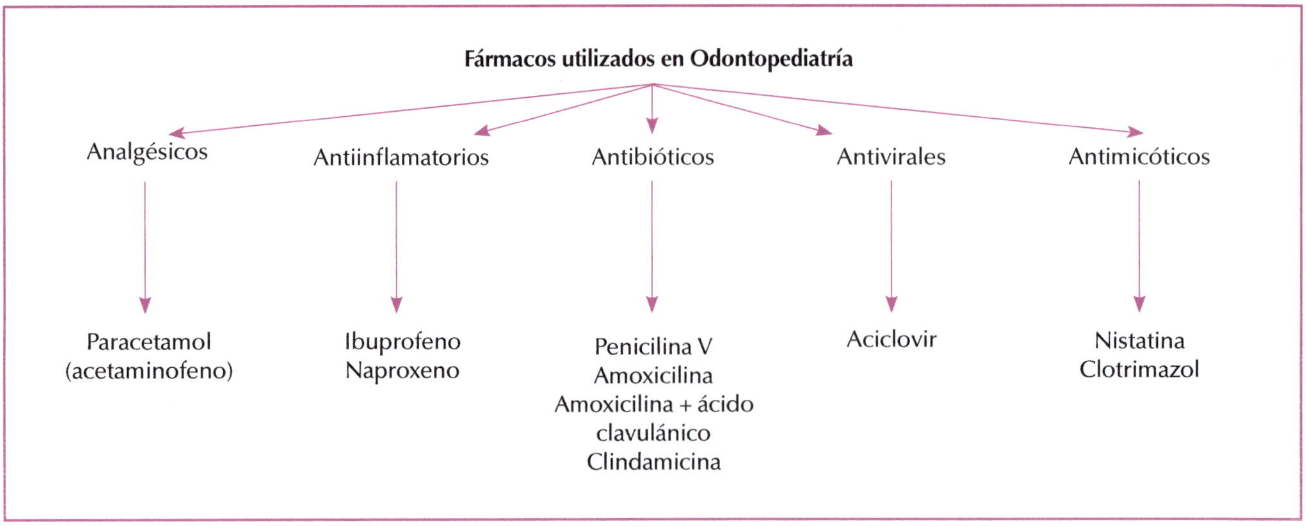

Figura 6.1: Algoritmo de las distintas categorías de fármacos utilizados en Odontopediatría.

La mayoría de los problemas dentales dolorosos es secundaria a causas inflamatorias de los tejidos orales, dentales o ambos, asociados con procesos infecciosos o traumáticos (accidentales o posteriores a procedimientos operatorios). Si el dolor es causado por un proceso infeccioso, será necesario tratar la pieza afectada con terapia antibiótica o sin ella. Si el origen del problema es puramente inflamatorio, está indicado el uso de fármacos antiinflamatorios. Es importante destacar que los analgésicos no tienen efecto terapéutico alguno en la enfermedad de base, y en esencia actúan bloqueando solo la sensación de dolor que experimenta el paciente, por lo que deben administrarse como coadyuvantes de otros tratamientos.

La intensidad de la experiencia del dolor y los mecanismos para afrontarlo varían entre los individuos ante cualquier lesión. En el dolor y el sufrimiento repercuten profundamente numerosos factores ambientales, de desarrollo, de comportamiento, psicológicos, familiares y conductuales, por lo que un mismo tipo de dolor tisular puede causar dolor de distinta naturaleza o intensidad en diversos niños, o en el mismo niño en momentos diferentes. El entorno familiar, las actitudes y el comportamiento de los cuidadores, así como la conducta, el pensamiento y los estados emocionales propios del niño pueden acrecentar o disminuir en grado notable la intensidad del dolor.

La evaluación del dolor en el niño es una tarea difícil, ya que este no transmite su dolor y sus características de manera clara y sencilla como el adulto joven. En niños pequeños, los padres o cuidadores desempeñan un papel importantísimo para la evaluación y la descripción del dolor, por ser las personas que mejor los conocen.

La evaluación del dolor en el lactante siempre es indirecta (mediante los padres) e incluye la observación del llanto, la expresión facial, las respuestas autonómicas y la actividad conductual o motora. La expresión facial, como cerrar los ojos, fruncir las cejas y cerrar los puños, es el indicador más válido del dolor en neonatos y lactantes. A partir de los 6 meses ya se manifiesta la conducta anticipatoria, determinada por la postura y el movimiento protector de las extremidades. Algunas veces, los niños de 3 a 8 años son capaces de describir aspectos relacionados con la localización del dolor, y es más difícil establecer la intensidad y la calidad de este. Cuando es factible, la mejor evaluación se hace preguntándole al niño acerca de las características del dolor. La utilización de escalas visuales analógicas o colorimétricas, descriptores verbales, mediciones conductuales, faciales, corporales y escalas específicas para niños de acuerdo con la edad, constituye un medio útil para determinar la intensidad del dolor. Establecer la intensidad –leve, moderada o severa– permitirá seleccionar el analgésico adecuado para la situación particular.

En Odontología, los medicamentos disponibles para el manejo del dolor pertenecen a dos grandes grupos:

- Analgésicos no narcóticos: AINES (analgésicos, antiinflamatorios no esteroides), como paracetamol (acetaminofeno) y ácido acetilsalicílico.
- Analgésicos opioides (narcóticos).

Los analgésicos no narcóticos actúan en las terminaciones nociceptivas periféricas, mediante el bloqueo de la transmisión del estímulo, y son efectivos para el manejo del dolor leve a moderado. Difieren de los opioides o narcóticos en su mecanismo de acción y en que producen un grado menor de toxicidad y efectos colaterales, además de que no generan adicción.

En el Cuadro 6.2 se detallan las dosis orales recomendadas en niños.

Los AINES son muy útiles y propician un control del dolor entre bueno y excelente, debido a que suman el efecto antiinflamatorio a la acción analgésica. Comprenden un grupo de agentes de estructura química diferente que ejercen su efecto analgésico al disminuir los niveles de mediadores químicos proinflamatorios. Estos últimos se generan en el sitio de la lesión al inhibir la ciclooxigenasa (COX), que cataliza la conversión de ácido araquidónico a prostaglandinas y leucotrienos. También inhiben la formación de radicales libres y la síntesis de citoquinas, y actúan en las vías celulares de los señalizadores que intervienen en las respuestas inflamatorias, sensibilizando los nervios a los estímulos dolorosos.

Estos fármacos comparten acciones y efectos adversos similares, explicables por su mecanismo de acción.

La mayor parte de ellos baja la fiebre, de manera rápida y eficaz, y actúa a nivel central en el núcleo termorregulador del hipotálamo.

Los AINES tienen efecto máximo o tope en su potencial analgésico, por lo tanto, no se recomienda el uso en dosis mayores que las especificadas. Se unen en gran medida a las proteínas plasmáticas, por lo que pueden desplazar a otros fármacos, como metotrexato, digoxina, ciclosporina, hipoglucemiantes orales y derivados de las sulfas, y aumentar los efectos terapéuticos o tóxicos de cada uno de estos. Existen tres subtipos de COX tisular bien conocidos: una constitutivamente sintetizada COX-1, hallada en plaquetas, mucosa gástrica, hígado y riñón; la otra COX-2, inducible por una lesión o un proceso inflamatorio, que se encuentra en monocitos, nervios periféricos y médula espinal, y la COX-3, que se halla en el cerebro y la médula.

Los AINES, al inhibir la producción de estas ciclooxigenasas, en especial la COX-1, pueden generar efectos secundarios adversos digestivos, renales y de la coagulación, por lo que deben evitarse en menores de 6 meses, por la inmadurez renal. En asmáticos severos, cuadros de deshidratación o hipovolemia, insuficiencia renal, insuficiencia hepática, úlcera péptica y coagulopatías deben utilizarse con extrema precaución, y en pacientes con hipersensibilidad a los AINES están contraindicados.

Los opioides son analgésicos potentes, de acción central, cerebro y médula espinal, pero con efectos colaterales significativos, por lo que solo deben emplearse para dolores severos, que no responden a terapias convencionales. Tienen efectos depresores cardiorrespiratorios dosis-dependientes, que pueden aumentar con la coadministración de otros fármacos sedantes, como benzodiazepinas y barbitúricos. La codeína es el opioide más usado en la práctica pediátrica, por lo general en combinación con el paracetamol, en dolores moderados no aliviados por AINES.

Lo ideal es basar la selección del analgésico para el control del dolor agudo dental en: la intensidad actual o esperada del dolor (posteriores a procedimientos operatorios), los antecedentes médicos del paciente, el perfil farmacológico del fármaco y la disponibilidad y el costo de la medicación.

Sin lugar a dudas el paracetamol y el ibuprofeno, debido al bajo perfil de efectos adversos que poseen, son los medicamentos más utilizados para el control del dolor en odontopediatría. Si bien la utilización de ácido acetilsalicílico disminuyó en grado sustancial, aún es el medicamento estándar con el que se comparan el resto de los analgésicos orales. El naproxeno, si bien no se utiliza con frecuencia, puede indicarse en niños mayores de 12 años.

Paracetamol (acetaminofeno)

Constituye el analgésico de primera línea para el manejo del dolor en niños. Es un medicamento bastante seguro, por lo que su uso está permitido en los menores de un año, inclusive en nacidos pretérmino. Posee propiedades antipiréticas y analgésicas comparables con la aspirina.

Es un analgésico excelente para dolores leves a moderados. Produce un aumento de la tolerancia al dolor por vía eferente en el sistema nervioso central, y en época reciente se postuló que produciría la inhibición de una isoenzima de la COX-3, o bien, que actuaría por medio de la inactivación indirecta de los receptores cannabinoides CB, ya que es un inhibidor débil de la COX-1 y la COX-2. El paracetamol no es un antiinflamatorio efectivo porque no inhibe la producción de prostaglandinas fuera del sistema nervioso central, como lo hacen los AINES.

Cuadro 6.2: Analgésicos orales y dosis de uso común en niños

Fármaco	Dosis en pacientes < 60 kg	Intervalo	Dosis máxima diaria (mg/kg)
Paracetamol (acetaminofeno)	10-15 mg/kg/dosis	4-6 h	100
Ibuprofeno	4-10 mg/kg/dosis	6-8 h	40
Naproxeno	5-6 mg/kg/dosis	12 h	24
Ácido acetilsalicílico*	10-15 mg/kg/dosis	4-6 h	80

* Su uso debe ser restringido.

Puede administrarse por vía oral, rectal o intravenosa. La vía oral aún es la de elección, ya que permite una biodisponibilidad del 90%, aunque su velocidad de absorción puede disminuir cuando se administra con alimentos con alto contenido de hidratos de carbono. Su inicio de acción se obtiene aproximadamente a los 30 minutos, y la duración del efecto es de 4 horas. La vía rectal no es recomendable debido a la gran variabilidad en la absorción, con una biodisponibilidad informada entre el 24 y el 98%. La vía intravenosa solo se utiliza en pacientes posoperatorios que no pueden recibirla por vías oral o rectal.

Es una medicación segura en dosis recomendadas. No produce efectos gastrointestinales ni antiplaquetarios. La toxicidad aguda es mínima, a menos que se produzca una sobredosis con dosis únicas grandes o excesivas acumulativas en el transcurso de los días.

La dosis oral diaria máxima recomendada es de 60 mg/kg en infantes, y de 100 mg/kg en niños. Dosis mayores a 150 mg/kg producen toxicidad aguda, y llevan a daño hepático irreversible, como consecuencia de la acumulación de metabolitos tóxicos del paracetamol que no pudieron eliminarse por agotamiento de la enzima glutatión hepática y producen necrosis hepática y tubular renal. Los riesgos de toxicidad hepática aguda se incrementan en niños desnutridos, con enfermedades recurrentes febriles, así como con los fármacos que inducen el citocromo P450 (fenobarbital, fenitoína y rifampicina). Si el niño está tomando anticonvulsivantes (fenitoína, fenobarbital, metilfenobarbital, primidona), conviene tener en cuenta que el paracetamol suele producir un fenómeno de inducción enzimática, al acelerar su metabolismo, acortar su vida media de eliminación y reducir, por lo tanto, la duración de su efecto.

En relación con los adultos, los niños tienden a ser menos susceptibles a los efectos tóxicos agudos, pero son más susceptibles a las exposiciones crónicas a paracetamol.

Se comunicaron casos de niños que desarrollaron toxicidad hepática a pesar de recibir dosis terapéuticas, por lo que en niños con sobrepeso mayor que un 20% que requieran el uso prolongado de este medicamento, se deben suministrar dosis utilizando tablas que correlacionen la altura con el peso.

Algunos productos (p. ej., tabletas masticables) contienen aspartamo que se metaboliza en fenilalanina, por lo que debe evitarse, o usarse con cautela, en pacientes con fenilcetonuria.

Dosificación

Lactantes y niños:

- Oral

10 a 15 mg/kg/dosis cada 4 a 6 h.

Dosis máxima diaria: 90 mg/kg/día.

NO exceder cinco dosis en 24 h, como alternativa pueden utilizarse las dosis establecidas en el Cuadro 6.3.

- Rectal

10 a 20 mg/kg/dosis cada 4 a 6 h.

Niños ≥ 12 años y adultos:

- Oral, rectal

325 a 650 mg/kg/dosis cada 4 a 6 h o 1.000 mg tres a cuatro veces/día; no exceder los 4 g/día.

En el Cuadro 6.3 se detallan las dosis orales en relación con el peso, la edad o ambas variables. Se prefiere utilizar el peso, pero si no se lo conoce, se recomienda emplear la edad.

Ibuprofeno

Es un AINES clásico con un buen perfil analgésico, inicio de acción rápido y efectos adversos menores que los del resto de los AINES, por lo que, en términos comparativos, se demostró que es superior a la aspirina. Además, posee propiedades antiinflamatorias y antipiréticas. Se utiliza en gran medida en niños por su eficacia y buena tolerancia, y puede administrarse a partir de los 3 meses de edad.

El ibuprofeno debe considerarse el fármaco de elección para el manejo del dolor agudo inflamatorio. Se absorbe con rapidez por vía oral y se excreta fundamentalmente por el riñón. El pico de concentración plasmática se alcanza en ayunas alrededor de los 45 minutos; cuando se ingiere con alimentos, este pico se retrasa

Cuadro 6.3: Dosificación oral del paracetamol (acetaminofeno) en relación con el peso y la edad

Peso (kg)	Edad	Dosis (mg)
2,7 a 5,3	0 a 3 meses	40
5,4 a 8,0	4 a 11 meses	80
8,1 a 10,7	1 a 2 años	120
10,8 a 16,2	2 a 3 años	160
16,3 a 21,6	4 a 5 años	240
21,7 a 27,1	6 a 8 años	320
27,2 a 32,5	9 a 10 años	400
32,6 a 43,0	11 años	480

Fuente: Taketomo CK, Hodding JH, Kraus DM. Manual de prescripción pediátrica. 14a ed.

entre 1 y 2 horas. Si se lo compara con el paracetamol, permite intervalos de administración más prolongados.

Los efectos adversos que se producen en niños son los mismos que en adultos, aunque en forma menos frecuente. Entre ellos se incluyen aumento del sangrado gastrointestinal, flujo sanguíneo renal reducido, disminución de la función plaquetaria y broncoespasmos en individuos susceptibles. Estas alteraciones por lo general se presentan con el uso crónico, por lo que todo paciente en que se use AINES por más de quince días se debe realizar un hemograma completo, pruebas de función hepática y renal, y un sedimento urinario. El riesgo de toxicidad renal está aumentado en situaciones asociadas con una disminución en la perfusión, como en la deshidratación, la hipovolemia y la hipertensión. Una enfermedad renal preexistente o el uso simultáneo de fármacos nefrotóxicos, como furosemida, aminoglucósidos o inhibidores de la ECA (enzima convertidora de angiotensina) aumentan el riesgo de toxicidad renal. Otro grupo especial, en el que se produce un incremento en el riesgo de efectos adversos, lo forman los niños con asma inducida por aspirina por reacción cruzada. En época reciente se estimó una prevalencia de sensibilidad al ibuprofeno en un 2% de los niños con asma.

Los efectos adversos de la administración aguda de ibuprofeno comprenden alteraciones gastrointestinales, somnolencia y alteraciones en las funciones renal y hepática. Los efectos colaterales son molestias gastrointestinales, prurito, cefalea, somnolencia, tinnitus y alteraciones visuales.

No se recomienda la administración conjunta con el paracetamol, ya que por distintos mecanismos de acción pueden afectar la función renal.

Dosificación: 4 a 10 mg/kg/dosis cada 6 a 8 h. Dosis máxima: 40 mg/kg/día.

Se recomienda administrar con alimentos o leche para disminuir las molestias gastrointestinales.

Dosificación oral

- Niños de 6 meses a 11 años:

7,5 mg/kg/dosis cada 6 a 8 h.

Dosis máxima diaria: 30 mg/kg.

- Adolescentes y adultos:

400 a 800 mg/kg/dosis tres a cuatro veces al día.

Dosis máxima diaria: 3,2 g/día.

En el Cuadro 6.4 se detallan las dosis en relación con la edad y el peso. Se recomienda utilizar el peso para elegir la dosis; si no se dispone del peso, entonces se empleará la edad. No administrar más de cuatro dosis/día.

Ácido acetilsalicílico

Es un analgésico efectivo para dolores leves a moderados, antiinflamatorio y antipirético, aunque su utilización declinó a partir de la década de 1970 por los efectos secundarios, como gastritis y disfunción plaquetaria, y, principalmente, por los informes asociados con el síndrome de Reye (encefalopatía y alteración hepática). Se estableció con claridad que los factores causales de este último trastorno son los salicilatos, aunque su mecanismo de acción se desconoce; el cuadro se observa en niños y adolescentes tratados con salicilatos por presencia de fiebre en cuadros virales de influenza o varicela. La presencia de cambios en el comportamiento, junto con náuseas y vómitos pueden ser signos tempranos de síndrome de Reye.

El ácido acetilsalicílico está contraindicado en pacientes asmáticos, con rinitis (con pólipos nasales o sin ellos) e intolerancia al fármaco, ya que puede generar reacciones asmáticas y anafilácticas mortales.

Se absorbe en el estómago y el intestino delgado, por lo que debe administrarse con las comidas para reducir su posible acción lesiva sobre la mucosa gástrica. Cuando se administra con agua se produce una absorción mayor, así como un incremento en su eliminación, por lo que puede ser una forma adecuada de suministro cuando lo que se pretende es tener una respuesta rápida al medicamento. Puede desplazar de su sitio de fijación a las proteínas del plasma, a la fenitoína, y así aumentar la fracción libre de este fármaco de margen terapéutico estrecho, e incrementar sus efectos o toxicidad.

Dosificación oral

- Niños:

10 a 15 mg/kg/dosis cada 4 a 6 horas; no se debe sobrepasar la dosis máxima diaria de 4 g/día.

Cuadro 6.4: Dosificación oral del ibuprofeno en relación con el peso y la edad

Peso (kg)	Edad	Dosis (mg)
5,4 a 8,0	6 a 11 meses	50
8,1 a 10,7	12 a 23 meses	75
10,8 a 16,2	2 a 3 años	100
17,3 a 21,6	4 a 5 años	150
21,7 a 27,1	6 a 8 años	200
27,2 a 32,5	9 a 10 años	250
32,6 a 43,0	11 años	300

Fuente: Taketomo CK, Hodding JH, Kraus DM. Manual de prescripción pediátrica. 14.ª ed.

- Adultos:

325-650 mg cada 4 a 6 horas; no se deben sobrepasar los 4 g/día.

Naproxeno

Es un AINES cuya estructura se relaciona con la del Ibuprofeno, por lo que ambos fármacos tienen mecanismos de acción y efectos colaterales similares, aunque el naproxeno cuenta con un mayor efecto antiinflamatorio. Tiene una vida media de alrededor de 13 h, por lo que permite intervalos de administración amplios.

Se recomienda utilizarlo en niños mayores de 12 años, en dosis de 200 mg cada 8 a 12 h, sin sobrepasar la dosis máxima diaria de 600 mg/día.

Corticoides

Pueden utilizarse para manejar la inflamación (y, por lo tanto, el dolor). En Odontología su uso debe reservarse para situaciones específicas, en las que después de haberse establecido el diagnóstico correcto y de brindar el tratamiento dental adecuado, se constata ineficacia del efecto de otros antiinflamatorios, siempre que la historia médica no contraindique su uso.

Los glucocorticoides reducen la inflamación por medio de múltiples sitios de acción, por la inhibición en la producción de numerosas células y factores involucrados en la respuesta inflamatoria, como factores vasoactivos y quimiotácticos, secreción de enzimas lipolíticas y proteolíticas, y extravasación de leucocitos a áreas del tejido lesionado.

Se recomienda su uso sistémico en situaciones de emergencia –crisis adrenérgicas y reacciones alérgicas y anafilácticas–. Se demostró que los corticoides son efectivos para reducir la respuesta inflamatoria periapical posterior a tratamientos endodónticos, el edema posterior a cirugías orales y en procesos inflamatorios musculares severos asociados con disfunciones temporomandibulares. En forma tópica se utilizan para manejar úlceras orales o lesiones mucosas, como estomatitis aftosas, lesiones penfigoides de las membranas mucosas, pénfigo y eritema multiforme.

Los corticoides están contraindicados en pacientes con infecciones sistémicas por hongos o en quienes presentan hipersensibilidad conocida, y deben utilizarse con precaución en casos de colitis ulcerosa, infecciones piógenas, diverticulitis, úlceras pépticas, diabetes mellitus, herpes ocular, psoriasis aguda y tuberculosis.

La dexametasona es un corticoide relativamente seguro que puede emplearse en cuadros inflamatorios orales o dentales, como coadyuvante del tratamiento odontológico y no con el único objetivo de manejar el dolor.

Dosificación

- Niños:

Por vía intramuscular o intravenosa, 0,08 a 0,3 mg/kg/día o 2,5 a 10 mg/m²/día divididos cada 6 a 12 horas. Se recomienda no utilizar corticoides por más de 3 días.

- Adolescentes y adultos:

IM o IV 0,75 a 9 mg/día divididos cada 6 a 12 h.

CONTROL DE LA INFECCIÓN

Antimicrobianos

Son sustancias producidas por microorganismos o sintetizadas químicamente, que en bajas concentraciones son capaces de inhibir, e incluso destruir, microorganismos.

Se pueden clasificar según:

- Estructura química: se agrupan en familias, como betalactámicos, tetraciclinas, quinolonas, macrólidos, etcétera.
- Espectro de actividad: se dividen en función del tipo de microorganismo sobre el que tienen actividad, en antibacterianos, antivirales, antifúngicos y antiprotozoos. Su espectro puede ser amplio, intermedio o reducido. Los de amplio espectro, como los betalactámicos, pueden actuar sobre bacterias, hongos o protozoos. Los de espectro intermedio, como los macrólidos y los aminoglucósidos, actúan frente a un número más limitado de especies; por último, los de espectro reducido, como los glucopéptidos, son eficaces frente a un número reducido de especies.
- Efecto antimicrobiano: se dividen en bacteriostáticos y bactericidas. Los bacteriostáticos bloquean el desarrollo y la multiplicación de las bacterias, pero no las lisan, por lo que al retirar el antimicrobiano su efecto es reversible; dependen del sistema inmunitario del huésped para eliminar los microorganismos, por lo que no deben administrarse en pacientes inmunocomprometidos (cuyo sistema inmune es incapaz de asistir en la eliminación o la neutralización de los microorganismos). En cambio, los bactericidas provocan la muerte bacteriana y, por consiguiente, el proceso es irreversible.
- Mecanismo de acción: pueden inhibir la pared bacteriana; los antibióticos de este grupo en general son bactericidas (p. ej., betalactámicos). Todas las bacterias poseen una pared celular externa rígida, que rodea por completo la membrana celular citoplasmática; esa pared se comporta como elemento protector de la integridad celular e impide su estallido, ya que hay una gran presión osmótica en el interior bacteriano. Por

ello, cualquier inhibición de su formación o lesión puede conducir a la lisis de la célula. Otros mecanismos comprenden: la alteración de la función de la membrana celular por medio de la modificación de la permeabilidad, que produce la lisis al permitir la salida de proteínas, iones y ácidos nucleicos; la inhibición de la síntesis proteica, que en general ejerce un efecto bacteriostático, y, por último, la inhibición de la síntesis o la función de los ácidos nucleicos, que se produce de tres formas diferentes, como la interferencia en la replicación del ADN, que impide la transcripción, y la inhibición de la síntesis de metabolitos esenciales.

La mayoría de las infecciones agudas orofaciales es de origen odontogénico, y en general se produce por la flora bacteriana endógena de la cavidad bucal, derivada en mayor medida de patologías asociadas con las estructuras dentales y de soporte, como la caries dental y la enfermedad periodontal. Su reconocimiento, manejo temprano y seguimiento son aspectos importantes a tener en cuenta, especialmente cuando afectan a los niños, por el rápido compromiso sistémico que puede presentarse.

El 70% de las infecciones odontogénicas es de origen polimicrobiano, e involucra bacterias aerobias y anaerobias. En sus etapas iniciales las bacterias son aerobias con predominio de Streptococcus viridans alfahemolítico (S. viridans). A medida que la infección progresa, la flora microbiana cambia de aerobia a anaerobia, con predominio de los cocos grampositivos (Peptostreptococcus) y bacilos gramnegativos (Bacteroides, Prevotella, Porphyromonas, Fusobacterium). En general los anaerobios encontrados están determinados por el sitio de origen: pulpar o periodontal. En los tejidos periodontales los microorganismos más comunes son Actinobacillus actinomycetencomitans, Prevotella intermedia, Porphyromonas gingivalis, Fusobacterium nucleatum y Eikenella corrodens.

Sin lugar a dudas, la efectividad clínica de los antibióticos en el tratamiento de las infecciones se basa en un diagnóstico correcto. Una vez determinada la fuente de la infección, debe realizarse el tratamiento dental o quirúrgico correspondiente, para interrumpir la proliferación de los microorganismos involucrados. En los casos indicados, debe iniciarse la terapia antibiótica como coadyuvante del tratamiento dental y nunca como una primera línea de acción. Por sí solos, los antibióticos no curan ni previenen la enfermedad, constituyen el arsenal terapéutico que se utiliza para intensificar la ejecución del sistema inmunitario, ya que asisten al huésped en la eliminación o la supresión de los microorganismos infecciosos. Los antibióticos deben alcanzar niveles elevados en el sitio afectado, y mantenerse por un tiempo suficiente para producir el efecto deseado.

El antibiótico ideal para el tratamiento de las infecciones odontogénicas debe ser bactericida de cocos grampositivos y de la mayoría de los patógenos anaeróbicos, poseer efectos adversos mínimos, no generar reacciones alérgicas y ser de bajo costo. Algunas veces es necesario utilizar combinaciones de fármacos adecuadas al tipo de infección, que aumenten el espectro de actividad.

Como las infecciones odontogénicas son polimicrobianas, el tratamiento se inicia en forma empírica con la administración de antibióticos de probada efectividad contra los microorganismos orales. Pasadas 48 horas de iniciado el tratamiento, si el cuadro se agrava, se recomienda realizar cultivo de la lesión y antibiograma, con el fin de rotar al antibiótico efectivo contra el microorganismo causante. La elección del antibiótico para manejo de las infecciones odontogénicas debe considerar factores como el estado de desarrollo de la infección, los antecedentes médicos y la colaboración del paciente para cumplir con las dosis establecidas, como se detalla en el Cuadro 6.5.

En los niños que acuden al dentista debe considerarse la gravedad de la infección y los antecedentes médicos. El estado de las defensas desempeña un papel importante, ya que un niño sano tiene la capacidad de

Cuadro 6.5: Antibióticos empíricos de elección para el manejo de las infecciones odontogénicas

Tipo de infección	Antibiótico de elección
Infección temprana (primeros 3 días)	Penicilina V Amoxicilina
No hay mejora en las 24 a 48 h	Clindamicina Amoxicilina + ácido clavulánico
Alergia a penicilinas	Clindamicina Claritromicina
Infección tardía (> 3 días)	Clindamicina Penicilina V + metronidazol Amoxicilina + metronidazol
Infección tardía y alergia a la penicilina	Clindamicina

movilizar las defensas, por lo que se necesita una terapia antibiótica habitual para la resolución de la infección, a diferencia del paciente inmunosuprimido, que precisa una terapia antibiótica más vigorosa, aun en infecciones menores.

Los antibióticos están indicados principalmente en infecciones severas de origen dental con signos clínicos de persistencia o diseminación sistémica rápida, caracterizada por presencia de fiebre mayor que 38 ºC (100 ºF), mal estado general, linfadenopatía regional o trismus intenso (distancia interincisiva < 10 mm). Otras indicaciones de antibioticoterapia son: cuadros de osteomielitis, patologías agudas periodontales (pericoronaritis con compromiso general o gingivitis ulecronecrosante aguda –GUNA–) y pacientes con periodontitis juvenil localizada u otros tipos de periodontitis de aparición temprana.

El uso prolongado de antibióticos está indicado para el manejo de las enfermedades crónicas periodontales, en niños con inmunodeficiencias (neutropenia, síndrome de Papillon-Lefévre, deficiencia en la adhesión leucocitaria) incapaces de controlar el crecimiento de las bacterias periodontopatógenas.

La duración del tratamiento antibiótico depende del tipo de infección, de la extensión del proceso y del antibiótico elegido. En general el tratamiento se completa en 5 a 7 días o, expresado de otra manera, debe prolongarse hasta 3 o 4 días después de la desaparición de las manifestaciones clínicas.

La mayoría de las infecciones, tratadas a tiempo, puede manejarse en forma adecuada con la administración oral. La vía intravenosa se debe reservar, junto con el manejo hospitalario, para los casos que presentan celulitis cervicofaciales con compromiso general.

Betalactámicos

Los antibióticos betalactámicos son agentes que comparten estructura química y mecanismo de acción similar. Comprenden varios miembros que son de utilidad en el tratamiento de las infecciones orofaciales. A pesar del gran desarrollo de antibióticos nuevos, no se demostró que ninguno aporte beneficios significativos para reemplazar o suplantar el uso de los betalactámicos para el tratamiento de la fase aguda de las infecciones causadas por patógenos en la cavidad oral o alrededor de ella, así como para la prevención de sus complicaciones.

Son bactericidas que interfieren en la síntesis de la pared bacteriana durante la multiplicación activa.

Poseen una buena actividad frente a patógenos aerobios facultativos y anaerobios presentes en las infecciones mixtas de la cavidad bucal, aunque cada vez son más las bacterias productoras de betalactamasas, enzimas capaces de hidrolizar las penicilinas y ocasionar, por lo tanto, fracaso terapéutico, en especial en los géneros Prevotella, Porphyromonas y Fusobacterium.

Las penicilinas de administración oral utilizadas comúnmente son la penicilina V y la amoxicilina.

La presencia de un anillo betalactámico define químicamente a esta familia de antibióticos, de la que se originaron diversos grupos:

- Penicilinas naturales: penicilina V.
- Penicilinas de amplio espectro: amoxicilina y ampicilina.
- Cefalosporinas: cefalexina y cefadroxilo.
- Inhibidores de las betalactamasas: ácido clavulánico y sulbactam.

Penicilina V potásica (fenoximetilpenicilina). Se considera el patrón de referencia cuando se trata de comparar la efectividad clínica en las infecciones orofaciales. A pesar de tener un espectro reducido, es la penicilina de elección para las infecciones odontogénicas leves y la GUNA.

Está contraindicada en hipersensibilidad a penicilinas o a cualquier componente de su fórmula. Debe usarse con cautela en pacientes con disfunción renal, hipersensibilidad a cefalosporinas o antecedentes de convulsiones.

No debe administrarse con el alimento o la leche, ya que estos pueden disminuir su absorción, por lo que se recomienda consumirla con agua y el estómago vacío una hora antes o dos horas después de las comidas.

En un 3 a un 10% de la población se producen hipersensibilidad y anafilaxia a las penicilinas, que se observan con más frecuencia cuando estos fármacos se administran por vías IV o IM. Los síntomas de una reacción anafiláctica son broncospasmo, urticaria, angioedema y shock, que se producen dentro de los 30 minutos de administrado el fármaco. El tratamiento involucra la administración de epine frina, antihistamínico y corticoide. Las reacciones alérgicas tardías se producen aproximadamente a las 2 horas después de recibido el fármaco y se caracterizan por la presencia de un rash leve, glositis y reacción inflamatoria local. En un 3 a un 5% de los pacientes se observó reacción cruzada con las cefalosporinas.

Farmacocinética: la concentración sérica máxima se alcanza a los 30 a 60 minutos. Se excreta por orina.

- Dosificación oral

Niños menores de 12 años: 25 a 50 mg/kg/día divididos en dosis cada 6 a 8 h, con una dosis máxima de 3 g/día.

En el Cuadro 6.6 se detalla la dosificación oral recomendada. Algunos preparados vienen en unidades internacionales (UI) (250 mg = 400.000 UI).

Amoxicilina. Se la considera una penicilina de amplio espectro, con escasa actividad contra bacilos gramnegativos entéricos, como Haemophilus, Escherichia,

Cuadro 6.6: Antibióticos y dosis que suelen utilizarse en niños			
Fármaco	Dosis pediátrica	Dosis máxima	Ingestión con alimentos
Penicilina V	25-50 mg/kg/día divididos en 4 tomas	3 g/día	No
Amoxicilina[b]	25-50 mg/kg/día divididos en 3 tomas	2-3 g/día	Sí
Amoxicilina[a] + ácido clavulánico	25-45 mg/kg/día + 125 mg divididos en 2 tomas		Sí
Clindamicina	10-30 mg/kg/día divididos en 3 tomas	1,8 g/día	Sí
Metronidazol[a]	40 mg/kg/día	4 g/día	Sí
Cefalexina[b]	25-50 mg/kg/día divididos en 3 tomas	4,0 g/día	Sí
Cefadroxilo	30 mg/kg/día divididos en 2 tomas	4,0 g/día	Sí

[a] Se utiliza con penicilina V o amoxicilina.
[b] Requiere reducir la dosis en pacientes con daño renal.

Proteus y Salmonella. Es menos efectiva que la Penicilina V contra los cocos aerobios grampositivos, con eficacia similar contra los anaerobios.

Está contraindicada en casos de hipersensibilidad a la amoxicilina, la penicilina o cualquier componente de la fórmula.

Puede administrarse con el estómago vacío o lleno, y puede mezclarse con fórmulas lácteas, bebidas frías o jugos. Su absorción es rápida y casi completa (74 al 92%), y la concentración sérica máxima se alcanza a la hora. Se elimina por excreción renal, por lo que en pacientes con insuficiencia renal debe ajustarse la dosis. Sus características farmacocinéticas permiten que se administre tres veces por día, lo que facilita el cumplimiento de las prescripciones cuando se compara con la penicilina V, que tiene que suministrarse en cuatro dosis.

Las reacciones adversas más frecuentes son las alérgicas con compromiso cutáneo.

- Dosificación oral

Lactantes de más de 3 meses y niños: 25 a 50 mg/kg/día cada 8 horas.

Amoxicilina + ácido clavulánico. Esta combinación surgió debido al incremento observado en la resistencia de algunos miembros de las especies de Bacteroides y Prevotella productoras de betalactamasas. Estas últimas se encuentran en el entorno bacteriano, ya sea en el espacio periplasmático o por fuera de la pared celular, producidas tanto por microorganismos grampositivos como por gramnegativos, y son enzimas constitutivas o inducidas por plásmidos o mutaciones cromosómicas.

Los inhibidores de las betalactamasas son antibióticos de baja calidad llamados "suicidas", porque en el proceso de inactivación se destruyen. La capacidad inhibitoria del ácido clavulánico se debe a la semejanza estructural que mantiene con las penicilinas y las cefalosporinas. Su efecto inhibitorio es progresivo e irreversible; se introduce a través de la pared bacteriana, donde encuentra las betalactamasas a las que inactiva. El efecto antibacteriano es exclusivo de la amoxicilina, ya que lo único que hace el ácido clavulánico es protegerla de la enzima betalactamasa. Las combinaciones más utilizadas son amoxicilina + ácido clavulánico y ampicilina + sulbactam. Estas combinaciones le confieren a cada uno de los antibióticos propiedades antibacterianas contra microorganismos que suelen ser resistentes a ellos. El ácido clavulánico presenta una actividad antibacteriana débil; sin embargo, es un inhibidor poderoso de las betalactamasas generadas por bacterias, como Staphylococcus aureus, enterobacterias, Haemophilus influenzae, Neisseria gonorrhoeae y Bacteroides fragilis, por lo que debe administrarse únicamente cuando se sospecha la presencia de estas bacterias.

Está contraindicado en casos de hipersensibilidad a amoxicilina, ácido clavulánico o penicilinas, historia de disfunción hepática o ictericia, o ambas, asociadas a penicilinas o amoxicilina-ácido clavulánico.

La administración por vía oral optimiza su absorción si se consume al principio de las comidas. Los alimentos ricos en grasa disminuyen su absorción.

Las reacciones adversas son en mayor medida gastrointestinales, y comprenden náuseas, vómitos, dolor abdominal y colitis seudomembranosa. La incidencia de diarrea (9%) es mayor que con amoxicilina sola.

Al igual que la amoxicilina, el ácido clavulánico se absorbe de manera adecuada en el tracto gastrointestinal, hasta lograr concentraciones séricas eficaces con una vida media de alrededor de una hora. La concentración máxima en suero se alcanza aproximadamente a las 2 horas.

La eliminación del ácido clavulánico se realiza por mecanismos renales y no renales; entre el 40 y el 65% se excreta sin modificar por la orina. En pacientes con insuficiencia renal se recomienda ajustar la dosis según el grado de disfunción renal. Aunque la toxicidad es baja, se aconseja no sobrepasar los 14 días de tratamiento, ya que puede incrementar la presencia de microorganismos no susceptibles.

Esta asociación disminuye el número de tomas diarias a dos, y permite erradicar cepas consideradas resistentes a las formulaciones convencionales.

- Dosificación oral

Se basa en la amoxicilina.

Niños < de 40 kg: 25 a 45 mg/kg/día divididos cada 12 h, a administrar con la suspensión de 200 mg/5 ml; 400 mg/5 ml o las tabletas masticables de 200 y 400 mg.

Adolescentes > 16 años y adultos: 250 mg cada 8 h o 500 mg cada 12 h.

Los niños menores de 40 kg no deben recibir las tabletas de 250 mg recubiertas, que contienen una dosis más alta de ácido clavulánico que las tabletas masticables de 250 mg.

Cefalosporinas. Son un grupo de antibióticos que se clasifican en generaciones, según su espectro antibacteriano. Difieren en su espectro, farmacocinética y potencia. Todas son bactericidas y tienen el mismo mecanismo de acción que las penicilinas, pero se unen a proteínas diferentes. En líneas generales, a medida que avanzamos en generaciones, mejora la actividad frente a microorganismos gramnegativos pero empeora frente a grampositivos.

Las cefalosporinas orales tienen una escasa actividad sobre bacterias gramnegativas anaerobias y no ofrecen ninguna ventaja sobre la penicilina y sus derivados en el tratamiento de las infecciones odontogénicas, por lo que se consideran antibióticos alternativos, en especial cuando se sospecha la presencia de microorganismos grampositivos, Staphylococcus y Streptococcus, causantes de la infección. Pueden utilizarse como alternativa a la penicilina V en infecciones tempranas, por ser efectivas para tratar infecciones por microorganismos aerobios.

En el 1% de los pacientes hay reacción cruzada entre las penicilinas y las cefalosporinas cuando hay reacción alérgica tardía con las penicilinas. Deben emplearse con precaución en los pacientes con antecedentes de reacciones anafilactoideas.

Se debe tener en cuenta que el costo de una terapia con estos antibióticos es 8 a 10 veces mayor que el de una terapia equivalente con penicilinas.

Las cefalosporinas orales de primera generación son cefalexina y cefadroxilo.

Cefalexina. Desde el punto de vista de su acción y sus efectos colaterales es muy similar a la penicilina. Es activa contra Staphylococcus aureus, Streptococcus pneumoniae, Haemophilus influenzae y E. coli.

Para su mejor absorción se recomienda administrarla en ayunas, 1 hora antes de consumir alimentos o 2 horas después. Si se presentan molestias gastrointestinales se puede suministrar con alimentos.

Entre los efectos colaterales observados se incluyen diarrea, náuseas, vómitos, dolor abdominal, cefalea, rash alérgico.

En niños de corta edad su absorción es tardía, y la concentración sérica máxima oral se alcanza a los 60 minutos. El 80 al 100% de la dosis se excreta por la orina en 8 h sin modificaciones.

Cefadroxilo. Es efectivo para el tratamiento de infecciones por Streptococcus pyogenes. Se absorbe mayormente en el tracto gastrointestinal, y se puede administrar con alimentos. Tiene una buena distribución en los tejidos y los líquidos; la concentración máxima se alcanza a los 70 a 90 minutos, y más del 90% de la dosis se excreta por vía renal. Se obtiene una concentración plasmática más sostenida que con la cefalexina.

Los efectos adversos observados con mayor frecuencia son diarreas, náuseas, disfunción estomacal y vómitos.

- Dosificación oral

Lactantes y niños: 30 mg/kg/día divididos en dos dosis al día, hasta un nivel máximo de 2 g/día.

Adolescentes y adultos: 1 a 2 g/día en una o dos dosis hasta un nivel máximo de 4 g/día.

Clindamicina. Constituye el antibiótico de elección para pacientes alérgicos a betalactámicos (penicilinas y cefalosporinas), en inmunosuprimidos y en infecciones odontogénicas que se propagaron al hueso. Es bacteriostático pero a las dosis usualmente recomendadas ejerce actividad bactericida. Presenta una buena actividad contra bacterias anaerobias, aunque cada vez es más frecuente la aparición de cepas resistentes. Más de un 25% de los estreptococos del grupo viridans presenta resistencia de alto nivel, no superable con altas dosis de ese antibiótico. La clindamicina no es activa contra algunos bacilos gramnegativos, como A. actinomycetencomitans, Eikenella corrodens y Capnocytophaga spp. Tiene excelente actividad contra cocos aerobios grampositivos, como Staphylococcus aureus, Streptococcus spp, y muchos anaerobios, como Bacteroides, Prevotella y Porphyromonas spp. Es el antibiótico de segunda elección para infecciones odontogénicas severas.

La clindamicina está contraindicada en pacientes con hipersensibilidad al fármaco o cualquier componente de la fórmula, antecedentes de colitis seudomembranosa, disfunción hepática, enteritis regional o colitis ulcerativa.

El ácido gástrico no la inactiva, por lo que puede administrarse con alimentos.

Alrededor del 90% de la clindamicina administrada por vía oral se absorbe, se distribuye ampliamente y con rapidez en líquidos y tejidos, y alcanza concentraciones elevadas en el hueso, lo que la hace muy útil en las osteomielitis de los maxilares. En niños aumenta la velocidad del metabolismo, y se metaboliza parcialmente en el hígado, por lo que daños en este órgano pueden generar niveles plasmáticos altos con la consecuente toxicidad. Su excreción es biliar y renal.

Los efectos adversos secundarios están asociados en mayor medida con trastornos gastrointestinales. Puede causar una afección que puede ser mortal, la colitis seudomembranosa (caracterizada por diarrea disentérica profusa y persistente, y cólicos abdominales intensos).

- Dosificación oral

Lactantes y niños: 10 a 30 mg/kg/día cada 6 a 8 h. Dosis máxima, 1,8 g/día.

Adolescentes y adultos: 150 a 450 mg/dosis cada 6 a 8 h. Dosis máxima, 1,8 g/día.

Macrólidos

Son antibióticos bacteriostáticos con un espectro similar al de la penicilina, que cubre algunas especies de **Staphylococcus** productoras de penicilinasas, **Chlamydia, Legionella** y **Mycoplasma**, y tienen actividad escasa frente a las bacterias anaerobias de los géneros **Porphyromonas** y **Prevotella, Bacteroides** spp y **Fusobacterium** spp, con una alta proporción de resistencia entre estreptococos aerobios, anaerobios facultativos, en especial de la zona orofaríngea.

También pueden tener efecto bactericida, según la especie bacteriana atacada, la concentración del antibiótico alcanzada en el sitio de infección o la fase de crecimiento en que se encuentran las bacterias durante el ataque antibiótico. Ejercen su efecto solo en los microorganismos que se encuentran en proceso de replicación, y penetran con más facilidad en las bacterias grampositivas que en las gramnegativas.

Comprenden la eritromicina, la claritromicina y la azitromicina. Por ser fármacos bacteriostáticos no se recomienda su uso como monoterapia en pacientes inmunocomprometidos.

La eritromicina se consideraba un antibiótico altamente efectivo para el tratamiento de las infecciones orofaciales leves o moderadas en pacientes alérgicos a las penicilinas, pero debido a la alta resistencia observada en los estreptococos y los anaerobios orales, su uso disminuyó en grado considerable y se sustituyó por la clindamicina.

La eritromicina en su forma de base libre es inestable al pH gástrico, por lo que se administra en su forma de sal (estearatos y esteolatos) o con cubierta entérica. Debido a la absorción diferente de las tres formas, cada una tiene su dosis. Por ser bacteriostática, para el tratamiento de las infecciones moderadas requiere dosis altas, lo que produce síntomas gastrointestinales frecuentes y severos, además de la posibilidad de aparición de efectos tóxicos a otros niveles (hepatotoxicidad, pérdida de audición, falla renal). Puede ser una alternativa en el uso de la clindamicina cuando se presentan reacciones alérgicas o el riesgo de colitis es alto.

La claritromicina y la azitromicina son derivados estructurales de la eritromicina, pero más activos frente a microorganismos gramnegativos, con mejor absorción oral, menos efectos gastrointestinales y adecuada farmacocinética. No se consideran antibióticos de primera línea terapéutica en las infecciones odontogénicas.

- Dosificación oral

Claritromicina

Lactantes y niños 15 mg/kg/día divididos en 2 dosis cada 12 h por 7 días. Dosis máxima, 1 g/día.

Adultos: 250 mg cada 12 h durante 7 a 14 días.

Azitromicina

Bebés > 6 meses y niños: 10 mg/kg el primer día, seguidos por 5 mg/kg/día durante cuatro días. La dosis debe suministrarse 1 h antes o 2 h después de las comidas. Dosis máxima, 250 mg/día.

Adolescentes ≥ 16 años o adultos: 500 mg el primer día, seguidos por 50 mg del día 2 al 5.

Metronidazol

Es un agente bactericida que actúa directamente al unirse al ADN de la bacteria y degradarlo. Es activo solo contra bacterias anaerobias estrictas, por lo que debe reservarse para situaciones en las que se sospecha su presencia. Presenta una excelente actividad contra bacilos gramnegativos aerobios y espiroquetas, pero escasa o nula actividad contra bacterias anaerobias y aerobias facultativas de la cavidad bucal.

Llega bien al foco en las infecciones odontogénicas por lo que puede ser el fármaco de elección en la gingivitis ulceronecrosante aguda (GUNA) y en la enfermedad periodontal del adulto. Su utilización en pediatría es limitada. Suele administrarse asociado con otros antibióticos activos para tratar infecciones por bacterias aerobias grampositivas, como penicilina, amoxicilina y amoxicilina + ácido clavulánico.

Se absorbe bien por vía oral, aunque su ingestión con alimentos puede retrasar su absorción.

- Dosificación oral

Lactantes y niños: 30 mg/kg/día, asociado con otros antibióticos. Dosis máxima, 4 g/día.

Adolescentes y adultos: 500 mg cada 12 h.

Los efectos colaterales comprenden alteraciones gastrointestinales, gusto metálico y color oscuro de la orina. Está contraindicado en pacientes con antecedentes de convulsiones y en embarazadas.

Uso preventivo de antibióticos

Está indicado en pacientes que presentaron heridas importantes en los tejidos blandos o dentoalveolares, como profilaxis contra la infección, cuando se sospecha presencia de microorganismos exógenos, o en el caso de reimplantación de piezas avulsionadas, para disminuir la incidencia de reabsorción radicular externa.

Sin lugar a dudas, la indicación más común es la prevención de la endocarditis infecciosa (EI), afección del endotelio que recubre las cavidades del corazón y puede ser mortal. Esta se genera a partir del ingreso de bacterias en el torrente sanguíneo desde la cavidad bucal o algún lugar del organismo, como el tracto gastrointestinal o el genitourinario, que impactan sobre sitios susceptibles del corazón, como el tejido sobre el que están implantados aditamentos o válvulas protésicas, materiales para la corrección de defectos cardíacos congénitos o zonas de exposición de tejido conectivo resultante de procesos patológicos o quirúrgicos. La EI subaguda es causada por Streptococcus viridans, habitante frecuente de la cavidad oral, razón por la cual se relacionó históricamente con el tratamiento odontológico como causante de bacteriemia.

Aun cuando se acepta el uso profiláctico de antibióticos para prevenir una endocarditis infecciosa, está claramente demostrado que podría no ser 100% efectivo en todos los casos, por razones como resistencia bacteriana, deficiencias de absorción del fármaco empleado, infección del endocardio por microorganismos distintos a S. viridans por falta de susceptibilidad al antibiótico seleccionado.

La decisión de administrar antibióticos profilácticos debe considerar diferentes factores, como el grado de susceptibilidad del paciente al desarrollo de EI, el riesgo de bacteriemia dependiente del tipo de procedimiento oral que se va a llevar a cabo y el riesgo/beneficio.

En 2007 la American Heart Association (AHA) publicó la guía para la prevención de la EI, en la que la administración de profilaxis antibiótica para procedimientos dentales se acotó a un grupo reducido de pacientes considerados de alto riesgo:

- Portadores de válvula cardíaca protésica.
- Pacientes con antecedentes de endocarditis infecciosa.
- Casos de enfermedad cardíaca congénita reparada en los que haya defectos residuales en el sitio de la prótesis y el material impida la endotelización.
- Individuos con enfermedades cardíacas congénitas que:

Posean shunts y conductos que produzcan cianosis y no se hayan tratado mediante cirugía.

Tengan menos de 6 meses de haber sido tratados quirúrgicamente o sometidos a cateterismos, y en que los defectos cardíacos se corrigieron con materiales o prótesis cardíacas.

Receptores de trasplantes cardíacos que desarrollaron valvulopatía.

Queda descartada la profilaxis antibiótica en pacientes con cualquiera de las formas de anomalías cardíacas congénitas no detalladas antes, así como en aquellos con daño valvular por fiebre reumática, que fueron sometidos a cirugía de bypass (desviaciones coronarias) y portadores de stents.

En el Cuadro 6.7 se detalla el esquema profiláctico recomendado, que debe administrarse una hora antes del procedimiento dental que implique riesgo. Si por alguna razón el paciente no cumplió con las

Cuadro 6.7: Regímenes de profilaxis antibiótica para la prevención de la endocarditis infecciosa establecidos por la American Heart Association en 2014

Tipo de profilaxis	Fármaco	Régimen de dosis única 30 a 60 minutos antes del procedimiento	
		Adultos	Niños
Oral	Amoxicilina	2 g	50 mg/kg
Incapaz de tomar medicación oral	Ampicilina o cefazolina o ceftriaxona	2 g IM o IV 1 g IM o IV	50 mg/kg IM o IV 50 mg/kg IM o IV
Alérgico a penicilina o ampicilina oral	Cefalexina[a,b] o clindamicina o azitromicina o claritromicina	2 g 600 mg 500 mg	50 mg/kg 20 mg/kg 15 mg/kg
Alérgico a penicilina o ampicilina e incapaz de tomar medicamentos orales	Cefazolina o ceftriaxona* o clindamicina	1 g IM o IV 600 mg IV o IM	50 mg/kg IM o IV 20 mg/kg IM o IV

IM, intramuscular; IV, intravenosa.

[a] U otra cefalosporina oral de primera o segunda generaciones en dosis equivalentes para adultos o niños.

[b] Las cefalosporinas no deben utilizarse en individuos con historia de anafilaxia, angioedema o urticaria con penicilinas o ampicilinas.

indicaciones, podría administrarse en el consultorio inmediatamente antes del procedimiento y, solo en caso extremo, hasta dos horas después.

De acuerdo con lo establecido en la guía, la profilaxis de endocarditis está indicada en todos los procedimientos dentales que involucren manipulación del tejido gingival o de la región periapical de las piezas dentales, o que produzcan perforación de la mucosa oral, y su utilización es necesaria en los siguientes procedimientos dentales: inyecciones rutinarias de anestesia en tejido no infectado, toma de radiografías intraorales, colocación de dispositivos protésicos y ortodóncicos, ajuste de los dispositivos ortodóncicos, colocación de brackets ortodóncicos, extracción de dientes primarios y sangrado por trauma en los labios o la mucosa oral.

Antimicóticos

Son fármacos que se indican para las micosis superficiales y profundas (sistémicas). Las infecciones micóticas se producen por alteraciones en la flora normal como resultado de factores como uso prolongado de antibióticos de amplio espectro, corticoides, quimioterapia inmunosupresora, mala higiene oral y desnutrición. La candidiasis producida por ***Candida albicans*** es la que se observa con más frecuencia. Clínicamente se distinguen varios tipos; en niños se observan candidiasis seudomembranosa, queilitis angular, candidiasis eritematosa y candidiasis mucocutáneas.

Los antimicóticos más utilizados son la nistatina y el clotrimazol, que pueden administrarse en forma tópica o por vía oral, según la edad del niño.

Nistatina. se absorbe muy poco por el tracto gastrointestinal y se difunde de manera escasa a través de la piel y las mucosas; se elimina casi en su totalidad por las heces.

Los efectos adversos más frecuentes son náuseas, vómitos y diarrea después de la administración oral del fármaco. Tras la administración tópica puede presentarse irritación y, en forma ocasional, reacciones alérgicas.

- Dosificación oral

Nistatina

Suspensión:

Recién nacidos 100.000 U cuatro veces al día o 50.000 U en cada carrillo cuatro veces/día.

Lactantes: 200.000 U cuatro veces al día o 100.000 U en cada carrillo cuatro veces/día.

Niños y adultos: 400.000 a 600.000 U cuatro veces al día.

Tópica:

Ungüento o crema. Aplicarla en la zona afectada, 4 o 5 veces al día.

Clotrimazol

Oral:

Niños > 3 años y adultos: un trocisco de 10 mg disuelto con lentitud, cinco veces al día.

Tópico:

Aplicar 2 veces al día.

Agentes antivirales

Las infecciones virales orales más comunes son causadas por el virus del herpes simple. El herpes zóster o el herpes varicela-zóster pueden producir erupciones que afectan las mucosas orales. El diagnóstico comienza con la evaluación de los signos y síntomas presentes, que deben diferenciarse de las aftas ulcerosas que no tienen origen viral.

Aciclovir

Se utiliza para el manejo del herpes simple labial en individuos sanos e inmunocomprometidos; estos últimos deben recibir tratamiento sistémico oral o intravenoso. El aciclovir tópico tiene utilidad en las infecciones herpéticas recurrentes; su aplicación debe iniciarse en la fase prodrómica. Se observó que produce una reducción en la duración de los episodios como en el tiempo de cicatrización.

- Dosificación

Tópica: aplicar 6 veces al día por 7 días.

Bibliografía

- Bascones A, Aguirre JM, Bermejo A, Blanco A, Gay-Escoda C, González-Moles MA y col. Documento de Consenso sobre el tratamiento antimicrobiano de la infecciones bacterianas odontogénicas. Med Oral Patol Oral Cir Bucal 2004; 9:363-74.
- Beggs S. Paediatric analgesia. Aust Prescr 2008; 31(3):63-65.
- Berde CB, Sethna NF. Analgesic for the treatment of pain in children. N Engl J Med 2002; 347:1094 -1103.
- Bertolini A, Ferraris A, Ottani A, Guerzoni S, Tacchi R, Leone S. Paracetamol: new vistas of an old drug. CNS Drug Rev 2006; 12:250-275.
- Botting R, Ayoub SS. COX-3 and tne mechanism of action of paracetamol/acetaminophen. Prostaglandins Leukot Essent Fatty Acids 2005; 72:85-87.

- Brennan MT, Wynn RL, Miller CS. Aspirin and bleeding in dentistry: an update and recommendations. Oral Surg Oral Med Oral Pathol Oral Radiol Endod 2007;104:316-323.
- Brook I. Microbiology and management of endodontic infections in children. J Clin Pediatr Dent 2005;28(1):13-17.
- Caviglia I, Techera A, Garcia G. Antimicrobial therapies for odontogenic infections in children and adolescents. Literature review and clinical recomendations. J Oral Res 2014; 3(1):50-56.
- Costello I, Long PF, Wong IK, Tuleu C, Yeung V. Paediatric drug handling. 1st ed. London. Pharmaceutical Press, 2007
- Gupta P, Bhatia V. Corticosteroid physiology and principles of therapy. Indian J Pediatr 2008; 75(8);1039-44.
- Hargreaves K, Abbott PV. Drugs for pain management in dentistry. Aus Dent J Medications 2005; 50: S14-22.
- Huynh MP, Yagiela JA. Acute Pain: Current concepts in acute pain managemente. Calif Dent Assoc 2003.
- James LP, Capparelli EV, Simpson PM, Letzing L, Roberts D, Hinson JA, Kearns GL, Blumer JL, Sullivan Je, Network of Pediatric Pharmacology Research Units, National Institute of Child Health and Human Development. Acetaminophen-associated hepatic injury: evañiatopm pf(?) acetaminophen protein adducts in children and adolescents with acetaminophen overdose. Clin Pharmacol Ther 2008; 84(6):684-690.
- Kearns GL, Abdel-Rahman SM, Alander SW, Blowey DL, Leeder JS, Kauffman RE. Developmental pharmacology - drugs disposition, action and theraphy in infants and children. N Engl Med 2003; 349:1157-67.
- Maestre Vera JR. Opciones terapéuticas en la infección de origen odontogénico. Med Oral Patol Oral Cir Bucal 2004; 9 Suppl.:S19-31.
- Marin M, Gudiol F. Antibióticos betalactámicos. Enferm Infecc Microbiol Clin 2003;21(1):42-55.
- McCullough MJ, Savage NW. Oral viral infections and the therapeutic use of antiviral agent in dentistry. Austr Dent J 2005;Supp 2:S40-S44.
- McCullough MJ, Savage NW. Oral viral infections and the therapeutic use of antiviral agent in dentistry. Aust Dent J 2005;Suppl 2:S31-35.
- Paediatric analgesia: Australian Prescriber 2008. 31:(3);63-65.
- Perez-Lescure Picarzo J, Crespo Marcos D, Centeno Malfaz F. Guía Clínica para la prevención de la Endocarditis Bacteriana. An Pediatr 2014;80(3):187. e1- 5.
- Planells-del Pozo P, Barra-Soto MJ, Santa Eulalia-Troisfontaines E. Profilaxis antibiótica en odontología infantil. Puesta al día. Med Oral Patol Oral Cir Bucal 2006; 11:352-7.
- Pong AL, Bradley JS. Guideline for the selection of antibacterial therapy in children. Pediatr Clin North Am 2005; 52(3);869-894.
- Pong AL, Bradley JS. Guidelines for the selection of antibacterial therapy in children. Pediatr Clin North Am 2005; 52(3):869-894.
- Raborn GW, Grace MGA. Recurrent herpes simplex labialis: selected therapeutic options J Can Dent Assoc 2003; 69(8):498-503.
- Rodriguez W, Selen A, Avant D, Chaurasia C, Crescenzi T, Gieser G, Di Giacinto J, Huang SM, Lee P, Mathis M, Murphy D, Murphy S, Roberts M, Sachs HC, Suarez S, Tandon V, Uppoor RS. Improving pediatric dosing through pediatric initiatives: What we have learned. Pediatrics 2008; 121(3):530-539.
- Rose K. Challenges in pediatric drug development: a pharmaceutical industry perspective. Paediatr Drugs 2009; 11(1):57-59.
- Swift JQ, Gulden WS. Antibiotic Therapy – managing odontogenic infections. Dent Clin N Am 2002; 46:623-633.
- Taketomo CK, Hodding JH, Kraus DM. Manual de prescripción pediátrica. 14a ed. México. Intersistemas, 2007.
- Tetelbaum M, Finkelstein Y, Nava-Ocampo A, Koren G. Back to basics: Understanding drugs in children: pharmacokinetic maturation. Pediatr. Rev. 2005; 26(9):321-328.
- Trapp LD. Mechanism of acute pain: An update. CDA. Journal 2006; 34(12):955-958.
- Fragiskos D. Use of Antibiotics in Dentistry En Oral Surgery. 1ra ed. Springer, 2007.
- Wilson W, Taubert KA, Gewitz M, Lockhart PB, Baddour LM, et al. Prevention of infective endocarditis: Guidelines from the American Heart Association. A Guideline from the American Heart Association Rheumatic Fever, Endocarditis an Kawasaki Disease Committee, Council on Cardiovascular Disease in the Young, and the Council on Clinical Cardiology, Council on Cardiovascular Surgery an Anesthesia, and the Quality of Care and Outcomes Research Interdisciplinary Working Group. J Am Dent Assoc 2008; 139(1):Suppl 3S-24S.
- Wynn R, Meiller T, Crossley H. Drug Information Handbook for Dentistry. 14th ed. Wynn, 2008.

Capítulo 7

El periodonto en el niño y en el adolescente

María Hirose López, Ana Patricia Vargas Casillas

Odontopediatría

CARACTERÍSTICAS DEL PERIODONTO SANO EN NIÑOS Y ADOLESCENTES

A pesar de que las enfermedades periodontales, junto con la caries, son la causa principal de pérdida dental en los adultos, aún existe la creencia de que los niños no requieren un seguimiento de su estado periodontal. A partir de los estudios de Baer en la década de 1970, continuando con los aportados en los últimos años por otros autores (Bimstein y Albandar, entre otros), se ha establecido la importancia que reviste mantener sanas las estructuras que conforman el periodonto en los niños y los adolescentes.

Aun cuando los elementos que lo forman son los mismos desde la niñez hasta la edad adulta, el periodonto sufre modificaciones sustanciales durante el crecimiento y el desarrollo del individuo, evidentes durante la observación clínica y radiográfica. En 1974 Baer y Benjamin mencionaron que se presenta una serie de cambios relacionados con los procesos de erupción y exfoliación, que dificultan la realización de una descripción puntual de las características del periodonto en niños, adolescentes y adultos jóvenes.

Uno de los aspectos de mayor controversia es **el color** de la encía normal en los niños, sobre todo porque interviene la subjetividad del observador. Para autores como Bergquist y Ratliff, el color de la encía durante las etapas de las denticiones primaria y mixta es similar al de un adulto, y está íntimamente relacionado con el color de la piel. Para otros autores, entre ellos Casamassimo, el color va desde rosa claro hasta rojo intenso. Para Scully, no existe una relación directa entre el color de la piel y la pigmentación oral, sino que en condiciones saludables esta es rosada. Bimstein describe la encía en el período de dentición primaria como un tejido de color rosa coral. La mayoría informó un color rojizo, que se debe a una mayor vascularización del tejido conjuntivo en los niños y a un espesor y una queratinización menores del epitelio (Figura 7.1).

En términos generales, en la dentición primaria la **encía insertada** es más flácida debido a una menor densidad del tejido conectivo y carece de **puntilleo**,

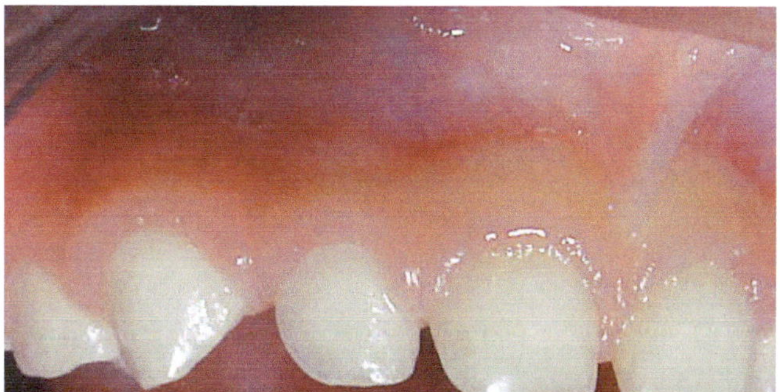

Figura 7.1: En la dentición primaria, el color de la encía sana varía de rosa claro a rojo intenso. (Cortesía de la C.D. Alicia Montes de Oca Basilio, Facultad de Odontología, UNAM).

o bien, este comienza a observarse alrededor de los 3 años de edad. A diferencia de lo que sucede en los adultos, la ausencia de puntilleo en la encía insertada no se considera un signo de enfermedad. La encía insertada es menos ancha en los niños en comparación con los adultos, y varía durante los procesos de erupción y exfoliación dentales.

La **encía libre o marginal** tiende a ser gruesa y redondeada debido a la forma abultada de los dientes primarios y a la constricción cervical de su corona, y contrasta con el margen en filo de cuchillo que se observa en la encía libre de los dientes permanentes. Esta forma varía en función del grado de erupción y de la presencia de diastemas. Durante el sondeo se la puede separar con facilidad de la superficie dental, debido a la ausencia de grupos bien organizados de fibras circulares y gingivales. La profundidad del **surco gingival** es de entre 1 y 2 mm, ± 0,2 mm. En un diente recién erupcionado puede alcanzar hasta 5 o 6 mm sin ocasionar molestia alguna y va disminuyendo de manera paulatina durante el proceso de erupción.

La forma de las **papilas interdentales** está determinada por la presencia o la ausencia de diastemas interdentales. La presencia de estos espacios fisiológicos es común en la dentición primaria, específicamente los llamados espacios primates, en los que la encía papilar es redondeada y voluminosa, toma la forma de "silla de montar" con un grado mayor de queratinización y, por lo tanto, tiene un riesgo menor de desarrollar procesos inflamatorios (Figura 7.2). Cuando está presente el área de contacto entre los molares primarios, la encía papilar llena el espacio interdental y adopta una configuración más triangular. El **hueso alveolar** en los niños posee menos trabéculas que en los adultos, espacios medulares más grandes y una lámina cortical más delgada. El aporte sanguíneo es mayor y las crestas alveolares son más planas. Sin embargo, en los dientes permanentes en erupción, la imagen radiográfica de la cresta alveolar muestra una apariencia angular. Esta apariencia se debe a una discrepancia en la altura de la unión cemento-esmalte entre los dientes en erupción y los contiguos, y no debe confundirse con un defecto óseo.

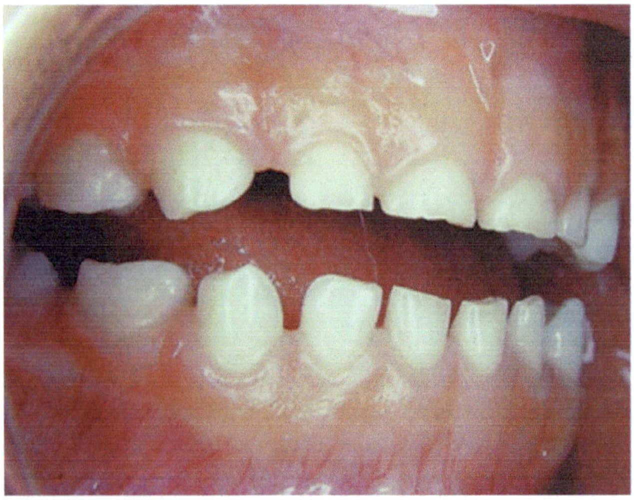

Figura 7.2: Espacios primates en la dentición primaria, mostrando una mayor queratinización de las áreas interproximales correspondientes a dichas zonas

En la dentición primaria el **ligamento periodontal** se modifica en función de la edad. Los haces de fibras son menos densos, es decir, hay menos haces por unidad de área de superficie dental. Durante el proceso de erupción las fibras principales se pueden observar ubicadas paralelamente al eje longitudinal de los dientes, disposición que se modifica a perpendicular al entrar en contacto con su antagonista y responder así a la función masticatoria. El espacio del ligamento **periodontal** es más ancho en la dentición primaria que en la permanente.

Respecto del **cemento radicular**, en los niños es menos denso, más delgado y más celular en comparación con el de los adultos.

Examen clínico del periodonto

En la mayoría de las ocasiones, cuando un odontólogo examina la cavidad bucal de un paciente pediátrico, su atención se enfoca en mayor medida en los problemas más evidentes, como caries, maloclusiones y lesiones traumáticas, y lamentablemente tiende a minimizar la importancia que revisten los tejidos periodontales; así se pierde la posibilidad de establecer un diagnóstico, un pronóstico y un plan de tratamiento adecuados.

Una historia clínica detallada junto con un examen periodontal escrupuloso conforman la base para el diagnóstico del estado periodontal, y debe incluir todos los datos de importancia médica que influyan en el establecimiento y el progreso de una enfermedad periodontal (p. ej., enfermedades sistémicas que pueden generar manifestaciones bucales, antecedentes familiares de trastornos hemorrágicos o diabetes, reacciones de hipersensibilidad, entre otros).

El examen de los tejidos periodontales en un niño debe ser una parte importante de las consultas de rutina, con el objetivo de establecer un diagnóstico temprano de alguna alteración, para determinar causas, extensión y severidad, y brindar una mayor posibilidad de que el tratamiento aporte buenos resultados. En los niños, en particular en los muy pequeños, el sondeo del surco gingival resulta incómodo y doloroso, y complica su abordaje psicológico para obtener una actitud positiva ante la atención dental. Por lo tanto, se sugiere limitarse a la inspección visual de los tejidos gingivales (que permita identificar cambios en el color y el contorno, así como signos de inflamación) y los dientes (presencia de placa bacteriana, cálculo, malposiciones y restauraciones defectuosas que la acumulen) con la ayuda de medios radiográficos.

En 1992 la American Academy of Periodontology (AAP) y la American Dental Association propusieron una modificación del sistema de examen y registro periodontal (ERP) para identificar la necesidad y el tipo de tratamiento periodontal en niños y adolescentes. Se recomienda aplicarlo después de la erupción de los incisivos y los primeros molares permanentes.

ENFERMEDADES GINGIVALES QUE SE PRESENTAN MÁS FRECUENTEMENTE EN NIÑOS Y ADOLESCENTES

Resulta fundamental comprender que el concepto gingivitis no se refiere a una sola enfermedad, sino a un conjunto de afecciones resultantes de diferentes procesos, por lo que la AAP sugiere utilizar el término **enfermedades gingivales.**

En los niños y los adolescentes las enfermedades gingivales están limitadas a la encía y pueden representar un factor de riesgo para la periodontitis. Se inician como una inflamación del margen gingival que puede extenderse hasta la encía libre y la insertada. Se observan más a menudo durante la etapa de dentición mixta. El tejido gingival se inflama y puede sangrar de manera espontánea o ante un estímulo leve, al cepillado o durante el sondeo periodontal. Se producen cambios en el color, desde rojizo hasta rojo azulado, en el contorno gingival y en la consistencia, sin pérdida de las estructuras de soporte y por lo general sin dolor. Hay un incremento en el exudado gingival y un cambio en la temperatura del surco gingival (Figura 7.3).

Varios factores condicionan la presencia y la gravedad de la gingivitis en los niños, como sexo, edad, condición socioeconómica y nivel educativo, entre otros, así como un amplio rango de susceptibilidad individual y de respuestas de un individuo a otro y de una zona de la cavidad oral a otra (Figura 7.4). Ante la presencia de cantidades similares de placa bacteriana, la respuesta de los tejidos gingivales no es tan intensa en los niños como en los adultos jóvenes, probablemente debido a las diferencias en la respuesta inmunitaria y en la morfología del periodonto. Las enfermedades gingivales que se presentan con mayor frecuencia en niños y adolescentes se pueden clasificar en dos grandes categorías:

- Inducidas por placa bacteriana.
- No inducidas por placa bacteriana.

ENFERMEDADES GINGIVALES INDUCIDAS POR PLACA BACTERIANA

Gingivitis asociada solamente a placa bacteriana

Como su nombre lo indica, la presencia de bacterias localizadas en el margen gingival ocasiona esta enfermedad, aun cuando no existe una flora bacteriana específica para este tipo de gingivitis. Es la más común de las enfermedades periodontales y se observa en todas las edades, en particular durante la pubertad. No hay pérdida ósea ni de la inserción.

En ocasiones no corresponde el grado de inflamación gingival en los niños con la presencia de grandes cantidades de placa bacteriana (Figura 7.5). Se caracteriza por ser reversible al eliminar el agente causante. Una gingivitis puede evolucionar hacia una periodonti-

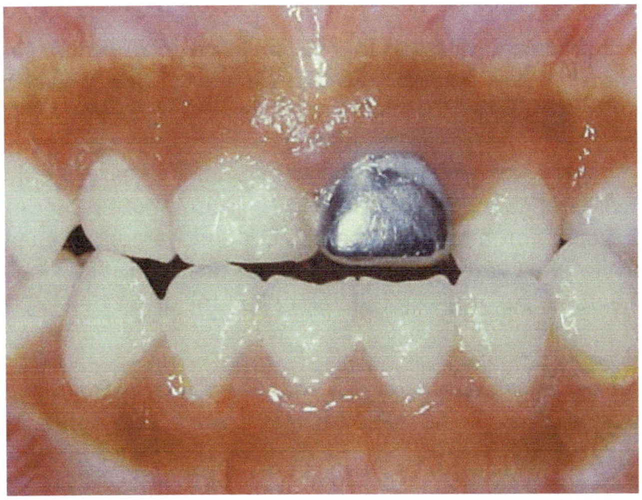

Figura 7.3: Gingivitis en dentición primaria con cambios en el color y contorno de la encía debidos a la acumulación de placa bacteriana. (Cortesía de la C.D. Alicia Montes de Oca Basilio, Facultad de Odontología, UNAM)

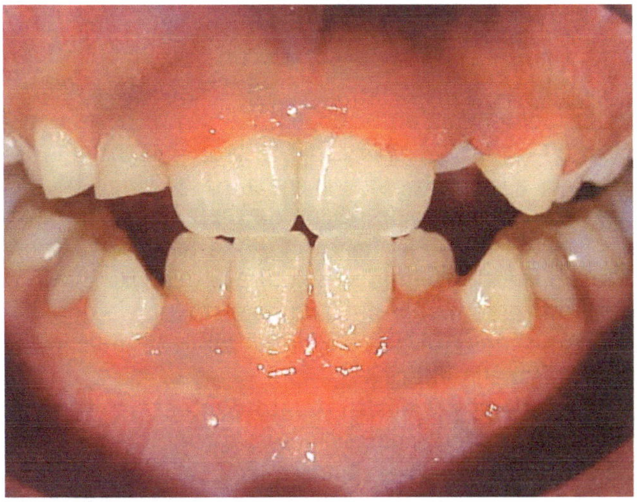

Figura 7.4: Gingivitis en dentición mixta, más evidente en la zona anterior. (Cortesía de la C.D. Alicia Montes de Oca Basilio, Facultad de Odontología, UNAM)

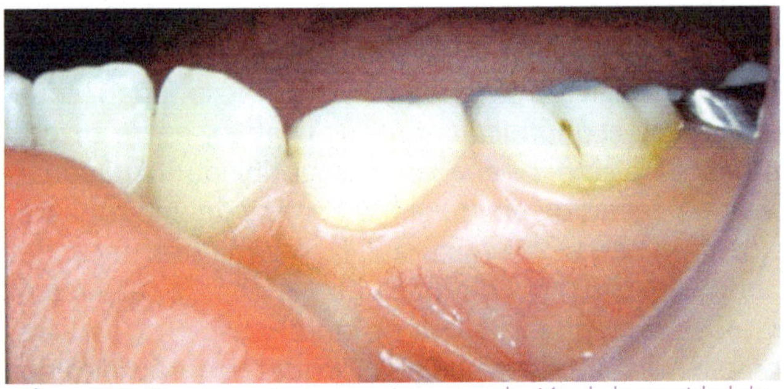

Figura 7.5: En este paciente no existe una relación de la cantidad de placa bacteriana en el margen gingival con el grado de inflamación presente

tis, sin embargo, no se puede concluir que necesariamente esto ocurrirá. En general las lesiones iniciales en los tejidos gingivales de los niños no son destructivas ni progresivas debido a que el infiltrado inflamatorio está formado casi por completo por linfocitos B sin transformarse. Conforme se incrementa la edad, los tejidos gingivales están más expuestos a los antígenos de la placa bacteriana y se pueden presentar procesos inmunitarios por la activación de las células inmunocompetentes B y T.

Factores locales contribuyentes

Con frecuencia, el progreso de la enfermedad se relaciona con una serie de factores que contribuyen a acelerarlo en un área localizada, situación que el clínico debe reconocer de manera puntual para comprender su efecto en el diagnóstico y el pronóstico, así como en el establecimiento de un tratamiento adecuado. Dentro de estos factores se encuentra el proceso de erupción dental, las lesiones cariosas extensas, las malposiciones dentales y las restauraciones desajustadas.

La gingivitis relacionada con la erupción dental es frecuente y de ahí el origen del término gingivitis de la erupción. Sin embargo, este proceso no causa por sí solo la enfermedad, sino que esta se vincula a la frecuente acumulación de placa bacteriana alrededor de los dientes que erupcionan o de los primarios contiguos (Figura 7.6). Asimismo, los dientes primarios próximos a exfoliarse suelen ser causa de gingivitis, ya que favorecen la acumulación de placa. Esto también se observa en los dientes con lesiones cariosas extensas, sobre todo cuando son dolorosas, ya que el niño procura masticar solo del lado opuesto, por lo que en estos sitios no se favorece el desplazamiento mecánico de residuos alimenticios.

La gingivitis es más frecuente e intensa alrededor de los dientes en malposición, ya que se crean sitios más susceptibles de acumular placa bacteriana (Figura 7.7). Esto sucede también en pacientes con hábito de respiración bucal, quienes además pueden presentar un agrandamiento gingival. De la misma manera, la aparatología ortodóncica fija y los márgenes desajustados de las restauraciones dentales son sitios ideales para la acumulación de placa bacteriana, lo que propicia indudablemente una enfermedad gingival (Figura 7.8). Un efecto secundario de la radioterapia en niños con carcinoma nasofaríngeo o rabdomiosarcoma de la órbita es la xerostomía, que puede provocar gingivitis asociada con una disminución en la función de defensa de la saliva.

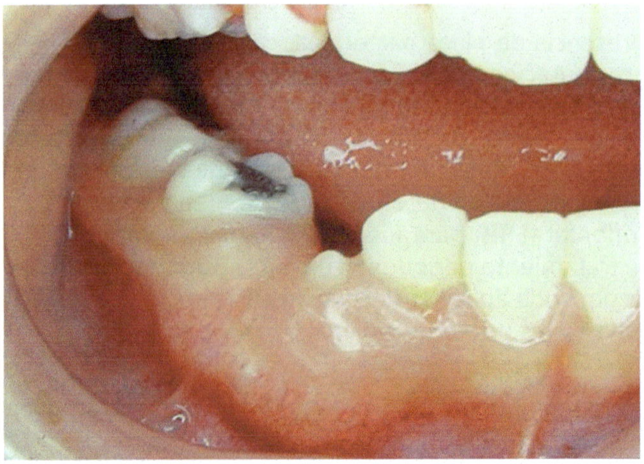

Figura 7.6: Gingivitis de la erupción con acumulación de placa bacteriana en el diente contiguo

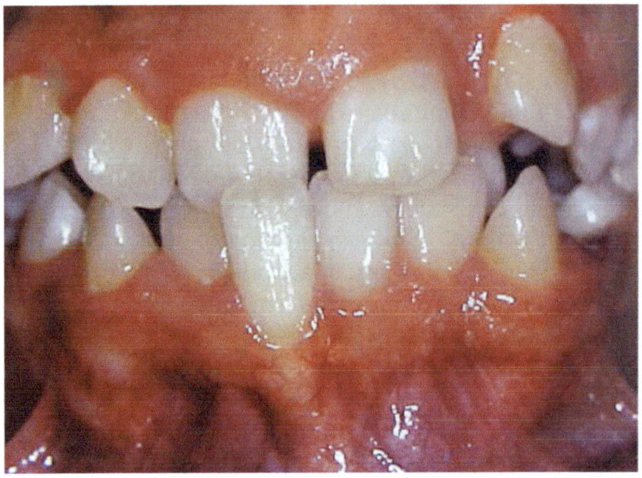

Figura 7.7: Malposición dentaria ocasionando acumulación de placa bacteriana. (Cortesía de la C.D. Alicia Montes de Oca Basilio, Facultad de Odontología, UNAM)

ENFERMEDADES GINGIVALES MODIFICADAS POR FACTORES SISTÉMICOS

Estos factores se relacionan con el sistema endocrino, la pubertad, el ciclo menstrual, el embarazo o la diabetes mellitus, así como con algunas discrasias

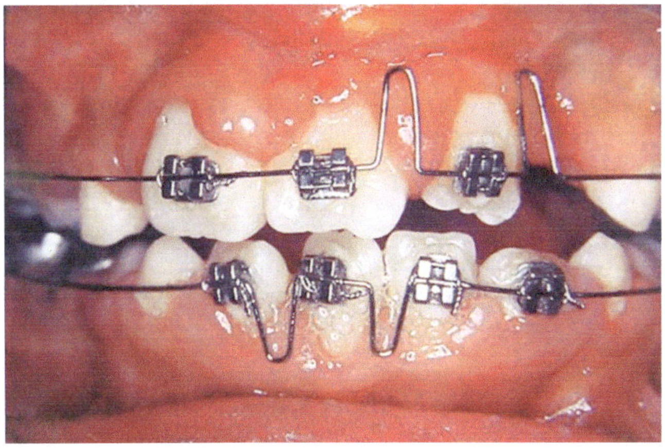

Figura 7.8: Agrandamiento gingival asociado a la presencia de aparatología ortodóncica

sanguíneas. Para que se presente esta gingivitis, se requiere la interacción del la placa bacteriana con las hormonas esteroides para producir la respuesta de los tejidos gingivales. Sin embargo, no se requiere que la placa contenga una composición específica.

Durante la **pubertad**, debido a las fluctuaciones hormonales, en ocasiones se produce una respuesta inflamatoria importante en los tejidos gingivales, sin una relación directa con la cantidad de placa bacteriana acumulada. Esta respuesta es pasajera, y se revierte al retirar la placa y recuperarse el equilibrio hormonal. Se han observado cambios en los tejidos gingivales durante el **ciclo menstrual**, asociados con la presencia de placa bacteriana en el margen gingival, sin pérdida ósea ni de la inserción. Se caracterizan por ser desde moderados, con una encía marginal roja brillante y una gran tendencia al sangrado, hasta graves, con la presencia de úlceras. El proceso es reversible después de la ovulación. Esta respuesta es similar a la observada durante el **embarazo**, ya que el efecto de las hormonas se combina con la placa bacteriana y agrava la inflamación gingival.

Con respecto a la **diabetes mellitus**, se informó que la respuesta inflamatoria de la encía a la placa bacteriana se agrava cuando no hay un control adecuado de los niveles de glucosa. Los niños con diabetes tipo I no controlada con frecuencia desarrollan una gingivitis similar a la asociada solo con placa bacteriana, que tiene grandes probabilidades de llegar a ser una periodontitis en la edad adulta si persiste la falta de higiene oral y de control de la enfermedad.

Algunas discrasias sanguíneas, como la **leucemia**, se asocian con gingivitis. Con frecuencia los primeros signos en los niños se evidencian en los tejidos gingivales, por lo que es fundamental la participación de los odontólogos en su detección temprana como apoyo en el diagnóstico de esta enfermedad. Hay sangrado, inflamación y un aspecto esponjoso y glaseado, con una coloración roja-morada oscura, signos que no responden a la terapia convencional. En un niño con leucemia los irritantes locales pueden exacerbar la respuesta de la encía. La eliminación de la placa bacteriana puede limitar la severidad de la lesión.

Gingivitis modificada por fármacos

Los medicamentos pueden modificar la respuesta de la encía en presencia de placa bacteriana, y generar agrandamientos gingivales. Se presentó una respuesta inflamatoria pronunciada en mujeres que ingieren **anticonceptivos orales** en comparación con las que no los utilizan. A esto se agrega la presencia de placa bacteriana en el margen gingival, cambio en el color y el contorno gingivales, posiblemente con un aumento de tamaño, y sangrado. Es reversible al discontinuar el uso de anticonceptivos y establecer hábitos higiénicos adecuados.

Algunos medicamentos, entre los que se encuentran los **anticonvulsivantes**, como la fenitoína, los **bloqueadores de canales del calcio**, nifedipino y verapamilo, y los **inmunosupresores**, como la ciclosporina, producen una hiperplasia gingival muy severa, que inicia en las papilas interdentales de la región anterior y se extiende hacia el margen gingival, interfiriendo, en ocasiones, con la oclusión. Comienza aproximadamente a los tres meses de haber iniciado el tratamiento y alcanza su máxima intensidad a los 12 meses. No parece existir una relación entre la dosis del fármaco y el grado de hiperplasia gingival (Figura 7.9).

Gingivitis modificada por desnutrición

Las deficiencias nutricionales en los niños pueden exacerbar la respuesta de los tejidos gingivales ante la presencia de placa bacteriana, debido a que sus mecanismos de defensa están comprometidos. Sin embargo,

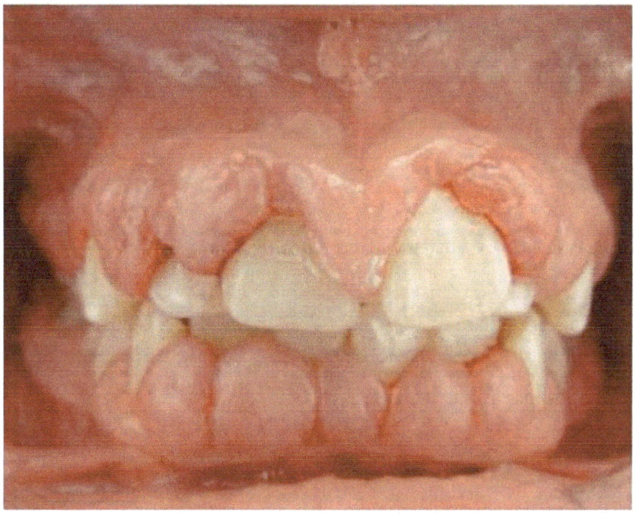

Figura 7.9: Agrandamiento gingival asociado a la administración de fármacos

aún quedan muchos interrogantes relativos al papel que desempeña la nutrición en el inicio o el progreso de las enfermedades periodontales. La deficiencia de vitamina C, o escorbuto, tal vez sea la entidad patológica más estudiada. La deficiencia de esta vitamina disminuye la respuesta inmune del huésped, lo que, sumado a los efectos que tiene en la matriz extracelular y en la respuesta inflamatoria, provee un fundamento para la hipótesis de que su deficiencia representa un factor de riesgo para la enfermedad periodontal. En la llamada gingivitis del escorbuto, la encía aparece inflamada, ulcerada, de un color rojo brillante azulado, y sangra ante el menor estímulo.

Enfermedades gingivales no inducidas por placa bacteriana

Un microorganismo específico es el causante del establecimiento de este tipo de enfermedades gingivales, que las diferencia de las inducidas por placa bacteriana. Aun cuando la severidad de sus manifestaciones clínicas dependa, en gran medida, de su relación con la placa presente, llama la atención observar que no se resuelvan después de eliminarla. Dentro de esta clasificación están contempladas las enfermedades gingivales de origen viral, fúngico, genético y bacteriano específico, las manifestaciones gingivales de condiciones sistémicas, así como las lesiones traumáticas (Tabla 7.1).

Tabla 7.1: Clasificación de las lesiones gingivales no inducidas por placa y algunas de sus características clínicas
BACTERIANAS
Edema
Eritema
Sangrado al contacto
VIRALES
Edema
Eritema
Sangrado al contacto
Vesículas
FÚNGICAS
Placas elevadas amarilloblanquecinas
DE ORIGEN GENÉTICO
Encía lisa
Consistencia firme
Ligeramente roja
MANIFESTACIONES DE TRASTORNOS SISTÉMICOS
Pápulas
Zonas erosionadas
LESIONES TRAUMÁTICAS
Epitelio descamado

Enfermedades gingivales de origen bacteriano específico

La sífilis, causada por Treponema pallidum, es poco común en los niños. Sin embargo, los adolescentes pueden adquirirla por contacto sexual sin protección. Se manifiesta como nódulos elevados y ulcerados en la boca y en la cavidad oral, sobre todo en labios, lengua, paladar y piso de boca, y en ocasiones, en la encía. En la sífilis secundaria se observan parches de color gris-blancuzco que cubren las zonas ulceradas, en mayor medida en amígdalas, paladar blando y lengua. Con ulterioridad se fusionan, y forman lesiones serpiginosas en el paladar duro. *Neisseria gonorrhoeae* es causante de la **gonorrea**, enfermedad de transmisión sexual, cuyas manifestaciones en la cavidad oral comprenden gingivitis, estomatitis, glositis y faringitis gonocócica. La encía se observa eritematosa y edematosa, y las papilas gingivales, necróticas.

Respecto de las lesiones asociadas con especies estreptocócicas, las más comunes son las que se presentan con la **fiebre escarlatina**. Esta es una enfermedad infectocontagiosa causada por el estreptococo beta hemolítico del grupo A. La mucosa bucal, en especial la del paladar, aparece eritematosa y edematosa, y las papilas fungiformes de la lengua se observan aumentadas de tamaño, lo que da el aspecto de *lengua de fresa.*

Enfermedades gingivales de origen viral

Es en la población infantil en la que tienen mayor presencia las enfermedades virales con manifestaciones importantes en la cavidad bucal, en particular la gingivoestomatitis herpética aguda, las lesiones gingivales asociadas con mononucleosis y varicela, así como las lesiones de tejidos blandos asociadas con la herpangina y la enfermedad de manos, pies y boca. Debido a su relevancia, estas enfermedades se abordan de manera particular en el apartado *Lesiones gingivales que se manifiestan en enfermedades de la infancia causadas por virus*, donde también se contemplan en forma breve las sugerencias para su tratamiento.

Enfermedades gingivales de origen fúngico

La micosis que se presenta con mayor frecuencia en los recién nacidos es la **candidiasis seudomembranosa** o candidiasis neonatal. Se considera una infección oportunista aguda producida por *Candida albicans,* en especial cuando la ecología oral en un neonato se ve alterada debido a desnutrición, inmunodepresión o anemia por deficiencia de hierro, por lo general sumado a una higiene bucal deficiente.

Se caracteriza por placas amarillo-blanquecinas, ligeramente elevadas, sobre la mucosa yugal, el dorso de la lengua y la encía. Estas lesiones confluyen hasta semejar cuajos de leche o requesón, compuestos por material necrótico y epitelio descamado, que pueden eliminarse con facilidad y dejar una superficie hemorrágica.

Enfermedades gingivales de origen genético

La **fibromatosis gingival hereditaria** es una enfermedad que se presenta en la primera y la segunda décadas de la vida, durante la erupción de los dientes permanentes, aun cuando también puede ocurrir con la erupción de los deciduos. Se manifiesta como un agrandamiento gingival severo, generalizado, localizado en la encía adherida y la mucosa alveolar, que puede llegar a cubrir los dientes de manera parcial o total. La encía se observa lisa, con una consistencia firme y un color normal o algo rojizo.

En la mayoría de los casos hay un patrón hereditario autosómico dominante. En ocasiones se asocia con síndromes como el de Rutherfurd, el de Winchester o el síndrome de Murray-Puretic-Drescher. No hay una predilección por género, y la erupción retardada con el consecuente desplazamiento dental es el aspecto clínico más significativo.

MANIFESTACIONES GINGIVALES DE TRASTORNOS SISTÉMICOS

Dentro de esta clasificación se ubican algunas alteraciones patológicas, como el liquen plano y el pénfigo vulgar, y enfermedades autoinmunes, como el lupus eritematoso.

Afortunadamente, estas afecciones son poco comunes en los pacientes pediátricos.

Lesiones traumáticas

Es común que los niños y los adolescentes se introduzcan diversos objetos en la boca, por ejemplo, lápices, o bien tengan el hábito de morderse las uñas, u onicofagia, lo que puede dañar los tejidos gingivales. Este es un aspecto importante que debe contemplarse entre los diagnósticos diferenciales ante la presencia de inflamación gingival, ya que el daño mecánico puede llegar a complicarse con resorción radicular, destrucción ósea e, inclusive, pérdida dental.

Lesiones gingivales que se manifiestan en enfermedades de la infancia causadas por virus

Gingivoestomatitis herpética aguda

En la mucosa oral se suelen presentar manifestaciones agudas de algunas infecciones virales, entre las que se encuentra la gingivoestomatitis herpética. Es la infección viral más común, frecuente en la infancia temprana, en especial entre los dos y los seis años, aun cuando también se observó en adolescentes y adultos jóvenes, así como en pacientes con inmunodeficiencias. Algunos autores informaron una mayor prevalencia en niños pertenecientes a estratos socioeconómicos bajos. No se comunicaron preferencias por un sexo en particular.

El virus del herpes simple tipo 1 es el agente causante de la infección primaria. Su período de incubación es de entre cinco y siete días, y se transmite con facilidad por contacto con saliva infectada o con una lesión en la piel. Por lo general se resuelve en 15 días, aun cuando los niños pueden ser portadores del virus en la saliva durante varios meses.

La infección primaria suele cursar asintomática en la mayoría de los casos, y pasar inadvertida o confundirse con signos y síntomas de una "dentición difícil". Sin embargo, cuando se manifiesta como una gingivoestomatitis herpética aguda, en especial en niños pequeños, puede llegar a ser severa y presentarse con fiebre, linfadenopatía cervical y submandibular, malestar general, halitosis, irritabilidad, cefalea, anorexia, disfagia, mialgias y artralgias. En recién nacidos la dificultad para ingerir líquidos y alimentos puede causar deshidratación, por lo que en ocasiones se requiere hospitalización para aportar rehidratación intravenosa y control del dolor.

En la cavidad bucal se presentan lesiones principalmente en la mucosa queratinizada, el paladar duro, el dorso de la lengua y la encía. Sin embargo, pueden aparecer en cualquier zona de la boca: labios, amígdalas e incluso en la faringe. En un inicio se observa una encía inflamada, eritematosa y brillante, que precede a la aparición de numerosas lesiones vesiculares puntiformes, agrupadas en racimos, de diversos tamaños. Estas se rompen y forman úlceras superficiales, pequeñas e irregulares, muy dolorosas, cubiertas por una membrana de fibrina amarillo-grisácea, y rodeadas por un halo elevado y eritematoso, que se resuelven en forma espontánea en alrededor de 10 a 14 días, sin dejar cicatriz (Figura 7.10).

El **diagnóstico** se basa en los antecedentes del paciente, los signos y síntomas que se manifiesten y el aislamiento del virus. Aun cuando es una enfermedad

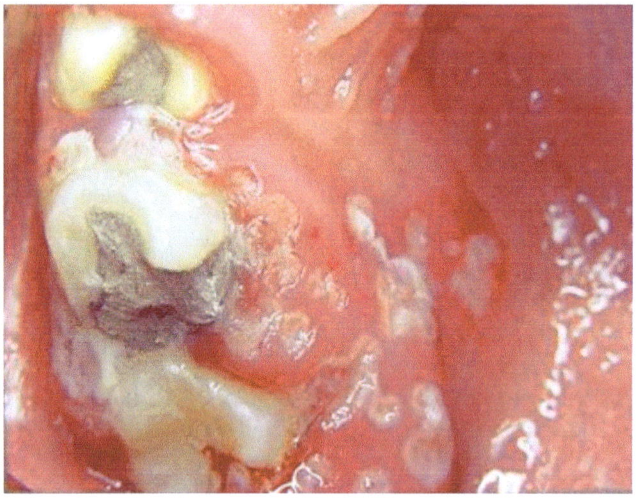

Figura 7.10: Niño de 10 años con gingivoestomatitis herpética primaria, con presencia de múltiples úlceras en el paladar y en la encía.

autolimitada, es importante procurar que su resolución sea lo más rápida posible, ya que dos semanas representan un tiempo de evolución muy prolongado para un paciente pediátrico que se encuentra con malestar general y dolor intenso. Sin embargo, el tratamiento paliativo, que permita controlar la sintomatología clínica, aún es el más recomendado:

- Reposo en cama.
- Aislamiento del paciente para evitar el contagio.
- Ingesta de líquidos en abundancia así como suplementos vitamínicos y proteicos.
- Dieta blanda.
- Higiene cuidadosa de la cavidad oral.
- Administración de analgésicos y antipiréticos para el control del dolor y de la fiebre.
- Enjuague con agentes protectores.

Respecto de estos últimos, se recomienda utilizar clorhidrato de difenhidramina, jarabe de 250 ml, mezclado con gel de hidróxido de aluminio (equivalente a hidróxido de aluminio 3,7 g e hidróxido de magnesio 4,0 g) en una proporción de 1 a 1; el enjuague se realiza con una o dos cucharaditas durante dos minutos, cada cuatro horas, y se escupe. Se aconseja aplicar con un hisopo de algodón a los niños pequeños que no puedan escupir el enjuague. Este tratamiento solo está orientado a paliar el dolor al cubrir las zonas dolorosas y posibilitar el paso de alimentos y bebidas. Sin embargo, otros autores, como Neville, no recomiendan aplicar lociones a base de difenhidramina debido a que se informaron reacciones tóxicas al medicamento.

Está contraindicado el uso de corticosteroides y antibióticos, excepto si se observan signos específicos de infección secundaria.

Lesiones gingivales asociadas a varicela

La varicela es una enfermedad infecciosa, muy contagiosa, que por lo general se presenta en niños menores de 15 años, y es más frecuente entre los cinco y los nueve años. Es más común en las épocas de primavera e invierno. Se considera una enfermedad benigna, ya que las complicaciones son poco frecuentes y se presentan en especial en grupos de alto riesgo, como niños con leucemia. El virus de la varicela zóster es el responsable de la infección primaria, que se difunde por medio de gotas de saliva o por contacto directo con una lesión activa.

Su período prodrómico se caracteriza por malestar general, cefalea, artralgias, anorexia, faringitis y rinitis, acompañados de fiebre y escalofríos. A esto le sigue un exantema característico, centrípeto, que se inicia en el tronco y se disemina a la cara y las extremidades. Comienza como eritema, y progresa con rapidez a pápula, vesícula y pústula, que se rompe, se seca, se cubre con una costra marrón y se exfolia. Debido a que aparecen lesiones nuevas cada dos o tres días durante el curso de la enfermedad, se pueden observar varias etapas presentes a la vez. Las úlceras son pruriginosas y dolorosas, lo que causa un malestar importante a los pacientes pediátricos. Con ulterioridad el virus se puede reactivar y generar la aparición de un herpes zóster. El período de incubación es de unas dos semanas, y el riesgo mayor de contagio va desde dos días antes de la aparición del exantema hasta que se formen todas las costras en las lesiones.

Las lesiones orales son frecuentes y en ocasiones pueden anteceder a las cutáneas. Se pueden desarrollar vesículas blanquecinas, opacas, de 3 a 4 mm, aisladas, pequeñas y múltiples, rodeadas de un área eritematosa, sobre todo en el paladar, la encía, los pilares de las fauces y la úvula, que se rompen con rapidez y dejan ulceraciones redondeadas, superficiales, con un margen eritematoso. A diferencia de las lesiones en la gingivoestomatitis herpética, estas son relativamente indoloras.

El diagnóstico se basa en primer término en el criterio clínico. En los casos que lo requieran, puede reforzarse por estudios serológicos o virales. Esta enfermedad es autolimitada, por lo que el paciente pediátrico se recupera en unas cuantas semanas. La etapa aguda se extiende durante alrededor de siete a 10 días, período en el que se recomienda que el niño se mantenga con reposo en cama. Es preciso destacar la necesidad de higiene oral y de tomar medidas de aislamiento para disminuir el riesgo de contagio de individuos susceptibles, ya que se trata de una enfermedad infecciosa muy contagiosa. Está indicada la administración de analgésicos y antipiréticos para el alivio del dolor y el control de la fiebre, así como antipruriginosos. Algunos autores, como Scully, sugieren el uso de anestésicos tópicos en enjuague o spray a base de benzidamina, o bien clorhexidina. En pacientes con compromiso inmunitario se requiere, además, cuidado médico especializado y tratamiento antiviral con aciclovir, administrado preferentemente durante las primeras 24 horas de inicio de las manifestaciones cutáneas.

Lesiones gingivales asociadas a mononucleosis

A partir de la identificación del virus de Epstein-Barr como el causante de esta enfermedad infecciosa se comunicó su presencia frecuente en adolescentes y adultos jóvenes. En niños menores de cinco años la infección aguda también es común y por lo general asintomática e inespecífica, con la presencia de solo algunos síntomas de infección respiratoria. Conforme se incrementa la edad, es más común que en su período prodrómico se presente fiebre, faringitis severa, eritematosa, con exudado amigdalino y linfadenopatía, tríada clásica que puede indicar la presencia de esta enfermedad, asociada con malestar general, fatiga y cefalea retroocular. Sin embargo, en muchas ocasiones su naturaleza dinámica puede confundir y retrasar su diagnóstico. De acuerdo con Laskaris, en el 5 al 15% de los casos puede haber hepatoesplenomegalia, así como exantema maculopapular en tronco y brazos. El diagnóstico suele ser clínico; se sugiere confirmarlo con exámenes de laboratorio.

Las manifestaciones de esta enfermedad en la cavidad bucal son significativas. Comprenden gingivitis, estomatitis, edema de la úvula, exudado amigdalino, eritema difuso, disfagia severa y racimos de petequias hemorrágicas de 1 a 2 mm de diámetro en la unión del paladar duro con el blando, que se pueden observar antes de la presencia de los síntomas sistémicos. Estas petequias son transitorias y desaparecen en 24 a 48 horas. Con ulterioridad se desarrollan ulceraciones de la encía, la mucosa bucal y la orofaringe, con una seudomembrana exudativa blanco-grisácea en las amígdalas y otras zonas de la mucosa bucal.

En la mayoría de los casos su evolución es favorable y solo se requiere tratamiento sintomático, ya que no existe uno específico, y se resuelve en 4 a 6 semanas. Se debe destacar la importancia de vigilar la higiene bucal, así como la ingestión de líquidos y dieta blanda. Se pueden utilizar analgésicos y antipiréticos que no contengan ácido acetilsalicílico para disminuir los síntomas, así como antiinflamatorios no esteroides. Scully recomienda controlar los síntomas en la cavidad bucal con anestésicos tópicos y con la ayuda de clorhexidina. Aún no se comunicaron beneficios importantes con el uso de antivirales, como el aciclovir o el valaciclovir.

Aun cuando las complicaciones son poco frecuentes, se sugiere advertir a los pacientes que presenten un agrandamiento importante del bazo acerca del riesgo de una ruptura, por lo que deben evitar los deportes de contacto por lo menos durante un mes o hasta que se resuelva la esplenomegalia.

Está contraindicada la administración de penicilina, ya que se observó un aumento en la presencia de erupción cutánea con su uso. Tampoco se deben administrar corticosteroides de manera indiscriminada, ya que el factor más importante para combatir la infección es la respuesta inmune del paciente. Su uso está restringido a los casos en los que está amenazada su vida, esto es, cuando estén obstruidas las vías aéreas superiores.

Lesiones de tejidos blandos asociadas a herpangina

Es una enfermedad frecuente en niños pequeños, menores de 4 años, pero puede afectar a niños mayores y a adultos. Incluso se informaron casos neonatales. El agente causante es el virus Coxsackie del A1 al A6, A8, A10, A12 o A22.

Se inicia con fiebre, cefalea, mialgia y malestar general; puede presentarse linfadenopatía. En la orofaringe aparece una erupción vesicular ulcerada, lo que provoca dolor de garganta, anorexia y disfagia. Aun cuando en la mayoría de los casos es leve y las manifestaciones duran poco, en ocasiones el niño también sufre tos, vómito, rinorrea y diarrea. Las vías de transmisión son la orofecal y, durante la fase aguda, la saliva.

En la cavidad oral estos signos y síntomas están acompañados por lesiones vesiculares ovoides, múltiples, pequeñas –de 1 a 2 mm de diámetro— en la faringe y el paladar blando, que se rompen y ulceran con rapidez. Estas también aparecen en la mucosa bucal y la lengua, y dejan un área central gris blanquecina rodeada por una aréola eritematosa. Aun cuando son dolorosas, sanan con celeridad, por lo general en tres a siete días, sin dejar cicatriz.

La herpangina se caracteriza por mostrar una preferencia estacional, ya que su mayor incidencia se presenta en verano y otoño, principalmente en situaciones de falta de higiene, pobreza y hacinamiento. Neville sugirió contemplar siempre esta entidad patológica junto con la enfermedad de manos, pies y boca, y con la faringitis linfonodular aguda, ya que sus patrones clínicos están muy relacionados.

Esta afección es autolimitada y no requiere un tratamiento específico. Se indica descanso en cama, dieta blanda, líquidos abundantes para prevenir la deshidratación y aislar al paciente. Se pueden administrar antipiréticos y analgésicos, en especial durante la fase aguda –que persiste durante alrededor de tres días— para disminuir los síntomas sistémicos.

Al igual que ante un problema de mononucleosis infecciosa, se recomienda controlar los síntomas en la cavidad oral con anestésicos tópicos y enjuagues de bencidamina o clorhexidina, pero solo en niños mayores.

Lesiones de tejidos blandos asociadas a la enfermedad de manos, pies y boca

Conocida también como estomatitis vesicular con exantema, esta enfermedad infecciosa es causada por el virus Coxsackie grupo A16, aunque se informó que también podrían participar los grupos A5, A7, A9 y A10, o los virus del grupo B9. Suele transmitirse por contaminación orofecal y secreciones faríngeas y nasales. Aun cuando es relativamente común en los niños entre los seis meses y los cinco años, también puede presentarse en adultos. El período de incubación es de tres a cinco días y se resuelve en una semana. Es muy contagiosa, en particular durante el verano y el otoño.

Los pacientes pediátricos presentan algunos síntomas prodrómicos similares a los de una gripe leve, con fiebre ligera, cefalea y malestar general, que preceden a las manifestaciones cutáneas y de la cavidad bucal. En ocasiones se pueden llegar a presentar linfadenopatía, anorexia, disfagia, diarrea, náuseas y vómitos. Se inicia con dolor facial, presencia de vesículas alrededor del orificio del conducto parotídeo y sensibilidad a lo largo de este. Las vesículas son precedidas por lesiones en manos, pies y mucosa bucal, de ahí el nombre conferido a esta enfermedad. En los pies estas se localizan en mayor medida en las plantas y las superficies laterales y dorsales de los ortejos; en las manos, en las palmas y las superficies laterales de los dedos. También se pueden presentar en piernas y brazos, y algunas veces en los glúteos.

Las lesiones cutáneas son múltiples, generalmente maculopapulares rojo brillante, con centros pálidos, rodeadas por un halo rojo, y están presentes durante unos ocho días. Las manifestaciones bucales consisten en vesículas pequeñas, de 2 a 8 mm de diámetro, ovaladas, dolorosas, rodeadas por un halo inflamatorio, que se rompen con rapidez y dejan úlceras superficiales rodeadas de un halo eritematoso. Se pueden localizar en cualquier zona de la boca, en particular en la lengua, el paladar duro, la úvula y la mucosa yugal. También se informaron, en un menor porcentaje, lesiones vesiculares en los labios, la faringe y la encía, con dificultad para ingerir alimentos debido al dolor.

El diagnóstico se establece con facilidad sobre la base del criterio clínico a partir de las manifestaciones clásicas, pero ante la duda se puede confirmar con estudios de laboratorio.

El tratamiento de esta enfermedad es sintomático, ya que la infección es autolimitada, las lesiones se resuelven de manera espontánea en una o dos semanas, y es poco común que se presenten complicaciones. Puede incluir analgésicos, antipiréticos, enjuagues bucales y, si se llegara a requerir, anestésicos tópicos.

ALTERACIONES MUCOGINGIVALES ASOCIADAS A LA ERUPCIÓN DE DIENTES PERMANENTES

Durante el proceso fisiológico de erupción dental la encía se observa eritematosa y edematosa, y da lugar a una gingivitis marginal que se resuelve con rapidez y sin complicaciones una vez que hace erupción el diente. Sin embargo, en ocasiones se presentan alteraciones localizadas en el reborde alveolar sobre un diente en erupción, por lo general en la zona de molares y caninos superiores de la segunda dentición. y en niños entre los cinco y los nueve años, aun cuando hay informes en neonatos.

Estas alteraciones poco frecuentes corresponden al llamado **quiste de la erupción**, antes clasificado como un tipo de quiste dentígero que se presentaba en los tejidos blandos, y en la actualidad considerado una entidad separada. Con frecuencia corresponde a un diente sin predecesor, un molar permanente, y es asintomático. Flaitz comunicó que no hay predilección por un sexo. Sin embargo, Valentim informó que es más frecuente en niñas que en niños en una proporción de 2 a 1, y Bodner mencionó que en el estudio realizado en 2008 en 24 pacientes, la relación fue 2 a 1, pero con mayor frecuencia entre los varones.

Clínicamente se presenta como un agrandamiento en forma de domo, traslúcido, blando, redondo, fluctuante y localizado. Su crecimiento es expansivo y lento, ya que se van acumulando líquidos por debajo de la mucosa alveolar. En ocasiones se observa de un color que va del azul al rojo oscuro como resultado del adelgazamiento de la mucosa al sufrir algún traumatismo, lo que permite percibir la acumulación de sangre en el espacio folicular del diente en erupción. Recibe entonces el nombre de **hematoma de la erupción** (Figura 7.11).

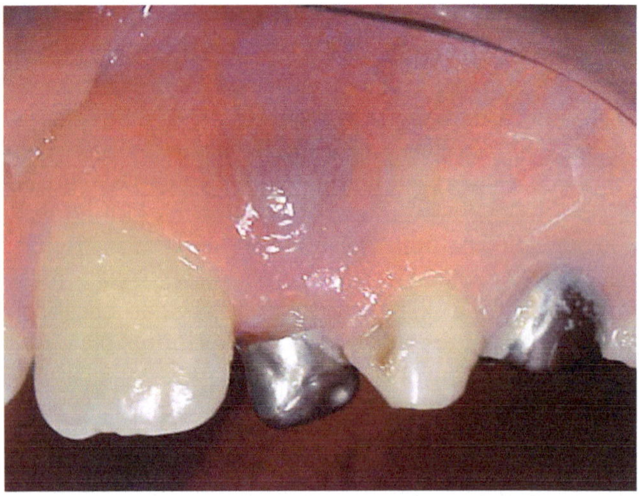

Figura 7.11: Hematoma de erupción de un incisivo lateral superior permanente. Nótese la persistencia del incisivo lateral primario. (Cortesía de la C.D. Alicia Montes de Oca Basilio, Facultad de Odontología, UNAM).

Este quiste rara vez interfiere con la masticación o el proceso de erupción, ya que por lo general se rompe de manera espontánea, por lo que no suele requerir tratamiento. En ocasiones, si alcanza un tamaño considerable, puede retrasar la erupción del diente o desviar su guía eruptiva, por lo que estaría indicado realizar una incisión para drenar el líquido tisular, y permitir de esa manera su erupción rápida. Es importante descartar otras alteraciones, como hematomas, linfangiomas o hemangiomas, entre otros. Kuczek comunicó la formación de un quiste de la erupción como un efecto adverso del tratamiento inmunosupresor con ciclosporina en un paciente pediátrico con trasplante cardíaco.

Una vez que se libera un quiste de erupción, es común que permanezca tejido gingival sobre la superficie oclusal del molar en erupción, en especial en el tercio distal, donde se forma un lóbulo llamado opérculo u operculum gingivae. Esto suele presentarse con más frecuencia en el espacio retromolar inferior, y por lo tanto involucra los molares inferiores. Debido a la irritación mecánica y la acumulación de placa bacteriana y restos de alimentos, el opérculo se inflama y ulcera. Entonces se presenta dolor severo, fiebre, linfadenopatía regional, halitosis y trismus, y se produce una **pericoronaritis** (o pericoronitis) aguda, que, si recurre con frecuencia, puede desarrollar un quiste periodontal, con una pérdida importante de hueso (Figura 7.12). El diagnóstico se basa en mayor medida en el criterio clínico, y es importante diferenciarlo de la gingivitis herpética, la ulceronecrosante y la aftosa, así como del absceso periodontal.

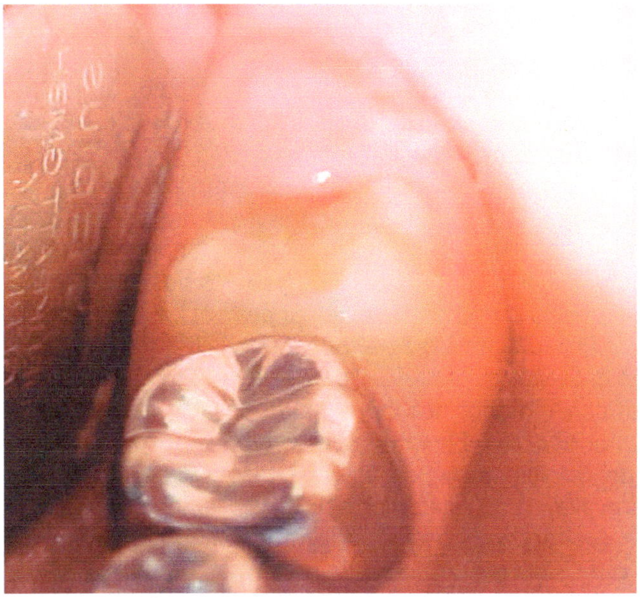

Figura 7.12: Pericoronaritis asociada con un primer molar inferior permanente parcialmente erupcionado. (Cortesía de la C.D. Alicia Montes de Oca Basilio, Facultad de Odontología, UNAM)

El tratamiento de la pericoronaritis depende de su gravedad. Si la inflamación es leve, el tratamiento es paliativo, con irrigación suave, para eliminar los restos de alimentos, y enjuagues con solución salina. Si los síntomas son significativos y la inflamación es extensa, Laskaris sugirió el uso de enjuagues bucales antisépticos y antibióticos sistémicos en la fase aguda. Está indicada la eliminación quirúrgica del tejido gingival que recubre el diente, y cuando se trata de un tercer molar sin una función importante, la extracción, una vez que hayan disminuido los síntomas.

En ocasiones se presenta una zona de rarefacción por encima de la corona de un molar en proceso de erupción, correspondiente al hueso de la cripta ósea que persiste sin resorberse y que atrapa al molar. Se produce debido a que se suspende el riego sanguíneo hacia la cresta ósea al resorberse las paredes laterales, lo que genera una necrosis aséptica del hueso. Este fenómeno es temporal, produce irritación leve y por lo general no se requiere tratamiento.

En ocasiones el **secuestro óseo** permanece retenido con firmeza por el tejido gingival, lo que causa dolor y expone al niño al riesgo de infecciones, situación que podría llegar a provocar un trastorno de erupción del molar.

Periodontitis en niños y adolescentes

A pesar de que la prevalencia de periodontitis en niños y adolescentes es menor que en los adultos, en los últimos años se prestó más atención a las características y la manera en que se presenta en estos grupos poblacionales, ya que se demostró que pueden desarrollar formas severas de periodontitis rápidamente destructivas.

La periodontitis es una de las dos enfermedades bucales más prevalentes alrededor del mundo. Abarca una serie de enfermedades que se caracterizan por un proceso inflamatorio de los tejidos periodontales en los que actúan microorganismos periodontopatógenos, leucocitos, sustancias mediadoras, inmunoglobulinas, entre otros, y provocan la destrucción de las estructuras de soporte de los dientes y la pérdida de inserción con la subsecuente migración del epitelio de unión hacia el ápice radicular. Se estableció que no solo la biopelícula es importante en el establecimiento de estas enfermedades, sino que también se deben considerar varios factores de riesgo –genéticos, ambientales, demográficos, entre otros– para comprenderlas y manejarlas de manera adecuada.

Axelsson informó que no se cuenta con suficiente evidencia para afirmar que los factores etiológicos de la periodontitis difieren entre los países industrializados y en desarrollo. Sin embargo, autores como Petersen y Albandar mencionaron que hay una relación significativa entre el estado socioeconómico y las enfermedades periodontales.

En 1999 la American Academy of Periodontology acordó un nuevo sistema para clasificar las enfermedades periodontales. De acuerdo con esta nueva clasificación, enfermedades como la periodontitis juvenil y la rápidamente progresiva están incluidas dentro del término periodontitis agresiva, y el concepto periodontitis prepuberal desaparece, para contemplarse dentro de los términos periodontitis agresiva, periodontitis crónica o como manifestación de enfermedades sistémicas. De igual manera, se sugirió eliminar el término pérdida incidental de la inserción y clasificarlo dentro de periodontitis crónica, cuando su causa no se atribuya a una periodontitis agresiva. Debido a que en los niños y los adolescentes la mayoría de las enfermedades periodontales posee características clínicas semejantes, en muchas ocasiones resulta difícil su clasificación, por lo que se sugiere que esta se base, sobre todo, en el criterio diagnóstico.

En los niños y los adolescentes se presentan cuatro de las enfermedades periodontales destructivas, cada una con características clínicas particulares:

- Periodontitis agresiva
- Periodontitis crónica
- Periodontitis como manifestación de enfermedad sistémica
- Enfermedades periodontales necrosantes

Periodontitis agresiva

La forma agresiva de periodontitis corresponde a una enfermedad rápidamente destructiva que causa una pérdida severa de hueso alveolar y de inserción. Aun cuando la mayor prevalencia se ubica en adultos jóvenes, también se registraron casos en la pubertad. En un inicio la encía se observa de color normal y con un contorno adecuado. Con ulterioridad la velocidad y la severidad de la pérdida de tejidos periodontales son significativas y no guardan una proporción con los factores locales (Figura 7.13 a y b).

Su naturaleza es multifactorial. Se inicia por la presencia de factores locales, que con ulterioridad se relacionan con factores sistémicos que la modifican, lo que incrementa la susceptibilidad del paciente. A continuación se mencionan algunos de ellos:

- Higiene oral deficiente, con la consiguiente acumulación de placa bacteriana
- Presencia de algunas especies bacterianas, especialmente A. actinomycetemcomitans, P. gingivalis, T. denticola, P. intermedia y B. forsythus
- Tabaquismo

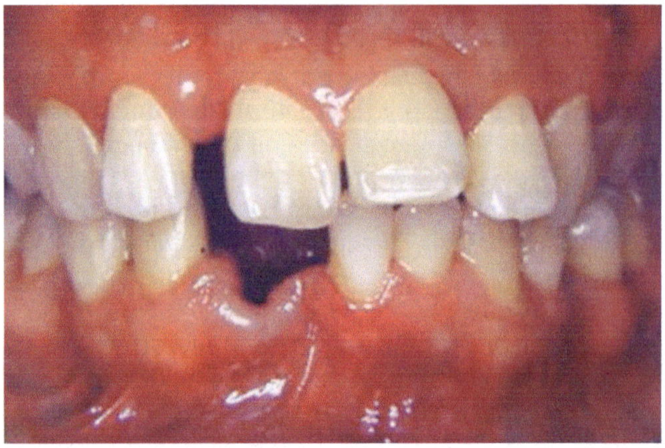

Figura 7.13 a: Periodontitis agresiva en un adolescente de 15 años de edad. Obsérvese la escasa cantidad de placa bacteriana

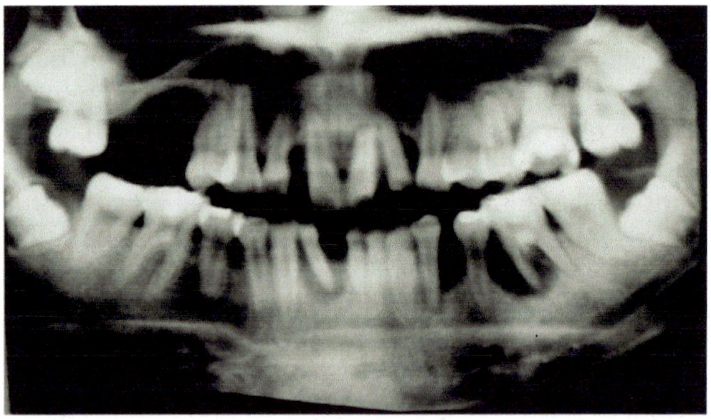

Figura 7.13 b: Ortopantomografía de la misma paciente, donde se aprecian lesiones óseas severas en los incisivos y el primer molar inferior izquierdo, y la pérdida del primer molar superior derecho, dejando una gran destrucción ósea

- Defectos inmunitarios
- Predisposición genética

Se informó que las mujeres en la etapa de la pubertad presentan una mayor predisposición que los hombres, riesgo que disminuye con la edad.

La periodontitis agresiva puede ser localizada o generalizada. La **localizada** se manifiesta como una pérdida severa de hueso alveolar en la dentición permanente de niños y adolescentes aparentemente sanos, sobre todo durante la pubertad. Se observa pérdida de la inserción, con una imagen radiográfica característica de una pérdida ósea vertical en los primeros molares permanentes y en por lo menos dos incisivos. Se aislaron cepas de *Aggregatibacter actinomycetemcomitans* en combinación con *Bacteroides* y, en algunos casos, *Eubacterium*. La prevalencia de esta enfermedad es baja (0,2%).

A diferencia de la periodontitis localizada, la **generalizada**, como su nombre lo indica, afecta a casi toda la dentición y por lo general se presenta en adolescentes y adultos jóvenes. Además de la inflamación periodontal, se observa pérdida ósea y de la inserción, asociada con poca o gran acumulación de cálculo dental y placa bacteriana con una presencia importante de *Porphyromonas gingivalis.*

Albandar también informó la presencia de *T. denticola*, *P. intermedia* y *A. actinomycetemcomitans*. La periodontitis agresiva generalizada se asocia con una respuesta de anticuerpos deprimida.

Periodontitis crónica

En relación con la **periodontitis crónica**, se comunicó que es poco frecuente en los niños, y más común en los adultos. Al igual que la periodontitis agresiva, puede ser localizada o generalizada, en función del porcentaje de la dentición afectada. Se inicia en la adolescencia temprana y progresa con lentitud, con períodos rápidos de destrucción. Se detectó la presencia de *Porphyromonas gingivalis, Tannerella forsythensis, T. denticola, P. intermedia y Capnocytophaga gingivalis* como parte de la microflora subgingival. Aun cuando en los adultos se demostró que los hombres tienen mayor riesgo de desarrollar periodontitis crónica que las mujeres, en niños y adolescentes todavía hay discrepancia al respecto. En su forma localizada, se observa una pérdida importante de las estructuras de soporte con una inflamación gingival mínima, mientras que en una periodontitis generalizada hay una osteólisis rápida en las estructuras de soporte de casi todos los dientes, acompañada de una inflamación gingival evidente. Esta forma de periodontitis se puede presentar desde el inicio de la erupción de los dientes primarios hasta los cinco años de edad. Felizmente es poco común en la población pediátrica.

Periodontitis como manifestación de enfermedad sistémica

Dentro de este apartado se contemplan las enfermedades asociadas con trastornos hemáticos y alteraciones genéticas. Un ejemplo de las primeras es la leucemia, cuyas células son capaces de infiltrar los tejidos periodontales más profundos, y pueden llegar a provocar pérdida del trabeculado óseo, ensanchamiento del espacio del ligamento periodontal y exfoliación temprana de los dientes.

Algunas enfermedades sistémicas y anomalías genéticas que se presentan en los niños cursan con una periodontitis severa de progreso rápido como una de sus manifestaciones en la cavidad oral. Entre ellas se encuentran la agranulocitosis, el síndrome de Papillon-Lefèvre, la neutropenia cíclica, la hipofosfatasa y el síndrome de Down. Es probable que estos pacientes sufran un incremento en la susceptibilidad a la periodontitis debido a las alteraciones en la función celular inmune. Los niños con síndrome de Down tienen numerosos defectos inmunitarios, con algunas manifestaciones en la cavidad bucal, entre las que se encuentran dientes primarios retenidos, o bien, con pérdida prematura que suele deberse a que sus raíces son cortas y a la presencia de una enfermedad periodontal muy agresiva, que afecta ambas denticiones. Esta periodontitis se caracteriza por una gran acumulación de placa bacteriana, una inflamación gingival intensa y la formación de bolsas periodontales profundas.

Enfermedades periodontales necrosantes

La gingivitis y la periodontitis ulcerosa necrosante tienen en común algunos factores predisponentes, así como el establecimiento rápido de lesiones necróticas, ulcerativas, sangrantes y dolorosas en el margen gingival, en especial en las áreas interproximales. La necrosis en las papilas genera una lesión en forma de cráter, cubierta por una seudomembrana blanco-amarillenta o grisácea. En casos severos hay pérdida del hueso alveolar y del ligamento periodontal. En los adolescentes los factores predisponentes comprenden estrés emocional, tabaquismo, alcoholismo, desnutrición, higiene oral deficiente y enfermedades virales, entre otros. Se considera una enfermedad de adultos jóvenes y niños de familias de bajos recursos económicos, ya que está asociada con una falta de ingestión de proteínas.

La gingivitis ulcerosa necrosante está asociada con una respuesta disminuida a las infecciones bacterianas. Esta respuesta es severa pero se limita a los tejidos gingivales, por lo general sin pérdida de inserción ni compromiso óseo. Puede presentarse un aumento en la temperatura corporal. Se encontró un número importante de espiroquetas, cocos gramnegativos, estreptococos betahemolíticos, *P. intermedia, Fusobacterium, P. gingivalis y Candida albicans* (Figura 7.14).

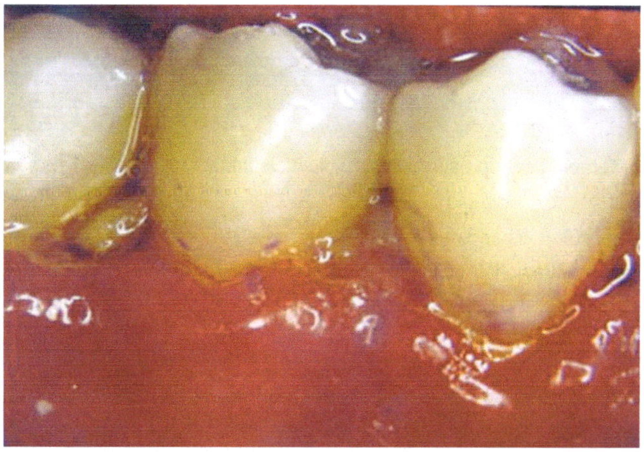

Figura 7.14: Necrosis de las papilas interproximales como la principal manifestación de una gingivitis ulcerosa necrosante

El término **periodontitis ulcerosa necrosante** se introdujo a la clasificación de enfermedades periodontales a partir de la década de 1980, con la exacerbación de la epidemia de SIDA, debido a que en los pacientes infectados por VIH se observó un tipo de periodontitis rápidamente destructiva y dolorosa. Se concluyó que una inmunodepresión severa, sumada a la desnutrición, puede conducir a este tipo de periodontitis. Se clasifica junto con la gingivitis ulcerosa necrosante porque comparten muchas características, pero aún no hay consenso acerca de si se trata de dos enfermedades distintas.

Tratamiento de las enfermedades gingivales y periodontales

Con el objetivo de establecer un plan de tratamiento adecuado para resolver las alteraciones en los tejidos periodontales que se presentan más a menudo en niños y adolescentes, es fundamental comprender tanto las causas que las originan como las diferencias en las estrategias de abordaje psicológico entre un paciente pediátrico y uno adulto.

Al tratarse de una enfermedad reversible, la gingivitis debe tratarse inicialmente mediante la reducción de los factores causantes con el objetivo de que sanen los tejidos gingivales al eliminar la inflamación, y con ulterioridad es preciso establecer un programa de mantenimiento para evitar su reincidencia.

Respecto de la periodontitis, además de registrar la presencia de la placa bacteriana, es fundamental tomar en cuenta la susceptibilidad del individuo y los factores de riesgo del entorno, que pueden modificar la respuesta inflamatoria a la enfermedad periodontal.

Clerehugh y Tugnait recomendaron tres fases de tratamiento en el niño, y destacaron la importancia de su interrelación (Figura 7.15).

- Terapia inicial para controlar o eliminar los factores etiológicos.
- Terapia correctiva para establecer medidas terapéuticas y restablecer la función y la estética.
- Fase de mantenimiento para prevenir una reincidencia de la enfermedad, con citas de seguimiento a intervalos relacionados con el diagnóstico establecido.

La **terapia inicial** es fundamental para el éxito del tratamiento, más allá de la edad del paciente. Consiste en la eliminación y el control de la placa bacteriana, mediante la comparación de los índices iniciales –ya sea de placa bacteriana o de inflamación gingival— con los de las visitas subsecuentes para determinar el grado de comprensión y cooperación del niño o el adolescente y sus padres. Como método de motivación, se sugiere re-

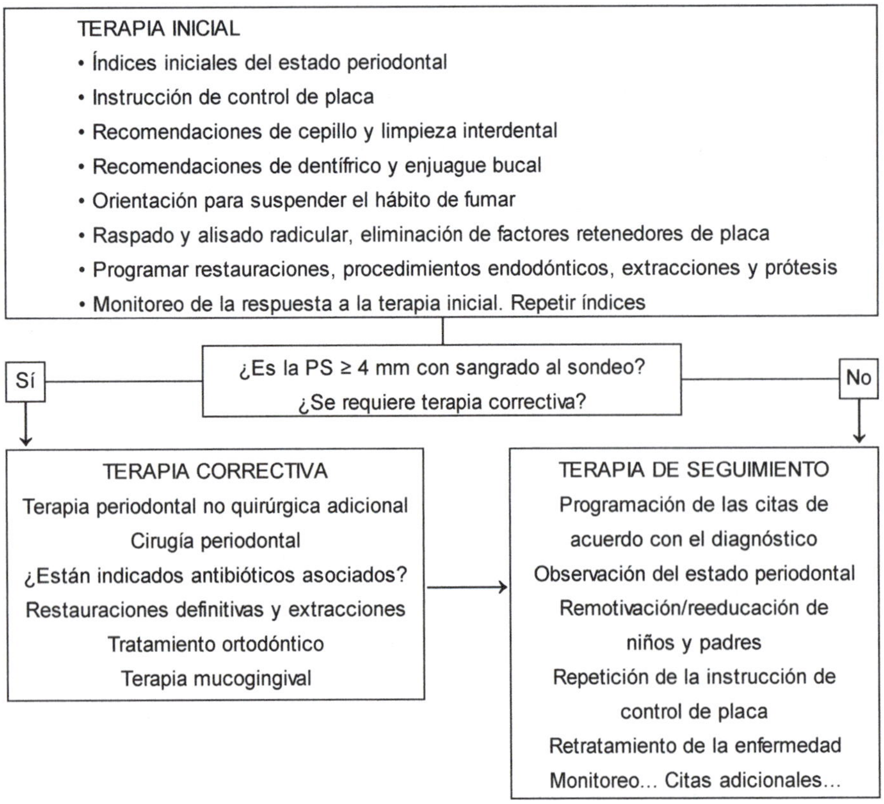

Figura 7.15: Terapia periodontal en niños y adolescentes: inicial, correctiva y de mantenimiento, propuesta por Clerehugh y Tugnait

gistrar las superficies limpias o libres de sangrado, con el objetivo de que el paciente se sienta más motivado, ya que la medición será más alta conforme mejore su higiene. En relación con este aspecto, vale la pena comentar que, en niños pequeños, la responsabilidad del control de placa debe ser compartida con los padres, ya que son ellos los responsables de la supervisión del cepillado dental del niño en el hogar. Los enjuagues bucales antiplaca (como el digluconato de clorhexidina) utilizados como coadyuvantes en la prevención y los tratamientos periodontales en los adultos no son aconsejables en niños pequeños por su incapacidad de escupirlos, y aún no hay fundamento suficiente en la bibliografía para utilizarlos en los adolescentes.

El raspado y el alisado radicular, junto con el control de placa y la eliminación de factores que la retienen, constituyen la terapia periodontal no quirúrgica, que en la mayoría de los casos es suficiente. No es aconsejable realizar este procedimiento hasta que el paciente sea capaz de mantener una higiene bucal adecuada.

La **terapia correctiva** o fase quirúrgica está dirigida a corregir deformidades ocasionadas por agrandamientos gingivales (gingivoplastia) con el fin de mejorar la estética y el control de placa. En el caso de que el agrandamiento esté asociado con un medicamento, es importante realizar una interconsulta previa con el médico tratante acerca de la posibilidad de ajustar o cambiar el régimen del fármaco.

El tratamiento exitoso de la periodontitis agresiva depende del diagnóstico temprano. La mayoría de los autores recomienda una combinación de terapia no quirúrgica y quirúrgica, asociada con una terapia antibiótica (amoxicilina o metronidazol), algunas veces prescriptas en conjunto o de manera secuencial. En las formas localizadas se demostraron buenos resultados con los tratamientos regenerativos periodontales.

Durante el crecimiento y el desarrollo normales del niño, los defectos mucogingivales pueden resolverse en forma espontánea, por lo que es recomendable postergar los procedimientos hasta que las dimensiones gingivales hayan alcanzado su crecimiento máximo. Ante una maloclusión, es recomendable el tratamiento ortopédico u ortodóncico en el niño, ya que este favorece la posición de los dientes dentro del hueso y, en conjunto, la posición de la encía.

La **fase de mantenimiento** está dirigida a evitar la recurrencia y la progresión de la enfermedad en pacientes con tratamientos periodontales previos, evitar o reducir la incidencia de pérdidas dentales y aumentar la probabilidad de localizar y tratar otras enfermedades orales. El intervalo de las visitas de mantenimiento dependerá del diagnóstico inicial y la respuesta al tratamiento. En pacientes con periodontitis agresiva esta fase de mantenimiento es fundamental, ya que estos son más susceptibles a la recurrencia de la enfermedad.

Bibliografía

- Adad H, Manzano T, Giro E, de Souza C, Hebling J. Eruption cysts in the neonate. J Clin Pediatr Dent 2008; 332(3):243-246.
- Alández FJ, Esparza G. Expresión oral de las enfermedades sistémicas en la infancia y la adolescencia. En: Varela M. Problemas bucodentales en pediatría. Madrid: Ediciones Ergón; 1999. p. 123-144.
- Albandar J, Rams T. Global epidemiology of periodontal diseases: an overview. Periodontology 2000 2002; 29:7-10.
- Albandar J, Tinoco E. Global epidemiology of periodontal diseases in children and young persons. Periodontology 2000 2002; 29:153-176.
- American Academy of Periodontology. Treatment of plaqueinduced gingivitis, chronic periodontitis, and other clinical conditions. J Periodontol 2001; 72:1790-1800.
- American Academy of Periodontology. Periodontal diseases of children and adolescents (position paper). J Periodontol 2003; 74:1696-1704.
- Amir J, Harel L, Smetana Z, Varsano I. Treatment of herpes simplex gingivoestomatitis with aciclovir in children: a randomised double blind placebo controlled study. Br Med J 1997; 314:1800.
- Aquiló L, Cibrián R, Bagán JV, Gandía JL. Eruption cysts: retrospective clinical study of 36 cases. J Dent Child 1998; 65(2):102-106.
- Armitage GC. Development of a classification system for periodontal diseases and conditions. Ann Periodontol 1999; 4(1):1-6.
- Armitage GC. Diagnosis and classification of periodontal diseases. En: Rose L, Maeley B, Genco R, Cohen W. Periodontics. Medicine, surgery, and implants. Elsevier Mosby, San Luis, 2004. p. 19-31.
- Axelsson P, Albandar J, Rams T. Prevention and control of periodontal diseases in developing and industrialized nations. Periodontology 2000 2002; 29:235-246.

- Baer P, Benjamin S. Enfermedad periodontal en niños y adolescentes. Buenos Aires: Editorial Mundi; 1975.
- Bascones A, Valero A, Carrillo A, Bascones E. Afectación oral de las enfermedades comunes en la infancia con carácter exantemático. Av Odontoestomatol 2006; 22(3):163-170.
- Bergquist J, Ratliff M. Periodontal conditions of children. En: Forrester DJ. Pediatric Dental Medicine. Londres: Lea & Febiger; 1981. p. 198-208.
- Bimstein E, Needleman H, Karimbux N, Van Dyke T. Periodontal and gingival health and diseases. Children, adolescents, and young adults. Martin Dunitz Ltd, Londres, 2001
- Bodner L, Goldstein J, Sarnat H. Eruption cysts: a clinical report of 24 new cases. J Clin Pediatr Dent 2004; 29(2):183-186.
- Cabral F. La periodoncia en la primera infancia. En: Corrêa, M. Odontopediatría en la primera infancia. Sao Paulo: Santos Editora; 2009. p. 345-379.
- Carranza F, Hogan E. Gingival enlargement. En: Newman M, Takei H, Klokkevold P, Carranza F. Carranza´s clinical periodontology. 10a ed. Filadelfia: Saunders Elsevier; 2006. p. 373-390.
- Carranza F, Takei H. Clinical diagnosis. En: Newman M, Takei H, Klokkevold P, Carranza F. Carranza´s clinical periodontology. 10a ed. Filadelfia: Saunders Elsevier; 2006. p. 540-560.
- Casamassimo PS. Periodontal disease. En: Pinkham JR. Pediatric dentistry. Infancy through adolescence. 2a ed. Filadelfia: WB Saunders Co.; 1988. p. 607-615.
- Caton J. Consensus Report: dental plaque-induced gingival diseases. Ann Periodontol 1999; 4(1):18-19.
- Cernik C, Gallina K, Brodell RT. The treatment of herpes simplex infections. An evidence-based review. Arch Intern Med 2008; 168(11):1137-1144.
- Chau M, Cheung LK, Chau KK. Oral pathologic conditions in children. En: Wei S. Pediatric dentistry. Total patient care. Filadelfia: Lea & Febiger; 1988. p. 313-330.
- Clerehugh V. Periodontal diseases in children and adolescents. Br Dent J 2008; 204(8):469-471.
- Colectivo de autores. Guías prácticas de estomatología. La Habana: Editorial Ciencias Médicas; 2003.
- Delima A, Periodontal diseases in children, adolescents, and young adults. En: Bimstein E, Needleman H, Karimbux N, Van Dyke T. Periodontal and gingival health and diseases. Children, adolescents, and young adults. Martin Dunitz Ltd, Londres, 2001. p. 75-105.
- Duperon D, Takei H. Gingival diseases in childhood. En: Newman M, Takei H, Klokkevold P, Carranza F. Carranza´s clinical periodontology. 10a ed. Filadelfia: Saunders Elsevier; 2006. p. 404-410.
- Fica A. Síndrome de mononucleosis infecciosa en pacientes adolescentes y adultos. Rev Chil Infect 2003; 20(4):235-242.
- Fiorellini J, Ishikawa S, Kim D. Gingival inflammation. En: Newman M, Takei H, Klokkevold P, Carranza F. Carranza´s clinical periodontology. 10a ed. Filadelfia: Saunders Elsevier; 2006. p. 355-361.
- Flaitz C. Oral pathologic conditions and soft tissue anomalies. En: Pinkham JR. Pediatric dentistry. Infancy through adolescence. 2a ed. Filadelfia: WB Saunders Co.; 1988. p. 29-56.
- Hickey SM, Strasburger VC. What every pediatrician should know about infectious mononucleosis in adolescents. Pediatr Clin North Am 1997; 44:1541-1556.
- Holmstrup P. Non-plaque-induced gingival lesions. Ann Periodontol 1999; 4(1):20-29.
- Koch G, Modeér T, Poulsen S, Rasmussen P. Odontopediatría. Enfoque clínico. Buenos Aires: Editorial Médica Panamericana; 1994.
- Krejci Ch. Self-inflicted gingival injury due to habitual fingernail biting. J Periodontol 2000; 71(6):1029-1031.
- Kuczek A, Beikler T, Herbst H, Flemmig T. Eruption cyst formation associated with cyclosporin A: A case report. J Clin Periodont 2003; 30(5):462-466.
- Laskaris G. Patologías de la cavidad bucal en niños y adolescentes. Bogotá: Actualidades Médico Odontológicas Latinoamérica: 2001.
- Magnusson B, Persliden B. Development and its aberrations. En: Magnusson B. Pedodontics. A systemic approach. Copenague: Munksgaard; 1981. p. 79-128.
- Mariotti A. Dental plaque-induced gingival diseases. Ann Periodontol 1999; 4(1):7-17.
- Mariotti A. Gingival diseases. En: Bimstein E, Needleman H, Karimbux N, Van Dyke T. Periodontal and gingival health and diseases. Children, adolescents, and young adults. Martin Dunitz Ltd, Londres, 2001. p. 31-48.
- Matesanz-Pérez P, Matos-Cruz R, Bascones-Martínez A. Enfermedades gingivales: una revisión de la literatura. Av Periodon Implantol 2008; 20(1):11-25.
- Mathewson R, Primosch R, Robertson D. Fundamentals of pediatric dentistry. 2a ed. Chicago: Quintessence Publishing Co.; 1987.
- Mendoza A. Desarrollo y erupción dentaria. En: Boj JR, Catalá M, García-Ballesta C, Mendoza A. Odontopediatría. Barcelona: MASSON; 2004. p. 55-72.

- Mueller HP. Periodontología. México: El Manual Moderno; 2006.
- Neville B, Damm D, Allen C, Bouquot J. Oral and Maxillofacial Pathology. 2a ed. Toronto: WB Saunders Co.; 2002.
- Newman M. Classification of diseases and conditions affecting the periodontium. En: Newman M, Takei H, Klokkevold P, Carranza F. Carranza´s clinical periodontology. 10a ed. Filadelfia: Saunders Elsevier; 2006. p. 100-109.
- Nishida M, Grossi SG, Dunford RG, Ho AW, Trevisan M, Genco RJ. Dietary vitamin C and the risk for periodontal disease. J Periodontol 2000; 71(8):1215-1223.
- Page R, Sims T, Delima A, Bimstein E, Needleman H, Van Dyke T. The relationship between periodontitis and systemic diseases and conditions in children, adolescents, and young adults. En: Bimstein E, Needleman H, Karimbux N, Van Dyke T. Periodontal and gingival health and diseases. Children, adolescents, and young adults. Martin Dunitz Ltd, Londres, 2001. p. 107-143.
- Petersen P, Ogawa H. Strengthening the prevention of periodontal diseases: the WHO approach. J Periodontol 2005; 76(12): 2187-2193.
- Preblud S. Varicella: complications and costs. Pediatrics 1986; 78(4):728-735.
- Rowland R. Immunoinflammatory response in periodontal diseases. En: Rose L, Maeley B, Genco R, Cohen W. Periodontics. Medicine, surgery, and implants. Elsevier Mosby, San Luis, 2004. p. 85-98.
- Saavedra G, Armero C. Patología oral y problemas periodontales en el niño. En: Boj JR, Catalá M, García-Ballesta C, Mendoza A. Barcelona: MASSON; 2004. p. 367-377.
- Salinas Y, Millán R. Gingivoestomatitis herpética primaria. Conducta odontológica. Acta Odontol Venez 2008; 46(2):1-11.
- Samaranayake LP. Essential microbiology for dentistry. 2a ed. Hong Kong: Churchill Livingstone; 2002.
- Scully C, Wilbury R, Flaitz C, Paes de Almeida O. A color atlas of orofacial health & disease in children and adolescents. 2a ed. Londres: Martin Dunitz Ltd; 2002.
- Seymour RA, Heasman PA. Drugs. Diseases, and the periodontium. Nueva York: Oxford University Press; 1992.
- Sonis A. Diseases and oral manifestations of systemic disease. En: Pinkham JR. Pediatric dentistry. Infancy through adolescence. 2a ed. Filadelfia: WB Saunders Co.; 1988. p. 69-81.
- Taieb A, Body, S, Astar I, du Pasquier P, Maleville J. Clinical epidemiology of symptomatic primary herpetic infection in children. A study of 50 cases. Acta Paediatr Scand 1987; 76:128-132.
- Valentim C. Condiciones patológicas de la cavidad bucal en la infancia. En: Corrêa, M. Odontopediatría en la primera infancia. Sao Paulo: Santos Editora; 2009. p. 591-603.
- Van Waes H, Stockli P. Atlas de Odontología Pediátrica. Barcelona: MASSON; 2002.
- Vera-Izaguirre D, Chávez-Tapia N, Lizardi-Cervera J, Méndez- Sánchez N. Mononucleosis infecciosa. Médica Sur 2003; 10(2):76-89.
- Wolf H, Ratcitschak E y K. Periodoncia. 3ª ed. Barcelona: MASON; 2005.

Capítulo 8

Crecimiento y desarrollo de los maxilares. Evolución de la dentición

Zulema Sarmiento[†], *Diana E. Fridman*, *Silvina G. Cortese*

El odontopediatra tiene la posibilidad de observar los cambios estructurales, cuantitativos y cualitativos a través del tiempo, y puede detectar y prevenir alteraciones como disgnacias y disfunciones de los niños. El crecimiento y la maduración constituyen indicadores sensibles para evaluar el estado de salud; son atributos biológicos que diferencian fundamentalmente al niño del adulto.

Se define el crecimiento como el aumento de tamaño o de masa, o, según Verworn, como el "aumento de la sustancia viviente"; este concepto es el que se asocia a cambios. Desarrollo es el incremento por diferenciación progresiva, morfológica y funcional hacia la maduración (cambios cualitativos que se producen con la edad). Para Graber, crecimiento y desarrollo son procesos simultáneos e interdependientes prácticamente inseparables.

La velocidad de crecimiento sufre modificaciones durante las diferentes etapas de la vida, y es muy elevada durante el primer año. Al año de alcanzar la velocidad máxima de crecimiento se produce la maduración sexual y con ella el cierre de los cartílagos de origen primario, de osificación endocondral. Con este cierre, el crecimiento cesa, y el individuo alcanza su estatura de la edad adulta (Figura 8.1).

Período prenatal

Durante las primeras cuatro semanas de gestación se produce el crecimiento facial, aunque el desarrollo máximo del esqueleto cartilaginoso se produce durante el tercer mes de vida intrauterina. En este momento también aparecen los gérmenes de las piezas dentales primarias. La acción de diferentes noxas, en los dos primeros meses de vida intrauterina, puede generar embriopatías, como la fisura labio-alvéolo palatina. Aun eliminada la noxa, continuará el crecimiento con la alteración establecida en el momento en que fue afectado el embrión. Mientras que las modificaciones extremas son incompatibles con la vida, las anomalías pequeñas son frecuentes, al punto que es muy difícil hallar una cara simétrica por completo.

Los huesos craneales se diferencian entre sí por la matriz que los formó, la calota es de origen conjuntivo o membranoso, mientras que la base del cráneo es de origen cartilaginoso.

Según Baume, los "puntos o zonas de crecimiento" son centros de formación ósea (perióstica o sutural) y de resorción modeladora, inducidos por órganos vecinos con crecimiento intersticial.

En zonas como la base del cráneo y el cóndilo mandibular el crecimiento es de tipo cartilaginoso, y la osificación se produce con ulterioridad.

El crecimiento sutural, por aposición, se produce en la bóveda craneana y en la unión craneofacial. La proliferación ósea a partir de la membrana perióstica y de los espacios medulares internos (crecimiento perióstico y endóstico) se observa en el desarrollo de la cara, los maxilares y las apófisis alveolares.

Antes de la semana 16 se establece el reflejo de succión; para la semana 24, ya se completó la formación de los ojos, las cejas y las pestañas. Entre las semanas 25 y 28 se produce un crecimiento cerebral

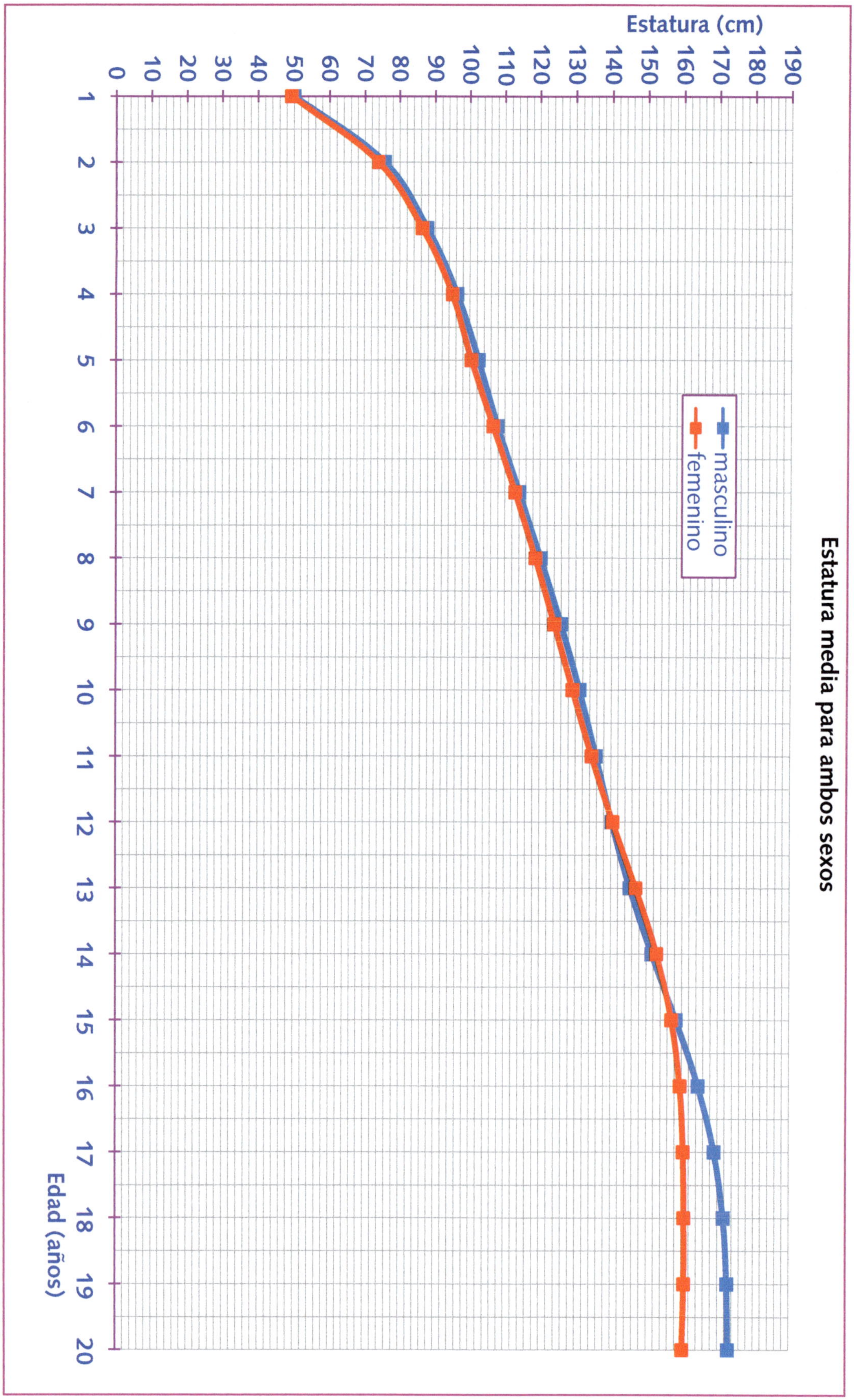

Figura 8.1: Curvas de crecimiento (se tomaron como referencia los valores de centilo 50 de Lejarraga y col., 2009).

rápido, para llegar a la semana 32 con desarrollo óseo completo, aunque los huesos aún son blandos y flexibles (Figura 8.2). Continúa la maduración, con fijación de hierro y calcio, aumento de la grasa corporal, crecimiento del cabello y las uñas, hasta el término en la semana 40.

Nacimiento y período posnatal

Al nacer, los huesos del cráneo se encuentran separados por tejido conjuntivo. Estos espacios, llamados fontanelas, permiten que el cráneo se deforme durante el parto. Después del nacimiento estas van desapareciendo para dejar una sutura delgada. La resorción en la superficie interior y la formación en la superficie exterior del hueso en esas suturas, sería el mecanismo principal para el crecimiento de la bóveda craneana, estimulado por la presión interna que ejerce el cerebro.

La base del cráneo, de origen cartilaginoso, se osifica por mecanismo endocondral, aunque quedan franjas de cartílago, denominadas sincondrosis. La esfenooccipital persiste hasta los 20 años, pero la interesfenoidal y la esfenoetmoidal se cierran a los 3 años.

El macizo facial, formado por 14 huesos, está ubicado en la porción anteroinferior de la base del cráneo. En su crecimiento anterior el cráneo proyecta la cara, mientras que todo el crecimiento posterior de los huesos faciales produce un desplazamiento hacia adelante y abajo.

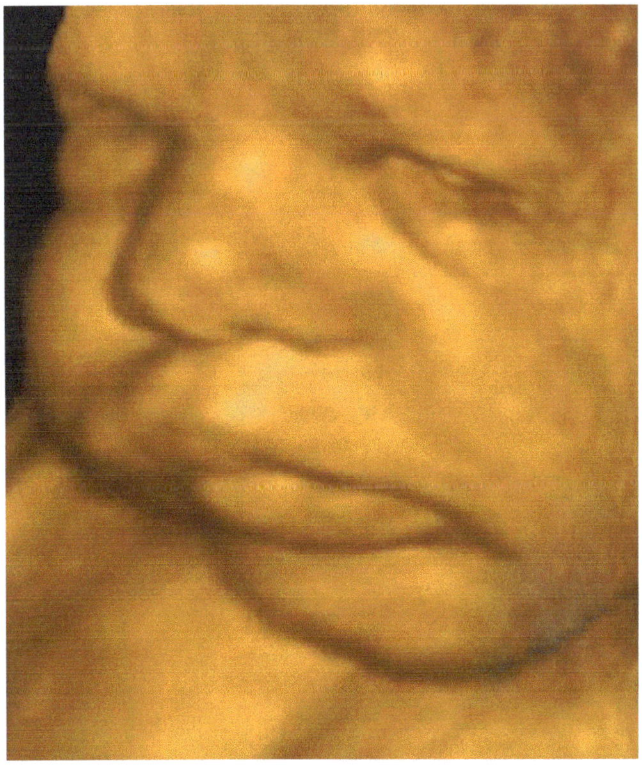

Figura 8.2: Imagen facial ecográfica 3D4 de un feto de 32 semanas

En las zonas en que el maxilar superior se conecta con el cráneo y su base, el crecimiento se produce por aposición ósea, actividad de los centros primarios a la altura de las suturas (frontomaxilar, cigomático-maxilar, pterigopalatina y cigomático temporal); y también por remodelación superficial (aposición y resorción).

Si bien el crecimiento facial se produce en las tres dimensiones del espacio, las suturas son responsables del que se genera en sentido transversal, desplazando al maxilar en forma secundaria hacia abajo y adelante. La sutura palatina permanece abierta hasta la adolescencia, para permitir el crecimiento del maxilar a lo ancho, en forma de "V" invertida. A medida que el maxilar superior crece hacia abajo, los extremos se van abriendo, y se produce un desplazamiento hacia abajo y afuera. También intervienen los procesos alveolares y las suturas incisiva, premaxilar o incisivocanina, intermaxilar o palatina media, palatina transversa e interpalatina. Las presiones que ejercen la lengua y el labio superior (con el ligamento de Latham) sobre la sutura premaxilar, efectúan una rotación externa alrededor de un eje en la región del canino, que hace un movimiento semejante al de una puerta doble. Por este motivo la extracción del canino antes del momento de recambio frenaría el crecimiento de la premaxila, y la zona quedaría en hipodesarrollo. La sutura premaxilar crece por la separación de las corticales y se cierra en edades tempranas (entre los 8 y los 9 años). Según Delaire, la extracción prematura del canino genera el cierre de la sutura con el vacío del alvéolo. La masticación y la función caninas son importantes para el desarrollo de esta zona.

En sentido anteroposterior, el crecimiento se produce por aposición ósea externa y resorción interna a la altura de la tuberosidad y la cara externa de los procesos alveolares de los incisivos y molares. El crecimiento de las apófisis alveolares coincide con la erupción dentaria.

Los cambios generales del crecimiento del maxilar son resultado de un desplazamiento anteroinferior y de una remodelación superficial simultánea.

El crecimiento en altura se produce por los procesos frontonasal y alveolar, la resorción del piso de fosas nasales y la formación en la región de los huesos palatinos que provocan el descenso del maxilar superior. El cartílago nasal en el plano medio sagital, suspendido del etmoides y apoyado en el piso nasal, actúa como una cuña, empujando los huesos faciales hacia abajo y adelante por activación de las suturas faciales, provocando su separación y estimulando la aposición ósea sobre ellas. Además, las funciones respiratorias, junto con los músculos cutáneos, orbiculares y buccinadores, y las fuerzas masticatorias, permiten el desarrollo de los senos maxilares que aumenta el volumen del tercio medio de la cara. Los músculos de la lengua estimulan el crecimiento transversal y vertical de los maxilares. Esta expansión cartilaginosa y sutural produce un crecimiento en alto y en profundidad de la cara. De allí en más el crecimiento de la cara en sus tres dimensiones depende de la aposición y la resorción ósea. La falta de estímulo funcional es responsable del escaso desarrollo del tercio medio facial en los niños respiradores bucales. Otros hábitos parafuncionales también pueden alterar el desarrollo armónico, y limitar el crecimiento transversal o el descenso de la zona de la premaxila.

El maxilar inferior o mandíbula es un hueso impar y móvil, situado en la parte inferior y posterior de la cara, y junto con el hueso hioides forma el esqueleto del piso de la boca. Al final de la gestación está formado por dos mitades cortas, con un ángulo goníaco obtuso. La rama es pequeña en relación con el cuerpo, y se manifiesta con una distorrelación muy marcada. En las primeras semanas la actividad ejercida por labios, lengua y carrillos para la función de ordeñe, durante el amamantamiento natural o artificial, es responsable del adelantamiento mandibular.

El maxilar inferior procede del primer arco branquial y su osificación es conjuntiva a lo largo del cartílago de Meckel. Este es un cartílago primario que actúa por presencia y tiene un mecanismo de osificación yuxtaparacondral. Una vez cumplida su misión, el cartílago desaparece por resorción, excepto en el oído medio, donde forma los huesecillos del oído. La osificación de la mandíbula se realiza en el tejido conjuntivo que cubre la cara externa del cartílago, alrededor del nervio mentoniano. Algunos cartílagos secundarios tienen un papel destacado en la osificación mandibular. El coronoideo es el primero en aparecer y desaparece en el 6º mes de vida intrauterina; el de la sínfisis desaparece durante el 1er año de vida; mientras que el condíleo cumple un papel importantísimo en el crecimiento de la mandíbula y la cara, y su período de actividad se extiende hasta los 18-20 años, aunque persiste una capa delgada durante toda la vida.

El cartílago de la sínfisis permite el desarrollo del sector anterior para el acomodamiento de las piezas dentales primarias. Alrededor del octavo mes se suelda de manera definitiva. Hasta los 4 o 5 años se mantiene la aposición ósea externa y la resorción ósea interna del sector anterior. Después el cuerpo crece y se alarga en sentido longitudinal, para permitir la erupción de los molares permanentes. Parte de la rama, por resorción de su borde anterior, se transforma en cuerpo. Para compensar esta resorción manteniendo el ancho de la rama, se produce aposición en el borde posterior y superior del cóndilo.

El cóndilo y el borde posterior de la rama son las áreas más activas del crecimiento mandibular. El cartílago condíleo se diferencia de otros porque no responde a la hormona de crecimiento, sino que necesita el estímulo funcional para su desarrollo. El cóndilo crece hacia atrás y arriba, y provoca un desplazamiento mandibular hacia abajo y adelante; permanece activo hasta los 20 años y se complementa con incremento aposicional.

EDAD ÓSEA

En ocasiones el crecimiento de los niños no acompaña las curvas de crecimiento mencionadas al principio de este capítulo, y el odontopediatra que debe tomar alguna decisión terapéutica puede requerir regirse por la edad ósea, para lo que es factible utilizar procedimientos cualitativos o cuantitativos que determinan la calidad o la cantidad de crecimiento.

Se puede determinar la edad ósea mediante la evaluación de la calcificación de las vértebras cervicales en una telerradiografía de perfil, que permite observar la apófisis odontoides y los diferentes estadios que se suceden en el cuerpo de 3ª, 4ª, 5ª y 6ª vértebras cervicales.

Dada la correlación existente entre las edades provenientes de la calcificación de las vértebras cervicales y los huesos de la mano y la muñeca, la edad ósea puede determinarse también por el grado de mineralización de los huesos del carpo, el metacarpo y las

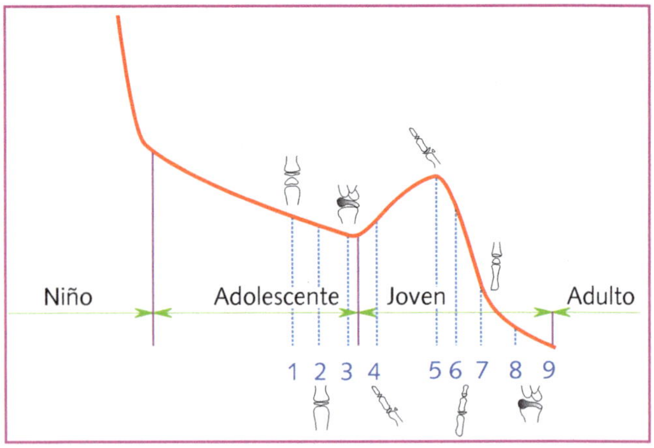

Figura 8.3: Curva de crecimiento de Björk y estadios de maduración del esqueleto. 1) Los diámetros de epífisis y diáfisis tienen el mismo ancho. 2) Igual ancho de epífisis y diáfisis (3 años antes del brote de crecimiento puberal). 3) Osificación visible del hueso pisciforme y apófisis unciforme. 4) Inicio de mineralización del hueso sesamoideo (en esta etapa se produce el brote de crecimiento). 5) Se produce el recubrimiento de la diáfisis por epífisis (en esta etapa se produce el brote máximo de crecimiento puberal). 6, 7, 8 y 9) Osificación total de la línea epifisaria (termina el brote de crecimiento puberal y finaliza la osificación de todos los huesos)

falanges de los dedos (Figura 8.3); para ello se solicita una radiografía carpal para evaluar la edad ósea del paciente (Figura 8.4).

DESARROLLO DE LA OCLUSIÓN

CARACTERÍSTICAS FACIALES Y MAXILARES DEL RECIÉN NACIDO

La cara del recién nacido tiene características propias. La boca presenta una forma triangular de base labial inferior, los labios semiabiertos permiten ver el reborde gingival superior. Entre el rodete superior protruido y el inferior retruido, hay una discrepancia aproximada de 5-6 mm, solo con contacto posterior, que facilita el amamantamiento.

Es llamativo el tamaño de la lengua, que junto con los ojos y el cráneo son los órganos más desarrollados.

En ambos arcos se presentan los frenillos labiales y linguales de gran tamaño, adheridos a los rodetes gingivales junto a dos bridas laterales por vestibular. En la zona de incisivos y caninos puede observarse un cordón fibroso (de Robin y Magitot), bien desarrollado, que desaparece cuando se produce la erupción de los dientes. Por vestibular, la observación de zonas globulosas indica la presencia de los gérmenes dentarios (Figura 8.5).

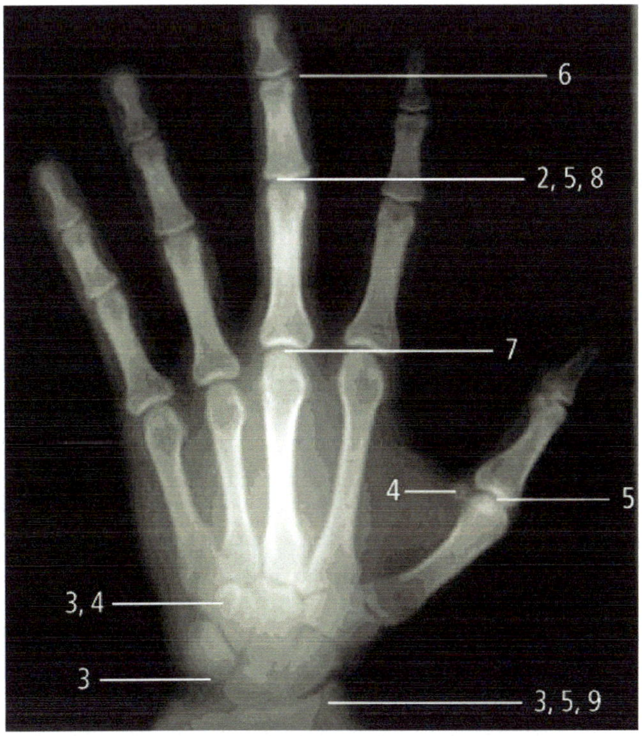

Figura 8.4: Estadios de calcificación en una radiografía carpal

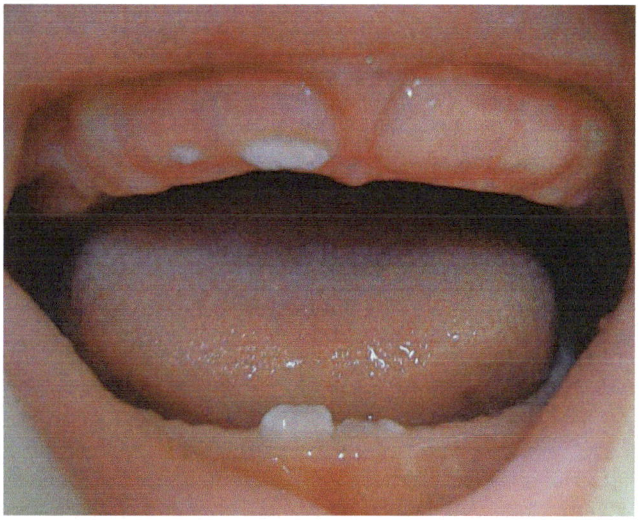

Figura 8.5: Rebordes con incisos en erupción; frenillo labial ancho con inserción en la papila interincisiva; zonas globulosas por vestibular, indicadoras de las piezas dentales

ERUPCIÓN DENTARIA

La erupción dentaria abarca una serie de fenómenos a través de los cuales la pieza dental, con su formación radicular incompleta, migra desde el interior del maxilar hasta ponerse en contacto con el medio bucal, para ocupar un lugar en la arcada dentaria. Este proceso consta de varias etapas, que se detallan a continuación.

Etapa preeruptiva. Es el movimiento producido por los gérmenes de las piezas primarias y permanentes dentro del maxilar, antes de su erupción en la cavidad bucal. Las piezas en formación están rodeadas por el saco dentario, que favorece el crecimiento del tejido óseo alveolar primitivo en forma de canastilla. Las piezas primarias están separadas del epitelio de la mucosa bucal por tejidos blandos, mientras que las permanentes están rodeadas por las criptas óseas, excepto en oclusal y lingual, donde el canal, gubernaculum dentis, guiaría la pieza permanente en su trayecto eruptivo hacia el corion gingival.

Etapa eruptiva. Comienza de manera intraósea, con la formación radicular y termina cuando el diente alcanza el plano de oclusión. El desarrollo de la raíz va asociado con el desplazamiento coronario, cubierto por el epitelio dental, hacia la superficie. Durante esta fase también se forman el ligamento periodontal y la unión dentogingival.

Etapa poseruptiva. El diente entra en contacto con su antagonista y se producen movimientos de acomodación y reajuste en la posición alveolodental, con depósito continuo de cemento secundario, sobre todo en la zona del ápice. La posición estable será el producto del equilibrio de las fuerzas ejercidas por la oclusión, la presión lingual, los carrillos, los labios y el desplazamiento dentario en sentido mesial que mantiene el contacto interproximal. La ruptura de este equilibrio, por falta de piezas dentales, ocasiona movimientos hacia mesial y extrusión de la pieza antagonista en la dentición primaria, acompañada por el hueso alveolar, y en la permanente, como consecuencia de la erupción continua (Figura 8.6).

Dentición primaria

En el momento del nacimiento ya está formado el esmalte de las coronas de incisivos y caninos, así como la superficie oclusal de los primeros y segundos molares primarios. La erupción se iniciará en la mitad del primer año de vida, y finalizará a los dos años y medio, por lo general con la secuencia que se describe en el Cuadro 8.1.

En ocasiones puede haber un diente erupcionado en el momento del nacimiento, llamado diente natal, o que lo hace en las primeras cuatro semanas, denominado diente neonatal (Figura 8.7). Su pronóstico dependerá del grado de maduración dentaria al momento de la erupción, y es el odontopediatra el que responderá a las inquietudes de los padres.

Hay otras situaciones en que la secuencia puede encontrarse alterada, con consecuencias o sin ellas (Figura 8.8). El profesional tendrá que establecer el diagnóstico diferencial con anomalías de número, y tomar las decisiones clínicas oportunas.

Por lo general las piezas inferiores preceden a las superiores, y los incisivos son los responsables de producir el tope anterior al avance mandibular, los caninos limitan los movimientos laterales y los molares realizan el levante de oclusión.

En esta etapa disminuye el amamantamiento, la lengua adquiere una posición más posterior y se instala la función masticatoria, en coincidencia con la etapa "oral canibalística".

Al finalizar la erupción quedan conformados los arcos, con forma semicircular, con los ejes dentarios ubicados de manera perpendicular a las bases óseas, que se mantienen estables hasta el inicio de la dentición mixta (Figura 8.9 A).

Los arcos que no presentan espacios interdentarios se conocen como arcos cerrados o tipo I; los que presentan espacios interespecíficos se denominan abiertos o tipo II. En ocasiones se observan espacios ubicados por mesial del canino superior y distal del inferior, reconocidos como espacios primates (Figura 8.9 B).

Cuando los arcos primarios entran en oclusión, el superior sobrepasa levemente al inferior, con coincidencia de ambas líneas medias dentariass. Cada pieza superior se relaciona con dos del arco opuesto, menos el incisivo central inferior y el segundo molar superior. La vertiente distal del canino inferior ocluye con

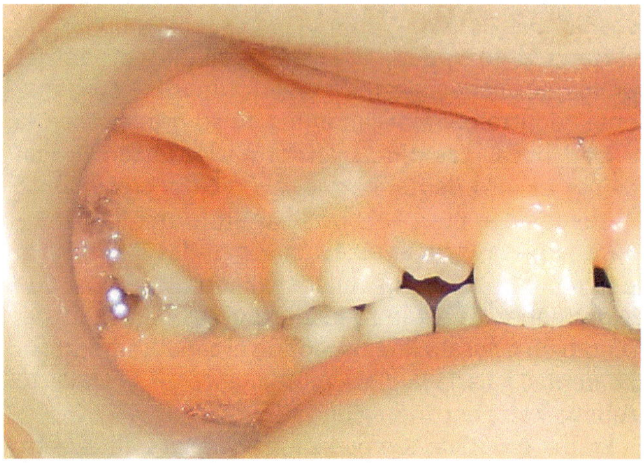

Figura 8.6: Extrusión de 5.5 acompañada por su alveolar, por pérdida coronaria de 8.5

Cuadro 8.1: Secuencia de erupción de piezas primarias

Meses	Piezas dentales
5-8	Incisivos centrales inferiores
7-10	Incisivos laterales inferiores
6-10	Incisivos centrales superiores
8-12	Incisivos laterales superiores
11-18	Primeros molares
16-20	Caninos
20-30	Segundos molares

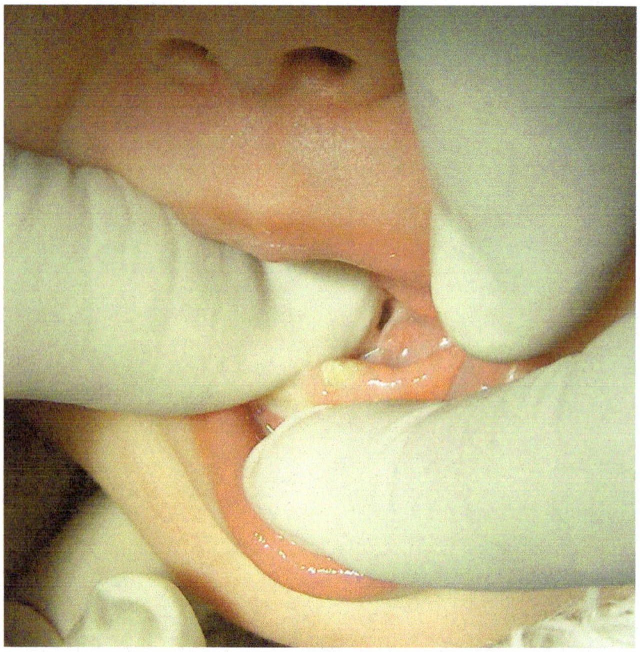

Figura 8.7: Diente neonatal. Consulta a los 13 días del nacimiento. La madre había abandonado el amamantamiento natural

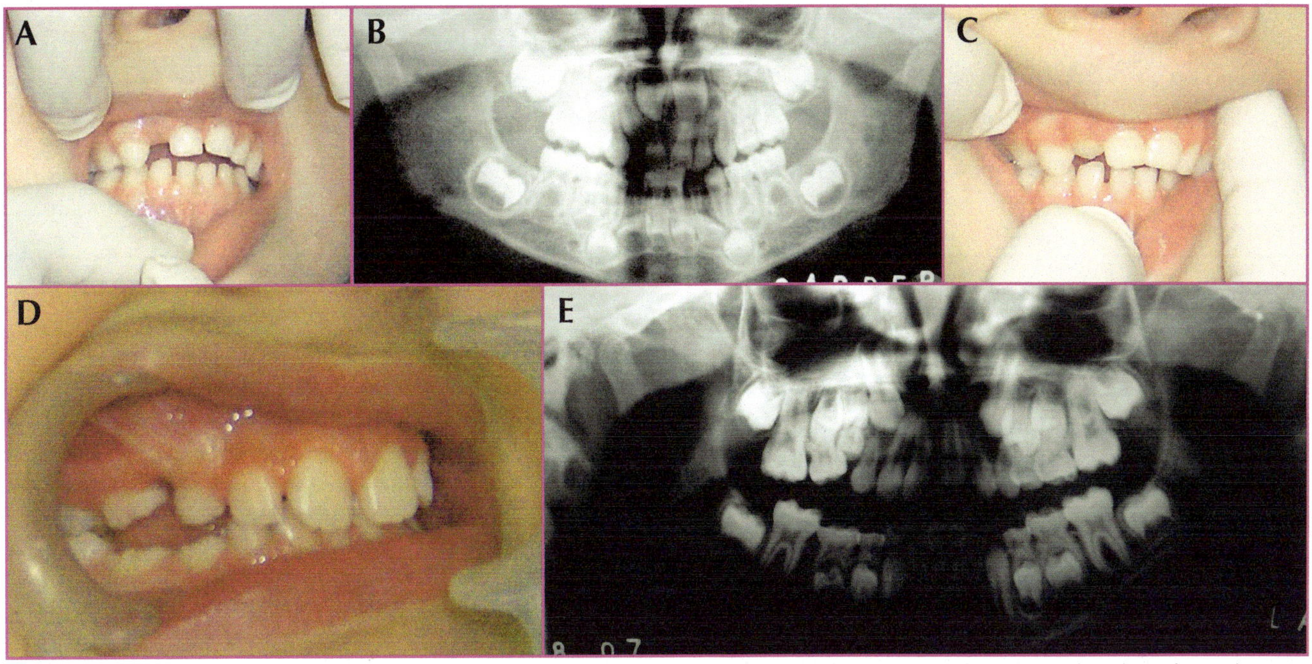

Figura 8.8: A. Falta de erupción de 5.2, con dentición primaria completa, a los 26 meses; leve extrusión de 8.2. B. En la radiografía se observa en posición. C. A los 6 meses se produce erupción espontánea. D. Paciente de 9 años, con 5.5 mesializado, ausencia de 54, con pérdida del espacio. E. En la radiografía panorámica se observa el 54 retenido

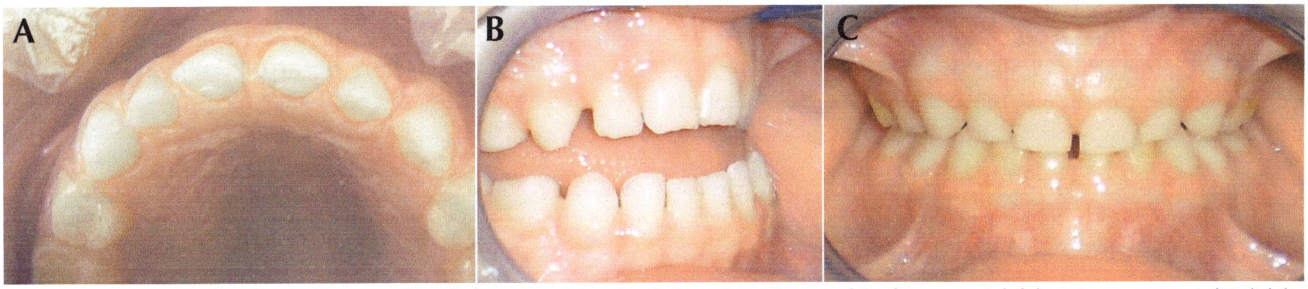

Figura 8.9: A. Arco primario superior completo de forma semicircular. B. Espacios primates ubicados en mesial del canino superior y distal del inferior. C. Arcos primarios en oclusión. Se observa entrecruzamiento vertical y horizontal; relación de cada pieza con 2 del arco opuesto (con excepción de los incisivos inferiores), llave canina, y perpendicularidad de los ejes dentales al plano oclusal, sin curvas.

la mesial del superior, conformando la llave canina. La distancia entre ambas vertientes es de 2,5 + 0,5 mm (Figura 8.9 C). El plano oclusal no presenta curvas en sentido transversal ni anteroposterior, como consecuencia de la perpendicularidad de los ejes dentarios. En sentido anteroposterior, la relación molar puede presentar tres alternativas de acuerdo con el plano imaginario que une la cara distal de ambos segundos molares, conocido como plano poslácteo. En normooclusión se observa que el molar inferior se encuentra levemente adelantado respecto del superior, conocido como **escalón mesial**; también puede presentarse como **plano poslácteo recto**, en cuyo caso predice erupción cúspide a cúspide de los primeros molares permanentes. Cuando el molar inferior se ubica por distal del superior, se denomina **escalón distal**, y se asocia con distorrelación (Figura 8.10).

Al finalizar la etapa de dentición primaria, como una consecuencia del desgaste dental masticatorio, se produce el **segundo avance fisiológico** mandibular, que permite que los maxilares alcancen una relación borde a borde.

Dentición mixta

Se extiende desde la erupción de los primeros molares permanentes hasta el final del recambio dental. La secuencia habitual es la que se describe en el Cuadro 8.2, aunque la variabilidad es frecuente.

En algunos estudios se concluyó que el promedio de edad de erupción de los dientes permanentes en niñas

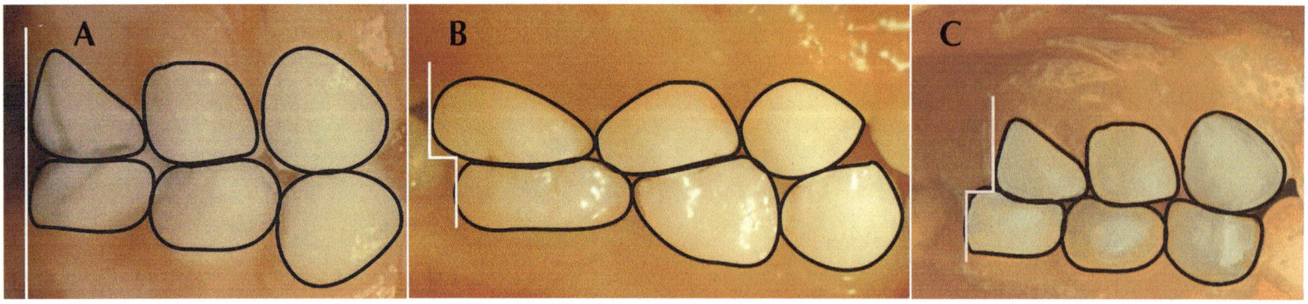

Figura 8.10: A. Plano posláteo recto. B. Escalón mesial. C. Escalón distal

es menor que en varones. En las mujeres los caninos erupcionan antes que los segundos premolares superiores. En un estudio realizado en la Cátedra de Odontología Integral Niños de la Facultad de Odontología de la Universidad de Buenos Aires, por Biondi, Cortese y Oliver, se encontró vinculación entre los percentilos de talla y la erupción de piezas permanentes en los grupos extremos (percentilos < 25 y > 75), y se observó erupción más lenta en los de corta estatura con respecto a los más altos, y en los varones respecto de las mujeres.

Las piezas permanentes inician la actividad eruptiva, con dos tercios de formación radicular (estadio 8 de Nolla), momento en que las primarias se encuentran en reabsorción, lo que facilita el movimiento eruptivo y el crecimiento radicular. Si la pieza erupciona con menor formación radicular, se considera prematura. Por el contrario, se define como erupción retardada la que supera en más de dos desviaciones estándar a la media de las normas establecidas.

La tabla de Nolla establece un valor numérico, de 1 a 10, a los diferentes estadios de desarrollo dentario, y en la actualidad se la utiliza para determinar la edad dentaria, mediante imágenes radiográficas (Figura 8.11).

El movimiento eruptivo comienza con la formación coronaria completa (grado 6). La exodoncia de piezas primarias antes de ese período puede ocasionar retardo de la erupción, mientras que si se realiza con posterioridad, la erupción del permanente se adelanta. El tiempo previsto desde el inicio de la erupción hasta entrar en oclusión, con desarrollo radicular incompleto, es de 5 años.

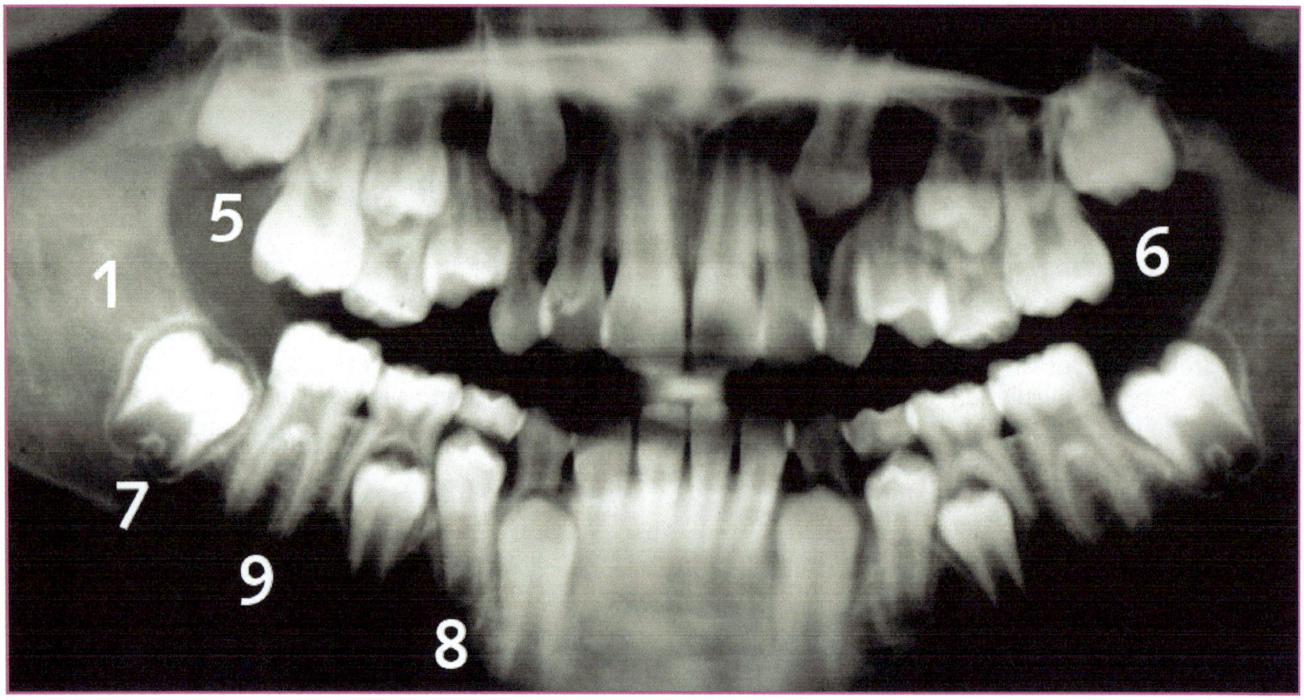

Figura 8.11: Radiografía panorámica de paciente de 9 años. Se visualizan diferentes estadios de calcificación de Nolla; permite la predicción de secuencia y cronología de erupción

Los primeros molares son los primeros en erupcionar, lo hacen orientados por el plano poslácteo, con dirección mesial, y son responsables de la segunda llave de la oclusión. El odontopediatra debe advertir al niño y la familia sobre esta situación, ya que en ocasiones la erupción puede ser silenciosa y en otras causar molestias o complicaciones (Figura 8.12).

Puede afirmarse que los incisivos centrales inferiores se recambian en forma simultánea, aunque algunos autores consideran que el molar erupciona primero, pero lo hace a menor velocidad, y otros, que los incisivos preceden a los molares. Por su ubicación lingual, respecto de los primarios, en ocasiones no se produce la reabsorción radicular, y como consecuencia no se exfolia, lo que se considera persistencia. Esta situación indica la necesidad de exodoncia, para evitar malposición, en todas las piezas primarias (Figura 8.13 A).

Los incisivos permanentes son de mayor tamaño que los predecesores (Figura 8.13 A). En el maxilar

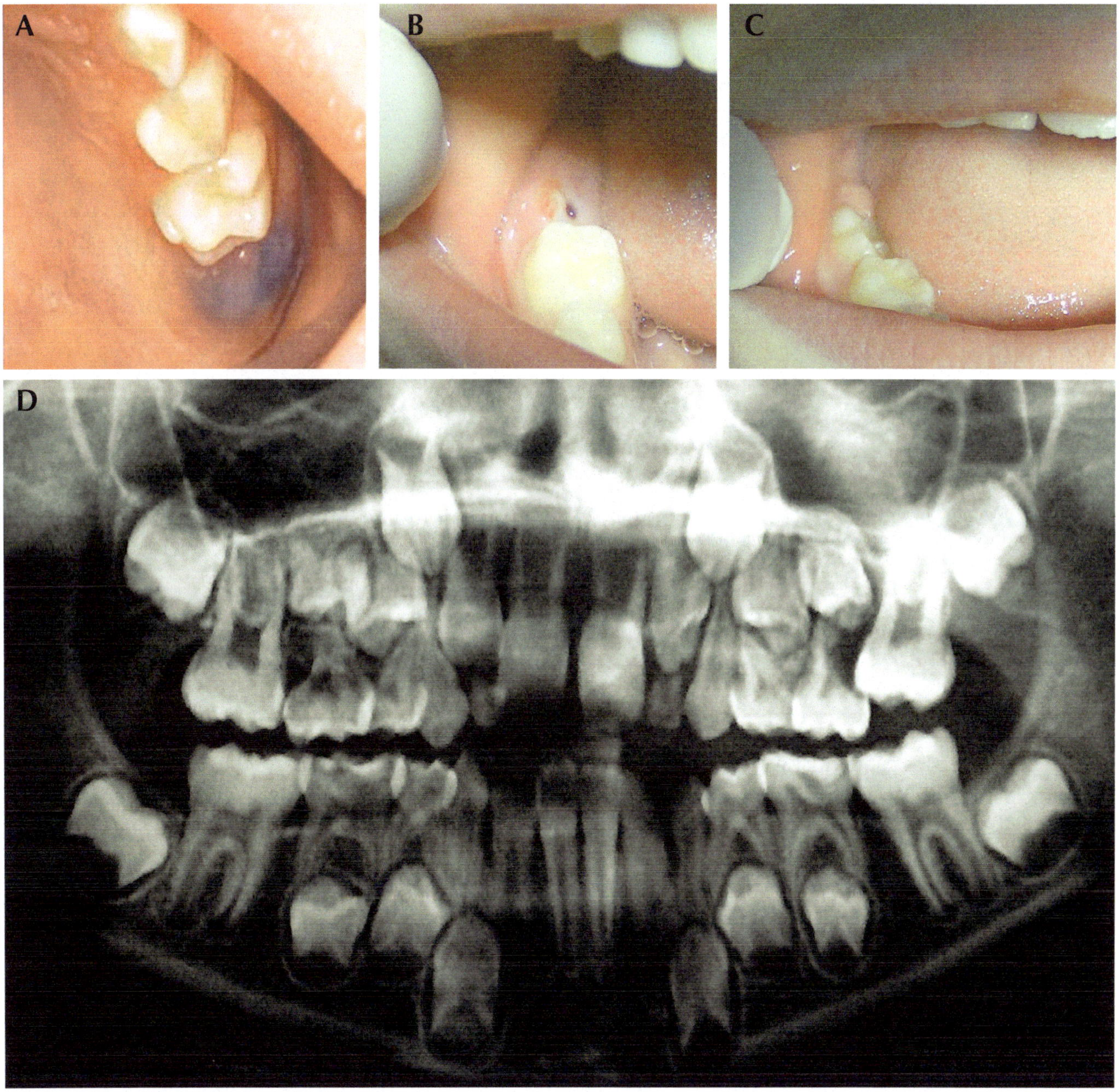

Figura 8.12: A. Quiste o hematoma de erupción. Por lo general no requieren intervención profesional. **B.** Consulta por dolor en zona de 4.6. **C.** Erupción del molar 30 días después. **D.** Erupción ectópica del 26, que genera dolor y reabsorción del 6.5. Los caninos superiores son las piezas más alejadas del plano oclusal, ubicados a ambos lados de las fosas nasales.

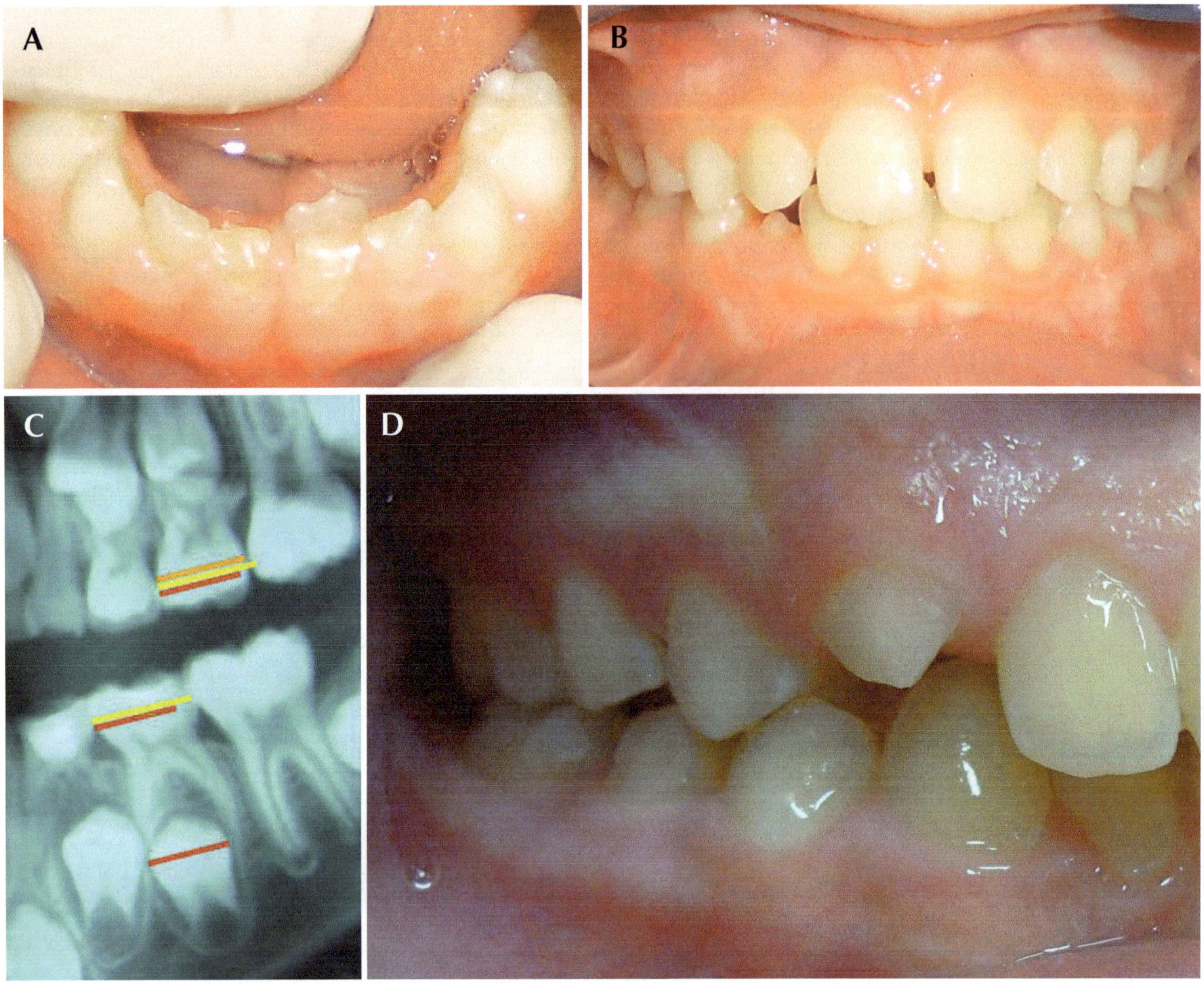

Figura 8.13: A. Erupción de 31 por lingual, con persistencia 71. Se observa mayor diámetro mesiodistal del incisivo permanente respecto del primario. B. Dentición mixta: recambio del sector anterior sin discrepancia de espacios. C. Muestra de los diferentes diámetros entre los primeros y los segundos molares primarios con respecto a los premolares. La línea roja corresponde al diámetro mesiodistal de los premolares, la amarilla, a los segundos molares primarios, y la naranja, al diámetro del segundo molar superior primario. D. Final del recambio dental: erupción del canino superior; relación molar clase I

inferior la suma de los cuatro incisivos primarios es 5,5 mm menor que la de los permanentes; por lo tanto, para compensar el déficit, es necesario el crecimiento óseo aposicional en los procesos alveolares (2 o 3 mm) y el aumento del espesor labiopalatino (Figura 8.13 B). El crecimiento de la apófisis alveolar favorece la ubicación dental en las regiones labial y distal, que se corrige durante la erupción del incisivo lateral y más tarde con los caninos. Los caninos primarios inferiores rotan hacia distal, y facilitan la ubicación de los incisivos laterales. Este período del recambio dental coincide con el pico de crecimiento del esqueleto que persiste con más lentitud hasta alrededor de los 10 años en las niñas y los 12 en los varones (Cuadro 8.1).

La falta de crecimiento en el sector anterior puede ocasionar la exfoliación de las piezas vecinas, y falta de espacio para la erupción de las permanentes.

Luego de la erupción de los incisivos y los molares se produce el tercer avance mandibular y levante de la oclusión. Durante 1 a 2 años hay una pausa en el recambio, en la que la zona lateral sirve de sostén y mantenimiento para la oclusión.

Con ulterioridad, al finalizar la dentición mixta y en coincidencia con el pico de crecimiento puberal, se produce el recambio del sector lateral, erupcionan los caninos inferiores, los primeros premolares superiores e inferiores, después los segundos premolares y los caninos superiores.

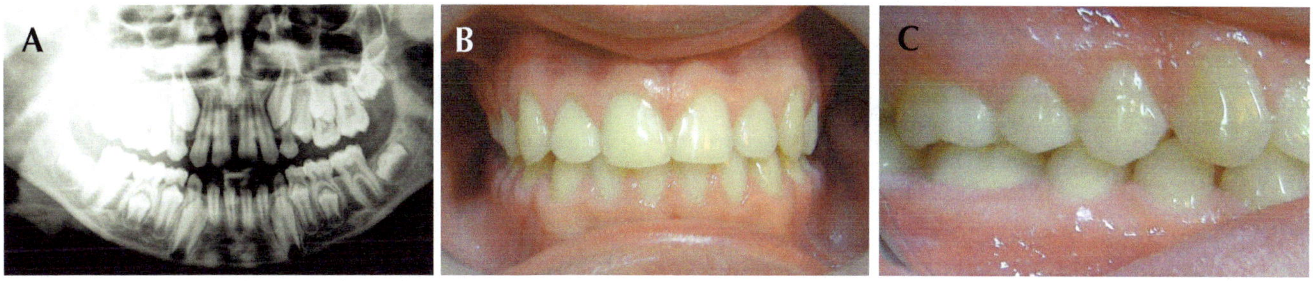

Figura 8.14: A. Incisivos abiertos en forma de abanico, por descenso de caninos guiados por la cara distal de los incisivos laterales. **B.** Dentición permanente: resalte y entrecruzamiento correctos, coincidencia de líneas medias. **C.** Relación molar cúspide-fosa; caninos y premolares superiores alineados por distal de sus correspondientes antagonistas

En ambos maxilares, la sumatoria de los diámetros mesiodistales de las piezas permanentes es menor que la de sus predecesores, y este espacio diferencial es de 0,8 mm para el maxilar superior y 2,3 mm para el inferior, como consecuencia del gran tamaño de los segundos molares primarios. Se lo conoce como espacio de deriva de Nance o Leeway (Figura 8.13 C). Al finalizar el recambio, con la erupción del segundo molar, se produce una mesialización del primer molar, que en caso de haber erupcionado en relación cúspide a cúspide, guiado por un plano poslácteo recto, adopta la relación cúspide fosa, llave molar clase I (Figura 8.13 D).

Por lo general los caninos superiores son los últimos en erupcionar, luego de un largo trayecto eruptivo. Migran desde la zona lateral de las fosas nasales (Figura 8.12) hacia abajo y adelante, hasta encontrase con el ápice de los incisivos laterales, y pueden causar la distalización de los incisivos laterales, hasta ubicarlos en forma de abanico. Algunos autores denominan a esta anomalía de posición transitoria como etapa del patito feo (Figura 8.14 A).

Si los segundos molares permanentes erupcionan antes que los caninos superiores, estos se ubican por vestibular, por la pérdida del espacio de deriva, ocasionada por el empuje mesial. En el maxilar inferior, si preceden a los segundos premolares, también pueden resultar con espacio insuficiente.

DENTICIÓN PERMANENTE

Al completarse la dentición permanente los arcos adquieren nuevas características: la línea media dentaria coincide en ambos maxilares y con la línea media facial; el resalte incisivo debe ser de 0 a 3 mm, y el entrecruzamiento, de 1 a 3 mm; los premolares y los caninos superiores se alinean por detrás de sus correspondientes antagonistas. La cúspide mesiovestibular del primer molar superior se ocluye en el surco vestibular del primer molar inferior. Por la inclinación de los ejes dentarios, se conforman la curva de Spee en el plano vertical y la curva de Wilson en el horizontal. La llave canina es responsable de la oclusión mutuamente protegida en los movimientos de lateralidad y la relación incisiva a 130° actúa como guía anterior en protrusión (Figuras 8.14 B y C).

Durante el crecimiento del niño y el desarrollo de la oclusión, el odontopediatra cumple un papel preponderante de supervisión y en la intervención temprana si fuera necesario. En los controles periódicos tiene que inspeccionar clínicamente el aspecto facial, los arcos dentales en forma individual y en oclusión, valerse de una radiografía panorámica al inicio de la dentición mixta, y anticipar al niño y sus padres sobre los cambios esperados. Asimismo, debe estar atento a los hallazgos que puedan requerir derivación a otro profesional, sin posponerla.

BIBLIOGRAFÍA

- Abramovich A. Embriología de la región maxilofacial. 3ª ed. Ed. Médica Panamericana, 1997.
- Aguila FJ. Crecimiento Craneofacial Ortodoncia y Ortopedia. Aguiram, 1993.
- Alonso A, Albertini J, Bechelli A. Oclusión y diagnóstico en rehabilitación oral. Ed. Médica Panamericana, 1999.
- American Academy of Pediatric Dentistry. Dental Growth and Development. Resource Section 263. Disponible en: http://www.aapd.org/media/Policies_Guidelines/RS_DentGrowthandDev.pdf.
- American Academy of Pediatric Dentistry. Guideline on Management of the Developing Dentition and Occlusion in Pediatric Dentistry, 2009. Official but Unformatted. Disponible en: http://www.aapd.org/media/Policies_Guidelines/G_DevelopDentition.pdf.

- Baume LJ. Principles of Cephalofacial Development Revealed by Experimental Biology. Am J Orthod 1961; 47:881.
- Biondi AM, Cortese GS, Oliver L. Influencia de sexo y talla en la erupción de piezas permanentes. Bol Asoc Argent Odontol Niños 2002; 31(1):22-25.
- Bjórk A. Facial Development and tooth eruption. Am J Orthod 1972; 62:339-83.
- Carlson BM. Embriología Humana, Biología del desarrollo. 3ª ed. Elsevier, 2006.
- Diamant J, Townsend GP. New Standards for permanent tooth emergence in Australian Children. Dent J 2003; 48 (1): 39-42.
- Enlow DH. Crecimiento maxilofacial. 3ª ed. México. Interamericana, 1992.
- Emborg EE. Conceptos actuales sobre el crecimiento cráneo facial. Buenos Aires. Ed. Rothman, 2003.
- Escobar Muñoz F. Odontología pediátrica. Amolca, 2004.
- Figún ME, Garino RR. Anatomía Odontológica Funcional y Aplicada. El Ateneo, 2006.
- Graber-Vanarsdall (h.). Ortodoncia. Principios Generales y Técnicas. 3a ed. Ed. Médica Panamericana, 2003.
- Gregoret J. Ortodoncia, diagnóstico y planificación. Estudio Clínico y Bucodental del paciente. Espaxs, S.A., 1997.
- Gómez de Ferraris ME, Campos Muñoz A. Histología y Embriología bucodental Argentina. 2a ed., 3ª reimpr. Ed. Médica Panamericana, 2006.
- Koch, Modeer, Poulsen, Rasmussen. Desarrollo dentario y oclusión normal. Ed. Médica Panamericana, 1994,
- Lagman. Embriología Médica. 6ª ed. Ed. Médica Panamericana, 2002, p. 301–329, 336–346.
- Lejarraga H, Pino M, Fano, V y col. Referencias de peso y estatura desde el nacimiento hasta la madurez para niñas y niños argentinos: Incorporación de datos de la OMS de 0 a 2 años, recálculo de percentilos para obtención de valores LMS. Arch Argent Pediatr 2009; 107(2): 126-133.
- Langlade M. Diagnostic Orthodontique. Maloine, 1981.
- Learreta J. Correlación existente entre la determinación de la edad ósea proveniente de la mano/muñeca y la edad ósea de las vértebras cervicales. Rev SAO 1998; 62:124 (19-28).
- Lokesh S, Gagari E, Vastardis E. Review Articule. American J Orthod Dentofacial Orthoped 2005; 127: 276.
- McDonald R. Odontología para el niño y el adolescente. Ed. Médica Panamericana, 1995.
- Marks J, Schroeder HE. Tooth eruption. Theories and facts. Anat Rec 1996; 245:374-93.
- Moyers RE. Manual de Ortodoncia. 4ª ed. Ed. Médica Panamericana, 1992.
- Nolla CM. The Development of the permanent teeh. J Dent Child 1960; 27: 254-266.
- Rakosi T, Jonas I. Atlas de Ortopedia Maxilar: Diagnóstico. Masson-Salvat, 1992.
- Rasmussen P, Kotsaki A. Inherited retarded eruption in the permanent dentition. J Clin Pediatric Dent 1997; 21: 2005,11.
- Roberts W. Fisiología y metabolismo del hueso y biomecánica en la práctica ortodóntica. En: Graber, T, Vanarsdall, R. Vig K. Ortodoncia: Principios y técnicas actuales, 4ª ed., España, Elsevier Mosby 2006; (6) 221-223.
- Shahid Beheshtí. An epidemiological survey of the time and sequence of eruption of permanent teeth in 4-15 years-olds in Tehran, Iran. Int J Paediat Dent 2004; 14 (6): 432-8.
- Shumaker DB and El Hadary MS. Rx study of eruption. JADA 1960; 61: 535-541.
- Torres R. Biología de la boca. Ed. Médica Panamericana, 1973.
- Ten Cate, AR. Crecimiento facial durante el desarrollo, estructura y función. 2ª ed. México. Ed. Médica Panamericana, 2003.
- Varela Villalba T, Lescano de Ferrer A, Vilalba S, Villalba R. Estudio descriptivo de los cambios producidos en las arcadas dentarias en dentición mixta temprana. Bol As Ar Odont Niños 2009; (38) 1-2.

Capítulo 9

Estomatología pediátrica

Silvia C. Aguas, Gabriela A. Nalli, Héctor E. Lanfranchi†

La Clínica Estomatológica, una especialidad interdisciplinaria de la Odontología, se caracteriza por la participación del clínico en un equipo de profesionales cuyos conocimientos se complementan para la solución de la problemática del paciente.

Hay un amplio espectro de enfermedades que pueden afectar la cavidad bucal en la infancia y la adolescencia. En este capítulo se abordarán aquellos aspectos que se consideren más relevantes, organizados en informaciones clínicas, importancia diagnóstica, iconografías ilustrativas y alternativas terapéuticas. Su ordenamiento estará dado por las patologías más frecuentes dentro de las infecciones micóticas, bacterianas y virales, enfermedades ampollares, hiperplasias simples y malformativas, blastomas verdaderos, benignos y malignos, patología del recién nacido y alteraciones linguales. El objetivo es orientar al lector, en especial al odontopediatra, para que formule diagnósticos certeros, con el propósito de lograr el tratamiento integral del niño y el adolescente, o la derivación al equipo especializado para ese fin.

ENFERMEDADES INFECCIOSAS

INFECCIÓN MICÓTICA

Candidiasis

Es la infección micótica más frecuente de la mucosa bucal, causada por *Candida albicans*, un hongo que forma parte de la microbiota oral, que se aísla entre el 20 y el 50% de la población sana. Los factores predisponentes de las candidiasis orales pueden ser locales y generales, como xerostomía, mala higiene, VIH, deficiencias de hierro, enfermedades crónicas o malignas, o de ambos tipos, antibióticos, corticoides y fármacos inmunosupresores, entre otros. Los recién nacidos y los niños pequeños son en particular susceptibles a esta infección.

Las variantes clínicas que se observan a edad temprana son las candidiasis seudomembranosa y eritematosa. La primera suele ser aguda, y se presenta con seudomembranas blanquecinas, ligeramente elevadas, que al retirarlas mediante el raspado dejan una mucosa rojiza. Esta seudomembrana está formada por células epiteliales descamadas y necróticas, micelios (hifas) de *Candida albicans* y fibrina. La afección puede localizarse sobre cualquier parte de la mucosa bucal, la lengua, el labio, el paladar duro y el blando (Figuras 9.1 y 9.2).

La candidiasis eritematosa puede ser aguda cuando el paciente recibe antibióticos de amplio espectro, corticoides y otros inmunosupresores. Su localización más habitual es el dorso lingual, que se observa de color rojo intenso por la depapilación de la zona, con una sintomatología de ardor y dolor intensos. Es común en los niños con VIH.

El diagnóstico combina la observación clínica con el examen microscópico directo, con la identificación de la especie por cultivo. Debe establecerse el diagnóstico diferencial con leucoplasia pilosa, lengua geográfica,

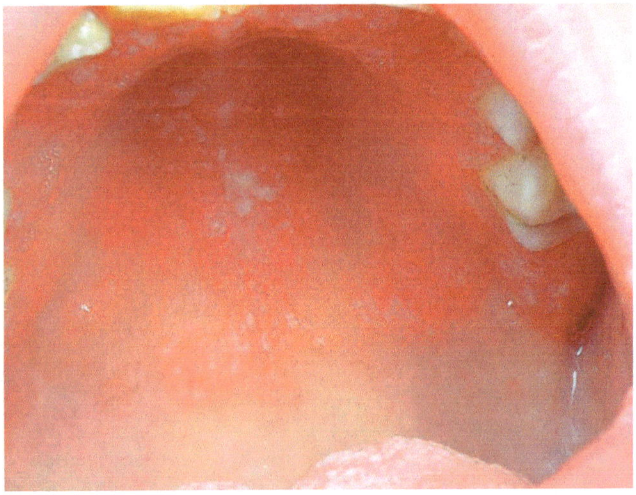

Figura 9.1: Candidiasis seudomembranosa aguda en el paladar

nevo blanco esponja, quemaduras químicas y lesiones traumáticas, entre otras.

Para el tratamiento de la candidiasis se indican aplicaciones tópicas de antifúngicos, como nistatina, clotrimazol y ketoconazol.

Infección bacteriana

Sífilis

Es una enfermedad infecciosa, sistémica y adquirida, de curso crónico, cuyo agente causante es la bacteria Treponema pallidum. La sífilis se transmite de persona a persona mediante contacto directo con una lesión provocada por este microorganismo. Entre las causas de contagio merecen mencionarse: el contacto sexual con una persona infectada, el contagio por vía placentaria de las embarazadas a los bebés –a los que les provocan sífilis congénita– y la exposición sanguínea –por ejemplo, por uso de drogas y, rara vez, por transfusiones sanguíneas–.

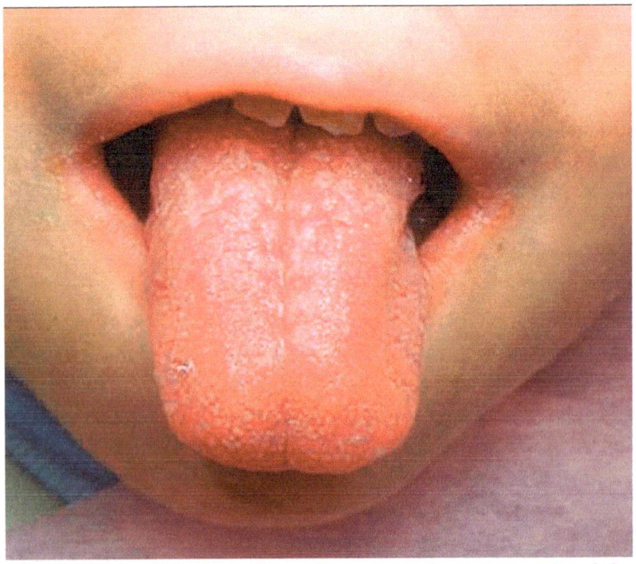

Figura 9.2: Candidiasis seudomembranosa aguda en la cara dorsal de la lengua y las comisuras

Puede clasificarse en:

- congénita;
- adquirida precoz primaria y secundaria;
- adquirida tardía o terciaria.

Los odontólogos desempeñan un papel importante en el diagnóstico de la sífilis adquirida, tanto primaria como secundaria, así como en la identificación y el manejo de las manifestaciones orales de la sífilis congénita, ya que en el examen estomatológico se pueden diagnosticar en etapas tempranas las lesiones elementales presentes como patognomónicas de esta enfermedad.

Sífilis congénita

La sífilis congénita es adquirida por el feto durante el embarazo. Treponema pallidum atraviesa la barrera placentaria a partir de la semana 16 de la gestación. El grado de afectación fetal depende en mayor medida del momento en que la madre haya contraído la enfermedad. El riesgo de infección fetal en la sífilis materna temprana no tratada es de un 85-90%.

Las manifestaciones de la sífilis congénita pueden ser tempranas, tardías y estigmas.

Manifestaciones tempranas. Se presentan antes de los dos años de edad y mientras más temprano se producen tienden a ser más graves. Pueden mencionarse: bajo peso al nacer; presencia de una coriza persistente; rinitis, y fisuras que se extienden desde las comisuras de la boca hacia las mejillas, que pueden permanecer muchos años. El llanto es afónico por localizaciones laríngeas y por dolores óseos por osteocondritis sifilítica. También pueden aparecer periostitis, alteraciones óseas de columna, caderas, pápulas y fisuras, en especial alrededor de orificios naturales que dejan cicatrices radiales, ampollas y vesículas, lesiones vegetantes perianales y lesiones renales.

La manifestación cutánea más temprana de la sífilis prenatal es el llamado pénfigo sifilítico del recién nacido, constituido por lesiones ampollares palmoplantares que aparecen a la semana del nacimiento. También se pueden presentar púrpura, trombocitopenia, hepatoesplenomegalia y anemia.

Manifestaciones tardías. Aparecen entre los 3 y los 30 años, y se presentan como queratitis intersticial, neurosífilis, sordera, gomas en piel y óseos.

Estigmas. Son secuelas que perduran durante toda la vida por lesiones previas. Los estigmas más frecuentes son: nariz en silla de montar, frente olímpica, cicatrices radiadas de Parrot, anormalidades de la escápula y tibias en sable. En la boca se alteran las piezas dentales permanentes de modo selectivo. Los incisivos presentan una escotadura central, con forma de tonel, y los primeros molares adoptan una forma moriforme en su superficie oclusal. Estas piezas se denominan dientes de Hutchinson. Los pacientes también presentan paladar ojival y mandíbula prominente.

Sífilis adquirida precoz primaria

Se caracteriza por el llamado complejo primario compuesto por dos lesiones, el chancro sifilítico y la adenopatía satélite. Presenta un tiempo de incubación de 2 a 3 semanas, y el lugar de aparición es el sitio de inoculación del treponema. El chancro aparece en la boca en el 5% de los casos y es una erosión de base limpia indurada, indolora y color rojo intenso de bordes planos, bien definidos.

Sífilis adquirida precoz secundaria

Las lesiones de sífilis secundaria se caracterizan por la presencia de Treponema pallidum en ellas. Es la etapa más contagiosa. Los hallazgos bucales en este período son lesiones blancas llamadas placas opalinas, pápulas, condilomas, erosiones, fisuras, grietas, depapilación lingual llamada lengua en pradera segada, angina sifilítica y queilitis angular. (Figura 9.3).

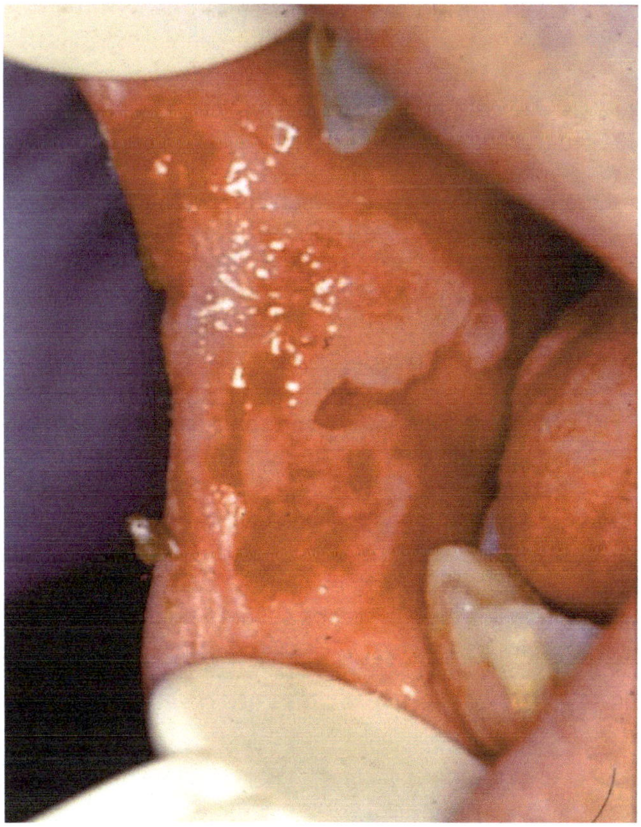

Figura 9.3: Sífilis. Pápula en la mucosa yugal

Sífilis latente

La presentan los pacientes con historia de sífilis primaria o secundaria, o que dieron a luz a un niño con sífilis congénita, que permanecen asintomáticos, pero con tests serológicos positivos y examen de líquido cefalorraquídeo negativo. Puede ser temprana, cuando se produce en los dos primeros años después de la infección, o tardía, cuando se presenta con ulterioridad.

Test de laboratorio para sífilis

Serológicos:

a. Anticuerpos reagínicos no específicos.
b. Anticuerpos treponémicos específicos.

VDRL (venereal disease research laboratory).

RPR (rapid plasma reagin): es un examen modificado del VDRL.

Inmunofluorescencia (fluorescent treponemal antibody-absorption o FTA-ABS): es positiva en un 90% de los pacientes con sífilis primaria y latente, y en un 100% de los que presentan sífilis secundaria y terciaria.

Examen de campo oscuro: es la observación directa del treponema bajo el microscopio. Se utiliza en el chancro de sífilis primaria o de condilomas planos.

Impétigo

Es una infección cutánea superficial causada por dos tipos de bacterias, estreptococos del grupo A y Staphylococcus aureus. Es muy contagiosa y se presenta con frecuencia en los niños, en especial en la edad preescolar. En el examen clínico se observan costras amarillas, llamadas costras melicéricas, que en la cavidad bucal suelen aparecer en la semimucosa del labio y las comisuras. Pueden estar sobre piel sana o presentarse en forma secundaria a otras patologías de origen viral, como el herpes bucal recidivante. En este último caso se denomina herpes bucal recidivante impetiginizado; donde además de hallarse el virus del herpes simple tipo 1 o tipo 2 se asocian los estreptococos y estafilococos sobre la lesión. Las lesiones aparecen 1 a 10 días después de la exposición a la bacteria.

El impétigo puede abarcar la piel de la cara, la parte superior del tronco y los brazos. En los niños también es muy frecuente observar el compromiso de la piel de la nariz.

Puede estar precedido por una infección de vías respiratorias superiores reciente, como un resfrío u otra infección viral, o presentarse en la piel donde no hay trauma ni lesión visible. Desde el punto de vista semiológico se caracteriza por la presencia de ampollas, que en términos histológicos son intraepiteliales, de contenido fibrinoso, que luego se transforma en seropurulento (Figura 9.4). En el interior de la ampolla pueden observarse por microscopio óptico estreptococos y leucocitos degenerados.

Los ganglios linfáticos cercanos a la infección pueden estar inflamados. Para prevenir su contagio y aparición, deben cumplirse normas básicas de higiene.

Se trata con antibioticoterapia de uso local, previo cultivo y antibiograma.

Actinomicosis

Es una infección crónica supurada producida por una bacteria filamentosa, **Actinomyces israelii**, huésped habitual de la microbiota bucal. El trauma por extracción o fractura puede proporcionar la vía de infección. Por lo general aparece una tumefacción crónica del tejido blando en la parte superior del cuello, cerca del ángulo mandibular, denominada micetoma. Es de color violáceo, dura, algo sensible, que se fistuliza y de la que emana pus que contiene los llamados granos de azufre (colonia de **Actinomyces**). En general no afecta ganglios linfáticos regionales. La observación directa del material purulento permite el diagnóstico de actinomicosis. También pueden realizarse cultivos, biopsias y estudio histopatológico. Responde al tratamiento prolongado con penicilina o tetraciclina, y en ocasiones puede ser necesario el drenaje quirúrgico de los focos purulentos.

Debe establecerse diagnóstico diferencial con abscesos periodontales, tuberculosis y micosis sistémicas.

Infección viral

Los virus son los microorganismos más pequeños y simples que infectan a los seres humanos. Están formados por cadenas simples o dobles de ADN o ARN, y rodeados por una cubierta proteica o cápside. El núcleo del virus es responsable de la infección pero es incapaz de realizar las funciones metabólicas o de síntesis de proteínas; por eso parasita obligadamente la célula huésped para replicarse, aunque esto solo puede hacerlo en las células que tienen receptores específicos (tropismo), atravesando la pared celular y penetrando al citoplasma. Sus ácidos nucleicos se integran al genoma del huésped. Estos procesos conducen a la muerte de la célula y permiten la salida de virus, que puede infectar células vecinas. El estado atenuado del virus se denomina latencia viral, y en ese momento no se observan lesiones y los virus no son detectados por el sistema inmunitario. Los virus más comunes que afectan la cavidad bucal son: herpes, Coxsackie y papovavirus.

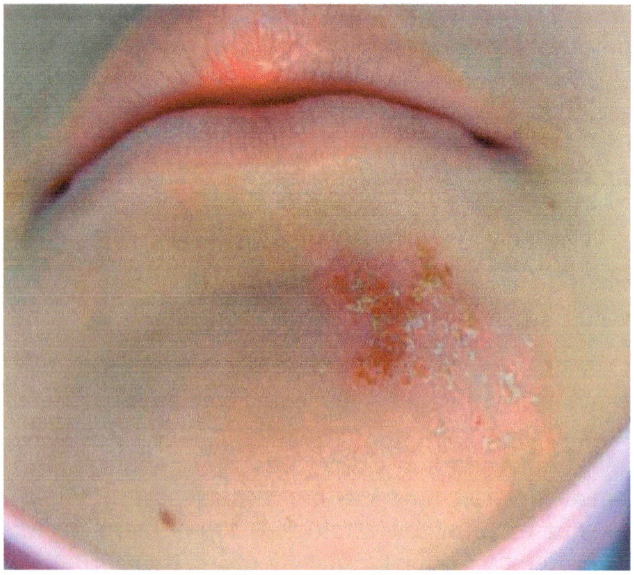

Figura 9.4: Impétigo

Herpes

Gingivoestomatitis herpética primaria aguda

Es la infección más frecuente de la mucosa oral. Puede afectar a niños y adultos jóvenes. La causa de esta infección es el virus del herpes simple tipo I. El primer contacto con el virus puede producirse en forma clínica o subclínica asintomática. Clínicamente la primoinfección se caracteriza por aumento de la temperatura, malestar, irritabilidad, dolor de cabeza y dolor bucal, seguidos por la fase eruptiva. La mucosa se ve eritematosa y edematosa; aparecen vesículas que se rompen de inmediato y dan lugar a erosiones dolorosas. Estas son pequeñas, redondeadas, con centro blanco amarillento y un halo rojo. Las vesículas reaparecen y siguen la misma evolución durante 3 a 5 días. Las lesiones se cicatrizan en 10 a 14 días.

Este proceso está acompañado por linfadenopatías bilaterales dolorosas. Las lesiones se localizan en especial sobre la gíngiva, pero también afectan las mucosas bucal, labial, lingual y palatina, en forma generalizada. El diagnóstico se basa en el cuadro clínico (Figura 9.5). En casos dudosos pueden emplearse otros métodos diagnósticos, como citología, histología, cultivo viral, anticuerpos monoclonales y serología, entre otros.

Se debe establecer el diagnóstico diferencial con aftas herpetiformes; herpangina; enfermedad de mano, pie, boca; gingivitis ulceronecrosante, y eritema multiforme.

En la mayoría de los pacientes el tratamiento es sintomático, aunque en casos severos pueden prescribirse antivirales.

Estomatitis herpética recidivante o secundaria

Las personas infectadas por el virus del herpes simple tipo I (HSV-I) pueden tener recurrencia de los síntomas clínicos intraorales o extraorales, ya que el virus,

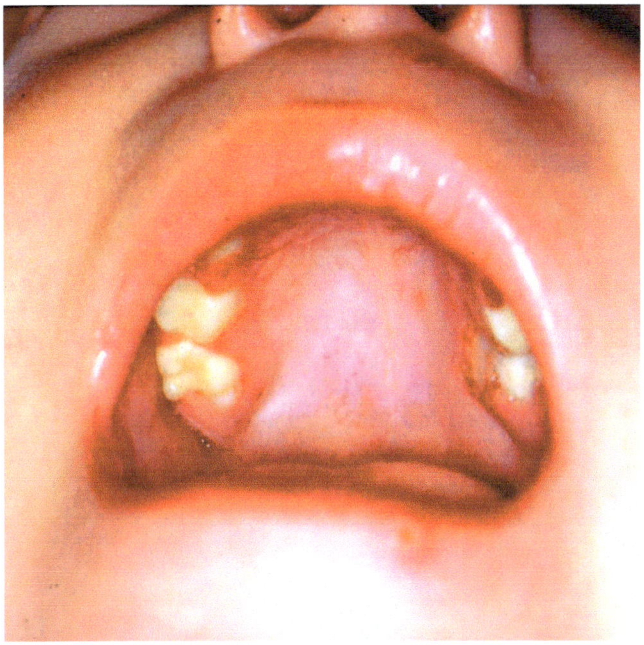

Figura 9.5: Lesiones en la encía del maxilar superior por primoinfección herpética

luego de la primoinfección, permanece en latencia en los ganglios, hasta que factores predisponentes, como estrés emocional, cambio hormonal, fiebre, traumas y radiación UV, puedan activarlo.

El cuadro clínico intraoral muestra un pequeño número de lesiones agrupadas y generalmente localizadas en el paladar duro y la encía adherida, de 1 a 3 mm, erosivas, dolorosas, que se cicatrizan en 6 a 10 días.

El cuadro clínico recidivante extraoral muestra un grupo de vesículas que se rompen y dejan lugar a erosiones y costras que se forman con el producto de la desecación del líquido de las vesículas, denominadas costras melicéricas. Esta forma recidivante afecta hasta el 20% de los pacientes que presentaron la infección primaria. La localización más frecuente es la piel de los labios (Figura 9.6). Los herpes secundarios son molestos, pero no hay fiebre y rara vez presentan adenopatías.

El diagnóstico diferencial se establece con aftas, herpes zóster, sífilis primaria e impétigo.

El tratamiento es sintomático y en algunos casos se suministran tópicos antivirales.

Varicela

El primer encuentro con el virus varicela zóster (VVZ) origina varicela, por lo general en niños de entre 5 y 9 años. La enfermedad se caracteriza por fiebre, cefalea, malestar general, dolor faríngeo y congestión pulmonar. Se incuba en 2 semanas y aparece una erupción

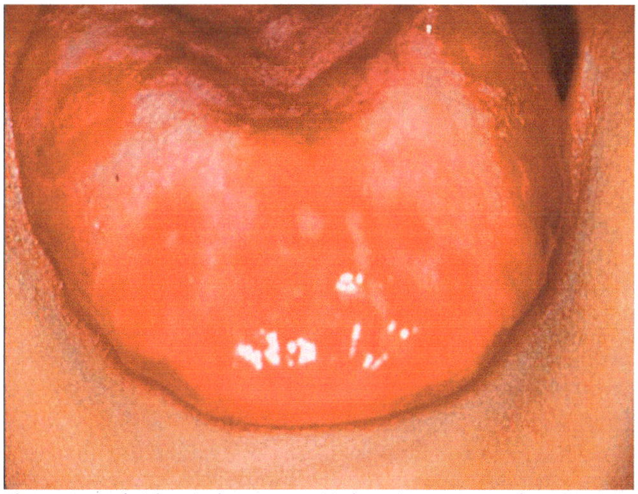

Figura 9.6: Aftoides virales. Estomatitis herpética, primoinfección (VHS I)

maculopapulosa de la piel que evoluciona a vesiculopústula, que al romperse forma costras. Se desarrolla en brotes, por lo que se ven lesiones en diferentes etapas. En la cavidad bucal (lengua, paladar, mucosa yugal, encía y orofaringe) las lesiones vesiculares se rompen y dejan erosiones. Las lesiones de la piel por el rascado pueden sobreinfectarse y dejar cicatriz.

Herpes zóster

Es recidivante de la varicela. El virus se encuentra en los ganglios de la raíz dorsal a la espera de la reactivación. Es raro en niños. Su mayor frecuencia se observa en los adultos mayores y los inmunosuprimidos. Las lesiones toman la piel y las mucosas, siguen la distribución de los nervios periféricos sensitivos y son unilaterales. Las lesiones elementales son las vesículas y las erosiones secundarias, todas muy dolorosas. El diagnóstico es clínico pero se pueden utilizar otros métodos, como frotis citológico, cultivo, anticuerpos para inmunofluorescencia directa y serología o PCR.

Virus Coxsackie

Forman parte de la familia de los Picornavirus y son ARN. Su puerta de entrada es la orofaringe y el tracto gastrointestinal. Existen los grupos A y B, y los que afectan la cavidad bucal son los virus A.

Herpangina

Es una infección aguda causada por el virus Coxsackie, grupo A, tipos 1, 6, 8, 10, 22 y, en ocasiones, por otros tipos. Se transmite por inhalación de gotitas aéreas o por contacto con saliva. Se presenta en brotes, en niños de edad escolar. Sus síntomas son pasajeros y duran 1 semana. En los pacientes se observa fiebre, dolor al tragar y malestar general. Las lesiones se localizan sobre paladar blando, úvula, pilares y amígdalas hasta la pared faríngea. Son vesículas que se rompen y dejan erosiones y ulceraciones de diferente tamaño, dolorosas (Figura 9.7). El diagnóstico se basa en el criterio clínico. En casos excepcionales se puede aislar el virus o hacer serología. El tratamiento es sintomático.

Enfermedad mano, pie, boca

Se asocia con el virus Coxsackie A 16 y 9, y en ocasiones con el A 5 y 10. Suele afectar a niños y adultos jóvenes. Puede aparecer en brotes epidémicos o casos aislados. Es muy contagiosa y se observa en niños de 1 a 5 años. En la clínica aparecen 5 a 10 vesículas, que se rompen inmediatamente y dejan erosiones dolorosas con un halo rojo. Las localizaciones son: lengua, mucosa bucal, paladar. Las lesiones de la piel son inconstantes, y se observan como pequeñas vesículas rodeadas por un halo rojo. Las superficies laterales y dorsales de los dedos de la mano y el pie son las áreas más involucradas, pero también se ven en palmas, plantas y nalgas (Figuras 9.8 y 9.9). La enfermedad dura de 5 a 8 días. El diagnóstico se basa en el criterio clínico. En casos atípicos puede usarse el aislamiento del virus. El tratamiento es sintomático.

Diagnóstico diferencial: aftas, herpes primario y recidivante, herpangina.

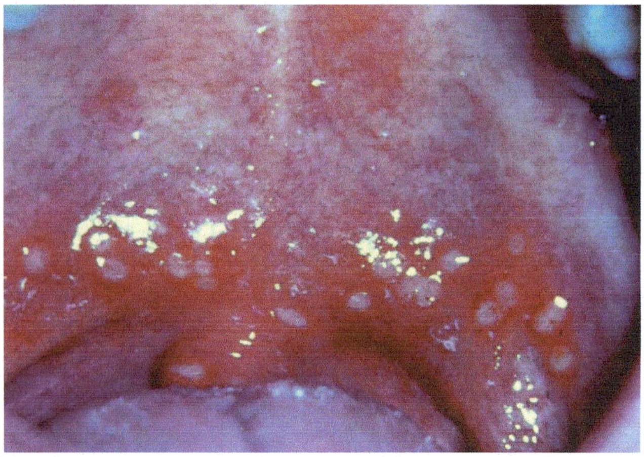

Figura 9.7: Herpangina en el istmo de las fauces por virus Coxsackie

Virus del papiloma humano

Los virus del papiloma humano (HPV) son parte de la familia de los papovavirus. Son virus ADN. Según el análisis de la secuencia del ADN se identificaron 100 subtipos. El virus muestra un tropismo por las células epiteliales y se encuentra en la mucosa oral normal en estado latente, y en muchas lesiones benignas, premalignas y malignas. Las mucosas afectadas por el virus pueden presentar lesiones únicas o múltiples, pediculadas o sésiles. Su coloración varía del rosado, el rojizo o el blanco. El tratamiento es la extirpación quirúrgica.

Condiloma acuminado

Es una lesión benigna de transmisión sexual que afecta el epitelio plano estratificado. Los virus causantes son los tipos HPV 6 y 11. Las lesiones en los niños pueden ser problemáticas, ya que pueden deberse a casos de abuso sexual. En la cavidad bucal pueden localizarse en la lengua, la mucosa bucal, los labios y el paladar blando; las gingivales son menos frecuentes. Tienen un crecimiento exofítico papilar de base ancha que puede estar queratinizado o no. Las lesiones son extensas pero autolimitantes. Hay riesgo de autoinoculación, lo que justifica su eliminación completa. La histología muestra proyecciones papilares del epitelio con paraqueratosis, acantosis y muchos coilocitos. El conjuntivo puede mostrar inflamación de mediano grado. Su tratamiento es la escisión quirúrgica.

Diagnóstico diferencial: verruga vulgar, papiloma, hiperplasia epitelial focal.

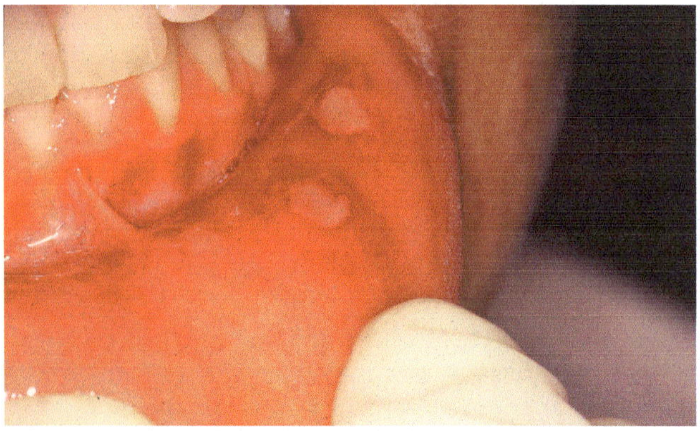

Figura 9.8: Aftoides virales. Mano, pie, boca. Lesiones en la mucosa labial

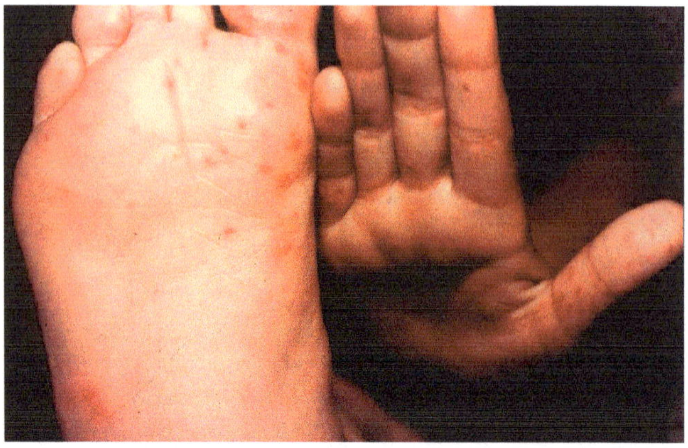

Figura 9.9: Mano, pie, boca. Lesiones en la piel

Verruga vulgar

Es una lesión benigna contagiosa, inducida por virus del epitelio plano estratificado HPV 2, 4 y 40. Es común en niños. Se localiza en la piel de los dedos de la mano, la zona peribucal y la cara. En la mucosa bucal se pueden ver en los labios, las comisuras, la lengua y el paladar. En esta última localización puede ser resultado de la autoinoculación por morder o succionar los dedos. Las lesiones pueden presentarse sésiles o pediculadas, bien definidas y de crecimiento exofítico, con proyecciones papilares únicas o múltiples.

Su diagnóstico une la clínica con la histopatología (Figura 9.10). Su tratamiento es la escisión quirúrgica.

Es preciso establecer el diagnóstico diferencial con el condiloma acuminado y el papiloma.

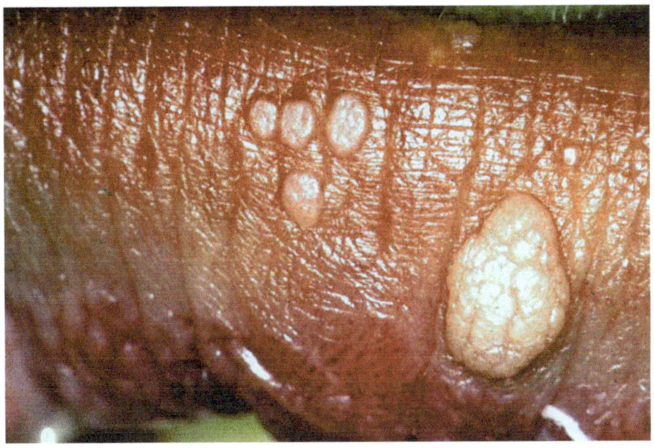

Figura 9.10: Verrugosidad en la semimucosa labial por HPV

Hiperplasia epitelial focal

También conocida como enfermedad de Heck, es una lesión hiperplásica de la cavidad bucal inducida por virus HPV 13 y 32. La enfermedad es endémica en comunidades indígenas: esquimales, indios americanos, africanos, norte argentino, Bolivia y Venezuela, entre otros. Es común en niños, sus hermanos y entorno familiar. Esta característica sugiere que un factor genético contribuye a la aparición de las lesiones que se localizan en mucosas bucal, labial y lingual, encía y paladar. Su aspecto es de pápulas pequeñas elevadas, de color rosado, de superficie suave, e indoloras (Figuras 9.11 y 9.12). Si se estira la mucosa parecen desparecer. El diagnóstico es clínico e histopatológico. Hay acantosis marcada con mamelones epiteliales anchos, superficie paraqueratósica, coilocitos e inflamación del tejido conjuntivo. El tratamiento quirúrgico es solo cosmético. Se debe establecer el diagnóstico diferencial con condiloma acuminado, verruga vulgar, fibromas múltiples y síndrome de Cowden.

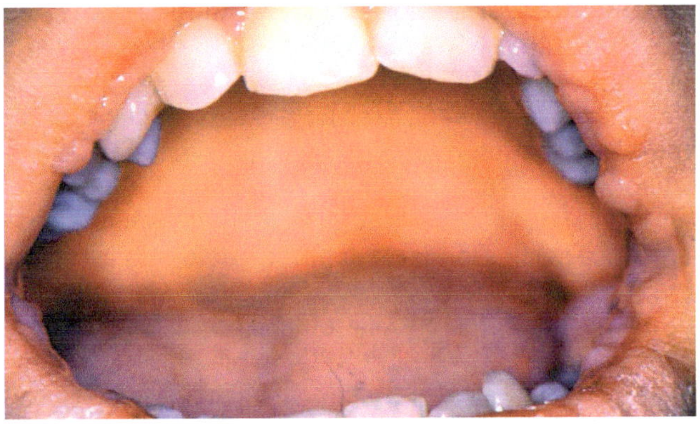

Figura 9.11: Hiperplasia epitelial focal o enfermedad de Heck

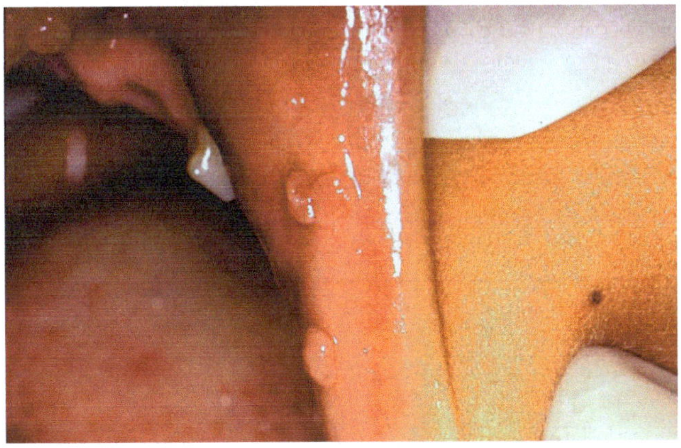

Figura 9.12: Hiperplasia epitelial focal o enfermedad de Heck

ENFERMEDAD AMPOLLAR

EPIDERMÓLISIS AMPOLLAR

Las epidermólisis ampollares (EA) son un grupo heterogéneo de afecciones determinadas genéticamente, que suelen aparecer en la infancia temprana y se caracterizan por la formación de ampollas cutaneomucosas, espontáneas o secundarias a traumatismos mínimos. Hay por lo menos 23 variantes y, si bien la histopatología puede ser orientadora, en los últimos tiempos el conocimiento de estos cuadros creció debido a los avances en el campo de la microscopia electrónica, la inmunomarcación y la biología molecular. Surgen así tres grupos hereditarios de epidermólisis ampollares con patrón genético autosómico dominante, recesivo y dominante-recesivo, denominados, respectivamente, simples o epidermolíticos, donde las ampollas se forman en la capa basal de queratinocitos o de las células intermedias (EAS); las junturales, donde la separación se produce entre la epidermis y la dermis (EAJ), y las distróficas.

También hay una forma adquirida donde el nivel de separación se halla en la sublámina densa (colágeno tipo VII).

En la forma distrófica recesiva (EADR) la ampolla se produce por debajo de la lámina densa de la basal por una alteración en el colágeno VII que constituye las fibrillas de anclaje (FA). Dentro de la EADR se reconocen las variantes localizada o leve; mitis o moderada; gravis; invertida, y centrípeta. Las ampollas se presentan a continuación de pequeños traumatismos, por lo que este grupo de enfermedades se incluyó dentro de las "mecanoampollares". Las formas de herencia recesiva afectan la cavidad bucal y el aparato dental. Se observan ulceraciones en la mucosa bucal que se curan con sinequias, policaries, hipoplasias de esmalte, erupción dental retardada, piezas dentales en malposición, paladar hendido, disminución de la apertura bucal, anquiloglosia adquirida y pérdida del surco vestibular. Como consecuencia de la formación de ampollas, los pacientes sufren pérdidas crónicas de sangre (hierro), hay un mayor catabolismo y un retraso en el crecimiento, por lo que deben recibir dietas hipercalóricas e hiperproteicas con el objeto de facilitar la cicatrización y reponer las pérdidas exageradas. Se hace imperioso controlar su vía digestiva. La formación de ampollas en la mucosa bucal produce, además de dolor, la cicatrización y la disminución de la apertura bucal, y determina estrecheces severas en el esófago. Por ello los niños con esta afección requieren dietas blandas, no duras y controles por un equipo multidisciplinario (Figura 9.13).

Eritema multiforme

El eritema multiforme (EM) o polimorfo es una enfermedad aguda de la piel o las mucosas, o ambas, de naturaleza inmunitaria, que puede comportarse como crónica recurrente, y que se caracteriza por la presencia de lesiones cutáneas eritematoampollares. Es una afección inflamatoria aguda, con una respuesta exagerada a una noxa. En cuanto a la clínica, es clásica la distinción entre una forma menor o recurrente y las formas mayores, entre las que se incluyen el síndrome de Stevens-Johnson (SSJ) y el síndrome de Lyell o necrólisis epidérmica tóxica (NET), aunque hay autores que las consideran afecciones diferentes. Su etiopatogenia es variable y se relaciona con las causas siguientes:

- Tóxicas: por fármacos o alimentos diversos.
- Infecciosas: en relación con virus (herpes simple), bacterias (micoplasma) y hongos (histoplasma).
- Inmunitarias: vacunas y neoplasias.

Estos factores exógenos provocan vasculitis, por depósitos de complejos inmunes en la pared vascular, con liberación de enzimas citotóxicas que ocluyen vasos pequeños y la consecuente necrosis isquémica del epitelio.

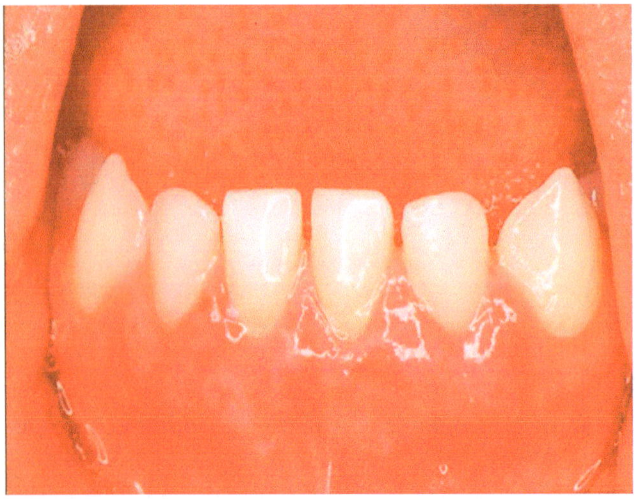

Figura 9.13: Epidermólisis ampollar variante simple

Eritema multiforme menor

Se caracteriza por lesiones agudas recurrentes no autolimitadas que se resuelven en 2 a 4 semanas sin dejar secuelas. Es de comienzo brusco, con síntomas prodrómicos inespecíficos (resfrío, cefalea, fiebre). Una semana después aparecen lesiones en la mucosa bucal o en la mucosa bucal y la piel. En la boca las lesiones primarias son ampollas y las secundarias, necrosis, ulceraciones y seudomembranas (Figuras 9-14 y 9-15). En la piel las lesiones son de aspecto concéntrico: una ampolla central rodeada por una pápula anular y esta a su vez por eritema, patrón denominado lesión en escarapela, cucarda, blanco de tiro o diana.

Eritema multiforme mayor

Se presenta con lesiones agudas recurrentes o no, autolimitadas. Al igual que en el EM menor, las lesiones se curan en 2-3 semanas sin dejar secuelas, pero pueden producirse brotes nuevos al cabo de un período variable, por lo que se considera una enfermedad crónica manifestada por múltiples brotes agudos (1-3). Suelen aparecer tras días o semanas de la exposición con el antígeno, brote de herpes recidivante o la ingestión de fármacos.

En la piel las lesiones son iguales a las del EM menor pero más extensas, con signo de Nikolsky negativo. En las mucosas pueden estar afectadas una o más mucosas, por lo general de la cavidad oral, que pueden ser la manifestación más importante del cuadro clínico.

En la observación clínica las lesiones son variables; se encuentran zonas eritematosas, máculas hiperémicas, pápulas o vesiculoampollas y erosiones superficiales cubiertas por una seudomembrana de fibrina. Pueden aparecer con cicatrices, sobre todo en la zona ocular (donde incluso pueden producir ceguera) y en la garganta, el esófago, los bronquios y la mucosa anogenital. En la boca y la piel las ampollas adquieren gran tamaño. Hay compromiso esofágico, genital y ocular (síndrome de Stevens-Johnson).

ENFERMEDADES AUTOINMUNES

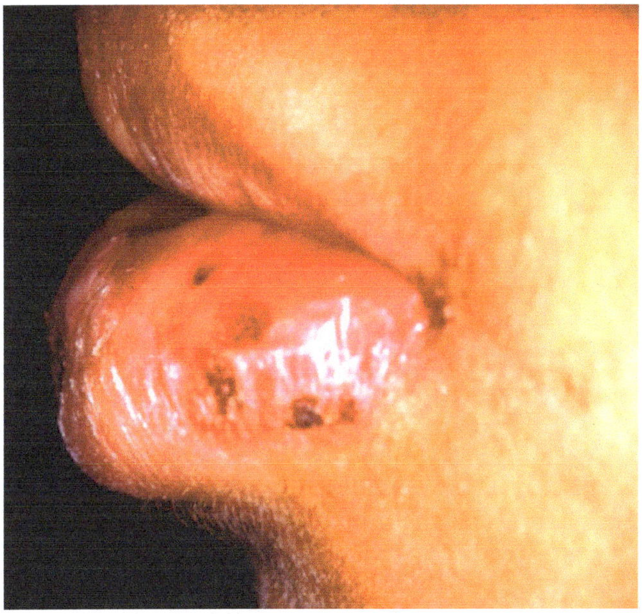

Figura 9.14: Eritema multiforme

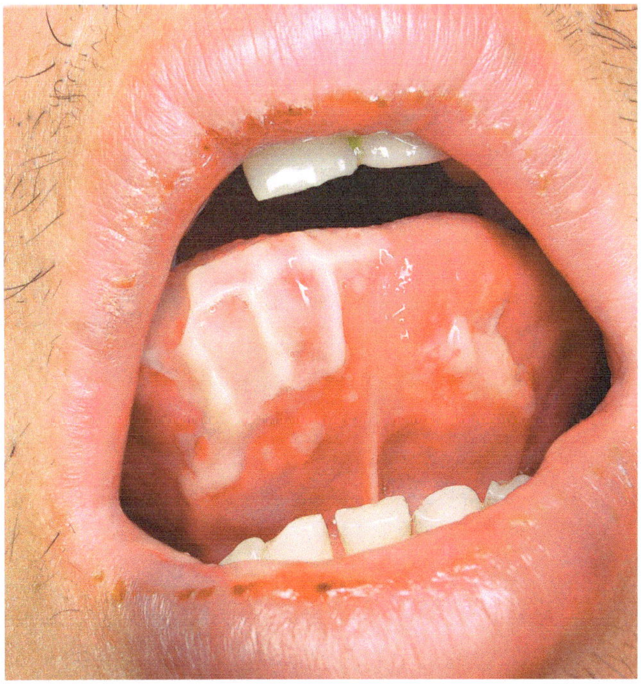

Figura 9.15: Eritema multiforme en la mucosa lingual de un paciente adolescente

AFTAS ORALES

Se manifiestan como pérdidas de sustancia, muy dolorosas, al inicio necróticas, recidivantes y agudas. Afectan las mucosas y son de causa desconocida. Se identifican tres tipos:

- leves o menores;
- severas o mayores, y
- herpetiformes.

Los factores predisponentes generales se relacionan con ansiedad, estrés emocional, enfermedad celíaca, anemia, deficiencia de vitamina B12, deficiencia de ácido fólico eritrocitario, factores endocrinos, presencia de parasitosis intestinal, presencia de virus de inmunodeficiencia humana, factores hereditarios, presencia o manifestación de enfermedades hemáticas neoplásicas y alimentación. Los factores agravantes locales involucran trauma dental y protésico, hábitos traumáticos parafuncionales e infecciones sobreagregadas.

SISTEMA INMUNITARIO HUMORAL

- Autoanticuerpos:

Se sugiere la existencia de autoanticuerpos contra las membranas mucosas bucales, que reaccionan con las células de la capa espinosa.

- Vasculitis por inmunocomplejos:

Algunos autores sostienen la teoría de que la presencia de eritrocitos y neutrófilos en la histopatología de las lesiones se debe a los inmunocomplejos circulantes.

- Alteraciones en las subpoblaciones de linfocitos.

Aftas menores

Se presentan como erosiones secundarias a necrosis, de morfología oval o redondeada, de entre 2 y 5 mm de diámetro, fondo amarillento, necrótico y poco profundo con un halo eritematoso que rodea a la lesión. El paciente manifiesta dolor intenso, espontáneo, irradiado, que aumenta con los ácidos y picantes, y al masticar y hablar.

Las lesiones se asientan en zonas no queratinizadas de la mucosa bucal, y se localizan en la mucosa labial, el surco vestibular, la mucosa lingual y el piso de la boca. Se resuelven sin dejar cicatriz. Suelen presentarse recidivas luego de períodos más o menos largos que transcurren sin sintomatología (Figura 9.16).

Aftas mayores

Son ulceraciones de la mucosa secundarias a necrosis localizadas en la mucosa no queratinizada, de diámetro superior a 0,5-1 cm, profundas y destructivas. Persisten estacionarias durante mucho tiempo y los brotes se suceden sin período de reposo. La mayoría de las veces se curan con cicatriz, dejando la mucosa con fibrosis superficial.

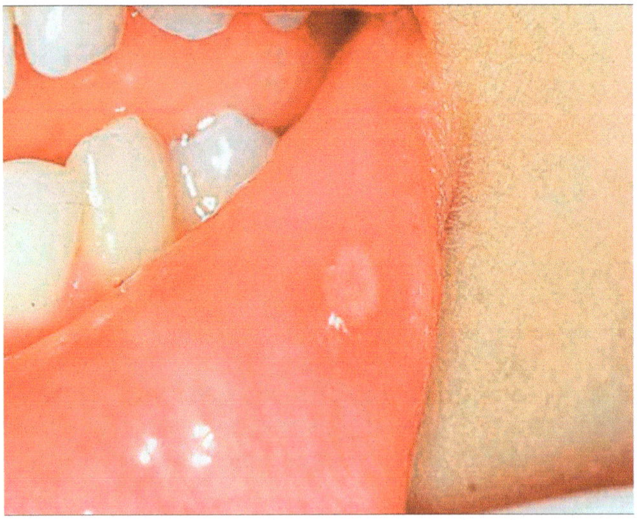

Figura 9.16: Afta leve o menor en la mucosa labial

Aftas herpetiformes

Se caracterizan por la presencia de múltiples erosiones de entre 1 y 3 mm, son muy dolorosas, localizadas en mucosa no masticatoria y con tendencia a unirse y formar lesiones irregulares de aspecto similar al de las herpéticas.

Tratamiento

El tratamiento se dirige a reducir la intensidad y la duración de cada episodio. En los casos persistentes de aftas recidivantes el paciente deberá realizarse estudios sistemáticos para descartar enfermedades que pueden evolucionar con aftas, como enfermedad de Behçet, enfermedad celíaca, anemias, parasitosis, etcétera.

Cuando hay pocas lesiones se pueden emplear tópicos, que pueden ser esteroides o AINE, y cauterizaciones con agentes químicos o astringentes, manteniendo limpio el medio oral.

TUMORES Y SEUDOTUMORES

Seudopapiloma o hiperplasia fibrosa

Se produce por la acción de un trauma crónico. Las localizaciones más frecuentes son la mucosa bucal, la lengua y la mucosa labial. La lesión puede ser sésil o pedunculada, de consistencia firme, superficie lisa e indolora. Su tamaño puede variar entre 0,5 cm y 2 cm. El trauma dental puede erosionar la superficie. El diagnóstico se establece por estudio histopatológico y el tratamiento es la eliminación quirúrgica (Figura 9.17).

Es preciso establecer el diagnóstico diferencial con neurofibroma, tumor de células granulosas y fibroma osificante.

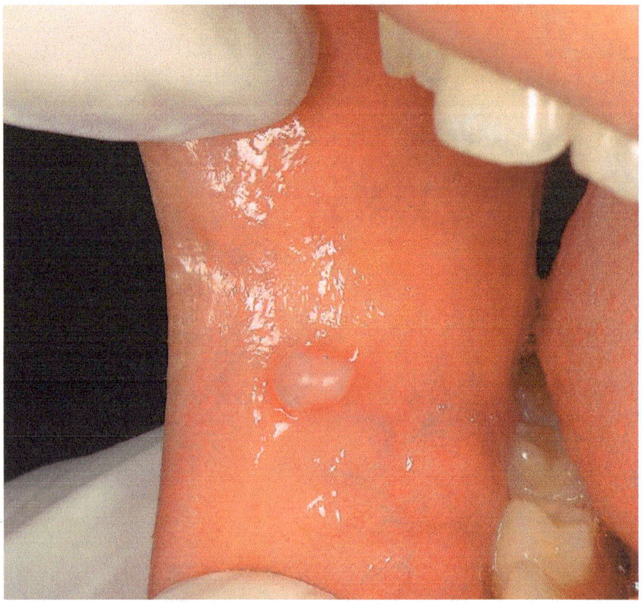

Figura 9.17: Seudopapiloma por succión

Granuloma piógeno

Es una proliferación reactiva de crecimiento rápido, por irritación crónica. Su desarrollo es focal, de tejido fibrovascular o de granulación, con proliferación endotelial importante. Puede aparecer en cualquier parte del organismo. Dentro de la cavidad bucal suele localizarse en las encías, donde recibe el nombre de épulis. Se presenta en mayor medida en la región de la papila interdental y puede extenderse desde vestibular hacia lingual o palatino. Es de color rojo por ser muy vacularizado. También aparece en otras zonas de la mucosa, como lengua, labio y mucosa bucal. Su tratamiento es quirúrgico pero puede recidivar.

Debe establecerse el diagnóstico diferencial con granuloma periférico de células gigantes, sarcoma de Kaposi y hemangioma (Figura 9.18).

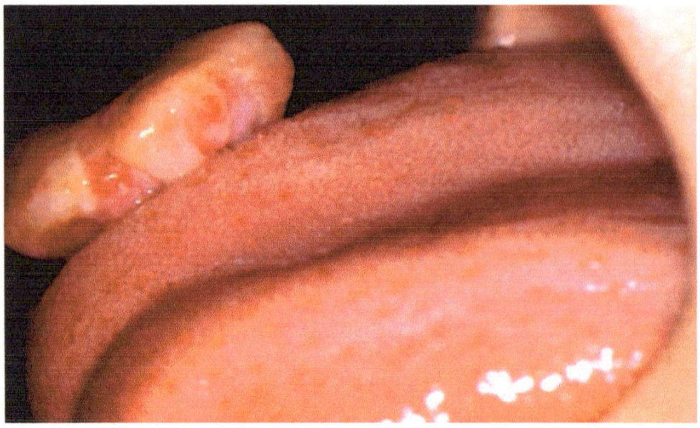

Figura 9.18: Granuloma piogeno en la punta de la lengua por trauma

Granuloma periférico de células gigantes

Esta lesión también es resultado de una irritación o un trauma local. Es común en los niños, en particular cuando la dentición es mixta. Se localiza en encía o reborde alveolar del maxilar inferior. Puede verse como una lesión elevada, circunscripta, de color rojo, sésil o pedunculada, de sangrado frecuente (Figura 9.19). El diagnóstico es histopatológico, ya que el tejido de granulación muestra células gigantes multinucleadas con zonas de hemorragias y superficie generalmente ulcerada.

Es preciso establecer diagnóstico diferencial con granuloma piógeno, sarcoma de Kaposi, hemangioma y tumor marrón por hiperparatiroidismo. El tratamiento es quirúrgico.

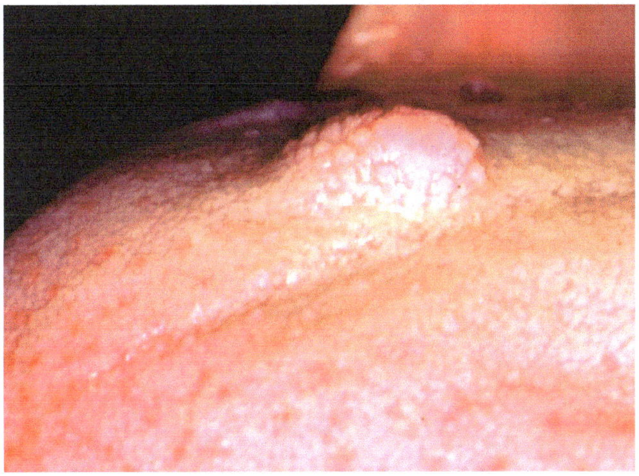

Figura 9.20: Tumor de células granulosas

Tumor de células granulosas

Es una lesión benigna y poco frecuente. Caracterizada por células con granulación abundante en su citoplasma. El sitio más frecuente de presentación dentro de la cavidad bucal es la lengua en el borde o la cara dorsal. Se acepta la teoría que indica que se origina en el tejido nervioso, ya que reacciona, de manera positiva, con S-100. Se presenta como un nódulo elevado, bien definido y sésil, firme a la palpación, cuyo tamaño varía de 5 mm a 2 cm. La lesión es única y el diagnóstico, histopatológico (Figura 9.20).

Se debe establecer el diagnóstico diferencial con neurofibroma, fibroma, rabdomioma y épulis congénito del recién nacido. La terapéutica es quirúrgica.

Mucocele

Es una lesión que se origina en las glándulas salivales menores. Su causa se relaciona con un trauma local, con la consiguiente ruptura del conducto excretor glandular, seguida de la extravasación de saliva en tejidos blandos. Es común en los niños y el sitio de presentación más frecuente es el labio inferior (Figura 9.21), aunque puede haber mucoceles en otras localizaciones, como el piso de la boca, la cara ventral lingual y el paladar. Por lo general se observa como un aumento de tamaño, redondeado, indoloro y de color azulado. Su tamaño es variable de pocos milímetros a algunos centímetros. Su diagnóstico es clínico y el tratamiento, quirúrgico (véase cap. 20, Diagnóstico y tratamiento de la patología quirúrgica).

El diagnóstico diferencial se establece con granuloma piógeno, lipoma y ampolla.

Ránula

Se presenta como una tumefacción traslúcida grande de color azulado, situada en el piso de la boca.

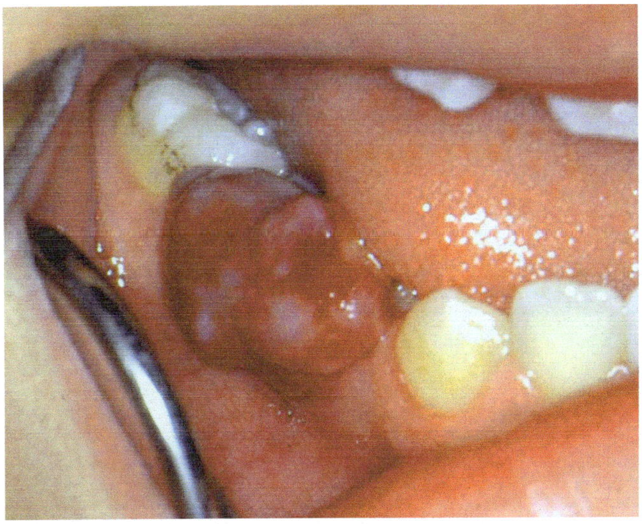

Figura 9.19: Épulis granulomatoso períferico de células gigantes

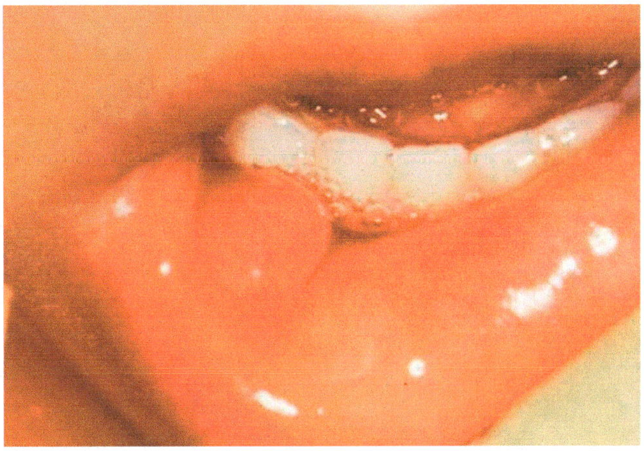

Figura 9.21: Seudotumor. Mucocele

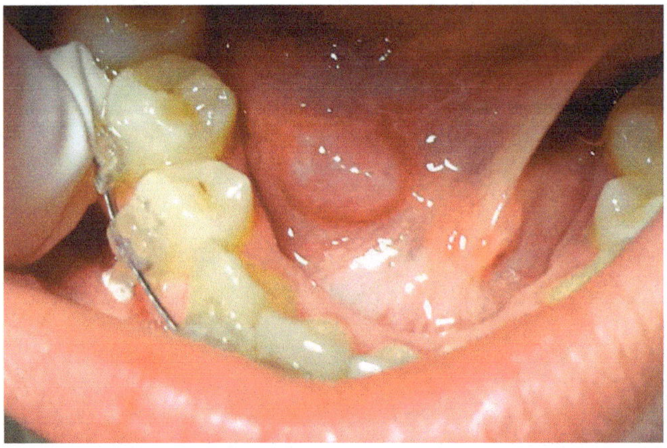

Figura 9.22: Seudotumor. Ránula

Compromete la glándula sublingual y su causa es traumática. Suele ser unilateral, con un diámetro de 2 a 3 cm. En ocasiones se extiende por todo el piso de la boca. Tiene consistencia blanda y fluctuante, y no causa dolor pero puede interferir con el habla y la masticación. El diagnóstico es clínico y el tratamiento de elección es quirúrgico (Figura 9.22).

Es preciso establecer diagnóstico diferencial con quiste dermoideo, lipoma y absceso.

Hemangioma

Es una proliferación benigna de vasos sanguíneos común en los niños desde el momento del nacimiento. Su localización puede estar en labios, lengua, mucosa bucal y alveolar, y encía. Las formas de presentación pueden ser la capilar y la cavernosa. El hemangioma capilar suele ser una lesión plana, roja brillante que puede elevarse de manera progresiva y luego de tres años sufrir involución espontánea (Figura 9.23). En el hemangioma cavernoso las lesiones son lacunares, elevadas, rojas y afectan estructuras profundas; no involucionan espontáneamente (Figura 9.24). El diagnóstico es clínico y por imágenes. Su tratamiento puede ser quirúrgico, por láser o por embolización e inyección de agentes esclerosantes.

El diagnóstico diferencial se establece con granuloma piógeno, sarcoma de Kaposi y leiomioma.

Linfangioma

Es un trastorno benigno de los vasos linfáticos, común en los niños. El 50% aparece con el nacimiento, y el resto durante la primera infancia (3 años). La localización más frecuente es la lengua, los labios, la mucosa bucal, el paladar blando y el piso de la boca. El aspecto clínico de las lesiones es el de nódulos pequeños, que recuerdan a vesículas, pero que no se rompen. También pueden tener color rojo por la hemorragia en los espacios linfáticos (Figura 9.25). Los linfangiomas son asintomáticos, pero en su crecimiento pueden traer molestias funcionales. Su diagnóstico es clínico y su tratamiento, quirúrgico.

Se debe establecer diagnóstico diferencial con hemangioma, tiroides lingual, mucocele y quiste branquial.

PATOLOGÍA DEL RECIÉN NACIDO

Épulis congénito

Es un tumor benigno congénito poco frecuente presente en el nacimiento y con predominio en el sexo femenino.

Existen varias teorías que explican su origen: la odontogénica, la neurogénica, la fibroblástica, la miogénica, la histiocitaria, como derivación de células mesenquimáticas indiferenciadas, etc. Hasta el momento ninguna de ellas pudo explicar su origen con claridad.

El épulis congénito (EC) crece solo durante el período fetal (posible participación de factores intrauterinos).

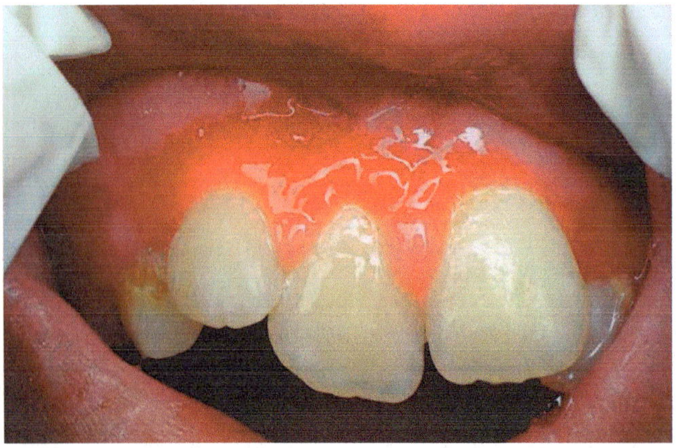

Figura 9.23: Angioma plano

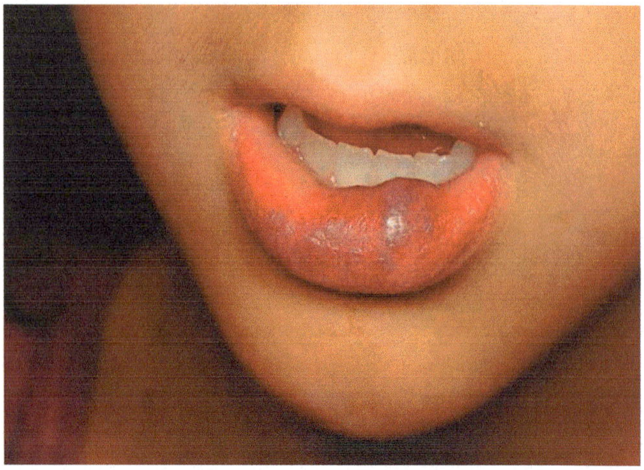

Figura 9.24: Angioma cavernoso

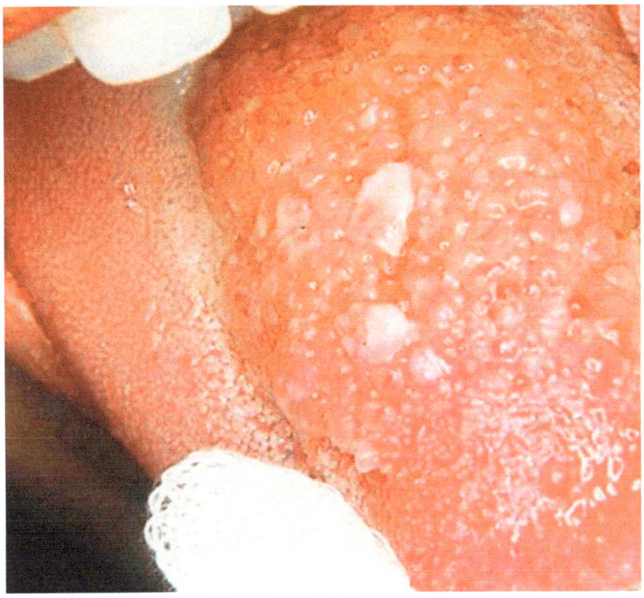

Figura 9.25: Linfangioma

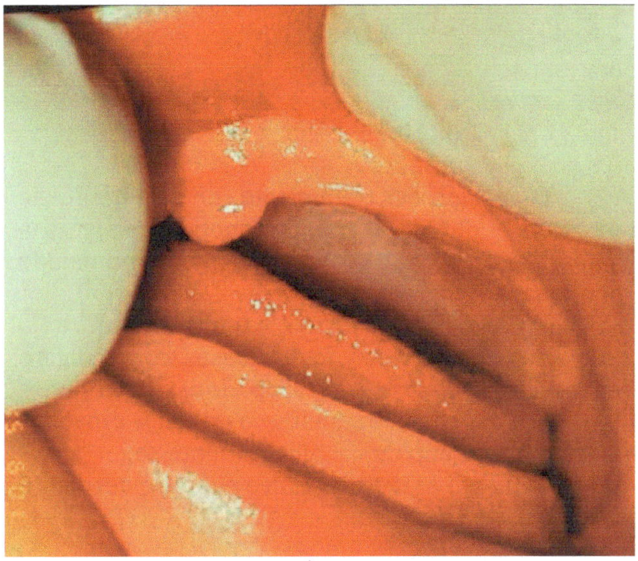

Figura 9.26: Épulis congénito

En la clínica se manifiesta como un tumor pediculado o sésil, unilobular o multilobular, que se asienta en la mucosa gingival de las apófisis alveolares de ambos maxilares. La mucosa que lo cubre es de color rosado, cuya intensidad varía según su contenido vascular. El tamaño es variable y puede alcanzar varios centímetros. Presenta una superficie lisa y su consistencia es firme y elástica. No crece luego del nacimiento.

Se observa con mayor frecuencia en el sector anterior del maxilar superior (75%). Se presenta en las formas única (90%) y múltiple (10%); puede afectar ambos maxilares de manera simultánea (Figura 9.26).

En pacientes sin alteraciones funcionales se esperará la involución espontánea del tumor. En los que presentan trastornos en la respiración o la deglución, o ambas funciones, está indicada la exéresis quirúrgica limitada. No se informaron casos de recidiva, incluso en resecciones parciales.

Quistes de la lámina dental, nódulos de Bohn y perlas de Epstein

Se observan con mayor frecuencia en lactantes sin predilección de sexo. Representan quistes de queratina remanentes de procesos embrionarios de origen dental o de glándulas salivales menores o, en el caso de los nódulos palatinos centrales de Bohn, pequeños remanentes quísticos del proceso de fusión palatino.

Las tres entidades se manifiestan clínicamente como nódulos focales blancos. Los quistes de la lámina dental se ubican en la mucosa gingival de los rebordes alveolares de ambas arcadas, los nódulos de Bohn, en la mucosa palatina a la altura del rafe medio, y las perlas de Epstein, en la mucosa palatina a ambos lados del rafe medio.

En el análisis por microscopio las tres afecciones son idénticas. Se observan quistes epiteliales submucosos sin luz verdadera, sino rellenos con capas concéntricas de queratina.

En el diagnóstico diferencial los nódulos del reborde alveolar del neonato pueden confundirse con dientes natales y neonatales.

El tratamiento no es necesario, porque las lesiones remiten de manera espontánea luego de uno a tres meses.

Tumor neuroectodérmico infantil

Es una neoplasia benigna, por lo general pigmentada, que suele localizarse en la porción anterior del maxilar. Tiene dos tipos de células que constituyen un patrón alveolar, que deriva del tejido embrionario de la cresta neural. Aparece en los niños antes de los 6 meses, elevando el labio con una superficie parda o negra, que refleja la melanina. El examen radiográfico revela desplazamiento de gérmenes dentales y radiotransparencia intraósea. Existen otros sitios de localización, como el hombro, la piel, el cerebro y el epidídimo. El diagnóstico es clínico e histopatológico, y su tratamiento, quirúrgico.

El diagnóstico diferencial se establece con épulis congénito del recién nacido, tumores odontogénicos, sarcomas y quiste de erupción.

Úlcera de Riga-Fede

Se origina cuando un niño nace con uno o más incisivos inferiores erupcionados, llamados dientes neonatales. Estos pueden corresponder a la dentición primaria o ser dientes supernumerarios. En esos casos el niño al tomar el pecho o por la acción instintiva de succionar puede provocar una ulceración en la cara ventral de la lengua cercana a la punta, que a veces involucra el frenillo lingual (Figura 9.27).

Esta ulceración sin tratamiento, en su intento de reparación, y debido al trauma repetido comienza a granular desarrollando un seudotumor denominado granuloma.

El momento de aparición se observa entre la primera semana de vida y los 11 meses, con un ligero predominio en el sexo masculino. Todas las lesiones están asociadas con el traumatismo dental, y provocan molestias que le impiden al niño alimentarse.

El tratamiento es la extracción o el pulido del diente causante.

PATOLOGÍA MALFORMATIVA DE LA LENGUA

Lengua geográfica (glositis migratoria)

Es una patología de causa desconocida, que se presenta con frecuencia en asociación con otras patologías, como psoriasis, estrés, síndrome de Reiter, dermatitis atópicas, etc. De ellas, la dermatitis atópica es la más frecuente. Se manifiesta a comienzos de la niñez y principios de la vida adulta, y presenta ligera predilección por el sexo femenino.

Entre las manifestaciones clínicas, en el dorso y los márgenes de la lengua se observan zonas multifocales circinadas e irregulares de atrofia, que se caracterizan por la pérdida de las papilas filiformes. Las papilas fungiformes pueden presentar ligera tumefacción y eritema, o permanecer intactas. Las zonas atróficas se hallan rodeadas por una zona lineal de hiperplasia e hipertrofia de papilas filiformes (Figura 9.28).

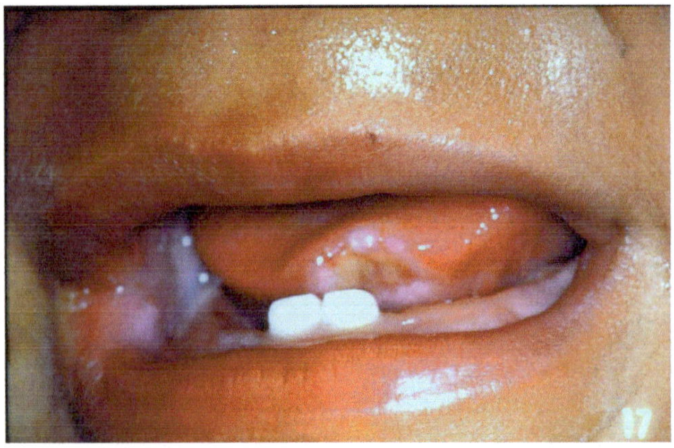

Figura 9.27: Úlcera de Riga-Fede

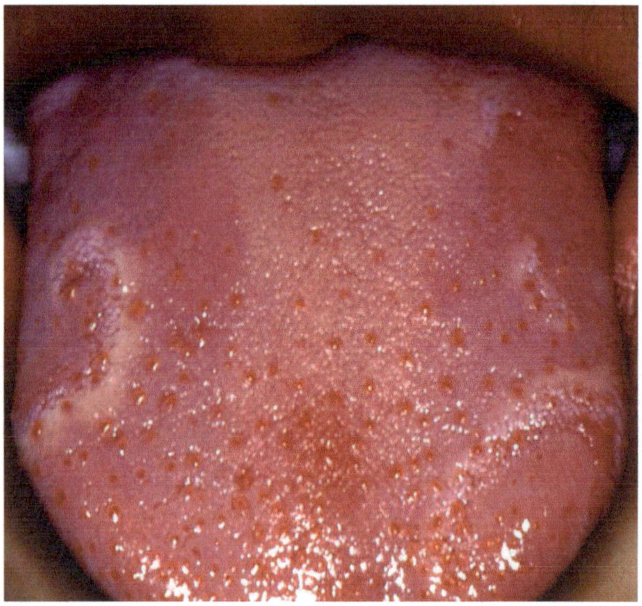

Figura 9.28: Lengua geográfica o migratoria

La mayoría de los casos es asintomática, aunque algunos pacientes pueden manifestar ardor lingual o glosodinia. La enfermedad aparece en el 1 al 2% de la población. El término lengua geográfica es descriptivo, ya que los focos de atrofia aparecen como islas y continentes en un mar de mucosa lingual de apariencia normal.

Las lesiones se caracterizan por presentar períodos de remisión, y durante los episodios de recurrencia se ven en ubicaciones diferentes.

Son característicos los rasgos clínicos, la edad y la historia de cronicidad con tendencia migratoria de las lesiones.

El diagnóstico diferencial se establece con otros eritemas difusos que pueden asemejarse a la lengua geográfica, entre los que se incluyen candidiasis, aunque no presenta períodos de remisión ni migración de las lesiones, y liquen atrófico, que se manifiesta no solo en la mucosa lingual sino también en otros sectores de la mucosa oral.

Lengua escrotal

Es una afección cuya lesión elemental predominante es el surco, que se localiza en el dorso lingual y adopta diferentes formas.

De acuerdo con su disposición se describen 5 formas: una foliácea con un surco central, donde nacen a manera de nervadura surcos oblicuos de atrás hacia adelante que involucran los bordes de la lengua; otra forma transversal con surcos perpendiculares al eje central que sobrepasan los bordes linguales; una forma longitudinal con lesiones paralelas al eje mayor y que no involucran el borde de la lengua; la forma cerebriforme, cuyos pliegues adoptan figuras irregulares que parecen los surcos cerebrales, y, por último, una forma mixta donde se observan los grupos anteriores (Figura 9.29).

Esta lengua no presenta sintomatología dolorosa, excepto que se contamine por *Candida albicans*, hongo oportunista que al obtener albergue en los surcos presentes en la lengua, los transforma en fisuras, lo que genera soluciones de continuidad que, sin tratamiento, son dolorosas.

En algunos síndromes este tipo de lengua acompaña el proceso.

NEOPLASIAS MALIGNAS

Sarcomas

Son neoplasias malignas de tejido conjuntivo de la cavidad oral que generan metástasis por vía sanguínea; su observación en estomatología pediátrica es poco frecuente.

Rabdomiosarcoma

Es un tumor muy grave originado en el músculo estriado, poco frecuente en la cavidad bucal. Puede observarse en niños antes de los 5 años y entre los 15 y los 20. Es un tumor infiltrante de crecimiento rápido que se vuelve doloroso. Se reconocieron varios subtipos (embrionario, alveolar, pleomorfo e indiferenciado). El diagnóstico es histopatológico, junto al examen radiográfico y tomográfico. El tratamiento es quirúrgico asociado con radioterapia y quimioterapia, con pronóstico muy reservado.

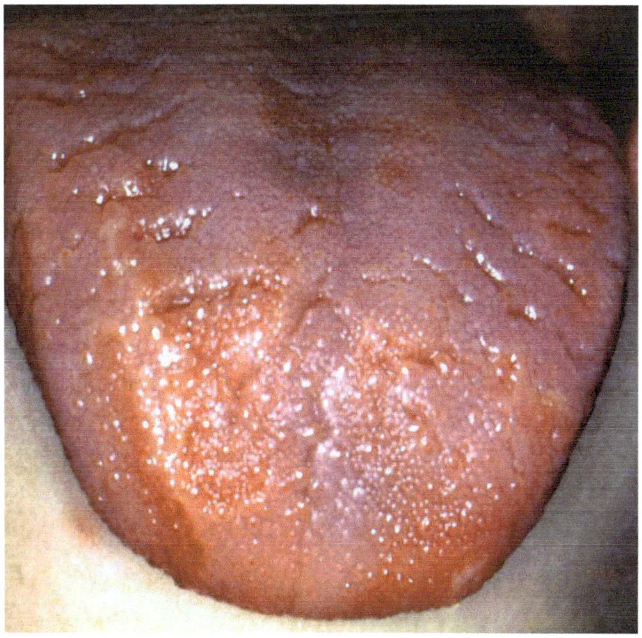

Figura 9.29: Lengua plegada o escrotal

Leucemia

Es una neoplasia maligna que provoca un aumento descontrolado de leucocitos clonales en la médula ósea. Infiltra médula ósea, sangre periférica y otros tejidos.

Cuando un niño padece leucemia, la médula ósea produce grandes cantidades de glóbulos blancos anormales que se acumulan en la médula e inundan el flujo sanguíneo, pero no pueden cumplir de manera adecuada la función de proteger al cuerpo contra enfermedades, ya que son células defectuosas.

A medida que la leucemia avanza, el cáncer interfiere en la producción de otros tipos de células sanguíneas, incluidos los glóbulos rojos y las plaquetas. Como consecuencia, aparece anemia y se producen hemorragias, a la vez que aumenta el riesgo de contraer infecciones debido a las anomalías de los glóbulos blancos.

En general las leucemias se clasifican en agudas y crónicas. En los niños, alrededor del 98% de las leucemias es agudo.

Las leucemias infantiles agudas se subdividen en leucemia linfocítica aguda (LLA) y leucemia mieloide aguda (LMA). Cerca del 60% de los niños que presentan esta enfermedad tiene leucemia linfocítica aguda, y alrededor del 38%, leucemia mieloide aguda.

La forma linfocítica de la enfermedad se produce con mayor frecuencia en niños pequeños, de 2 a 8 años, con una incidencia más marcada a los 4 años.

Los niños que heredan ciertos problemas genéticos (como el síndrome de Li-Fraumeni, el síndrome de Down, el síndrome de Klinefelter, la neurofibromatosis, el síndrome de Louis-Bar o la anemia de Fanconi) tienen mayores riesgos de desarrollar leucemia. Lo mismo ocurre con los niños que reciben medicamentos para suprimir su sistema inmune después de un trasplante de órganos. El paciente puede presentar dolor en los huesos o las articulaciones, inflamación de los ganglios linfáticos en el cuello, la ingle o en otras partes del cuerpo, sensación anormal de cansancio y falta de apetito, anemias, fácil sangrado, fiebre e infecciones.

Manifestaciones orales

La primera manifestación de una leucemia puede comenzar en la cavidad oral, antes de la aparición en sangre periférica y médula ósea. Los tejidos gingivales hiperplásicos crecen perdiendo su configuración normal, que es reemplazada por una superficie edematosa de coloración cianótica. El aspecto de la encía suele ser turgente, satinado, no granuloso, esponjoso, de consistencia firme y de color rojo brillante a púrpura intenso. La gingivitis leucémica aparece independientemente de que la higiene bucal sea adecuada o no. En algún caso el inicio puede aparecer como odontalgia intensa, que en el examen clínico revela inflamación gingival alrededor de la pieza afectada, movilidad, percusión positiva y bolsa periodontal de más de 6 mm, y en el examen radiográfico exhibe signos de periodontitis apical y ensanchamiento del espacio periodontal.

En los exámenes radiográficos la afectación de la médula ósea maxilar y mandibular revela imágenes de osteólisis. Pueden aparecer infiltrados leucémicos tanto de paladar duro como de paladar blando, inclusive en el tejido pulpar. Los crecimientos gingivales pueden observarse a partir de la adolescencia.

Linfomas

Linfoma de Hodgkin

La enfermedad de Hodgkin es un cáncer linfoproliferativo causado por la transformación neoplásica de células linfoideas; caracterizado por el agrandamiento progresivo de los ganglios linfáticos, el bazo y el hígado, y por anemia progresiva. Es relativamente común después de los 5 años de edad. La afección mucosa es muy rara. El diagnóstico histopatológico se establece a partir de la presencia de células de Reed-Sternberg y el examen inmunohistoquímico es importante para su exactitud.

Entre los posibles signos del linfoma de Hodgkin infantil se incluyen la inflamación de ganglios linfáticos, fiebre, sudoración nocturna y pérdida de peso.

Linfoma de Burkitt

Es un tumor maligno originado partir de los linfocitos B en las células germinativas de los ganglios linfáticos. El virus de Epstein-Barr se relaciona con firmeza con el desarrollo de esta enfermedad. Es muy común en los niños africanos entre los 3 y los 8 años. Entre los occidentales las edades varían de 10 a 12 años. Es frecuente en los maxilares. La región abdominal, la médula ósea y el SNC pueden estar afectados. El tumor se presenta como un agrandamiento de crecimiento rápido, con dolor, pérdida de dientes y parestesias. El diagnóstico se establece por histopatología, examen inmunohistoquímico y estudios por imágenes (radiografía y TC).

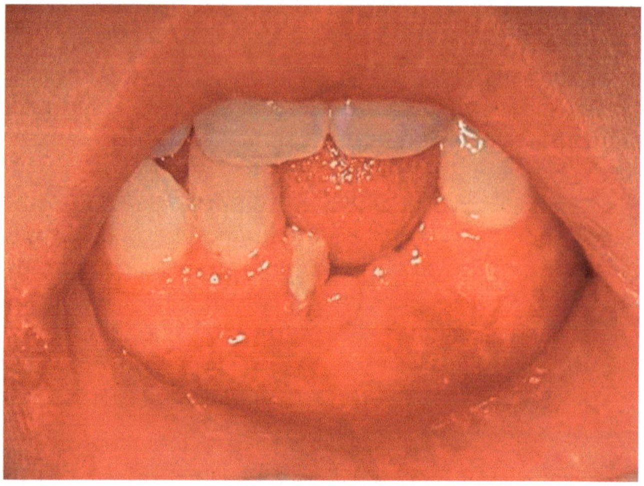

Figura 9.30: Histiocitosis de células de Langerhans

Histiocitosis de células de Langerhans

Comprende un grupo de enfermedades de origen desconocido que se caracterizan por la proliferación celular del sistema fagocitario mononuclear, células de Langerhans, eosinófilos y su acumulación en hueso, piel y pulmones.

Se clasifican en histiocitosis aguda diseminada, multifocal crónica, unifocal crónica. Aunque no se considera una enfermedad neoplásica, es un proceso clonal y todas las células derivan de un precursor único.

Las manifestaciones orales se presentan en un 10% de los niños y el maxilar inferior se afecta en un 75%. Otras localizaciones periorales son los ganglios linfáticos cervicales; el paciente puede presentar hipertrofias gingivales, úlceras en el paladar duro o el blando, la mucosa yugal, la lengua y los labios, movilidad de piezas dentales, presencia de abscesos periodontales y dolor. Se pueden observar lesiones similares a las provocadas por la periodontitis juvenil o precoz, con pérdidas dentales y úlceras asociadas con pérdida de hueso alveolar (Figura 9.30). En hueso se presenta como una lesión osteolítica y puede haber diabetes insípida, porque afecta la hipófisis. El diagnóstico es histopatológico, con positividad inmunohistoquímica para la proteína S-100. El estudio radiográfico revela zonas radiolúcidas.

Bibliografía

- Aguirre JM, Bagán JV, Ceballos A. Infecciones micóticas orales. En: Liébana J, Bagán JV (eds.). Terapéutica antimicrobiana en Odontoestomatología. Madrid. Beecham, 1996, p. 311-331.
- Aguirre JM. Candidiasis orales. Rev Iberoam Micol 2002; 19:17-21.
- Ajayi OF, Adeyemo WL, Ladeinde AL, Ogunlewe MO, Omitola OG, Effiom OA, Arotiba GT. Malignant orofacial neoplasms in children and adolescents: a clinicopathologic review of cases in a Nigerian tertiary hospital. Int J Pediatr Otorhinolaryngol 2007; 71(6):959-63.
- Al-Khateeb TH, Al Zoubi F. Congenital neck masses: a descriptive retrospective study of 252 cases. J Oral Maxillofac Surg 2007; 65(11):2242-7.
- Almeida OP, Scully C. Fungal infections of the mouth. Braz J Oral Sci 2002; 1(1):19-26.
- Arduino PG, Porter SR. Herpes Simplex Virus Type 1 infection: overview on relevant clinico-pathological features. J Oral Pathol Med 2008; 37(2):107-21.
- Berry MC, Dajani AS. Resurgence of congenital syphilis. Infect Dis Clin North Am 1992; 6:19-29.
- Caux F, Kirtschig G, Lemarchand-Venencie F, Venencie PY, Hoang-Xuan T, Robin H, Dubertret L, Prost C. IgA-epidermolysis bullosa acquisita in a child resulting in blindness Br J Dermatol 1997; 137(2):270-5.
- Chigorevska L. Social syphilis in children. J Eur Acad Dermatol Venereol 1997; 9 (1): 225-225.
- Cindy W. Christian, Jane Lavelle and Louis M. Bell Preschoolers With Syphilis Pediatrics Christian CW, Lavelle J and Bell LM. Preschoolers With Syphilis. http://pediatrics.aappublications.org/cgi/content/full/103/1/e4
- Dhanuthai K, Banrai M, Limpanaputtajak S. A retrospective study of paediatric oral lesions from Thailand. Int J Paediatr Dent 2007; 7(4):248-53.
- Inauen P, Hunziker T, Gerber H, Bruckner-Tuderman L, Braathen LR. Childhood epidermolysis bullosa acquisita. Br J Dermatol 1994; 131(6):898-900.
- Jinbu Y, Kusama M, Itoh H, Matsumoto K, Wang J, Noguchi T. Mucocele of the glands of Blandin-Nuhn: clinical and histopathologic analysis of 26 cases. Oral Surg Oral Med Oral Pathol Oral Radiol Endod 2003; 95(4):467-70.
- Kanitakis J, Mauduit G, Cozzani E, Badinand P, Faure M, Claudy A. Linear IgA bullous dermatosis of childhood with autoantibodies to a 230 kDa epidermal antigen. Pediatr Dermatol 1994; 11(2):139-44.
- Kojima A, Maeda H, Kurahashi N, Sakagami G, Kubo K, Yoshimoto H, Kameyama Y. Human papillomaviruses in the normal oral cavity of children in Japan. Oral Oncol 2003; 39(8):821-8.
- Mammas I, Sourvinos G, Michael C, Spandidos DA. High-risk human papilloma viruses (HPVs) were not detected in the benign skin lesions of a small number of children. Acta Paediatr 2008; 97(12):1669-71.
- Nico MM, Park JH, Lourenço SV. Mucocele in pediatric patients: analysis of 36 children. Pediatr Dermatol 2008; 25(3):308-11.
- Pons S. Epidemica of hand-foot and mouth disease. Med Cutan Ibero Lat Am 1977; 5(1):13-9.
- Salum FG, Yurgel LS, Cherubini K, De Figueiredo MA, Medeiros IC, Nicola FS. Pyogenic granuloma, peripheral giant cell granuloma and peripheral ossifying fibroma: retrospective analysis of 138 cases. Minerva Stomatol 2008; 57(5):227-32.
- Samaranayake LP. Nuevas perspectivas en la epidemiología y etiopatogénesis de la Candidiasis Oral. Gac Med Bilbao 2001; 98:E15-16.
- Saoji VA. Hand, foot and mouth disease in Nagpur. Indian J Dermatol Venereol Leprol 2008; 74(2):133-5.
- Scully C, El-Kabir M, Samaranayake LP. Candida and oral candidosis. Crit Rev Oral Biol Med 1994, 5:124.158.
- Shah SK, Le MC, Carpenter WM. Retrospective review of pediatric oral lesions from a dental school biopsy service. Pediatr Dent 2009; 31(1):14-9.
- Tovaru S, Parlatescu I, Tovaru M, Cionca L. Primary herpetic gingivostomatitis in children and adults. Quintessence Int 2009; 40(2):119-24.

Capítulo 10

Tratamiento endodóntico en dientes permanentes jóvenes

Liliana Gloria Sierra, Elisabet Diana Ritacco

Con la erupción de piezas dentales permanentes en pacientes de corta edad se deben considerar criterios de acción preventivos con el fin de evitar que la caries dental ponga en riesgo el complejo pulpodentinario. Este se considera un conjunto biológico y funcionalmente indivisible, en el que la acción de una noxa o una maniobra iatrogénica puede poner en riesgo la vitalidad de la pulpa y, de esa manera, impedir el desarrollo dental que aún queda por completar después de la erupción. Nolla (1960) describió los estadios radiculares de 0 a 10, y le asignó al diente en erupción un estadio 8, lo que implica las ⅔ partes de su longitud. Recién al cabo de un año llegará al estadio 9. De acuerdo con los diferentes grupos dentales, en un valor promedio de tres años, podría considerarse a un ápice maduro con la formación de la constricción apical próxima a la unión de la dentina y su aumento de longitud como estadio 10. Acompañando este crecimiento o elongación en sentido vertical al eje radicular, en el eje horizontal las paredes irán engrosándose a expensas de la fisiología de la pulpa en su función de formadora de tejido dentinario.

El desarrollo de la pieza dental se interrumpirá como consecuencia de la afección del tejido conjuntivo pulpar, que termina con su mortificación. El concepto de protección indirecta sobre el complejo pulpodentinario se considera la primera barrera desde el enfoque endodóntico. Sin duda, la preservación del esmalte será el primer nivel de prevención, por ello debe destacarse que todas las profilaxis sobre placa dental, así como las terapias de fluoración o el uso de protectores bucales en deportes de riesgo, son trascendentes para resguardar el esmalte y preservar la dentina.

Una vez que la lesión comprometió el tejido dentinario, los procedimientos terapéuticos sobre este tejido deberán ser cuidadosos. Se recomienda el uso de instrumental de corte adecuado y refrigeración para evitar el exceso de calor. También habrá que tener cuidado en los criterios de desecación de la dentina. Se deberá eliminar por completo el tejido cariado, con una posterior desinfección de la cavidad. La aplicación de selladores dentinarios y, cuando se requiera, la utilización de bases cavitarias serán los recursos empleados desde la operatoria dental sobre la base de un criterio de una endodoncia preventiva, por medio de lo que se ha llamado **protecciones pulpares indirectas**.

Cuando fallaron estos niveles de prevención sobre el esmalte o los primeros planos de la dentina, por una multiplicidad de factores, la evolución de la caries llevará al diente inmaduro a un alto porcentaje de compromiso de la pulpa, que podría verse expuesta a la cavidad bucal. En un grado menor, otro de los factores que lleva a la exposición de la pulpa es un traumatismo dental. En todas estas situaciones, en la atención odontológica se trabaja sobre tejido pulpar con vitalidad y los procedimientos se denominan **protecciones pulpares directas** o, de acuerdo con el caso, **pulpotomías**.

Si el curso evolutivo de la enfermedad pasa de estos estadios y el tejido pulpar se necrosa, se estará frente a un diente con rizogénesis incompleta y muerte pulpar.

Ahora bien, cuando se mencionen dientes con vitalidad pulpar, las técnicas empleadas para completar el desarrollo radicular se denominarán de **apicogénesis** y cuando se nombren dientes sin vitalidad pulpar las técnicas se denominarán de **apexificación**. Ambos mecanismos terapéuticos tienen como objetivo completar el desarrollo del ápice inmaduro y lograr el cierre del ápice radicular.

En el diente permanente joven se podrían describir las siguientes particularidades: paredes radiculares delgadas, finas y divergentes, abertura apical con diámetro de gran tamaño y forma elíptica en sentido bucolingual (Figura 10.1).

Cuando se trate de técnicas que comprometan un tratamiento total, sin duda esta topografía generará muchas dificultades en la conformación adecuada, sin un stop apical que genera inconvenientes no solo en la fase de preparación quirúrgica sino también en el momento del sellado o fase de obturación (Figura 10.2). Los objetivos terapéuticos de cualquiera de las técnicas

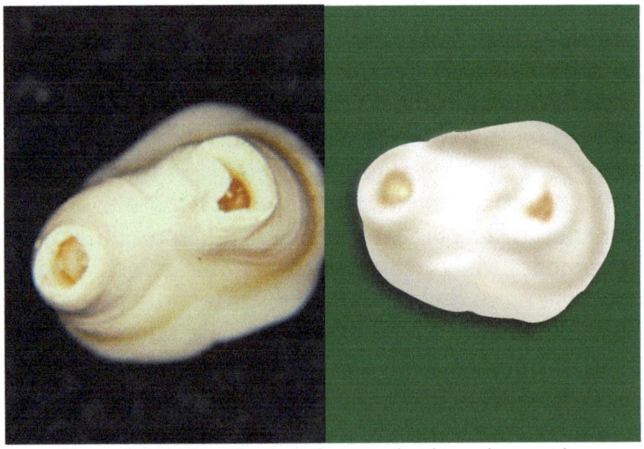

Figura 10.1:. Vista de pieza dentaria donde se observan las características de abertura apical y paredes de ápice radicular inmaduro

empleadas en dientes inmaduros serán mantener la vitalidad pulpar y, mediante los mecanismos de inducción, lograr el desarrollo, la maduración y el cierre apical de las estructuras dentales.

APICOGÉNESIS

TERAPÉUTICA EN DIENTE JOVEN CON ÁPICE INMADURO VITAL

Protección pulpar directa

Definición. La protección pulpar directa es la colocación –sobre una pequeña superficie expuesta de tejido– de un apósito de material biocompatible que favorezca el desarrollo del tejido calcificado, denominado puente dentinario, que vuelva a aislar la pulpa del exterior y, de esa forma, permita la maduración y el cierre apical.

Indicaciones. El recubrimiento pulpar está indicado en pequeñas exposiciones por traumatismos, por iatrogenia o por exposición en el momento de la remoción del tejido cariado (bajo aislamiento absoluto y sin sintomatología previa presumible de pulpitis, como dolor espontáneo y persistente, sensibilidad a la percusión).

Está contraindicada en tejido pulpar con necrosis superficial, por el tiempo de evolución de la lesión; presencia de calcificaciones (nódulos en cámara pulpar) o pérdida de estructura dental que no permita la colocación del recubrimiento pulpar y la reconstrucción coronaria.

Técnica quirúrgica

1. Anamnesis y diagnóstico clínico-radiográfico.
2. Anestesia y aislamiento absoluto de la pieza dental.
3. Desinfección de las estructuras dentales.

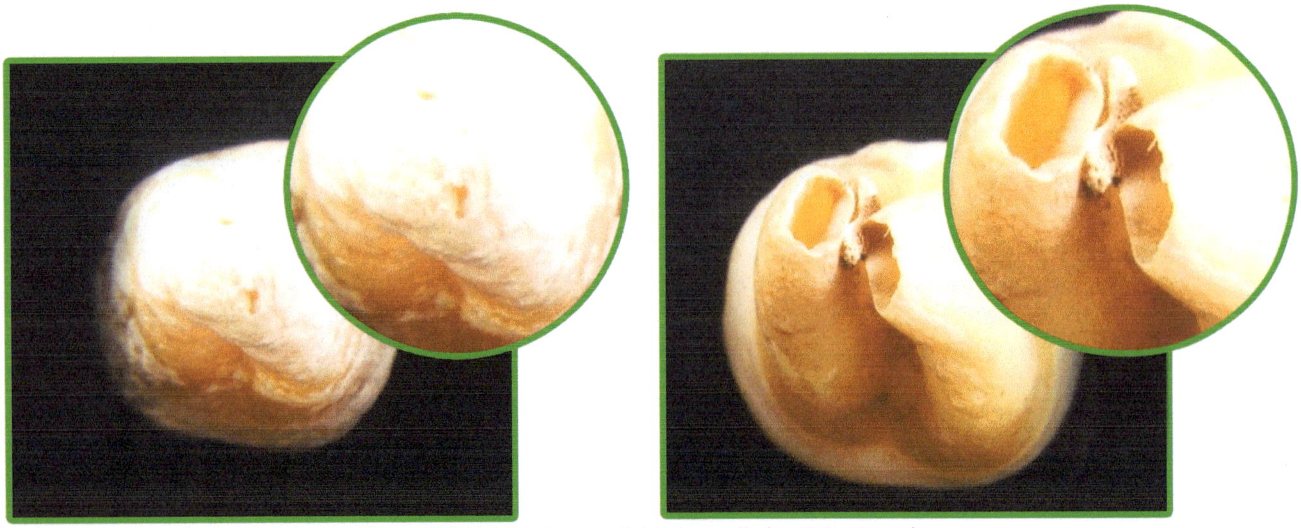

Figura 10.2: Diferencia entre ápice desarrollado y ápice inmaduro

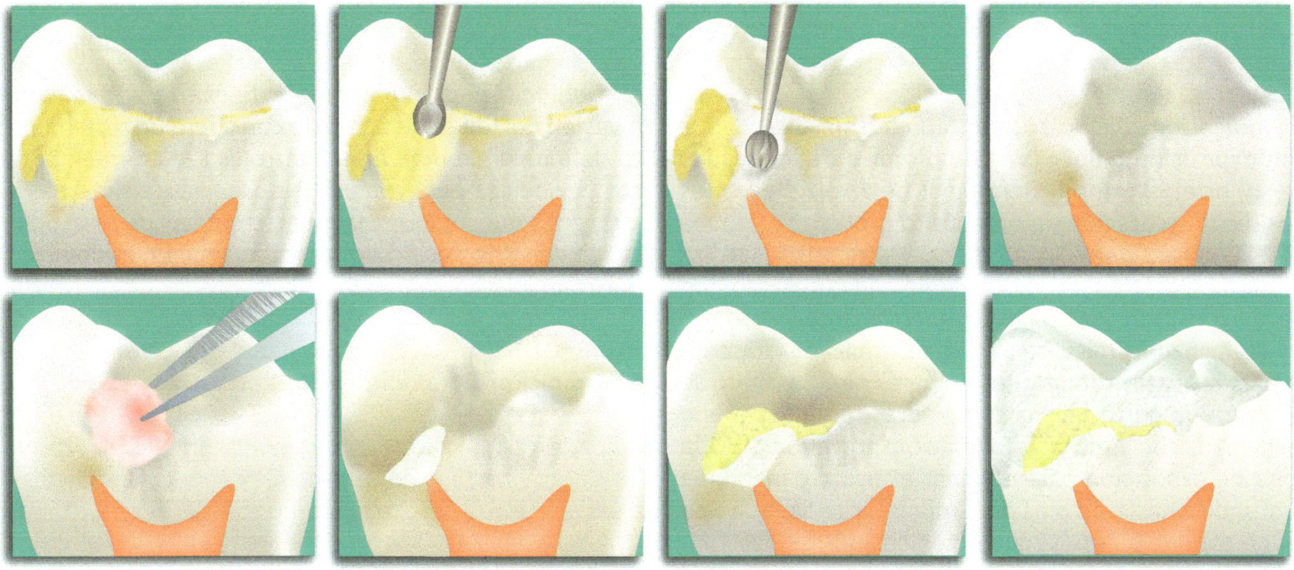

Figura 10.3: Secuencia de técnica quirúrgica de protección pulpar directa

4. Limpieza de la superficie de caries, con cucharitas estériles y fresas redondas N° 8 a baja velocidad.
5. Antisepsia de la cavidad de caries con gluconato de clorhexidina al 0,12% o yodopovidona al 1%.
6. Recubrimiento pulpar con pasta de hidróxido de calcio en solución acuosa: hidróxido de calcio y, como vehículo, suero fisiológico estéril. Para su preparación se empleará una loseta y una espátula estéril. Una vez obtenida la consistencia adecuada, pasta cremosa con capacidad de manipularse, se llevará a la cavidad con una cucharita y se colocará sobre la superficie pulpar expuesta. El exceso de agua se eliminará con torundas de algodón estériles sin presión.
7. Colocación de una base de ionómero vítreo.
8. Obturación y reconstrucción coronaria con compómeros, composite y adhesivos dentales o amalgama (Figura 10.3).
9. Controles periódicos: clínicos de sensibilidad pulpar (pruebas térmicas) y radiográficos (control de la evolución del progreso del desarrollo radicular y apical, control de la luz del conducto para evaluar su posible calcificación exagerada).
10. Control a distancia: si todos estos signos evolutivos son óptimos, este tratamiento se puede considerar definitivo (Figura 10.4).

Como numerosos autores, proponemos el hidróxido de calcio como material de elección para esta técnica; también se observaron resultados excelentes con el uso de trióxidos minerales. Nuestra experiencia clínica nos hace convalidar que la evidencia científica clínica del hidróxido de calcio es óptima; los resultados de la experiencia clínica a futuro sobre la base del uso de los trióxidos minerales permitirá optar por esta u otras alternativas.

Técnica de Cvek

Definición. La pulpa cameral posee elementos celulares y vasculares que le confieren un gran potencial para reparar las heridas en casos de exposición y, como lo demostró Cvek (1978), la respuesta inflamatoria pulpar en los primeros días está circunscripta a la zona por debajo de ese nivel. La **pulpotomía parcial** o **curetaje pulpar** es la eliminación de alrededor de 2 mm de tejido pulpar cameral para permitir que la pulpa sana subyacente produzca no solo el cierre del ápice sino

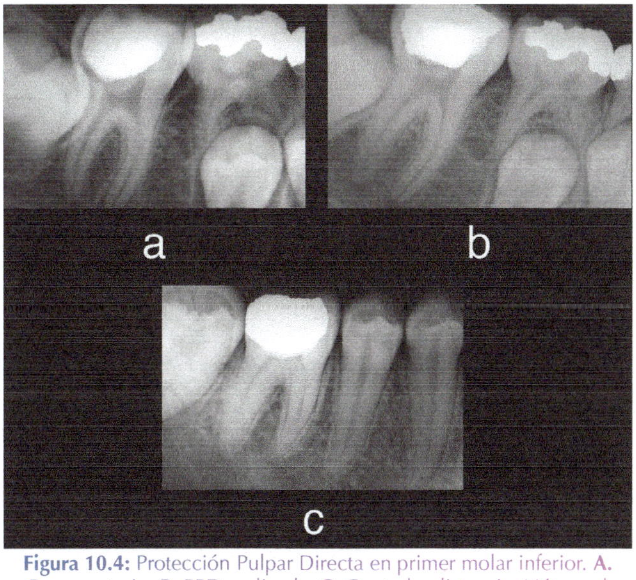

Figura 10.4: Protección Pulpar Directa en primer molar inferior. A. Preoperatorio. B. PPD realizada. C. Control a distancia. Nótese el desarrollo apical y la normalidad de los conductos radiculares

también el engrosamiento de las paredes del conducto radicular y de la zona cervical, lo que aporta mayor resistencia a la pieza dental.

Indicaciones. En casos de traumatismos coronarios con exposición pulpar (sin compromiso de los tejidos de soporte), si transcurrieron más de 48 a 72 h y no es posible la colocación de un apósito protector, o en exposiciones accidentales en dientes anteriores (sin sintomatología de pulpitis irreversible) sin que el tamaño de la exposición sea un factor determinante.

Técnica quirúrgica. La técnica es similar a la descripta para realizar protecciones pulpares directas, pero se realizará un corte pulpar con piedras redondas a alta velocidad, con mucha refrigeración por debajo de la zona de exposición para eliminar el tejido dañado. Se profundiza hasta no más de 2 mm o hasta llegar a una pulpa con los criterios macroscópicos que se describirán más adelante en la técnica de pulpotomía. Luego se colocará el apósito de hidróxido de calcio en pasta sobre pulpa sana, el ionómero vítreo y se hará la reconstrucción coronaria (Figura 10.5).

En dientes permanentes jóvenes las protecciones pulpares tienen un gran porcentaje de éxito, pero se deberán tener en cuenta los siguientes criterios para tener una evolución favorable:

- Establecer un diagnóstico pulpar correcto.
- Usar las pastas de protección en forma adecuada.
- Evitar la microfiltración.

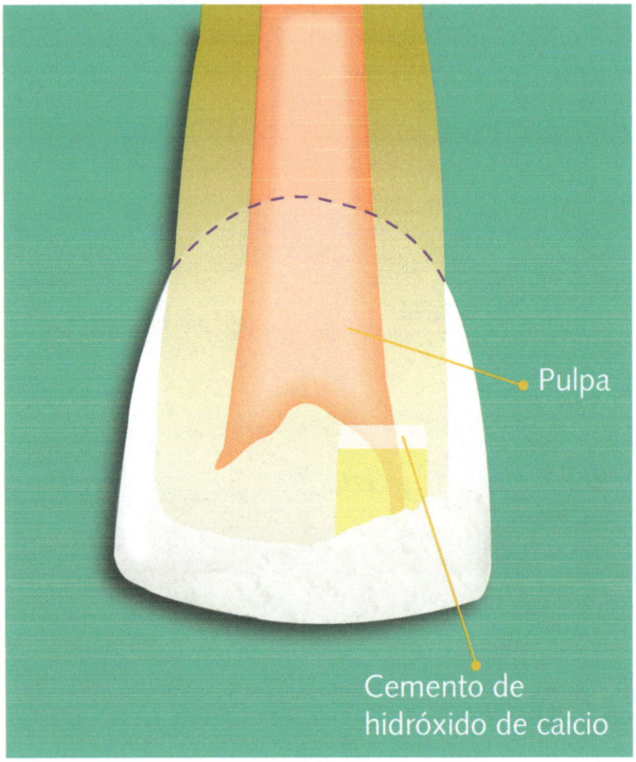

Figura 10.5: Esquema de técnica de Cvek (pulpotomía parcial o curetaje pulpar)

Debido a su gran porcentaje de éxito y a la mínima invasión del tejido pulpar, se lo considera un tratamiento definitivo. Se realizarán controles clínico-radiográficos periódicos para evaluar la ausencia de síntomas y los signos que indiquen la muerte pulpar (dolor espontáneo, falta de desarrollo radicular, imagen radiolúcida perirradicular).

Pulpotomía

Definición. Otros autores la denominan biopulpectomía parcial o biopulpotomía. Es la eliminación de la pulpa cameral hasta el límite cervical en dientes unirradiculares y hasta la entrada de los conductos en el piso de la cámara en las piezas multirradiculares, y la colocación de un apósito o recubrimiento de material biocompatible que preserve la vitalidad pulpar y permita el desarrollo fisiológico de la raíz dental, que culmine con el cierre apical.

Indicaciones. Es una técnica quirúrgica indicada en dientes inmaduros con una exposición pulpar de gran tamaño producida por un traumatismo o mediante la remoción del proceso de caries.

En los casos de exposición por caries es probable que la anamnesis y el estudio clínico-radiográfico no siempre reflejen la realidad de la patología de la pulpa. El curso subclínico no permite la manifestación de los síntomas de dolor y enmascara la realidad del diagnóstico, por eso el aspecto macroscópico del tejido pulpar se transforma en un indicador trascendente en el momento de implementar esta técnica.

Condiciones macroscópicas que se requieren para el tejido pulpar:

- En el momento del corte la pulpa deberá tener consistencia fibrosa.
- Sangrado rojizo.
- Hemorragia controlable.

Técnica quirúrgica

1. Anamnesis y diagnóstico clínico-radiográfico.

En dientes multirradiculares es necesario complementar el diagnóstico radiográfico con la toma de radiografías periapicales y bite-wing, para definir las características estructurales del techo y el piso camerales.

2. Anestesia y aislamiento absoluto de la pieza dental.
3. Limpieza de la caries con cucharitas estériles o curetas bien afiladas para eliminar el tejido reblandecido. Luego se usarán fresas redondas, acordes con el tamaño de la lesión, a baja velocidad. Se deberá eliminar el total de la caries aun en las paredes laterales.
4. Preparación del acceso cameral. Comenzará con

la eliminación del techo de la cámara pulpar (destechado cameral). En dientes unirradiculares se habrá accedido al tejido pulpar en forma directa. En los dientes multirradiculares la distancia del techo al piso suele ser considerable; se debe perforar un extremo del techo hasta lograr la sensación clínica de caída al vacío. Con ulterioridad se recorre todo el perímetro con fresas de Batt (baja velocidad) o Endo Z (alta velocidad), ambas de punta inactiva, para luego retirar el techo por tracción. Otra forma de realizar el destechado es hacer la remoción por capas, con fresas o piedras redondas.

Este es el momento de hacer el **análisis macroscópico** del tejido pulpar expuesto. Si no se cumplen los parámetros citados antes y el operador percibe un sangrado rojo-vinoso oscuro, un tejido sin consistencia y disgregado, y la hemorragia no cesa, se debe desistir de la indicación terapéutica de pulpotomía. Los datos macroscópicos del tejido son definitorios y muchas veces no se puede prever el estado pulpar en el diagnóstico hasta el momento "in situ" de la práctica. En algunos casos, se deberá optar por una pulpectomía prematura con los criterios de apexogénesis descriptos más adelante.

5. Corte del tejido pulpar. Se podrá realizar con cucharas afiladas o con piedra de diamante con refrigeración estéril. En los dientes unirradiculares el corte con alta velocidad es menos traumático para los tejidos y no se corre el riesgo de un desgarro pulpar que podría suceder por un corte manual impreciso; en estas piezas el corte se realiza en el nivel cervical. En las multirradiculares el instrumento manual tiene un punto de apoyo cameral que genera menos riesgo de desgarro pulpar; el corte deberá ser rasante a la altura del piso para dejar expuesta la pulpa de la entrada de los conductos.
6. Una vez realizado el corte se lavará la cavidad con suero fisiológico. Este es el momento clínico de la observación del color del sangrado y el tiempo que dura la hemorragia; esto completará el análisis macroscópico que se inició en el paso anterior. El lavado deberá evitar la formación del coágulo, dado que es conveniente que el apósito descanse sobre tejido pulpar.
7. Colocación del apósito de pasta de hidróxido de calcio (hidróxido de calcio y suero fisiológico). En este estado permite su manipulación, que se lo lleve con una cucharilla y se lo deposite sobre el tejido pulpar; el espesor no debe ser superior a 1,5 mm. Luego con bolillas estériles de algodón se absorberá el resto de líquido sin ejercer presión sobre la superficie. Es importante remarcar que todos los pasos de esta técnica deben llevarse a cabo bajo un estricto control de esterilidad para poder considerar un curso evolutivo favorable.
8. Restauración definitiva. Sobre el recubrimiento pulpar se coloca una base cavitaria de hidróxido de calcio, ionómero vítreo y resina compuesta o amalgama, o ambas, en el sector posterior (Figura 10.6). Deberá controlarse la oclusión para no someter la pieza dental a una sobrecarga innecesaria, ya que esta es un factor adverso en la cicatrización. También se controlará la definición en los márgenes de la obturación para evitar la filtración, porque esta es otro factor que puede determinar el fracaso por contaminación bacteriana.
9. Radiografía de control posoperatorio inmediato.
10. Controles periódicos clínicos y radiográficos a corto y largo plazos. En el material radiográfico se observará la aparición, o no, de la barrera cálcica o el puente dentinario, o ambos, la evolución del cierre en el nivel apical y el tamaño de la luz del conducto (Figura 10.7).

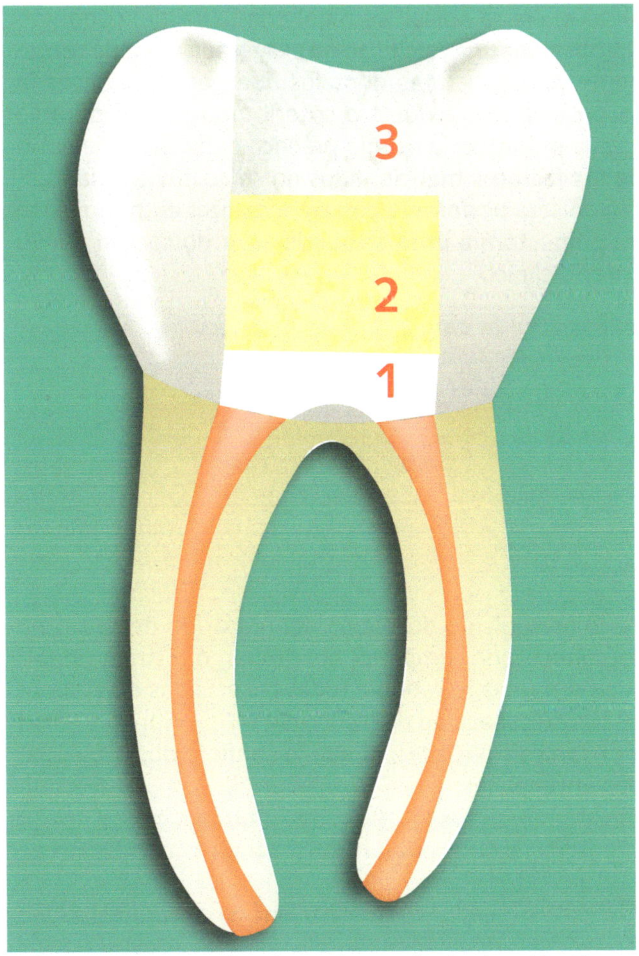

Figura 10.6: Esquema de pulpotomía en molar donde se identifica: **1.** Apósito de hidróxido de calcio, **2.** Base de ionómero vítreo y **3.** Restauración definitiva

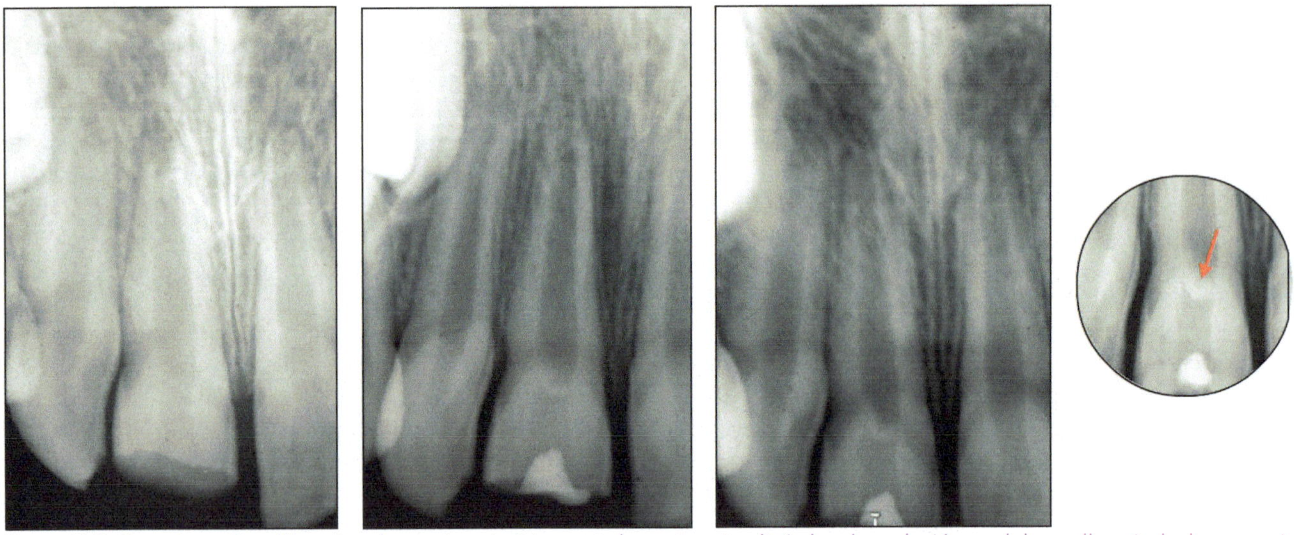

Figura 10.7: Controles radiográficos de pulpotomía en incisivo central superior, visualizándose la evolución en el desarrollo apical y la presencia del puente dentinario

Algunas escuelas consideran que esta técnica es transitoria y otras, que es permanente, de acuerdo con la evolución del caso. Si se produjo la barrera, se completó el cierre apical, se mantiene la luz del conducto sin observar una calcificación exagerada y queda remanente de estructuras dentales que permitan hacer la reconstrucción, a nuestro criterio podría considerarse que la **pulpotomía** es una práctica definitiva. Si alguno de los factores mencionados no se sostuviera, la indicación será perforar la barrera y realizar el tratamiento de **pulpectomía prematura**, de acuerdo con un nuevo criterio clínico.

Hidróxido de calcio. Características generales y su acción sobre el tejido pulpar

Desde que en 1920 Hermmann lo introdujo en la Odontología, el hidróxido de calcio ha sido el material de elección para el tratamiento sobre la pulpa dental, y se lo ha considerado el mejor medicamento para inducir la deposición de tejidos duros y promover la salud de la pulpa y los tejidos perirradiculares.

El mecanismo de acción del hidróxido de calcio no se conoce por completo; sin embargo, Estrela (1994) sugirió que ha resistido a todas las pruebas en el tiempo por su capacidad de disociarse en ion hidroxilo (OH-) y en ion calcio (Ca2+), lo que le confiere dos propiedades enzimáticas:

1. El ion hidroxilo le aporta la propiedad de inhibir enzimas bacterianas al actuar en la membrana de las bacterias.
2. El ion calcio, que activa enzimas tisulares, como la fosfatasa alcalina, influye en la mineralización de tejidos.

En numerosos estudios se demostró que el hidróxido de calcio, en contacto directo con tejido vivo, es muy tóxico. No obstante, esa acción cáustica, debido a su alto pH, induce una necrosis superficial controlada que sería la responsable de su capacidad de generar tejidos duros.

Stanley describió la acción del hidróxido de calcio puro, con alto pH (11-13), disuelto en agua u otros vehículos en contacto con la pulpa:

- Zona de obliteración. La pulpa en contacto directo con el hidróxido sufre una cauterización química, caracterizada por una zona de desorganización con fragmentos de dentina, coágulos, pigmentos hemáticos y partículas de hidróxido de calcio. Esta zona puede visualizarse luego de una hora de la aplicación del hidróxido de calcio.
- Zona de necrosis por coagulación (0,3-0,7 mm de espesor). El tejido por debajo de la zona de obliteración recibe menos efectos químicos, y se produce trombosis y necrosis por coagulación.
- Línea de demarcación. Entre los niveles más profundos de la zona de necrosis por coagulación y el tejido pulpar subyacente se produce una línea de demarcación, que resultaría de la interacción del hidróxido con proteínas tisulares.

La zona de necrosis por coagulación causa un estímulo suficiente para que la pulpa, por debajo de ella, responda con todo su potencial reparador. Se producen cambios vasculares y migración de células inflamatorias tratando de eliminar los agentes irritantes. Esto se produce en las primeras 6 horas luego de la lesión. Si el tratamiento es exitoso, a los pocos días se pueden encontrar muchas células inflamatorias.

- Zona densa. A los 2 o 3 días se produce una acumulación de fibras conectivas. El incremento de colágeno y la aparición de células de aspecto fibroblástico y células más diferenciadas se hace muy marcado a los 7 días. El medio alcalino favorece la diferenciación en odontoblastos u osteoblastos.

- Calcificación del puente. A los 15 días la calcificación se lleva a cabo con rapidez, una vez que se depositó predentina. La matriz calcificada primitiva es muy irregular y atubular. Transcurrido un mes, la barrera consiste en un tejido similar a osteodentina con inclusiones celulares y, en contacto con la pulpa, una línea de predentina con odontoblastos. A los tres meses en la barrera se diferencian dos zonas: la más coronal –un tejido similar a dentina irregular y atubular– y la más profunda –se presenta dentina tubular lo cual indica un alto grado de diferenciación– (Figura 10.8).

Luego de un período el tejido necrótico superficial se degenera y colapsa, para dejar un espacio vacío. Por ello, muchos autores recomiendan el control clínico de la formación del puente y la colocación de una capa de hidróxido de calcio fraguable sobre él.

Si la protección pulpar se realiza con hidróxido de calcio fraguable con menor pH (9-10), se produce una lesión inicial menor. No obstante, la zona de necrosis, de menor espesor, es eliminada con rapidez por macrófagos y reemplazada por tejido de granulación que se organiza, diferencia y forma un puente de dentina sobre el material.

La formación inicial de tejido duro será visible por radiografía a las 3 a 12 semanas, y la formación completa del puente dentinario se realiza luego de 3 a 6 meses.

Otros materiales de recubrimiento pulpar

En la actualidad se plantea el uso de otros materiales para el recubrimiento de la pulpa expuesta vital. El material de elección debe resistir la invasión microbiana por largo tiempo y estimular la salud de la pulpa remanente para promover la formación de dentina. Desarrollado en los últimos años por Torabinejad (1995), el MTA (trióxido mineral agregado) se ha constituido en un material de elección. El MTA está compuesto por silicato tricálcico ($3CaO \cdot SiO_4$), carbonato cálcico ($CaCO_3$), sulfato cálcico ($CaSO_4$), aluminato de calcio ($CaAl_2O_4$) y óxido de bismuto (Bi_2O_3) que le confiere radioopacidad. Es un polvo con alto pH (al mezclarlo es de 10,5 y a las 3 horas se estabiliza en 12,5) de partículas finas hidrófilas, que se endurecen en presencia de humedad. Al mezclarlo con agua forma cristales de óxido de calcio dentro de una estructura amorfa que se solidifica en alrededor de 4 horas. Se desarrolló como material de obturación del ápice radicular por su gran capacidad como sellador. Su gran biocompatibilidad y su capacidad para prevenir filtraciones bacterianas hacen que su uso sobre el tejido pulpar produzca una respuesta excelente y menor inflamación que el hidróxido de calcio. Asimismo, en estudios de investigación sobre animales se señaló la presencia de barreras dentinarias más completas, de mayor tamaño y estructura superior.

El proceso por el cual el MTA induce la formación de dentina no se conoce por completo. Se ha teorizado que el óxido tricálcico reacciona con los líquidos tisulares para formar $Ca(OH)_2$ y, de esta manera, la

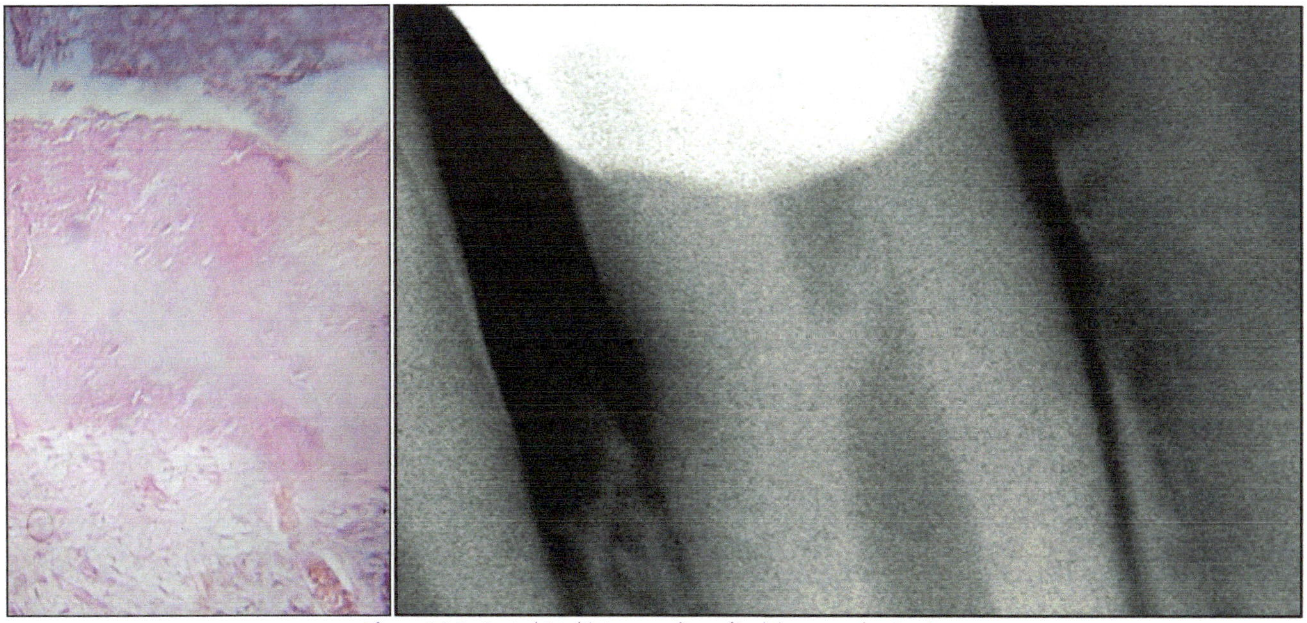

Figura 10.8: Corte histológico y radiografía del puente dentinario

generación de tejido duro sería similar a la del $Ca(OH)_2$, sin producir necrosis en el tejido.

Pulpectomía prematura

En los casos clínicos en los que todavía hay vitalidad pulpar pero el tejido conectivo no corresponde a la macroscopia indicada antes, ha fracasado la pulpotomía, o en situaciones de falta total de estructura coronaria será necesario realizar una pulpectomía, en la que el protocolo difiere de la pulpectomía en dientes adultos o con ápice conformado. Tal vez sería conveniente generar una nueva nomenclatura para esta práctica, a la que sugerimos llamar pulpectomía prematura; dado que el ápice no está conformado, las estructuras dentinarias son débiles, con paredes finas, con divergencia apical y sin un ***stop*** en la preparación quirúrgica, lo que genera un límite apical impreciso. El objetivo de esta técnica será la reparación de la patología inflamatoria, de acuerdo con el grado evolutivo al momento de la práctica, e inducir el cierre apical.

En los últimos tiempos los avances en el conocimiento de las poblaciones de células madre de la papila apical (SCAP) indican que estas pueden ser la fuente de diferenciación de odontoblastos responsables de la formación de dentina radicular. En el presente se analiza el posible papel de conservar estas células madre, porque no solo contribuirán a la maduración radicular de piezas permanentes jóvenes, en los casos de tratamientos conservadores de la pulpa o en situaciones de pulpectomías prematuras, sino también en casos de periodontitis apicales crónicas, por medio de nuevos protocolos terapéuticos, generando **apicogénesis** (Figura 10.9) en dientes cuyo tratamiento tradicional sería la **apexificación**. Informes recientes en la investigación generan un desafío ante el enfoque tradicional al considerar que tratamientos alternativos pueden promover **apexogénesis/madurogénesis** como un paso previo al enfoque tradicional de las técnicas de apexificación.

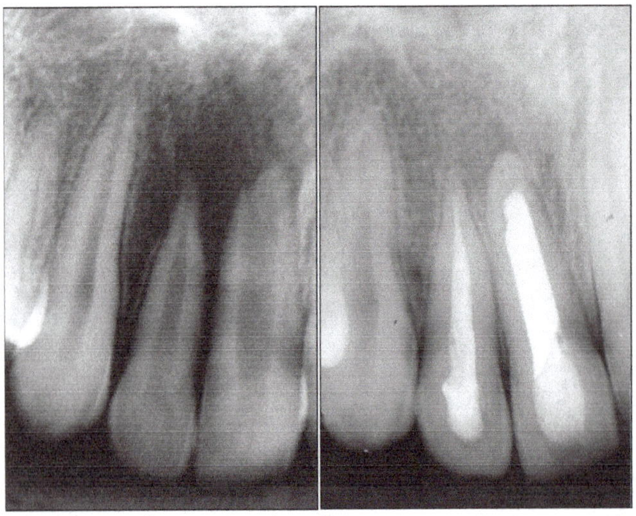

Figura 10.9: Observación radiográfica en pieza 1.1 de cierre normal del ápice, acompañado por desarrollo de dentina radicular y conformación del conducto cementario.(Forma y longitud normales)

APEXIFICACIÓN

Terapéutica en diente joven con ápice inmaduro con necrosis

Técnica quirúrgica con hidróxido de calcio

1. Anamnesis y diagnóstico clínico radiográfico. Radiografía preoperatoria, para verificar el estado del desarrollo radicular y el estado del ápice. La anamnesis y el diagnóstico permiten reconstruir la historia del diente en el momento de la consulta, y conocer los tiempos que pasaron y las manifestaciones clínicas.
2. Anestesia y aislamiento absoluto del campo operatorio con el dique de goma.
3. Preparación de la cavidad de acceso cameral, limpieza de la caries, desinfección de la cavidad y rectificación coronal hasta lograr un acceso libre.
4. Determinación de longitud de trabajo (Figura 10.10). Se establece con técnicas radiográficas,

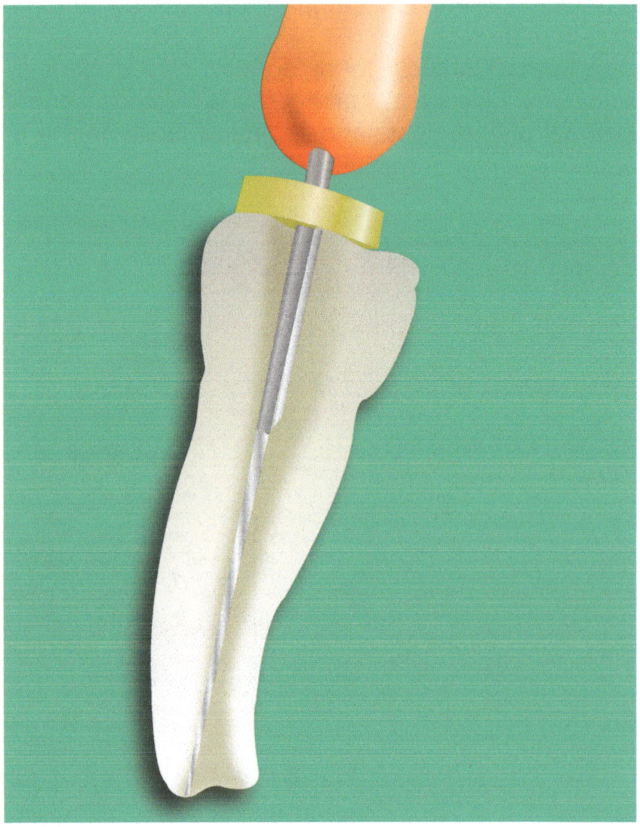

Figura 10.10: Determinación de la longitud de trabajo, sin lesionar el tejido apical

eligiendo como referencia el extremo más corto de la pared radicular, que se sitúa a 1-2 mm menos para no lesionar el tejido periapical, base de la reparación. Los localizadores electrónicos son menos fiables en dientes con ápice inmaduro.

5. Preparación quirúrgica química. Se efectúa con limas lisas en forma circunferencial, eliminando los restos presentes en el conducto y alisando sus paredes. Es preciso tener precaución en el grado de ensanchamiento para evitar que se debilite aún más la estructura dental.
   La limpieza se complementa con las soluciones irrigantes de hipoclorito de sodio al 2,5%, para eliminar restos orgánicos, y de EDTA (ácido etilendiaminotetraacético), para eliminar el barro dentinario y aumentar la permeabilidad de la dentina. La técnica de irrigación debe hacerse con extremo cuidado, dado que la salida apical es de gran calibre, entre 700 y 1.200 micrones.
   Una vez que el conducto reviste los conceptos de limpieza y conformado se procederá al secado con puntas de papel absorbente de tamaño grande o con sondas emboladas estériles.
6. Colocación de la medicación intraconducto temporaria a base de pasta de hidróxido de calcio en solución acuosa. La pasta se introduce mediante lentulos y debe condensarse hacia apical mediante condensadores o sondas emboladas; una vez logrado se obtura la entrada de la cámara con un material provisorio y se completa la restauración con un ionómero vítreo. Este sellado responde a los requerimientos exigidos para evitar la filtración marginal. En caso de reagudización (periodontitis apicales agudas supuradas) podría eliminarse con facilidad al igual que la pasta de hidróxido de calcio dentro del conducto.
   En el control radiográfico inmediato solo se apreciará cierto grado de opacamiento, dada la baja radioopacidad del hidróxido de calcio. El uso de la pasta alcalina (Maisto y Capurro, 1964), conformada por hidróxido de calcio y yodoformo en partes iguales en una solución acuosa, permite un control radiográfico inmediato de la obturación, con mayor contraste otorgado por el peso atómico del yodo, lo que permite observar con más precisión el nivel de la obturación lograda. Sin duda el agregado del yodoformo le otorga a la pasta un comportamiento antiséptico de mayor relevancia que el de su radioopacidad.
7. Sesión de control a corto plazo para evaluar la evolución clínica inmediata y sesiones de control para renovación del material de obturación temporario cada 3 meses, dado que el hidróxido de calcio se transforma en carbonato de calcio y pierde su actividad biológica.
8. Verificación de la formación del cierre apical, que se logra en períodos de 9 a 18 meses. En muchos casos se observa por radiografía, pero exige la exploración apical con maniobras delicadas y el empleo de conos de papel o limas N° 40.
9. Una vez verificado el cierre, la obturación definitiva se puede realizar con técnicas de gutapercha en frío con condensación lateral; las puntas de gutapercha deberán ser de gran calibre y a veces se requerirá que el operador fabrique un cono aún mayor que se adapte a la preparación quirúrgica. Estas maniobras también se podrán realizar con técnicas de gutapercha plastificada por calor (Figura 10.11).

Técnica quirúrgica con MTA

El protocolo quirúrgico con todos los pasos vinculados al acceso, la limpieza y la conformación reviste las mismas características descriptas en las técnicas con hidróxido de calcio. La diferencia sustancial que proponen las técnicas con trióxidos minerales es la de generar un *stop* apical que permite que el operador termine la práctica quirúrgica en una o dos sesiones en plazos cortos.

Entre sus múltiples aplicaciones, Torabinejad y Chivian (1999) propusieron el uso de trióxido mineral agregado para crear una barrera apical inmediata, en una sesión, luego de la desinfección del conducto radicular. Se extruye a los tejidos perirradiculares alguna sustancia reabsorbible (sulfato de calcio, hidróxido de calcio o similar) para lograr una barrera contra la compactación de MTA en la zona apical.

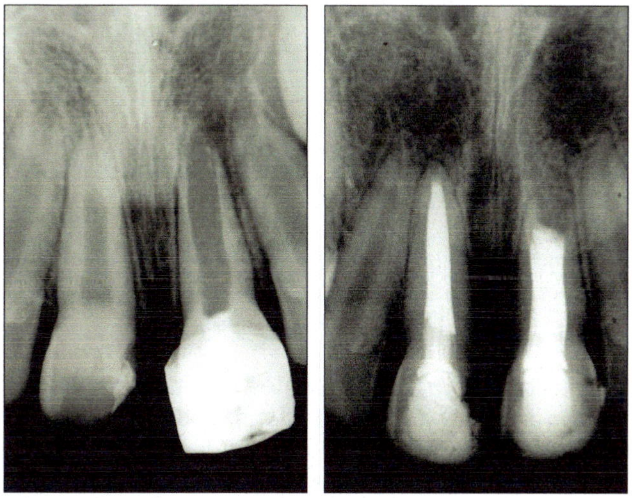

Figura 10.11: Observación radiográfica en pieza 2.1 de cierre apical con tejido similar al cemento y/o hueso. La longitud de la pieza permanece a la altura que e encontraba en el momento que se produjo la lesión

Luego se prepara el MTA y se coloca en los 4-5 mm apicales del conducto de manera similar al hidróxido de calcio. Se coloca un algodón húmedo contra el MTA y se lo deja, por lo menos 6 horas, hasta lograr el endurecimiento del material. Luego se realiza la obturación del resto del conducto. También se podría hacer la obturación inmediatamente, ya que los líquidos periapicales serían suficientes para endurecer el material. No obstante, en estudios recientes se demostró que el tratamiento en dos sesiones produce una mejor barrera apical. Luego se realiza la obturación coronaria con composite. Hasta la actualidad, debido al uso reciente del MTA en endodoncia, no hay estudios a largo plazo acerca de esta técnica para compararla con la del hidróxido de calcio.

ENDODONCIA REGENERATIVA

Nuevos criterios para el desarrollo del diente permanente joven con ápice inmaduro y necrosis pulpar

Los avances de terapias pulpares con células madre abren nuevos caminos para regenerar tejidos lograr el desarrollo del diente permanente joven con ápice inmaduro y necrosis pulpar. Se están desarrollando técnicas para permitir que la endodoncia regenerativa sea una realidad beneficiosa para pacientes y profesionales. La ingeniería de tejidos es el desarrollo y producción de tejidos de reemplazo de los que se perdieron. Murray (2007) la definió como "la aplicación de estrategias terapéuticas biológicas dirigidas a reemplazar, reparar, mantener o mejorar la función de los tejidos". Sus bases son:

1. Células madre: capaces de diferenciarse en células especializadas y de responder a los morfógenos.
2. Morfógenos: factores biológicos que regulan a las células madre para formar tejidos especializados. Hay 5 grandes familias: BMP, FGF, Wnts, Hhs, TNF. El BMP es la familia determinante en la regeneración dental.
3. Andamiajes fisiológicos: que provean una estructura biocompatible y una estructura en tres dimensiones que promueva la adhesión y el crecimiento celular.

El tratamiento de los dientes permanentes jóvenes con necrosis pulpar está lleno de dificultades. Es muy difícil la limpieza de las paredes del conducto radicular y su obturación, con la posibilidad de fracturas subsecuentes. El tratamiento con hidróxido de calcio es aceptable pero de larga duración y puede alterar las propiedades de la dentina produciendo mayor fragilidad. La colocación, en una sola sesión, de MTA en reemplazo del hidróxido de calcio aportó buenos resultados pero no disminuye la posibilidad de fractura. En los últimos años, varios autores implementaron nuevas técnicas para lograr no solo el cierre apical de estas piezas dentales, sino también el engrosamiento de las paredes de dentina para dar mayor resistencia a la raíz, lo que sugiere que el diente inmaduro necrótico podría tener una respuesta particular a los tratamientos endodónticos biológicos.

La regeneración de tejidos se basa en el desarrollo de la biología y la ingeniería tisular enfocada en el concepto de regenerar y no en reparación o cicatrización.

Para ello se debe eliminar la infección de cámara y conducto, y realizar un sellado coronal hermético; de esta manera se colocan los tejidos periapicales en condiciones de estimular nuevas células con capacidad de producir tejido duro. En época reciente se descubrió la presencia de células madre en la papila apical (SCAP) que parecen ser responsables de la formación de dentina radicular. La papila apical es parte de la papila dental localizada más allá del ápice dental, lo que le provee una gran circulación colateral y le permite sobrevivir a los procesos de necrosis pulpar. La conservación de estas células, bajo la influencia de restos vitales de vaina epitelial de Herwig, permitiría la formación completa de la raíz, ya que ellas representan una población de células madre tempranas que podrían ser una fuente de células superior para la regeneración tisular.

Para lograr la regeneración de piezas necróticas infectadas y con procesos apicales se implementó el uso de una potente pasta triantibiótica (ciprofloxacina, metronidazol y minociclina). En la actualidad se utiliza una pasta biantibiótica con la eliminación de la minociclina por la tinción que produce en la pieza dentaria; el poder bacteriológico de la pasta biantibiótica es suficiente para controlar el proceso infeccioso.

Para desinfectar el conducto sin instrumentación, se irriga copiosamente con hipoclorito de sodio al 5,25%. Actualmente la concentración recomendada en la literatura es utilizarlo al 1%. Luego se colocaba la pasta triantibiótica, en este momento se utiliza pasta biantibiotica durante 30 días. Algunas escuelas las reemplazan por hidróxido de calcio. Luego se realiza un nuevo lavaje con hipoclorito y un lavaje final con EDTA 17%. Posteriormente se genera un sangrado de los tejidos perirradiculares y se deja un coágulo hasta la unión esmalte-cemento para proveer un andamiaje sobre el que crecerá el tejido nuevo. Se coloca una capa de MTA, hoy se propone el uso de biomateriales en reemplazo de los trióxidos minerales ya que generan tinción del diente; y luego la restauración coronaria con composite (Figura 10.12).

CONCLUSIÓN

El cierre apical con tejido pulpar vital en el diente permanente joven podrá inducirse por medio de las técnicas involucradas en el criterio de apicogénesis: protección pulpar indirecta, protección pulpar directa, pulpotomías y pulpectomía prematura, esta última como parte de los nuevos criterios de desarrollo apical basados en protocolos quirúrgicos novedosos. En dientes no vitales, con necrosis y periodontitis apical, se emplea la apexificación mediante el tratamiento de conducto con las técnicas de inducción de hidróxido de calcio u otros materiales. La regeneración es una nueva posibilidad de llegar a la apexogénesis partiendo de tejido necrótico a través del ingreso de un lecho sanguíneo arrastrando células madre con la presencia de factores de crecimiento. Esto da lugar al concepto de endodoncia regenerativa o revascularización (Cuadro 10.1).

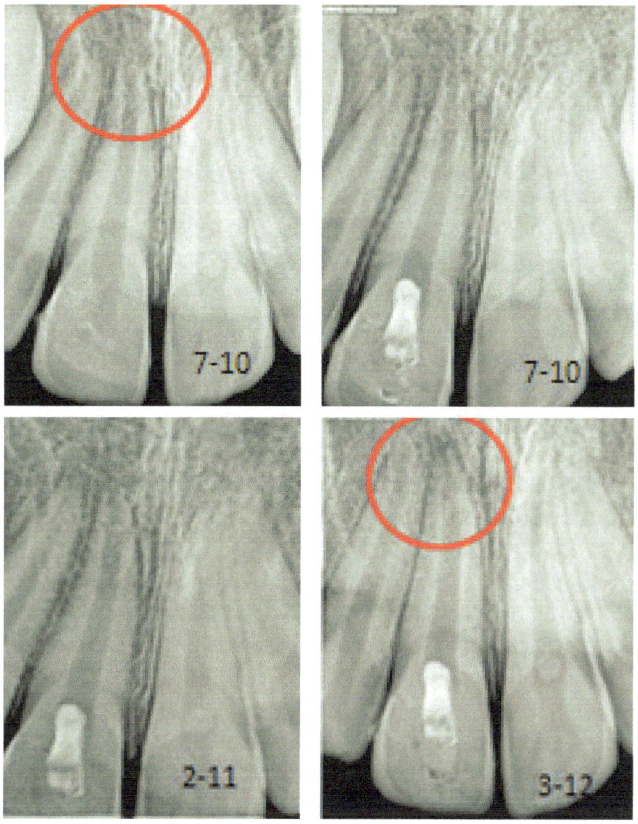

Figura 10.12: Incisivo central con lesión perirradicular y respuesta negativa a test de sensibilidad. Colocación de pasta biantibiótica. Control a los 7 meses y 20 meses. Se observa desarrollo de la raíz, cierre apical y comienzo de formación de tejido duro dentro de conducto

Cuadro 10.1: Criterios para el tratamiento endodóntico en dientes permanentes jóvenes

Apicogénesis	Apexificación	Regeneración
Diente con vitalidad Protección indirecta Protección directa Pulpotomía Pulpectomía prematura	Diente sin vitalidad Tratamiento de conducto con inducción de $Ca(OH)_2$ u otros	Diente sin vitalidad Tratamiento en base a Células Madre

Bibliografía

- Abedi HR, Torabinejad M, Pitt-Ford TR, Backland LK. The use of Tri-oxide Aggregate cement (MTA) as a direct capping agent. J Endod 1996; 22: 199.
- About I, Laurent P, Tecles O. Bioactivity of Biodentine: a Ca3SiO5-based dentine substitute. J Dent Res. 2010;89:Abstract no. 165.
- Althumairy RI, Teixeira FB, Diogenes A. Effect of Dentin Conditioning with Intracanal Medicaments on Survival of Stem Cells of Apical Papilla J Endod 2014;40:521-525
- Andreasen JO, Farik B, Munksgaard EC. Long-term calcium hydroxide as a root canal dressing may increase risk of root fracture. Dent Traumatol 2002; 18:134-7.
- Banchs F, Trope M. Revascularization of immature permanent teeth with apical periodontitis: a new treatment protocol? J Endod 2004; 30:196-200.
- Basrani E, Di Nallo R. Endodoncia en dientes permanentes jóvenes. Cap. 24. En: Basrani E. Endodoncia Integrada. Caracas, Venezuela. AMOLCA, 1999, p. 291-296
- Bezgin T, Sonmez H. Review of current concepts o revascularization/revitalization Dental Traumat 2015; 31: 267–273
- Cabrini RL. Anatomía Patológica Bucal. Cap. 5. Buenos Aires. Ed. Mundi, 1980, p. 126-12.
- Camilleri J, Staining Potential of Neo MTA Plus, MTA Plus, and Biodentine Used for Pulpotomy Procedures J Endod 2015;41:1139–1145
- Camilleri J. Color stability of white mineral trioxide aggregate in contact with hypochlorite solution. J Endod 2014;40:436–40.
- Cvek M. A clinical report on partial pulpotomy and capping with calcium hydroxide in permanent incisors with complicated crown fracture. J Endod 1978; 4 (8): 232-237.
- Cvek M, Lundberg M. Histological appearance after pulps exposure by crown fracture, partial pulpotomy, and clinical diagnosis of healing. J Endod 1983; 9:8-11.
- Cvek M, Cleaton-Jones PE, Austin JC, Andreasen J. Pulp reactions to exposure after experimental crown fractures or grinding in adult monkeys. J Endod 1982; 8: 391-397.
- Cvek M. Endodontic management of traumatized teeth. Cap. 14. En: Andreasen JO, Andreasen FM. Textbook and color Atlas of injures to the teeth. 3rd ed. Munksgaad-Copenhagen. Mosby, 1994, p. 521-30.
- Colon P, Bronnec F, Grosgogeat B, Pradelle-Plasse N. Interactions between a calcium silicate cement (Biodentine) and its environment. J Dent Res. 2010;89:Abstract no. 401.
- Diogenes AR, Ruparel NB, Fabricio B. Teixeira FB, Kenneth M. Hargreaves KM. Translational Science in Disinfection for Regenerative Endodontics J Endod 2014;40:S52–S57
- Domínguez M, Witherspoon D, Guttmann J, Opperman L. Histological and scanning electron microscopy assessment of various vital pulp-therapy materials. J Endod 2003; 29:324-333.
- Doyon GE, Dumsha T, von Fraunhofer JA. Fracture resistance of human root dentin exposed to intracanal calcium hydroxide. J Endod 2005; 31:895-7.
- England M. Jr. Apicogénesis y apicoformación. Cap. 23. En: Walton R, Torabinejad M. Endodoncia. Principios y Fundamentos. México. Nueva Editorial Interamericana, 1991, p. 398-411.
- Estrela C, Sydney GB, Bammann LL, Felipe O Jr. Mechanism of action of calcium and hyroxyl ions of calcium hydroxide on tissue and bacteria. Braz Dent J 1995; 6(2): 85-90.
- Fava LR, Saunders WP. Calcium hydroxide pastes: classification and clinical indications. Int End J 1999; 32:257-282.
- Galler KM, DDS, D'Souza RN, Federlin M, Cavender AC, Hartgerink JD, Hecker S, Schmalz G. Dentin Conditioning Codetermines Cell Fate in Regenerative Endodontics J Endod 2011;37:1536–1541
- Hargreaves KM, Geisler T, Henry M, Wang Y. Regeneration potential of the young permanent teeth: What does the future hold? J Endod 2008; 34: S51-S 56.
- Huang GT-J, Sonomaya W, Liu Y, Liu H, Wang S, Shi S. The hidden treasure in apical papila: The potential role in pulp/dentin regeneration and bioroot engineering. J Endod 2008; 34:645-651.
- Huang GT-J, Garcia-Godoy F. Missing Concepts in De Novo Pulp Regeneration. J Dent Res 2014; 93(8): 717 -724
- Iwaya SI, Ikawa M, Kubota M. Revascularization of immature permanent tooth with apical pe riodontitis and sinus tract. Dental Traumatol 2001; 17:185-7.
- Labban N, Ghaeth H.Yassen GH, Windsor LJ, Platt JA. The direct cytotoxic effects of medicaments used in endodontic regeneration on human dental pulp cells Dental Traumat 2014; 30: 429–434
- Lin lM, Ricucci D, Huang TJ. Regeneration of the dentine–pulp complex with revitalization/revascularization therapy: challenges and hopes. Int Endod J 2013;1-11

- Maisto O, Capurro M. Obturación de conductos radiculares con hidróxido de calcio-yodoformo. Rev Asoc Odont Arg 1964; 52:167-73.
- Maisto O. Endodoncia. Caps. VI y VIII. 3ª ed. Buenos Aires. Ed. Mundi, 1975, p. 115-119 y 128-136.
- Matt GD, Thorpe JR, Strother JM, McClanahan SB. Comparativestudy of white and grey Mineral Trioxide Aggregate (MTA) simulating a one or two-step apical barrier technique. J Endod 2004; 30:876-9.
- Mejáre I, Cvek M. Partial pulpotomy in permanent teeth with deep carious lesions. Endod Dent Traumatol 1993; 9:238-242.
- Murray P, García-Godoy F, Hargreaves K. Regenerative endodontics: A review of current status and call for action. J Endod 2007; 33: 377.
- Nakashima M, Akamine A. The application of tissue engineering to regeneration of pulp and dentin in endodontics. J Endod 2005; 31: 711-717.
- Nolla CM. The development of permanent teeth. J Dent Child 1960; 27:254-266.
- Kontakiotis EG, Filippatos CG, Tzanetakis CN, Agrafioti A. Regenerative Endodontic Therapy: A Data Analysis of Clinical Protocols J Endod. 2015;41:146–154
- Olsson H, Petersson K, Rohlin M. Formation of hard tissue barrier after pulp cappings in humans. A systematic review. IntEnd J 2006; 39: 429-442.
- Pelegrí H. M BIODENTINE - Eficaz tecnología en biosilicatos Canal Abierto 2011; 24 : 16-19
- Sonomaya W, Liu Y, Yamaza T, Tuan R, Wang S, Shi S, Huang G. Characterization of the apical papila and its residing stem cells from human immature permanent teeth: A pilot study. J Endod 2008; 34: 166-171.
- Stanley H. Pulp capping: Conserving the dental pulp – Can it be done? Is it Worth it? Oral Surg Oral Med Oral Pathol 1989;68: 628-639.
- Strassler HE, Levin R Biodentine Tricalcium-Silicate Cement Inside Dentistry 2011, 7 (10)
- Torabinejad M. Endodoncia. Principios y Fundamentos. México. Nueva Editorial Interamericana, 1991.
- Torabinejad M, Hong C, McDonald F, Pitt Ford R. Physical and chemical properties of a new root end filling material. J Endod 1995; 21:349-53.
- Torabinejad M, Chivian N. Clinical applications of mineral trioxide aggregate. J Endod 1999; 25: 197-205.
- Torabinejad M, Milan M, Shabahang S, Wright KR, Faras H. Histologic Examination of Teeth with Necrotic Pulps and Periapical Lesions Treated with 2 Scaffolds: An Animal Investigation J Endod 2015;41:846-852
- Torneck C. Tratamiento de la caries profunda. Cap. 22 En: Walton R, Torabinejad M. Endodoncia. Principios y Fundamentos. México. Nueva Editorial Interamericana, 1991, p. 396-392.
- Tronstad L. Endodoncia Clínica. Cap. 5.Barcelona, España. Ed. Científicas y Técnicas, 1993, p. 86-94.
- Trope M. Treatment of immature teeth with non-vital pulps and apical periodontitis. End Topics 2006;14:51-59.
- Trope M. Regenerative potential of dental pulp. J Endod 2008; 34: S13-S17.
- Tziafa C, Koliniotou-Koumpia E, Papadimitriou S, Tziafas D. Dentinogenic Responses after Direct Pulp Capping of Miniature Swine Teeth with Biodentin J Endod 2014;40:1967-1971
- Witherspoom D. Vital pulp therapy with new materials: new directions and treatment perspectives – Permanent teeth. J Endod 2008; 34(78):25-27.
- Wigler R, Kaufman AY, Lin S, Steinbock N, Hazan-Molina H, Torneck CD. Revascularization: A Treatment for Permanent Teeth with Necrotic Pulp and Incomplete Root Development J Endod 2013;39:319–326
- Witherspoom D, Small J, Harris G. Mineral trioxide aggregate pulpotomies. J Am Dent Assoc 2006;137:610-618.
- Yassen GH, Sabrah AHA, Eckert GJ, Platt JA. Effect of Different Endodontic Regeneration Protocols on Wettability, Roughness, and Chemical Composition of Surface Dentin J Endod 2015;41:956-960

Capítulo 11

Tratamientos pulpares en dientes primarios

Ana M. Biondi, Marina A. Toscano

Odontopediatría

El objetivo principal de una terapia pulpar en dientes primarios es mantener la integridad de una pieza afectada, en especial por caries o traumatismos, para evitar su pérdida prematura y proteger, al mismo tiempo, su germen de reemplazo.

CARACTERÍSTICAS DE LAS PIEZAS PRIMARIAS EN RELACIÓN CON LOS TRATAMIENTOS PULPARES

Para obtener buenos resultados en las terapias pulpares será necesario, en primer lugar, reconocer las diferencias anatómicas e histológicas de las piezas primarias en relación con las permanentes, así como aspectos relacionados con la reabsorción radicular.

Morfología y microestructura

Las piezas primarias tienen:

- Menores espesores y mineralización de los tejidos duros, que llevan a un avance rápido de la caries hasta comprometer el tejido pulpar.
- Raíces, en relación con su corona, más angostas y de mayor longitud.
- Cámaras pulpares de mayor tamaño que siguen el contorno externo de las coronas (mayor en molares inferiores que en superiores).
- Cuernos pulpares, en especial los mesiales, muy pronunciados (en general por debajo de las cúspides).

Las piezas unirradiculares tienen una topografía radicular relativamente sencilla con pocas irregularidades, que hacen que puedan tratarse mediante endodoncia con relativa facilidad. En cambio, la morfología de los conductos en las piezas multirradiculares es compleja y poco predecible. Si bien hasta que completan su formación radicular los molares suelen tener un conducto por raíz, a partir de ese momento, y a medida que transcurre el tiempo, el depósito y la reabsorción de dentina continuos contribuyen a alterar la forma y el número de los conductos, además de cambiar a curvaturas más irregulares en diferentes niveles de la misma raíz. En estas piezas es frecuente observar interconexiones o anastomosis, y ramificaciones apicales. Una de las principales diferencias radica en la reabsorción fisiológica de las raíces, que conduce a su exfoliación, cuyo mecanismo aún no está del todo claro. Estos procesos modifican la forma, la posición y la dimensión del ápice endodóntico (Figura 11.1). Todos estos fenómenos, que en algunos casos son muy marcados, pueden comprometer la posibilidad de realizar una técnica endodóntica convencional.

En numerosos estudios en los que se utilizaron diferentes métodos se investigó la permeabilidad del piso de la cámara pulpar en molares, y se hallaron canales accesorios y foraminas en proporciones que van del 30 al 80%, según los diferentes autores. De esta manera es muy posible la comunicación entre la pulpa y el hueso y los tejidos periodontales, situación que deberá tomarse en cuenta en el manejo endodóntico de estas piezas. Los molares primarios muestran diferencias morfológicas marcadas en relación con la topografía de sus conductos radiculares, con respecto a los permanentes.

Primer molar inferior

La raíz mesial presenta en general un conducto mesiovestibular y uno mesiolingual, de los cuales el primero es el más accesible. Sin embargo, no es inusual el hallazgo de un tercer conducto, aunque es poco frecuente la presencia de uno solo. En la raíz distal, de mayor longitud que la mesial, pueden observarse uno o dos conductos. La mayoría de las piezas muestra tres y cuatro conductos, aunque pueden hallarse molares con cinco.

Segundo molar inferior

Presenta dos conductos en la raíz mesial y dos en la distal; los más accesibles son los vestibulares (mesiovestibular y distovestibular). En muy pocas ocasiones en la raíz distal pueden hallarse un único conducto o tres. En general el conducto mesiolingual es el que presenta menor diámetro.

Primer molar superior

En general tiene tres conductos, de los cuales el más accesible, de mayores diámetro y angulación, corresponde a la raíz palatina. El distovestibular es el que ofrece más dificultad para la localización y menor diámetro, aunque presenta una longitud superior y poca angulación. La raíces palatina y distovestibular pueden encontrarse fusionadas, y en algunos molares se halla un cuarto conducto en la raíz mesiovestibular.

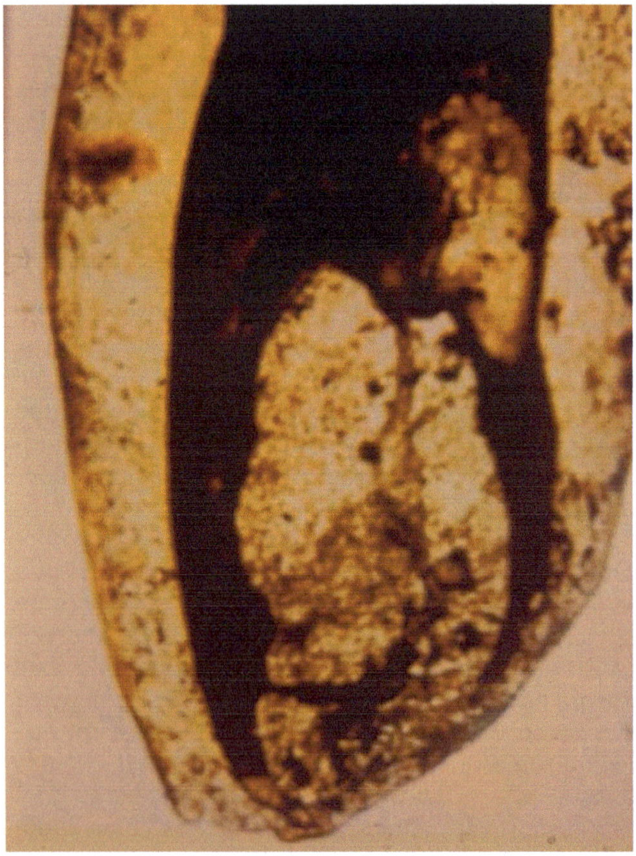

Figura 11.1: Topografía radicular del molar inferior primario. Gentileza de A. Preliasco. Rev Asoc Odontol Argent 1986; 74:6-9

Segundo molar superior

Si bien se pueden observar tres conductos, es un hallazgo frecuente la presencia de un conducto distal accesorio, poco accesible, en la raíz distovestibular, así como la de dos conductos en la mesiovestibular. El conducto palatino presenta mayores accesibilidad, angulación, diámetro y longitud, y es poco usual la presencia de dos conductos en esta raíz.

Los conductos de los molares primarios son más divergentes y acintados que los de los permanentes, y su diámetro disminuye en el tercio apical. En general los conductos de los segundos molares son más accesibles que los de los primeros, y las raíces mesiales de molares inferiores y mesiovestibulares de superiores muestran mayores variaciones que las distales y distovestibulares de las mismas piezas. La mayor parte de las modificaciones se produce en sentido vestibulolingual, por lo que estas no son detectables en las radiografías convencionales.

Desde el punto de vista histológico la pulpa de las piezas primarias es similar a la de las permanentes. Su vascularización es importante para su capacidad de recuperación. En estadios avanzados de reabsorción, se observó reducción en la densidad de la inervación y del plexo nervioso subodontoblástico, similar a la que se produce en piezas permanentes en relación con la edad.

La pulpa coronaria es más celular que la apical, y con el avance del tiempo se hace más fibrosa, por el envejecimiento rápido de estas piezas. Este trae como consecuencia mayor rapidez en el avance de estadios pulpares y menor recuperación biológica frente al avance de las lesiones por caries y uso de ciertos medicamentos. Sin embargo, Monteiro y col. (2009)sugieren que las piezas primarias mantienen su potencial de sensibilidad y capacidad de reparación hasta estadios avanzados de reabsorción radicular.

DIAGNÓSTICO

Determinar con certeza el estado de salud pulpar en estas piezas es una tarea difícil; sin embargo, el éxito de un tratamiento endodóntico depende en gran medida de un diagnóstico correcto. Para ello, entonces, será necesario obtener la mayor cantidad de información de diversas fuentes.

Historia clínica

Anamnesis

Un interrogatorio apropiado es de gran ayuda para establecer el diagnóstico y el tratamiento. Es necesario indagar sobre el estado de salud general del niño, ya que en pacientes con riesgo médico incrementado están contraindicados los tratamientos pulpares, con excepción de las situaciones en que la extracción constituye un factor de riesgo, por alteraciones en la coagulación o angioedema hereditario.

En relación con la historia de dolor, las repuestas de los niños pequeños suelen ser poco confiables, ya que tienen dificultades para localizar con exactitud el sitio del dolor. El que desaparece en pocos segundos, con frecuencia provocado por frío o dulces, sugiere dolor dentinario y un estadio pulpar reversible. Relatos de dolor no estimulado, constante o nocturno pueden indicar estadios pulpares irreversibles.

Examen clínico

La evaluación de los tejidos dentales permite identificar las pérdidas de estructuras como consecuencia de lesiones de caries o traumatismos y su extensión, presencia de restauraciones defectuosas y cambios de coloración.

La evaluación de los tejidos blandos peridentales permitirá identificar la presencia de abscesos o fístulas, como probables indicadores de infección localizada (Figura 11.2). La inflamación de los tejidos blandos o celulitis sugiere una infección no localizada (Figura 11.3). La presencia de linfadenopatías también puede ser consecuencia de una infección de origen odontogénico. La movilidad de la pieza dental puede ser fisiológica por reabsorción radicular, o revelar la pérdida de hueso de soporte como consecuencia de una infección. La percusión positiva puede indicar procesos con complicación de tejidos periapicales. (Recuérdese comenzar siempre percutiendo una pieza sana para evaluar la confiabilidad de la respuesta del niño). Las pruebas de vitalidad, térmicas y eléctricas, en general, son poco predecibles y no concluyentes. Con frecuencia el diagnóstico del estado pulpar no puede confirmarse hasta no visualizar el tejido en forma directa, al acceder a la cámara pulpar. La presencia y el tipo de hemorragia permitirán diferenciar la pulpa con vitalidad y sin ella, y el grado de inflamación de los filetes radiculares (Figura 11.4).

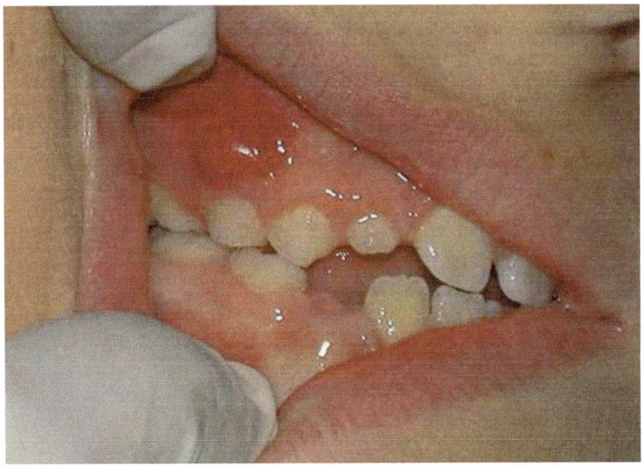

Figura 11.2: Presencia de fístula

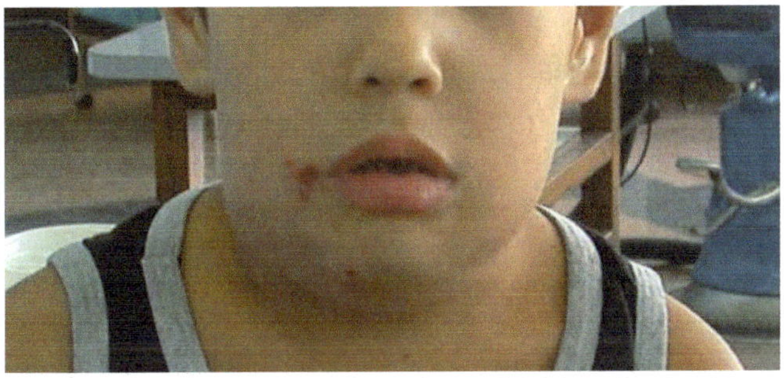

Figura 11.3: Niño de 5 años con fiebre, dolor, gran hinchazón bilateral y dificultad para abrir la boca y tragar. Diagnóstico: celulitis submandibular de origen odontogénico

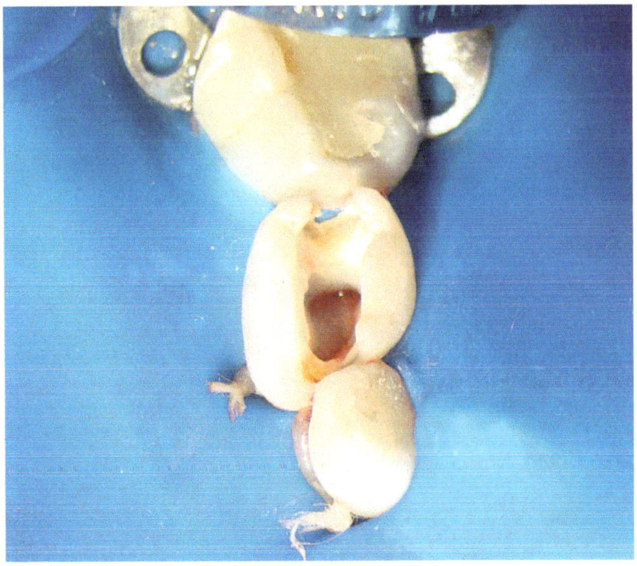

Figura 11.4: Control de la hemorragia. Filetes radiculares libres de inflamación

Examen radiográfico

Una buena evaluación aportará datos de interés para completar el diagnóstico. Podrán observarse las lesiones de caries o trazos de fractura y su extensión, así como la proximidad de grandes restauraciones a los cuernos pulpares.

La presencia de radiolucidez periapical en piezas unirradiculares, o interradicular en molares (por permeabilidad del piso de la cámara pulpar y presencia de canales accesorios) es indicadora de procesos de infección (Figura 11.5). Cuando esta es de larga data, la reabsorción ósea es tal que en los molares no solo estará afectado el espacio interradicular, sino también los ápices. Por lo general, asociada a la reabsorción ósea patológica también podrá observarse reabsorción radicular patológica (Figura 11.6). Cuando haya dudas, puede compararse con la radiografía de su pieza homóloga simétrica.

La observación de reabsorción interna/externa es evidencia de cambios pulpares irreversibles. El ensanchamiento del ligamento periodontal, y la presencia de calcificaciones intrapulpares también son signos de patología pulpar. La existencia o no de la pieza permanente de reemplazo también es un dato relevante que debe considerarse.

Las radiografías periapicales no ofrecen buenas imágenes de los conductos radiculares, ya que no se visualiza la dimensión vestibulolingual.

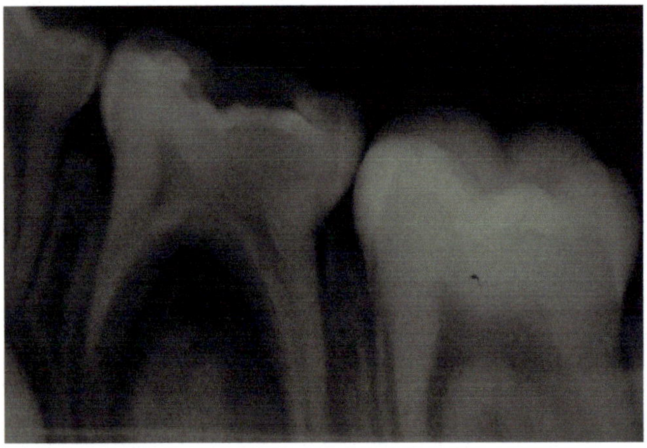

Figura 11.5: Osteítis interradicular en el segundo molar

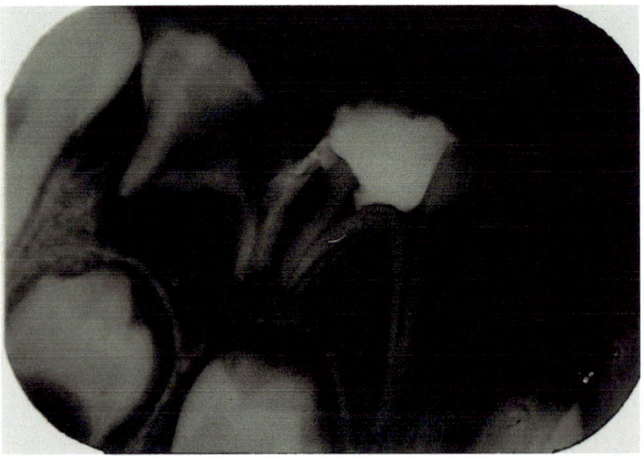

Figura 11.6: Osteítis periapical e interradicular, y reabsorción radicular patológica en el 2° molar

CLÍNICA DE LOS TRATAMIENTOS PULPARES

Como consecuencia de los aspectos citados antes, la endodoncia en piezas primarias aún es un tema de controversia en Odontopediatría. En la planificación del tratamiento se deberán considerar factores relacionados con la colaboración y el comportamiento del niño, la situación social, el estado de salud general, la importancia de la pieza en el desarrollo de la oclusión, la posibilidad de realizar una restauración hermética posterior al tratamiento pulpar, el grado de pérdida de hueso de soporte y la severidad de la infección. Las indicaciones, los objetivos y el tipo de tratamiento dependerán del estado de salud pulpar. En todos los casos se recomienda aislamiento absoluto, y evaluación clínico-radiográfica periódica de la pieza y los tejidos circundantes en los controles sucesivos.

TRATAMIENTO PULPAR VITAL

PROTECCIÓN PULPAR INDIRECTA

La protección indirecta puede ser una alternativa aceptable en molares primarios asintomáticos sin evidencia clínico-radiográfica de pulpitis irreversible, donde pueda realizarse con ulterioridad una restauración hermética. Su objetivo es promover la curación, preservando la vitalidad del tejido pulpar. Está indicada para detener el proceso de caries, proporcionando las condiciones necesarias que lleven a la formación de dentina de reparación, remineralizando la dentina desmineralizada. Dado el corto ciclo de vida de estas piezas, puede considerarse un tratamiento definitivo.

Procedimiento clínico:

1. Anestesia y aislamiento del campo operatorio.
2. Remoción completa de la dentina cariada de las paredes cavitarias con excavadores, o instrumental rotatorio a baja velocidad (fresa redonda de carburo-tungsteno).
3. Eliminación del tejido cariado del piso de la preparación, evitando exponer la pulpa.
4. Lavado con clorhexidina o yodopovidona y secado con torundas de algodón.
5. Recubrimiento con cemento de hidróxido de calcio, ionómero vítreo u óxido de zinc-eugenol (OZE).
6. Restauración con buen sellado para evitar microfiltración.

El resultado del tratamiento depende de un diagnóstico pulpar correcto, el sellado posterior y el control de la actividad de caries, y es independiente del tipo de material aplicado.

Protección pulpar directa

Frente a una situación de **exposición pulpar** puntiforme y libre de contaminantes producida por un traumatismo o iatrogenia si bien puede llevarse a cabo un recubrimiento directo, este procedimiento es de aplicación limitada y poco recomendable. En piezas primarias jóvenes con ápice incompleto la situación es semejante a la de los permanentes jóvenes, por lo que el tratamiento indicado, si la circunstancia lo permite, es la protección con hidróxido de calcio [$Ca(OH)_2$] o trióxido mineral agregado, sin embargo, el éxito reportado es bajo y el fracaso puede traducirse en reabsorción interna o abscesos agudos.

Pulpotomía

Comprende la remoción de la pulpa coronaria y la colocación posterior de un agente sobre los muñones radiculares vitales, sanos o con pulpitis reversible.. Está indicada ante exposiciones pulpares no cariosas cuando no puede realizarse una protección directa, o en exposiciones cariosas, o cuando el tejido de la cámara pulpar está afectado o infectado sin evidencia de patología radicular. Los molares que presentan una historia de dolor provocado de corta duración, sin signos clínicos ni radiográficos, como presencia de fístula, radiolucidez periapical o interradicular, reabsorción dentinaria interna o externa, y calcificaciones distróficas sugieren un diagnóstico de pulpitis irreversible en el tejido cameral, y de pulpitis reversible o tejido sano en los filetes radiculares, y se tratan por medio de pulpotomías.

En la actualidad, se han propuesto diferentes estrategias para mantener la vitalidad de la pulpa radicular. En términos generales, los agentes pueden identificarse como farmacológicos y no farmacológicos. Entre los primeros se mencionan el formocresol, el sulfato férrico, el trióxido mineral agregado y el hipoclorito de sodio. Entre los no farmacológicos, la electrocirugía y el láser.

Agentes farmacológicos

Pulpotomía con formocresol. Una revisión del uso del agente pulpar más utilizado, el formocresol de Buckley, mostró una larga historia de éxito clínico (de alrededor del 55 al 98%), cuando se usó en piezas primarias vitales durante períodos que se extendieron entre 1 y 87 meses. Sin embargo, en numerosos estudios se sugirió que el formocresol ingresa en la circulación sistémica y puede ser tóxico y carcinógeno/mutágeno. Su fórmula permanece casi inalterable desde su introducción por Sweet en 1930 (Cuadro 11.1).

El formaldehído reacciona con los grupos aminoácidos (AA) de las proteínas pulpares y bacterianas para volverlas metabólicamente inertes, desnaturalizando

Cuadro 11.1: Fórmula de Buckley

Formaldehído	19 ml
Tricresol	35 ml
Glicerina	15 ml
Agua c.s.p	100 ml

las toxinas y las enzimas autolíticas. El cresol destruye la integridad de las membranas celulares y permite que el formaldehído penetre con más profundidad. Es poco soluble, por lo que se infiere que no entra en la circulación sistémica. La glicerina actúa como emulsionante previniendo la polimerización del formaldehído. Con respecto a la respuesta histológica que mostraron los tejidos pulpares a la acción del formocresol, en los trabajos de investigación se revelaron resultados dispares, por lo que se concluyó que una pulpotomía exitosa desde el punto de vista clínico deja el tejido con inflamación crónica y parcialmente necrótico, y que el objetivo principal del tratamiento con formocresol es mantener la pieza primaria en una condición asintomática hasta la exfoliación normal. Varios autores demostraron la toxicidad del formocresol en relación con: la absorción sistémica del fármaco y su hallazgo en tejidos de riñón, hígado, corazón y músculos; la presencia de defectos en el sucesor asociados con tratamientos realizados en las respectivas piezas primarias; la posición rotada de premolares, y el potencial mutágeno y carcinógeno del formaldehído. No hay casos documentados de distribución sistémica o cambios patológicos en tejidos asociados con el uso del formocresol en seres humanos; por otro lado, las dosis utilizadas en estudios de toxicidad en animales de experimentación son inmensamente mayores a las usadas en la práctica clínica habitual. En 1994 (recatalogado en 2004) la Internacional Agency for Research on Cancer clasificó al formaldehído como cancerígeno para los seres humanos. Sin embargo, la evidencia científica sugiere que no existe correlación entre el cáncer y las pulpotomías con formocresol.

En 1975 Morawa comenzó a utilizar en forma empírica una preparación con 3 partes de glicerina, 1 parte de agua y 1 parte de formocresol al 19% luego de tomar en cuenta que la capacidad fijadora del formocresol se mantiene si se realiza una dilución de hasta el 20%. De esta manera se obtiene idéntica apariencia inicial de fijación in situ, igual citotoxicidad inicial sobre fibroblastos y mayor rapidez en el período de recuperación tisular. La secuencia para su empleo involucra los pasos clínicos enumerados en el Cuadro 11.2.

Las observaciones histológicas de García Godoy y col revelaron que la aplicación de la torunda durante 1 minuto tiene la misma efectividad que la de 3 a 5 minutos y produce menor respuesta inflamatoria. En

2001 los resultados de Strange y col. en 196 molares de 122 niños (seguimiento de 6 a 103 meses; media, 49 meses) revelaron que la técnica que solo incorpora el formocresol a la sub-base de OZE presentó similar éxito clínico y radiográfico.

Es necesario destacar que la reacción del formaldehído con las proteínas pulpares y bacterianas es lenta, poco estable y reversible, por lo que el éxito de este tratamiento disminuye con el tiempo, situación que deberá comunicarse a los acompañantes del paciente.

Pulpotomía con sulfato férrico. El control de la hemorragia parece ser una variable significativa en el éxito de las pulpotomías. La ausencia de una hemostasia adecuada antes de la colocación del agente pulpar puede provocar el fracaso del tratamiento, ya que interferiría con los procesos de curación. Uno de los agentes que más atención ha recibido en el último tiempo es el sulfato férrico. Si bien su mecanismo de acción aún es debatido, se sugiere que el compuesto metálico-proteico formado en la superficie de los remanentes radiculares actuaría como barrera a los componentes irritantes de la sub-base, y podría prevenir los problemas derivados de la formación del coágulo.

Con respecto al sulfato férrico, un estudio retrospectivo efectuado sobre 202 pulpotomías realizadas en piezas primarias con formocresol, sulfato férrico o una combinación de ambos mostró diferencias no significativas en los resultados radiográficos obtenidos con las 3 técnicas. En otro ensayo en el que se compararon los resultados clínico-radiográficos a 20 meses de pulpotomías con formocresol y sulfato férrico, en ambos grupos se reveló un 100% de éxito clínico, y un 97,2% de éxito radiográfico. Smith y col. condujeron una investigación en la que recogieron los datos clínicos y radiográficos de pulpotomías realizadas con sulfato férrico y sub-base de OZE por un período de 5 años. Los datos correspondientes a 242 molares primarios de 171 niños mostraron un éxito clínico del 99% y un éxito radiográfico del 74-80% que decrecía con el tiempo. Los resultados obtenidos en una revisión sistemática y metaanálisis por Deery (2005) indicaron que en molares primarios las pulpotomías con formocresol y sulfato férrico tienen similar éxito clínico radiográfico.

Los preparados comerciales de sulfato férrico contienen concentraciones de 15,5 y 20%. El protocolo de procedimientos se enumera en el Cuadro 11.2.

Si se toman en cuenta los resultados clínicos y radiográficos obtenidos, y que la respuesta histológica es semejante a la presentada por el formocresol pero sin las desventajas de los aldehídos en relación con su potencial inmunógeno y mutágeno, este hemostático constituye una terapéutica aconsejable en piezas con pulpa expuesta por caries, sin sintomatología pulpar y con mínima reabsorción radicular.

Pulpotomía con MTA. En relación con su uso como posible alternativa al formocresol en pulpotomías en piezas primarias, en un estudio se evaluaron a 15 meses 52 molares tratados con MTA, y sus resultados revelaron una respuesta clínica satisfactoria en todos ellos. Además, se detectaron imágenes radiográficas de formación de dentina reparadora en los conductos radiculares. Eidelman, Holan y Fuks realizaron pulpotomías en 45 molares primarios utilizando en forma aleatoria formocresol en el grupo control y MTA en el experimental. Las piezas se evaluaron por observación clínica y radiografía en un rango de 6 a 30 meses. Los resultados

Cuadro 11-2. Protocolo para las pulpotomías vitales

- Radiografía preoperatoria, anestesia y aislamiento absoluto
- Eliminar la dentina cariada, descubrir y unir los cuernos pulpares con alta velocidad y refrigeración utilizando fresas estériles sin punta activa.
- Remoción del techo de la cámara pulpar.
- Eliminar el contenido de la cámara pulpar con excavadores estériles afilados desde el centro hacia la periferia o fresas redondas grandes estériles a baja velocidad
- Lavar la cámara pulpar con solución fisiológica
- Controlar la hemorragia aplicando suavemente torundas estériles de algodón (húmedas) entre 3 y 5 minutos (Figura 11.7)

Formocresol	Sulfato férrico	MTA
Diluir el formocresol. Colocar una torunda de algodón embebida sobre la entrada de los conductos durante 1 a 4 minutos.	Aplicar el sulfato férrico sobre los muñones pulpares frotando suavemente durante no más de 15 segundos (Figura 11.9). Lavar profusamente con spray de agua, hasta eliminar por completo el sulfato férrico (si la hemorragia continuara podrá repetirse la aplicación) (Figura 11.10)	Preparar la mezcla según instrucciones del fabricante (Figura 11.12)
Colocar en la cámara pulpar una pasta de 1 gota de solución de formocresol diluido con OZE (Figura 11.8). Comprimir suavemente	Colocar en la cámara pulpar una sub-base de OZE. Comprimir suavemente (Figura 11.11)	Colocar en la cámara pulpar el MTA. Condensar con torunda húmeda (Figura 11.13)

- Colocación de OZE reforzado.
- Radiografía posoperatoria. Corona de acero

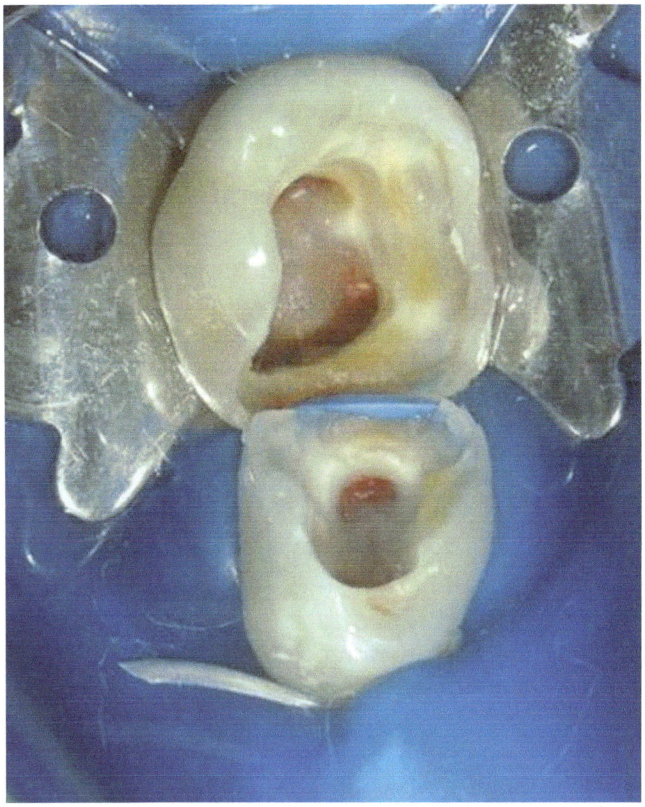

Figura 11.7: Pulpotomía. Eliminación de pulpa cameral y control de la hemorragia

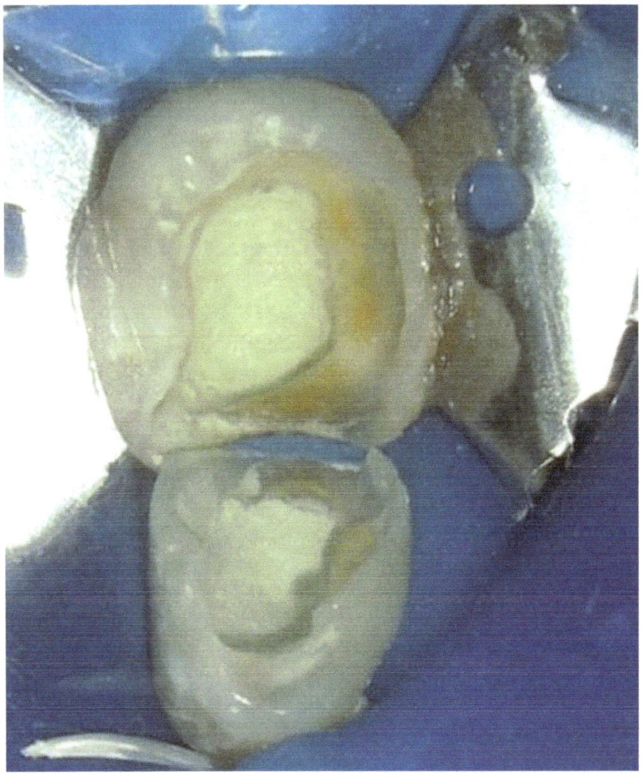

Figura 11.8: Pulpotomía con formocresol. Sub-base de OZE con una gota de formocresol diluido

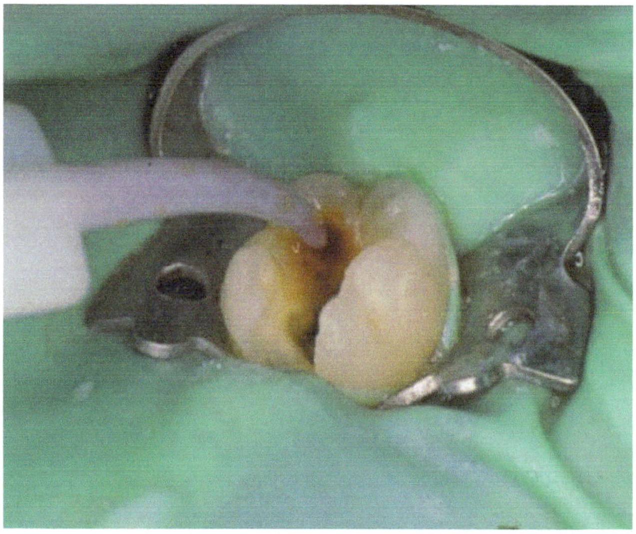

Figura 11.9: Pulpotomía con sulfato férrico. Aplicación de sulfato férrico al 15,5%

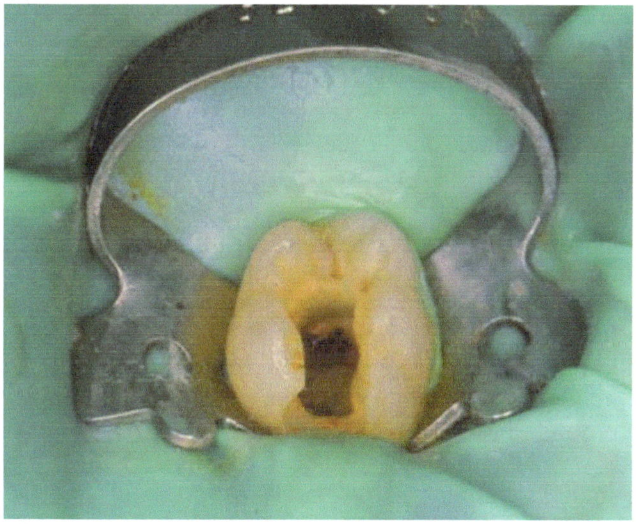

Figura 11.10: Pulpotomía con sulfato férrico. Hemostasia posterior al lavado profuso con spray de agua

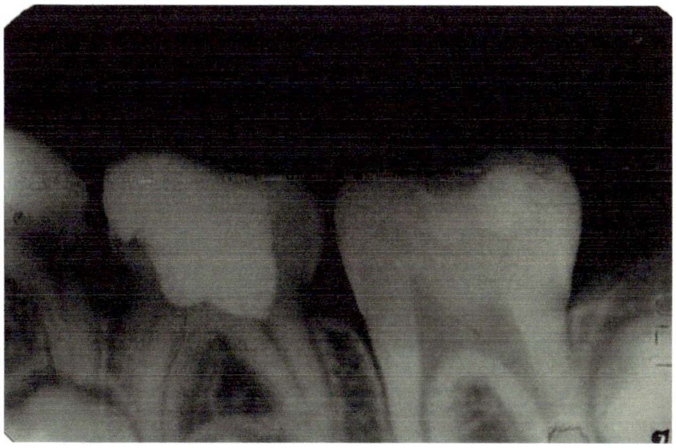

Figura 11.11: Pulpotomía con sulfato férrico. Radiografía posoperatoria

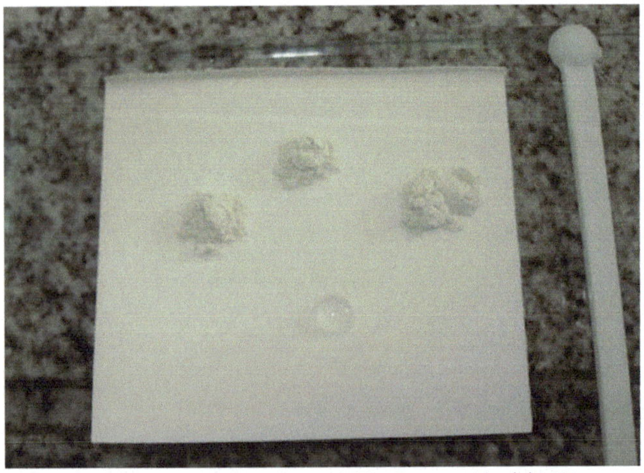

Figura 11.12: Pulpotomía con MTA. Preparación del MTA

no registraron fracasos en el grupo MTA, por lo que se concluyó que podría ser una alternativa al uso de formocresol en piezas primarias. Biondi, Cortese, Ortolani y col. obtuvieron resultados semejantes utilizando un trióxido de fabricación argentina, y concluyeron que se trata de un material promisorio que necesita mayor evaluación a largo plazo. Las conclusiones de una revisión sistemática, publicada recientemente, revelaron que el MTA fue clínica y radiográficamente superior al formocresol.

La biocompatibilidad, la ausencia de reabsorción interna, la inducción a la formación de tejido duro, y su capacidad de sellado son ventajas que se contraponen a su mayor costo. Secuencia clínica en el Cuadro 11.2.

Pulpotomía con hipoclorito de sodio. Teniendo en cuenta que el hipoclorito de sodio tiene una larga y probada historia como irrigante en endodoncia, por sus propiedades homeostáticas, antimicrobianas, de disolución de los tejidos, neutralización de productos tóxicos y acción detergente, y que es un fármaco accesible, de fácil disponibilidad y manipulación sencilla, se lo utiliza en la actualidad como agente para pulpotomías.

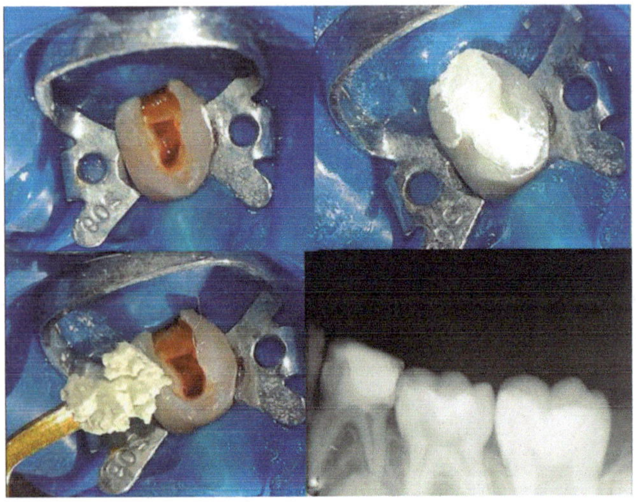

Figura 11.13: Pulpotomía con MTA

Rosenfeld y col. revelaron que la aplicación de NaOCl al 5% sobre tejido pulpar vital actúa solo en superficie, con pocos efectos sobre el tejido profundo; mientras que Hafez y col. concluyeron, en un estudio experimental en monos, que el uso de NaOCl al 3% mostró reorganización normal de los tejidos y formación de un puente dentinario luego del control de la hemorragia en protecciones pulpares directas. La técnica incluye la colocación, durante 30 seg, de una torunda de algodón empapada en NaOCl al 3% o 5% sobre los filetes radiculares. Luego de un lavado profuso, para eliminar el coagulo, se coloca una sub-base de OZE y la restauración definitiva correspondiente a la situación clínica particular.

Algunos trabajos clínicos experimentales y retrospectivos, en los que se comparó la eficacia clínica y radiográfica de las técnicas de pulpotomía con NaOCl con las que utilizan formocresol 20%, formocresol diluido y sulfato férrico, informaron diferencias no significativas en las tasas de éxito.

Agentes no farmacológicos

Pulpotomía con electrocirugía. Denominada también electrofulguración, electrocoagulación o electrobisturí, se basa en que la electrocauterización carboniza, y el calor producido desnaturaliza la pulpa y la contaminación bacteriana. Los estudios en animales de experimentación y seres humanos mostraron diferentes resultados; desde excelente comportamiento clínico-radiográfico hasta el aumento de la patología apical e interradicular e incremento de la reabsorción radicular. La respuesta histológica al tratamiento de los muñones pulpares mostró cuadros que variaron desde tejido sano hasta inflamación aguda, crónica, edema, fibrosis y necrosis difusa. La variabilidad de técnicas, corrientes y sub-bases empleadas, además del pequeño tamaño de las muestras utilizadas en los trabajos de investigación, dificultan la posibilidad de comparar de los resultados. La electrocoagulación no elimina la inflamación de la pulpa radicular, por lo que su resultado depende del estado pulpar inicial.

Pulpotomías con láser. El empleo del láser de baja potencia se ha sugerido como método no farmacológico alternativo al formocresol, por sus propiedades analgésicas, antiinflamatorias y bioestimulantes, con capacidad para inducir la dentinogénesis, estimulando y preservando la vitalidad pulpar. Se considera que, además, acelera la cicatrización de la herida pulpar y la expresión de las lectinas.

Una vez removida la pulpa cameral, con excavador, ejerciendo leve presión con una torunda de algodón estéril se obtiene la hemostasia de los filetes radiculares. Posteriormente se realiza una aplicación de láser (de Nd:YAG, Erbium-YAG, CO_2 o diodo) en la entrada de cada conducto a 2 mm de distancia del tejido pulpar. Como en el resto de las pulpotomías, se coloca luego óxido de cinc-eugenol reforzado y se restaura con corona de acero (Figura 11.14).

Según una revisión sistemática de 2013, las pulpotomías con láser tienen menos éxito clínico radiográfico que las convencionales, por lo que aún no se puede sugerir su uso.

TRATAMIENTO PULPAR NO VITAL

En los pacientes que manifiestan signos y síntomas como historia de dolor espontáneo, presencia de fístula, celulitis difusa a punto de partida odontogénico, radiolucidez periapical o interradicular y hemorragia excesiva posterior a la eliminación de la pulpa cameral, se puede establecer el diagnóstico clínico o radiográfico de pulpitis irreversible o necrosis, con indicación de pulpectomía.

PULPECTOMÍA

El objetivo de este procedimiento es eliminar la infección y permitir la preservación de la pieza en un estado funcional hasta su período normal de exfoliación, sin afectar el germen de reemplazo ni la salud general del niño. En las piezas unirradiculares, como consecuencia de la simplicidad de la topografía radicular, es un tratamiento con buen pronóstico. Sin embargo, en molares, debido a las características mencionadas en relación con la accesibilidad de los conductos, la permeabilidad del piso de la cámara pulpar, la presencia de canales accesorios y las anastomosis horizontales, es una terapéutica compleja. En general el resultado empeora en grado significativo a medida que aumenta la reabsorción radicular, razón por la cual su indicación se limita a piezas con nula o minima reabsorción radicular.

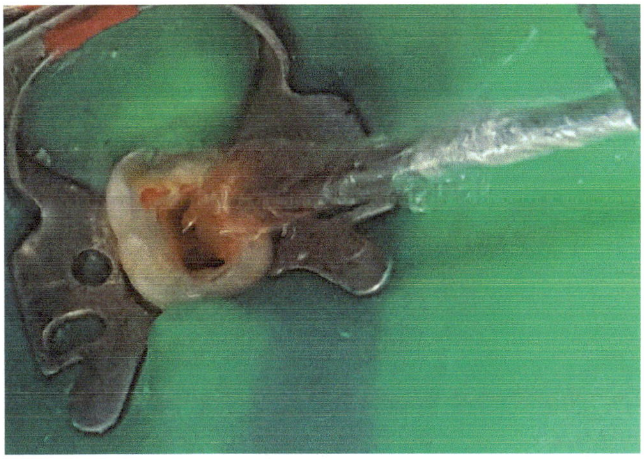

Figura 11.14: Aplicación de láser en entrada de conductos radiculares

Si bien las piezas tratadas se exfolian con normalidad, es factible que sea necesaria su extracción, ya sea por su persistencia o por erupción ectópica de las piezas de reemplazo.

Procedimiento clínico:

1. Radiografía preoperatoria, anestesia local, aislamiento absoluto, remoción de dentina cariada y techo de la cámara pulpar.
2. Mediante el empleo de excavadores, se procede a la eliminación del contenido necrótico de la cámara pulpar. Durante esta operación se irriga con hipoclorito de sodio al 1%.
3. Localización y preparación de la entrada de los conductos.
4. Remoción de la pulpa radicular con limas Hedström (N° 15 o 20).
5. Conductometría con limas lisas introducidas a no más de 5 a 7 mm (1 o 2 mm menos del ápice radiográfico) respetando el nivel de la rizólisis (Figura 11.15 A).
6. Instrumentación suave con limas lisas de calibre compatible con el canal y, con posterioridad, dos limas sucesivas, no mayores de 30. Irrigación con hipoclorito de sodio al 1% (figs. 11-15 B y 11-16).
7. Secado de los conductos con conos de papel o lima embolada, de acuerdo con la longitud de trabajo establecida. Si continuara el exudado, inactivación con hidróxido de calcio ($Ca(OH)_2$) y finalización en sesión posterior. Si los conductos pueden secarse en forma adecuada, terminar en la misma sesión (Figura 11.17).
8. Obturación con pastas a base de $Ca(OH)_2$ o hidróxido de calcio-yodoformo (si se usan las formas originales, se mezclan con agua destilada esterilizada, solución salina fisiológica, solución anestésica local o solución acuosa de carboximetilcelulosa, y se debe obtener una pasta poco espesa o cremosa) que se llevarán al interior de los conductos con limas lisas, lentulo o jeringas. El $Ca(OH)_2$ es un material biocompatible, reabsorbible, con propiedades antibacterianas que retardan la recontaminación del conducto. El yodoformo tiene propiedades antibacterianas, es rápidamente reabsorbible y radioopaco. El OZE, utilizado con frecuencia como material de obturación, se reabsorbe con lentitud y es irritante para los tejidos periapicales. Según Erausquin y Muruzábal puede provocar necrosis de hueso y cemento. En otros estudios se indicó que la sobreobturación con este material, muy difícil de manejar en piezas

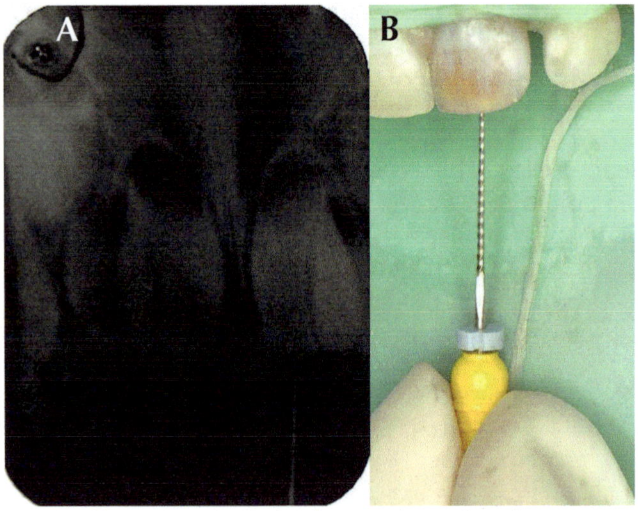

Figura 11.15 A y B: Conductometría con limas lisas

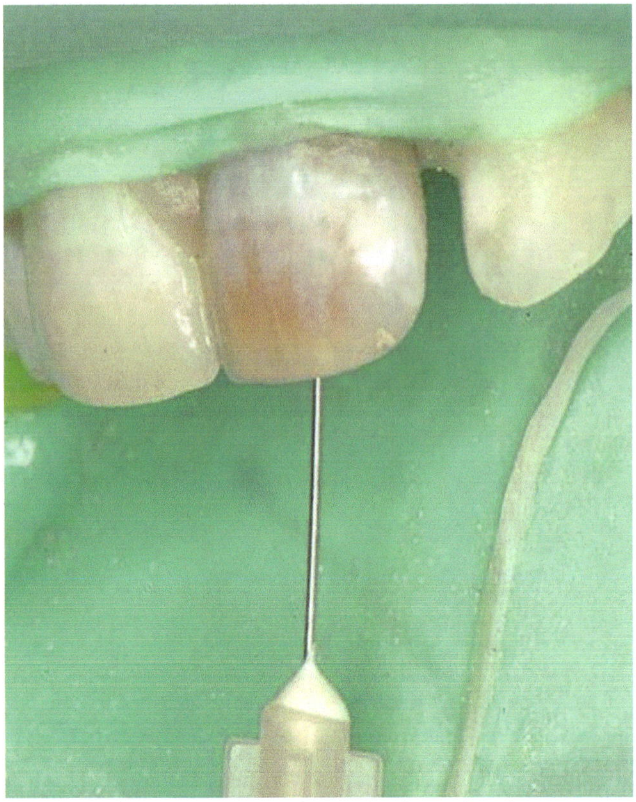

Figura 11.16: Irrigación con hipolorito de sodio

con ápices amplios, se endurece, puede permanecer en el hueso alveolar por largo tiempo y generar a veces una reacción de cuerpo extraño moderada capaz de desviar la erupción de las piezas de reemplazo (Figura 11.18).

9. Se obtiene una radiografía posoperatoria y se efectúa la rehabilitación (Figura 11.19).

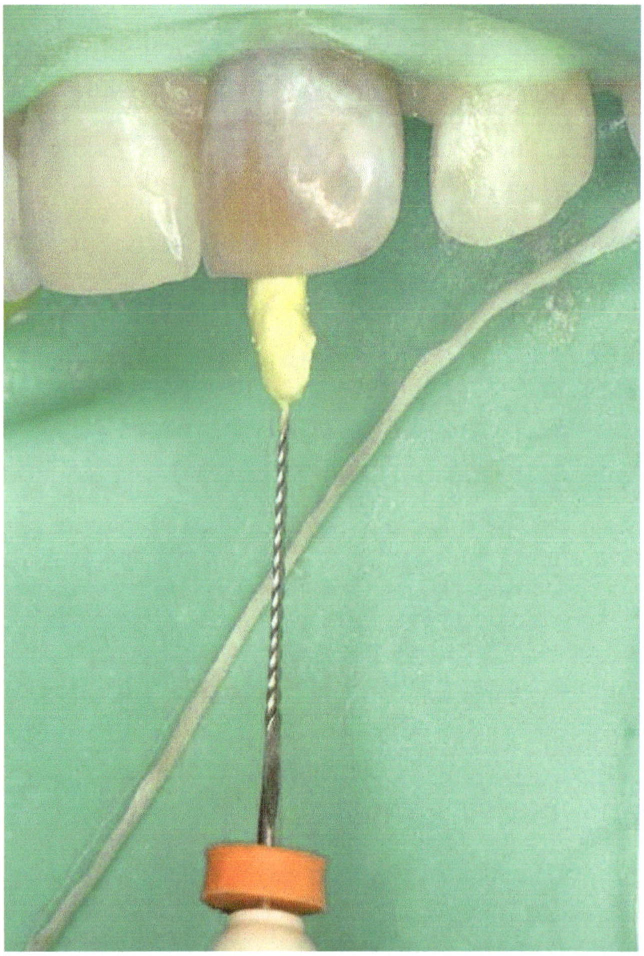

Figura 11.17: Obturación con pasta a base de hidróxido de calcio-yodoformo llevada con lima

Pulpotomías no vitales

En casos de pulpa inflamada o necrótica, se considera a las pulpotomías no vitales como alternativa de tratamiento razonable, dado que la realización de tratamientos endodónticos totales se dificulta por la compleja topografía radicular de las piezas primarias y los procesos de reabsorción fisiológica, que no permiten la preparación quirúrgica adecuada de los conductos radiculares, que muchas veces no son accesibles en todos los niños y para todos los profesionales.

Estas técnicas parciales no incluyen instrumentación endodóntica (NIET) y se basan en el concepto de que la reparación puede lograrse si las lesiones son adecuadamente desinfectadas.

El formocresol, referente desde la década del 50, es utilizado en pulpotomías vitales y también en no vitales, sobre la base de que aplicaciones sucesivas incrementan su poder bactericida en un 100%. Roberts y col. informaron un 84% de éxito con formocresol en pulpotomías no vitales,

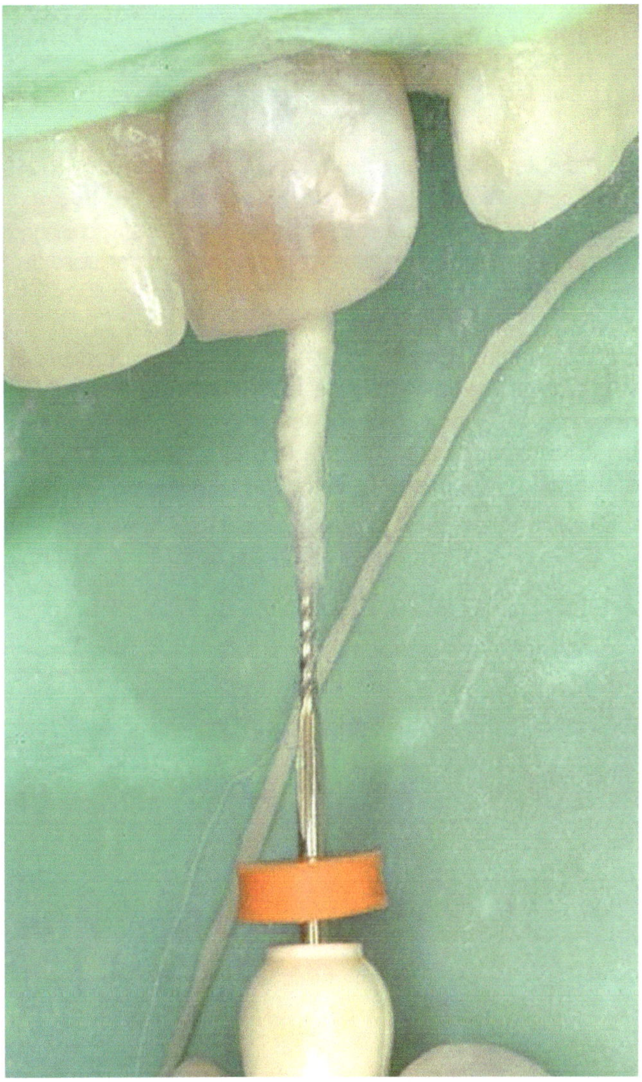

Figura 11.18: Secado del conducto con lima embolada

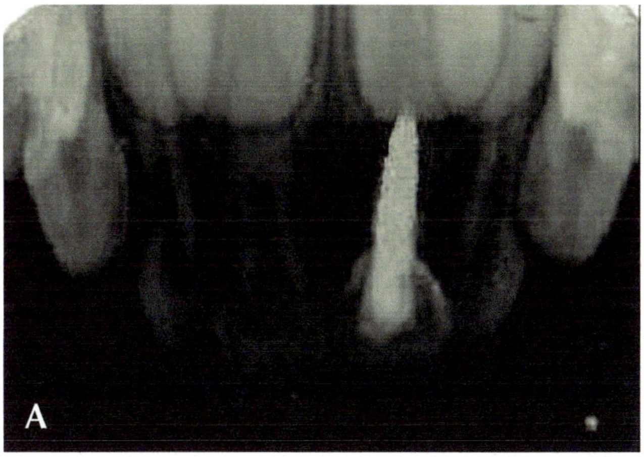

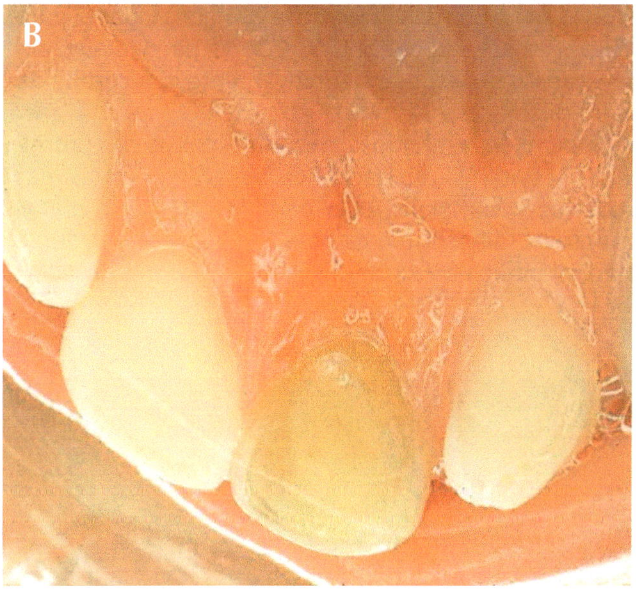

Figura 11.19 A y B: Radiografía posoperatoria y rehabilitación

resultado comparable al obtenido con las técnicas de pulpectomías.

En los últimos años, debido a los posibles efectos tóxicos atribuidos al formocresol y a la probabilidad de fracaso o reinfección a mediano plazo, diferentes autores proponen la utilización de pastas antibióticas. Entre ellas se pueden mencionar la pasta Guedes Pinto y la 3 MIX-MP.

La pasta Guedes Pinto, desarrollada en 1981 en Brasil y ampliamente difundida en las escuelas brasileñas, es una pasta antibiótica que contiene yodoformo, Rifocort® (pomada compuesta por un antibiótico de amplio espectro, rifamicina y un potente corticoide, prednisolona) y paramonoclorofenol alcanforado como vehículo. Esta pasta es radiopaca, con acción bactericida y bacteriostática, y biocompatible. Se la utiliza tanto en tratamientos totales como parciales.

La pasta 3 MIX-MP consiste en la combinación de 3 antibióticos: metronidazol, ciprofloxacina y minociclina (3Mix) más macrogol y propilenglicol (MP) como vehículos. Se usa en la técnica LSTR (Lesion Esterilization and Tissue Repair) desarrollada recientemente en la Universidad Nigata, en Japón. Con esta pasta triantibiotica se obtuvo evidencia sostenible de su eficacia antimicrobiana. Se ha demostrado in vitro la capacidad de 3Mix-MP para la desinfección de lesiones de caries y de dentina radicular infectada, incluyendo su eficacia sobre E. Coli y Enterococcus faecalis y faecium. También se ha verificado que el propilenglicol utilizado como vehículo permite su adecuada penetración a través de la dentina y que su biocompatibilidad es similar a la del hidróxido de calcio.

Los estudios clínicos desarrollados con 3 MIX- MP informan tasas de éxito clínico entre el 75% al 100%; sin embargo, los resultados radiográficos son más heterogéneos. Nanda y col., 2014, y Nakornchai y col., 2010, informaron valores de éxito radiográfico mayores al

75%, mientras que Trairatvorakul y col., en 2012, informaron menos de 40% de resultados exitosos.

Protocolo de procedimientos

Previo aislamiento absoluto del campo operatorio y remoción del tejido cariado, se realiza el acceso cameral utilizando alta velocidad y refrigeración acuosa adecuada. Se elimina el contenido necrótico de la cámara pulpar y se irriga con hipoclorito de sodio al 2,5%.

Los tres antibióticos (metronidazol, minociclina y ciprofloxacina) utilizados para la preparación de la pasta se dosifican en partes iguales en volumen (1:1:1) al igual que los vehículos (macrogol y propilenglicol) (Figura 11.20).

La pasta se prepara en el momento de su utilización y luego se coloca en el piso de la cámara pulpar (Figura 11.21). Se sella la cavidad con óxido de cinc-eugenol reforzado y se restaura definitivamente con corona de acero (Figura 11.22).

Si bien los resultados con estas técnicas son promisorios y evitan la realización de técnicas pulpares mas invasivas y complejas o la pérdida precoz de piezas primarias, se necesitan estudios con mayor período de seguimiento y análisis de posibles factores de riesgo.

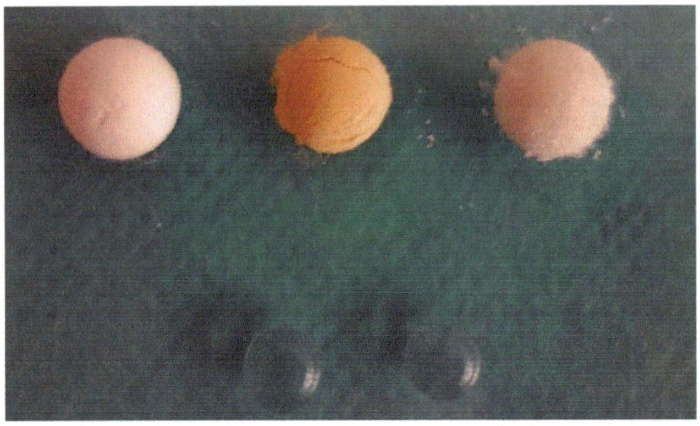

Figura 11.20: Preparación de la pasta 3 MIX-MP

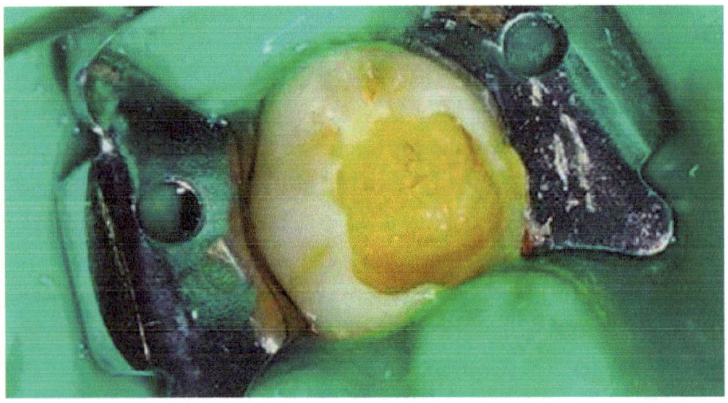

Figura 11.21: Colocación de la pasta 3 MIX-MP en el piso de la cámara pulpar

CONTRAINDICACIONES DE LOS TRATAMIENTOS PULPARES

La terapia pulpar en dentición primaria esta contraindicada cuando la pieza no puede restaurarse de manera adecuada, cuando el proceso infeccioso involucra el germen de reemplazo, cuando hay reabsorción interna o radicular patológica extensa y en pacientes con riego médico incrementado.

Un tema tan controversial como el de la endodoncia en piezas primarias, obliga a elegir la alternativa más adecuada para las características de cada situación en particular teniendo en cuenta el diagnóstico pulpar, la colaboración del paciente y la edad dental.

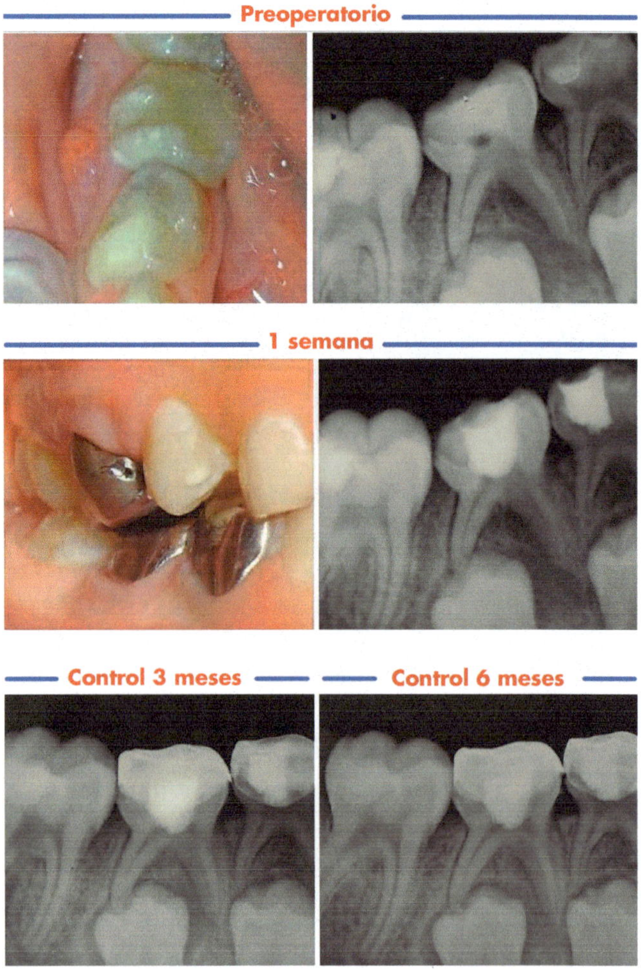

Figura 11.22: Pulpotomía no vital con 3 MIX-MP, pieza 7.5 con fístula y radiolucidez interradicular. A la semana se observa desaparición de la fístula. En los controles radiográficos a los 3 y 6 meses se evidencia la remisión de la radiolucidez interradicular y la formación del trabeculado óseo

Bibliografía

- Agamy HA, Bakry NS, Mounir MM, Avery DR. Comparison of mineral trioxide aggregate and formocresol as pulp-capping agents in pulpotomized primary teeth. Pediatr Dent 2004; 26:302-9.
- Al-Zayer MA, Straffon LH, Reigal RJ, Welch KB. Indirect pulp treatment of primary posterior teeth: A retrospective study. Pediatr Dent 2003;25:29-36.
- American Academy of Pediatric Dentistry. Guideline on pulp therapy for primary and young permanent teeth. Chicago (IL). American Academy of Pediatric Dentistry; Revised 2014.
- Aminabadi NA, Farahani RM, Gajan EB. Study of root canal accessibility in human primary molars. J Oral Sci 2008; 50:69-74.
- Biondi AM, Bozza F. Pulpotomías con Sulfato Férrico. Bol Asoc Argent Odontol Niños 2003; 32: 13-16.
- Biondi AM, Cortese SG, Ortolani A, Benchuya C, Tedesco M. Pulpotomías en molares primarios. Evaluación clínico radiográfica de formocresol o trióxido mineral agregado. Rev Fac Odontol UBA 2008; 23:13-17.
- Biondi AM. Benchuya C. Trióxido Mineral como agente para pulpotomías en piezas primarias. Bol Asoc Argent Odontol Niños 2003; 35.15-17.
- Burnett S, Walker J. Comparison of ferric sulfate, formocresol, and a combination of ferric sulfate/formocresol in primary tooth vital pulpotomies: a retrospective radiographic survey. ASDC J Dent Child 2002; 69:44-8.
- Caicedo R, Abbott PV, Alongi DJ, Alarcon MY. Clinical, radiographic and histological analysis of the effects of mineral trioxide aggregate used in direct pulp capping and pulpotomies of primary teeth. Aust Dent J 2006; 51:297-305.
- Casas MJ, Kenny DJ, Johnston DH, Judd PL. Long-term outcomes of primary molar ferric sulfate pulpotomy and root canal therapy. Pediatr Dent 2004; 26:44-8.
- De Coster P, Rajasekharan S, Martens L. Laser-assisted pulpotomy in primary teeth: a systematic review. Int J Paediatr Dent 2013;23(6):389–99
- Deery C. Formocresol and ferric sulfate have similar success rates in primary molar pulpotomy. Evid Based Dent. 2005; 6: 70 Disponible en: http://www.nature.com/ebd/journal/v6/n3/full/6400348a.html
- Faria G, Nelson-Filho P, Campos de Freitas A, Assed S, Yoko Ito I. Antibacterial effect of root canal preparation and calcium hydroxide paste (Calen) intracanal dressing in primary teeth with apical periodontitis. J Appl Oral Sci 2005; 13: 351-5.
- Fuks AB, Papagiannoulis L. Pulpotomy in primary teeth: Review of the literature according to standardized criteria. Eur Arch Paediatr Dent 2006; 7:64-71.
- Fuks AB. Current concepts in vital pulp therapy. Eur J Pediatr Dent 2002; 3:115-20.
- García-Godoy F, Novakovic D, Carvajal I. Pulpal response to different application times of Formocresol. J Pedod 1982; 6:176-193.
- Guedes-Pinto A, Paiva J, Bozzola J. Tratamento endodontico de dientes decíduos com polpa mortificada. Revista da Associação Paulista de Cirurgiões Dentistas 1981; 3:240-5.
- Hafez AA, Cox CF, Otsuki M, Akimoto N. An in vivo evaluation of hemorrhage control using sodium hypochlorite and direct capping with a one or two component adhesive system in exposed nonhuman primate pulps. Quintessence Int 2002; 33(4):261-72.
- Hoshino E, Kurihara-Ando N, Sato I, Uematsu H, Sato M, Kota K, Iwaku M. In vitro antimicrobial susceptibility of bacteria taken from infected root dentine to a mixture of ciprofloxacin, metronidazole and minocycline. Int Endod J. 1996; 29: 125-130.
- Holan G, Eidelman E, Fuks AB. Long-term evaluation of pulpotomy in primary molars using mineral trioxide aggregate or formocresol. Pediatr Dent 2005; 27:129-136.
- International Agency for Research on Cancer .PRESS RELEASE N° 153. 15 June 2004. Disponible en http://www.iarc.fr/en/media-centre/pr/2004/pr153.html
- Kahl J, Easton J, Johnson G, Zuk J, Wilson S, Galinkin J. Formocresol blood levels in children receiving dental treatment under general anesthesia. Pediatr Dent 2008; 30:393-9.
- Marchi J, Froner A, Alves H, Bergmann C, Araújo F. Analysis of Primary Tooth Dentin After Indirect Pulp Capping. JDC 2008; 75: 295-300.
- Markovic D, Zivojinovic V, Vucetic M. Evaluation of three pulpotomy medicaments in primary teeth. Eur J Paediatr Dent 2005; 6(3):133-8.
- Maroto M, Barbería E, Vera V, García-Godoy F. Mineral trioxide aggregate as pulp dressing agent in pulptomy treatment of primary molars: 42-month clinical study. Am J Dent 2007; 20:283-6.
- Milnes AR. Persuasive evidence that formocresol use in pediatric dentistry is safe. J Can Den Assoc 2006;72:247-8.
- Monteiro J, Day P, Duggal M, Morgan C, Rodd H. Pulpar status of human primary teeth with physiological root resorption.

Int J Paediatr Dent 2009; 19: 16-25.

- Morawa AP, Straffon LH et al. Clinical evaluation of pulpotomies using dilute formocresol. J Dent Child 42:360-363, 1975.
- Naik S, Hegde Amitha M. Mineral trioxide aggregate as a pulpotomy agent in primary molars: An in vivo study. J Indian Soc Pedo Prev Dent 2005; 23: 13-16.
- Nakornchai S, Banditsing P, Visetratana N. Clinical evaluation of 3Mix and Vitapex as treatment options for pulpally involved primary molars. Int J Paediatr Dent 2010; 20 (3): 214-21.
- Nanda R, Koul M, Srivastava S, Upadhyay V, Dwivedi R. Clinical evaluation of 3 Mix and Other Mix in non-instrumental endodontic treatment of necrosed primary teeth. Journal of Oral Biology and Cranio facial research 2014; 4:114-119
- Ozalp N, Saroğlu, I, Sönmez H. Evaluation of various root canal filling materials in primary molar pulpectomies: An in vivo study. Am J Dent 2005; 18(6):347-50.
- Papagionnoulis L. Clinical studies on ferric sulphate as a pulpotomy medicament in primary teeth. Eur J Pediatr Dent 2002; 3: 126-32.
- Peng L, Ye L, Tan H, Zhou X. Better outcomes in pulpotomies on primary molars with MTA. Evidence-Based Dentistry 2007; 8:11-12.
- Pinto AS, de Araújo FB, Franzon R, et al. Clinical and microbiological effect of calcium hydroxide protection in indirect pulp capping in primary teeth. Am J Dent 2006; 19:382-6.
- Preliasco, A. Anatomía topográfica de los conductos radiculares de los dientes primarios. Rev Asoc Odontol Argent 1986; 74:6-9.
- Reddy S, Ramakrishna Y. Evaluation of antimicrobial efficacy of various root canal filling materials used in primary teeth: A microbiological study J Clin Pediatr Dent 2007; 31: 193-198.
- Roberts JF.Treatment of vital and non-vital primary molar teeth by one-stage formocresol pulpotomy: clinical success and effect upon age at exfoliation. Int J Paediatr Dent 1996; 6: 111-115
- Rodd HD, Waterhouse PJ, Fuks AB, Fayle SA & Moffat MA. Pulp therapy for primary molars. UK National Clinical Guidelines in Paediatric Dentistry. BSPD and IAPD. Int J Paediatr Dent 2006; 16 (Suppl. 1): 15–23.
- Rosenfeld EF, James GA, Burch BS. Vital pulp tissue response to sodium hypochlorite. J Endod 1978; 4(5):140-6.
- Ruby JD, Cox CF, Mitchell SC, Makhija S, Chompu-Inwai P, Jackson J. A randomized study of sodium hypochlorite versus formocresol pulpotomy in primary molar teeth. Int J Paediatr Dent 2013;23(2):145–52
- Shabzendedar M, Mazhari F, Alami M, Talebi M. Sodium hypochlorite vs formocresol as pulpotomy medicaments in primary molars: 1-year follow-up. Pediatr Dent 2013;35(4):329–32.
- Smaïl-Faugeron V, Courson F, Durieux P, Muller-Bolla M, Glenny A, Fron Chabouis H. Pulp treatment for extensive decay in primary teeth. Cochrane Database of Systematic Reviews 2014; 8: CD003220
- Smith NL, Seale NS, Nunn ME. Ferric Sulfate pulpotomy in primary molars: a retrospective study. Pediatr Dent 2000; 22:192-199.
- Srinivasan V, Patchett CL, Waterhouse PJ. Is there life after Buckley's Formocresol? Part I – A narrative review of alternative interventions and materials. Int J Pediatr Dent 2006; 16:117-127.
- Strange DM, Seale NS, Nunn ME, Strange M. Outcome of formocresol/ZOE sub-base pulpotomies utilizing alternative radiographic success criteria. Pediatr Dent 2001; 23:331-6.
- Stringhini Junior E, Vitcel MEB, Oliveira L B. Evidence of pulpotomy in primary teeth comparing MTA, calcium hydroxide, ferric sulphate, and electrosurgery with formocresol. Eur Arch Paediatr Dent 2015; 16 (4): 303-312.
- Tuna D, Olmez A. Clinical long-term evaluation of MTA as a direct pulp capping material in primary teeth. Int Endod J 2008; 41:273-8.
- Vij R, Coll JA, Shelton P, Farooq NS. Caries control and other variables associated with success of primary molar vital pulp therapy. Pediatr Dent 2004; 26:214-20.
- Witherspoon DE, Small JC, Harris GZ. Mineral trioxide aggregate pulpotomies: A series outcomes assessment. J Am Dent Assoc 2006; 137(9):610-8.
- Yadav P, Indushekar K, Saraf B, Sheoran N, Sardana D. Comparative evaluation of Ferric Sulfate, Electrosurgical and Diode Laser on human primary molars pulpotomy: an "in-vivo" study. Laser Therapy 2014;23(1):41-47.

Capítulo 12

Operatoria dental en dientes permanentes jóvenes

Eduardo Julio Lanata

Una nueva visión de la odontología y de los tratamientos necesita de odontólogos con conceptos claros y actitud proclive para aceptar los cambios.

Varias generaciones de dentistas de todo el mundo trataron y tratan la caries mediante la extracción de la pieza dental con un fórceps o empleando una fresa. La primera opción exige la realización ulterior de una prótesis o un implante; la segunda requiere una restauración y algunos años después retratamientos; ambas tienen costos elevados para el paciente o el Estado, e insumen muchas horas de consulta odontológica. Lamentablemente en Odontología este es un paradigma de muy antigua data, que debe cambiar.

Los odontólogos ocupan entre un 50 a 70 % del tiempo de su consulta reemplazando restauraciones fracasadas o aparentemente fracasadas (Mont 2000; Lanata 2003-2011; Ericson 2003; Lynch y col. 2011).

Por lo general la visión y el camino que se sigue en los tratamientos restauradores ignoran la etiología y la patogenia de la caries. El progreso de los conocimientos debe dar paso a criterios nuevos.

Desde que Black describió sus brillantes conceptos, adecuados para su época, se realizaron cavidades que obligaban, por sus diseños, a efectuar desgastes que implicaban la pérdida de una cantidad muy importante de tejidos dentales. Estos criterios cambiaron a partir del conocimiento y el control de los factores de riesgo de caries, la técnica de grabado ácido al esmalte y los sistemas adhesivos a esmalte, dentina y cemento, que posibilitaron integrar el material de restauración al diente y evitar la filtración marginal. Como consecuencia de la adhesión se modificaron las cavidades, que dieron paso a las preparaciones, con conceptos muy diferentes a los vigentes hasta la década de 1970. Las preparaciones no tienen forma definida. Por este motivo no presentan una forma dictada por el diseño preconizado por el autor de un libro o un docente universitario de pregrado o posgrado, sino que la forma está dictada por las características que tiene la lesión (Lanata, 1988, 2003). Desde la década de 1980 tienen vigencia las cavidades solo para los casos en que éstas sean restauradas con amalgama. No obstante, incluso los conceptos de diseños con extensión por todos los surcos deberán modificarse por otros más actualizados, a la luz de los criterios modernos de prevención, adhesión y mínima invasión.

MÍNIMA INVASIÓN

El criterio moderno en operatoria dental refiere a la mínima invasión. Esto significa, disminuir en la mayor medida posible la lesión al paciente y a sus tejidos. La Odontología actual es y debe ser diferente. También los dentistas deben ser distintos, con conceptos actualizados que difieren de los que se practican (Stockleben, 2004).

La mínima invasión incluye no solo la realización de preparaciones y cavidades con la mayor economía posible de tejidos duros sino la prevención de daños actuales y futuros a los tejidos duros, la pulpa y los tejidos periodontales. Se debe tomar conciencia de que **la Odontología debe ser primero preventiva y luego mínimamente invasiva** (Lanata, 2003; Stockleben, 2004).

Se realiza mínima invasión cuando se elimina en forma selectiva la caries, aunque hay una tendencia generalizada a retirar mayor cantidad de tejido que el necesario. También es aplicable cuando se realizan restauraciones en dientes tratados con endodoncia, sin necesidad de colocar "refuerzos intrarradiculares" (algunos odontólogos siguen considerando que estos refuerzan la estructura del diente), o cuando se hacen postes en vez de pernos muñones. Asimismo, la mínima invasión es aplicable cuando se indican frentes estéticos, ya que con ellos se disminuye la necesidad de efectuar coronas, lo que permite obtener resultados estéticos excelentes y mayor economía de tejidos; o al confeccionar incrustaciones estéticas en vez de metálicas; o al realizar incrustaciones y no coronas; o cuando se practican blanqueamientos ante pérdida o alteraciones del color de las piezas en vez de coronas o carillas; o cuando se efectúan coronas libres de metal a cambio de las metalocerámicas, dado que estas últimas requieren mayor desgaste. O sea que se realiza mínima invasión siempre que se ahorran tejidos dentales sanos.

Este concepto también es aplicable cuando reparamos una restauración, en vez de sustituirla por otra, para evitar el círculo restaurar y volver a re-restaurar. Las pigmentaciones, defectos localizados o pequeñas lesiones de caries en el margen de una restauración deben ser pulidas, corregidas o reparadas. Las reparaciones de restauraciones realizadas con composite o amalgama son efectivas y constituyen un tratamiento mínimamente invasivo, que incrementa su longevidad. (Pimenta y col. 1995; Mjör y col. 2000; Ericson y col. 2003; Moncada y col. 2008-2009; Opdam y col. 2010; Lynch y col 2011; Fernández y col. 2011; Popoff y col. 2011; Hickel y col. 2013; Blum y col.2014). Es necesario lograr la adhesión del paciente al tratamiento, en particular en relación la higiene bucal para controlar la placa bacteriana; siguiendo las recomendaciones que el profesional juzgue necesarias para el mantenimiento de la salud; incluyendo las visitas periódicas de mantenimiento posteriores al tratamiento restaurador (Bustamante, 1999).

DIAGNÓSTICO Y DETECCIÓN TEMPRANOS

Como la desmineralización es uno de los indicadores del inicio de la caries, los odontólogos deben estar atentos y utilizar todos los medios necesarios para establecer el diagnóstico y el tratamiento tempranos de la lesión, antes que se detecte por la observación macroscópica (simple vista), cuando la lesión ya esté cavitada.

Cuando se observan manchas blancas, el proceso de desmineralización ha superado al de remineralización (*des-re*). Dado que este proceso es reversible, se deben implementar todas las maniobras necesarias para detenerlo. Luego el monitoreo confirmará si la remineralización inició la reparación; realizando de esta manera una *intervención sin invasión.*

El diagnóstico de caries

Hay diversos métodos para detectar las lesiones de caries que pueden emplearse individualmente o combinados, como inspección visual, uso de cámaras intraorales, lupas, radiografías, transiluminación, conductividad eléctrica y láser por fluorescencia (Henostroza Haro 2005; Lanata 2008). Las lupas o los microscopios permiten mayor posibilidad de establecer un diagnóstico temprano de lesiones incipientes y mejorar la precisión en las maniobras de preparación, las de restauración y el control del ajuste de restauraciones (Lanata, 2003). El empleo del explorador está cuestionado por diversos autores (Hamilton y Stookey, 2005). Como una costumbre de larga data, el explorador se utiliza ejerciendo presión en un sitio determinado. Cuando se sospecha que se está en presencia de una mancha blanca que puede remineralizarse (Backet Dirks, 1966), esta maniobra puede producir la fractura del esmalte superficial y acelerar el desarrollo de una caries abierta. Solo debe utilizarse para eliminar la placa de la zona y luego de secar con aire, observar y determinar la presencia de cambio de color y textura. Para detectar la presencia de rugosidades se debe emplear el instrumento pasándolo sin presión y sin colocarlo en forma perpendicular a la superficie del diente (Mjör, 1985, 1998, 2005, 2006). Los resultados de Lussi (1991) revelaron que mediante el empleo de un explorador se diagnosticó en forma correcta solo el 42% de las caries en fisuras. Otros estudios revelaron numerosos falsos negativos (diagnóstico negativo con enfermedad presente) o falsos positivos (se diagnostica caries pero no la hay) (Kidd, 1984; Mjör, 1985, 1998, 2005, 2006; Verdonschot, 1992; Wenzel, 1992; Disney, 1992; Kidd, 1992, 1993; Dodds, 1993, Backer y col, 1966; Ekstrand, 1998). Actualmente se sugiere el uso de un explorador con extremo en forma de bola pequeña.

El diagnóstico de caries proximales por medio de radiografías tiene poco valor. Cuando se determina por radiografía que la caries está en la dentina, en la mitad de las lesiones que se tratan luego se comprueba que ésta solo se encontraba en el esmalte. Las radiografías solo permiten establecer la presencia de una lesión. En la mayoría de los casos, intentar diagnosticar el grado de profundidad puede inducir a errores graves y llevar al desgaste innecesario de tejidos dentales sanos. (Bille y Thylstrup, 1982, Mejare y Malogren, 1986). Por otra parte, algunas lesiones proximales no se detectan radiográficamente. En varias ocasiones no son visibles y posteriormente aparecen clínicamente al cabo de pocos meses. Una caries en esmalte puede llevar entre 5 a 8 años en llegar a dentina. Las radiografías son poco confiables como elemento de diagnóstico, cabe resaltar que el que diagnostica es el odontólogo no una radiografía (Lanata, 2008).

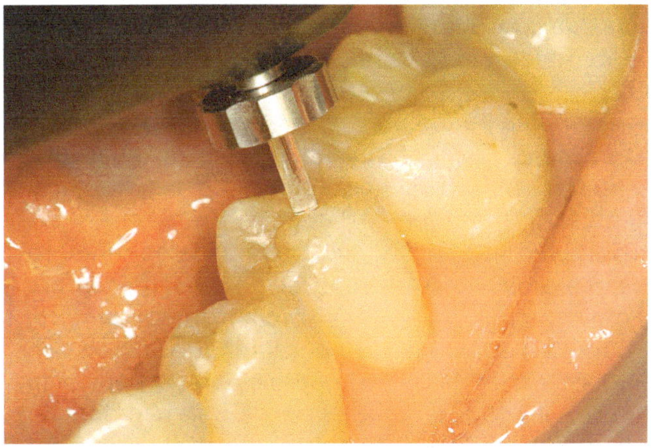

Figura 12.1: Si se sospecha que un determinado punto o una fisura presentan desmineralización (caries), se ubica el extremo de la zona y se mueve el instrumento en forma pendular para obtener un valor certero. Recordemos que el cono de caries en estos sitios tiene base en la dentina; por ese motivo, mover el instrumento de este modo hace posible una determinación correcta. Este instrumento o similares permiten diagnosticar de manera más certera.

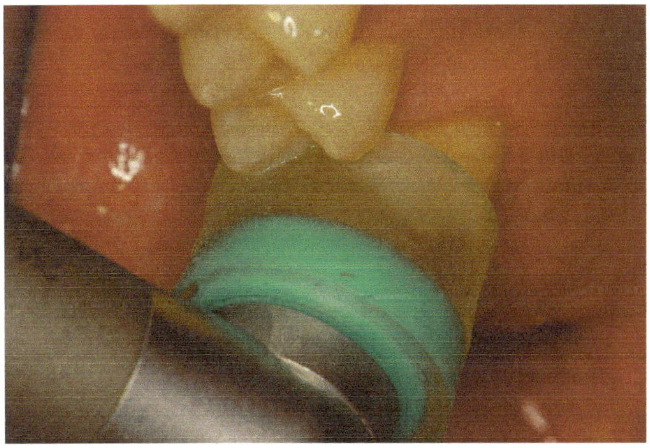

Figura 12.2: Se indica la aplicación de ozono (Healozone de Kavo) durante 40 segundos, seguida de la aplicación de agentes remineralizantes y del incremento de las medidas preventivas: aplicación tópica de fluoruros y modificación de hábitos de alimentación, como una menor ingesta de hidratos de carbono y de líquidos con bajo pH (jugos de fruta y otros) y el sellado de la lesión.

Cuando una radiografía revela una lesión de caries (sombra radiolúcida) en la mitad externa del esmalte diversos estudios demuestran que no está cavitada e inclusive cuando en la imagen observamos que supuestamente hay caries en todo el espesor del esmalte solo el 10,5 % está cavitada y cuando muestra que ha penetrado en la mitad externa de la dentina, solo el 40,8 % está cavitada. A los 3 años el 82,3 % de las lesiones de caries aún están en esmalte y más del 50 % no ha progresado. Esto hace reflexionar que no debemos invadir con una fresa.

Para colaborar con el diagnóstico se desarrollaron métodos basados en la fluorescencia de los componentes orgánicos de los dientes como el Diagnodent y el DIAGNOpen (Kavo, Biberach, Alemania), que presenta luz infrarroja con una longitud de onda de 655 nm (Figura 12.1), y el QLF (QLF-clin, Inspector Research Sytems BV, Amsterdam, Netherlands), que tiene una lámpara de arco con una longitud de onda de 450 nm (Ferreira Zandoná, 2006), el VistaProof (Dûrr Dental) y el Midwest Caries ID (Denstply, EE.UU.) entre otros.

TRATAMIENTOS DE LAS LESIONES EN DIENTES PERMANENTES

El manejo de los factores de riesgo de caries, establecidos por Featherstone en 2003, definió nuevos paradigmas en la Odontología actual. Los criterios para reducir los factores nocivos, aumentar los que protejan la salud dental y realizar el tratamiento temprano de las lesiones forman parte de una nueva filosofía.

En el presente la decisión acerca de cómo y cuándo desgastar y restaurar distintas zonas del diente está definida por la *odontología mínimamente invasiva,* que involucra el empleo de métodos quirúrgicos y no quirúrgicos (Stockleben, 2004). Estos últimos se ubican dentro de lo que se denomina *intervención sin invasión,* el otro es el de *mínima invasión.*

Intervención sin invasión

Esta nueva terminología, *intervención sin invasión* o *Intervención no invasiva*, implica, tal cual su nombre lo indica, intervenir pero sin invadir, y abarcar todas las maniobras que se pueden implementar para prevenir y tratar una pieza dental afectada sin el empleo de una fresa, un instrumento de mano, un láser, un sistema sónico o aire abrasivo.

El origen de la caries es multifactorial, por lo que es prioritaria su prevención. Para evitar su desarrollo y extensión, es decir el tratamiento, también es multifactorial. Una vez establecida la lesión cariosa, pero sin llegar a estar cavitada, se deben implementar todos los recursos para detener y revertir la desmineralización, por ejemplo, mediante la aplicación de fluoruros, clorhexidina, triclosán o aceites esenciales, el control de la ingestión de azúcares, la mejora de la higiene bucal, la aplicación de ozono (Figura 12.2), la evaluación de las técnicas de higiene oral, la remineralización con ACP-CCP y el empleo de selladores de puntos y fisuras como agentes preventivos o de tratamiento de lesiones. Esto requiere no solo la intervención del profesional, sino también la colaboración y la adhesión del paciente en el tratamiento de su enfermedad.

Durante los siglos XIX y XX las terapias que se seguían ante la presencia de una caries consistían en extraer o fresar y restaurar (*drill and fill*). El primer procedimiento significa la pérdida del diente con todo lo que ello implica; el segundo provoca un estrés importante tanto para el paciente como para el profesional, que involucra la anestesia, el fresado y la restauración posterior. Desde hace más de 100 años se realizaron millones y millones de restauraciones con amalgama y otros materiales; solo en EE.UU. se hacen más de 150 millones de restauraciones al año y más del 90% de la población ha tenido caries (Young Douglas y col. 2015); entonces algo estamos haciendo mal y me atrevo a decir que muy mal. Las cifras son muy significativas. El tratamiento es invasivo y es muy probable que al cabo de unos años requiera una nueva restauración que implique el aumento del tamaño de la cavidad (re-restaurar). Esto debe cambiarse por la prevención de la enfermedad, esto es y debe ser una meta, que fue y es postergada innecesariamente, sin causas que lo justificaran.

La Odontología debe basarse en la evidencia científica; y por consiguiente en nuestra profesión, debemos justificar lo que hacemos, pues "las opiniones generan epidemias" (Strejilevich, 2014). Es posible que lo que se consideraba "bueno" quede obsoleto o suplantado por una mejor terapia como resultado de investigaciones posteriores. *Lo bueno es enemigo de lo mejor.*

La INTERVENCION SIN INVASION comprende: (Lanata, Gudiño Fernández, 2014)

- Educación para la salud
- Control mecánico del biofilm dental
- Uso de fluoruros y de otros agentes remineralizantes
- Empleo de agentes antimicrobianos
- Aplicación de ozono
- Empleo de sellantes preventivos
- Aplicación de sellantes terapéuticos
- Control de hidratos de carbono fermentables
- Cuantificación de la condición de riesgo

La educación para la salud es esencial y debe ocupar una parte fundamental en el tratamiento, pudiendo constituirse de por si, en determinados casos, en la única terapia necesaria.

El odontólogo debe comprometerse en la educación de la higiene bucal del paciente es decir en el control mecánico del biofilm dental, debe enseñar técnicas de higiene oral, controlar en cada cita como el paciente está realizándola, corrigiéndola si es necesario.

El empleo de fluoruros está debidamente validado por diversos estudios que avalan rotundamente su empleo para disminuir la posibilidad de caries, como por ejemplo a través de: la fluoración de las aguas de consumo, el fluoruro contenido en las pastas dentales y enjuagues bucales, las topicaciones, etc.

El *empleo de agentes antimicrobianos y el ozono* están indicados en situaciones determinadas para colaborar en la remineralización de lesiones incipientes.

También está debidamente validada por numerosos estudios clínicos la *aplicación de sellantes* preventivos *y la de terapéuticos (*como tratamiento de lesiones en esmalte o con poca penetración en dentina) en caries oclusales y proximales, coadyuvando otros métodos, como el empleo de hilo dental o palillos interdentales. Los sistemas adhesivos y productos específicos que tienen similar penetración demostraron efectividad para detener y/o contribuir en la remineralización de estas lesiones (Martignon y col. 2012; Liu y col. 2013; Altarabulsi y col. 2014).

El *control de hidratos de carbono fermentables y la cuantificación de la condición de riesgo* constituyen parte de esencial de cualquier terapia odontológica de la más "simple" como puede ser una restauración pequeña a la rehabilitación oral más compleja.

Black en 1908 afirmó que "Solo restaurar los dientes afectados no constituye la solución que plantea la caries dental".

RESTAURACIONES ESTÉTICAS CON COMPOSITES EN EL SECTOR POSTERIOR

Lesiones en zona 1 de Mount o clase 1 de Black

La posibilidad de realizar restauraciones estéticas en el sector posterior fue una aspiración de la Odontología durante siglos. Se intentó lograr este objetivo con varios materiales, como los cementos de silicato, los de sílico-fosfato y los acrílicos, con los que se obtuvieron fracasos rotundos causados por la filtración marginal o el desgaste, o ambos. De igual modo, en sus comienzos, las resinas compuestas también fueron ineficaces, pues se desgastaban debido a que las partículas de relleno tenían un gran tamaño (entre 10 y 50 micrómetros); como consecuencia de ello se observaba filtración marginal motivada por la falta de adhesión del material al diente.

Las restauraciones con amalgama, que se emplearon con éxito durante más de cien años, en la actualidad no deberían realizarse. La necesidad de cavidades con profundidad adecuada (que sobrepase el límite amelodentinario) para brindar resistencia mecánica apropiada al material, de extensión preventiva por todos los surcos, con un ancho vestíbulo lingual o palatino superior a un milímetro es un concepto muy cuestionable. Asimismo, su falta de adhesión micromecánica o química, la ausencia integración a los tejidos dentales, la posible pigmentación de la dentina por la corrosión, los problemas de contaminación ambiental, la posibilidad de toxicidad o generación de alergias y, por último, su falta de estética son factores suficientes para definir con claridad que no son la mejor opción en la actualidad. Su indicación se limita a situaciones clínicas contadas, como la imposibilidad real de realizar el aislamiento absoluto del campo operatorio; por otro lado, el argumento de que las restauraciones con amalgama son más económicas es muy cuestionable, ya que este es un factor que es más un discurso preconizado por sus escasos defensores que una realidad.

Las mejoras en los composites en lo que respecta a la matriz orgánica y a la disminución paulatina de la dimensión de las partículas de relleno (que en la actualidad pueden llegar a nanómetros), así como de la unión de estas con la matriz, permiten obtener, con los composites microhíbridos, nanoparticulados o nanohíbridos, un material cuyo desgaste es similar al del esmalte y con cualidades estéticas excelentes.

En el presente los sistemas adhesivos permiten alcanzar valores de adhesión con capacidad para impedir la filtración y lograr la integración del diente con el material de restauración, lo que le devuelve a la pieza prácticamente las mismas propiedades mecánicas perdidas.

Los inconvenientes causados por la contracción marginal y el estrés de contracción, generados durante la polimerización, producen brechas en el margen de la restauración y fisuras en el esmalte o en el seno del material, o en ambos. Estos inconvenientes fueron subsanados de manera paulatina por los fabricantes del material, con mejoras en las características del composite, en el que se aumentó la carga del relleno cerámico y se disminuyeron, por consiguiente, los valores de la contracción de polimerización y por el odontólogo, mediante la realización de determinadas técnicas que permiten disminuir o anular los problemas analizados.

Las técnicas de restauración fueron, son y serán un factor preponderante para lograr una restauración eficiente. Una secuencia clínica incorrecta, tanto en la realización de la preparación como durante las maniobras de adhesión, inserción del material y polimerización, así como, secundariamente, en las de terminación y pulido, se traduce en fracasos a corto o mediano plazo, con desprendimiento de la restauración, filtración marginal, caries secundaria, fallas en la estética y daños pulpares.

Las restauraciones directas con estos materiales están indicadas en lesiones pequeñas y medianas, y también en las grandes en casos seleccionados; mientras que en las muy grandes y extendidas, con falta de alguna cúspide, se indican las incrustaciones estéticas de composite, salvo que las razones económicas nos obliguen a realizar restauraciones directas.

En las lesiones muy pequeñas están indicadas las técnicas de restauración de inserción en una sola capa. Intentar restaurar con técnicas incrementales solo complica las maniobras y es muy posible que traiga más inconvenientes que beneficios. Asimismo, está contraindicado restaurar con composite flow, pues este se desgasta a mediano plazo por la acción abrasiva de los alimentos y el cepillado.

En lesiones medianas o grandes se deben realizar técnicas incrementales. En grandes restauraciones, es aconsejable realizar un "relleno" de la preparación cavitaria con ionómero vítreo para disminuir el volumen o colocar un composite bulk fill. Esta maniobra también es útil para permitir la polimerización correcta del composite, pues la distancia entre las cúspides y el piso pulpar es amplia, por lo que la intensidad de la luz de la lámpara (aunque esta tenga potencia elevada) impide la conversión normal del material en polímero. Además, en estos tipos de lesiones desempeña un papel importante el factor de configuración cavitaria (Figura 12.3).

Lesiones en sitio o zona 2 de Mount, o clase 2 de Black

Los cambios en el tratamiento de las caries proximales: ¿Cuándo se deben restaurar caries proximales?

Los odontólogos en todo el mundo tienden a invadir y restaurar lesiones que detectan mediante una

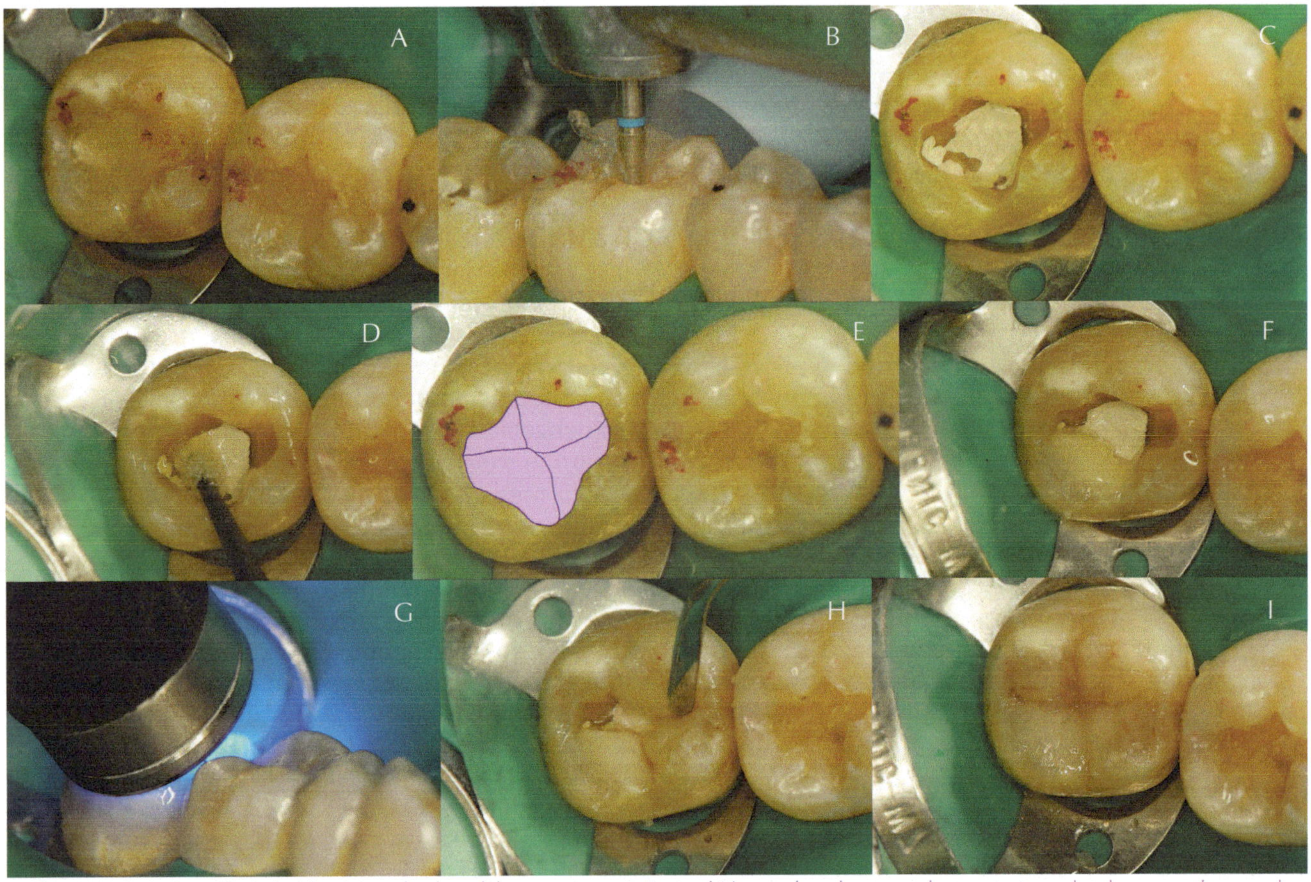

Figura 12.3: A. Se realizó el aislamiento absoluto del campo operatorio; también pueden observarse los contactos oclusales marcados por el papel de articular. Estos no deben estar compartidos entre el antagonista y la unión diente-restauración, pues pueden inducir fallas en la interfase. En el caso de estarlo debe ampliarse el tamaño de la preparación para evitar el contacto en ese punto. B. Se eliminan las restauraciones de composite preexistentes. Con el fin de realizar un desgaste más rápido y eficiente, se emplean piedras diamantadas. Para evitar daños pulpares es muy importante utilizar refrigeración acuosa abundante; por este motivo se observa la salida de cuatro chorros de spray de aire-agua de la turbina. C. Preparación terminada, apta para recibir el sistema adhesivo y la restauración con el composite seleccionado. D. Se procede a colocar el sistema adhesivo, en este caso primer-adhesivo en un solo paso, durante el tiempo sugerido por el fabricante. E. Para realizar la restauración, se coloca el composite con características de dentina y se fotopolimeriza. Cada porción de material no debe sobrepasar los 2 mm, para permitir su polimerización correcta. Contar con una potencia adecuada en la lámpara de fotoactivación también es un factor de suma importancia. F. Se colocó la resina compuesta en la cúspide disto-lingual G. El extremo de la varilla de la lámpara de fotoactivación debe ubicarse lo más cerca posible del material. H. Se continúa restaurando y polimerizando, el resto de las cúspides. El instrumento de aplicación y modelado se debe apoyar en el remanente cuspídeo; posteriormente se coloca el composite con características ópticas de esmalte y se fotopolimeriza I. Imagen de la restauración de la pieza 3.7 terminada. Obsérvese la inclinación correcta de las cúspides, las vertientes y lomos.

radiografía. Cuántas veces hemos fresado un diente para llegar a la caries y nos hemos encontrado que no había lesión o la misma era incipiente. Noruega ha sido un país pionero en este cambio. En 1983 el 66% de los odontólogos trataban con fresas caries proximales detectadas mediante una radiografía. Años después, en 1995 solo el 18% de los profesionales invadían y en 2009 solo el 7 % de ellos fresaban este tipo de lesiones. En las ubicadas en puntos y fisuras sucede algo similar. En un estudio realizado con 517 de odontólogos de la Florida-EE.UU, el 63 % restauraba quirúrgicamente lesiones localizadas en la mitad externa del esmalte y el 90% de las lesiones localizadas en la mitad interna del esmalte. En lesiones ubicadas en la mitad interna del esmalte un estudio realizado en Japón con 282 profesionales, el 48 % indicó empleo de fresas en pacientes adultos y el 34 % en niños. El tipo de práctica, si el paciente paga o no, afectaba la decisión. Cabe preguntarse ¿por qué es diferente la decisión en niños que en adultos? y ¿por qué es diferente si paga o no?; si no paga...entonces no restauro....en este último caso, ¡qué suerte! porque la evidencia actual determina que las lesiones proximales incipientes pueden ser detenidas y/o ser remineralizadas. Se recomiendan tratamientos no quirúrgicos (no emplear fresas) en lesiones en esmalte. (Lanata 2008). Las lesiones iniciales consideradas no cavitadas son reversibles mediante remineralización (intervención sin invasión). (Young Douglas, 2015; Gudiño, 2015). La intervención sin invasión y la mínima invasión tienen menor costo que las terapias invasivas.

Técnicas de restauración

Las restauraciones proximales en el sector posterior siempre representaron un fuerte compromiso y exigencia para el odontólogo. La dificultad en el acceso y en la visualización de la caries se suman a la alta posibilidad de dañar la pieza dental vecina durante la instrumentación con elementos rotatorios (llega a ser superior al 70%), si no está protegida de manera apropiada. A los factores mencionados se le agrega, durante la técnica de restauración, la necesidad de devolver un punto de contacto correcto en altura, bien ubicado en sentido vestíbulo palatino o lingual y con convexidades adecuadas. Además, no es simple lograr un reborde marginal correctamente situado en altura y con inclinaciones mesiales y distales correctas, así como con una tronera con espacio suficiente para alojar la papila gingival sin compresiones, que pueden inducir lesiones periodontales. Un punto de contacto inadecuado trae aparejado impacto de alimentos, asociado con lesiones gingivo-periodontales y caries proximales.

Las preparaciones deben realizarse conservando la mayor cantidad posible de estructuras dentales sanas.

En este tipo de restauraciones se deben extremar los recaudos para lograr una adhesión efectiva y una meticulosa técnica de inserción y polimerización del material de restauración. En la técnica de restauración la primera capa de composite será horizontal en la pared gingival de la caja proximal, luego se realizará el contacto proximal; de este modo la lesión próximo-oclusal se transformará en una oclusal, y las capas restantes serán colocadas en forma oblicua (Figura 12.4).

RESTAURACIONES PLÁSTICAS EN EL SECTOR ANTERIOR

Lesiones en zona 2.4 de Mount o clase 4 de Black

[Caso clínico, gentileza del Dr. Marcelo N. Bertone]

Las restauraciones de clase 4 de Black o 2.4 de Mount tienen un valor muy importante en la estética y por consiguiente en el aspecto psíquico, por lo que constituyen un desafío para el profesional. La buena apariencia siempre se asoció con el éxito profesional y social. Para satisfacer estas demandas estéticas, es necesario percibir, comprender, conocer y extraer información de lo que se observa; es preciso aprender a percibir los detalles de forma, textura y color para reproducirlos y lograr restauraciones de aspecto natural.

La observación de la pieza a restaurar y la de su homóloga lateral permiten extraer información en cuanto a su calidad, forma anatómica, color y textura. Es posible lograr una restauración de aspecto natural, en la que se integren, mediante procesos adhesivos, el remanente dental con el material seleccionado.

Con respecto a la causa de la lesión, esta puede ser de origen infeccioso, por avance de caries, o no infeccioso; en este último caso la causa más frecuente es una fractura por traumatismo o alteraciones parafuncionales que traen aparejado el desgaste por abrasión del borde incisal.

Si el origen es infeccioso, las preparaciones para el sector anterior limitan su diseño a la eliminación de tejidos afectados; en caso de causa no infecciosa solo se procederá a regularizar la superficie. Por lo tanto, las preparaciones no tienen forma definida, no se realiza extensión preventiva ni tipo alguno de retenciones macromecánicas, ni se elimina el esmalte sano sin soporte dentinario o con socavados.

Según los últimos trabajos, no hay discrepancias de los valores de adhesión en el esmalte grabado con ácido fosfórico, cortado y sin cortar, realizado en preparaciones con bisel o sin él. Además, con el empleo de resinas compuestas, con un tamaño de partícula promedio 0,4 a 0,002 µm, y con diferentes grados de opacidad y translucidez, se puede obtener excelente armonía óptica. Por lo tanto, la necesidad de realizar un bisel o no queda a criterio del profesional, y depende de la situación clínica.

Luego de terminada la preparación se debe poner atención especial en alisar el esmalte involucrado con el objetivo de eliminar el esmalte friable que puede atentar contra una adhesión efectiva (Figura 12.5).

Estas restauraciones son las que requieren el mayor compromiso para el profesional, pues el objetivo de lograr aspecto natural e inaparente se transforma en un desafío.

En la actualidad se cuenta con resinas compuestas con propiedades mecánicas y estéticas excelentes, que posibilitan restaurar una pieza dental devolviendo las características ópticas de cada uno de los tejidos a restaurar, mediante materiales con distintos grados de opacidad de dentina como de traslucidez del esmalte y también con cualidades como fluorescencia y opalescencia que simulan el comportamiento óptico de las estructuras que conforman una pieza dental natural.

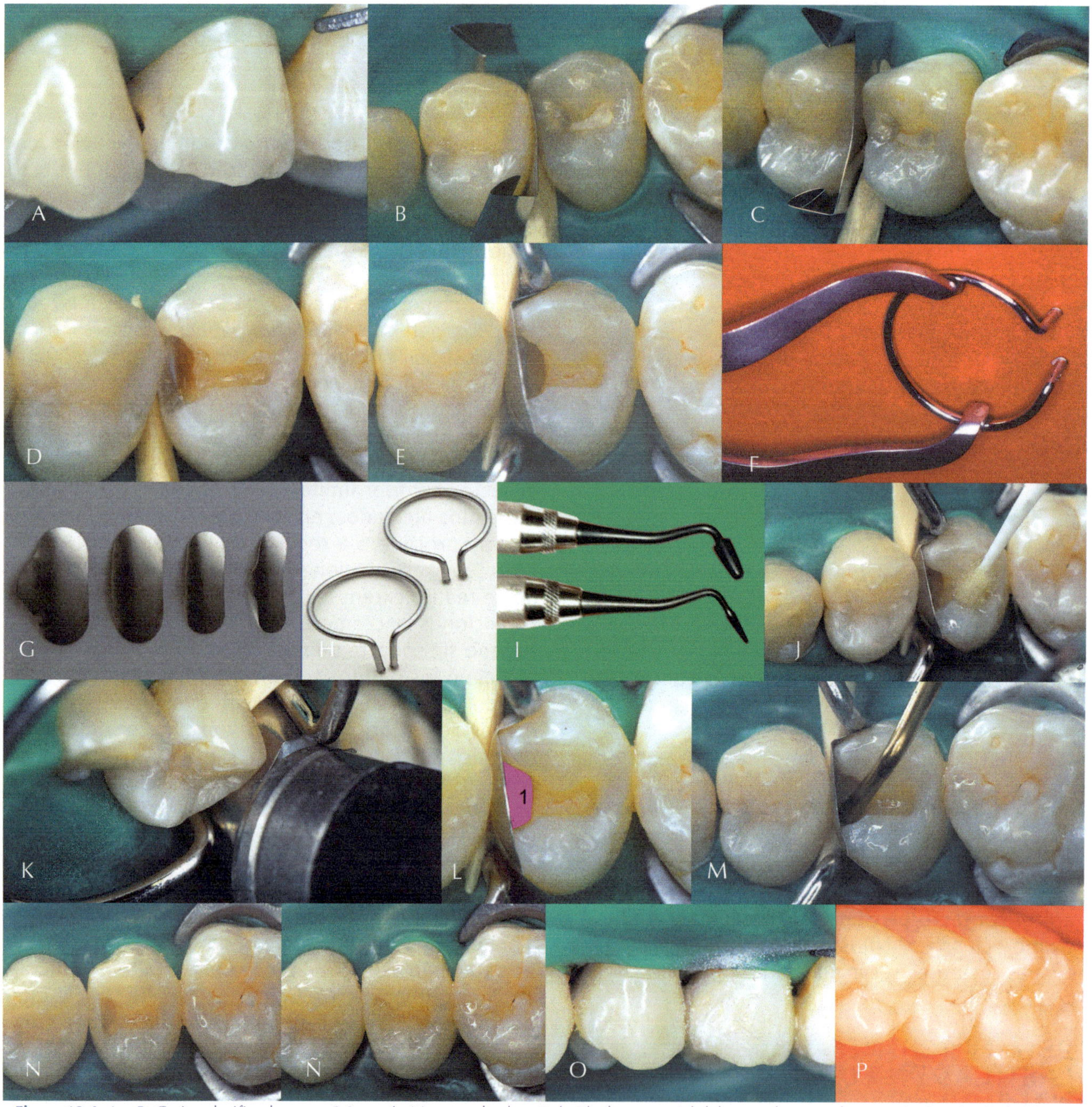

Figura 12.4: A y B. Caries clasificada como 2.3, según Mount o de clase 2 de Black, en mesial del segundo premolar superior izquierdo; lesión en proximal que afecta esmalte y dentina; en oclusal se eliminó la restauración preexistente fracasada por desgaste del material. C. El diente vecino a la lesión, debe protegerse con una matriz metálica; si no se procede así, es un 70% probable que se lesione el esmalte cuando se empleen fresas durante la preparación. Se coloca una cuña para separar los dientes y compensar el espesor de la matriz que se utilizará para restaurar y mejorar el acceso a la lesión. D. Preparación terminada para recibir la restauración, con paredes alisadas en la porción de esmalte. Se limitó a eliminar la lesión y la restauración preexistente. Para obtener una terminación prolija en los márgenes, se usan fresas de filos múltiples, e instrumental de mano donde el rotatorio no puede acceder; por ejemplo, en las paredes proximales y en la gingival de la caja proximal. La extensión por prevención, así como la búsqueda de formas o diseños predeterminados y retenciones macromecánicas deben abolirse. Recuérdese que el diseño de la preparación es el resultante de haber cumplido solo con lo señalado, la preparación no tiene formas definidas. E. Las matrices de elección son las seccionales metálicas –Palodent (Dentsply-EE.UU.) o TDV (TDV-Brasil) entre otras. Deben ser precontorneadas, con convexidades adecuadas, se presentan en diferentes alturas y tamaños. Este diseño permite reconstruir de manera correcta las caras proximales de premolares y molares. Las más útiles son las dos del medio (recuadradas); las de los extremos se emplean en contadísimos casos, por ejemplo en lesiones muy profundas en sentido gingivo-oclusal. F. Anillos metálicos que permiten ajustar las matrices a las caras vestibulares, palatinas o linguales. Junto a la cuña, estos anillos aseguran obtener caras proximales y relaciones de contacto muy correctas. G. La colocación y retiro de los anillos se efectúan con una pinza diseñada para ese fin, pero se la puede reemplazar con una pinza porta clamps. H. Matriz seccional colocada, con el anillo metálico de sujeción y la cuña. Se debe tener especial cuidado al colocar la cuña, no aplastar o desadaptar la matriz, ya que de ello dependerá obtener una relación de contacto correcta y ajustada. I. Con instrumentos apropiados se ajusta la matriz contra el diente vecino en la zona de la relación de contacto, con el propósito

de lograr una relación de contacto ajustada. J. Se procede a colocar el sistema adhesivo, siguiendo en forma estricta y paso a paso las instrucciones del fabricante. De lo contrario los valores de adhesión serán insuficientes y en consecuencia habrá brechas marginales, filtración marginal, sensibilidad o dolor posoperatorios, o incluso necrosis pulpar. Aquí se aplicó uno de autograbado (self-etching) en dos pasos. K. Fotopolimerización del adhesivo durante el tiempo sugerido por el fabricante. La hibridación obtenida cierra los conductillos dentinarios, por lo cual funciona como un eficiente protector dentinopulpar. La capa inhibida del adhesivo permite la unión química con el composite que se colocará a continuación. L. Esquema de la colocación de la primera porción de resina compuesta, de un milímetro de espesor, en la pared gingival; debe ser muy delgada para lograr una polimerización correcta. M. La primera porción de resina compuesta ubicada en la pared gingival de la caja proximal se adapta perfectamente con un instrumento adecuado y luego se procede a su polimerización, durante el tiempo indicado por el fabricante. Si se coloca un espesor mayor, la polimerización no será correcta. El extremo de la fibra de la lámpara estará muy alejado, la distancia entre el material y el extremo de salida de la luz puede llegar a superar los 5 a 7 mm dificultando la polimerización; por ese motivo es importante contar con una lámpara con potencia alta. Es muy importante la calidad de sellado del margen en particular en esta zona, para evitar una nueva lesión. Se coloca una pequeña porción de material en contacto con la matriz y se la adapta perfectamente a ella, luego se procede a su fotopolimerización, obteniendo de ese modo la cara proximal. N. Después se quitan la cuña y la matriz, esta última necesariamente con un alicate ya que el ajuste logrado así lo requiere. Puede observarse la correcta relación de contacto y forma. Quedan excesos pequeños, por vestibular y palatino, que se retiran durante las maniobras de terminación y pulido. Ñ. La cara oclusal se restaura por capas, mediante la técnica incremental colocando primero colores dentina y luego esmalte. O. Finalizada la restauración se debe observar la tronera, para comprobar la forma obtenida en proximal y, de ser necesario, quitar excesos para evitar lesiones periodontales. Para tal fin se puede utilizar un bisturí número 12 o un instrumento específico. P. Posoperatorio, se pigmentaron los surcos aplicando tintes. Sin embargo, los pacientes a menudo manifiestan que los dientes quedaron manchados, por lo que esta maniobra, que insume tiempo y dinero, puede obviarse.

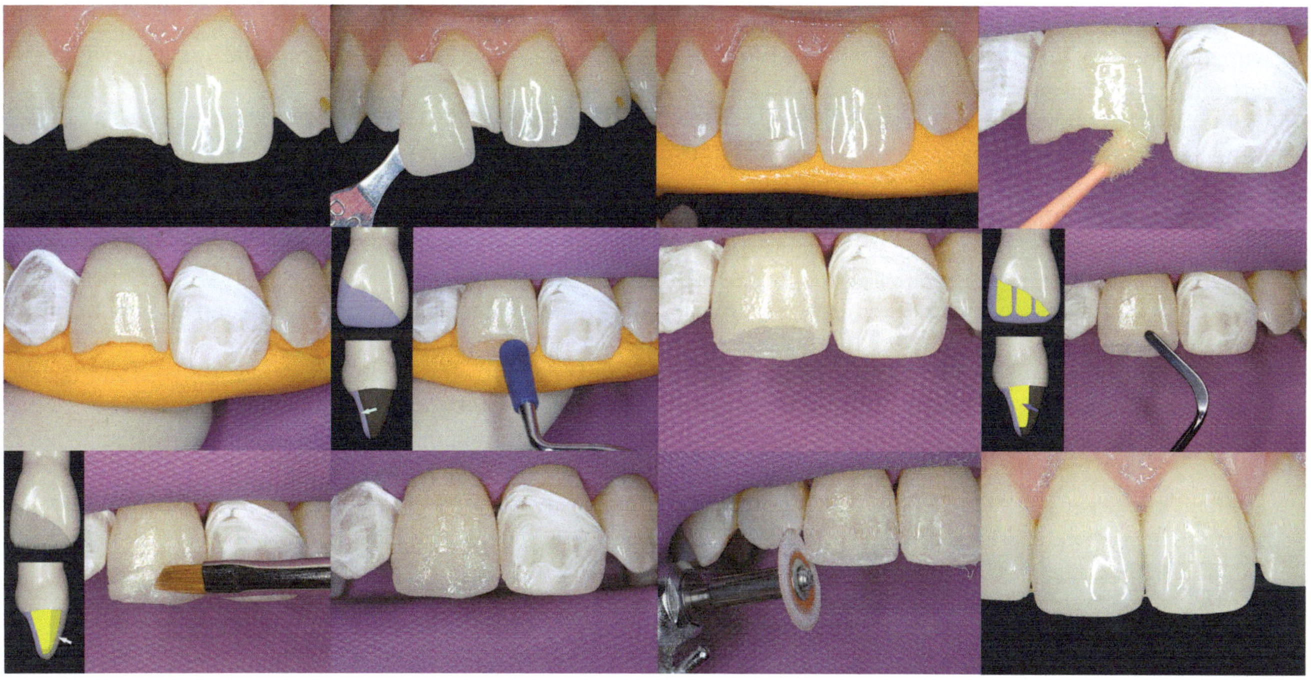

Figura 12.5: A. Fractura traumática del borde incisal del incisivo central superior derecho. Se observa una importante macrotextura en la cara vestibular (elevaciones y depresiones marcadas en la superficie) y microtextura (pequeñas fluctuaciones de la textura del esmalte). Este análisis facilitará la reproducción de la superficie dentaria. B. Antes del aislamiento absoluto del campo operatorio se registra el color, aquí se usó un muestrario de la escala Vita. El material seleccionado se basa en esta graduación colorimétrica; de lo contrario, la selección se basará en el muestrario provisto por el fabricante. El matiz base (dentina) resulta de la observación del tercio medio de la pieza. Es de vital importancia que el valor o luminosidad corresponda al matiz seleccionado en el remanente dentario. A partir de esta selección, se utilizan materiales con distinto grado de saturación (más opacos o más traslúcidos) según se restaure el área gingival o incisal. C. Se realiza una restauración previa con una resina compuesta de inserción plástica de cualquier color, sin ejecutar ningún protocolo adhesivo. Con una porción de silicona masilla y sin cubeta, se toma una impresión de las caras palatinas y los bordes incisales de las piezas del sector anterior, sin incluir las caras vestibulares. Se obtiene así una matriz individualizada, que se empleará como base para la estratificación de la futura restauración. D. Aplicación del sistema adhesivo realizando el protocolo sugerido por el fabricante. E. Luego de haber aplicado y polimerizado el sistema adhesivo se lleva la matriz de silicona a su posición y se la sostiene bajo una presión constante. F. De acuerdo con el color y su intensidad, se selecciona el material que reproduzca el color y la traslucidez propia del esmalte. Utilizando la matriz de silicona como patrón para que delimite la restauración en incisal y una correcta forma anatómica en palatino y proximal. En este caso, para aplicar el material se utilizó un instrumento con punta de silicona, que facilita el modelado por su baja adherencia. G. Polimerizado el material, se retira la matriz de silicona y se verifica la correcta adaptación y la forma anatómica obtenida. Esta capa sirve como base de la futura estratificación. H. De los colores de dentina provistos por el avío del material utilizado, se selecciona uno de alta intensidad y opaco previamnet seleccionado como mencionamos en el punto F, con el que se modelan los mamelones, que sirven para comenzar a definir la macrotextura. I. Como último incremento de material se utiliza uno de color esmalte (traslúcido) colocando una delgada capa, que se adapta con un pincel chato de muy buena calidad. Este pincelado modela el composite y facilita la obtención de una superficie irregular que ayuda a conformar la microtextura. J. Concluida la estratificación se observa la macrotextura obtenida y las pequeñas irregularidades de la superficie (microtextura). K. Se inician las maniobras de terminación y pulido. En primera instancia se utilizan discos de pulido en la cara proximal y en el borde incisal, no sobre la cara vestibular, para no aplanarla, ya que esta tiene una superficie convexa y además se perdería la macrotextura obtenida con la estratificación. Se comienza pasando los discos y piedras de diamante de grano grueso utilizando la serie completa hasta llegar a los de grano más fino. L. Posoperatorio a los siete días.

Bibliografía

- Altarabulsi MB, Alkilzy M, Petrou MA, Splieth C. Clinical safety, quality and effect of resin infiltration for proximal caries. EJPD 2014; 15(1): 39-44
- Ando M, Hall AF, Eckert GJ, Schemehorn BR, Analoui M, Stookey GK. Relative ability of laser fluorescence techniques to quantitate early mineral loss in vitro. Caries Res 1997; 31(2):125-31.
- Annttonnen V, Seppa L, Hausen H. Clinical study of the use of the laser fluorescence device DIAGNOdent for detection of oclusal caries in children. Caries Res 2003; 37: 17-23.
- Ansari G, Beeley JA, Foye RH. Caries detector dyes-an in vitro assessment of some new compounds. L Oral Rehabilitation. 1999; 26: 453-458.
- Backet Dirks O. Posteruptive changes in dental enamel. J Dent Res 1966; 45: 503-11.
- Bamzahim M, Shi X-Q, Angmar-Mansson B. Oclusal caries detection and quantification by DIAGNOdent and electronic caries monitor in vitro comparison. Acta Odontol Scand 2002; 60: 360-364.
- Banerjee A, Sheriff M, Kidd EAM, Watson TF. A confocal microscopic study relating the autofluorescence of carious dentine to its micro hardness. Br Dent J 1999; 187: 206-210.
- Bille J Thylstrup A. Radiographic diagnosis and clinical tissue changes in relation to treatment of a proximal carious lesion. Caries Res 1982; 16(1)1-6.
- Blum IR, Lynch CD, Wilson NH. Factors influencing repair of dental restorations with resin composite. Clin Cosmet Investig Dent. 2014; 17;6:81
- Brunton P. Decision-Making in operative Dentistry. Quintessence Publishing Co. Ltd. London, 2002.
- Bustamante A. El éxito del tratamiento periodontal. RAOA 1999; XXXVIII, 1: 5-10.
- Côrtes DF, Ellwood RP, Ekstrand KR. An in vitro comparison of a combined FOTO/visual examination of oclusal caries with other caries diagnostic methods and the effect on stain on their diagnostic performance. Caries Res 2003; 37: 8-16.
- Cross KJ, Huq NL, Palamara JE, Perich JW, Reynolds EC. Physicochemical characterization of casein phosphopeptide-amorphous calcium phosphate nanocomplexes. J Biol Chem. 2005; 15;280(15):15362-9.
- Davies GM, Worthington HV, Clarkson JE, Thomas P, Davies RM. The use of fiber-optic transillumination in general dental practice. Br Dent J 2001; 19(3):145-7.
- Disney JA, Abernathy JR, Graves RC, Mauriello SM, Bohannan HM, Zack DD. Comparative effectiveness of visual/tactile and simplified screening examinations in caries risk assessment. Community Dent Oral Epidemiol 1992; 20:326-32.
- Dodds MW. Dilemmas in caries diagnosis; applications to current practice and need for research. J Dent Educ 1993 57:433-8.
- Ekstrand KR, Ricketts DN, Kidd EA, Qvist V, Schou S. Detection, diagnosing, monitoring and logical treatment of occlusal caries in relation to lesion activity and severity: and in vivo examination with histological validation. Caries Res 1998; 32:247-54.
- Ekstrand KR, Rickets DN, Kidd EA. Occlusal caries: pathology diagnosis and logical management. Dent Update 2001; 28:380-7.
- El-Housseiny AA, Jamjoum H. Evaluation of visual, explorer, and a laser device for detection of early occlusal caries. J Clin Pediatr Dent 2001; 26:41-48.
- Ericson D, Kidd E, McComb D, Mjör I, Noack MJ. Minimally Invasive Dentistry--concepts and techniques in cariology. Oral Health Prev Dent. 2003;1(1):59-72.
- Feedman G, Goldstep F. Ozone and remineralization therapy. Minimally invasive treatment on dental decay. En: Lynch Edward. Ozone: The revolution in Dentistry. Quitessence Pub, Inglaterra, 2004.
- Fernández EM, Martin JA, Angel PA, Mjör IA, Gordan VV, Moncada GA. Survival rate of sealed, refurbished and repaired defective restorations: 4-year follow-up. Braz Dent J. 2011;22(2):134-9.
- Fuentes V, Toledano M, Osorio R, Carvalho RM. Microhardness of superficial and deep sound human dentin. J Biomed Mater Res 2003; 66A: 850-853.
- Gudiño S. & Lanata E.: De Black a la Cariología Contemporánea: Aprendiendo a mirar las mismas lesiones pero desde una nueva perspectiva. Int. J. Dental Sc 2015; 17(3): 10-14
- Hamilton J, Stookey G. Should a dental explorer be used to probe suspected carious lesions? JADA 2005; 136;1526-32.
- Heinrich-Weltzien R, Weerheijm KL, Kühnisch J, Oehme T, Stösser L. Clinical evaluation of visual, radiographic, and laser fluorescence methods for detection of oclusal caries. J Dent Child 2002; 69: 127-132.
- Hickel R, Brüshaver K, Ilie N. Repair of restorations-criteria for decision making and clinical recommendations. Dent Mater. 2013;29(1):28-50.
- Henostroza Haro G. Caries Dental. Principios y procedimientos para el diagnóstico. Lima: Universidad Peruana Cayetano

Heredia; 2007
- Hunt KC, Hicket R. The role of ozone in "minimal intervention dentistry". En: Ozone: The revolution in dentistry. Quintessence Pub. London, 2005.
- Kidd EA. The diagnosis and management of the early carious lesion in permanent teeth. Det Update 1984; 11(2): 69-81.
- Kidd EA, Joyston-Bechal S, Beihhton D. Marginal ditching and standing as predictor of secondary caries around amalgam restorations: a clinical and microbiological study. J Dent Educ 1993; 57:433-8.
- Kidd EA, Ricketts DN, Pitts NB. Occlusal caries diagnosis: a changing challenge for clinicians and epidemiologists. J Dent 1993; 21: 323-31.
- Kidd, EA, Toffenetti F, Mjör IA. Secondary caries. Int Dent J 1992; 42(3): 127-38.
- Lanata E, Lombardo N. Cavidades o preparaciones. RAOA 1988; 76 (4): 138-141.
- Lanata EJ. Operatoria dental. Estética y adhesión. Buenos Aires. Grupo Guía, 2003.
- Lanata EJ. Atlas de Operatoria Dental. Buenos Aires. Alfa Omega, 2008.
- Lanata E, Gudiño-Fernández S. Hacia donde debe ir la operatoria dental: la mínima invasión. Parte 1. Revisión bibliográfica". Revista Científica Odontológica 2014:1033-38. Disponible en: en: http://www.redalyc.org/articulo.oa?id=324239187006.
- Lussi A, Francescut P. Performance of conventional and new methods for the detection of occlusal caries in deciduous teeth. Caries Res 2003; 37: 2-7.
- Lussi A, Megert B, Longbottom C, Reich E, Francescut P. Clinical performance of a laser fluorescence device for detection of occlusal caries lesions. Eur J Oral Sci 2001; 109: 14-19.
- Lussi A. Validity of diagnostic and treatment decisions of fissure caries. Caries Res 1991; 25:296-303.
- Lynch, CD, Frazier, KB, McConnell, RJ, Blum, IR, Wilson, NH. Minimally invasive management of dental caries: contemporary teaching of posterior resin-based composite placement in U.S. and Canadian dental schools. JADA. 2011;142: 612–620.
- Lynch E. Ozone: The revolution in Dentistry. Chicago. Quintessence, 2004.
- Marshall GW Jr., Marshall SJ, Kinney JH, Balooch M. The dentine substrate; structure and properties related to bonding. J Dent 1997; 25: 441-458.
- Martignon S, Ekstrand KR, Gomez J, Lara JS, Cortes A. Infiltrating/sealing proximal caries lesions: a 3-year randomized clinical trial. J Dent Res 2012; 91:288-292.
- Mc Comb D. Caries detector-dyes- How accurate and useful are they? J Can Dent Assoc 2000; 66: 195-198.
- Mejare I, Malogren B. Clinical and radiographic appearance of proximal carious lesions at the time of operative treatment in young permanent teeth. Scand J Dent Res 1986; Feb:94(1):19-26.
- Mjör, IA. Frecuency of secondary caries at various anatomical locations. Oper Dent 1985; 10:88-92.
- Mjör IA. The location of clinically diagnosed secondary caries. Quintessence Int 1998; 29 (5): 313-7.
- Mjör IA. Clinical diagnosis of recurrent caries. JADA 2005; 136:426-33.
- Mjör IA. To probe or not to probe. JADA 2006; 136:288.
- Mjör IA, Moorhead JE, Dahl JE. Reasons for replacement of restorations in permanent teeth in general dental practice. Int Dent J. 2000;50(6):361-6.
- Moncada G, Fernández E, Martín J, Arancibia C, Mjör IA, Gordan VV. Increasing the longevity of restorations by minimal intervention: a two-year clinical trial. Oper Dent. 2008; 33(3):258-64.
- Moncada, G, Martin, J, Fernández, E, Hempel, MC, Mjör, IA, Gordan, VV. Sealing, refurbishment and repair of Class I and Class II defective restorations: a three-year clinical trial. JADA. 2009;140:425–432
- Nyvad B, Machiulskiene V, Baelum V. Construct and predictive validity of clinical caries diagnostic criteria assessing lesion activity. J Dent Res 2003; 82:117-22.
- Nyvad B, Machiulskiene V, Baelum V. Reliability of new caries diagnosis system differentiating between active and inactive caries lesions. Caries Res 1999; 33:252-50.
- Opdam NJ, Bronkhorst EM, Loomans BA, Huysmans MC. 12-year survival of composite vs. amalgam restorations. J Dent Res. 2010; 89:1063-1067
- Pereira AC, Verdonschot EH, Huysmans MCDNJM. Caries detection methods: Can they aid decision making for invasive sealant treatment? Caries Res 35:83-89.
- Pimenta LA, Navarro MF, Consolaro A. Secondary caries around amalgam restorations. J Prosthet Dent. 1995;74(3):219-22.
- Piovano S. Factores y nivel de riesgo de las enfermedades producidas por el biofilm de placa. Rev FOUBA 2005; 20 (48):25-37.
- Popoff DA, Gonçalves FS, Magalhães CS, Moreira AN, Ferreira RC, Mjör IA. Repair of amalgam restorations with composite resin and bonded amalgam: a microleakage study. Indian J Dent Res. 2011;22(6):799-803.
- Pretty IA, Smith PW, Edgar WM, Higham SM. Detection of in vitro demineralization adjacent to restorations using

quantitative light-induced fluorescence (QLF). Dent Mater 2003;19(5):368-74.

- Reynolds EC, Cai F, Shen P, Walker GD. Retention in plaque and remineralization of enamel lesions by various forms of calcium in a mouthrinse or sugar-free chewing gum. J Dent Res 2003; 82(3):206-11.
- Shartz M, Gröndahl HG, Pliskin JS, Boffa J. A longitudinal analysis from bite-wing radiographs of the rate of progression of approxinal carious lesions through human dental enamel. Arch Oral Biol 1984; 29: 529-536.
- Shi X-Q, Welander U, Angmar-Mansson B. Occlusal caries detection with KaVo DIAGNOdent and radiography: An in vitro comparison. Caries Res 2000; 34: 152-158.
- Stockleben C. Heal ozone- a revolution in dentistry. En: Lynch E.. Ozone: The revolution in Dentistry. Chicago Quintessence, 2004.
- Strejilevich S Fotoentrevista "En medicina hay que justificar lo que se hace, las "opiniones" generan epidemias" 28/07/2014. Disponible en http://www.intramed.net/log.asp?retorno=/contenidover.asp?contenidoID=84853
- Tan L, McComb D. Diagnosis of occusal caries. Part II. Recent diagnostic technologies. J Can Dent Assoc 2001; 67(8):459-63.
- Turell J. Rehabilitaciones dentarias. Buenos Aires. Ed. Mundi, 1976.
- Verdonschot EH, Bronkhorst EM, Burgersdijk RC, König KG, Schaeken MJ, Truin GJ. Performance of some diagnostic systems in examinations for small occlusal carious lesions. Caries Res 1992; 26:59-64.
- Wenzel A, Verdonschot EH, Truin GJ, König KG. Accuracy of visual inspection, fiber-optic transillumination, and various radiographic image modalities for detection of occlusal caries in extracted non-cavitated teeth. J Dent Res 1992; 71:1934-7.
- Yip HK, Stevenson AG, Beeley JA. The specificity of caries detector dyes in cavity preparation. Br Dent J 1994; 176: 417-421.
- Young DA, Featherstone M. Digital imaging fiber-optic trans-illumination, F-speed radiographic film and depth of approximal lesions. JADA 2015; 136:1982-87.

Capítulo 13

Rehabilitación coronaria de piezas primarias

Ana M. Biondi, Silvina G. Cortese

En la actualidad la caries se describe como una enfermedad infecciosa endógena, compleja, multifactorial y no autolimitante. Dado que los microorganismos en la cavidad bucal son permanentes, se la considera un continuum, por lo que su control deberá hacerse a lo largo de toda la vida.

Los tratamientos rehabilitadores deberán llevarse a cabo cuando las medidas preventivas no hubieran resultado exitosas, cuando no hay posibilidad de remineralizar o se hubiera perdido la forma, la función y la estética, no solo por caries, sino por lesiones traumáticas o anomalías dentarias.

Los conceptos utilizados en odontología restauradora en piezas permanentes de pacientes adultos, no pueden transpolarse a las piezas primarias de pacientes pediátricos, por motivos inherentes a las características psicoemocionales de la situación odontopediátrica y a las propias de la dentición primaria, que influyen en el comportamiento y los criterios de elección de los materiales restauradores.

Los resultados de evaluaciones clínicas muestran una baja longevidad de las restauraciones en preescolares, tres veces menor que la comunicada en piezas permanentes. Los factores asociados con este fracaso se relacionan con el profesional, con el paciente y con la restauración en sí. Entre los primeros, podría mencionarse la escasez y baja calidad de la investigación clínica, que en dentición primaria comprende estudios a corto plazo, a menudo retrospectivos, sobre el uso de nuevos materiales dentales, sin grupos control que permitan compararlos con los de desempeño comprobado.

En relación con el niño, se trata de pacientes en crecimiento que desde el punto de vista emocional van sufriendo avances y retrocesos. Tienen limitaciones cognitivas y su esquema corporal en edades tempranas no está estructurado. Sus tiempos de concentración son cortos, por lo que no siempre pueden tolerar maniobras complejas; también es difícil el control de movimientos linguales y deglutorios. En ocasiones el instrumental rotatorio que produce ruido, presión y vibración deberá reemplazarse por otras alternativas menos agresivas, como aire abrasivo, láser, métodos quimiomecánicos de remoción de caries o simplemente instrumental de mano. También puede estar indicado posponer el uso de anestesia, o la elección de opciones que no demanden obligatoriamente el aislamiento absoluto.

Al elegir una alternativa de restauración es relevante considerar el riesgo de caries de cada paciente. Dos tercios de todas las restauraciones realizadas en dentición primaria están constituidos por reemplazos de obturaciones anteriores, principalmente como consecuencia de caries secundaria, por falta de control de factores causantes. En relación con las piezas dentarias, se identifican características anatómicas y microestructurales diferenciales con las piezas permanentes, que deberán tomarse en cuenta para mejorar la longevidad de las restauraciones. Con respecto a los factores vinculados a las restauraciones, deben considerarse el número de superficies afectadas y la calidad del material seleccionado. Si afecta una sola superficie, la elección será influenciada por la extensión de la lesión, la edad dentaria, el riesgo biológico específico, la colaboración que pueda prestar el paciente y las posibilidades de usar instrumental rotatorio y aislamiento absoluto. Cuando hay 2 o más superficies afectadas, además de los factores mencionados antes, será necesario tener en cuenta la presencia de tratamientos pulpares previos, y en molares, la profundidad de la cara proximal.

CARACTERÍSTICAS DE LA DENTICIÓN PRIMARIA EN RELACIÓN CON LA RESTITUCIÓN DE LA INTEGRIDAD CORONARIA

Para obtener buenos resultados en los tratamientos rehabilitadores, que se traducirán en una mayor longevidad de las restauraciones, será necesario reconocer las diferencias anatómicas e histológicas de las piezas primarias en relación con las permanentes, y realizar la transferencia clínica correspondiente, ya sea para efectuar preparaciones cavitarias adecuadas como para una elección correcta de los materiales de restauración.

CARACTERÍSTICAS ANATÓMICAS

Las coronas de las piezas primarias tienen menor tamaño que las de sus sucesores, con excepción del correspondiente al diámetro mesiodistal de los molares (Figura 13.1). El predominio de los diámetros mesiodistales sobre los cervicoincisales otorga a las piezas una apariencia más "achatada" que la de los permanentes. El color es blanco azulado, por el menor contenido mineral y el mayor contenido orgánico y de agua de sus tejidos duros, y porque los espesores dentinarios son sensiblemente menores que en las piezas de reemplazo (Figura 13.2).

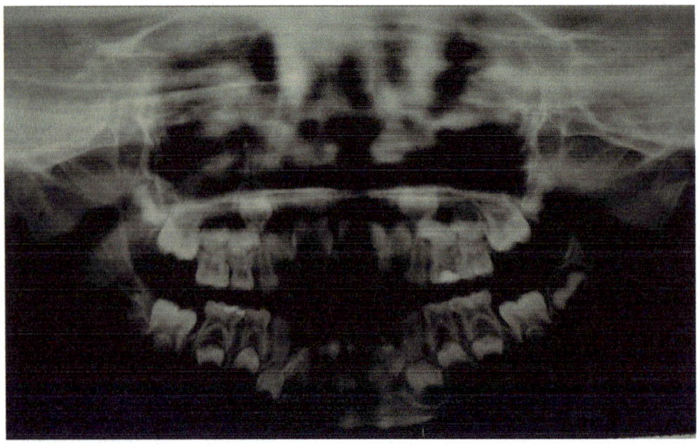

Figura 13.1: Radiografía panorámica de niño preescolar. Se observa la diferencia de tamaño de las piezas de ambas denticiones

El esmalte tiene un espesor uniforme de alrededor de 1 mm, que termina abruptamente a la altura del cuello dentario, por lo que la forma de las coronas es globulosa con una marcada constricción cervical. La dentina muestra valores diferentes en las distintas caras y piezas dentarias. El espesor promedio para las caras proximales es de 1 mm para las inferiores, y de 1½ mm para las superiores. A su vez las caras distales tienen mayores espesores que las mesiales, y las piezas posteriores que las anteriores (Figura 13.3).

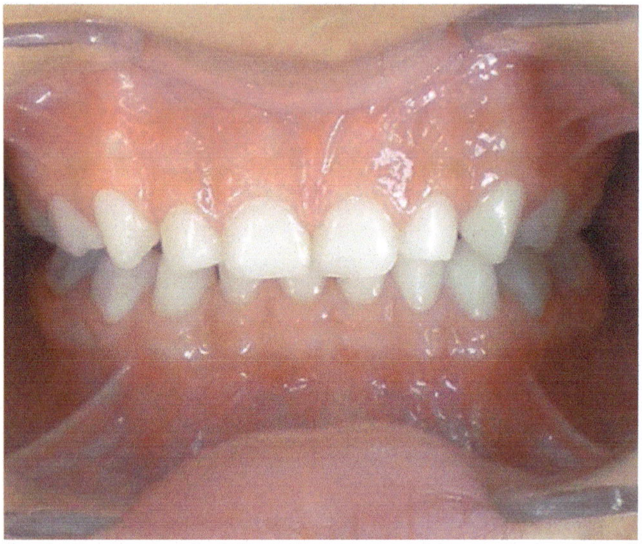

Figura 13.2: Dentición primaria. Color blanco azulado, forma dentaria achatada con predominio de diámetro mesiodistal

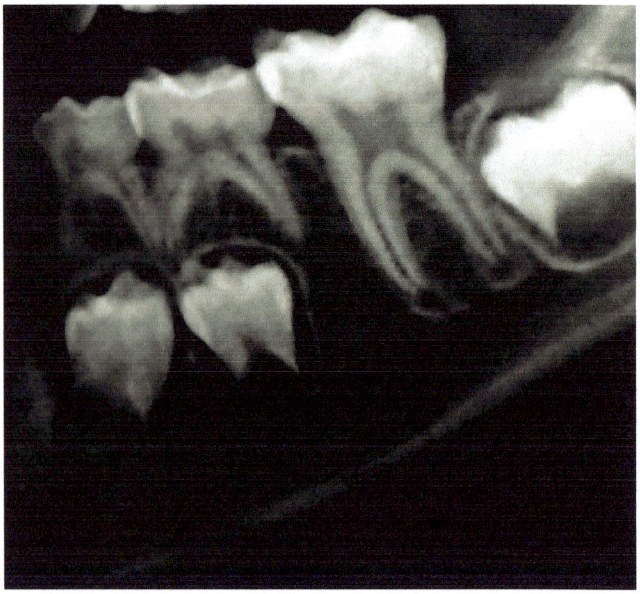

Figura 13.3: Imagen radiográfica de molares inferiores primarios que muestra el escaso espesor de tejidos, mayor por distal, y la forma globulosa de las coronas con fuerte constricción cervical

En los molares las caras vestibulares y linguales son extremadamente convergentes hacia oclusal, lo que resulta en caras oclusales muy estrechas, situación más pronunciada en los primeros que en los segundos.

El primer molar superior es el que más se asemeja a su pieza de reemplazo, el primer premolar. Puede presentar 3 o 4 cúspides, dos vestibulares y una o dos linguales, de las cuales las mayores son la mesiovestibular y la mesiolingual o la lingual, en caso de tener 3 cúspides. La distolingual, si está presente, es pequeña y rudimentaria. En mesiocervical de la cara vestibular puede identificarse un engrosamiento del esmalte denominado tubérculo de Zuckerkandl. La cara oclusal tiene forma trapezoidal con la base mayor hacia vestibular, con convergencia de las caras proximales hacia lingual y de las caras libres hacia distal.

El segundo molar superior es semejante al primer molar permanente; presenta 4 cúspides, dos vestibulares y dos linguales, de las cuales la mesiolingual presenta el mayor tamaño y se une a la de menor tamaño, la cúspide distovestibular, por medio de un puente adamantino. En ocasiones puede observarse en la cara lingual una quinta cúspide o accesoria, reconocida como de Carabelli (Figura 13.4).

El primer molar inferior presenta 4 cúspides, y no se asemeja a ninguna de las piezas permanentes. En la zona cervical de la cúspide mesiovestibular, también puede identificarse la presencia del tubérculo de Zuckerkandl, a semejanza de lo que sucede en el primer molar superior. De las 2 cúspides linguales, la mesial es la que presenta mayor tamaño. En la cara oclusal se observa un puente adamantino que une ambas cúspides mesiales.

El segundo molar inferior, a semejanza del primer molar permanente, tiene 5 cúspides, tres vestibulares y dos linguales, de las cuales la distovestibular es la de menor tamaño.

La anatomía oclusal de los molares primarios no es tan definida como en las piezas permanentes, ni presenta, en general, surcos y fisuras tan profundos, por lo que las preparaciones son más conservadoras y no se indican selladores de manera sistemática (Figura 13.5). La relación de contacto entre las piezas primarias se efectúa mediante facetas anchas, aplanadas y ubicadas gingivalmente, lo que dificulta el diagnóstico

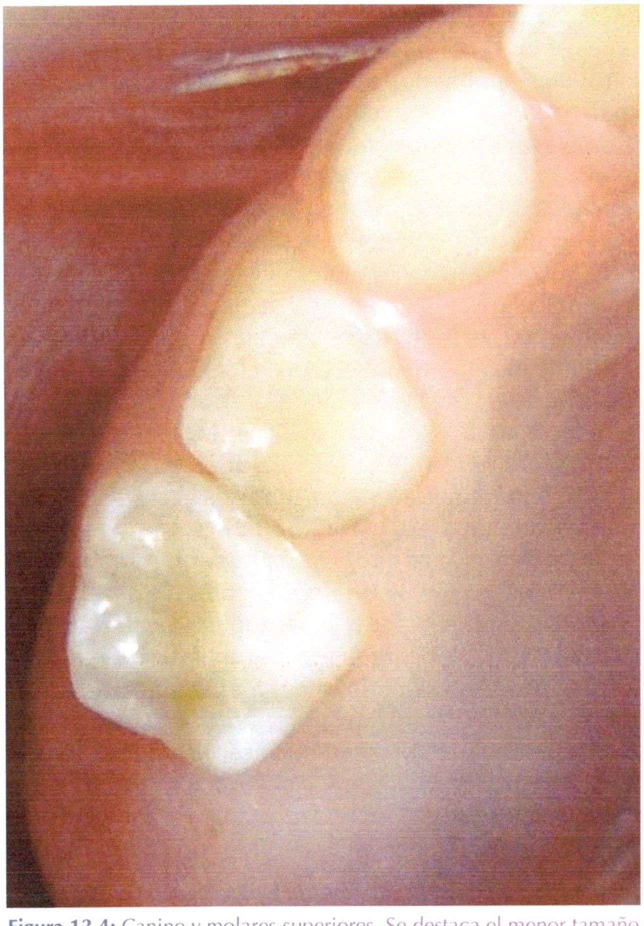

Figura 13.4: Canino y molares superiores. Se destaca el menor tamaño del 1er molar, la convergencia hacia oclusal de las caras libres y la relación de contacto facetada

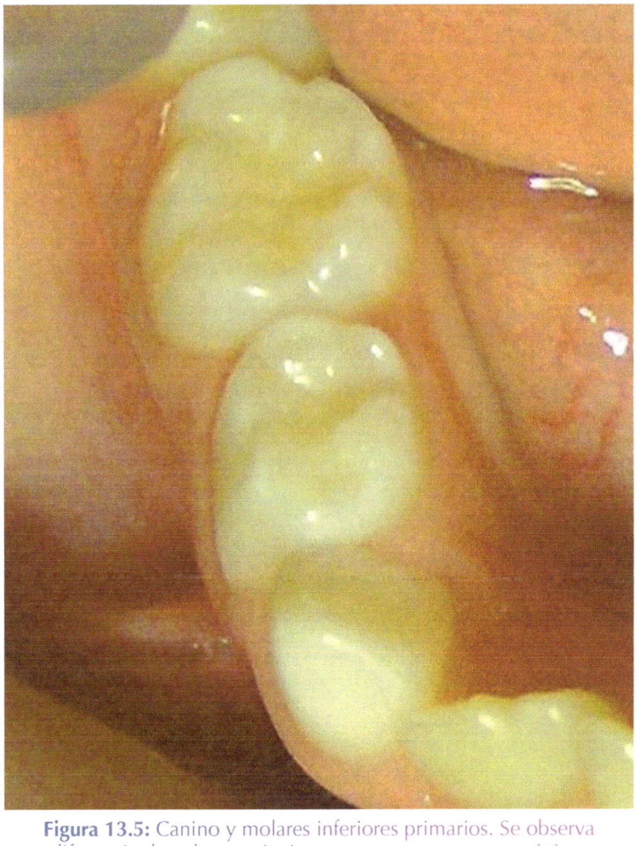

Figura 13.5: Canino y molares inferiores primarios. Se observa diferencia de color con incisos permanentes y características anatómicas

clínico temprano de las caries incipientes proximales, que por lo tanto deberá establecerse por radiografía (Figura 13.6).

Características micromorfológicas

Todas las piezas primarias inician la mineralización de sus coronas en el útero y se completa poco después del nacimiento, de allí que se vean afectadas por alteraciones sistémicas prenatales a diferencia de las piezas permanentes que, exceptuando el primer molar permanente, se mineralizan a partir del nacimiento. La línea neonatal permite distinguir entre el esmalte prenatal más homogéneo y el posnatal. Esta línea de Retzius más prominente se sugiere se produciría como consecuencia de la hipocalcemia en los primeros días del nacimiento y del drástico cambio en las condiciones nutritivas y ambientales. Tiene un espesor promedio de 10 a 20 μm, observandose en esta estructura cambios en la orientación de los prismas, menor concentración y desorganización de los cristales. Su posición depende del estadio de desarrollo del germen en el momento del nacimiento y está ubicada frecuentemente en el tercio cervical de la corona de los incisivos y en el tercio medio de caninos y molares.

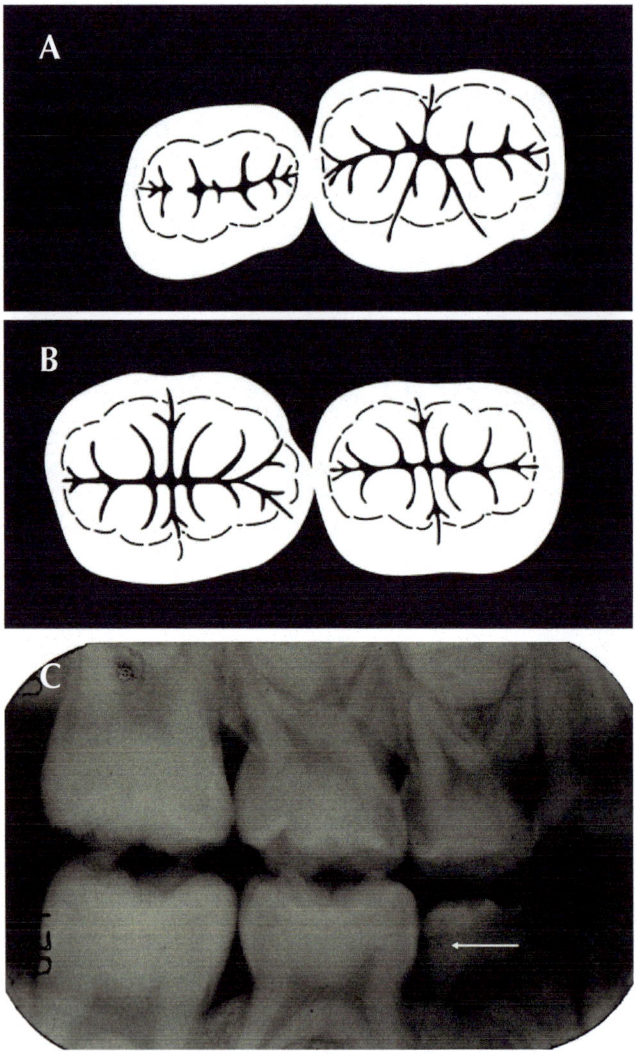

Figura 13.6: Relación de contacto de los molares. A. Por medio de faceta entre molares primarios. B. Puntiforme entre molares permanentes. C. Radiografía bite wing: la flecha señala lesión proximal de difícil detección clínica

No hay abundante material registrado en la bibliografía relacionado con la microestructura de las piezas primarias. Se reconoce que la menor mineralización de los tejidos duros las hace más permeables, menos radioopacas, más blancas, además de más susceptibles a la caries dental, en comparación con las piezas permanentes.

Con respecto al esmalte, los incisivos y los caninos primarios presentan semejante nivel de minerales en el límite amelodentinario que sus reemplazantes, pero significativamente menor en el resto de la superficie. Los molares presentan menor mineralización que los premolares, con excepción de la zona cervical, con mayores valores que sus piezas de reemplazo. Tiene más carbonatos en su composición que el esmalte permanente, ausencia o poco desarrollo de los procesos de Tomes, y presenta husos adamantinos –prolongaciones de túbulos dentinarios en esmalte– así como laminillas o microfisuras, que son defectos por fallas en el proceso de amelogénesis que comunican la dentina con el espacio exterior. Los estudios describen la presencia de una capa aprismática o avarillar en la superficie adamantina, más ancha y uniforme que en las piezas permanentes de entre 16 y 45 μm, con cristales densamente agrupados, perpendiculares a la superficie y paralelos entre sí, hipermineralizada y con mayor contenido de fluoruros. Por debajo de ella, los prismas, que en ningún caso llegan a la superficie externa ya que toda la corona está rodeada por el esmalte aprismático, se disponen con una orientación diferente con respecto a la de los permanentes, formando por gingival ángulos obtusos hacia oclusal de aproximadamente 120º, (Figura 13.7).

La dentina, al igual que el esmalte, se presenta menos mineralizada que en piezas permanentes. Se observa un mayor espesor de la dentina peritubular (zona transparente que forma las paredes de los túbulos dentinarios y rodea al proceso odontoblástico) más mineralizada que la intertubular y con muy pocas fibras colágenas. Los túbulos dentinarios presentan canalículos que se ramifican a partir del túbulo principal y que pueden alojar prolongaciones odontoblásticas o no. La dentina intertubular localizada entre la dentina peritubular, está constituida principalmente por una red estrechamente tejida de fibras colágenas en las que se depositan cristales de apatita. Fiore Aguilar y col. hallaron que en

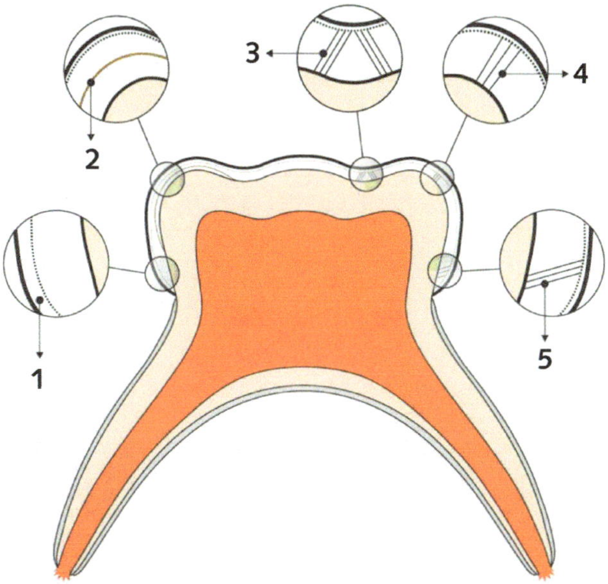

Figura 13.7: Esquema de la micromorfología del esmalte. 1. Capa avarillar. 2. Línea neonatal. 3. Prismas convergentes hacia oclusal. 4. Prismas perpendiculares al límite amelodentinario. 5. Prismas ascendentes hacia oclusal

dientes primarios la dentina intertubular es más escasa, y observaron un mayor número de túbulos por milímetro cuadrado (Figura 13.8). Además, se observa abundante dentina interglobular correspondiente a zonas de dentina no mineralizada o hipomineralizada. Sumikawa y col. revelaron la presencia de microcanales como producto de la unión de 4 o 5 túbulos dentinarios, sin proceso odontoblástico en su interior sino con manojos de fibras colágenas a lo largo de su eje mayor rodeados por dentina peritubular espesa. Se los considera defectos embrionarios y pueden asociarse con la rápida formación de las piezas primarias anteriores. Se presentan con mayor frecuencia en incisivos centrales y laterales, y su número oscila entre 1 y 43 por pieza, a la vez que su tamaño varía entre 5 y 70 micrómetros, comparados con los túbulos dentinarios normales, que tienen alrededor de 1 micrómetro. Por estas razones, la dentina sólida disponible para la adhesión en dentición primaria está significativamente disminuida, lo que provoca diferencias marcadas en la fuerza de adhesión en comparación con la de piezas permanentes.

AISLAMIENTO DEL CAMPO OPERATORIO

El aislamiento del campo operatorio no tiene como único objetivo controlar la humedad y la contaminación de la zona de trabajo. Cumple la función de proteger labios, lengua y carrillos de posibles lesiones durante las maniobras de trabajo.

Es necesario explicarle al paciente la necesidad de este paso operatorio y sus beneficios, y mostrarle los elementos que se utilizarán, incluida la acción del eyector.

Puede realizarse en forma absoluta o relativa, en función de la sensibilidad a la humedad del material a utilizar.

AISLAMIENTO ABSOLUTO

En términos generales, responde a los lineamientos de la técnica realizada en adultos. Deberá ser precedida de una explicación simple sobre su uso, aclarando al niño que podrá respirar y tragar, pero que deberá evitar hablar, aunque le permitirá comunicarse en forma no verbal.

Las ventajas del aislamiento absoluto son el control efectivo de la humedad, la protección de la posible aspiración o deglución de objetos extraños, un mayor control de la lengua y una mejor visibilidad del campo operatorio, en especial si se usan gomas de colores oscuros que permiten un mayor contraste; además, se evita la percepción de sabores desagradables. Se calcula que este paso operatorio no demanda más de 2 o 3 minutos, tiempo que resulta casi insignificante, teniendo en cuenta el ahorro que se obtendrá por la falta de interrupción continua del niño durante el procedimiento que se lleva a cabo. El número de piezas

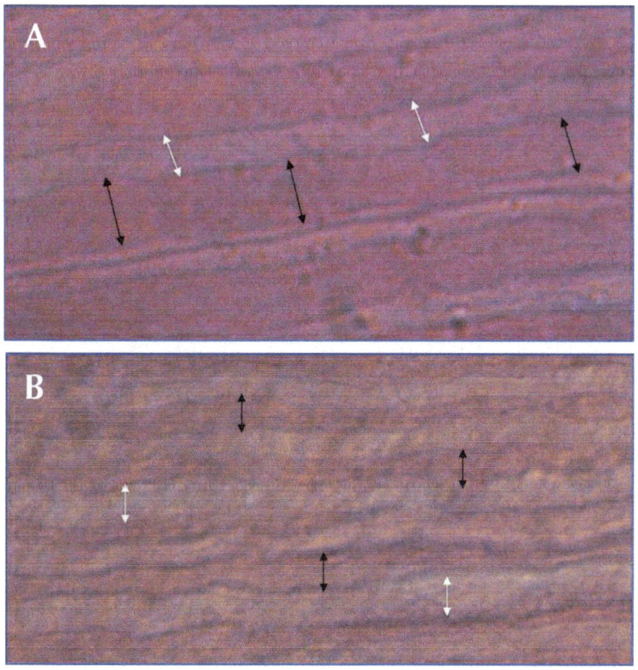

Figura 13.8: Cortes de dentina en sentido vestibulolingual o palatino coloreados con hematoxilina-eosina para estudios histomorfométricos utilizando Image Pro Plus. A. Dentina permanente. B. Dentina primaria. Las flechas negras muestran la menor cantidad de dentina intertubular

a aislar dependerá de las características de la preparación cavitaria. Se aislará una sola pieza cuando se tenga la certeza de que se trata de una lesión estrictamente oclusal. En caso contrario se incluirán al menos 3 piezas, entre las cuales la intermedia será la que permitirá trabajar con mayor comodidad y la más distal, la que sostendrá el clamp (Figura 13.9). La goma dique deberá centrarse en la mitad del ancho de la cara, colocando el borde superior por debajo de la base de la nariz (Figura 13.10). Para su colocación correcta en dentición primaria, una sugerencia es utilizar como guía una división en tercios con 2 líneas verticales y en medios con una horizontal. Para colocar un clamp en el segundo molar inferior, la perforación se realizará en la intersección de la línea horizontal con la vertical del lado de trabajo, y para los segundos molares superiores, se utilizará la vertical correspondiente al lado, perforando unos 2 cm por encima de la línea horizontal. Las perforaciones subsiguientes deberán realizarse a unos 45º con 2 o 3 mm de separación (Figura 13.11). Asimismo, los sitios donde deben realizarse las perforaciones pueden marcarse colocando la goma levemente estirada sobre las piezas dentarias.

Se utilizan clamps alados como medida de seguridad, para evitar el riesgo de aspiración. Se sugiere utilizar un hilo dental (Figura 13.12) y probar el clamp siempre con la goma dique y el arco como una sola unidad, con el paciente sentado derecho. Cuando no se utilizan gomas con el arco incorporado (Figura 13.13), la mayor tensión

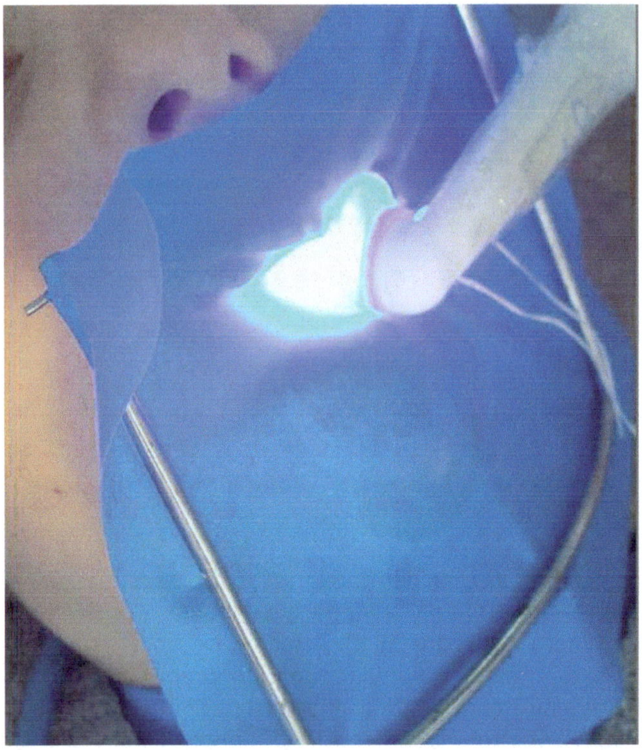

Figura 13.10: Ubicación de la goma centrada, por debajo de la base de la nariz

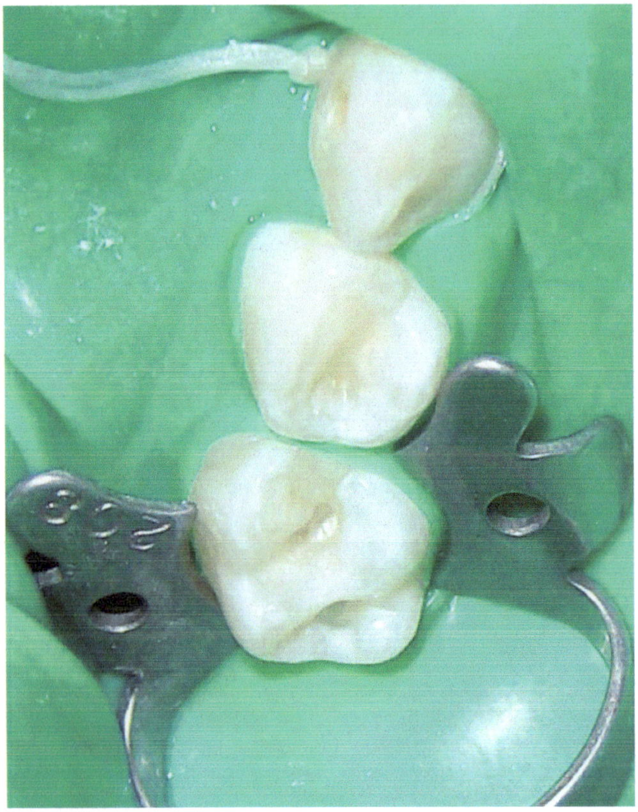

Figura 13.9: Aislamiento absoluto de canino y molares primarios, con un clamp

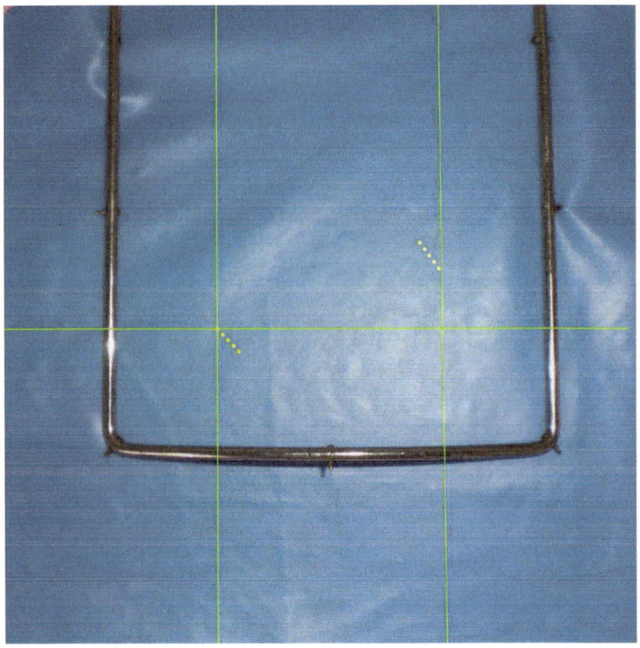

Figura 13.11: Localización de las perforaciones del dique de goma para piezas primarias

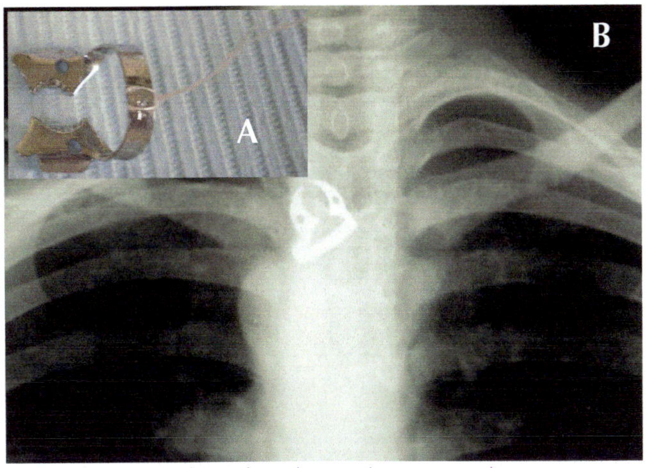

Figura 13.12: A. Clamp dentado con aletas para molar permanente parcialmente erupcionado, preparado con lazo de hilo para la prueba en boca. **B.** Radiografía de tórax de paciente de 12 años con clamp deglutido durante la prueba en 2° molar superior. Su retiro se realizó con técnica endoscópica bajo anestesia general

en la goma se realizará en sentido vertical, y será más leve en sentido horizontal, para su mejor adaptación posterior cuando el niño tenga la boca abierta. Siempre será necesario cerciorarse de que el paciente esté anestesiado de manera adecuada. Cuando se aísla más de una pieza, pueden utilizarse, además del clamp, ligaduras de hilo dental encerado con nudo quirúrgico por cervical de las coronas, cuñas de madera, cianoacrilato, pequeños trozos de goma o gomitas de separar (Figura 13.14). En el sector anterior pueden utilizarse solamente estos elementos (Figura 13.15).

La industria dental ofrece clamps diseñados para uso pediátrico (Cuadro 13.1). Aunque las recomendaciones internacionales indican el uso sistemático de aislamiento absoluto para tratamientos restauradores en pacientes pediátricos, en ocasiones los profesionales optan por otras alternativas, por considerarlo innecesario, por falta de colaboración de los pacientes, en niños muy pequeños, alérgicos al látex, respiradores bucales o con patologías que impliquen movimientos involuntarios donde se corra el riesgo de que el clamp no permanezca en posición.

Aislamiento relativo

El aislamiento relativo requiere el trabajo a cuatro manos y el uso de suctor de potencia. El control de la humedad con aislamiento relativo es más fácil de lograr en el maxilar superior, en especial en el sector anterior.

Algunos materiales restauradores, cuyo uso está previsto para restauraciones intermedias, toleran mejor la humedad y se los puede utilizar con aislamiento relativo. Además de los rollos de algodón, pueden emplearse recursos complementarios, como

Cuadro 13.1: Nomenclatura de clamps Hygenic Ivory-HuFriedy

Pieza dentaria	Numeración de clamp
Segundo molar primario	3 - 26 - 27
Primer molar primario	2 - 2A
Incisivo y canino primario	0 - 00 - 209
Molar permanente con erupción incompleta	12A - 13A - 14A - 8A

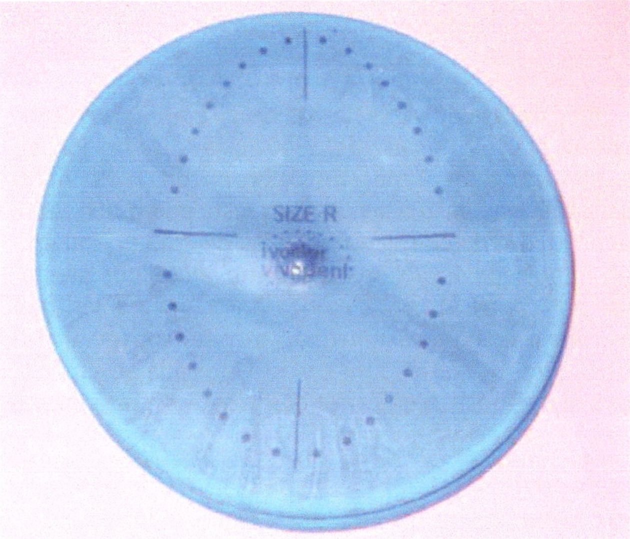

Figura 13.13: Goma con arco flexible incorporado. El fabricante indica la ubicación de perforación para las piezas permanentes

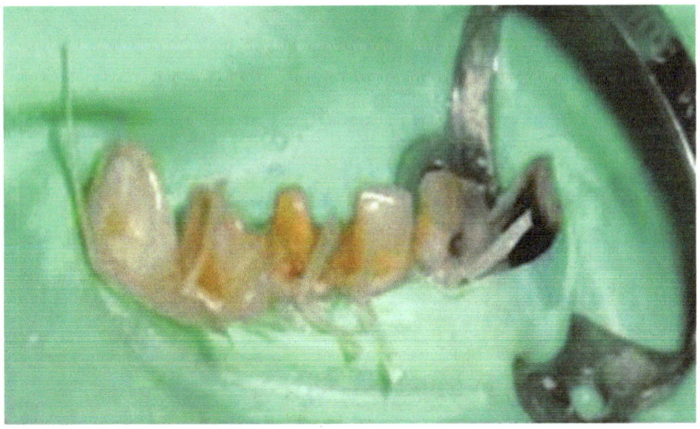

Figura 13.14: Aislamiento con ligaduras de hilo y clamp posterior

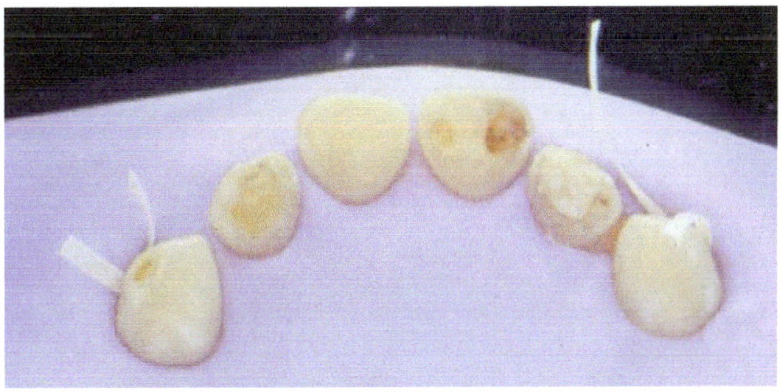

Figura 13.15: Aislamiento absoluto sin clamp

separadores plásticos, sostenedores de rollos, secantes adhesivos, entre otros (Figura 13.16).

En algunos pacientes los elementos que actúan como abrebocas brindan mayor comodidad al niño, a la vez que sirven como recordatorio y evitan el esfuerzo muscular para mantener la apertura (Figura 13.17).

Preparaciones cavitarias

En la actualidad los métodos utilizados para la remoción de estructuras dentarias se encuentran en reevaluación, en busca de formas conservadoras y menos traumáticas.

Aire abrasivo. Los sistemas de aire abrasivo, desarrollados en la década de 1940 para la remoción de la estructura dentaria, resurgieron con la tecnología adhesiva, en particular para uso pediátrico. Esta tecnología emplea micropartículas de óxido de aluminio impulsadas por aire para remover tejidos afectados por caries. Provoca menos dolor y vibración que las técnicas convencionales, permite conservar las estructuras dentarias sanas, y está indicada en especial para el diagnóstico de caries de surcos y el tratamiento de lesiones no penetrantes cerradas. Su uso no está ampliamente difundido, y se considera que los profesionales necesitan un período de aprendizaje para la

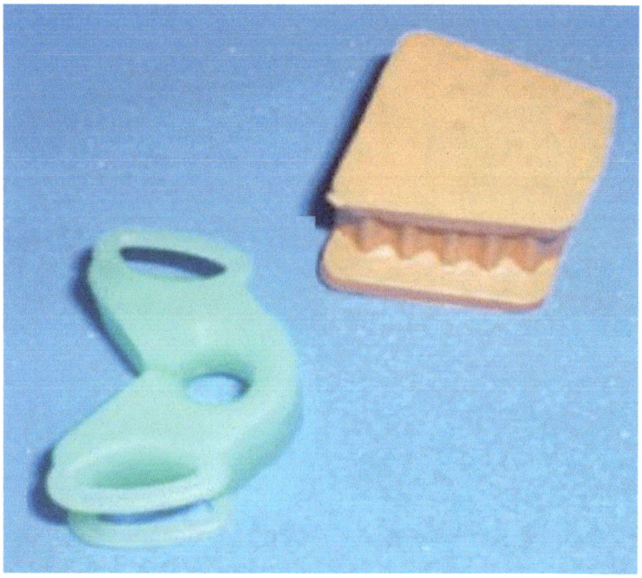

Figura 13.17: Diferentes modelos de abrebocas pediátricos

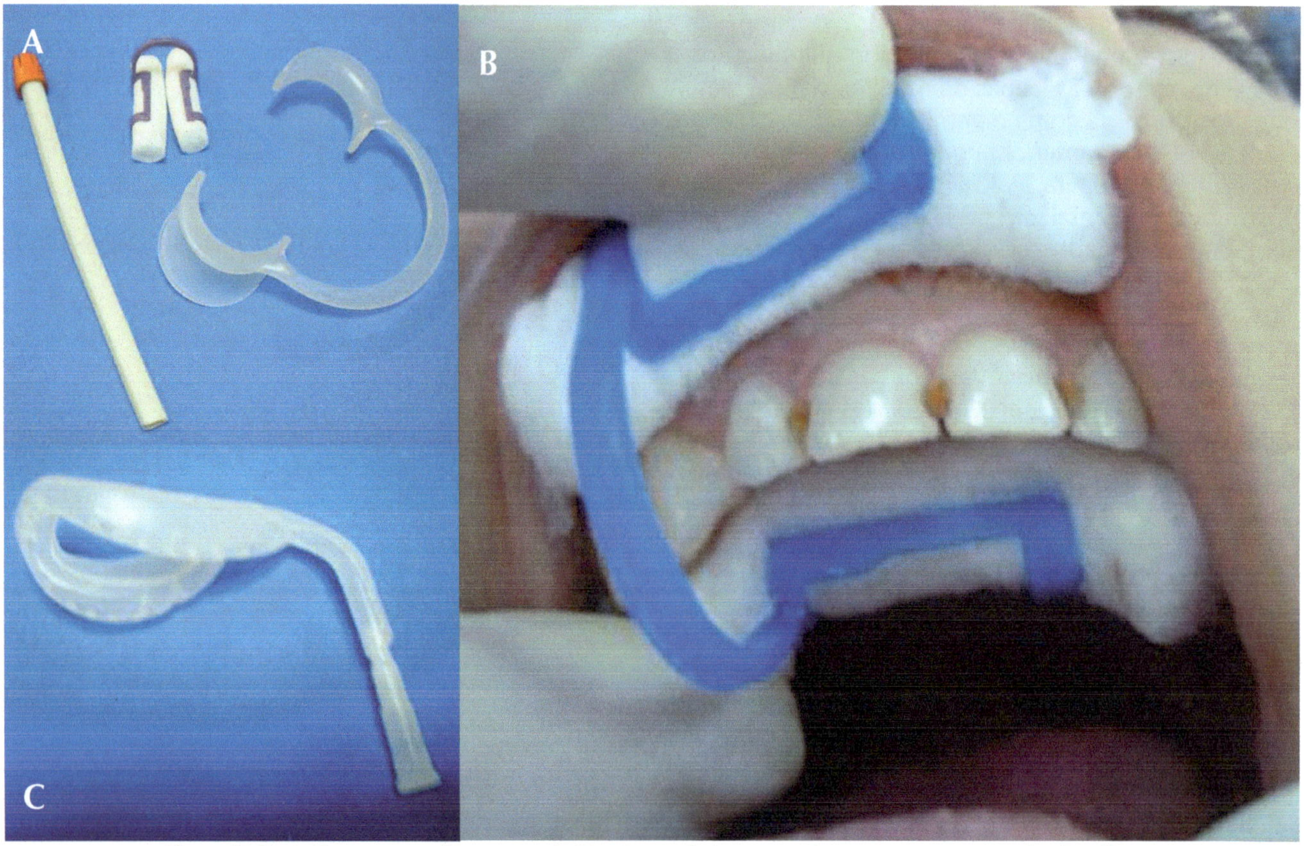

Figura 13.16: A. Elementos auxiliares para el aislamiento relativo: separadores, eyector y sostenedor de rollos. **B.** Aislamiento relativo del sector anterior. **C.** Eyector para piso de boca y vestibular que evita el uso de rollos de algodón para el aislamiento relativo

técnica, un equipo de aspiración para el polvo y el costo de las unidades es relativamente alto. Los pacientes pediátricos toleran bien la técnica, lo que disminuye la necesidad de uso de anestésico local.

Métodos químico-mecánicos. Son no invasivos y se basan en el ablandamiento selectivo de la dentina cariada para facilitar la remoción del tejido infectado. El objetivo es evitar el dolor provocado por la presión de corte del instrumental de mano, por lo que se disminuye la necesidad de utilizar anestesia, y al atacar solo el colágeno desnaturalizado permiten conservar las estructuras sanas. Su uso está restringido cuando hay compromiso pulpar, y en lesiones cerradas. Existe la posibilidad de que los aminoácidos del sistema Carisolv™ disminuyan el efecto agresivo del hipoclorito de sodio sobre la dentina sana o la capa interna de la dentina cariada, o ambas, aumentando también el efecto desorganizador sobre el colágeno de la capa superficial de dentina cariada (Figura 13.18).

En relación con el Papacárie® desarrollado en Brasil por Kalil Bussadori, está compuesto básicamente por papaína, una endoproteína proteolítica con acciones bactericida, bacteriostática y antiinflamatoria, por cloramina (compuesto de cloro y amonio) y por azul de toluidina, un colorante fotosensibilizador con propiedades antimicrobianas. El producto debe dejarse actuar en el área lesionada entre 30 y 40 segundos, para luego eliminar el tejido infectado con cucharita, o excavador sin corte. La aplicación se repite tantas veces como sea necesario, hasta la remoción total del tejido afectado. El gel no se lava entre las aplicaciones. Recientemente en Argentina se desarrolló un producto que ya está disponible en el comercio, Brix 3000, solamente con papaina (30000 U/mg 10%). El fabricante recomienda dejar actuar durante 2 minutos realizando los mismos pasos clínicos a los empleados con los productos ya mencionados.

Si bien esta técnica puede ser menos invasiva, emplea mucho más tiempo que la convencional.

Remoción manual. Esta técnica, apta para lesiones abiertas, permite remover la dentina afectada con excavadores afilados para evitar la presión excesiva. Los instrumentos deben ser de tamaño proporcional a la cavidad y con angulación apropiada (Figura 13.19). Las preparaciones cavitarias adoptan forma indefinida, con esmalte socavado y ángulos redondeados, y no son adecuadas para restauraciones con amalgama.

Instrumental rotatorio. Se utiliza para acceder a lesiones cerradas, conformar planimetrías cavitarias y eliminar la capa avarillar del esmalte; además, su uso es imprescindible para el pulido de las restauraciones. Permite la remoción del tejido cariado en forma rápida y eficiente, con presión leve, toques intermitentes y refrigeración. Es frecuente que los niños tengan experiencias tempranas con instrumental rotatorio a baja velocidad en las etapas iniciales del plan de tratamiento, durante la profilaxis de las piezas dentarias. Está indicado hacer funcionar el instrumental fuera de la boca, mostrando la sensación de vibración, la refrigeración y el ruido. Cuando se utiliza para remoción de caries a baja o alta velocidad, se utilizan fresas de carburo redondas de diferentes diámetros de acuerdo

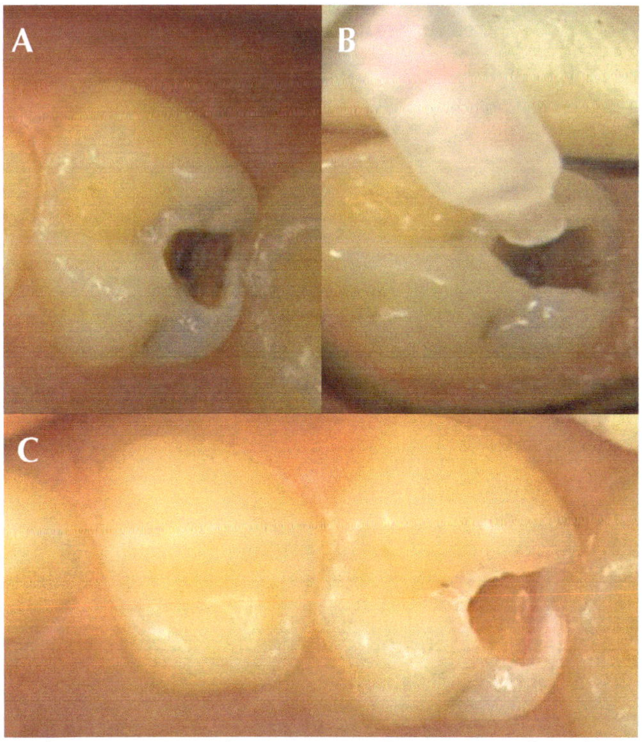

Figura 13.18: **A.** Lesión no penetrante abierta en segundo molar superior. **B.** Aplicación de Carisolv. **C.** Cavidad limpia, luego de eliminar el Carisolv

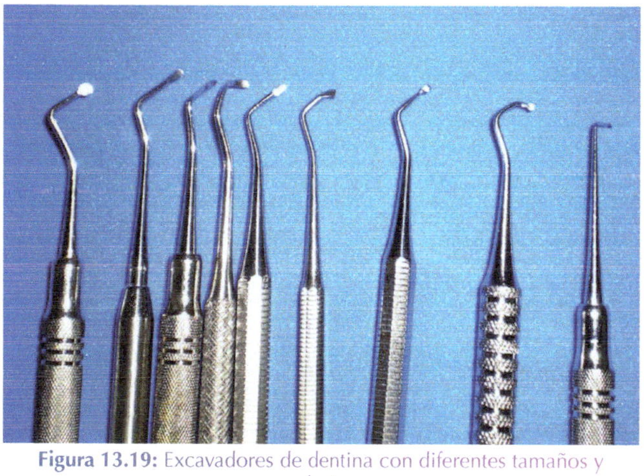

Figura 13.19: Excavadores de dentina con diferentes tamaños y angulaciones

con el tamaño de la cavidad. Para acceder a los surcos y conformar cavidades, se recomienda el uso de fresas periformes (329, 330, 331 y 331L) a alta velocidad. Para regularizar los bordes de esmalte se utilizan fresas de múltiples filos o diamantadas finas (Figura 13.20).

Alternativas restauradoras

Para la elección del tipo de restauración, en cada situación se deberá evaluar: el riesgo social y biológico del paciente; la necesidad de estética; la longevidad requerida; el remanente dentario; la vitalidad pulpar y la necesidad de compatibilidad con eugenol; las posibilidades de aislamiento del campo operatorio, y el comportamiento del paciente. El profesional evaluará qué alternativas restauradoras serán las de elección para cada paciente, en cada situación.

En primer término habrá que definir su objetivo, ya sea como inactivación, restauración intermedia o restauración "definitiva". (El concepto de definitivo no es absoluto, ya que no se vincula en forma directa con la calidad del material de restauración, sino que en operatoria pediátrica se relaciona con el tiempo necesario para el recambio de la pieza dentaria, el riesgo cariogénico del paciente, la edad, la tolerancia a los tratamientos, etcétera).

Inactivación de caries

Para asegurar el éxito del manejo clínico de las lesiones irreversibles de caries, primero es necesario controlar los factores causantes de la enfermedad. La inactivación se realiza con el objetivo de disminuir el riesgo cariogénico de la boca del paciente, para lo que se modifica la ecología del medio y se permite, así, la implementación correcta de la fase preventiva del plan de tratamiento. La eliminación completa del tejido cariado y la restauración se realizarán durante la etapa correspondiente del plan de tratamiento (Figura 13.21).

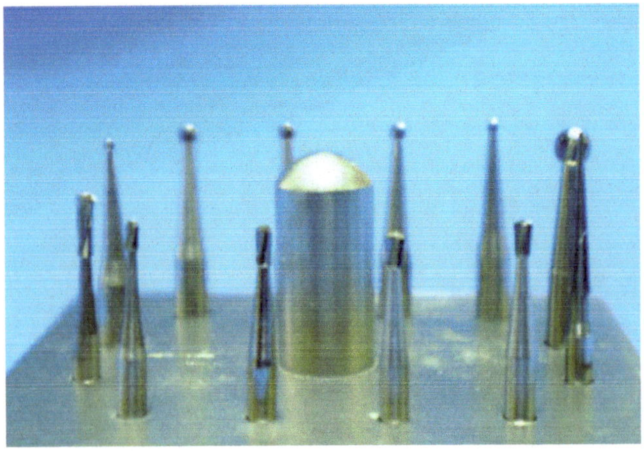

Figura 13.20: Fresas redondas y periformes (cortas y larga) para micromotor y turbina de diferentes diámetros

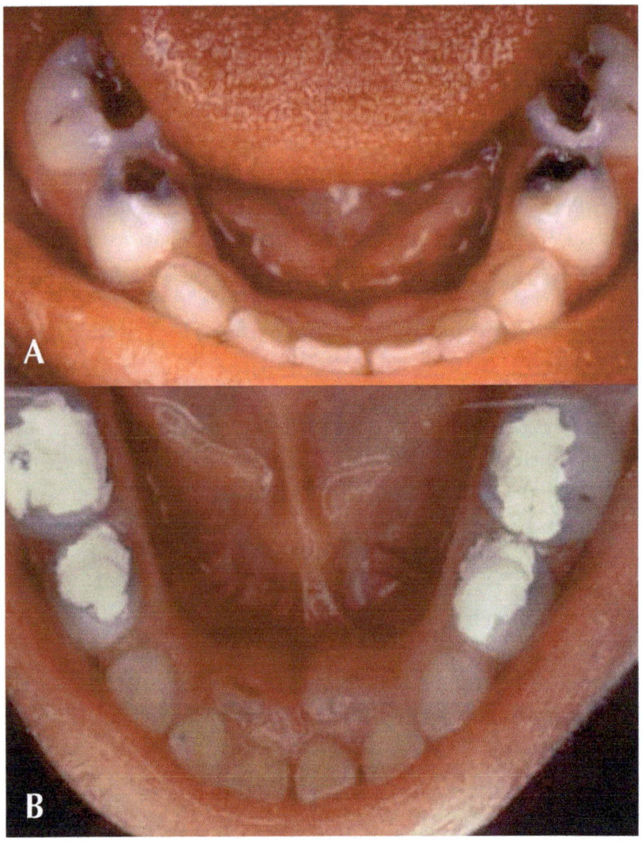

Figura 13.21: Inactivación de lesiones abiertas. **A.** Lesiones abiertas. **B.** Obturación con cemento de óxido de cinc reforzado

Restauraciones intermedias

La American Academy of Pediatric Dentistry (AAPD) identificó la necesidad del uso de técnicas efectivas sencillas y rápidas en reemplazo de las convencionales, como paso previo a tratamientos definitivos, en niños pequeños hasta que el comportamiento permita la colocación de restauraciones que requieran una técnica más compleja, en pacientes con necesidades especiales o cuando la pieza primaria se encuentra próxima al período de recambio y no se justifica un tratamiento de mayor longevidad. El procedimiento implica la remoción del tejido dentinario necrótico e infectado con instrumental de mano o rotatorio a baja velocidad, y la posterior restauración con aislamiento relativo, con ionómeros vítreos convencionales o resinosos, o con derivados reforzados del óxido de cinc eugenol. Si bien la técnica es similar a la denominada atraumática, su objetivo es diferente, ya que en esta última, la restauración adopta un carácter de definitiva.

Si bien los ionómeros vítreos no son material de elección en molares tratados mediante endodoncia, cuando se emplean como restauración intermedia después de un tratamiento pulpar en el que se necesita una restauración hermética, es necesario tener en cuenta que deberá posponerse a otra sesión cuando el cemento estuviera endurecido (Figura 13.22).

Restauraciones definitivas

Si el objetivo es que la restauración permanezca hasta la exfoliación de la pieza primaria, se la considera "definitiva".

Los resultados informados por algunos estudios revelaron que los valores medios de longevidad para las restauraciones aumentan con la edad de los niños en el momento del tratamiento y la posibilidad de utilizar anestesia local. Papathanasiou y col. mostraron valores más satisfactorios en pacientes de mayor edad, con vidas medias de 5 años para el 60% de las amalgamas y 4 años para el 40% de las resinas compuestas y el 5% de los ionómeros vítreos. En un trabajo de Dos Santos, que evalúa la longevidad de las restauraciones del sector posterior en piezas primarias, se reportan tasas de fracasos anuales de 9,5% para resinas compuestas, 12,2% para ionómeros vítreos fotopolimerizables y 12,9% para los ionómeros convencionales. Los resultados también alertan sobre el mayor riesgo de fracaso en el tiempo de las restauraciones de ionómeros vítreos en comparación con resinas compuestas, y que las restauraciones de dos superficies muestran menor tasa de supervivencia que las de una. Se describirán las alternativas restauradoras usadas con mayor frecuencia en lesiones de caries oclusales o proximooclusales en molares y de superficies lisas en el sector anterior.

Ionómeros vítreos. Los ionómeros vítreos pueden clasificarse de diversas formas, una es hacerlo sobre la base de su composición y reacción de endurecimiento, que los agrupa en convencionales, reforzados con metal y modificados con resina. Los metálicos no produjeron los resultados esperados, por lo que prácticamente han caído en desuso. Todos ellos están compuestos básicamente por un vidrio y una suspensión acuosa de ácidos polialquenoicos.

Son una opción muy adecuada para la ya mencionada inactivación de cavidades abiertas, y para procedimientos restauradores en lesiones de pequeña y mediana extensión. Para mejorar la adhesión, está indicada la utilización de un acondicionador de dentina específico (ácido poliacrílico al 10-25% durante 10 a 20 segundos) que remueve el barro dentinario sin eliminar el calcio. Solo se prescinde de este acondicionamiento previo en cavidades o preparaciones muy profundas, en donde el protocolo de protección dentinopulpar exige el uso de hidróxido de calcio, o con las nuevas formulaciones de ionómeros convencionales, que contienen en el líquido ácido tartárico, ácido maleico y copolímero de ácido acrílico (Ketac™ Universal). Mientras que algunos autores recomiendan el lavado y secado posterior, otros lo consideran un auténtico imprimador, que forma parte de la fórmula del material, por lo que creen innecesario su retiro. A diferencia de las resinas compuestas, en las que los fluoruros no tienen reactividad química después del endurecimiento, en los ionómeros permanecen reactivos por un largo tiempo. Al no formar parte estructural de la matriz y tener aproximadamente el mismo tamaño y movilidad que los hidrogeniones, se produce un intercambio continuo de iones fluoruro, el cual depende del gradiente que exista en la boca en un momento dado.

El uso de una jeringa tipo centrix facilita la manipulación, evita el atrapamiento de burbujas y preserva las propiedades mecánicas del material.

Los ionómeros convencionales (IVC) evidenciaron una difícil manipulación; baja resistencia al desgaste, la tracción y la torsión; fraguado lento y estética deficiente. Si bien liberan fluoruros, son biocompatibles, tienen adhesión química a esmalte y dentina, tienen un coeficiente de expansión térmica semejante al de las estructuras dentarias y son menos sensibles a la humedad que las resinas compuestas. Los resultados de Quist y col. a 8 años revelaron que la media de supervivencia del 50% de los IVC fue de 42 meses, mientras que la de las restauraciones con amalgama estuvo por encima de los 7,8 años, por lo que concluyeron que debido a la alta frecuencia de pérdida de restauraciones con IVC,

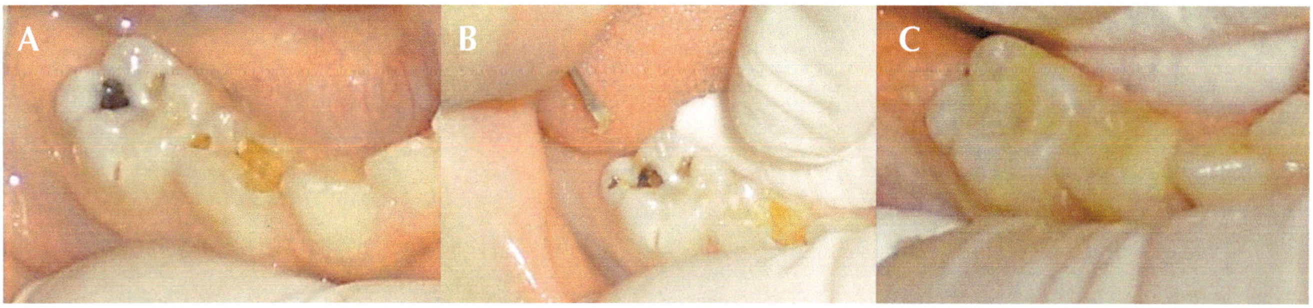

Figura 13.22: Restauración intermedia. A. Lesiones abiertas en molares primarios de niño de 3 años poco colaborador. B. Remoción de tejido reblandecido con excavadores. C. Restauraciones con ionómero vítreo resinoso realizadas con aislamiento relativo hasta restauración definitiva

no constituyen una alternativa universal apropiada a la amalgama para restauraciones en dientes primarios, aunque reducen la progresión de la caries y la necesidad del tratamiento de superficies adyacentes.

En las últimas décadas, a partir de la modificación del tamaño de las partículas del polvo y una mayor relación polvo líquido, se desarrollaron, en un principio para utilizarlos en técnicas restauradoras atraumáticas en países en desarrollo, los denominados ionómeros de alta densidad, viscosos o condensables, que se caracterizan por una reacción más rápida de endurecimiento, alta liberación de fluoruros, disminución de la solubilidad en los líquidos orales y mejores propiedades mecánicas. La técnica de restauración atraumática (ART, por su sigla en inglés) se reconoce como una técnica para tratar lesiones en poblaciones que no tienen acceso a métodos tradicionales de rehabilitación. Funciona como tratamiento definitivo, y se considera muy adecuada para lesiones de clase I, aunque no ofrece altos valores de longevidad para las de multisuperficie.

Los ionómeros híbridos o vitroionómeros resinosos o modificados con resina fotopolimerizables (IVR) tienen los mismos componentes que los convencionales, a los que se ha agregado un monómero adicional (HEMA) y fotoiniciadores, por lo que la reacción ácido base es suplementada por una de fotopolimerización. Una vez que el componente resinoso ha sido curado,, la reacción de endurecimiento del ionómero continúa, protegido de la humedad y desecamiento por la malla endurecida de resina. Presentan como ventajas sobre los convencionales un menor tiempo de trabajo con un mayor control de este, y mejores propiedades mecánicas y estéticas. La presencia de resinas aumenta la posibilidad de sufrir contracción de polimerización y la necesidad de utilizar una técnica incremental, con excepción de los sistemas de tricurado, que agregan una reacción de autopolimerización. Su aplicación debe ser precedida por el acondicionamiento de la dentina. Se recomienda aplicarlos con jeringas tipo centrix. Como durante su reacción de fraguado son susceptibles a ganar y perder agua, deben protegerse mediante barnices o resinas fluidas al finalizar la restauración, aunque su uso es controvertido en los ionómeros resinosos. Luego de la remoción de caries, se deberá aislar el campo operatorio, limpiar la cavidad, acondicionar la dentina y llevar el material a la preparación. El acabado y pulido de la restauración se realizan de inmediato (Figura 13.23). En el Cuadro 13.2 se resumen las recomendaciones para restauraciones con IVR.

Muestran resultados similares en relación con el efecto cariostático de las piezas restauradas y las adyacentes, pero revelan una significativa mayor longevidad que los IVC. En las situaciones en que la lesión de caries se encuentre por distal de los segundos molares primarios, el empleo de los ionómeros para su restauración ofrece la posibilidad de proteger un área susceptible, como la cara mesial de los primeros molares permanentes vecinos, por medio de la liberación de fluoruros.

En el sector anterior la introducción de los nanoionómeros se presenta como una excelente alternativa para pacientes preescolares, por su pulido inicial superior a otros ionómeros y por su estética mejorada como consecuencia del menor tamaño de sus partículas. Están especialmente indicados en pacientes poco colaboradores para la realización de restauraciones que no involucren ángulos, por su técnica relativamente rápida y sencilla (Figura 13.24).

El uso de los ionómeros vítreos en Odontopediatría se sugirió en restauraciones que no exijan una gran

Cuadro 13.2: Recomendaciones para restauraciones con ionómeros vítreos resinosos
Eliminar todo el tejido cariado, aislar el campo operatorio, lavar y secar la superficie
Proporcionar y mezclar el material respetando las indicaciones del fabricante
Utilizar matrices acuñadas en restauraciones que involucren caras proximales
Acondicionar la dentina con ácido poliacrílico o primer suministrado por el fabricante
Llevar el material mientras mantenga el brillo a la cavidad, preferentemente con jeringa tipo centrix
Fotopolimerizar, recortar excesos y pulir

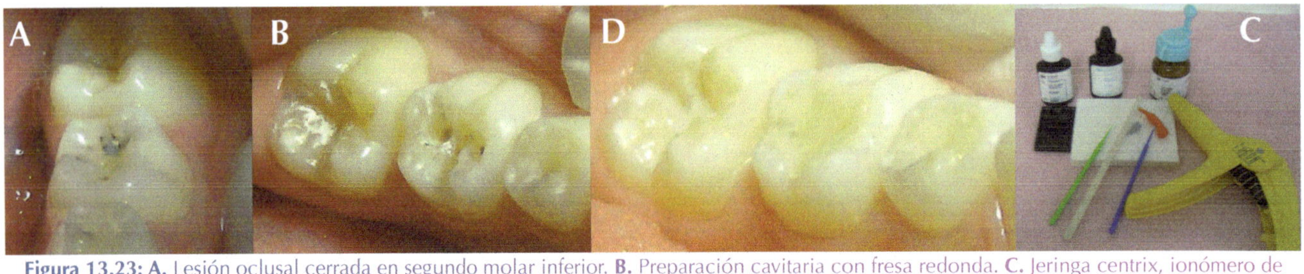

Figura 13.23: A. Lesión oclusal cerrada en segundo molar inferior. B. Preparación cavitaria con fresa redonda. C. Jeringa centrix, ionómero de tricurado, acondicionador de dentina. D. Restauración finalizada

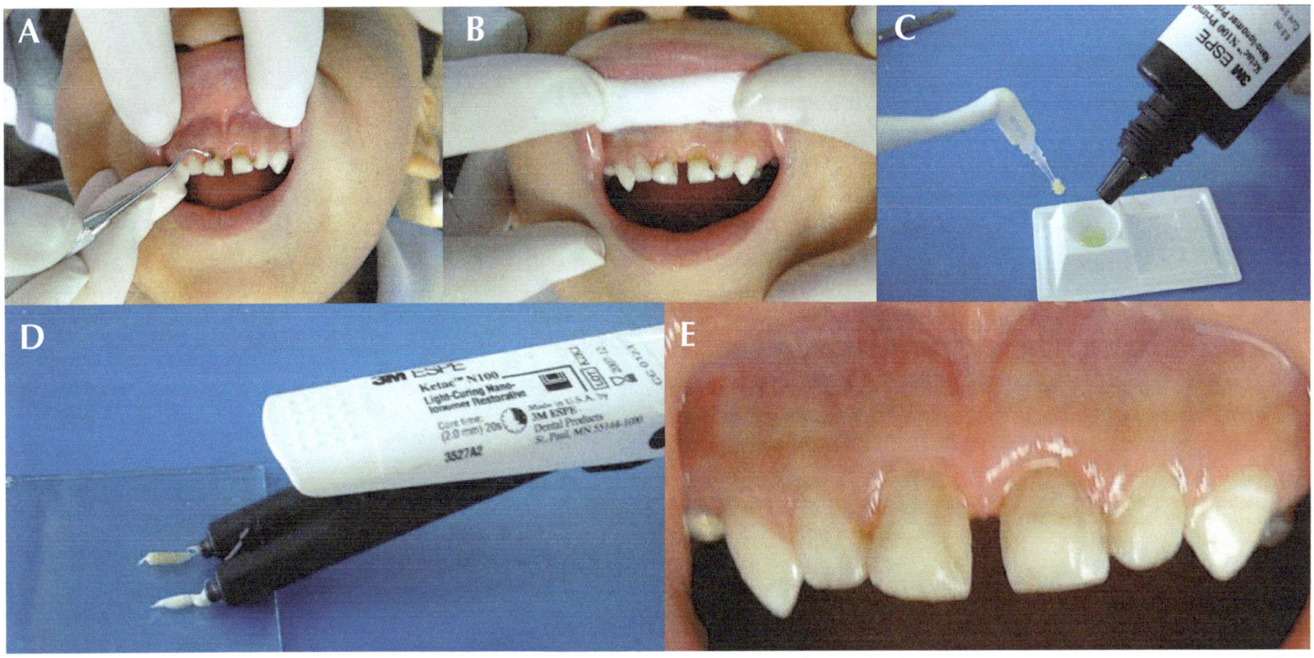

Figura 13.24: Restauraciones anteriores con nanoionómero. **A.** Remoción de caries con técnica manual. **B.** Eliminación completa de caries de uno de los incisivos. **C.** Preparación del primer. **D.** Dosificación del nanoionómero. **E.** Restauraciones terminadas con aislamiento relativo

longevidad, no sufran cargas oclusales y la profundidad de la cara proximal no vaya más allá del borde libre de la encía. Por otro lado, no ofrece mejores resultados de longevidad que las amalgamas en lesiones proximooclusales de molares primarios, aunque reduce la progresión de la caries y la necesidad del tratamiento de superficies adyacentes.

Resinas compuestas

Sin lugar a dudas las resinas compuestas son materiales que ofrecen excelentes propiedades mecánicas, estética, adhesión, no deben mezclarse y permiten la realización de preparaciones conservadoras. Sin embargo, también se caracterizan porque no liberan flúor o lo hacen en cantidades despreciables, son muy sensibles a la humedad y demandan una técnica de inserción larga y meticulosa. En estudios sobre longevidad de restauraciones en piezas primarias los resultados revelaron altos valores de fracasos y presencia de caries secundaria. Estos fracasos pueden atribuirse a que el material es muy sensible a los errores de técnica, por lo que su uso no está indicado cuando esta no pueda realizarse en condiciones de ausencia de humedad y en forma minuciosa, situación habitual en pacientes de corta edad.

Técnica de grabado total

Los estudios dirigidos a determinar los valores de adhesión con esta técnica mostraron resultados significativamente mayores en dentición permanente que en dentición primaria. La capa aprismática del esmalte primario demanda una estrategia diferente para lograr un adecuado resultado que según los diferentes trabajos de investigación estará dirigida o bien a duplicar el tiempo de acondicionamiento (30 segundos) o bien a eliminar esa capa más mineralizada y más rica en fluoruros preparando el esmalte con una piedra durante 5 segundos, y acondicionando luego durante 15 segundos.

En relación con la dentina, dadas las características de su menor mineralización, y la escasez de dentina intertubular, si durante su acondicionamiento se superaran los 10 segundos, producirá una desmineralización en profundidad y generará incapacidad de infiltración de las resinas hidrófilas en su totalidad; esto hará que las fibras de colágeno queden sin soporte y se producirá su fractura posterior. Asimismo, si aumenta el tiempo de exposición al agente ácido, las fibras colágenas podrían desnaturalizarse y dejar de ser aptas para formar la capa híbrida. Sardella y col. demostraron que el acortamiento en un 50% (7 segundos) mejoró significativamente los valores de adhesión para un sistema adhesivo convencional monocomponente. La dificultad de la técnica derivada de los pasos de grabado, lavado, secado no se traduce en éxitos de longevidad. Como consecuencia de la escasa dentina intertubular, de la dirección de los prismas paralelos al piso y de la cantidad de esmalte insuficiente en la zona cervical, en lesiones profundas proximooclusales de molares primarios las restauraciones con resinas compuestas no reflejan los mismos resultados que en dentición permanente. En un trabajo que incluyó un grupo control con amalgama,

Fuks y col. realizaron una evaluación clínica y radiográfica de restauraciones realizadas con un vitroionómero resinoso y una resina compuesta en lesiones clase II de molares primarios. Concluyeron que las resinas compuestas no están indicadas en piezas primarias que deban permanecer por más de 2 años en boca, ya que la mitad mostró signos que indicaban su reemplazo (Figura 13.25). En el Cuadro 13.3 se resumen las recomendaciones para restauraciones con este sistema.

SISTEMAS AUTOACONDICIONANTES

Constituyen una alternativa atractiva para pacientes de corta edad, porque demandan menos pasos clínicos (Cuadro 13.3) y menor tiempo que los requeridos por la técnica convencional de grabado total.

Con estos agentes, la desmineralización y la infiltración de la dentina se producen en forma simultánea,

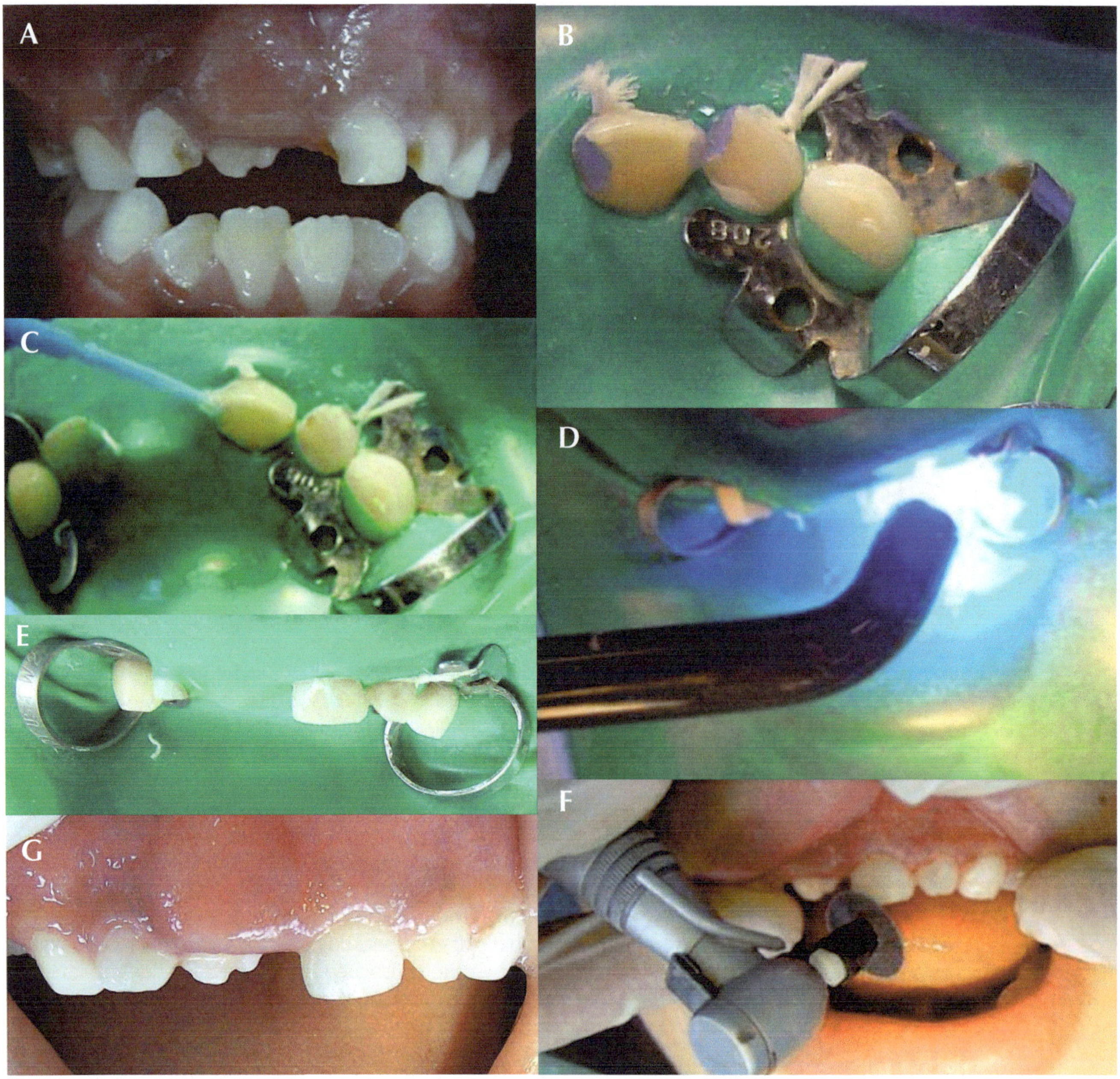

Figura 13.25: Restauraciones anteriores con resina compuesta y técnica de grabado total. A. Lesiones que involucran ángulos en incisivos central y laterales. B. Técnica de grabado total, con aislamiento absoluto. C. Aplicación del sistema adhesivo monocomponente. D. Fotopolimerización. E. Restauraciones con técnica incremental a mano alzada con resina compuesta fotopolimerizada. F. Pulido de las restauraciones luego de retirar el aislamiento del campo. G. Restauraciones finalizadas con buen resultado estético

Cuadro 13.3: Secuencia de pasos clínicos para restauraciones con resinas compuestas en piezas primarias		
Preparación dentaria	Eliminación total de caries, aislamiento del campo operatorio, lavado y secado de la superficie	
Grabado total Grabado con gel de ácido fosfórico al 37% (utilizando microbrush), 30 segundos en esmalte y 7 segundos en dentina, lavado 15 segundos y secado total de esmalte. Aplicar el adhesivo con microbrush durante 15 segundos. Secar con suavidad, polimerizar 10-40 segundos	**Sistema autoacondicionante** Preparar el sistema y aplicar con microbrush según instrucciones del fabricante, afinar con aire. Repetir aplicación si estuviera indicado, afinar con aire y polimerizar 10-40 segundos	**Grabado selectivo** Grabado con gel de ácido fosfórico al 37% durante 30 segundos en esmalte, lavado durante 15 segundos y secado total de esmalte. Aplicar el adhesivo universal en esmalte y dentina durante 15 segundos, secar suavemente, polimerizar 10-40 segundos.
Realizar la restauración con resina compuesta, polimerizar por capas y pulir con fresas de múltiples filos		

gracias a la presencia de monómeros ácidos en su composición. Se evita así el riesgo de dejar parte de la dentina grabada sin infiltrar y se reduce y simplifica el número de pasos clínicos y la sensibilidad de la técnica de aplicación, ya que estos agentes graban, infiltran y adhieren a la vez.

En estudios in vitro y clínicos en los que se evaluaron la adhesión y la microfiltración de un sistema autoacondicionante de 6a generación y uno monoenvase de grabado total en dentición primaria, los resultados no mostraron diferencias significativas entre ambos grupos, y los autores concluyeron que mostraron eficacia similar (Biondi, Cortese, 2009; García y col. 2008).

En la actualidad los sistemas de 7ª generación acortan aún más los tiempos operatorios. Un trabajo ex vivo comparativo, entre sistemas autoacondicionantes y convencionales, reveló bajos valores de adhesión a esmalte para los primeros con significativamente mayores valores a dentina, por lo que se puede optar por hacer un grabado selectivo a esmalte durante 30 segundos. No obstante, los estudios realizados en la cátedra a 12 meses mostraron resultados similares, con una no significativa necesidad de reemplazo en el grupo con acondicionamiento del esmalte (Figura 13.26). Unificando las ventajas de adhesivos convencionales y autoacondicionantes, se desarrollaron los sistemas

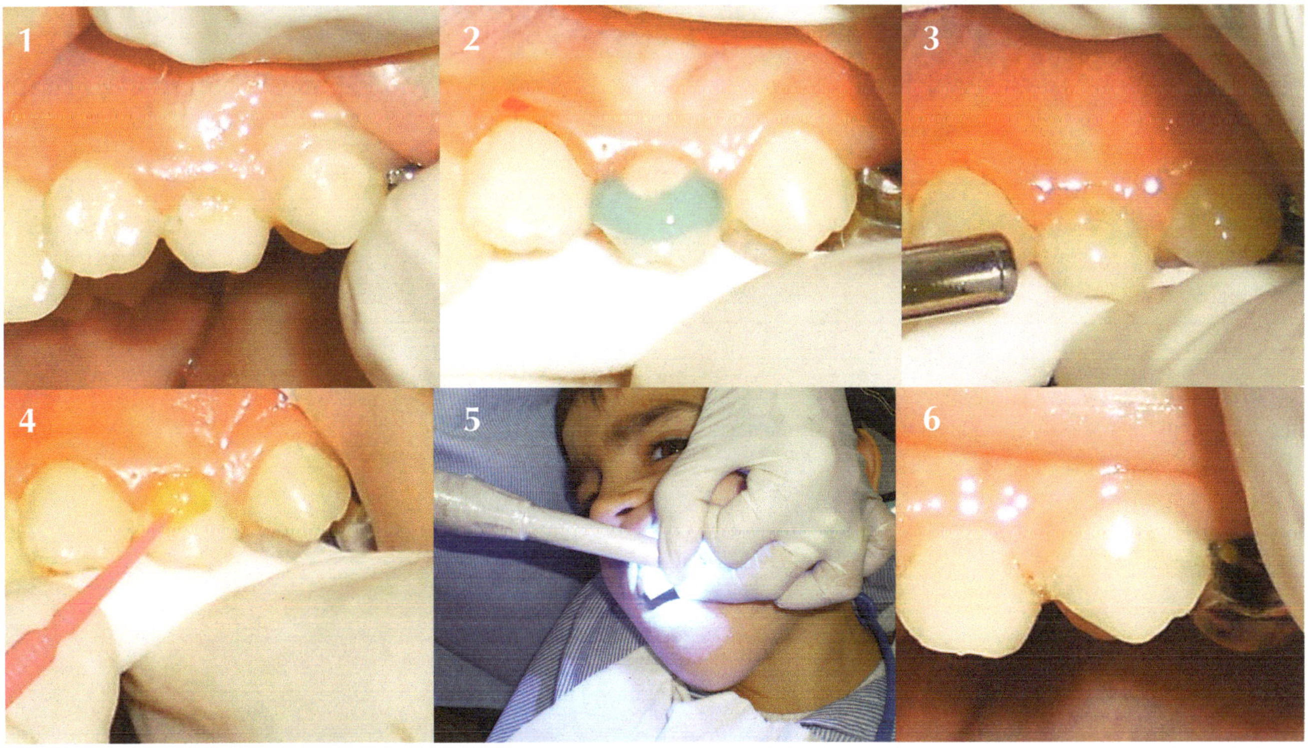

Figura 13.26: 1. Eliminación total de caries, aislamiento relativo, lavado y secado de la superficie. **2.** Grabado de esmalte con ácido fosfórico al 37% durante 30 segundos. **3.** Lavado durante 15 segundos y secado total de esmalte. Si no se observa patrón correcto de grabado, repetir. **4.** Aplicar el adhesivo con microbrush durante 20 segundos y secar suavemente durante 5 segundos. **5.** Polimerizar (10 segundos). **6.** Restauración con técnica incremental; pulido con fresas de múltiples filos

adhesivos universales, para su empleo en técnicas de grabado total, autograbado o grabado selectivo, según la situación clínica en particular. Su fórmula incluye ácido polialquenoico, monómeros acídicos bifuncionales (ésteres fosfatados, principalmente) y silano. En aquellas situaciones en que se considerara insuficiente la adhesión obtenida en dentina y esmalte, la combinación con grabado selectivo del esmalte proporcionaría mayor efectividad y duración de la unión adhesiva a esmalte y a dentina. Se necesitarán trabajos en dentición primaria que evalúen su comportamiento clínico. Los sistemas autoacondicionantes pueden constituir una opción de elección en dentición primaria, aunque se requieren más pruebas clínicas referidas a la adhesión al esmalte. Las dificultades en la adhesión se reflejan en los trabajos clínicos más recientes, que reafirman la menor longevidad de restauraciones de composites en piezas primarias que en permanentes, asociada a los múltiples factores que se han enumerado con anterioridad.

Las resinas compuestas tienen su indicación más precisa en el sector anterior. Cuando las lesiones involucran grandes extensiones de tejido y más de 2 superficies, se puede optar por realizar coronas de resinas compuestas confeccionadas en forma directa o indirecta. Los resultados obtenidos por Ram y Fuks mostraron un 80% de éxito a 2 años utilizando coronas de composite para la rehabilitación de piezas anteriores, por lo que estos autores concluyeron que este tratamiento es satisfactorio y estético en los incisivos primarios de niños pequeños. La mayor cantidad de fracasos se observó en piezas dentarias con 3 o más superficies afectadas, en particular cuando el riesgo cariogénico es alto (Figura 13.27). Como respuesta a la demanda estética, el comercio ofrece una línea de coronas de circonio preformadas para piezas primarias. Además de la dificultad que significa el alto costo para rehabilitar piezas primarias, requieren mayor preparación dentaria que las coronas metálicas o las de resinas compuestas; pero eso

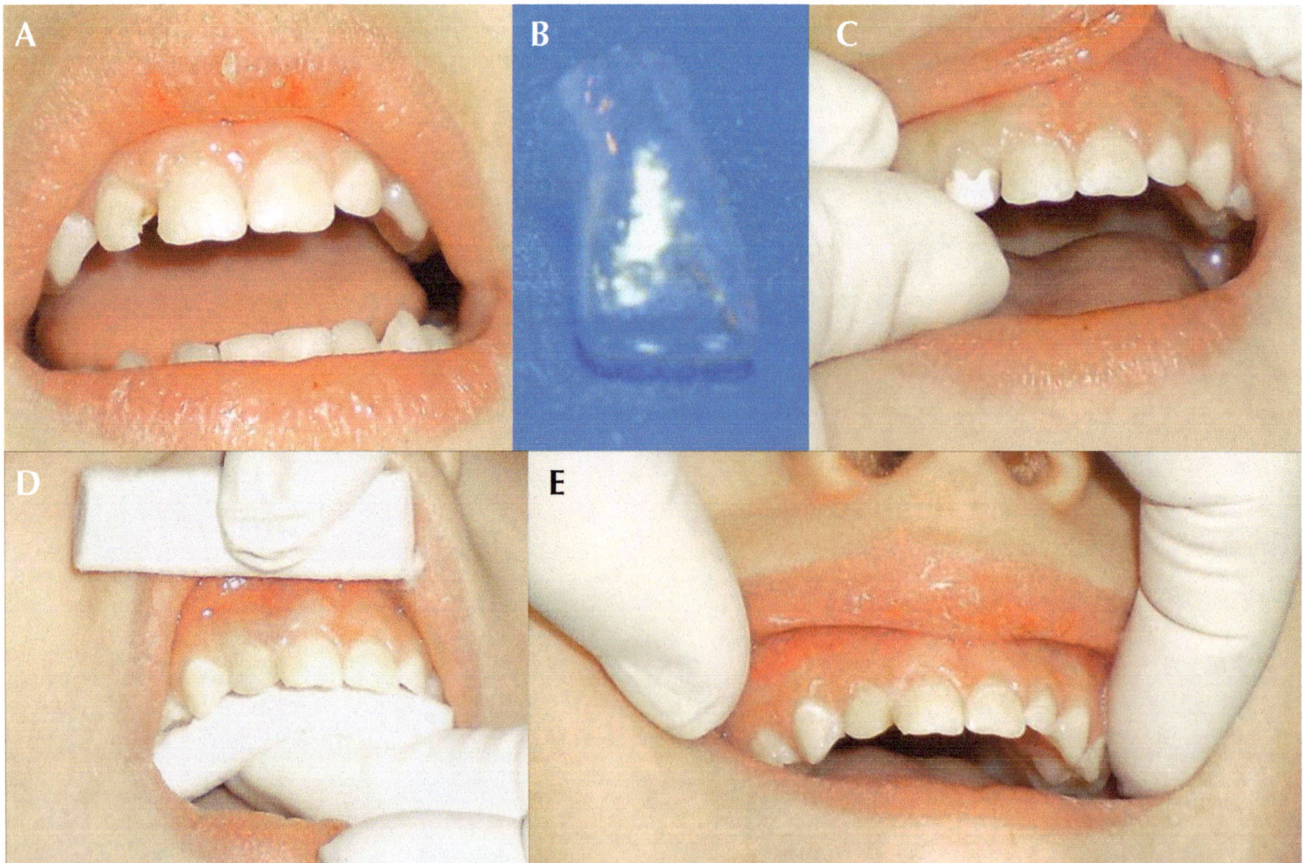

Figura 13.27: Reconstrucción de ángulo con matriz de policarbonato. A. Lesión amplia que involucra ángulo en incisivo lateral de niño de 3 años. B. Selección de corona de policarbonato para piezas primarias. C. Prueba de la corona recortada. Se observa isquemia gingival. D. Restauración con aislamiento relativo, sistema autoacondicionante y matriz de policarbonato. E. Reconstrucción de ángulo finalizada con resina compuesta

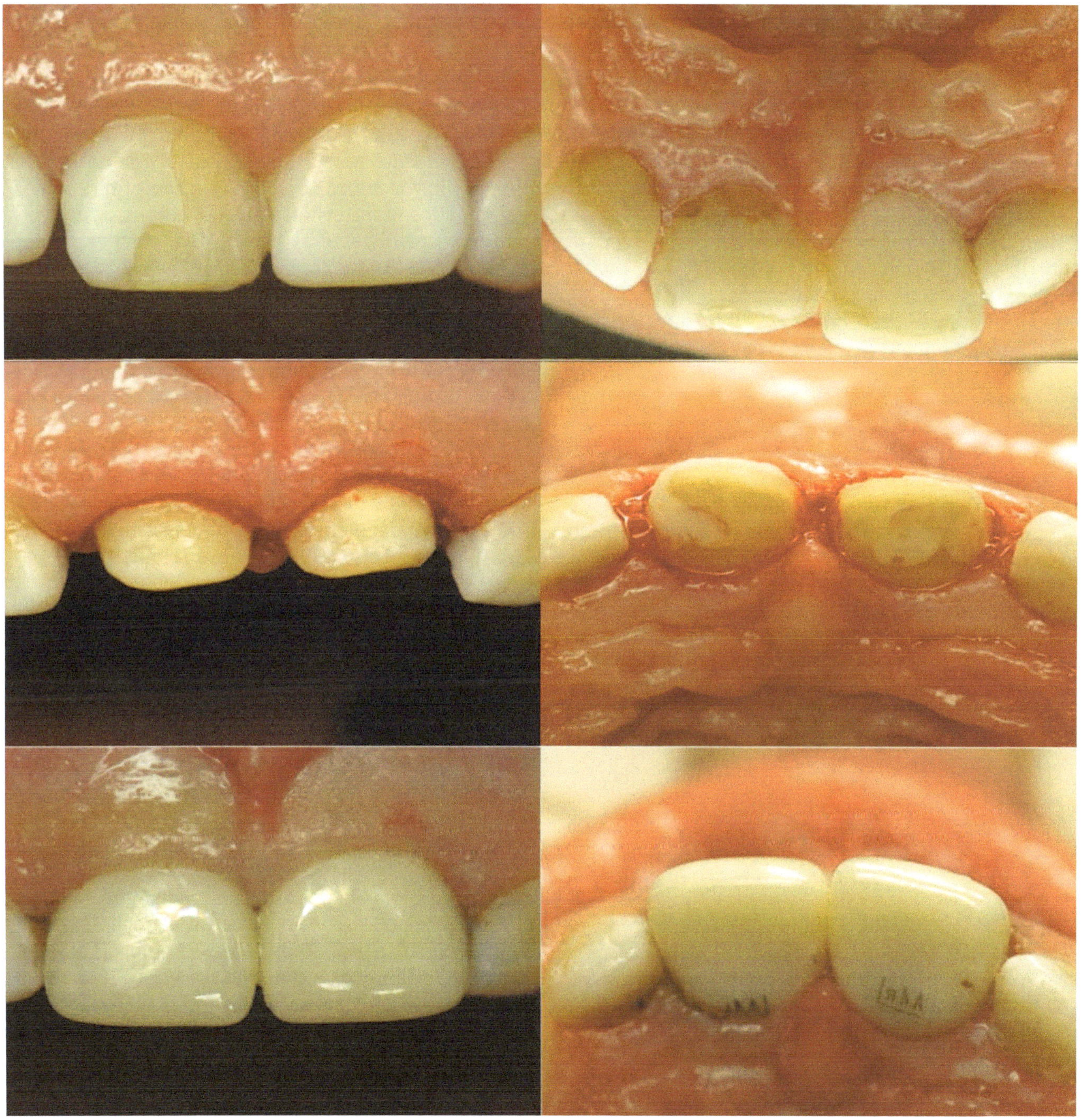

Figura 13.28: Reemplazo de restauraciones fallidas en 51 y 61 con coronas de circonio. Preoperatoria por vestibular y palatino. Preparaciones dentarias. Posoperatorio inmediato. [Cortesía Dra. Sylvia L. Gudiño Fernández. Universidad de Costa Rica]

no siempre es posible cuando se requiere colaboración a niños de corta edad para el uso de instrumental rotatorio (Figura 13.28).

En la actualidad, el mercado internacional ofrece una nueva alternativa denominada giómero (tecnología PRG). En estos el relleno de las resinas contiene ionómero vítreo preactivado. Se lo presentó como un material inteligente o biológico, con estabilidad clínica a largo plazo, resistencia al desgaste y excelente estética. Sus características especificas serían la recarga y liberación de flúor o el efecto antiplaca, sin afectar sus parámetros físicos. Los resultados de las primeras evaluaciones clínicas en dentición primaria exponen resultados prometedores.

Amalgama de plata

Si bien en los últimos años el desarrollo de materiales adhesivos y la preocupación relacionada con la toxicidad del mercurio disminuyeron su uso, la American Dental Association y la American Academy of Pediatric Dentistry aún la recomiendan. Asimismo, hay dos estudios clínicos controlados aleatorizados en los Estados Unidos y Portugal en los que se demuestra la seguridad de las restauraciones con amalgama en niños. Para evitar los riesgos de contaminación, se indica el empleo de amalgama en cápsulas predosificadas o amalgamadores automáticos, uso de barbijo y guantes para el personal, aislamiento del campo operatorio y evacuación de vacío para el paciente. Una buena ventilación del consultorio y una higiene adecuada de mercurio durante la colocación, la remoción y el pulido de las restauraciones reducirán la exposición al mercurio.

Todavía es el material de elección para restauraciones clase II que no se extiendan más allá de la línea biangular, cuando no se puede hacer un control estricto de la humedad, que requieran durabilidad y resistencia sin importar la estética, o por razones económicas. Los resultados poco favorables observados en pacientes pequeños con este material deben vincularse con que las amalgamas, a pesar de su técnica sencilla y relativamente poco sensible, requieren que la cavidad a restaurar reúna determinados requisitos. Cuando por las características del paciente, o de las estructuras dentarias, estos no pueden cumplirse, las restauraciones no lograrán su objetivo.

Están indicadas en cavidades oclusales o proximooclusales que no superen la mitad de la distancia intercuspídea y cuya caja proximal sea supragingival.

El tallado de la caja oclusal puede realizarse con fresa periforme 330, 331 o 331L que conforma ángulos redondeados, para evitar concentraciones de fuerzas que provoquen fracturas de los escasos remanentes dentarios. (La fuerte convexidad de las paredes vestibulares y linguales hacia oclusal reduce las dimensiones bucolinguales de la cara oclusal con el consiguiente debilitamiento de las cúspides). La profundidad óptima es de por lo menos 0,5 mm en dentina, con paredes ligeramente convergentes hacia oclusal, siguiendo la dirección de los prismas (Figura 13.29).

La caja proximal en cavidades de clase II se conforma con fresa 331L desde oclusal con movimientos vestibulolinguales, con especial cuidado de no tocar la superficie proximal del diente vecino, si esta estuviera sana. Para ello es preciso cubrirla con una matriz, o separar las piezas con cuña o gomas de separar. Debido a la dirección de los prismas en gingival, no es necesario biselarla, ya que estos permanecen completamente dentinosoportados. Las paredes vestibular y lingual de la caja deben extenderse lo suficiente, para romper la relación de contacto, a zonas de autoclisis, y ser perpendiculares a la superficie externa, sin dejar prismas sin sustento. El piso de la pared gingival no debería extenderse más allá del borde libre de la encía, por la terminación abrupta del esmalte en esta zona, que podría provocar la ausencia de estructura dentaria si nos alejáramos hacia cervical en este sector. El istmo de unión entre las cajas permite poco margen de error, ya que debe ser lo suficientemente estrecho para no dejar debilitadas las paredes libres, y amplio para que el bloque restaurador soporte las fuerzas de la oclusión y el trauma de las cúspides antagonistas sin fracturarse. Se calcula que su extensión no debería ser mayor que la mitad de la distancia intercuspídea. El ángulo axiopulpar debe ser redondeado (Figura 13.30).

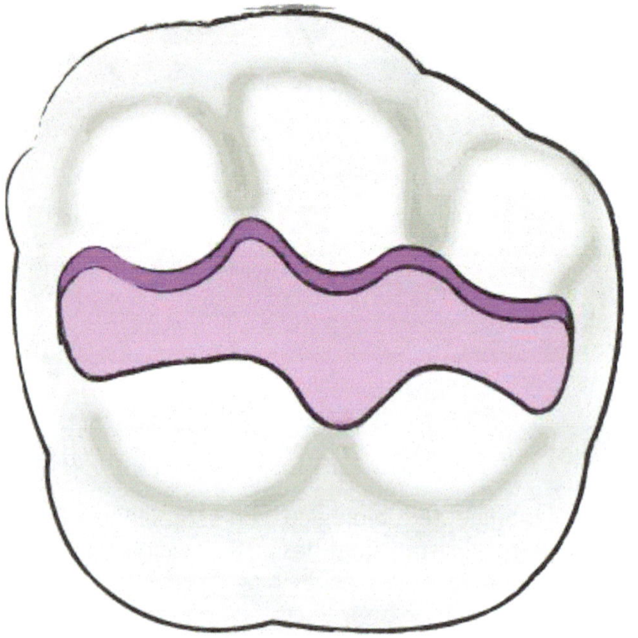

Figura 13.29: Esquema de la conformación oclusal de cavidad para amalgama. Ancho inferior a la mitad de la distancia intercuspídea, paredes ligeramente convergentes hacia oclusal, profundidad de 0,5-1 mm en dentina

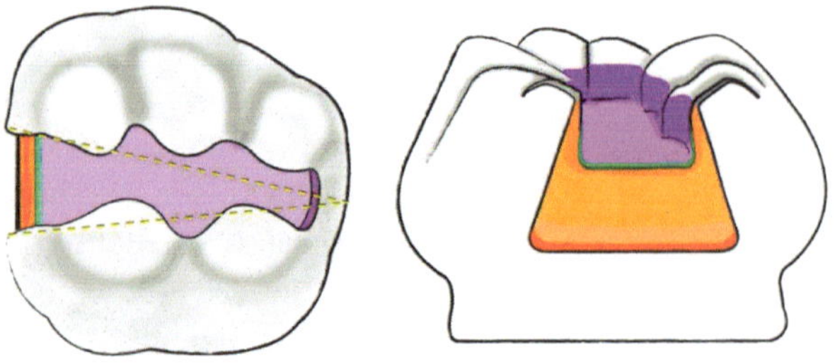

Figura 13.30: Esquema de la conformación de la caja proximal para amalgama. Paredes convergentes en sentido gingivooclusal y divergentes en sentido vestibulolingual. Ángulo axiopulpar redondeado

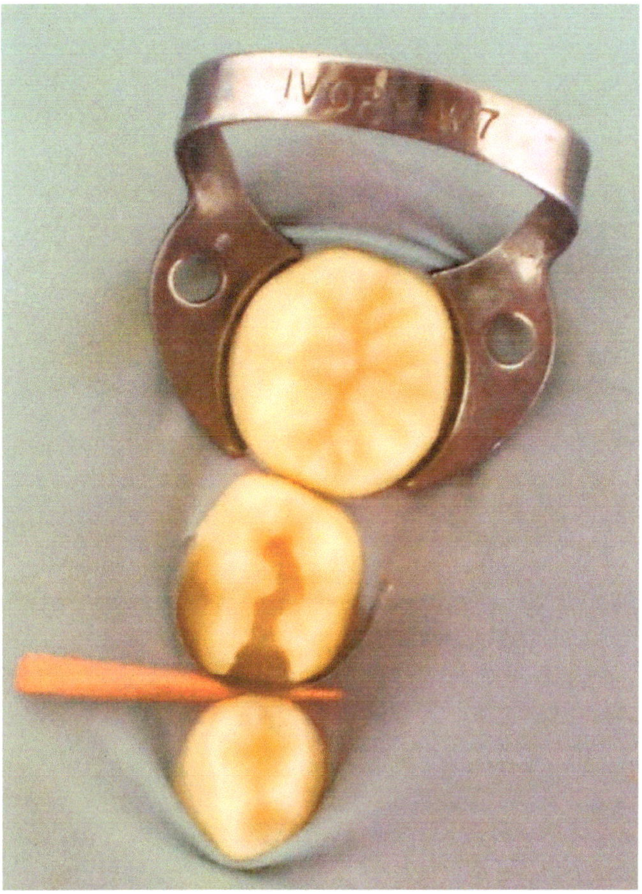

Figura 13.31: Tallado de cavidad proximooclusal para amalgama. Colocación de matriz con cuña

En el pasado se recomendaba el uso sistemático de bases y barnices. En la actualidad se recomienda el empleo de sistemas adhesivos para obtener un sellado hermético de los túbulos dentinarios, lo que minimiza la existencia de espacios virtuales y mejora la filtración marginal.

La anatomía de las piezas primarias a la altura del cuello dentario hace que la adaptación de la matriz para restaurar una cavidad clase II sea difícil, por lo que es imprescindible la utilización de matrices acuñadas. La inserción del material debe realizarse en forma incremental, utilizando condensadores de extremo liso y de tamaño proporcional al de la cavidad. En las cavidades proximooclusales la inserción y la condensación deben comenzarse por la caja proximal utilizando condensadores pequeños contra la pared pulpar, gingival, lateralmente y contra la matriz, para cambiar luego a un condensador de mayor tamaño. Después se continúa por la caja oclusal hasta completar la cavidad, colocando material en exceso para realizar una buena adaptación del ángulo cavo superficial, y removiendo el exceso de mercurio. El tallado de la cara oclusal de la restauración debe ser más bien plano, y antes de retirar la matriz, con un explorador colocado a unos 45º, se deberá conformar el reborde marginal. Es muy importante el control posterior de la oclusión, en especial en la zona del istmo o los rebordes para evitar fracturas del bloque, y es preciso recomendar a los padres que por ese día no suministren alimentos duros al niño. El pulido se realizará en la sesión siguiente (Figura 13.31). Si debieran restaurarse dos lesiones proximales en piezas vecinas, se sugiere realizarlas en la misma sesión colocando en forma alternada porciones del material en una caja proximal y en la otra.

Coronas de acero

A pesar del surgimiento de las nuevas técnicas adhesivas, las coronas de acero aún son las restauraciones definitivas de mayor longevidad en pacientes preescolares, y brindan una solución sencilla para las destrucciones coronarias de varias superficies en molares primarios.

Están indicadas en: molares en los que se realizaron tratamientos pulpares y que por deshidratación tienden a fracturarse; piezas con alteraciones estructurales (amelogénesis, dentinogénesis, hipoplasias adamantinas, que requieran restablecer la altura oclusal); pacientes con alta susceptibilidad a caries, hospitalizados o con discapacidades que dificulten la atención, o con caries rampantes y destrucciones coronarias muy extensas o de varias superficies que imposibiliten realizar restauraciones plásticas herméticas.

En 2008, la American Academy of Pediatric Dentistry concluyó que también constituyen la mejor opción en niños con condiciones sociales desfavorables, con lesiones que involucren 2 o más superficies no próximas al recambio, y después de tratamientos pulpares, ya que son superiores en duración y longevidad a las amalgamas clase II; asimismo, no hay evidencia que demuestre que las amalgamas sean más económicas.

Se pueden utilizar coronas preformadas, que se expenden en el comercio y es posible tenerlas disponibles en el consultorio, o estampadas, que se envían al laboratorio para su confección. Las primeras tienen la ventaja de que se las coloca en la misma sesión, y no es necesario contar con un laboratorio. La secuencia de procedimientos para su confección incluye: selección y descontaminación de la corona, prueba, recortado con tijeras para metales curvas, adaptación, pulido con piedras para metales y contorneado con alicates, control de la oclusión y cementado (Figura 13.32).

Para realizar una corona estampada, luego de controlar con papel de articular que se dispone del espacio suficiente por oclusal, se toma la impresión con yeso para impresiones, se descontamina y se envía directamente al laboratorio (Figura 13.33).

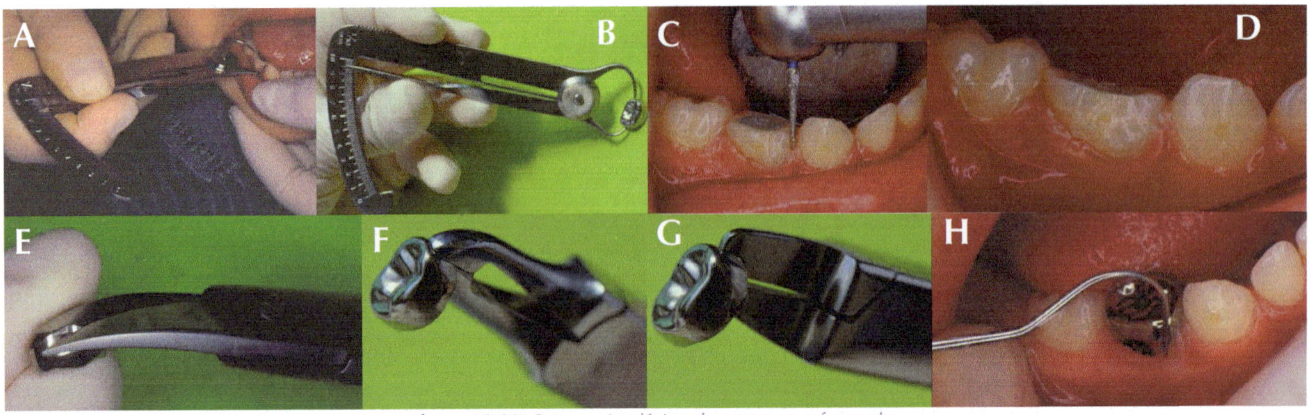

Figura 13.32: Secuencia clínica de corona preformada.
A. Medida de la distancia mesiodistal con compás de punta seca. **B.** Selección de la corona de la medida establecida. **C.** Tallado de la cara oclusal y de las relaciones de contacto con piedra diamantada piramidal. **D.** Molar preparado para recibir corona preformada. **E.** Recorte de la corona.
F. Conformación de la relación de contacto. **G.** Contorneado gingival. **H.** Retiro de los excesos, luego del cementado con ionómero vítreo

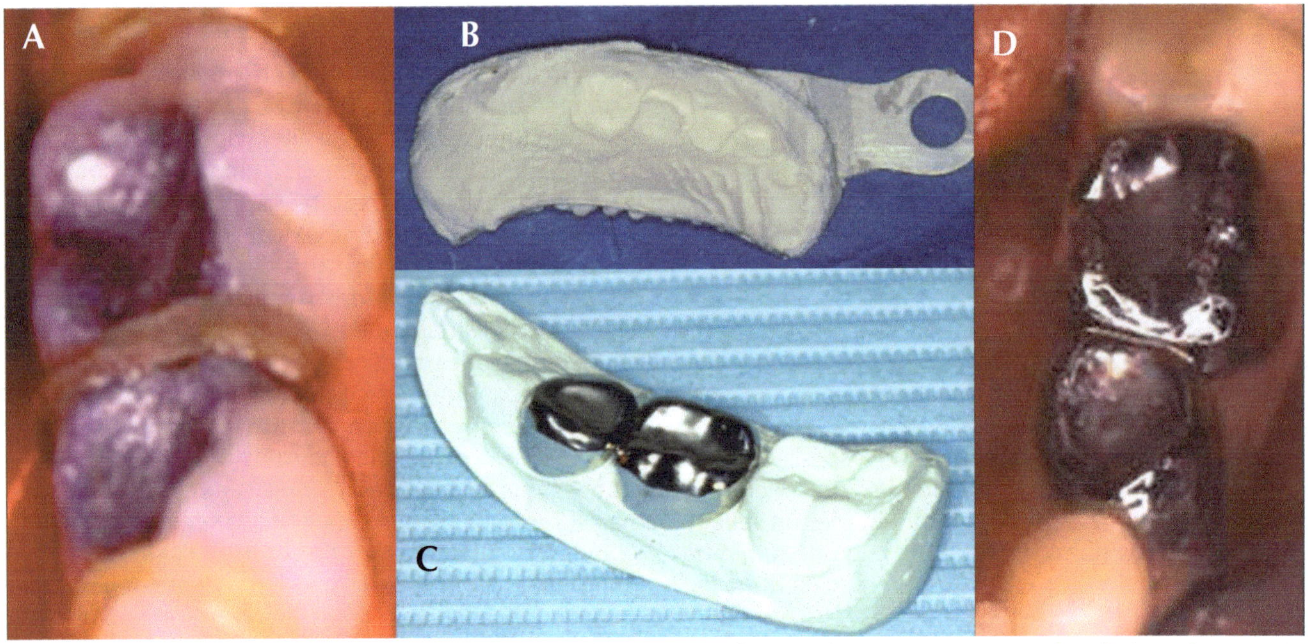

Figura 13.33: Secuencia clínica de coronas confeccionadas en laboratorio. **A.** Colocación de gomas para separar en las relaciones de contacto. No es necesario realizar tallado de las piezas. **B.** La impresión debe ser nítida, se descontamina y se envía al laboratorio. No se requiere enviar modelo antagonista. **C.** Las coronas deben evaluarse y probarse antes del cementado. **D.** Se cementan con ionómero vítreo

La elección del tipo de corona dependerá de la destreza del profesional y del valor asignado al honorario en función del tiempo. La dificultad y el tiempo empleado para la adaptación de las coronas preformadas son variables dependientes de la habilidad del operador.

Cualquiera fuere la técnica, la corona debe reunir condiciones de retención, estabilidad y buena adaptación; no producir isquemia gingival ni alterar la oclusión. Para el cementado se sugiere la utilización de ionómero vítreo.

CONCLUSIONES

La terapéutica restauradora es una práctica irreversible que deja la pieza dentaria más susceptible a la fractura y a la caries recurrente, en especial en niños con restauraciones de bajos valores de longevidad. Hay diferencias sustanciales entre piezas primarias y permanentes que deberán tenerse en cuenta durante la rehabilitación, que siempre se realizará con medidas preventivas basadas en el concepto de riesgo, teniendo en cuenta la edad del niño y las características de cada material.

Bibliografía

- American Academy of Pediatric Dentistry. Guideline on Pediatric Restorative Dentistry 1991, revised 1998, 2001, 2004, 2008; 2012, 2014. Reference Manual 31(6):9-10 http://www.aapd.org/media/Policies_Guidelines/G_Restorative.pdf.
- American Academy of Pediatric Dentistry Policy on Interim Therapeutic Restorations (ITR) 2001 Revised 2004, 2008, 2013 Reference Manual 37(6): 15-16 http://www.aapd.org/media/policies_guidelines/p_itr.pdf
- Biondi AM, Cortese G, Fernández Cancela L, Teitelbaum. Situación actual de la rehabilitación con técnicas adhesivas en dentición primaria. Bol Asoc Argent Odontol Niños 2008; 37(2-3):27-31.
- Biondi A M, Cortese S. Clinical evaluation of one self-etching adhesive system in primary dentition. 87th General Session & Exhibition of the IADR. Miami, USA, 2009; http://iadr.confex.com/iadr/2009miami/webprogram/Paper120928.html.
- Biondi A, Cortese S, Oliver L, Zacharczuk G, Crespo M. Selección de materiales de restauración en odontopediatría. Sociedad Argentina de Investigación Odontológica 2007; http://iadr.confex.com/iadr/arg07/preliminaryprogram/abstract_114399.htm.
- Biondi A, Cortese S, Paván V. Evaluación clínica de aire abrasivo para preparaciones cavitarias en piezas primarias. Bol Asoc Argent Odontol Niños 1999; 28(2):3-6.
- Bucher K, Metz I, Pitchika V, Hickel R, Kühnisch J. Survival characteristics of composite restorations in primary teeth. Clinical Oral Investigations 2015; 19(7):1653-62.
- Burrow MF, Nopnakeepong U, Phrukkanon SA. Comparison of microtensile bond strengths of several dentin bonding systems to primary and permanent dentin. Dent Mater 2002; 18(3):239-4.
- Clark L, Wells MH, Harris EF, Lou J. Comparison of Amount of Primary Tooth Reduction Required for Anterior and Posterior Zirconia and Stainless Steel Crowns. Pediatr Dent 2016;38(1):42-6.
- Costa L, Watanabe I, Fava M. Three-Dimensional Aspects of Etched Enamel in Non-Erupted Deciduous Teeth Braz Dent J 1998; 9:2: 95-100 http://www.forp.usp.br/bdj/Bdj9(2)/t0592/t0592.html.
- Courson F, Bouter D, Ruse ND, Degrange M. Bond strengths of nine current dentine adhesive systems to primary and permanent teeth. J Oral Rehabil 2005; 32(4):296-303.
- Department of Health and Human Services. Final Rule. Federal Register. 2010; 75(112). http://www.fda.gov/downloads/medicaldevices/ productsandmedicalprocedures/dentalproducts/dental amalgam/ucm174.024.pdf
- Dos Santos Pinto G. et al. Longevity of posterior restorations in primary teeth: Results from a paediatric dental clinic. J Dent 2014; 42 (10):1248–1254.
- Figun ME, Garino RR. Anatomía odontológica funcional y aplicada. 2ª ed. Buenos Aires. El Ateneo, 2001.
- Fiore Aguilar AP, De Lucca RC, Aguilar E, Cortese G, Biondi AM, Ubios AM. Características histológicas de la dentina en piezas dentarias primarias y permanentes y su correlación con la clínica. Estudio Preliminar. Sociedad Argentina de Investigación Odontológica 2007; http://iadr.confex.com/iadr/arg07/preliminaryprogram/abstract_114604.htm.
- Fuks AB, Araujo FB, Osorio LB, Hadani PE, Pinto AS. Clinical and radiographic assessment of class II esthetic restorations in primary molars. Paediatr Dent 2000; 22(6):479-85.
- Garcia-Godoy F, Gwinnett AJ. Effect of etching times and mechanical pretreatment on the enamel of primary teeth: an SEM study. Am J Dent 1991; 4: 115-118.
- Gómez de Ferraris M E, Campos Muñoz A. Histología, Embriología e Ingeniería Tisular Bucodental 3ª ed. Editorial Médica Panamericana, 2010.
- Gómez de Ferraris ME, Sánchez Quevedo MC, Nieto O, Rodríguez I, Sánchez G. Estudio estructural y microanalítico de los tejidos duros en molares primarios. Claves Odontol 2004; 12(57):35-41.
- Holland IS, Walls AWG, Wallwork MA, Murray JJ. The longevity of amalgam restorations in deciduous molars. Br Dent J 1986; 161:225–258.
- Hosoya Y, Marsall SG, Watanabe LG, Marshall GW. Microhardness of Carious Deciduous Dentin Operative Dentistry 2000; 25: 81-89 http://dentistry.ucsf.edu/ocsci/pdf/opdent2000.pdf.
- Itskovich R, Lewinstein I, Zilberman U. The Influence of Zinc Oxide Eugenol (ZOE) and Glass Ionomer (GI) Base Materials on the Microhardness of Various Composite and GI Restorative Materials. Open Dent J 2014; 8: 13–19.
- Kalil Bussadori S, Camacho Castro L, Claudia Galvão AJ. Clin Pediatr Dent 2005; 30 (2);115-119.
- Macchi R, Bava E, Biondi AM, Cortese S, Dolinski R, Muñoz J. Cuantificación de pérdida de esmalte primario y permanente con la utilización de un sistema de aire abrasivo. Rev Asoc Odontol Argent 2000; 88(3):201-4.
- Nor JE, Feigal RJ, Dennison JB and Edwards CA. Dentin Bonding: SEM Comparison of the Resin-Dentin Interface in Primary and Permanent Teeth. J Dent Res 1996; 75(6):1396-1403.
- Nosas M, Espasa E, Boj J, Hernández M. Actualización en cementos de ionómero de vidrio en Odontopediatría. DENTUM 2006; 6(3):104-110.

- Ortolani A, Cortese S, Biondi A. Comparative clinical of adhesives systems used in primary teeth. Int J Paediatr Dent. 2015; 25: 1–263 http://onlinelibrary.wiley.com/doi/10.1111/ipd.2015.25.issue-s1/issuetoc
- Papathanasiou AG, Curzon ME, Fairpo CG. The influence of restorative material on the survival rate of restorations in primary molars. Pediatr Dent 1994; 16:282-8.
- Peters MC, Flamenbaum MH, Eboda NN, Feigal RJ, Inglehart MR. Chemomechanical caries removal in children: efficacy and efficiency. J Am Dent Assoc 2006; 137(12):1658-66.
- Planells del Pozo P, Fuks AB. Zirconia crowns-an esthetic and resistant restorative alternative for ECC affected primary teeth. J Clin Pediatr Dent. 2014;38(3):193-5.
- Poulsen S, Malling Pedersen M. Dental caries in Danish children: 1988-2001. Eur J Paediatr Dent 2002; 3(4):195-8.
- Qvist V, Manscher E, Teglers PT. Resin-modified and conventional glass ionomer restorations in primary teeth: 8-year results. J Dent 2004; 32(4):285-94.
- Qvist V, Laurberg L, Poulsen A, Teglers PT. Eight-year study on conventional glass ionomer and amalgam restorations in primary teeth. Acta Odontol Scand 2004; 62(1):37-45.
- Ram D, Fuks A. Clinical performance of resin-bonded composite strip crowns in primary incisors: a retrospective study. Int J Paediatr Dent 2006; 16:49–54.
- Sabel N. Enamel of primary teeth-morphological and chemical aspects. Swed Dent J Suppl 2012;(222):1-77
- Sardella TN, Alves Castro F, Sanabe ME, Hebling J. Shortening of primary dentin etching time and its implication on bond strength. J Dent 2005; 33(5):355-62.
- Sengul F, Gurbuz T. Clinical Evaluation of Restorative Materials in Primary Teeth Class II Lesions. J Clin Pediatr Dent 2015; 39(4): 315-321
- Soldani F, Foley J. An assessment of rubber dam usage amongst specialists in paediatric dentistry practising within the UK. Scientific Paper. Int J Paediatr Dent 2007; 17(1):50-56.
- Stalin A, Varma Balagopal R, Jayanthiy. Comparative evaluation of tensile-bond strength, fracture mode and microleakage of fifth, and sixth generation adhesive systems in primary dentition. J Indian Soc Pedod Prev Dent 2005; 23(2):83-88.
- Sumikawa DA, Marshall GW, Gee L, et al. Microstructure of primary tooth dentin. Ped Dent 1999; 21(7):439-44.
- Tonami K, Araki K, Mataki S, Kurosaki N. Effects of chloramines and sodium hypochlorite on carious dentin. J Med Dent Sci 2003; 50(2):139-46.
- Tran LA, Brearley Messer L. Clinicians' choices of restorative materials for children. Aust Dent J 2003; 48(4):221-232.
- Wilson PR, Beynon AD. Mineralization differences between human deciduous and permanent enamel measured by quantitative microradiography. Arch Oral Biol 1989; 34(2):85-8.

Capítulo 14

Resolución de anomalías dentarias

Ana M. Biondi, Susana Teitelbaum, Diana Fridman

Las anomalías dentarias son defectos irreversibles asociados con alteraciones producidas durante el proceso normal de la odontogénesis, y su causa puede vincularse a factores hereditarios, locales o sistémicos. De acuerdo con la época en que estos actúan, afectan la dentición primaria, la permanente o ambas, modificando la forma, el número, el tamaño y la estructura de las piezas dentarias. Su reconocimiento es importante para establecer un diagnóstico temprano que permita prevenir consecuencias posteriores. A continuación se hará una descripción breve de algunas de ellas, con sugerencias para su tratamiento.

ANOMALÍAS DE FORMA

Conoidismo

Las piezas conoides tienen menor tamaño y sus caras son convergentes hacia incisal. O bien, pertenecen a la fórmula normal (en general incisivos laterales superiores) o se presentan como supernumerarias (Figura 14.1). Se observan en forma aislada o asociadas con ciertos síndromes, como la displasia ectodérmica.

Cuando deben permanecer en la arcada, su tratamiento está dirigido a mejorar la estética por medio de la mimetización con resinas compuestas (Figura 14.2).

Geminación

Es una alteración producida durante la fase de morfodiferenciación, caracterizada por el intento de un único germen dentario de formar dos piezas. El número de dientes en la arcada es normal (Figura 14.3). Por lo general presenta un surco cervicoincisal que debe sellarse para evitar la acumulación de placa y el desarrollo posterior de una lesión de caries (Figura 14.4).

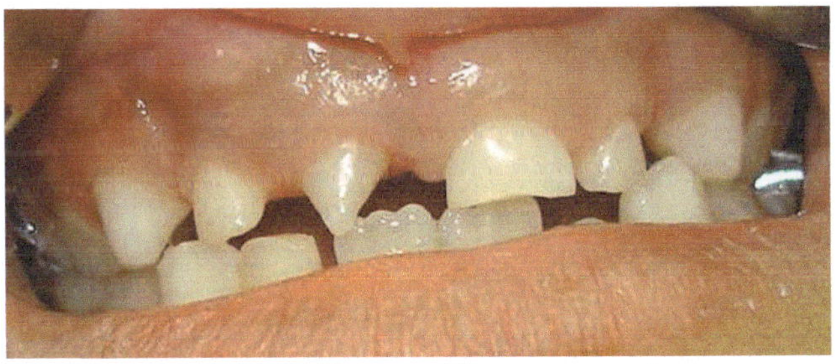

Figura 14.1: Pieza conoide supernumeraria

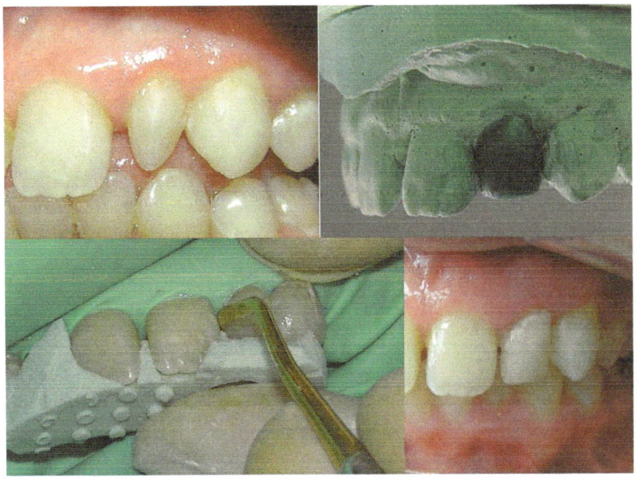

Figura 14.2: Incisivo lateral conoide

FUSIÓN

Es la unión de dos gérmenes en desarrollo para formar una única pieza. Puede ser completa, cuando la unión afecta las coronas y las raíces de los dos gérmenes, o incompleta, cuando solo están afectadas las coronas. El examen radiográfico puede revelar la presencia de una o dos cámaras pulpares independientes. Esta anomalía es más frecuente en la dentición primaria, y su causa se desconoce. A diferencia de la geminación, la fórmula dentaria no es normal, y revela la ausencia de un diente. Cuando la fusión se produce con una pieza supernumeraria, el diagnóstico diferencial con la geminación es difícil. Es necesario seguir su evolución, y adoptar una conducta expectante con controles clínico-radiográficos. Cuando se presenta en la dentición primaria será necesario evaluar la posible agenesia de una pieza permanente (Figuras 14.5 a 14.8).

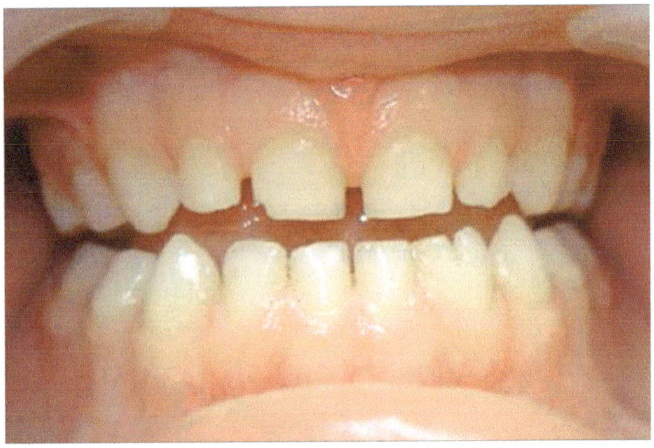

Figura 14.3: Geminación de incisivo lateral inferior en dentición primaria

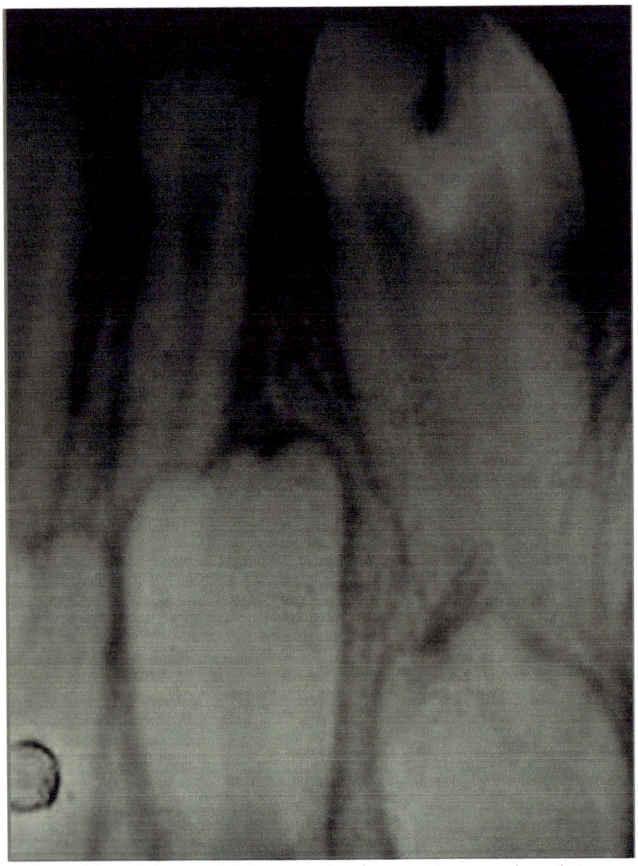

Figura 14.4: Imagen de pieza geminada con cámara pulpar única y zona radiolúcida por lesión de caries en surco

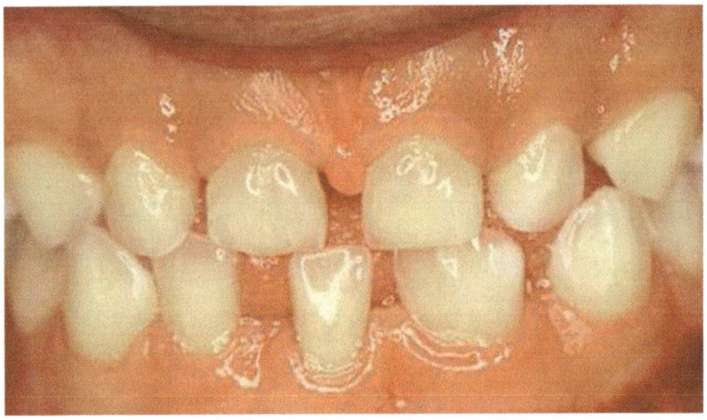

Figura 14.5: 7.1 y 7.2 fusionados. Se observa la falta de un incisivo

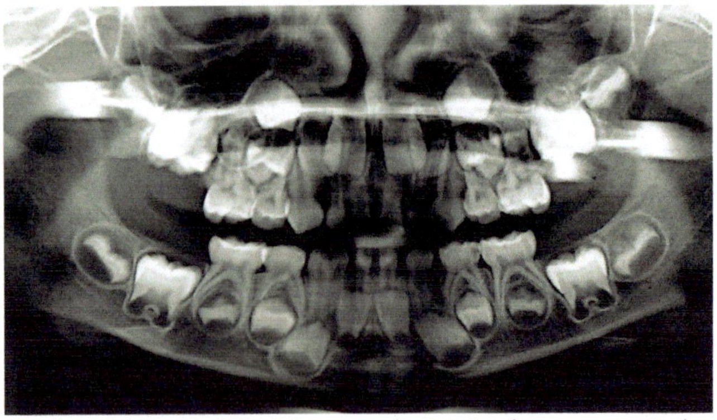

Figura 14.6: Fusión 8.2 y 8.3 y agenesia 7.2. Se observa agenesia de incisivos laterales permanentes

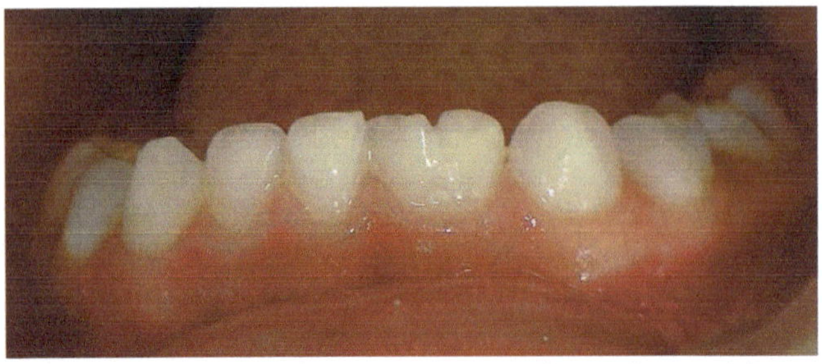

Figura 14.7: Presencia de surco en 7.1 y 7.2 fusionados que deberá sellarse en forma preventiva

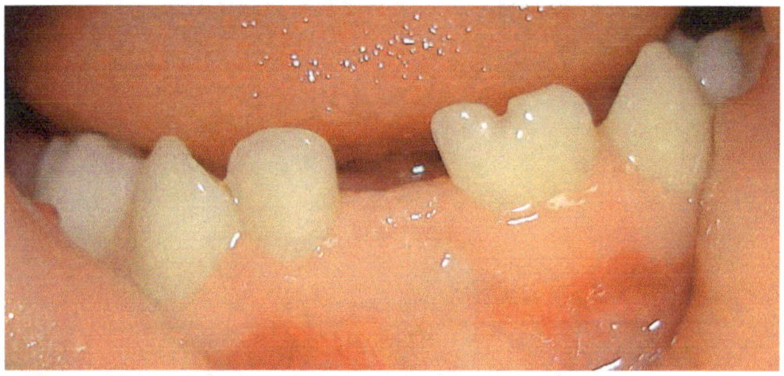

Figura 14.8: 7.2 fusionado, ausencia de 8.1 neonatal que se extrajo por peligro de aspiración

Diente *invaginatus* o *dens in dente*

Esta anomalía se produce como consecuencia de la invaginación del órgano del esmalte dentro de la papila dental, y afecta en especial los incisivos laterales superiores. Su causa se desconoce y se caracteriza por presentar en la corona, a la altura del cíngulo, una prolongación de esmalte, dentina y a veces tejido pulpar desde la superficie externa hacia el interior del diente. En el examen clínico se observa una pequeña fosa, y en la evaluación radiográfica se identifica una estructura con esmalte y dentina hacia la cámara, similar a una pieza dentaria de forma acintada (Figura 14.9). Puede ser bilateral, y afecta con menos frecuencia otras piezas, como premolares e incisivos centrales superiores. Rara vez se presenta en la dentición primaria. El hallazgo puede ser casual y el tratamiento se dirigirá a sellar la entrada de la invaginación para evitar el ingreso de los microorganismos al conducto radicular, aunque no es inusual que el paciente acuda, cuando no se realizó el tratamiento preventivo oportuno, con respuesta inflamatoria o necrosis del tejido pulpar. En estos casos está indicado el tratamiento endodóntico, y en situaciones extremas, la extracción dentaria.

Diente *evaginatus*

Es una anomalía poco frecuente, provocada por la evaginación anormal del epitelio interno del esmalte y de la papila dental dentro del retículo estrellado durante la fase de morfodiferenciación. Se caracteriza por la presencia de una prominencia formada por tejidos dentarios, inclusive pulpar, sobre la superficie oclusal de premolares y molares, o en superficies palatinas o linguales de las piezas del sector anterior (Figura 14.10). En esta última situación suele definirse como cíngulo pseudocuspídeo o cúspide accesoria. El tratamiento implica consideraciones relacionadas con la alineación de las piezas afectadas y la rehabilitación estética y funcional mediante la remoción de la protuberancia y el uso de resinas compuestas; asimismo, cuando fuera necesario, se incluirá la terapia endodóntica. En edades tempranas, cuando la pieza aún no completó la apexogénesis, la resolución es difícil, y deberá postergarse hasta que esta finalice.

Dilaceración radicular

Es una alteración de la anatomía radicular provocada por un cambio en la angulación con respecto a la corona. Se considera que puede producirse por un traumatismo ocurrido durante el período de morfodiferenciación de una pieza dentaria. El nivel de la dilaceración depende de la cantidad de raíz formada al momento de producirse el trauma. Cuando es severa, e impide la erupción de la pieza, puede estar indicada la extracción (Figura 14.11).

ANOMALÍAS DE NÚMERO

Alteraciones originadas en las etapas de iniciación y proliferación del desarrollo dental pueden producir un número anormal de piezas dentarias, causado por factores hereditarios, locales, trastornos endocrinos y del desarrollo, y patologías sistémicas.

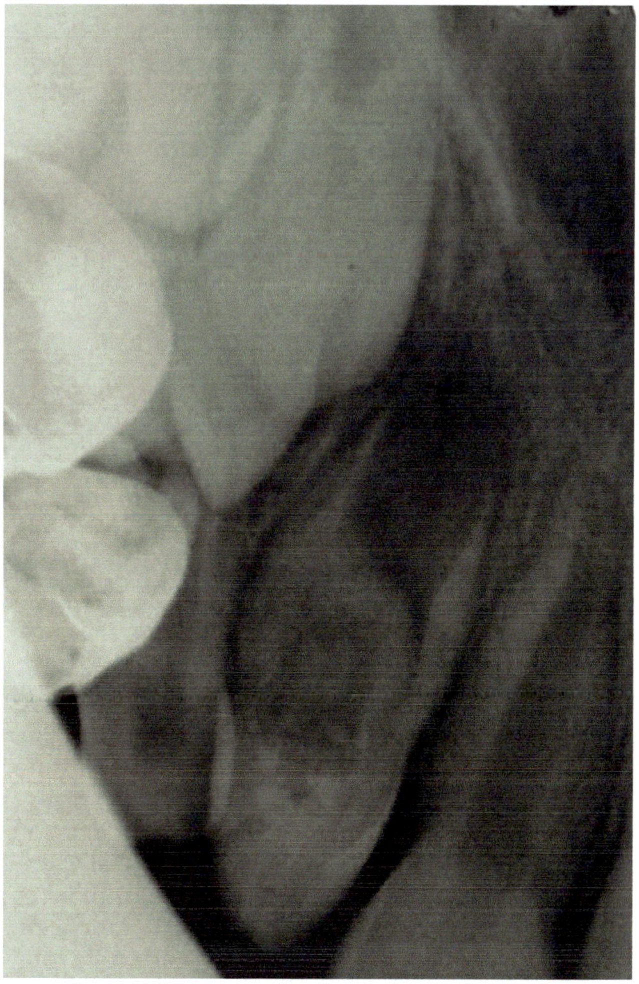

Figura 14.9: Imagen radiográfica de dens in dente en 1.2

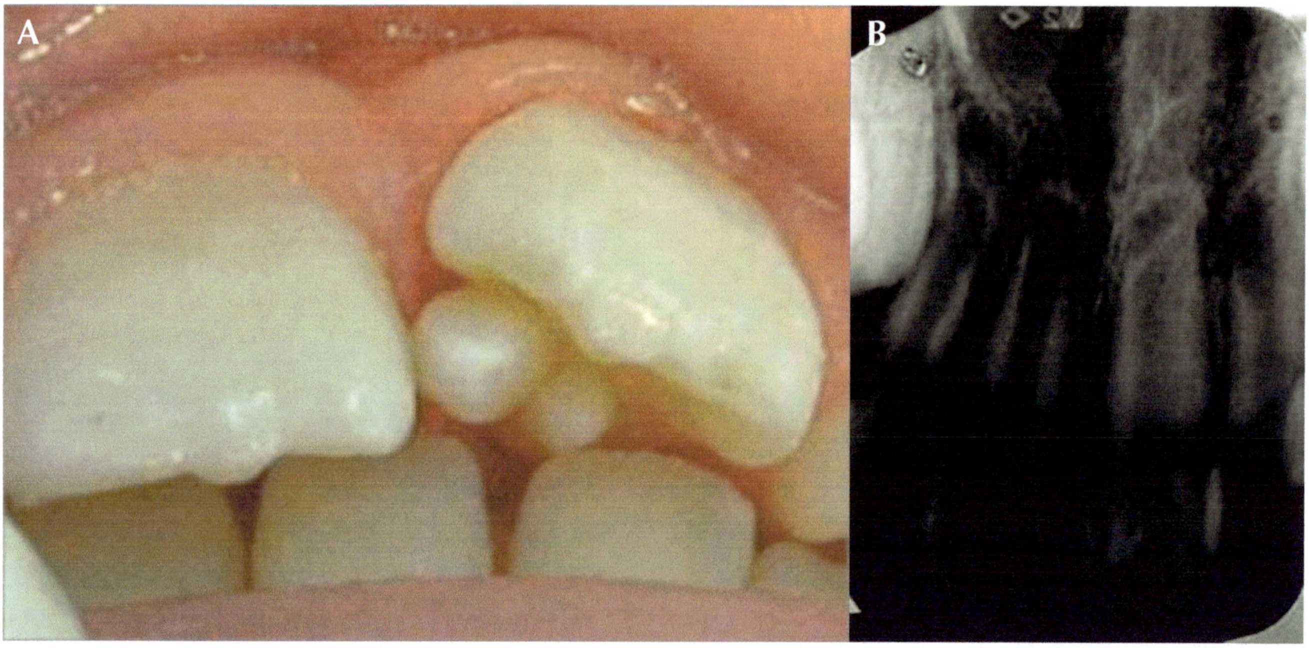

Figura 14.10 A y B: Diente evaginado que provoca alteraciones en la alineación del sector anterosuperior

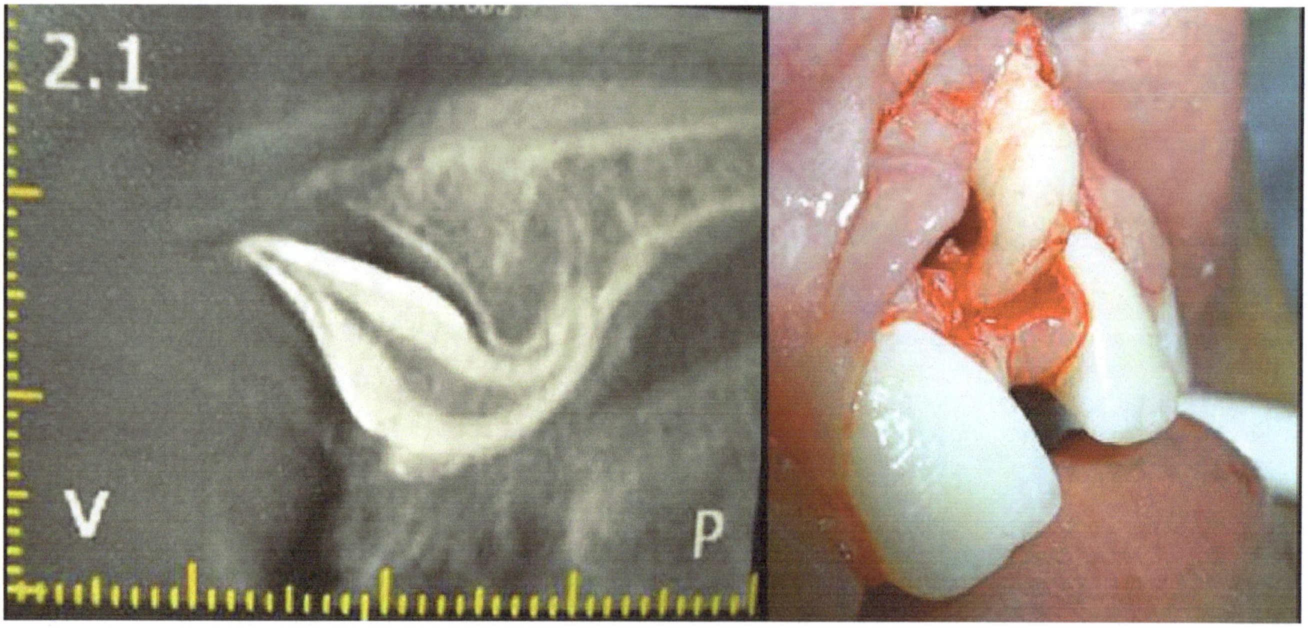

Figura 14.11: Dilaceración severa con indicación de extracción

El término **agenesia** se refiere a la ausencia de una o más piezas dentarias. En dentición primaria (Figura 14.12), según los diferentes autores, tiene una prevalencia que varía entre el 0,5 y el 0,9%, y en dentición permanente (Figura 14.13), entre el 1,6 y el 9,6%, hasta llegar al 20% si se incluyen los terceros molares (Vastardis, 2000). Cuando está afectada la formación de la lámina dental, se traducirá en una agenesia total de piezas primarias y permanentes o **anodoncia total** (Gómez de Ferraris y Campos, 2002). La **anodoncia parcial** es la ausencia de algunas piezas dentarias, que se denomina **hipodoncia** cuando involucra hasta cinco piezas, y **oligodoncia** cuando comprende seis o más.

Estas alteraciones pueden presentarse aisladas o asociarse con otras alteraciones. En el primer caso pueden ser ocasionales o transmitirse de forma autosómica dominante, autosómica recesiva o ligada al cromosoma X. Entre los factores causantes también se pueden mencionar: la teoría filogenética propuesta por Oven, la radioterapia, las alteraciones metabólicas y las infecciones, como osteomielitis. Las agenesias dentarias están presentes en por lo menos 45 síndromes; los más comunes de ellos son la displasia ectodérmica, la displasia condroectodérmica, la acondroplasia y el síndrome de Down. Las piezas ausentes con mayor frecuencia son los terceros molares, seguidos por los incisivos laterales superiores y los segundos premolares inferiores. La resolución de estas anomalías es compleja y tiene como objetivo acompañar al paciente en su etapa de desarrollo para mejorar forma, función y estética, hasta la realización del tratamiento definitivo en su adultez (Figuras 14.14 y 14.15).

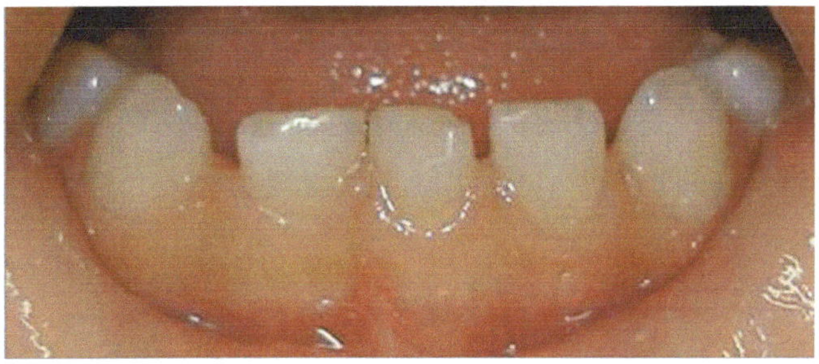

Figura 14.12: Agenesia de incisivo lateral inferior en dentición primaria

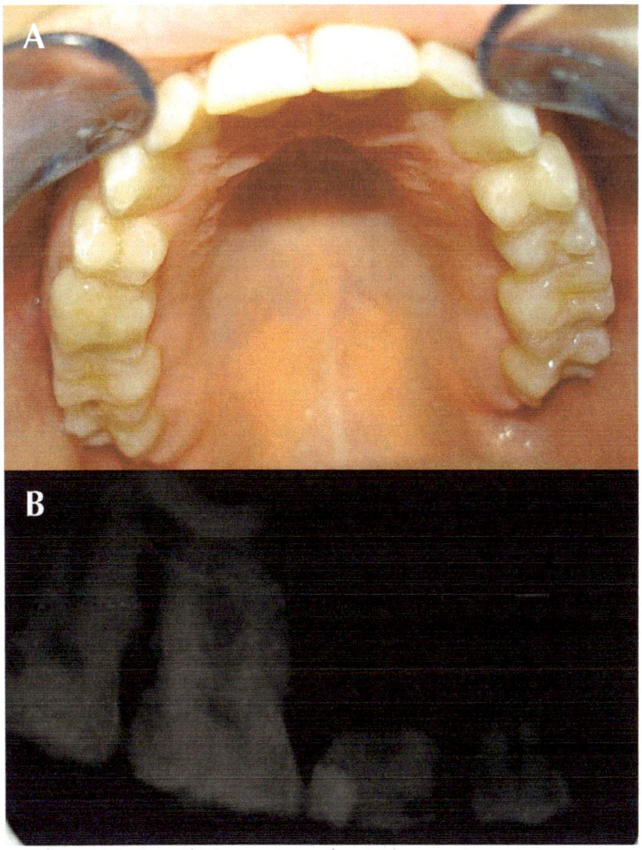

Figura 14.13 A y B: Agenesia en dentición permanente. La pieza primaria (5.5) conserva el espacio

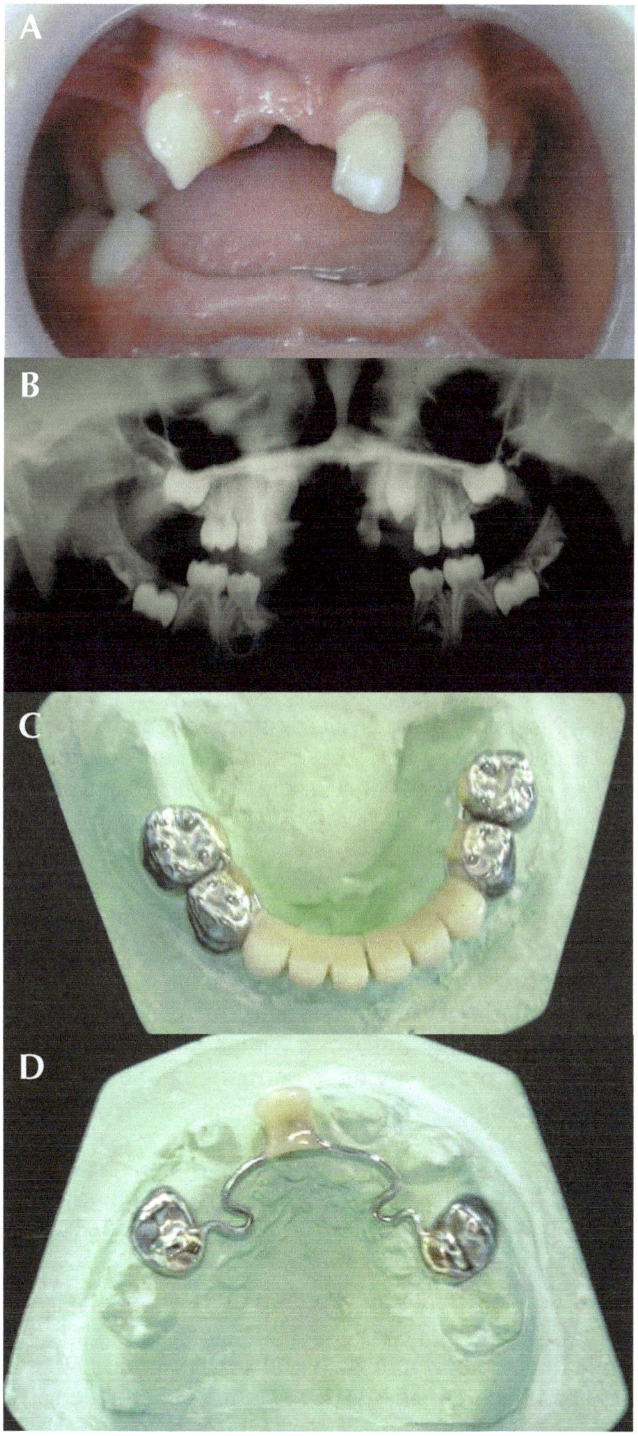

Figura 14.14 A, B, C y D: Paciente de 4 años con agenesias múltiples de piezas primarias y resolución intermedia con mantenedores de espacio fijos que reponen piezas del sector anteroinferior y 5.1 en maxilar superior

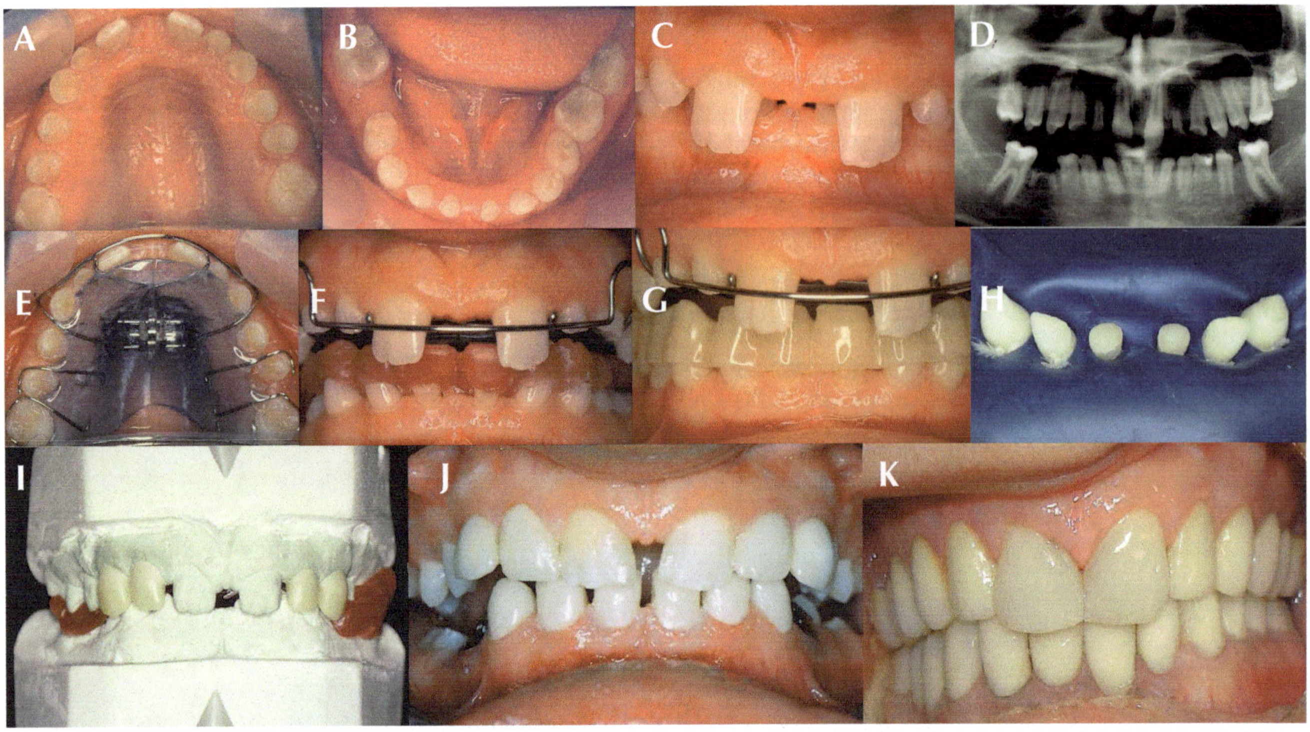

Figura 14.15: A a **D.** Paciente de 13 años con agenesias múltiples (1.8, 1.6, 1.3, 1.2, 2.2, 2.3, 2.6, 3.8, 3.6, 3.4, 3.3, 3.2, 3.1, 4.1, 4.2, 4.3, 4.4, 4.6, 4.6, 4.8) y premolares coniformes. **E** a **K.** Cierre de diastema con aparatología removible. Encerado para sobredentadura inferior. Sobredentadura y placa superior colocadas en boca. Preparación de muñones con resinas compuestas en piezas primarias inferiores para posterior instalación de coronas intermedias. Coronas de acrílico superiores sobre piezas primarias

Las displasias ectodérmicas comprenden un variado grupo de alrededor de 150 patologías, que se caracterizan por presentar alteraciones en el desarrollo de estructuras de origen ectodérmico. Son relativamente raras, con una frecuencia que varía entre 1:10.000 y 1:100.000 niños nacidos vivos. Los pacientes que las padecen pueden mostrar afectadas al menos dos de las siguientes estructuras ectodérmicas: piel, cabello, uñas, dientes y glándulas sudoríparas.

La displasia ectodérmica anhidrótica se caracteriza por hipohidrosis, hipotricosis y oligodoncia severa en la dentición primaria y en la permanente. Su transmisión puede darse en forma autosómica recesiva, autosómica dominante o ligada al cromosoma X, por lo que afecta con mayor frecuencia a los varones. Sus manifestaciones pueden incluir pelo ralo y fino, labios evertidos, dientes ausentes o conoides, alopecia de cejas y pestañas, uñas anormales, nariz en silla de montar, regulación deficiente de la temperatura y piel delgada.

La rehabilitación temprana con prótesis hace posible la devolución tanto de la función como de la estética, para acompañar el crecimiento del niño en las mejores condiciones hasta alcanzar una resolución más estable y definitiva (Figuras 14.16 y 14.17).

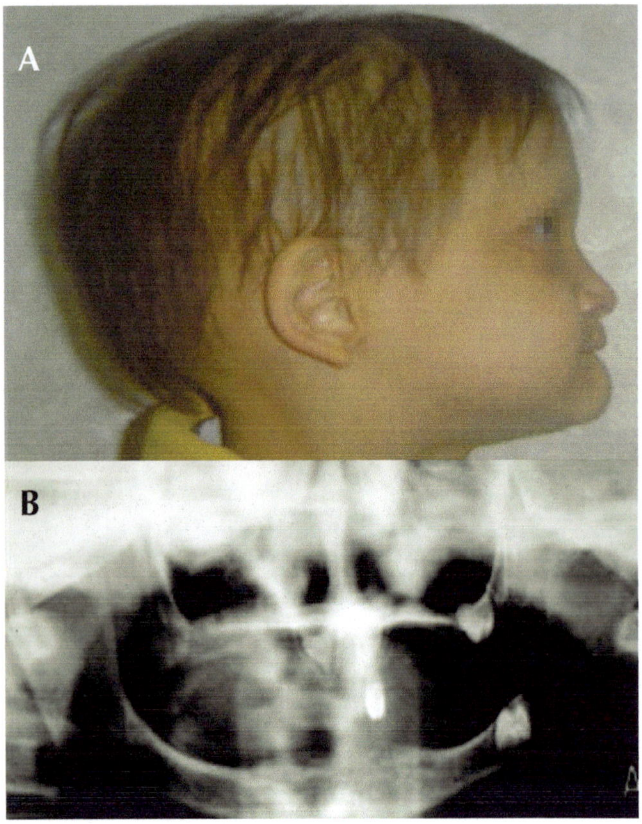

Figura 14.16: Paciente de 4 años con displasia ectodérmica

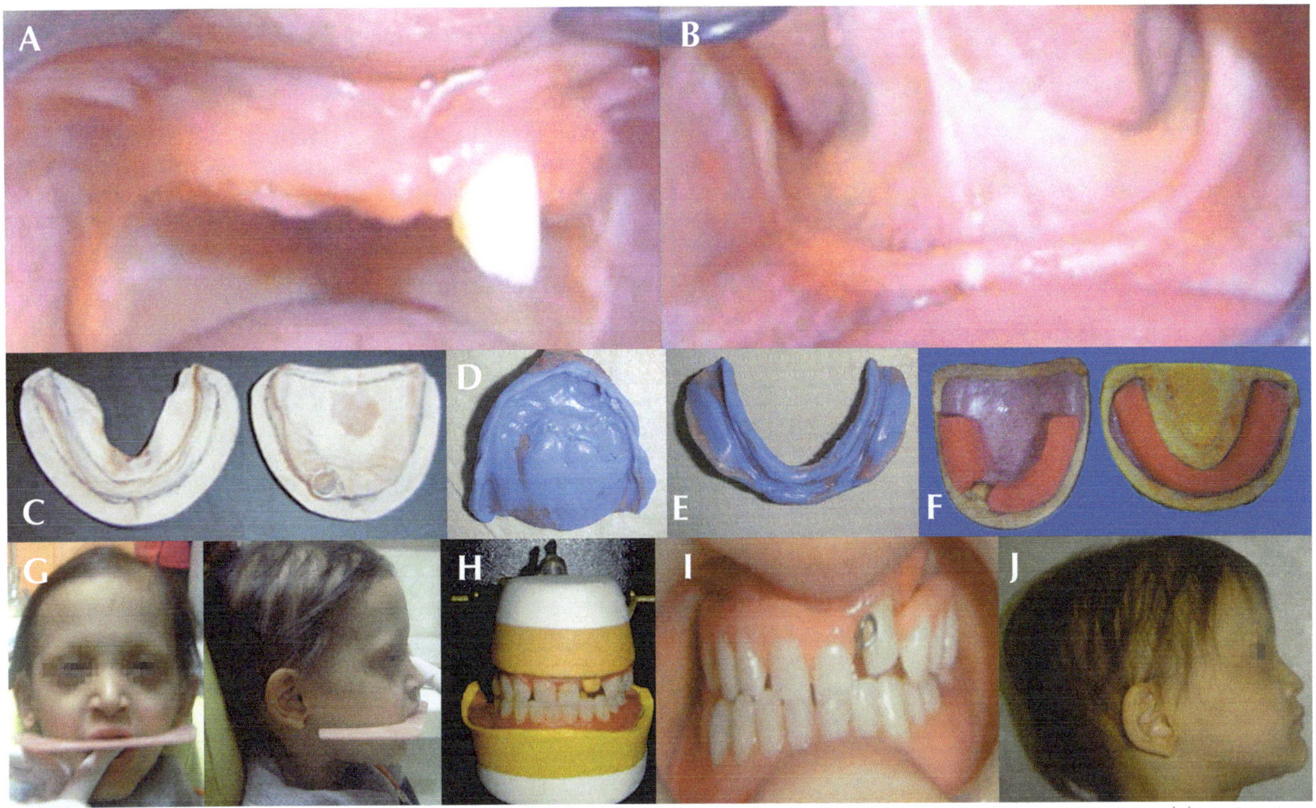

Figura 14.17: A y B. Rebordes superior e inferior. (El incisivo lateral superior conoide se mimetizó con resina compuesta). **C.** Modelos primarios para confección de cubetas individuales con acrílico de termopolimerización. **D y E.** Luego del recorte y la adaptación de las cubetas, se realiza el recorte muscular y la impresión definitiva en un solo paso con silicona por adición de consistencia regular. **F.** Placas base con rodetes de oclusión. **G.** Plano de Fox adaptado para paciente pediátrico colocado paralelo a plano de Camper y línea bipupilar. **H.** Articulado dentario en modelos (montaje en articulador no ajustable, ya que los articuladores semiajustables no pueden utilizarse en preescolares, por no reproducir las características condíleas de los niños). **I.** Prótesis instalada con retenedor en incisivo conoide. **J.** Nótese el cambio en el perfil

DIENTES SUPERNUMERARIOS O HIPERODONCIA

Es el aumento del número de dientes en relación con la fórmula dentaria normal, provocado por un trastorno en las etapas de iniciación y proliferación del desarrollo dental. La causa es poco clara, pero pueden estar involucrados factores genéticos y ambientales.

Los supernumerarios son más frecuentes en la dentición permanente que en la primaria. Según Gelin, Winter y Brook, en el 35 al 50% de los casos observados en dentición primaria se hallarán supernumerarios también en la dentición definitiva (Figura 14.18). Habitualmente se identifican en el maxilar superior, en especial en la línea media (mesiodens), por distal y vestibular o palatino de molares superiores (cuartos molares y paramolares) (Figura 14.19), y en la zona de premolares inferiores (parapremolares).

Su prevalencia en individuos con dentición permanente varía –de acuerdo con los diferentes autores y las poblaciones estudiadas– de un 0,1 a un 3,6%. Primosch los clasifica, según su forma, en eumórficos o suplementarios (con forma y tamaño normales) o dismórficos o rudimentarios incluyendo los conoides, tuberculados y molariformes (Figura 14.20). Pueden ser tanto únicos como múltiples, y presentarse aislados o asociados con síndromes como la displasia cleidocraneal, el síndrome de Gardner, la enfermedad de Crouzon, la fisura labio-alvéolo-palatina y el síndrome

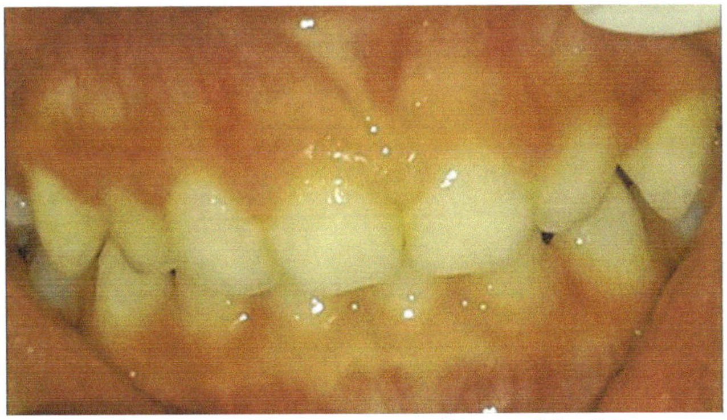

Figura 14.18: Pieza supernumeraria entre 5.2 y 5.1

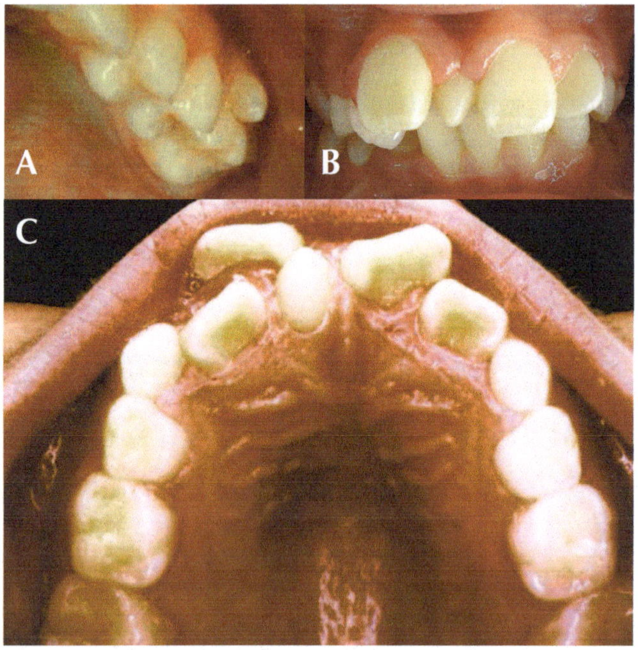

Figura 14.19: A. Supernumerario paramolar. **B y C.** Vista vestibular y oclusal de mesiodens interfiriendo la oclusión

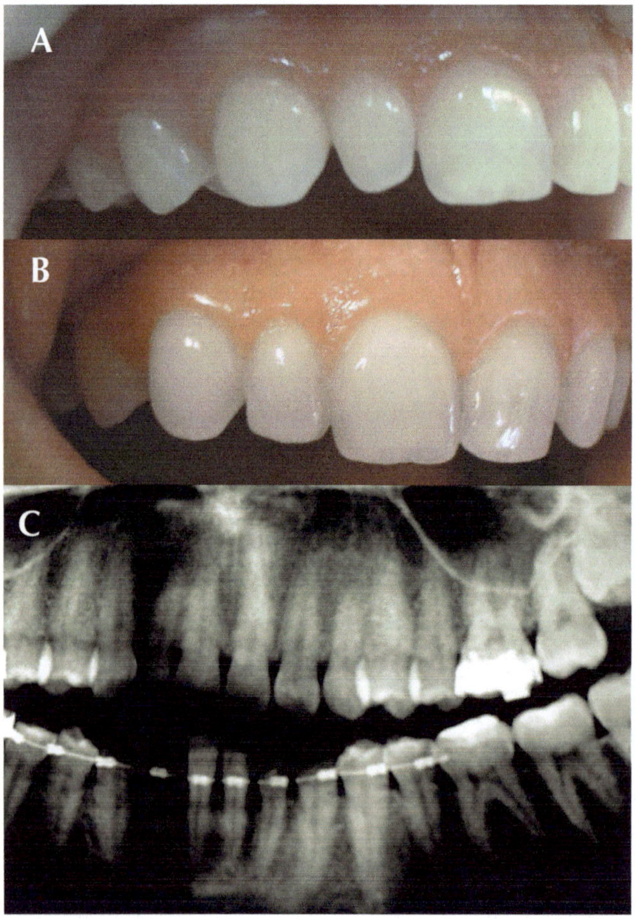

Figura 14.20: Microdoncia en incisivo lateral superior, mimetización realizada con resinas compuestas. En la radiografía se observa persistencia de 6.3 por agenesia de 2.3

de Down. Pueden erupcionar o permanecer retenidos con posición vertical, horizontal o invertidos.

Con frecuencia impiden o interfieren en la erupción normal de las piezas dentarias, desplazan o reabsorben dientes vecinos, provocan diastemas, apiñamientos o conducen a la formación de quistes. Su tratamiento suele ser la exodoncia (ver Capítulo 20).

ANOMALÍAS DE TAMAÑO

Microdoncia

Es la disminución del tamaño dentario. Se denomina **microdoncia verdadera** cuando las piezas son más pequeñas que lo normal y **relativa**, cuando el diente tiene el tamaño normal pero los maxilares son grandes. La forma generalizada verdadera afecta a todas las piezas, que presentan un tamaño menor pero una morfología normal. Es poco frecuente, y está asociada a condiciones sistémicas como el enanismo hipofisario o en ocasiones el síndrome de Down. La localizada o parcial afecta a un solo diente o a un grupo de dientes aislados. Se presenta con mayor frecuencia que la generalizada, y suele ir acompañada de alteraciones también en la forma. Se le atribuye un patrón hereditario autosómico dominante. Las piezas más afectadas son los incisivos laterales superiores (Figura 14.21), que pueden adoptar forma conoide o en clavija, seguidos por los terceros molares superiores. Los dientes supernumerarios también suelen ser microdóncicos.

Pueden presentarse en individuos provenientes de familias con agenesias de uno o ambos incisivos laterales. El tratamiento está dirigido a mejorar la estética por la presencia de diastemas, mediante la mimetización con resinas compuestas como tratamiento intermedio hasta que la edad permita la restauración definitiva con coronas o carillas de porcelana.

Macrodoncia

Es el aumento del tamaño dentario (Figura 14.22). Puede afectar una pieza, un grupo o ser generalizada. Esta última, muy poco frecuente, suele asociarse con trastornos como el gigantismo hipofisario, la hipertrofia hemifacial y la displasia segmentaria odontomaxilar. La forma localizada también es rara y su causa se desconoce. Siempre deberá realizarse el diagnóstico diferencial con la fusión o la geminación.

ANOMALÍAS DE ESTRUCTURA

Se producen por un trastorno durante las etapas de histodiferenciación, aposición y calcificación. Pueden afectar el esmalte (hipomineralización, hipoplasia y

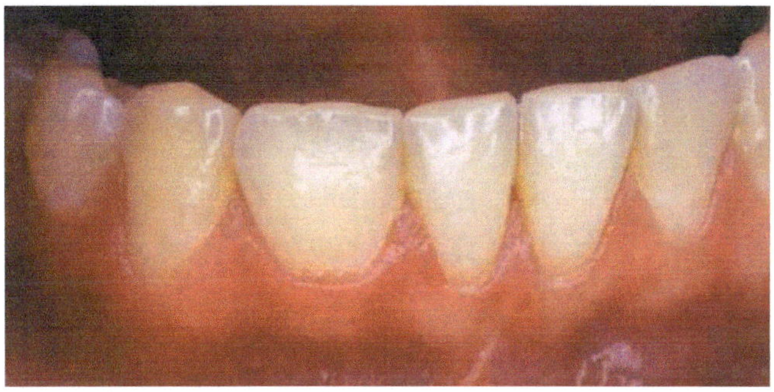

Figura 14.21: Macrodoncia en una sola pieza dentaria

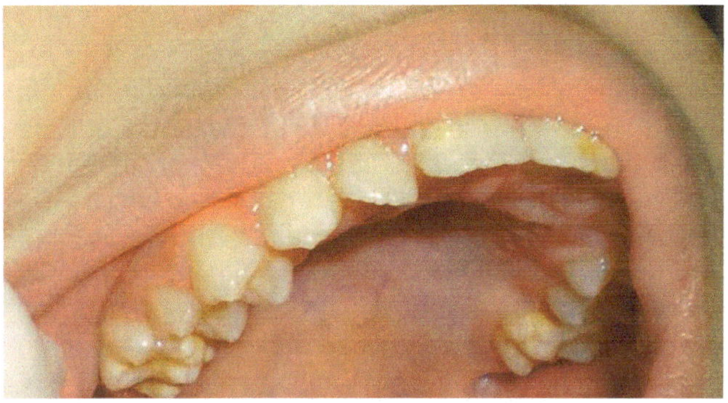

Figura 14.22: Hipomineralización molar incisiva moderada. Afecta molares e incisivos

amelogénesis imperfecta), la dentina (dentinogénesis imperfecta y displasia dentinaria), el esmalte y la dentina (odontogénesis imperfecta y odontodisplasia regional), y el cemento.

Esmalte

La amelogénesis, proceso de formación del esmalte, comienza al final del estadio de campana después de iniciada la dentinogénesis. Aunque los ameloblastos se diferencian antes que los odontoblastos, inician sus actividades secretoras una vez que comenzó la formación de la dentina. Presenta dos fases principales: una secretora –donde los ameloblastos sintetizan una matriz extracelular rica en proteínas, comienza el depósito de cristales y se determina la orientación primaria de los prismas– y otra de mineralización –en la que se produce la remoción del agua y de la matriz proteica, y el crecimiento en ancho y espesor de los cristales–.

Es un proceso altamente regulado, por lo que las situaciones locales o sistémicas que lo afectan pueden traer como consecuencia defectos irreversibles en las piezas dentarias. Cuando está alterada la fase inicial de la secreción se podrán observar defectos cuantitativos que comprometen la cantidad del esmalte (hipoplasia); cuando se perturbe la fase de mineralización, se traducirá en especial como defectos cualitativos o de calidad del esmalte (hipomineralización u opacidad).

De acuerdo con la ubicación, la distribución y la naturaleza de la lesión, se puede inferir el momento en que se produjo el trastorno. Los factores generales relacionados con la causa de estas alteraciones comprenden deficiencias nutricionales, enfermedades infecciosas, fluorosis, trastornos hormonales, anoxia y factores hereditarios, entre otros. Los factores locales involucran traumatismos en piezas primarias que afectan las piezas de reemplazo e infecciones locales.

Hipomineralización

La disfunción de los ameloblastos una vez completada la formación de la matriz conduciría a una hipomineralización en todo su espesor, con excepción de la capa más interna. Alteraciones metabólicas crónicas como la fluorosis, producidas en las últimas fases de maduración provocan una mineralización deficiente en especial en la capa más externa. La hipomineralización no siempre va acompañada por hipoplasia.

Hipomineralización molar incisiva. La denominación hipomineralización molar incisiva (Figura 14.23) (MIH, por sus siglas en inglés), propuesta por Weerheijm y col. en 2001, fue aceptada en la Reunión de la Academia Europea de Odontopediatría en Atenas, 2003, para definir una patología de causa desconocida, que afecta con exclusividad a los primeros molares permanentes y en ocasiones a los incisivos, sin alterar la dentición primaria. Sin embargo, en la actualidad, en pacientes con HMI se reconoce una alta frecuencia de lesiones de hipomineralización demarcadas, no asociadas a caries, en segundos molares primarios y caninos permanentes.

Las lesiones características de esta patología son ocasionadas durante la etapa temprana de mineralización por un trastorno que afecta las piezas dentarias que coinciden cronológicamente en su mineralización. Esto da como resultado un esmalte con menos contenido mineral, contenido residual de amelogeninas normal y rico en albúmina, cuya etiología, aún se desconoce. Se postula que la célula vulnerable es el ameloblasto en su transición de la fase de secreción a la de maduración. La distribución aleatoria de las lesiones, que no afectan por igual a todas las piezas dentarias que se forman en el mismo período, podría deberse a diferencias en la susceptibilidad de estas células en los distintos estadios de su ciclo de desarrollo. Clínicamente los defectos se visualizan como alteraciones en la translucidez y en el color del esmalte afectado. Se observan opacidades asimétricas demarcadas amarillo-marrones y/o blanco-crema, principalmente en incisivos y molares permanentes, que pueden conducir a la pérdida del esmalte,

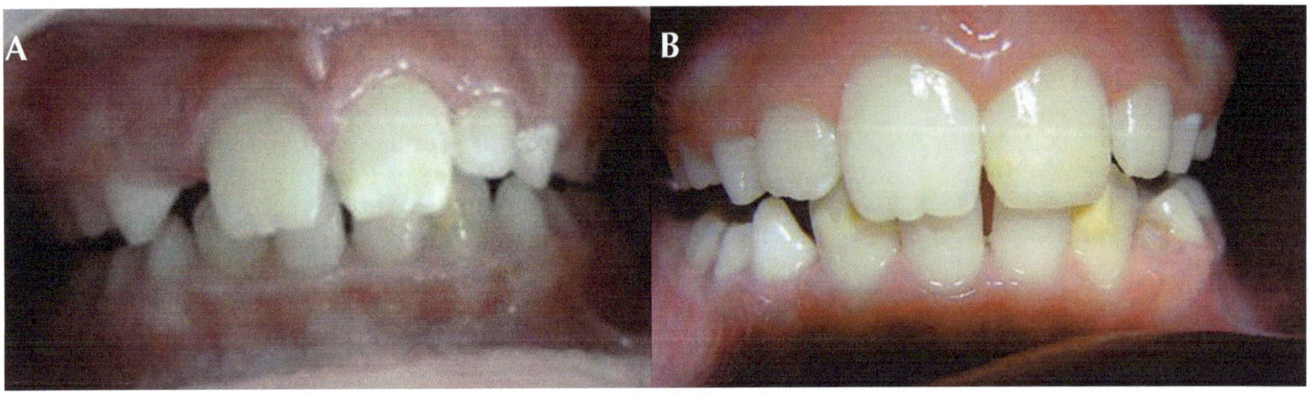

Figura 14.23 A y B: MIH en incisivos. Resolución estética con resinas compuestas

lo que genera un alto impacto en las necesidades de tratamiento de niños y adolescentes. Las lesiones de color blanco-crema son categorizadas como leves, de acuerdo con los criterios de Mathu-Muju K y Wright JT y las amarillo-marrón/pardo, como moderadas. Estas últimas presentan en todo el espesor del esmalte mayor porosidad y menor densidad mineral en comparación con las leves, como también menor resistencia mecánica. Histológicamente la microestructura está conservada, lo que indica el funcionamiento normal de los ameloblastos durante la fase de secreción. Sin embargo, en las áreas afectadas los cristales están desorganizados y con prominentes espacios interprismáticos, lo que permite inferir que el problema tendría lugar durante los dos primeros años de vida.

Las complicaciones clínicas derivadas de esta entidad incluyen problemas relacionados con la estética, aumento de la susceptibilidad a caries, hipersensibilidad, fracaso de la anestesia y dificultad para la adhesión en las técnicas empleadas para la restauración de las lesiones.

Resultados de estudios clínicos realizados en la Ciudad Autónoma de Buenos Aires revelaron que de 1.109 niños nacidos entre 1993 y 2003 con demanda de atención odontológica y diferente riesgo social y sin ellos, la prevalencia de MIH fue del 21,73%. Se observó una correlación positiva y altamente significativa con el año de nacimiento. Por otro lado, la frecuencia de intervenciones restauradoras y la necesidad de retratamiento en estos pacientes son significativamente mayores que en los que no presentan esta patología. Se mencionan como posibles factores asociados con su causa la ingestión de antibióticos durante los primeros años de vida, la exposición a contaminantes del medio ambiente, como dioxinas; enfermedades respiratorias, complicaciones perinatales, en especial las relacionadas con hipoxia, y trastornos metabólicos del calcio y el fosfato entre otros.

Las piezas diagnosticadas con MIH, aun con superficies intactas, necesitan atención especial, por lo que es imprescindible la implementación de medidas preventivas. Se considera que los barnices fluorados al 5% producen una aumento significativo de la densidad

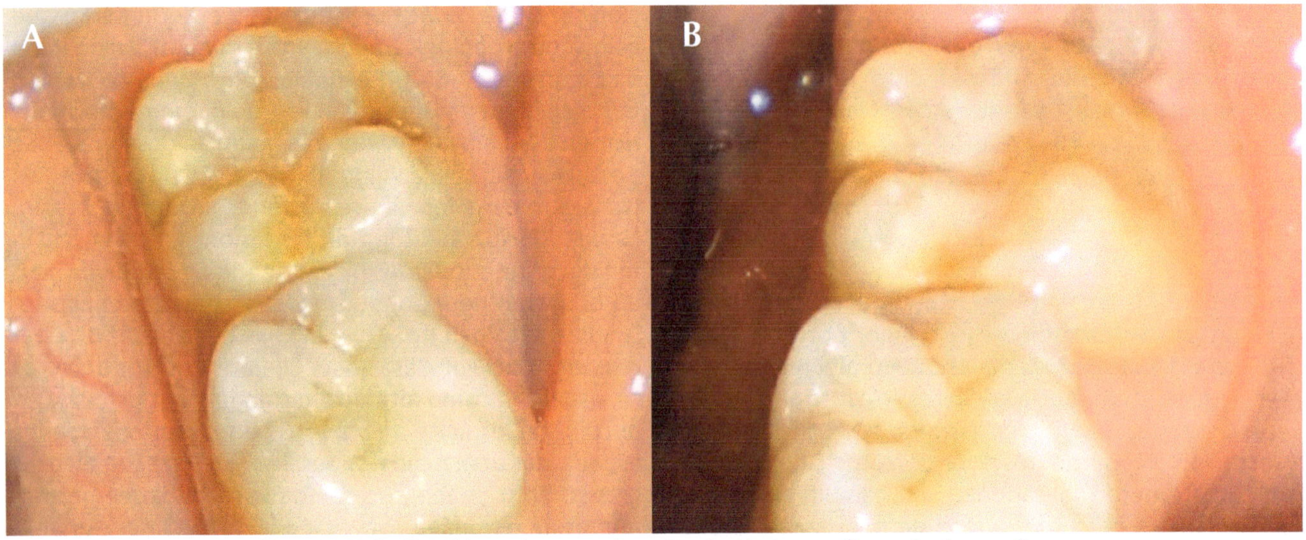

Figura 14.24 A y B: MIH en primeros molares. Resolución intermedia con ionómero vítreo

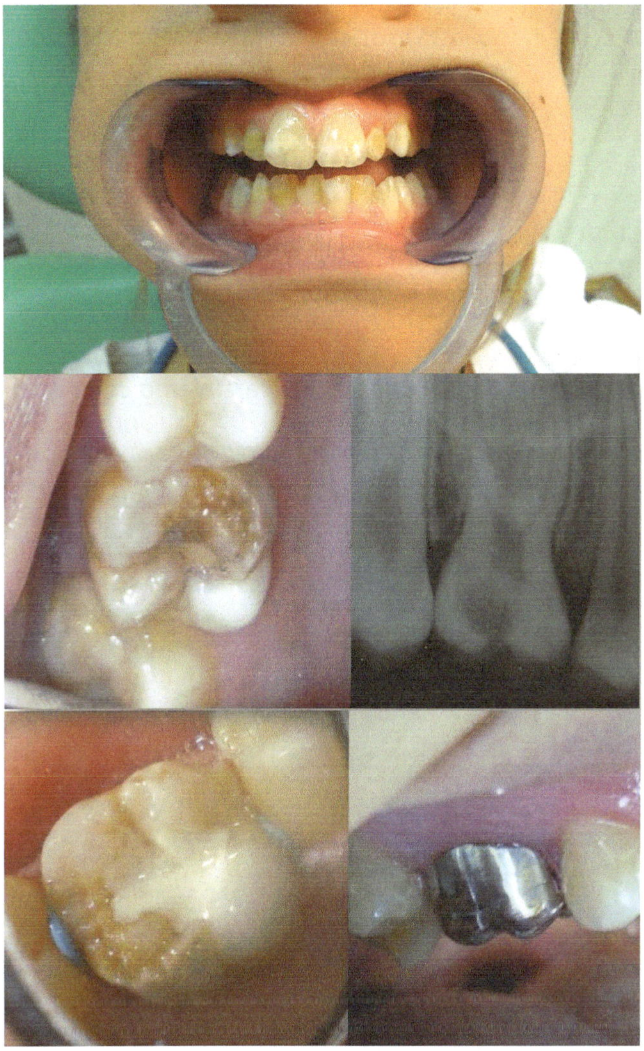

Figura 14.25: MIH que afecta incisivos y caninos. En molares, resolución intermedia con coronas de acero

mineral registrada con láser de fluorescencia en piezas afectadas. En los trabajos informados en la bibliografía se analizaron las características ultraestructurales y bioquímicas del interior del esmalte de piezas dentarias permanentes con diagnóstico de MIH. Se determinó que el esmalte afectado presenta mayor contenido de carbonato y una disminución de la relación Ca/P. Las propiedades mecánicas, la dureza y el módulo de elasticidad del esmalte hipomineralizado tienen valores menores que en el esmalte normal. Las variaciones en la composición mineral observadas en aquellas superficies del esmalte de piezas con MIH, inclusive en las superficies adamantinas clínicamente intactas, revelan un patrón de grabado ácido incompatible con los requisitos de una efectiva técnica de restauración adhesiva.

En el sector anterior, cuando es necesario mejorar la estética, se indican restauraciones adhesivas eliminando el esmalte afectado (Figura 14.24), al igual que en el sector posterior, aunque los ionómeros vítreos y las coronas de acero se convierten en alternativas de elección en molares recién erupcionados (Figuras 14.25 y 14.26). En situaciones severas puede contemplarse la posibilidad de la exodoncia de los primeros molares al inicio de la formación radicular de los segundos.

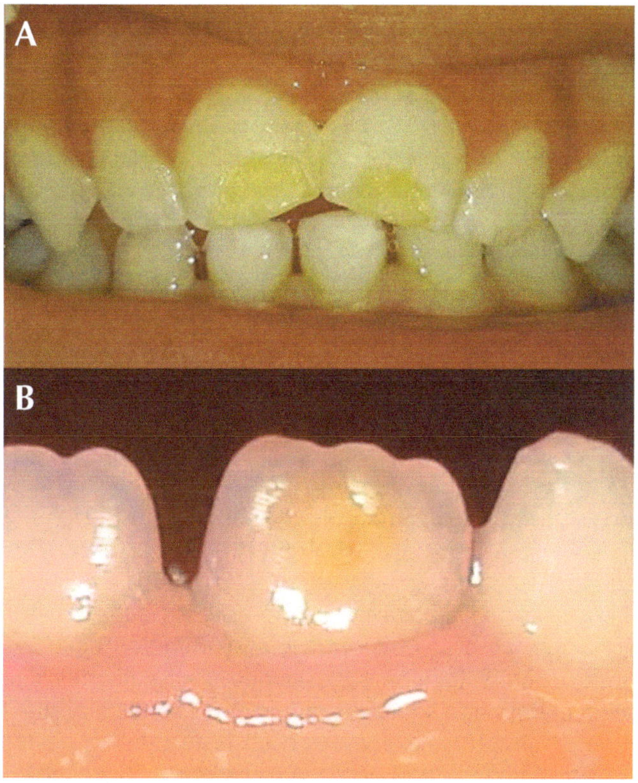

Figura 14.26: Hipoplasia en dentición primaria y permanente

Hipoplasia

Se define como una disminución en la cantidad del esmalte dentario, provocada por alteraciones ocurridas durante la fase de formación de la matriz. Las formas leves pueden producirse por un simple retraso en el crecimiento de un grupo de ameloblastos, mientras que las más severas pueden ser consecuencia de la muerte del conjunto celular, que genera la finalización de la etapa secretora. Su causa responde a factores sistémicos, hereditarios o locales. Pueden mencionarse anomalías genéticas y cromosómicas, enfermedades infecciosas y endocrinas, trastornos neurológicos, cardíacos, renales, intestinales y hepáticos, e intoxicaciones, entre otros. Dentro de los factores locales, los traumatismos y las infecciones severas en los dientes primarios pueden provocar hipoplasias en las piezas de reemplazo.

En la clínica se presentan en forma de fosas, líneas o bandas horizontales y verticales, o pérdidas extensas de tejido adamantino. Constituyen marcadores de momentos en el desarrollo y el crecimiento individual (Figura 14.27). Se consideran factores de riesgo para caries, y deben tratarse de acuerdo con su severidad.

Amelogénesis imperfecta (AI)

Comprende un grupo de alteraciones genéticas caracterizadas por un defecto en la formación del esmalte no acompañada por otra manifestación de orden general o sistémico. Su transmisión puede estar asociada al cromosoma X, ser autosómica dominante o recesiva, o esporádica. Se reconocen 4 tipos de AI de acuerdo con la apariencia clínica: hipoplásica (tipo I), hipomadurativa (tipo II), hipocalcificada (tipo III) e hipoplásica hipomadurativa con taurodontismo (tipo IV), y 15 subtipos de acuerdo con la manera de transmisión.

En la forma hipocalcificada el espesor del esmalte es normal pero se encuentra menos mineralizado. Se puede manifestar con rugosidades y alteraciones de color. El desgaste suele ser rápido. Las formas hipoplásicas presentan una alteración en la formación de la matriz; se identifica una en la que el esmalte se presenta liso, y otra con irregularidades (Figura 14.28). En ambas se encuentra disminuida la cantidad del esmalte pero su dureza es normal. El tipo reconocido como hipomadurativo (Figura 14.29), por una alteración en la estructura cristalina, revela una coloración amarillo-marrón y puede presentarse combinado con la forma hipomineralizada. La transmisión de esta forma mixta está ligada al cromosoma X, por lo que los varones revelan una patología más severa.

El diagnóstico en ciertas ocasiones es difícil de obtener, y se la debe diferenciar de la fluorosis. En esta última la hipomineralización afecta en mayor medida la capa externa, está asociada con una alta ingestión de fluoruros y en general no involucra los premolares y los segundos molares.

Es imprescindible un diagnóstico temprano que permita evitar consecuencias emocionales y funcionales. El tratamiento está dirigido a la rehabilitación con un fuerte componente preventivo, y exige por su complejidad un abordaje interdisciplinario. Se sugirió una asociación entre la respuesta favorable al acondicionamiento del esmalte y el gen específico afectado. Según Simmer y Hu (2001), una mutación en el gen KLK4 no respondería al pretratamiento con ácido y al uso de adhesivos, y Aldered (2003) sugirió que las formas hipoplásicas responden mejor que las hipocalcificadas. Las técnicas de blanqueamiento y microabrasión resultan útiles para mejorar la apariencia del esmalte intacto pero con alteraciones del color (ver Capítulo 19).

Dentina

Dentinogénesis imperfecta (DI). También se la conoce como dentina opalescente hereditaria o displasia de Capdepont, y está determinada por un gen específico autosómico dominante no ligado al sexo (I locus 7q22, 4q21.3). Se caracteriza por un defecto en la formación de la matriz orgánica que trae como consecuencia una dentina anómala, que adquiere un color entre amarillo, azulado, gris y marrón, y adopta también un matiz opalescente y translúcido. Esta dentina no protege el esmalte de manera adecuada, que es normal en términos histológicos; sin embargo, se fractura con facilidad, y se desprende en etapas tempranas debido al soporte insuficiente de una dentina displásica, atubular, fibrosa y muy irregular. Presenta escasez de túbulos dentinarios, que además son pequeños e irregulares, con direcciones anárquicas y suelen estar obliterados.

Existen zonas de dentina atubular y un aumento de dentina interglobular. También hay un incremento del

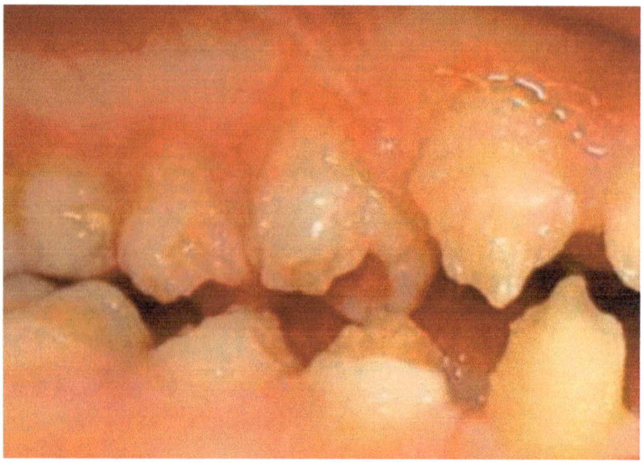

Figura 14.27: AI con forma hipoplásica irregular

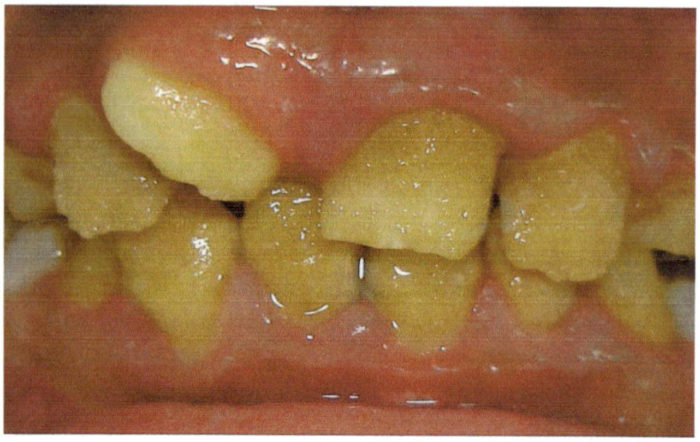

Figura 14.28: AI tipo hipomadurativo de coloración amarillo marrón

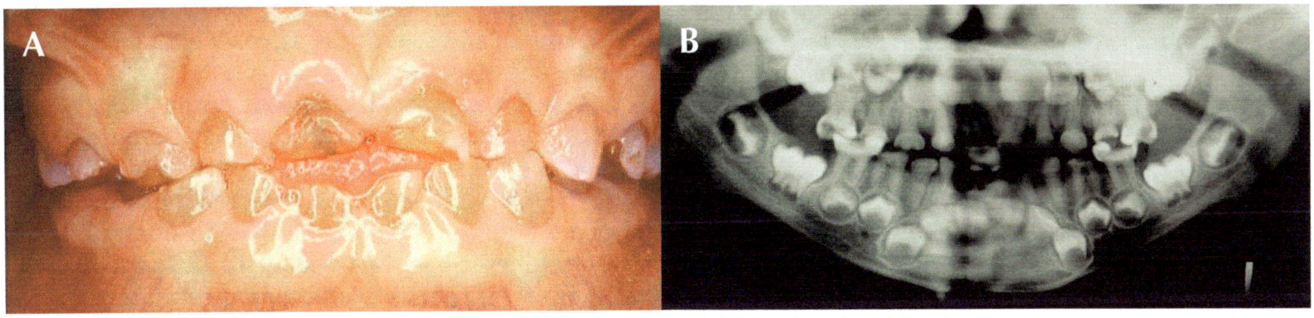

Figura 14.29. A y B: Paciente de 4 años con DI tipo II en dentición primaria

contenido orgánico y del contenido en agua, así como una reducción del componente inorgánico. Se puede observar ausencia del festoneado típico en la unión amelodentinaria. La pérdida de esmalte lleva a un desgaste rápido de las coronas, por la subsiguiente atrición de la dentina, y en ocasiones se llega a una desaparición casi total de las coronas. Los dientes, por lo tanto, no son capaces de soportar la presión oclusal. La cámara pulpar está muy reducida u obliterada por completo, con presencia de cuerpos calcificados. Los odontoblastos son atípicos o pueden no aparecer. Se describió la desaparición de las fibras de colágeno beta, hasta solo encontrar fibras alfa de colágeno en la dentina.

En la radiografía las piezas presentan un aspecto patognomónico: coronas bulbosas con forma de campana, raíces cortas y delgadas, y cámaras pulpares obliteradas aun en pacientes muy jóvenes. Los conductos radiculares pueden estar ausentes o ser del grosor de un hilo. Suele haber ausencia de contraste, debido al aumento del contenido de agua y menos contenido inorgánico de los tejidos duros dentarios.

Puede afectar ambas denticiones, y se presenta con una incidencia de 1:8.000 nacimientos. En 1973 Shields y col. las clasificaron en:

- Tipo I: asociada con osteogénesis imperfecta.
- Tipo II: afecta solo la estructura dentaria, y es la más frecuente (Figuras 14.30 a 14.32).
- Tipo III: es la menos frecuente, y se presenta en un grupo étnico en Maryland, EE.UU..

Su tratamiento se dirige a promover la implementación de medidas preventivas y restituir la forma para devolver una estética aceptable a edades tempranas y evitar problemas socioemocionales, asegurando el mantenimiento de la dimensión vertical perdida por la gran atrición y preparando al paciente para la rehabilitación definitiva en su etapa adulta.

Dentinogénesis imperfecta tipo I asociada a osteogénesis imperfecta. La osteogénesis imperfecta (OI)

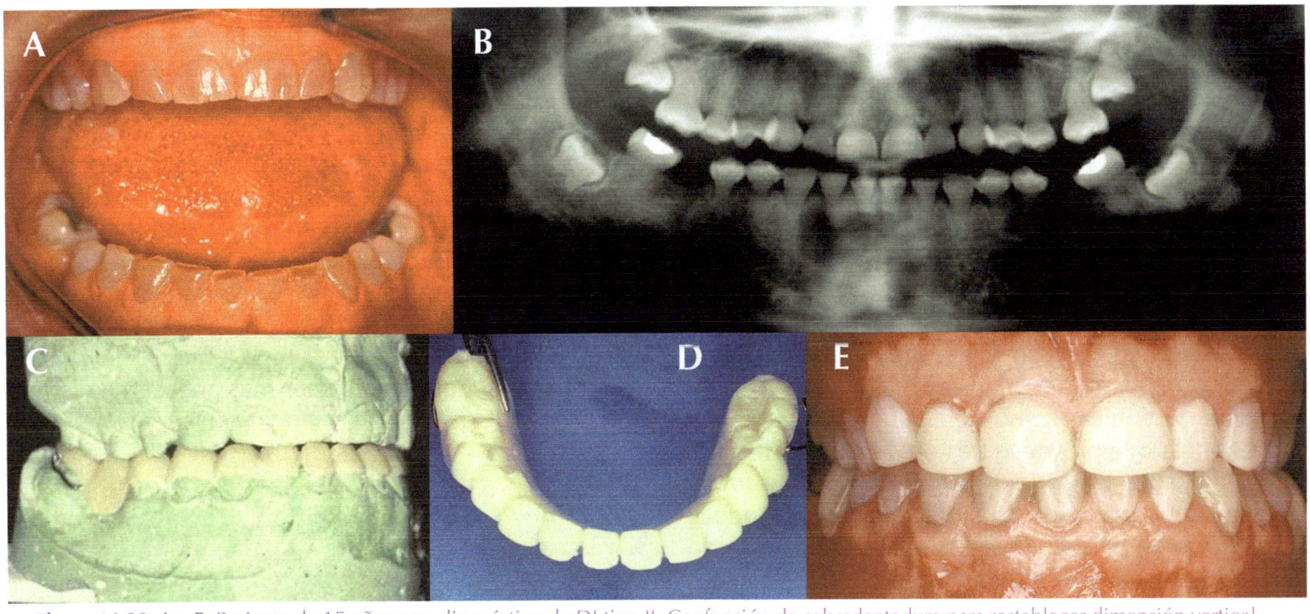

Figura 14.30. A a E: Paciente de 15 años con diagnóstico de DI tipo II. Confección de sobredentadura para restablecer dimensión vertical. Resolución intermedia con composites a mano alzada

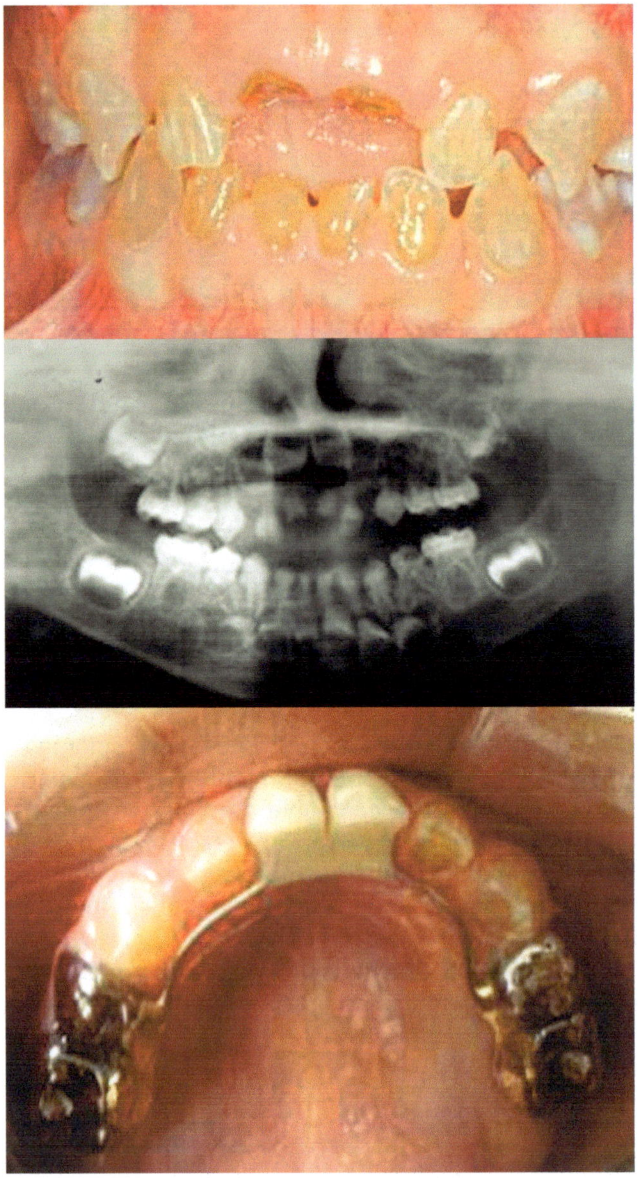

Figura 14.31: Paciente de 4 años con DI Tipo II. Se realizan extracciones de restos radiculares de incisivos superiores y se instala mantenedor de espacio con coronas de acero en primeros molares y segundos molares

es una enfermedad rara. Su incidencia se estima entre 1:10.000 a 1:15.000 nacimientos, aunque esta estimación se considera un límite inferior, ya que las formas leves con frecuencia no se diagnostican. Se produce en todas las etnias y es independiente del género.

Puede describirse como un conjunto de alteraciones genéticas que provocan trastornos en la formación del colágeno tipo I, principal componente del hueso y la dentina. Como resultado de esta alteración se produce disminución de la matriz ósea, con modificación de la estructura y la mineralización, hiperlaxitud de ligamentos y tendones, fragilidad vascular, disminución de la fuerza muscular, escleróticas azules y alteración de la dentinogénesis.

Los pacientes presentan fragilidad ósea (huesos que pueden fracturarse como consecuencia de un trauma mínimo o en forma espontánea), por lo que en casos de sospecha de abuso físico debe realizarse un diagnóstico diferencial. Además, se pueden observar baja estatura, alteraciones del esqueleto de brazos, piernas, pecho y cráneo, y pérdida progresiva de la audición, entre otros trastornos. Esta patología presenta una gran variedad clínica, desde formas mínimas hasta cuadros graves y mortales. En 1979 Sillence clasificó la OI en:

- Tipo I o leve, de herencia autosómica dominante (HAD), que se caracteriza, a diferencia de las otras formas, por la presencia de menor cantidad de colágeno pero de calidad normal. Los tipos más leves son compatibles con una expectativa de vida normal, si bien en un 50% de los casos se presenta sordera neurosensorial.
- El tipo II es el más severo, y en la enorme mayoría de los casos los pacientes mueren en la etapa intrauterina o al poco tiempo del nacimiento. Se produce por HAD, mutaciones de novo o mosaicismo de los padres
- En el tipo III los pacientes se encuentran afectados de manera moderada a severa. Presentan baja estatura, deformidad de los huesos largos y dentinogénesis. La afección tiende a empeorar de forma progresiva con la edad (Figura 14.32).

Los pacientes restantes se clasifican como tipo IV. Este último grupo es muy heterogéneo, ya que en los casos que la integran no solo varía la severidad, sino también las características clínicas.

En época reciente se dieron a conocer los tipos V y VI. Ambos tienen características clínicas en común con las del tipo IV; no obstante se observan diferencias en el aspecto histológico.

La mayor parte de los casos de osteogénesis imperfecta se produce por un defecto genético de carácter dominante. Algunos niños heredan la enfermedad de uno de los progenitores; pero otros no tienen historia familiar y la afección se debe a una mutación espontánea. En un 42% de los casos la OI está acompañada por dentinogénesis imperfecta tipo I que afecta ambas denticiones, aunque parece ser más grave en la dentición primaria que en la permanente (Tsai y col., 2003).

Esmalte y dentina

Odontodisplasia regional. Es una anomalía rara no hereditaria, que afecta en general a un número limitado de piezas primarias o permanentes, en alguna zona de los maxilares (es dos veces más frecuente en

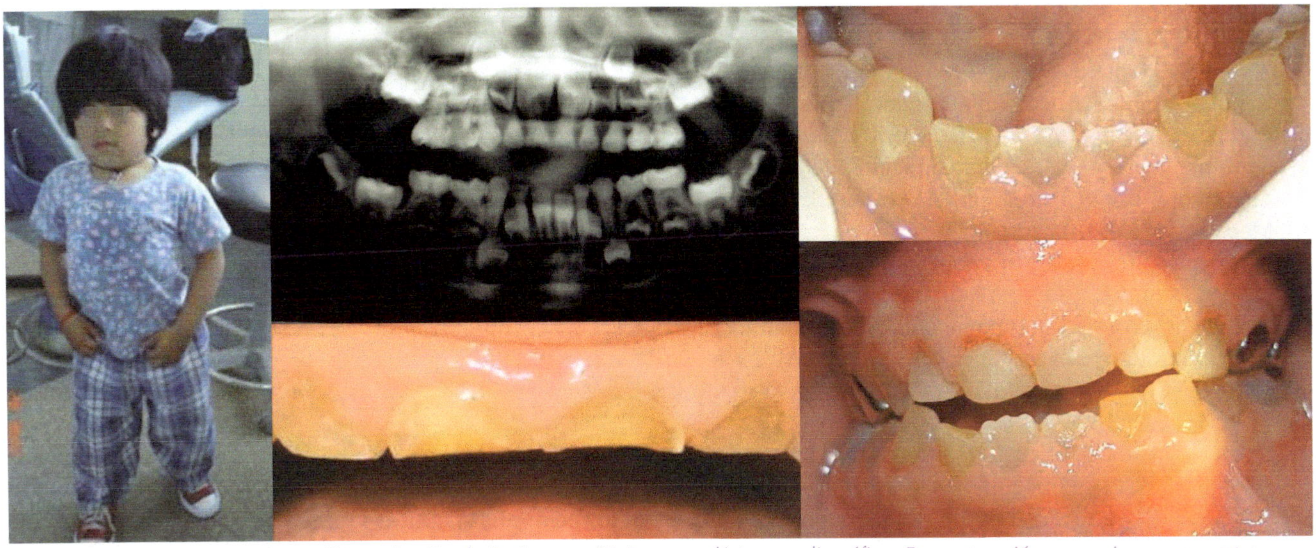

Figura 14.32: Características físicas de niño de 5 años con OI. Examen clínico y radiográfico. Reconstrucción con resinas compuestas

el maxilar superior, por lo generalmente unilateral). Se asocia a alteraciones circulatorias locales, trastornos metabólicos, infecciones virales o trauma local. Puede presentarse como una anomalía aislada o sindrómica. Es más común en las mujeres, en una relación de 1,4:1. Las piezas involucradas presentan tejidos duros muy delgados, con cámaras pulpares amplias que dan el aspecto de "dientes fantasma", y permanecen retenidas si la dentición es permanente. El esmalte se presenta hipomineralizado y la dentina, fibrosa. En general el tratamiento se dirige a la remoción quirúrgica de las piezas afectadas y la posterior rehabilitación protética (Figura 14.33).

Las patologías que incluyen anomalías dentarias constituyen un verdadero desafío para la Odontopediatría. La elaboración de una historia clínica correcta, a partir de una anamnesis minuciosa, y de un examen clínico radiográfico adecuado, permitirá arribar a un diagnóstico precoz. Este posibilitará la toma de decisiones para llevar a cabo medidas preventivas, de mínima y máxima intervención, y así brindar soluciones intermedias estéticas y funcionales. Tales soluciones, que acompañarán al niño en su etapa de crecimiento, crearán mejores condiciones para la implementación de un tratamiento definitivo en la edad adulta.

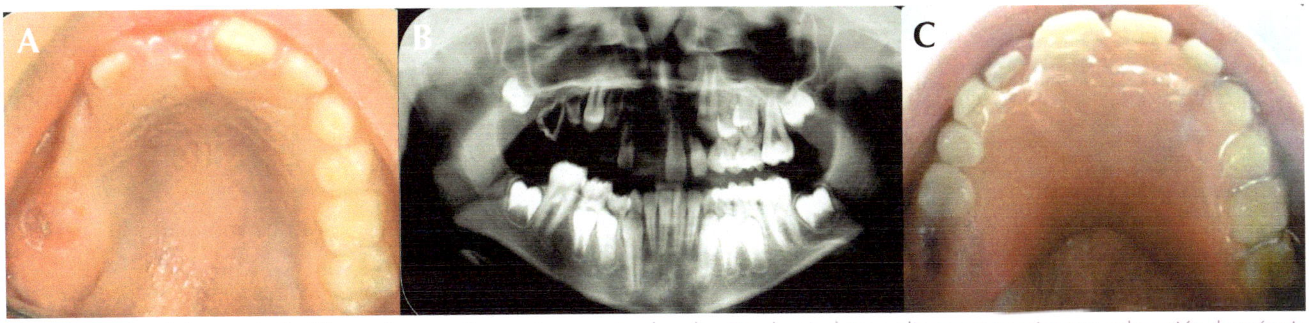

Figura 14.33 A a C: Presencia de "dientes fantasma" en sector superior derecho. Resolución intermedia con extracciones y colocación de prótesis parcial removible

Bibliografía

- Aldered M, Crawford P, King N, Cameron A, Widmer R, Seow K. Dental anomalies. En: Cameron AC, Widmer RP (eds.). Handbook of Pediatric Dentistry London: Mosby, 2003:184-232.
- American Academy of Pediatric Dentistry Council on Clinical Affairs. Guideline on oral health care/dental management of heritable dental development anomalies. Reference Manual. Pediatr Dent 2008-2009; 30(7):196-201.
- Augarten A, Laufer J, Szeinberg A, Passwell J. Child abuse, osteogenesis imperfecta and the grey zone between them. J Med 1993; 24(2-3):171-5.
- Backman B, Wahlin B. Variations in number and morphology of permanent teeth in 7 year old Swedish children. Int J Paediat Dent 2001; 11:11-17.
- Biondi AM, Cortese SG. Hipomineralización Molar Incisiva: Encuesta a Odontopediatras de Universidades de Latinoamérica. Bol Asoc Argent Odontol Niños 2009; 38(3): 20-25.
- Bixler D, Conneally PM, Christen AG. Dentinogenesis Imperfecta: Genetic variations in a six-generation family. J Dent Res 1969; 48:1196-1199.
- Bolaños López V. Dientes Supernumerarios: Reporte de casos y revisión de literatura. Publicación Científica Facultad de Odontología UCR 2008; 10:73-78.
- Cho S, So H, Lee K, Chan Y. Late forming supernumerary tooth in the premaxila: A case report. Int J Paediat Dent 2000; 10:335-340.
- Cortese SG, Varela LB. Protesis Total Removible en paciente preescolar: ¿Situación para el odontopediatra o para el protesista? Rev CAO 2006; LXIII(197): 14-19.
- Costa W, Sousa Neto M, Pécora J. Upper Molar Dens In Dente. Case Report. Braz Dent J 1990; 1(1): 45-49.
- Dashash M, Yeung CA, Sbenati A, Blinkhorn AS. Interventions for the restorative care of amelogenesis imperfecta in children and adolescents (Protocol for a Cochrane Review). En: The Cochrane Library, Issue 3, 2008. Oxford: Update Software.
- Fagrell TG, Lingström P, Olsson S, Steiniger F, Norén JG. Bacterial invasion of dentinal tubules beneath apparently intact but hypomineralized enamel in molar teeth with molar incisor hypomineralization. Int J Paediatr Dent 2008; 18 (5): 333-340.
- Fearne J, Anderson P, Davis GR. 3D X-ray microscopic study of the extent of variations in enamel density in first permament molars with idiopathic enamel hypomineralization. Br Dent J 2004; 194:634-638.
- Fonseca RB, Sobrinho LC, Neto AJF, Mota AS, Soares CJ. Enamel hypoplasia or amelogenesis imperfecta - a restorative approach. Brazilian Journal of Oral Sciences 2006; 5:941-3.
- Gaynor WN. Dens evaginatus: how does it present and how should it be managed? N Z Dent J 2002; 98(434):104-7.
- Gómez de Ferraris ML, Campos A. Histología y embriología bucodentaria. Editorial Médica Panamericana, 2002.
- Gracia Bouthelier R, González Casado I. Tratamiento de la Osteogénesis Imperfecta. An Esp Pediatr 2002; 56: 72–75.
- Gündüz K, Zengin Z, Çelenk P, Özden B, Kurt M, Gunhan O. Regional odontodysplasia of the deciduous and permanent teeth associated with eruption disorders: A case report. Med Oral Patol Oral Cir Bucal 2008; 13(9):E563-6.
- Hansen L, Kjaer I. A premaxilla with a supernumerary tooth indicating a developmental region with a variety of dental abnormalities: report of nine cases. Acta Odontol Scand 2004; 62: 30-35.
- Hu JC, Yamakoshi Y. Enamelin and autosomal dominat amelogenesis imperfecta. Crit Rev Oral Biol Med 2003; 14: 287-398.
- Iglesia Puig MA, Arellano Cabornero A, López Areal García B. Anomalías dentarias de unión: fusión dental. RCOE 2005; 10(2):209-214.
- Jälevik B, Dietz W, Norén JG. Scanning electron micrograph analysis of hypomineralized enamel in permanent first molars. Int J Paediatr Dent 2005; 15 (4):233-40.
- Jälevik B, Norén JG. Enamel hypomineralization of permanent first molars: a morphological study and survey of possible aetiological factors. Int J Paed Dent 2000; 10:278-289.
- Kolenc Fusé FJ. Agenesias dentarias: en busca de las alteraciones genéticas responsables de la falta de desarrollo. Med Oral Patol Oral Cir Bucal 2004; 9(5): 385-395.
- Levitan ME, Himel VT. Dens evaginatus: literature review, pathophysiology, and comprehensive treatment regimen. J Endod 2006; 32(1):1-9.
- Llena-Puy MC, Forner-Navarro L. Anomalía morfológica coronal inusual de un incisivo. Diente evaginado anterior. Med Oral Patol Oral Cir Bucal 2005; 10:13-6.
- Madkarniu U, Munshi A, Damle G. Unusual presentation of talon cusp: two cases reports. Int J Paediat Dent 2002; 12: 332-335.
- Moore S, Wilson D, Kibble J. Sequential development of multiple supernumerary teeth in the mandibular premolar region, a radiographic case report. Inter J Paediat Dent 2002; 12: 143–145.

- O`Sullivan E Multiple anomalies in a young patient: a case report. Int J Pediat Dent 2000; 10:63-66.
- Pardo R, Castillo S, Vieira A. Estudio genético de una familia chilena con tres fenotipos dentales diferentes. Rev Med Chil 2006; 134: 1541-1548.
- Patchett C, Crawford D, Cameron A, Stephens C. The Management of Supernumerary teeth in childhood-a retrospective study of practice in Bristol Dental Hospital, England and Westmead Dental Hospital, Sydney, Australia. Int J Paediat Dent 2001; 11: 259-265.
- Pipa Vallejo A, López-Arranz Monje E, González García M. Tratamiento odontológico en la displasia ectodérmica. Actualización. Av Odontoestomatol 2006; 22(3):171-176.
- Plotkin H, Glorieux F. Qué hay de nuevo en Osteogénesis imperfecta? Arch Argent Pediatr 2001; 99(2):127-130.
- Rajab L, Hamdan A Supernumerary teeth: review of the literature and a survey of 152 cases. Inter J Paediat Dent 2002; 12: 244–254.
- Roberts A, Barlow S, Collard M, Hunter M. An unusual distribution of supplemental teeth in the primary dentition. Inter J Paediat Dent 2005; 15: 464–467.
- Sánchez Ysmayel AE. Tratamiento Prostodóntico en Paciente con Dentinogénesis Imperfecta: Reporte de un caso. Acta Odontol Venez 2000; 38(2):49-55.
- Shields SD, Bixler D, El-Kafrawy AM. A proposal classification for heritable human dentin defects with a description of a new entity. Arch Oral Biol 1973; 18: 543-544.
- Sillence DO, Senn A, Danks DM. Genetic heterogeneity in osteogenesis imperfecta. J Med Genet 1979; 16:101-116.
- Simmer JP and Hu JC. Dental enamel formation and its impact on clinical dentistry. Dent Educ 2001; 65(9): 896-905.
- Stafne EC, Gibilisco JA. Diagnóstico Radiográfico Bucal. 4a ed. Río de Janeiro. Ed. Interamericana, 1982.
- Suga S. Enamel Hypomineralization Viewed From the Pattern of Progressive Mineralization of Human and Monkey Developing Enamel. Adv Dent Res 1989; 3:188-198.
- Teitelbaum S, Crespo ML, Biondi AM. Dentinogénesis imperfecta asociada a osteogénesis imperfecta. Bol Asoc Argent Odontol Niños 2007; 36(1-2):8-10.
- Tsai CL, Lin YT. Dentinogenesis imperfecta associated with osteogenesis imperfecta: report of two cases. Chang Gung Med J 2003; 26(2):138-43.
- Valle LE, Stella AM. XXXVII Congreso Nacional de los Dermatólogos Argentinos. Rev Argent Dermatol 2006; 87(2):121-128.
- Varela M, Botella JM, García-Camba JM, García-Hoyos F. Amelogénesis imperfecta: revisión. Cient Dent 2008; 5; 3:239-246.
- Vastardis H. The genetics of human tooth agenesis: new discoveries for understanding dental anomalies. Am J Orthod Dentofacial Orthop 2000; 117:650-6.
- Waltimo J, Ojanotko-Harri A, Lukinmaa PL. Mild forms of dentinogenesis imperfecta in association with osteogenesis imperfecta as characterized by light and transmisión electron microscopy. Oral Pathol Med 1996; 25(5):256-64.
- Weerheijm K L et Mejàre I. Molar incisor hypomineralizatlon: a questionnaire inventory of its occurrence in member countries of the EAPD. Int J Paediat Dent 2003; 13:411–416.
- Weerheijm KL, Duggal MS, Mejáre I, Papagianoulis L, et al. Judgement criteria for Molar Incisor Hypomineralization (MIH) in epidemiologic studies: a summary of the European meeting on MIH held in Athens, 2003. Eur Paed Dent 2003; 4(3):110-13.
- Yeung K, Cheung R, Tsang M. Compound Odontoma associated with an unerupted and dilacerated maxillary primary central incisor in a young patient. Int J Paediat Dent 2003; 13: 208-212.

Capítulo 15

Traumatismos en dientes primarios y permanentes

Ana M. Biondi, Silvina G. Cortese, Andrea Marta Ortolani

Odontopediatría

Las lesiones provocadas por traumatismos en dentición primaria y permanente, constituyen uno de los motivos más frecuentes en la consulta odontopediátrica. Representan un serio problema de salud pública debido a su alta frecuencia y a las lesiones que ocasionan en los diferentes tejidos; pudiendo provocar graves secuelas funcionales, estéticas y/o sicológicas, afectando la calidad de vida. Su etiología depende de la edad del paciente, y del tipo de actividades que desarrolla. Comienzan tempranamente, aproximadamente al año de vida, cuando el niño da sus primeros pasos; y continúan en la edad preescolar, escolar y durante la adolescencia.

El accidente siempre se produce de manera repentina, no tiene hora establecida; por lo que su tratamiento implica un hecho de urgencia, que requiere atención inmediata y controles periódicos posteriores.

EVALUACIÓN DEL PACIENTE TRAUMATIZADO

La consulta por traumatismos en odontopediatría posee características propias que la diferencian de otros motivos de consulta. Se trata de una situación odontológica especial donde se incrementan la ansiedad, angustia y temor, tanto del paciente como de los acompañantes y en ocasiones también del profesional. En primer lugar se debe calmar y tranquilizar al paciente y su familia. Es fundamental controlar la situación para luego proceder a confeccionar la historia clínica que nos permitirá arribar al diagnóstico, establecer un pronóstico y planificar el tratamiento y los controles posteriores.

El profesional tiene la responsabilidad de reconocer y manejar apropiadamente los pacientes con lesiones traumáticas agudas o bien remitir o derivar a centros de mayor complejidad aquellos que presenten compromiso del estado general o requieran ser evaluados médicamente, con signos o síntomas de trastornos neurológicos, tales como problemas visuales, náuseas o vómitos, pérdida de conocimiento, amnesia, mareos o dificultad para caminar o respirar y hemorragias.

El enfoque sistemático del paciente traumatizado tiene como finalidad determinar eficientemente la extensión de la lesión y diagnosticar correctamente lesiones que involucren piezas dentarias, ligamento periodontal y/o estructuras asociadas. La evaluación incluye una adecuada anamnesis médica y odontológica, examen clínico extra e intraoral, examen radiográfico y registro fotográfico. Cuando se presenta un niño con lesiones en tejidos blandos en la cavidad bucal o en la cara, antes de examinarlo, se debe limpiar la zona con solución salina o con agua y jabón. Este procedimiento hará que el paciente se sienta más cómodo y facilitará el examen clínico.

HISTORIA CLÍNICA

Se registrará de manera estandarizada y ordenada toda la información relevante del paciente traumatizado. El interrogatorio médico estará dirigido al estado de salud general, alergia o sensibilidad a drogas, cobertura contra tétanos, trastornos de coagulación y cualquier otra información que pueda influir en el tratamiento. La anamnesis odontológica deberá indicar historia de traumatismos anteriores y tratamientos previos recibidos. Ambos aspectos serán determinantes en la elección del tratamiento y el pronóstico. No puede omitirse el registro de las circunstancias en las que se produjo el accidente. Se indagará sobre el lugar físico para evaluar la posibilidad de contaminación y la indicación o no de medicación sistémica además de los aspectos legales que necesitan ser cubiertos. También es necesario conocer la incidencia del golpe y el tiempo transcurrido, esencial en muchas lesiones para la toma de decisiones terapéuticas y pronóstico del tratamiento. Es importante tratar de descartar las situaciones de violencia intrafamiliar, sobre todo cuando los relatos son confusos. Por otro lado muchos traumatismos pasan inadvertidos por la familia no recibiendo el tratamiento adecuado en el momento preciso.

Examen clínico extraoral

Incluye

- Inspección: Se debe examinar la cara para detectar probables lesiones y su severidad, registrando si el paciente presenta asimetría facial, alteraciones en la movilidad mandibular y lesiones de tejidos blandos. Éstos afectan principalmente labios y frenillos, mucosas, lengua y tejido gingival. Puede haber sangrado abundante, edema y dolor. En primer lugar habrá que lavar la zona en forma meticulosa con agua y jabón y realizar hemostasia con una gasa para poder valorar la magnitud de las lesiones y la necesidad de sutura. Se utilizará agua oxigenada para lavar sólo las heridas que estén muy contaminadas. Las lesiones más frecuentes son:
    - Laceración de la encía y/o mucosa oral: herida superficial o profunda producida por desgarramiento y causada por objeto agudo.
    - Contusión: producida por un objeto romo provocando una hemorragia submucosa sin desgarramiento.
    - Abrasión: herida superficial por desgarramiento o raspadura de la mucosa que deja la superficie sangrante y áspera. (Figura 15.1)

Cuando están involucrados los tejidos blandos, será necesaria la prescripción de antibióticos y valorar el estado de la vacunación antitetánica. En heridas menores y limpias: en niños que se sabe han completado su ciclo primario de vacunación antitetánica y que han recibido la última dosis de refuerzo en los últimos 10 años, no está recomendado revacunar ni tampoco la utilización de inmunoglobulina antitetánica.

- Palpación: Recorrer los rebordes esqueletales para detectar posibles signos de fractura ósea

Examen clínico intraoral

Evaluar los tejidos blandos: mucosa, semimucosa y frenillos. Respecto a las piezas dentarias, registrar si están todas presentes, color dentario, pérdida de estructura, si hay exposición pulpar, movilidad y/o desplazamiento dentario. Asimismo se evaluará si hay respuesta anormal a la percusión y pruebas de vitalidad pulpar (electrométrica o térmica), éstas últimas no confiables en dentición primaria y en pacientes de corta edad.

Palpación: Permite detectar posibles signos de lesiones en el tejido óseo. En términos generales pueden clasificarse en:

Fractura conminuta del alvéolo: Son pequeñas y múltiples fracturas del hueso alveolar, que pueden estar acompañadas o no de fracturas de las paredes vestibular y/o palatina o lingual del alveolo, y están asociadas a intrusión o luxación lateral.

Fractura de la pared del alvéolo: Generalmente está asociada a desplazamientos dentarios, siendo afectadas la pared vestibular o la palatina. No se detectan en radiografías periapicales con incidencia normal, por lo que deben indicarse incidencias laterales. En niños de corta edad, estas fracturas no necesitan fijación, y sólo se indica alimentación blanda por 2 semanas.

Fractura del proceso alveolar: Clínicamente se presenta con movilidad en bloque de las piezas dentarias con el segmento alveolar observándose con frecuencia cambios en la mordida. A la palpación hay discontinuidad de la mucosa circundante, y el sonido a la percusión de los dientes involucrados en el fragmento fracturado difiere del sonido del resto Se recomiendan radiografías periapicales con tres angulaciones y una oclusal para observar la continuidad de las líneas de fractura, pudiendo ser de utilidad las panorámicas y las tomografías. Se deberá reducir el fragmento óseo con presión digital, reubicar las piezas dentarias involucradas, suturar el tejido gingival, si fuera necesario,

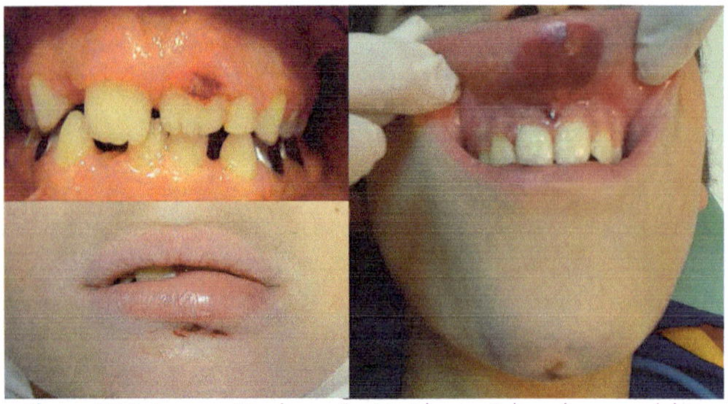

Figura 15.1: Laceración de encía. Herida en piel y edema, en labio inferior. Hematomas en labio superior y mentón

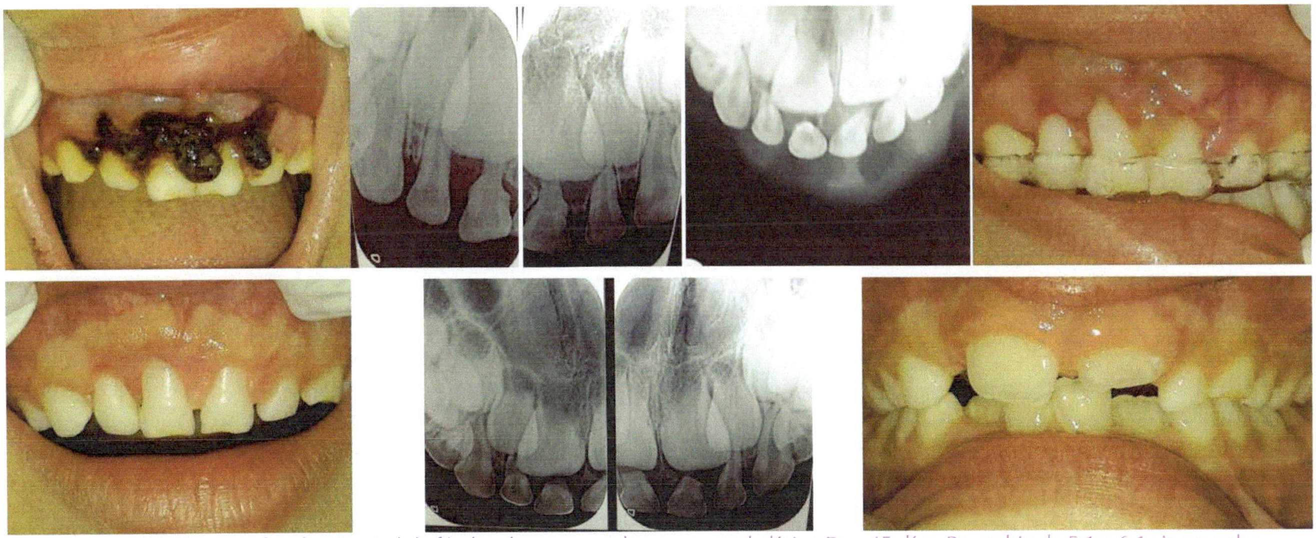

Figura 15.2: Fractura alveolar. Control de férula a la semana, alta con control clínico Rx a 45 días. Recambio de 5.1 y 6.1 sin secuelas

y luego ferulizar, durante 4 semanas y posteriormente realizar controles similares a los de las fracturas radiculares. Se darán indicaciones a los padres sobre la alimentación que deberá ser blanda, sobre la higiene y el uso de clorhexidina al 0.12%. Si afecta piezas primarias, el seguimiento clínico-radiográfico se realizará de manera programada hasta que exfolie la pieza involucrada. (Figura 15.2).

Fractura del maxilar superior o inferior: Aproximadamente la mitad involucran piezas dentarias, y la mayoría se producen en la mandíbula. En niños con dentición primaria, la línea de fractura coincide con los dientes en desarrollo, y en general afecta las zonas incisivas y canina inferior. Se diagnostica porque hay cambios en la oclusión y dolor a la palpación de las zonas fracturadas pudiéndola detectar en radiografías extraorales. La presencia de gérmenes en la línea de fractura representa un gran riesgo de infección comparada con las que no los incluyen. En lactantes donde sólo los incisivos han erupcionado, la ausencia de soporte en las zonas laterales puede implicar que la oclusión violenta derivada del impacto del mentón contra el maxilar superior conduzca a la fractura de la parte anterior del proceso alveolar.

Examen radiográfico

Dependiendo de la extensión y severidad de las lesiones serán necesarios múltiples procedimientos radiográficos para arribar a un correcto diagnóstico, siendo esencial la alta calidad de la imagen. Se recomienda la toma de radiografías periapicales de la zona traumatizada en incidencias media, central y distal y también de la zona antagonista. Éstas brindarán información acerca de pérdida de estructura, estado de desarrollo del ápice y formación radicular, proximidad de la línea de fractura con la cámara pulpar, fracturas radiculares, fracturas de tabla ósea, desplazamientos, relación de gérmenes de los permanentes con respecto a las piezas primarias y patologías preexistentes.

Una exposición oclusal de la región anterior traumatizada da una excelente vista de la mayoría de las luxaciones, fracturas radiculares y alveolares. La radiografía panorámica es de gran utilidad para evaluar traumas maxilofaciales y está indicada para evaluar la condición de los cóndilos mandibulares, ante golpes indirectos en el mentón. Cuando se considere necesario, se podrán solicitar otras proyecciones radiográficas complementarias como la tomografía computada (ver Capítulo 5).

Examen radiográfico de las lesiones de tejidos blandos

Se indica para identificar cuerpos extraños en presencia de una fractura coronaria y una lesión penetrante en el labio, imposible de detectar en ocasiones a través de la palpación. Se coloca la película entre el arco dentario y el labio con una exposición del 25% del tiempo de exposición normal. Se puede complementar con una radiografía lateral (50 % tiempo de exposición normal) para visualizar la relación con las superficies cutáneas y mucosas de los labios

Registro fotográfico

El registro fotográfico permite una documentación exacta de la extensión de la lesión siendo de gran utilidad en demandas legales y en investigación clínica. También facilita los controles de cambios de coloración de las piezas dentarias. Para éste y todos los procedimientos se requieren el asentimiento del paciente y el consentimiento de los tutores.

DENTICIÓN PRIMARIA

EPIDEMIOLOGÍA

La prevalencia de traumatismos en dentición primaria varía entre el 4 y el 40%, según las características de los diferentes estudios, el lugar donde fueron realizados y las poblaciones analizadas, afectando especialmente a las piezas anterosuperiores. En relación a la edad, se producen con mayor frecuencia entre el año y medio, y los dos años y medio de vida cuando el niño alcanza la bipedestación, no encontrándose diferencias vinculadas con el sexo a edades tempranas. A medida que crecen, los varones sufrirían más lesiones que las niñas. En general afectan a los tejidos de sostén, siendo las más frecuentes las luxaciones, como consecuencia de una mayor proporción corona/raíz, un proceso alveolar relativamente flexible con espacios medulares grandes, y un ligamento periodontal muy elástico, que permite que los dientes se desplacen en vez de fracturarse. Los resaltes mayores a 4 mm. aumentan el riesgo.

En las consultas recibidas en la Cátedra Odontología Integral Niños FOUBA en 2015, se registró que el 82% de los traumatismos de menores de 6 años ocurrieron en presencia de un familiar y que el 65% se produjo en el hogar

ETIOLOGÍA

En preescolares y escolares, los motivos más frecuentes están asociados a caídas accidentales, golpes durante juegos, abuso infantil, parálisis cerebral o convulsiones. Si bien se ignora la verdadera incidencia de lesiones infligidas en forma no accidental, se considera que su límite inferior es aproximadamente del 25.2 ‰. Los estudios de Ochs y col. revelan que el 23% de pacientes con lesiones de cabeza, cara y cuello son víctimas de abuso infantil, mientras que el 94.4% de las víctimas de abuso infantil tienen lesiones de cabeza, cara y cuello en forma de lesiones cutáneas, hematomas, quemaduras, mordeduras, y lesiones intrabucales. El odontólogo puede ser el primer profesional en condiciones de sospechar abuso físico, como resultado de las injurias sufridas en la estructura orofacial.

LESIONES EN LOS TEJIDOS DE SOSTÉN

CONCUSIÓN

Se produce cuando la pieza recibe un golpe, y la fuerza es absorbida por la canastilla alveolar. El tejido periodontal se halla levemente afectado, pero no existe movilidad ni desplazamiento de la pieza traumatizada. La pulpa puede estar comprometida, si bien la incidencia de repercusiones pulpares es baja. Si el paciente relata dolor a la masticación que se agrava al percutir, se aliviará la oclusión de las piezas que hicieran contacto en sentido vertical. Radiográficamente no hay hallazgos. El tratamiento incluye la aplicación de Clorhexidine al 0.12% para optimizar la curación periodontal, y controles clínico-radiográficos a distancia; primero en 1 ó 2 semanas y luego cada 6 meses durante 1 año. El pronóstico es favorable.

Se puede observar con frecuencia el **cambio de coloración** en el corto plazo, de las piezas afectadas. Se produce por la ruptura de los capilares de la pulpa y la descomposición de la hemoglobina en los túbulos dentinarios. En ocasiones la dentina retorna al color normal por reabsorción del pigmento. (Figura 15.3). Pero, si el cambio de coloración ocurre en forma mediata virando al gris oscuro puede evidenciar necrosis. (Figura 15.4). Si, por el contrario, pasado un tiempo del traumatismo, se observa un color amarillento, en general, es indicador de obliteración del conducto. (Figura 15.5). Radiográficamente, se puede evaluar a partir de la comparación de su homólogo. Con posterioridad al traumatismo, la aparición de una zona rosada cercana al cuello, puede asociarse con reabsorción dentinaria externa o interna. El cambio de coloración no debe ser utilizado como criterio de indicación de tratamiento pulpar. Los estudios realizados indicaron que la mitad

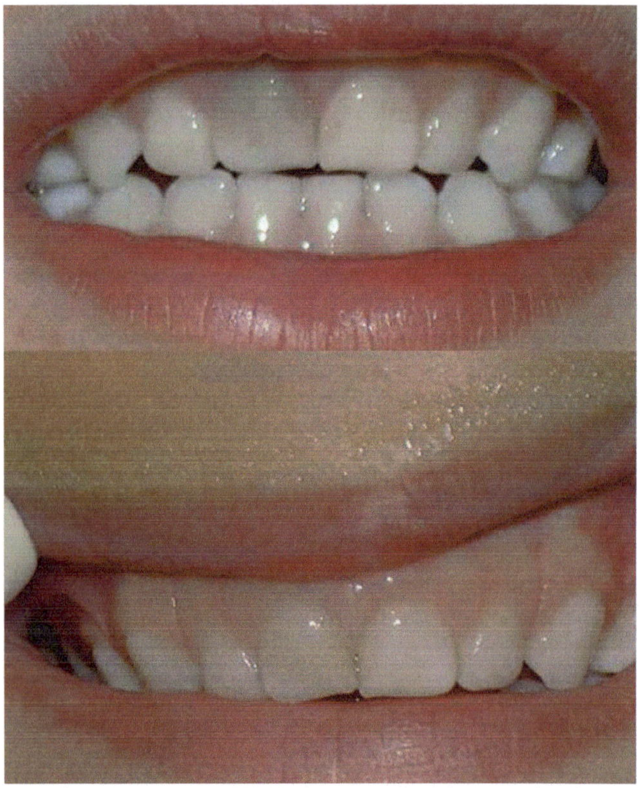

Figura 15.3: Paciente de 4 años que consultó por cambio de coloración en 5.1 debido a un traumatismo ocurrido 4 días antes. Mejoramiento de la coloración 15 días después

de los incisivos primarios con cambios de coloración permanecieron clínicamente asintomáticos hasta la erupción de las piezas permanentes aún cuando presentaran signos de reabsorción radicular acelerada. (Holan; 2004)

Subluxación

La pieza presenta ligera movilidad y sensibilidad a la percusión. Puede haber hemorragia en el surco gingival, y dolor a la masticación que cesa cuando disminuye la inflamación periodontal. No se observan hallazgos radiográficos y el espacio periodontal es normal. La movilidad resuelve en 2 semanas aproximadamente. El tratamiento comprende higiene oral, aplicación de Clorhexidine, dieta blanda y controles pulpoperiodontales clínicos y radiográficos a distancia. Si bien el pronóstico es favorable pueden aparecer complicaciones como coloración oscura en la corona, aumento de movilidad, inflamación o fístula.

Luxación

De acuerdo al cambio de posición sufrido por la pieza dentaria dentro del alveolo, las luxaciones

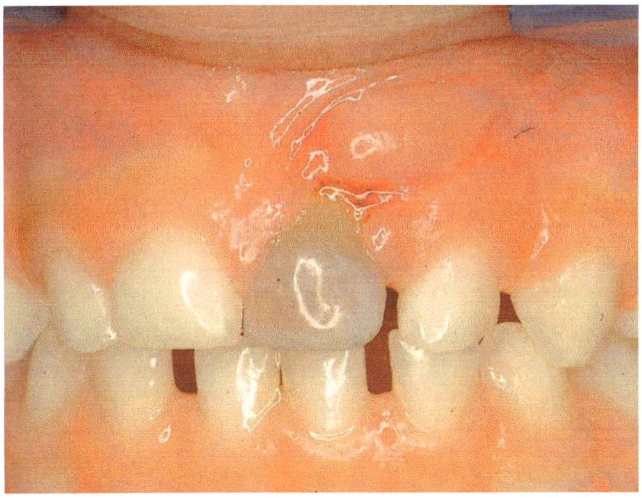

Figura 15.4: Persistencia de color oscuro y presencia de fístula. Indicación de tratamiento endodóntico

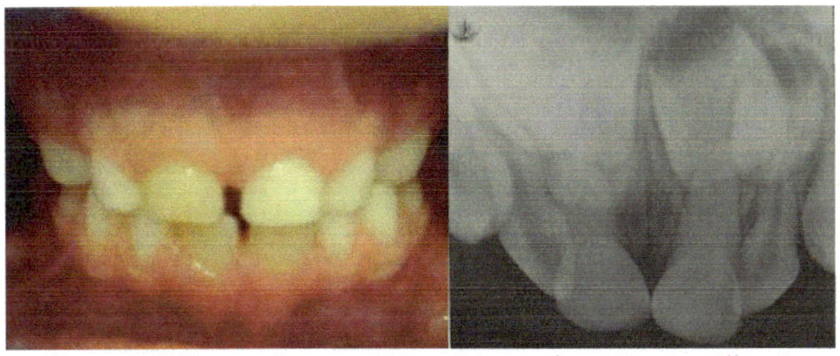

Figura 15.5: Traumatismo en 5.1 antiguo, coloración amarilla, sin sintomatología clínica. Imagen radiográfica de obliteración del conducto radicular

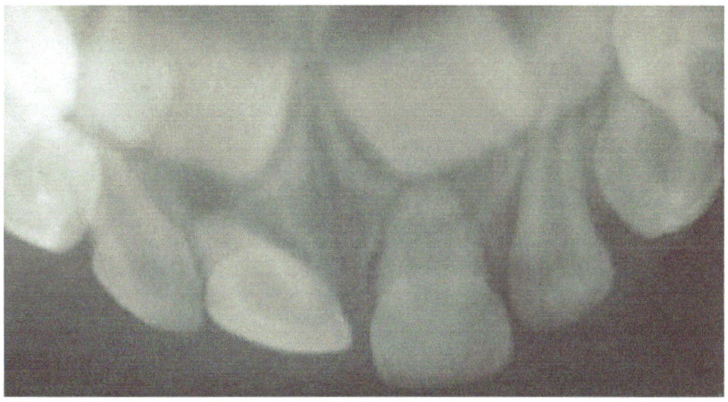

Figura 15.6: Luxación intrusiva de 5.1. La imagen acortada indica que se alejó del germen de reemplazo

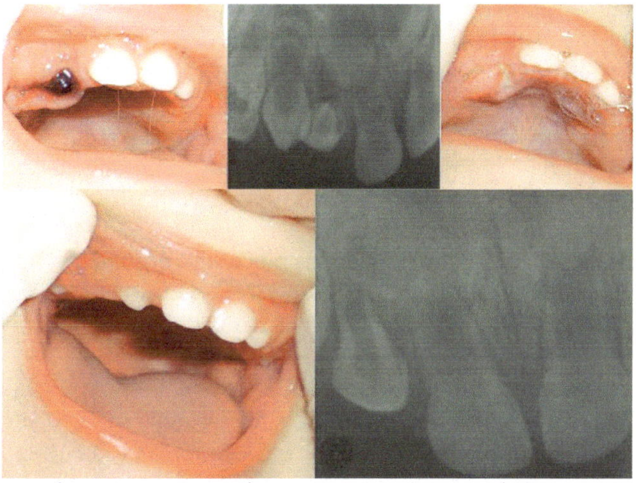

Figura 15.7: Paciente de 8 meses. Intrusión severa de 6.2 por traumatismo ocurrido 12 horas antes. Imagen radiográfica inmediata. Reerupción espontánea a los 7 días con cambio de posición. Reerupción a los 30 días. Imagen radiográfica a los 30 días

pueden ser por intrusión, labio o palatoversión, extrusión o giroversión. En todas ellas se produce desgarro del ligamento periodontal. Las luxaciones representan aproximadamente más de la mitad de los traumatismos dentales en la dentición primaria y afectan especialmente a los incisivos centrales superiores.

Luxación intrusiva

La lesión es producida por un impacto axial en el borde incisal que provoca el desplazamiento del diente hacia la profundidad del alvéolo comprimiendo el paquete vasculonervioso y el periodonto, y causando de acuerdo a la severidad de la misma, la fractura de la pared alveolar. Al examen clínico, el diente se encuentra acortado, encajado y sin movilidad, pudiendo en algunos casos incluirse en su totalidad. El examen radiográfico muestra dislocación de la pieza sin espacio periodontal alrededor de la raíz. En una radiografía periapical, si el ápice de la pieza intruida se alejó del germen de reemplazo, la imagen se verá acortada con respecto a su contralateral (Figura 15.6). Por el contrario si tuvo una dirección lingual, acercándose al permanente se observará alargada. También se podrá determinar si se mantiene la posición simétrica de las piezas permanentes. Para detectar el desplazamiento del ápice, puede ser indicada una radiografía extraoral lateral. Si no se sospechara daño al germen, puede esperarse la reerupción espontánea de la pieza afectada con controles clínicos y radiográficos periódicos hasta su exfoliación, para determinar la evolución pulpar y periodontal con riesgo de reabsorciones inflamatorias y/o por sustitución. En el 90% de las piezas primarias intruidas, la reerupción se produce entre los 2 y 6 meses. (Figura 15.7). Si esto no sucediera, se decidirá la exodoncia y el mantenimiento del espacio (Figura 15.8). En estudios realizados por Torriani y col. para analizar la histomorfología de dientes permanentes en desarrollo en animales de experimentación cuyos dientes primarios correspondientes, habían sufrido intrusiones, las evaluaciones histológicas mostraron que los cambios morfológicos se produjeron como consecuencia del trauma inmediato de intrusión, no observándose diferencias significativas entre el grupo al que se le realizó la extracción inmediata de la pieza intruida y el de re-erupción pasiva. Cuando la evidencia clínica y radiográfica permite sospechar un desplazamiento hacia el permanente en formación, de todas maneras se sugiere la extracción atraumática de la pieza primaria reposicionando el hueso vestibular y palatino con presión digital. Se considera la más grave de las injurias, pudiendo provocar lesión directa al germen, anquilosis con la consiguiente erupción retardada o ectópica del permanente, fractura de hueso alveolar, y necrosis pulpar de la pieza afectada. Los daños producidos en el germen del reemplazo dependen de la severidad de la intrusión y de la edad del niño en el momento del traumatismo. El 90% de las secuelas, se producen en menores de 3 años.

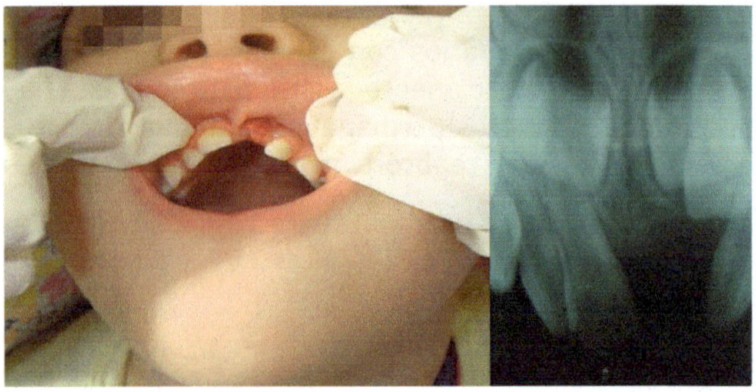

Figura 15.8: Intrusión severa 6.1 sin reerupción. Indicación de extracción

Luxación lateral

Es el desplazamiento de la pieza en una dirección no axial debido a un impacto lateral. Clínicamente la pieza se observa desplazada lateralmente sin movilidad, generalmente con la corona dentaria hacia palatino siguiendo la raíz la dirección opuesta pudiendo ocasionar interferencia oclusal (Figura 15.9). En muchos casos hay fractura de tabla hacia vestibular o palatino. Si se produce en ambos sentidos se considerará una fractura alveolar.

El desplazamiento mesial o distal es poco frecuente. Radiográficamente se observa un aumento del espacio periodontal y desplazamiento del ápice hacia vestibular o lingual. Si la formación radicular es completa, y el paciente acude en forma inmediata, la pieza puede ser reposicionada. (Después de 24 horas es muy difícil de

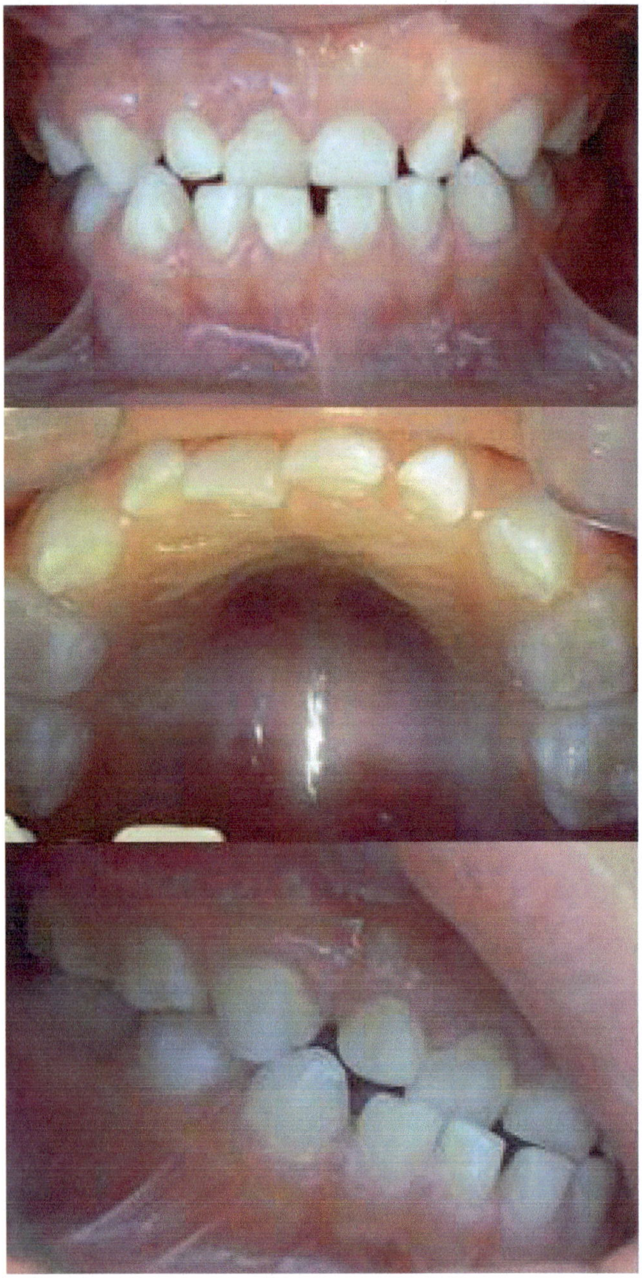

Figura 15.9: Luxación lateral de 5.1 con corona hacia palatino y raíz hacia vestibular que se aleja del germen

reposicionar). Cuando el desplazamiento de la corona se produjo hacia palatino con traba y dolor en el cóndilo, será necesario destrabar con presión digital por vestibular a la altura de apical, y por palatino a la altura de la corona. Una vez reposicionada la pieza, deberá ser ferulizada de 3 a 5 semanas por la fractura ósea que acompaña esta lesión, realizando los controles pulpo-periodontales correspondientes durante 12 meses. Si la consulta es tardía, y el cambio de posición es leve o moderado, puede esperarse el reposicionamiento pasivo, a partir de las fuerzas musculares, o ser reposicionada ortodóncicamente. Si hubiera reabsorción radicular o se sospecha daño al germen de reemplazo, se sugiere la extracción de la pieza afectada y el mantenimiento de la longitud del arco.

La fenestración apical post-traumática (Dehiscencia) se produce al quedar en contacto la superficie radicular expuesta con la mucosa por perforación de la tabla ósea. Se caracteriza por pérdida de vitalidad de la pieza primaria, con longitud radicular completa y podría tener como origen una malposición de la misma producida por luxación lingual de la corona con acercamiento del ápice a la tabla ósea externa. El tratamiento indicado es la extracción (Figura 15.10).

Luxación extrusiva

Es el desplazamiento parcial del diente fuera de su alvéolo. Clínicamente la pieza se presenta alargada y con movilidad, que se incrementa debido al contacto prematuro con los antagonistas. Se observa sangrado periodontal. El examen radiográfico muestra aumento del espacio periodontal. Si el paciente concurre a la consulta en forma inmediata, la pieza dentaria puede ser reposicionada manualmente, y ferulizada por 7 a 20 días para que el paciente se sienta más cómodo (Figura 15.11). Posteriormente deberá ser realizado el tratamiento pulpar correspondiente. El control clínico-radiográfico se realizará periódicamente durante un año. Si la pieza afectada está en desarrollo y el desplazamiento es <3mm. se espera el reposicionamiento espontáneo. Si hubiera reabsorción radicular, o el paciente no concurriera en el corto plazo, está indicada la exodoncia de la o las piezas afectadas y el mantenimiento de la longitud del arco. En las lesiones de los tejidos de sostén recordar al paciente y la familia la importancia de una correcta higiene oral, así como advertir las posibles complicaciones. Se indica dieta blanda durante 7-14 días para disminuir el dolor y posibilitar la alimentación del niño.

Avulsión: Es el desplazamiento completo de la pieza fuera del alveolo. Para realizar el diagnóstico, es necesario descartar con una radiografía preoperatoria una luxación intrusiva total, y la presencia de supernumerarios. El reimplante no está aconsejado como terapéutica sistemática, ya que la necrosis que se producirá en la pieza primaria puede infectar el germen del permanente, y además al realizar el reimplante se puede forzar un coágulo dentro del área folicular (Figura 15.12). Si la avulsión ocurre antes de los tres o cuatro años de edad, retrasará la erupción de la pieza permanente, y si es posterior la acelerará. Deberá avisarse a los padres de la posibilidad de daño al permanente en desarrollo.

Secuelas en piezas en desarrollo

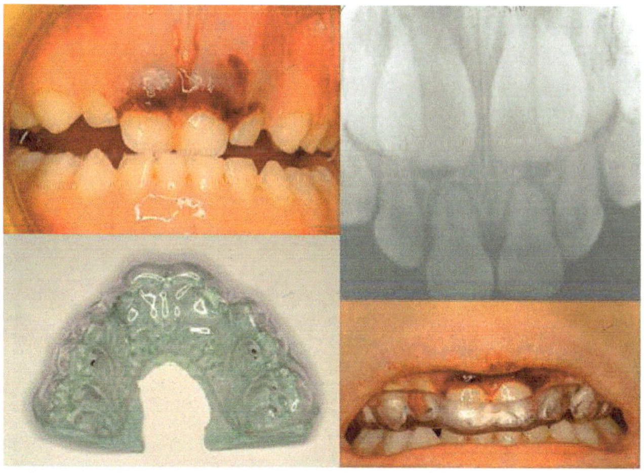

Figura 15.11: Luxación extrusiva de 51 y 61. Radiografía inmediata posterior al traumatismo. Confección de placa posicionadora en la misma sesión. Placa posicionadora colocada

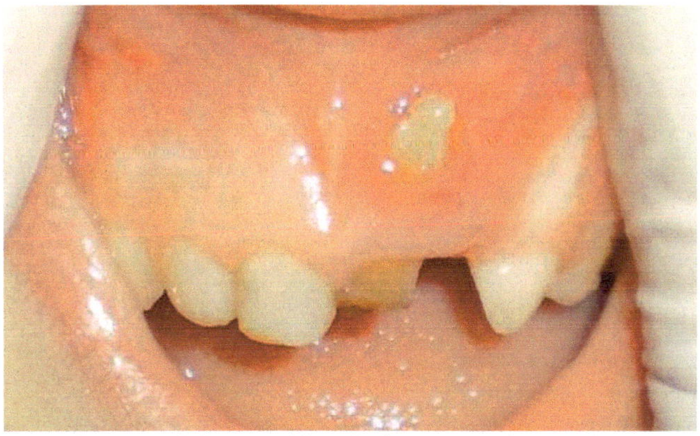

Figura 15.10: Fenestración apical por traumatismo antiguo

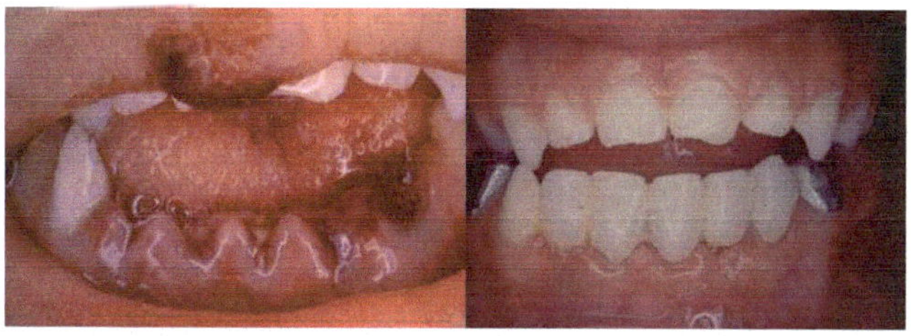

Figura 15.12: Avulsión de 73, 72, 71, 81 y 82. Colocación de mantenedor de espacio con coronas de acero en 74 y 84, arco lingual y fantoches que reemplazan las piezas perdidas

El principal problema relacionado con los traumatismos en piezas primarias es el potencial daño al germen de reemplazo. Estudios histológicos han revelado una muy estrecha relación entre las piezas primarias y las permanentes, especialmente en las fases iniciales del desarrollo. Por lo tanto los traumas en dentición primaria pueden ser transmitidos a las piezas permanentes (Figura 15.13). La edad del niño en el momento del trauma es el factor más significativo en el desarrollo de defectos en las piezas de reemplazo. Según Andreasen, más de la mitad de los niños menores de 4 años con incisivos primarios luxados mostraron alteraciones clínicas y/o radiográficas en sus permanentes de reemplazo. Prácticamente no habría complicaciones por encima de los 4 años. Las alteraciones pueden ser producidas directamente por la lesión o estar asociadas a la infección de la pieza primaria traumatizada. En animales de experimentación, se observó, que los folículos de los gérmenes de piezas permanentes fueron resistentes a infecciones crónicas periapicales de corta data provenientes de piezas primarias, no resultando en daño posterior en la mineralización, ni alterando la erupción. Por otro lado, estudios indican que el epitelio reducido del esmalte no es afectado por la infección crónica cuando ésta persiste por meses, pero si puede resultar dañado cuando lo hace por años, o en forma aguda. También puede estar afectada la dentición primaria, cuando los gérmenes de estas piezas son lesionados durante la intubación de pacientes prematuros por compresión del proceso alveolar.

Es difícil predecir con exactitud qué va a suceder con las piezas permanentes en formación, siendo factores relevantes para el desarrollo de secuelas, la dirección y desplazamiento del ápice primario, el grado de lesión alveolar y el grado de formación del permanente. Las alteraciones que con más frecuencia pueden presentarse son manchas blancas o amarillo-marrones en el esmalte, y manchas blancas o amarillo-marrones en el esmalte más hipoplasia circular. Con menos asiduidad pueden observarse dilaceraciones radiculares, malformaciones tipo odontomas, duplicación y angulación radicular, detención parcial o completa de la formación de la raíz, secuestro del germen y disturbios en la erupción. Por lo tanto luego de un traumatismo ocurrido en la dentición primaria se sugiere evaluar a distancia hasta el recambio y/o erupción del sucesor permanente con el objetivo de diagnosticar y/o resolver posibles complicaciones. El seguimiento programado del diente traumatizado se planificará en cada situación en particular y guardará relación con el diagnóstico de la lesión. Las avulsiones e intrusiones son las injurias que promueven mayor número de secuelas a diferencia de las subluxaciones y extrusiones que no lo hacen con la misma frecuencia (Figuras 15.14 y 15.15).

Lesiones en tejidos dentarios

Fisuras y Fracturas de esmalte

Para el diagnóstico de las fisuras de esmalte se puede utilizar transiluminación con luz halógena o LED desde palatino. Se trata de una fractura incompleta del tejido adamantino sin pérdida de estructura que no requiere tratamiento. Si fuera necesario, se pulirán los bordes del esmalte con discos de papel para evitar dejar irregularidades que actúen como potenciales nuevas líneas de fractura o lesionen tejidos blandos. Controlar

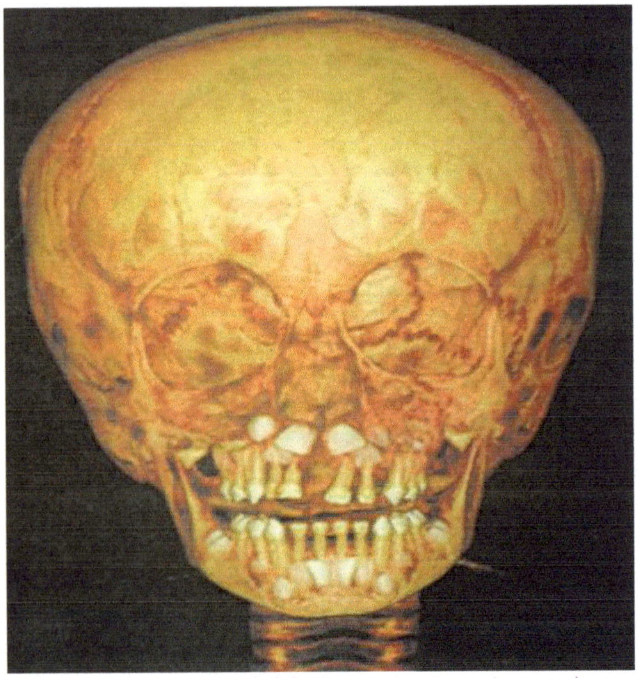

Figura 15.13: Proximidad de piezas primarias a gérmenes de reemplazo en edad temprana

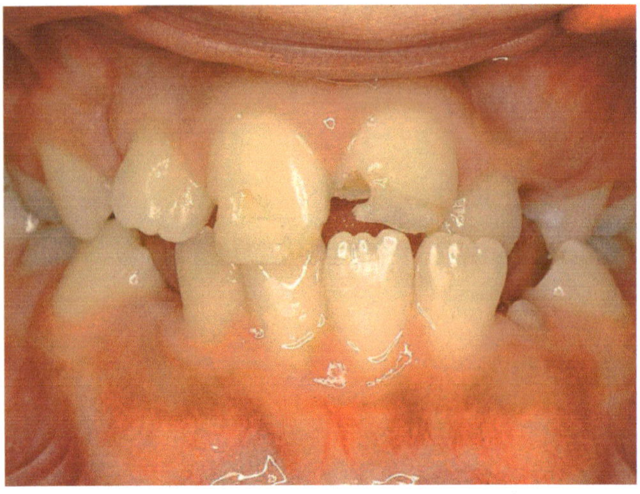

Figura 15.14: Hipoplasias secundarias a avulsiones de 51 y 61 ocurridas a los 18 meses

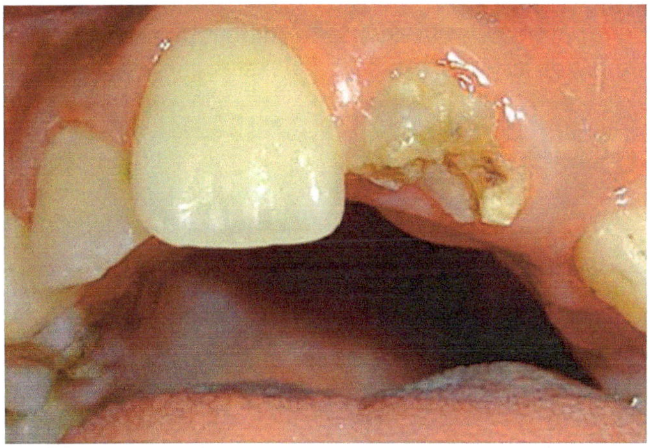

Figura 15.15: Secuela de intrusión severa de 6.1 ocurrida a los 12 meses de edad

la evolución pulpar semestralmente durante 1 año.

Fracturas coronarias sin exposición pulpar

Su tratamiento puede verse complicado por el pequeño tamaño de las piezas primarias, la amplitud de las cámaras pulpares y la colaboración del niño. Si son recientes, se realiza la reconstrucción de la pieza con resinas compuestas. Si no lo son, deberá ser establecido en primer lugar el diagnóstico pulpar, si fuera necesario realizar el tratamiento correspondiente (Ver Cap 11) y posteriormente la rehabilitación.

Fracturas coronarias con exposición pulpar

La decisión terapéutica estará basada en la vitalidad del tejido pulpar, y en la proximidad del período de exfoliación de la pieza. Las opciones incluyen protección pulpar directa, pulpotomía, pulpectomía o extracción. En piezas inmaduras con raíces en formación se sugiere preservar vitalidad de la pulpa a través de un recubrimiento pulpar o de una pulpotomía (Figura 15.16).

Fracturas coronorradiculares

Involucran esmalte, dentina, cemento y a veces el tejido pulpar. En algunas ocasiones la fractura no es diagnosticable en la primera visita, pero en los días siguientes los fragmentos se ven separados por tejido de proliferación. La molestia se debe al movimiento de los fragmentos fracturados sujetos por encía o ligamento periodontal. Cuando la pieza afectada no pueda ser restaurada se decidirá la extracción y el mantenimiento de la longitud del arco. Si queda algún trozo apical, se comunica a los padres que será reabsorbido con posterioridad.

Fracturas radiculares

Son las lesiones traumáticas menos prevalentes de las reportadas en dentición primaria. El fragmento coronario suele tener movilidad y puede o no estar desplazado. Si no hay desplazamiento, las fracturas horizontales de piezas con formación radicular completa del tercio apical en general no necesitan tratamiento, en las de tercio medio, si el paciente es colaborador, se puede ferulizar durante 45 días y controlar la evolución pulpar. Si la pieza afectada tiene reabsorción radicular y desplazamiento del fragmento coronario o excesiva movilidad, se hará la remoción del mismo, controlando el fragmento apical no removido y manteniendo la longitud del arco. Las fracturas radiculares complicadas no se tratan endodónticamente. En el caso de necrosis se realiza la extracción del fragmento coronario, mientras que el apical se reabsorberá solo (Figura 15.17, 15.18).

DENTICIÓN PERMANENTE

Epidemiología

La literatura reporta una alta prevalencia de traumatismos dentarios en niños, que se ha ido incrementado en los últimos años, revelando que aproximadamente el 25% tienen por lo menos un diente afectado antes de terminar los estudios secundarios y que el 33% de los adultos experimentaron algún trauma en la dentición

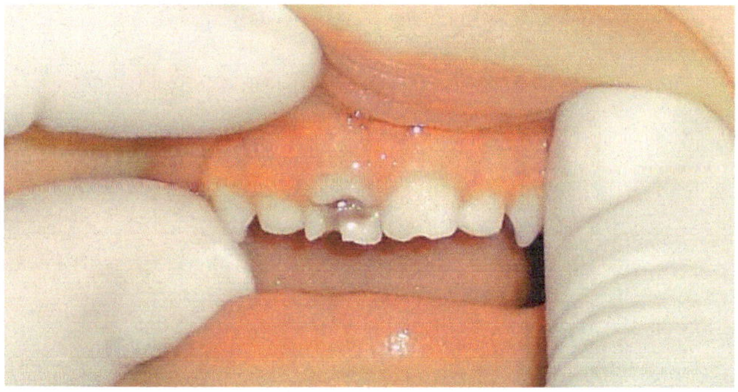

Figura 15.16: Fractura coronaria complicada de 5.1

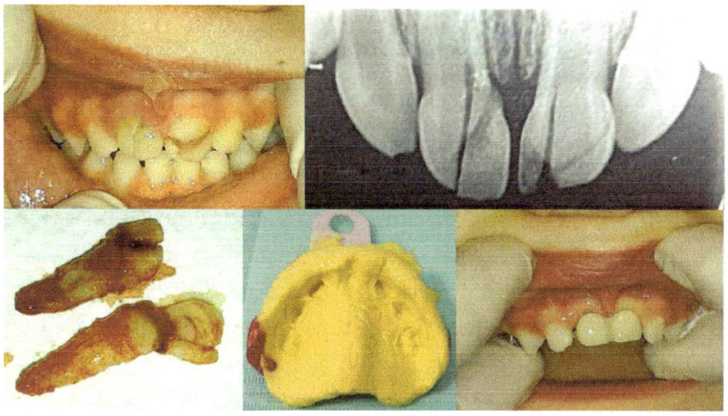

Figura 15.17: Fractura vertical de 5.1 y 6.1 en paciente de 23 meses. Exodoncias, impresión para mantenedor (se observa que aún no erupcionaron los segundos molares). Cementado de mantenedor de espacio

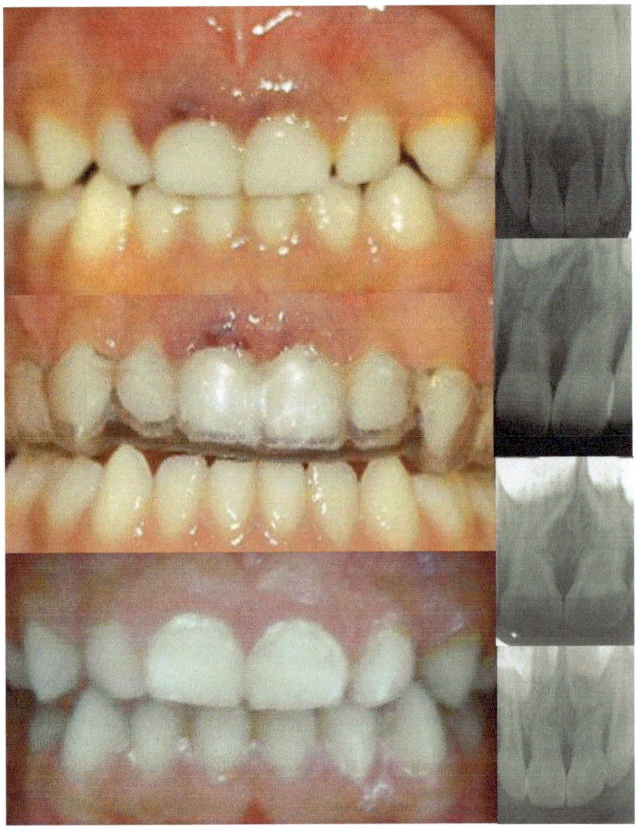

Figura 15.18: Fractura radicular de tercio medio de 5.1 y 6.1. Ferulización con placa y control clínico a 90 días. En las Rx se observan a los 30 días cercanía de los cabos; a los 45 días remodelaciones radiculares con redondeamiento de los bordes próximos a las líneas de fractura y cicatrización a los 90 días

permanente, en su mayoría antes de los 19 años. Los resultados de los diferentes estudios revelan valores del 2.6 al 50%, presentándose con mayor frecuencia en varones entre los 8 y 10 años. El sector anterosuperior constituye la localización más frecuente, siendo los incisivos centrales superiores los más afectados. Se considera a la fractura coronaria no complicada como la lesión más frecuente especialmente en su ángulo mesiovestibular.

Etiología

Son de naturaleza compleja y están influenciadas por diferentes factores, incluyendo el comportamiento, hábitos, biología humana, medio ambiente, nivel cultural y socioeconómico del paciente.

Las lesiones más comunes ocurren por caídas, práctica de deportes, accidentes de tránsito y situaciones de violencia. Los accidentes de tránsito provocan lesiones más severas generando traumas dentales y faciales al igual que los derivados de hechos de violencia en ocasiones resultantes del consumo de alcohol, drogas o relacionadas con el abuso físico. Pacientes con enfermedades como epilepsia, parálisis cerebral y retraso mental sufren lesiones con mayor frecuencia existiendo además un considerable número de lesiones traumáticas de etiología desconocida.

LESIONES EN LOS TEJIDOS DE SOSTÉN

Concusión

El paciente puede manifestar sensibilidad al tacto, no observándose ninguna particularidad en la radiografía periapical. Habitualmente no requieren tratamiento, pero deben realizarse controles pulpo-periodontales a distancia durante un año.

Subluxación

Clínicamente presenta movilidad sin desplazamiento y es posible observar hemorragia del surco gingival si concurre en forma inmediata. Existe un potencial daño al aporte vascular pulpar con áreas con desprendimiento de fibras periodontales, hemorragia y edema. En la radiografía periapical céntrica es necesario evaluar el tamaño de la cámara pulpar y el estado de desarrollo radicular. Si por razones de comodidad se decidiera colocar una férula removible no deberá ser utilizada por más de 7 a 10 días. Se indica control pulpo-periodontal a las 2, 4, 8 semanas y al año. (Figura 15.19)

Luxación

De la misma manera que en dentición primaria, de acuerdo al cambio de posición sufrido por la pieza dentaria dentro del alveolo, las luxaciones pueden ser intrusivas, laterales o extrusivas.

Luxación intrusiva

La pieza se encuentra desplazada hacia la profundidad del alvéolo, sin sensibilidad al tacto y sin movilidad. A la percusión se percibe un sonido metálico alto (tono de anquilosis). En general se produce ruptura del paquete vasculonervioso y contusión del ligamento periodontal y del hueso. Las imágenes radiográficas no siempre son concluyentes.

El tratamiento dependerá de la severidad y de la formación del ápice (Tabla 15.1).

Con frecuencia se produce la reerupción espontánea en lesiones leves o en piezas jóvenes. (Figura 15.20). El re-

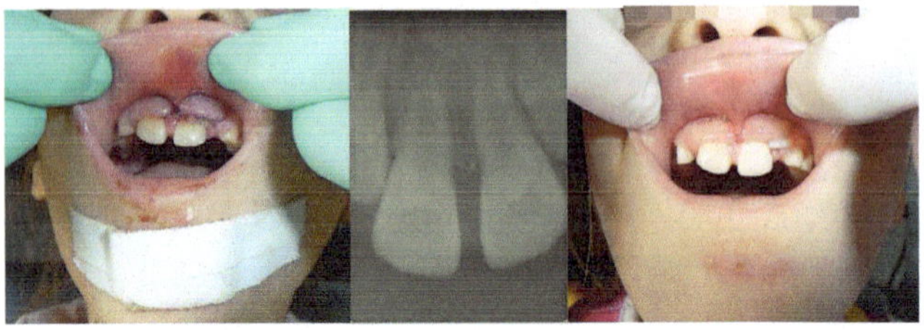

Figura 15.19: Subluxación 2.1. Control clínico a los 7 días

posicionamiento quirúrgico es una técnica relativamente sencilla que devuelve rápidamente la integridad anatómica y ofrece un acceso endodóntico inmediato, sin embargo puede producirse extrusión o avulsión durante la maniobra, posible daño adicional al ligamento periodontal y pérdida del hueso de soporte. El reposicionamiento ortodóncico permite una mejor curación periodontal sin pérdida ósea, aunque se trata de una técnica más compleja y larga que no devuelve la integridad anatómica ni permite acceso endodóntico inmediatos.

Los controles pulpoperiodontales se realizarán a las 2, 4 y 8 semanas, 6 y 12meses y anualmente durante 5 años.

Andreasen reporta que el 100% de los casos asociados a fracturas coronarias evolucionan a necrosis. ***Luxación lateral:*** La pieza se encuentra desplazada lateralmente e impactada en el hueso. No presenta movilidad y también se percibe un sonido metálico a la percusión. El espacio periodontal aumentado en apical se aprecia mejor en las radiografías oclusal o excéntricas.

Si el paciente concurriera en forma inmediata se sugiere reposicionar la pieza, previa administración de anestesia, realizando una maniobra hacia oclusal para sobrepasar la traba ósea. Posteriormente ferulizar durante 20 días. (Figura 15.21). Si la consulta no es reciente, el reposicionamiento deberá realizarse con fuerzas ortodóncicas leves.

Requiere controles pulpo-periodontales a las 2, 4, 8 semanas; a los 6, 12 meses y anualmente por 5 años. Si el ápice de la pieza luxada está cerrado, la necrosis es muy frecuente, en cambio, si el diente es inmaduro, el porcentaje de necrosis disminuye aumentando la posibilidad de obliteración del conducto, siendo necesario, en la mayoría de los casos, el tratamiento pulpar.

Luxación extrusiva: Clínicamente la pieza se ve móvil y elongada, observándose en la imagen radiográfica aumento del espacio periodontal en apical. Dependiendo del grado de desplazamiento y del cierre apical, el aporte se verá afectado y habrá exposición radicular. Ante la consulta inmediata se indica anestesiar, reducir y ferulizar por 20 días. En algunas circunstancias no se logra la reducción total por presencia de cóagulo en el alvéolo, requiriendo posteriormente la reubicación con fuerzas leves. Siempre es necesario el control pulpar y periodontal a las 2, 4, 8 semanas; a los 6, 12 meses y anualmente por 5 años (Figura 15.22).

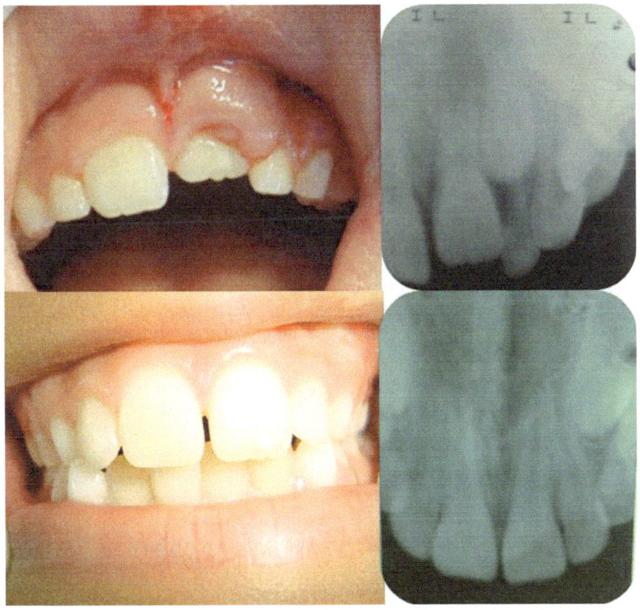

Figura 15.20: Intrusión severa de 2.1 con formación radicular incompleta. Reerupción espontánea. Control al año

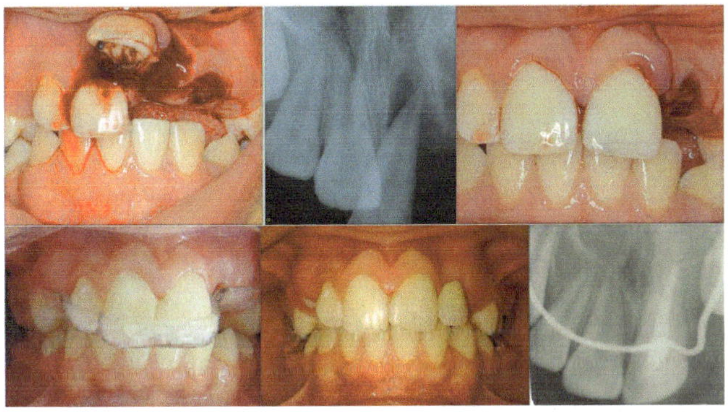

Figura 15.21: Labioversión de 2.1 y avulsión de 2.2 (no recuperado). Reposicionamiento inmediato previa anestesia. Control a 14 días con férula flexible. Control clínico y radiográfico a 4 meses con mantenedor de espacio de 2.2 y endodoncia de 2.1 realizada a los 7 días

LUXACIONES: INDICACIONES PARA LOS PACIENTES

Las indicaciones deben ser dadas por escrito ya que es probable que la persona que trajo el niño a la consulta no sea la responsable del cuidado diario, o que la situación de ansiedad no permita que sean

Tabla 15.1: Alternativas terapéuticas frente a una intrusión de acuerdo a su severidad y estado de madurez del ápice

Formación del ápice	Severidad	Reposicionamiento			Endodoncia
		Espontáneo	Ortodoncia	Quirúrgico	
Incompleto	<7 mm	X			Permitir revascularización
	>7 mm		X	X	
Completo	< 3 mm	X			3-4 semanas posteriores
	3-7 mm		X	X	
	>7 mm			X	

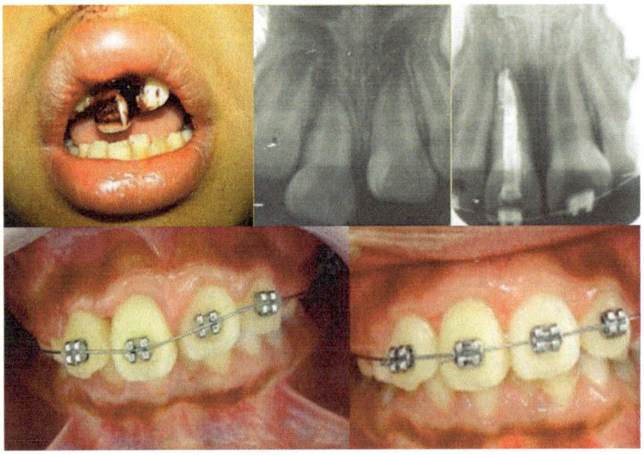

Figura 15.22: Luxación extrusiva de 1.1 con 24 horas de evolución. Luego de la ferulización durante 20 días se realizó la apexificación con pasta alcalina y se finalizó la reubicación con fuerzas leves

registradas correctamente. Debe indicarse dieta semisólida por 10-14 días, cepillado después de cada comida y uso de colutorio de clorhexidina (0,12%) dos veces al día por 2 semanas. También dejar registrada la importancia de los controles clínicos y radiográficos durante 5 años. La presencia de síntomas tales como sensibilidad, dolor o movilidad es desfavorable y ameritan la consulta inmediata. Radiográficamente debe constatarse la continuidad de la formación radicular en piezas jóvenes, ausencia de reabsorciones y obliteración del conducto radicular.

Avulsión – Exarticulación

Las avulsiones representan entre los 8 y los 12 años el 16% de los traumatismos en la dentición permanente y el 0.5-3% del total de las lesiones dentarias, siendo tres veces más frecuentes en los varones. Se produce ruptura del paquete vasculonervioso, desprendimiento del ligamento periodontal y exposición radicular completa pudiendo estar afectado también el alvéolo. El tratamiento de elección es el reimplante inmediato, sin embargo no siempre es posible, ya sea por condiciones relacionadas con la salud general del paciente, el estado deficiente de la pieza dentaria (caries, enfermedad periodontal severa) o la falta de cooperación. Si se reimplantara pasados los 60 minutos del accidente, el pronóstico es desfavorable ya que en el 90 % de los casos evoluciona a la anquilosis. Se considera que si la pieza permanece más de 60 minutos en un medio seco (gasa, papel, etc.) no habrá viabilidad de células periodontales.

Esta situación requiere que padres, maestros, odontólogos generalistas, médicos de guardia y profesores de educación física estén informados para poder realizar el reimplante inmediato en el lugar del accidente, evitando que transcurra tiempo. La pieza deberá ser tomada por la corona evitando tocar la raíz. Si hubiera caído en un lugar sucio, deberá ser enjuagada con agua fría por no más de 10 segundos antes de ser reimplantada. Indicar que la pieza sea sostenida en posición mordiendo un pañuelo y que concurra inmediatamente a un servicio odontológico donde se verificará clínica y radiográficamente la correcta posición del diente y se realizarán las maniobras correspondientes.

Si no pudiera reimplantarse de inmediato y la pieza tuviera que ser trasladada, es de vital importancia el medio de transporte utilizado. Se considera que el más apropiado es la Solución Balanceada de Hank (HBSS) que por su osmolaridad, pH y contenido de metabolitos, permite mantener la viabilidad celular. La leche y la solución salina también son consideradas medios aceptables, al igual que la saliva aunque posee una osmolaridad incompatible y bacterias. Debe evitarse el transporte en agua de grifo que conduce a un daño celular inevitable.

Si la pieza no hubiera sido reposicionada en el lugar del accidente enjuagarla con un chorro de solución fisiológica, administrar anestesia, irrigar el alvéolo con la misma solución verificando que no hubiera fractura del mismo y reimplantar suavemente con presión digital. Confirmar su posición clínica y radiográficamente y aplicar una férula flexible hasta por 2 semanas. Si el ápice estuviera cerrado se debe realizar el tratamiento de conducto, antes del décimo día con la férula colocada. Se recomienda obturar con Hidróxido de Calcio durante un mes, antes del tratamiento definitivo. En piezas inmaduras con ápices incompletos, reimplantados en forma inmediata o con tiempo extraoral corto y buen medio de transporte, la revascularización es posible. Sin embargo deberá ser tenido en cuenta el riesgo de infección pulpar que acelerará el proceso de reabsorción inflamatoria que en niños suele ser muy rápido. En piezas muy inmaduras con poca formación radicular, paredes dentinarias delgadas y amplia luz del conducto se debe evitar el tratamiento endodóntico, a menos que hubiera signos o síntomas de necrosis.

En ocasiones, por razones estéticas, funcionales y para mantener el contorno del hueso alveolar y, aunque se espere la anquilosis, se puede considerar la posibilidad del reimplante En este caso, el tratamiento endodóntico puede realizarse previo al reimplante obturando con pasta alcalina. (Figura 15.23) En edades tempranas en que el crecimiento no ha finalizado, la pieza anquilosada quedará en infraoclusión.

Controles clínicos y radiográficos al mes, 3, 6, 12 meses y luego anualmente durante 5 años.

Indicaciones al paciente

El paciente y el acompañante siempre deberán ser informados del pronóstico reservado del tratamiento

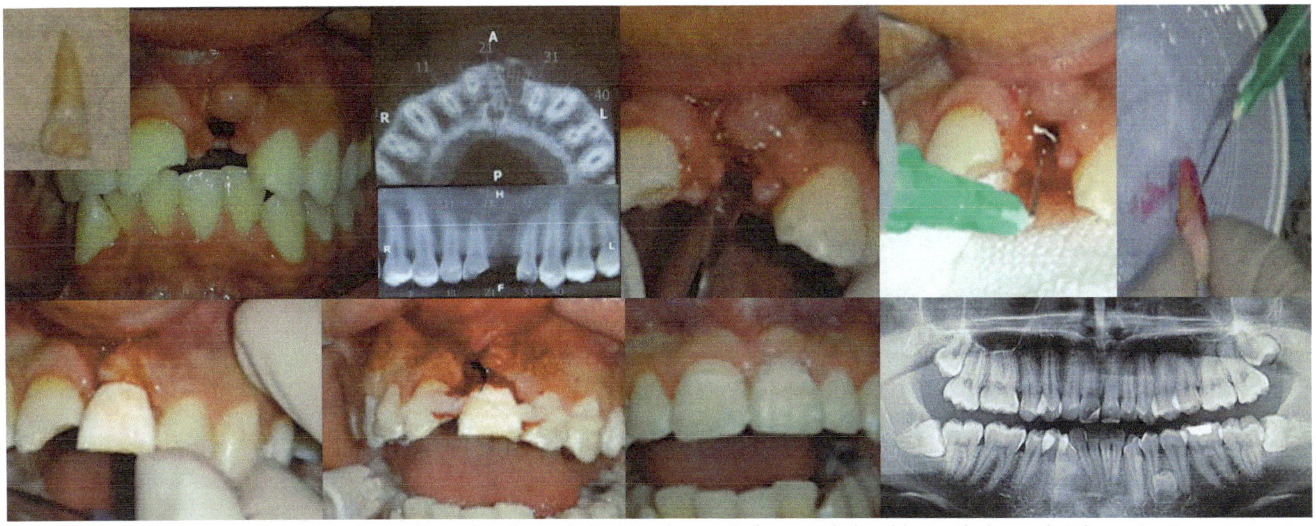

Figura 15.23: Avulsión de 2.1 con 48 horas de evolución. En la TAC se observa la fractura de la tabla vestibular, y alvéolo vacío. Curetaje previa anestesia, irrigación del alvéolo y el diente. Reimplante con presión digital. Ferulización adhesiva y punto de sutura. En el control clínico y Rx al año se observa anquilosis y reabsorción del hidróxido de calcio del conducto

y deberá firmarse el consentimiento informado. Es imprescindible controlar la cobertura antitetánica y prescribir antibióticos. Se recomienda evitar la práctica de deportes de contacto, realizar una dieta semisólida por 2 semanas, cepillado dental y uso de clorhexidina 0,12% (2 veces por día) durante 1 semana.

Ferulización

Se considera la mejor práctica para mantener el diente reubicado en la posición correcta, proporcionando comodidad al paciente y facilitando la función. Estudios en animales de experimentación y estudios clínicos en seres humanos revelaron que uno de los factores más comprometidos en la aparición de reabsorción por sustitución es el tipo de férula y su tiempo de permanencia. Idealmente deben ser fáciles y rápidas de confeccionar, higiénicas, permitir el acceso endodóntico inmediato y la movilidad fisiológica. En la Cátedra de Odontología Integral Niños de FOUBA hace muchos años que se utilizan férulas removibles termoformadas confeccionadas con placas rígidas de 0,8 mm. Cumple con las premisas de permitir cierta movilidad vertical para estimular el periodonto, ser retirada para la higiene dentaria y de la férula, dispersar las fuerzas durante la masticación, evitar los microtraumatismos y de ser necesario, realizar el tratamiento pulpar a través de la misma. También puede usarse para la inmovilización de fracturas alveolares y del maxilar superior. Para la toma de la impresión deberán sostenerse las piezas dentarias con sondas para evitar el desplazamiento del o los dientes afectados. (Figura 15.24). También están indicados los sistemas de cintas de fibra de vidrio preimpregnadas, férulas directas de resinas compuestas o combinadas con alambres flexibles entre otras. Hasta el momento ningún tipo específico de férula se relaciona con los resultados de curación.

Lesiones en tejidos dentarios

Infracción del esmalte

Se define como una fractura incompleta del tejido adamantino sin pérdida de estructura dentaria. Clínicamente es de difícil visualización y se detecta más fácilmente por transiluminación. Se manifiesta como una línea visible de fractura paralela o transversal al eje longitudinal del diente; y finaliza en el límite amelodentinario. A pesar que no da hallazgos radiográficos, se recomienda una proyección periapical. El tratamiento

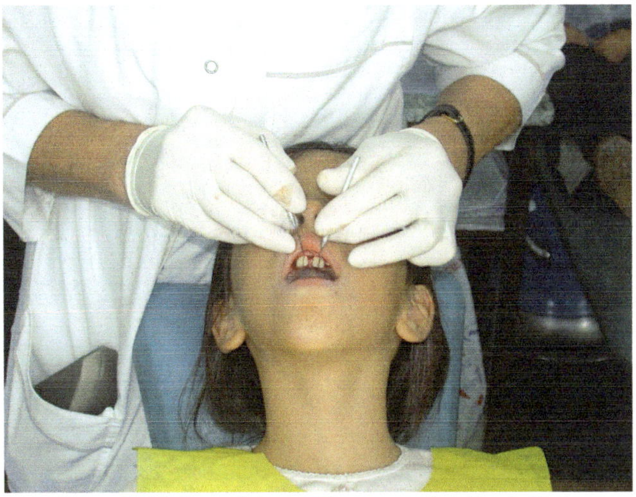

Figura 15.24: Toma de impresión para confección de férula sosteniendo las piezas con sondas

consiste en sellar la fisura con resinas compuestas con el objetivo de mantener la integridad estructural y la vitalidad pulpar. Por lo general no aparecen complicaciones, no hay indicación de seguimiento y el pronóstico es favorable.

Fractura de esmalte

Se describe como una pérdida de estructura dental limitada al esmalte que se visualiza clínica y radiográficamente. Se recomienda una proyección periapical, oclusal y excéntrica para descartar otras lesiones como fractura radicular y luxaciones. El test de vitalidad pulpar es positivo y el de percusión negativo. Las opciones de tratamiento guardan relación con la extensión y localización de la fractura. En caso de lesiones muy pequeñas se pueden suavizar o regularizar los bordes; o restaurar con resinas compuestas si la fractura es más extensa. También se puede adherir el segmento dentario. Se recomienda control clínico-radiográfico a las 6 y 8 semanas y al año. Los objetivos del tratamiento están dirigidos a mantener la vitalidad pulpar y restaurar la estética y la función normal

FRACTURA AMELODENTINARIA

No complicada

Se trata de una fractura con pérdida de estructura dentaria que afecta esmalte y dentina sin involucrar el tejido pulpar. La pérdida amelodentinaria se visualiza clínica y radiográficamente y se sugiere una proyección periapical, oclusal y excéntrica para detectar otras lesiones como fractura radicular y luxaciones En ocasiones se indicará una exposición de tejidos blandos para localizar fragmentos dentarios que pueden estar incluidos en los labios (Figura 15.25). El test de vitalidad pulpar es positivo y negativo el de percusión. El tratamiento de urgencia consiste en el recubrimiento dentinario con ionomeros vítreos y el definitivo en la restauración con composites. En el caso de contar con el fragmento fracturado, debe ser adherido lo antes posible. (Figura 15.26). En caso que la lesión no sea reciente se deberá realizar primero el diagnóstico pulpar y luego la restauración. (Figura 15.27 y 15.28) El seguimiento clínico-radiográfico debe realizarse a las 6 y 8 semanas y al año. El pronóstico depende principalmente de la lesión concomitante al ligamento periodontal y del tiempo que permanece expuesta la dentina.

Complicada

Fractura coronaria que involucra esmalte, dentina y pulpa. El diagnóstico clínico y los hallazgos radiológicos revelan una pérdida de la estructura del diente con exposición pulpar. De rutina se indican una proyección

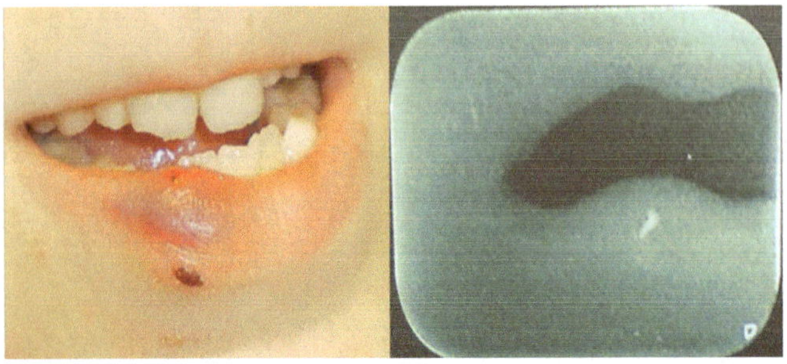

Figura 15.25: Fractura amelodentinaria de 1.1, con lesión de labio inferior producida el día anterior. En la rx del labio se observa el fragmento dentario. Se derivó a cirujano plástico para su extirpación

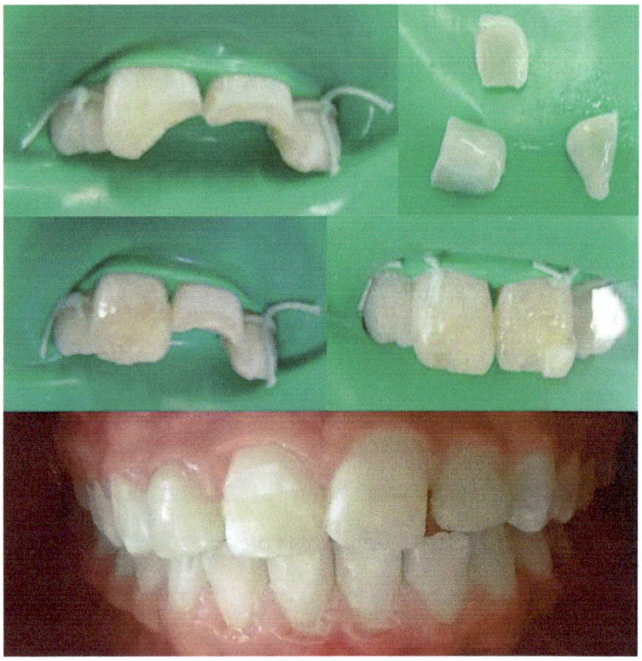

Figura 15.26: Fractura amelodentinaria de 1.1 y 2.1, fragmentos recuperados. Se realizó técnica adhesiva, previo grabado ácido de los fragmentos y remanente dentario con aislamiento absoluto

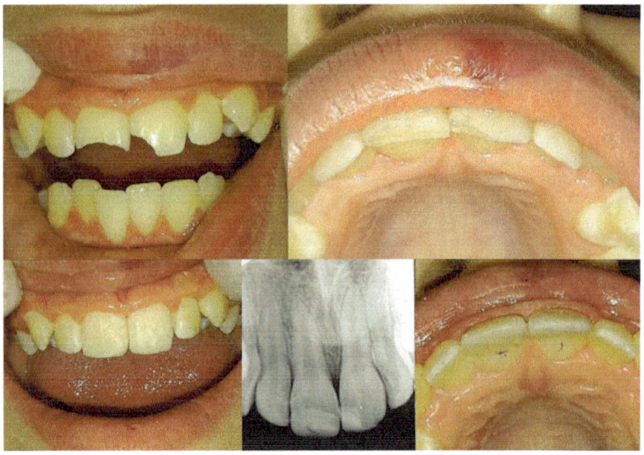

Figura 15.27: Reconstrucción directa con resina compuesta de 1.1 y 2.1 con Rx posoperatoria y control oclusal

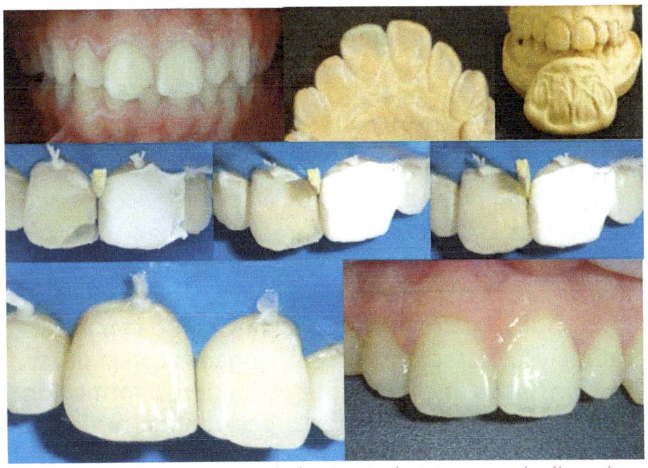

Figura 15.28: Fractura amelodentinaria de 1.1, encerado, llave de silicona y reconstrucción con resina compuesta. Control a 2 años

periapical, oclusal y excéntrica para detectar presencia de otras lesiones como fractura radicular y luxaciones. En caso de sospecha de fragmentos dentarios en laceraciones de tejidos blandos se deberá corroborar con radiografías. Si bien el test de vitalidad pulpar normalmente es positivo, la falta de respuesta podría indicar un riesgo futuro de necrosis pulpar.

Los objetivos del tratamiento apuntan a mantener la vitalidad pulpar y restaurar la estética y función perdidas y está relacionado con el grado de desarrollo radicular, tamaño de la exposición y tiempo transcurrido. En piezas con ápices abiertos se debe preservar la vitalidad pulpar con técnicas como el recubrimiento pulpar directo o la pulpotomía parcial con hidróxido de calcio o trióxido mineral agregado (MTA), dependiendo de la extensión de la exposición. La misma alternativa de tratamiento está indicada para dientes con ápice cerrado, con excepción de piezas que además de la fractura sufrieron una luxación con desplazamiento. En este caso se optará por el tratamiento endodóntico o biopulpectomía total. El control clínico-radiográfico debe efectuarse a las 6 y 8 semanas y al año. El pronóstico depende principalmente de una lesión concomitante del ligamento periodontal. Si la lesión no recibe tratamiento adecuado e inmediato, aparecen reacciones pulpares inflamatorias, con formación de tejido de granulación y la pulpa se necrosa. En necrosis con ápice abierto los tratamientos indicados son la técnica de apexificación y de regeneración pulpar. En casos de ápice completamente formado se deberá indicar el tratamiento pulpar convencional.

Fracturas corono-radiculares sin exposición pulpar

Involucran al esmalte, la dentina y al cemento. Clínicamente la línea de fractura se encuentra por debajo del margen gingival y el fragmento coronario tiene movilidad. Las alternativas conservadoras de tratamiento incluyen la remoción del fragmento coronario y la posterior restauración. Con frecuencia será necesaria una gingivectomía para exponer el cabo de fractura, así como la realización de un tratamiento endodóntico para una posterior colocación de postes de fibra de vidrio con el objetivo de aumentar la retención de la restauración y la resistencia a la fractura del remanente. También, se podrá optar por la extrusión ortodóncica del fragmento apical, previo tratamiento endodóntico.

Fracturas corono-radiculares con exposición pulpar

Involucran al esmalte, la dentina, el cemento y el tejido pulpar. Clínicamente la línea de fractura se encuentra por debajo del margen gingival y el fragmento coronario tiene movilidad. Si se tratara de piezas permanentes jóvenes está indicada la realización de un tratamiento para preservar la vitalidad pulpar. En piezas con ápices maduros, se realizará tratamiento endodóntico y posterior restauración presentándose las mismas alternativas conservadoras que en las fracturas corono-radiculares sin exposición pulpar. En casos de remanentes radiculares de poca extensión está indicada la extracción.

Fracturas radiculares

Involucran en general a la dentina, el cemento y el tejido pulpar presentándose con mayor frecuencia entre los 11 y 20 años y representando de un 0.5 a 7% de las lesiones dentarias. Pueden ocasionalmente ser causadas por hábitos parafuncionales y oclusión traumática.

Las fracturas horizontales, que pueden ser simples o múltiples, con extensión parcial o total, se localizan en el tercio apical, medio o gingival. Con frecuencia se observa sangrado en el margen gingival y pueden presentarse con movilidad y/o desplazamiento del fragmento coronario. El paquete vásculo-nervioso a nivel apical en general, no se encuentra afectado pero puede producirse su ruptura a nivel de la línea de fractura. Si hay desplazamiento, habrá desprendimiento de fibras periodontales y exposición radicular. Radiográficamente se observan una o más líneas de radiolucidez que separan los fragmentos de diente. Si la fractura está en plano horizontal, en general es detectada con una radiografía periapical con una incidencia de 90°, si estuviera en un plano oblicuo, se indica una radiografía oclusal pudiendo requerirse múltiples exposiciones en angulaciones diferentes para el diagnóstico, aunque la localización y angulación de las fracturas radiculares se observan mejor con imágenes obtenidas por Cone Beam.

Cuando no provoca seccionamiento del paquete

vásculo-nervioso, la reparación puede producirse con tejido calcificado, interposición de tejido conectivo o interposición de tejido óseo. Si los fragmentos permanecieran en contacto y la pulpa se mantuviera intacta, la cicatrización se lleva a cabo con formación de puente de tejido duro por diferenciación de odontoblastos y cementoblastos. Ante un desplazamiento leve, la pulpa puede verse afectada pero vital, razón por la cual, el fragmento coronario se revasculariza y la cicatrización se realizará con interposición de tejido conectivo a partir de células derivadas del ligamento periodontal entre ambos fragmentos o con interposición de tejido óseo entre fragmentos rodeados por ligamento periodontal. Si por el contrario, se produce seccionamiento de la pulpa con contaminación bacteriana, se interpondrá tejido de granulación entre los fragmentos con inflamación y necrosis pulpar.

Si es la fractura es reciente y presenta desplazamiento, debe reposicionarse el fragmento coronario y confirmar radiográficamente la correcta ubicación. Se indica ferulizar durante cuatro semanas, aunque en las de tercio gingival se recomienda mantener la férula por períodos extendidos de hasta cuatro meses. (Figura 15.29) Si se observara necrosis en el fragmento coronario, el tratamiento endodóntico está indicado hasta la línea de fractura, con el objetivo de mantener la pieza dentaria. Los controles clínicos y radiográficos deben realizarse al mes, a los 2, 4, 6 meses, al año y a los 5 años.

Las fracturas verticales completas en general tienen mal pronóstico por lo que frecuentemente está indicada la exodoncia y la rehabilitación estética y funcional.

Prevención de los Traumatismos dentarios

A pesar que los traumatismos son accidentes, existen factores de riesgo que hacen que ocurran con mayor frecuencia. Las causas más frecuentes son caídas, deportes, accidentes de tráfico, y actos de violencia urbana, éstos últimos en aumento en la actualidad, pudiendo, el abuso del alcohol, estar relacionado con ambos. Se asume que una parte de ellos pueden ser prevenidos, y las estrategias a utilizar varían con la edad y la causa de las lesiones.

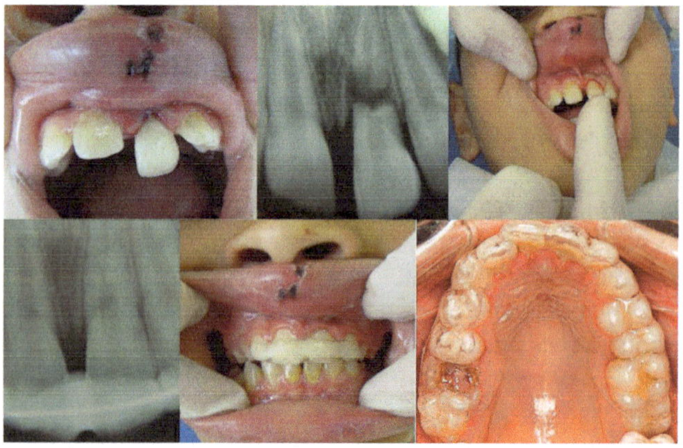

Figura 15.29: Fractura radicular con desplazamiento en 2.1, reposicionamiento previa anestesia, ferulización adhesiva inmediata y confección posterior de férula con placa

Los factores sugeridos como predisponentes de los traumatismos dentarios son la incompetencia labial, las características biológicas del paciente como la parálisis cerebral, y las características relacionadas con la dentición, protrusión de piezas anterosuperiores, formación radicular incompleta, ligamento periodontal resiliente e inmaduro, y piezas en proceso de erupción.

Accidentes domésticos

Durante los primeros años de vida, desde el gateo y los primeros pasos, hasta que alcanzan su autonomía y estabilidad, los niños adquieren destrezas, y comienzan a moverse y desplazarse de un lugar a otro; por lo que son muy importantes las condiciones de seguridad de los espacios donde se mueven, siendo los adultos quienes deben protegerlos de las situaciones donde se puedan hacer daño. Los resultados estadísticos revelan que el hogar y la escuela son los lugares donde más accidentes se producen, correspondiendo casi el 60% a caídas y golpes que tienen lugar en la casa. Sandalli y col. concluyeron que cuando los niños empiezan a andar, entre los 18 y los 30 meses, aumenta al doble el riesgo de trauma dental.

Accidentes de tránsito

Entre un 20 y un 60% de los accidentes de tránsito, ocasionan lesiones en la cara y en la cabeza, que pueden involucrar piezas dentarias, provocando, desde pequeñas fracturas del esmalte, hasta la completa avulsión o pérdida de las mismas. Estas situaciones tendrán efectos negativos funcionales, estéticos y psicológicos en niños, adolescentes y adultos. Podemos incluir, entre estos accidentes, a los sufridos como peatones, conductores, y pasajeros de automotores, y como consecuencia del uso de bicicletas y motos.

Para minimizar esta situación, será indispensable, no viajar en automóvil, ni siquiera por distancias cortas, sin utilizar el cinturón de seguridad. Éstos constituyen un importante factor de protección en caso de accidente. Además, mantienen a las personas en la mejor posición para ser resguardados por los "airbags" en los vehículos que cuenten con estos dispositivos. Los traumatismos son más frecuentes en los pasajeros viajando en los asientos traseros por la falta de uso de cinturones y ausencia de airbags en esta ubicación.

Los niños pequeños no deberán viajar en brazos de

sus padres, ya que ante un choque o movimiento violento, éstos serán expulsados de su asiento hacia delante, abriendo los brazos instintivamente para frenar el impacto, y soltando al bebé. Según lo reglamenta la Ley Nacional de Tránsito en Argentina, variando en los diferentes países, los menores de 10 años siempre, deberán viajar en los asientos traseros. Por estatura y estructura ósea, los cinturones de seguridad del auto diseñados para adultos, no los protegen adecuadamente, por lo que los niños, deberán ser ubicados en sillas especiales fijadas al asiento del auto con el cinturón de seguridad. Hasta aproximadamente el año de edad, se sugiere que las butacas miren hacia atrás. A partir de ese momento, pueden ser utilizados asientos para niños que miren hacia delante. Una vez que la butaca sea fijada al asiento del auto, será necesario ajustar también al niño dentro de ella. Cuando los niños estén en condiciones de comenzar a utilizar cinturones de adultos, no colocar la parte del cinturón que va en el hombro detrás del niño o debajo del brazo, ni dejar que el cinturón de la cadera se suba hasta el abdomen. Los niños deben sentarse lo más atrás posible en los asientos traseros, no viajando en el borde, o inclinados hacia delante. Se deberá evitar además, que lleven objetos o juguetes pesados, cortantes o punzantes que puedan dañar a cualquiera de los ocupantes del vehículo en caso de accidente. Si por alguna razón el niño debe ser observado o cuidado en forma directa y constante, tratar de no viajar a solas con él, ya que si se lo ubica en el asiento del acompañante, el conductor puede distraerse por estar prestando atención al menor, y si el vehículo tuviera un airbag, cuando éste se inflara ante un impacto, la probabilidad de que el niño sufra lesiones serias es muy alta. Si no hubiera posibilidades de llevar un acompañante, podrá ser colocado en una butaca mirando hacia atrás sobre el asiento delantero, sólo en los automóviles que permiten la desactivación del airbag. La mamá embarazada debe proteger a su bebé usando siempre el cinturón de seguridad en el vehículo, y cuidando que la parte horizontal de la correa pase por debajo de su vientre y la diagonal pase por encima.

Para disminuir los efectos de estos accidentes, ser obligatorio el uso de cascos, para conductores y acompañantes de bicicletas y motos, que reducirán el riesgo en un 60%. El casco del ciclista, para ser efectivo en su protección, debe quedar colocado firme en la cabeza, no suelto, y siempre ajustarse con las tiras bajo el mentón aunque debería incluir protección facial como el de los motociclistas, para no restringir su protección exclusivamente a la parte superior de la cara y cabeza. El uso de carriles exclusivos reducirá el número de víctimas como consecuencia de accidentes de tránsito. La prevención de los mismos incluye también la promoción de conductas seguras y responsables en relación al uso del alcohol y el manejo.

Violencia urbana

Las lesiones causadas por violencia, son significativamente más frecuentes en varones entre 6 y 15 años de edad. Para la dentición permanente la mayoría de los estudios señalan que la lesión más frecuente es la fractura de la corona dentaria cuando los traumatismos son leves, sin embargo cuando son severos, los pacientes pueden presentar lesiones muy severas con combinación de injurias afectando los diferentes tejidos con resoluciones de alta complejidad.

Deportes

El uso de protectores bucales durante la práctica de deportes de contacto reduce la probabilidad en aproximadamente un 50% de sufrir lesiones severas al distribuir las fuerzas del impacto. Disminuyen de esta manera, los traumas faciales y dentarios y minimizan las concusiones como consecuencia de golpes en la mandíbula. Existen diferentes tipos: estandarizados, preformados o semiadaptables e individualizados, variando su durabilidad y mantenimiento de acuerdo a cada uno. El confeccionado individualmente por el odontólogo, es el más apropiado por el ajuste y calidad de material usado.

Para lograr una protección máxima los protectores deben: tener una retención adecuada; permitir una relación oclusal normal; cubrir la arcada superior para absorber y amortiguar los golpes directos e indirectos; permitir la respiración y proteger los tejidos blandos. Se considera que estos protectores no sólo protegen piezas dentarias y tejidos blandos, sino evitan fracturas de cóndilo, fracturas de mandíbula, disminuyen la gravedad de una conmoción cerebral, y atenúan las lesiones de cuello.

Preparación de un protector individual

1. Impresión con alginato realizando recorte muscular, para evitar que el protector se extienda más allá de las inserciones musculares y frenillos. (En pacientes portadores de ortodoncia bloquear los brackets con cera blanca. Si lleva aparatología inferior se hacen protectores para ambas arcadas).
2. Confección del modelo. Es necesario tener en cuenta si el paciente está en dentición mixta. Si hay alguna pieza primaria en periodo de exfoliación, se la cubre con yeso y se da forma de permanente.
3. Diseño del protector: Debe llegar por debajo de inserciones y por encima de los cuellos dentarios, terminando en el sector posterior en la cara distal del último molar o cubriendo la tuberosidad.

4. Confección del aparato con láminas plásticas siliconadas de 2mm de espesor. Recorte de excesos y pulido.
5. Prueba y flameado de cara oclusal, haciendo cerrar la boca en relación céntrica para permitir luego ocluir sin interferencias.
6. Instrucciones de uso y limpieza (Figura 15.30).

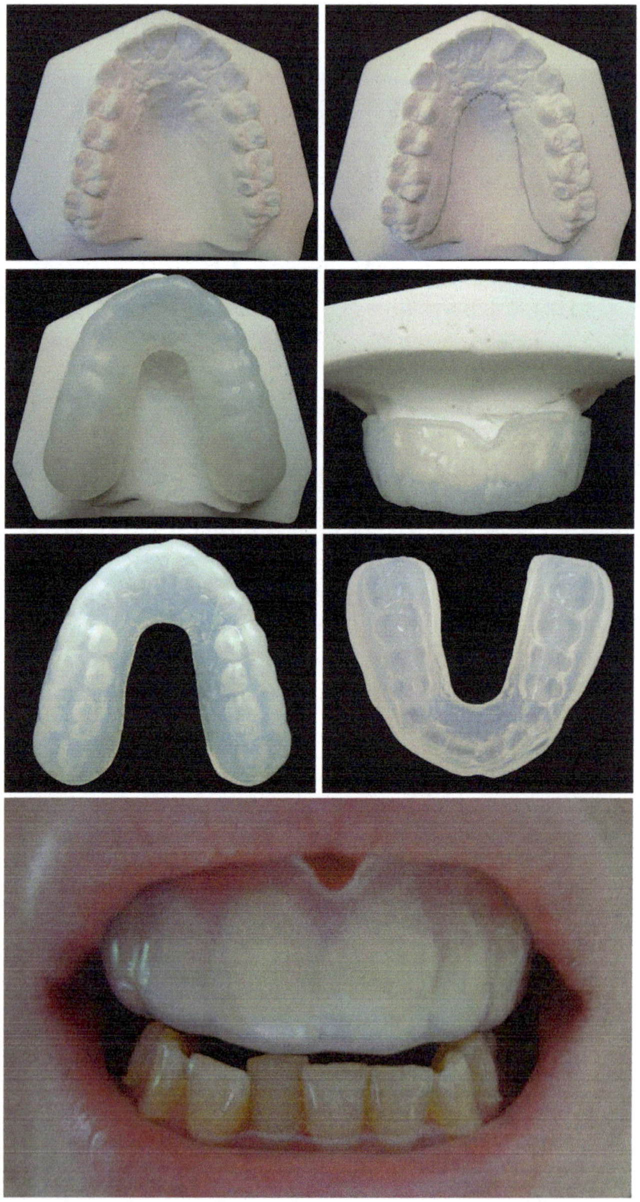

Figura 15.30: Confección del modelo. Diseño del protector. Confección del aparato. Vistas externa e interna del protector. Protector colocado No se si hacemos una sola

Conclusiones

Los traumatismos dentoalveolares constituyen la segunda causa de consulta por urgencia más frecuente en Odontopediatría con consecuencias económicas, funcionales, estéticas y psicológicas para los pacientes. Sus efectos pueden ser reducidos cambiando la percepción de la población en relación a las medidas de seguridad y prevención durante la práctica de deportes, las conductas de conductores y pasajeros, y los patrones en el consumo de alcohol.

Bibliografía

- Al-Nazhan S, Al-Nasser A. Viability of human periodontal ligament fibroblasts in tissue culture after exposure to different contact lens solutions. J Contemp Dent Pract. 2006;7(4):37-44
- Anchava JA, Chioli E, Biondi AM, Sebelli PMF. Uso de resina bisacrílica en la resolución estética en adolescente: Caso Clínico. Rev Fac. de Odonto UBA 2015; 30:69
- American Academy of Pediatric Dentistry. Guideline on management of acute dental trauma. Pediatr Dent 2011;33:220–8
- Andersson L, Andreasen J O, Day P, Heithersay G, Trope M, DiAngelis A J y col. International Association of Dental Traumatology guidelines for the management of traumatic dental injuries: 2. Avulsion of permanent teeth. Dental Traumatology 2012; 28: 88–96.
- Andreasen JO, Andreasen FM, Andersson L. Textbook and Color Atlas of Traumatic Injuries to the Teeth. 4th ed. Oxford, England, Wiley-Blackwell: 2007.
- Andreasen JO, Andreasen FM, Bakland LK, Flores MT. Injuries to the primary dentition. In: Andreasen JO, Andreasen FM, Bakland LK, Flores MT. Traumatic dental injuries: A manual. Copenhagen: Munksgaard; 1999.
- Andreasen JO, Ravn JJ, The effect of traumatic injuries to primary teeth on their permanent successors. A clinical and radiographic follow-up study of 213 teeth. Scand J Dent Res 1971; 79:284-94.
- Arossi JC. Programa Nacional de prevención de accidentes en la niñez y adolescencia. Buenos Aires: Ministerio de Salud y Acción Social 1999.
- Biondi, Ana M Lesiones por accidentes de tránsito. Traumatismos dentarios. UBA Encrucijadas 2007; 42 Disponible en http://www.uba.ar/encrucijadas/42/sumario/enc42-traumatismos03.php
- Borssen E, Holon AK, Traumatic dental injuries in a cohort of 16-year-olds in northern Sweden. Endod Dent Traumatol 1997; 13:276-80.
- Borum MK, Andreasen JO, Sequelae of trauma to primary maxillary incisors. I. Complications in the primary dentition. Endod Dent Traumatol 1998; 14:31-44
- Bosque L, Neira J. El término accidente. Rev Hosp Niños Bs. As. 2001; 43:2-3
- Cardoso M, de Carvalho Rocha MJ. Traumatized primary teeth in children assisted at the Federal University of Santa Catarina, Brazil Dent Traumatol 2002;18:129-33.
- Diangelis AJ, Andreasen JO, Ebeleseder KA, Kenny DJ, Trope M, Sigurdsson A et al. International Association of Dental Traumatology guidelines for the management of traumatic dental injuries: 1. Fractures and luxations of permanent teeth. Dent Traumatol 2012;28:2–12.
- Diab M, elBadrawy HE Intrusion injuries of primary incisors. Part II. Sequelae affecting the intruded primary incisors Quintessence Int. 2000;31:327-34
- Dias Torriani D, Percinoto C, Cunha R, Guimarães I Histological evaluation of dog permanent teeth after traumatic intrusion of their primary predecessors Dent Traumatol. 2006 Aug; 22:198-204.
- Dummett CO Jr Dental Management of Traumatic Injuries to the Primary Dentition J Calif Dent Assoc 2000; 28:838-45
- Flores MT. Traumatic injuries in the primary dentition. Dent Traumatol 2002; 18(6):287-98.
- Fried I, Erickson P. Anterior tooth trauma in the primary dentition: incidence, classification, treatment methods to sequaelae: a review of literature. ASDC J Dent Child 1995; 62: 256-261
- Galea H, An investigation of dental injuries treated in an acute care general hospital. J Am Dent Assoc 109:434-9, 1984.
- García Ballesta C, Pérez Lajarin L, Castejon Navas I. Prevalence and etiology of dental trauma: A review. RCOE 2003; 8:131-141
- Glendor U. Epidemiology of traumatic dental injuries – a 12 year review of the literature. Dent Traumatol 2008:24(6):603-11.
- Holan, G Development of clinical and radiographic signs associated with dark discolored primary incisors following traumatic injuries: a prospective controlled study Dent Traumatol 2004; 20: 276-287
- Malhotra N1, Kundabala M, Acharaya S. A review of root fractures: Diagnosis, treatment and prognosis. Dental update 38(9):615-6, 619-20, 623-4
- Malmgren B, Andreasen JO, Flores MT, Robertson A, Diangelis AJ, Andersson L et al. International Association of Dental Traumatology guidelines for the management of traumatic dental injuries: 3. Injuries in the primary dentition. Dent Traumatol 2012;28:174–82.
- Martínez K, Chioli E, Ferrante A, Giardini, Sebelli P. Características del entorno del accidente en pacientes que concurren por traumatismos a la cátedra de odontología integral niños. FOUBA. XLVIII Reunión Anual de SAIO -Tanti-Córdoba. 12, 13,14 noviembre 2015
- Newsome P R H et al. The Role of the Mouthguard in the Prevention of sports-related dental injuries: a review. Int J Paediatr Dent 2001:11:396-404

- Ochs HA, Neuenschwander MC, Dodson TB. Are head, neck and facial injuries markers of domestic violence? JADA 1996;127:757–61
- Odersjö ML, Koch G. Developmental disturbances in permanent sucessors after injuries to maxillary primary incisors Eur J Paediatr Dent 2001;4:165–72
- Preliasco A. Traumatismos en dientes permanentes jóvenes. En Biondi AM, Cortese SG. Odontopediatría. Fundamentos y prácticas para la atención integral personalizada. Buenos Aires: Alfaomega, 2010: 259-276
- Robson, F; Ramos-Jorge, ML; Bendo, CB; Vale, MP; Paiva, SM; Pordeus, IA. Dental Prevalence and determining factors of traumatic injuries to primary teeth in preschool children. Dent Traumatol 2009 25:118-122
- Sandalli N, Cildir S, Guler N. Clinical investigation of traumatic injuries in Yeditepe University, Turkey during the last 3 years. Dent Traumatol 2005; 21: 188-94.
- Sebelli P, Bertolino M, Moya M, Alurralde P, Anchava J, Biondi A. Lesiones traumáticas en la cátedra Odontología Integral Niños de la Facultad de Odontología de la Universidad de Buenos Aires. Revista de Odontopediatría Latinoamericana 6:2, 2016
- Soporowski NJ, Allred MS, Needleman HL, Luxation injuries of primary anterior teeth. Prognosis and related correlates. Pediatr Dent 16:96-101, 1994
- Torriani, DD; Percinoto, CC, Robson F; Guimarães, Í Histological evaluation of dog permanent teeth after traumatic intrusion of their primary predecessors. Dent Traumatol 2006; 22: 198-204
- Watts A, Addy M A review of tooth discoloration and staining BDJ 2001, 190: 309-316.
- Zaleckiene V, Peciuliene V, Brukiene V, Drukteinis S. Traumatic dental injuries: etiology, prevalence and possible outcomes. Stomatologija. 2014;16(1):7-14.

Capitulo 16

Ausencia de piezas dentarias: Restitución y mantenimiento de los espacios

Ana M. Biondi, Silvina G. Cortese, Liliana Varela

Odontopediatría

El equilibrio morfofuncional de la dentición primaria permite llevar a cabo en forma adecuada las funciones de masticación, deglución y articulación del lenguaje, similares a las de la dentición permanente. Además de favorecer la estética, las piezas primarias mantienen la longitud adecuada del arco dentario conservando el espacio para los sucesores permanentes.

La ausencia de piezas dentarias en niños puede deberse a causas congénitas o a pérdidas prematuras por caries, traumatismos o erupción ectópica de piezas permanentes, o por requerimientos quirúrgicos. En estas situaciones será necesario evaluar la implementación de estrategias que conduzcan al *mantenimiento de los espacios.*

Sin duda la mejor preservación del espacio la efectúa la pieza dentaria intacta. Las lesiones de caries proximales conducen al acortamiento de la longitud del arco por lo cual es imprescindible su correcta rehabilitación (Figura 16.1).

PÉRDIDA DE MOLARES PRIMARIOS

Los molares primarios son las piezas que se pierden más frecuentemente por caries, ocasionando disminución del espacio en el 50% de los casos cuando el afectado es el primer molar y del 70% cuando sucede en el segundo molar. Los estudios que valoran estas pérdidas de espacios llevan más de medio siglo, ya que en décadas pasadas eran escasos los tratamientos rehabilitadores y los enfoques preventivos en pacientes de corta edad.

La reducción en la longitud del arco resultante de la pérdida prematura de molares primarios depende de la pieza afectada y de la edad en la que se produjo (calidad de evidencia II-2), sin que hasta el momento exista certeza que pueda estar influida por otros factores. Cuando se produce antes de los 7,5 años tiene mayor impacto en la disminución del espacio y en la malposición de las piezas permanentes como consecuencia de la fuerza de erupción mesial del primer molar permanente. Si los primeros molares permanentes ya se encuentran erupcionados y en correcta oclusión, la longitud del arco se mantiene estable (Figura 16.2).

Si el primer molar permanente erupciona en ausencia del primer o segundo molar primario, lo hará en posición mesializada, ocupando el espacio requerido posteriormente para la erupción del primer o segundo premolar. (Figura 16.3 y 4).

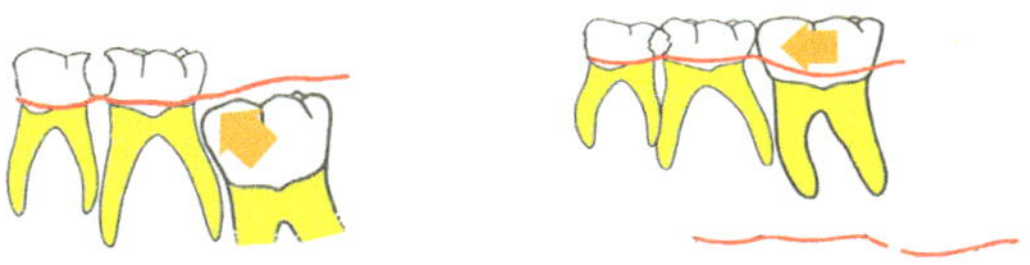

Figura 16.1: Pérdida de espacio por caries interproximales

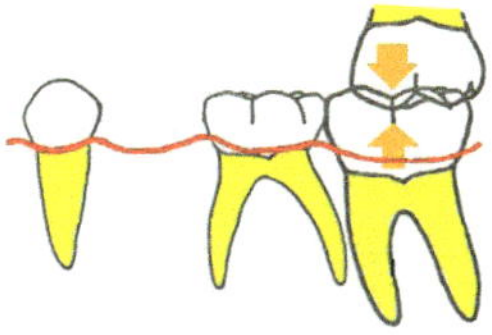

Figura 16.2: Primeros molares en oclusión evitan la migración y la pérdida de espacio

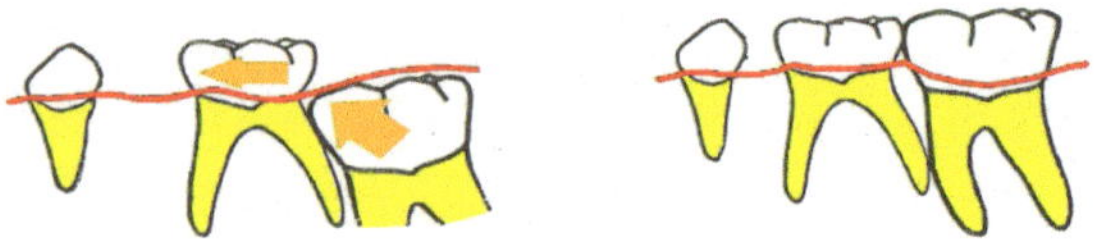

Figura 16.3: Pérdida de espacio por erupción de primer molar permanente ante la ausencia de primer molar primario

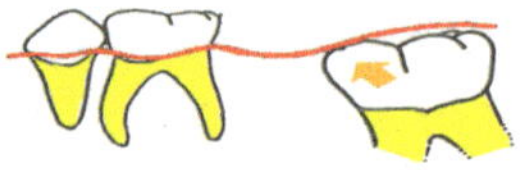

Figura 16.4: Pérdida de espacio por erupción de primer molar permanente ante la ausencia del segundo molar primario

Perdida de piezas anteriores

La pérdida de espacio en el sector anterior en la dentición primaria es controvertida. Se considera que la distancia intercanina permanece estable solo cuando los caninos primarios entran en oclusión. (Figura 16.5). La ausencia de estas piezas a edades tempranas afecta la función de corte, dificulta la maduración de la deglución, la posición de la lengua en reposo y aumenta el riesgo de dislalias. También favorece que se establezcan hábitos como la succión del labio o la interposición lingual en la brecha.

Requisitos para el mantenimiento de los espacios

El análisis cuidadoso del espacio y la predicción son cruciales en la evaluación de los factores que determinan el éxito del tratamiento.

El paciente debe presentar características clínicas y sociales favorables y el tratamiento tiene que ser cumplimentado en lo posible dentro del primer mes de la pérdida. Para predecir el momento de la erupción de la pieza permanente es necesario evaluar la existencia, posición y formación radicular del germen (2/3 de raíz formados), la edad dentaria, la secuencia eruptiva, la etapa de erupción de las piezas vecinas a la brecha y la presencia de hueso cubriendo al germen. Se considera que por cada mm transcurrirán 4 o 5 meses para la erupción del permanente. Si el hueso fue destruido por un proceso infeccioso el tiempo es impredecible.

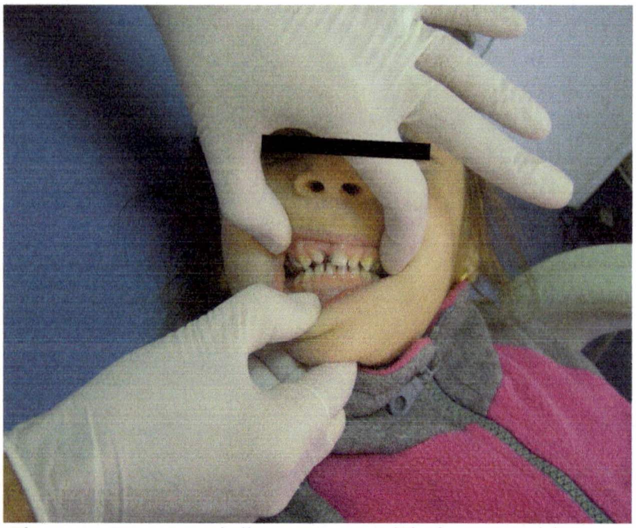

Figura 16.5: Ausencia de llave canina: Pérdida de espacio del 51 por avulsión precoz

Mantenedores de Espacio

Son aparatos protéticos que se utilizan para conservar la brecha dejada por la pérdida temprana de uno o más dientes, siempre que la oclusión sea aceptable. Tienen como objetivo evitar la pérdida de la longitud del arco, el ancho y el perímetro, para mantener la posición relativa de la dentición existente. Se clasifican en simples y múltiples en función al número de piezas faltantes o en fijos y removibles en función del diseño.

Cualquiera sea su tipo, deben cumplir con requisitos comunes tales como mantener el espacio, ser inactivos, permitir el crecimiento y desarrollo de los maxilares, permitir la erupción dentaria, impedir la extrusión del antagonista y favorecer la función (masticación, deglución, fonación).

Impresiones y modelos

Es necesario motivar a los niños de corta edad para la toma de impresiones para que la práctica resulte sencilla, precisa y que no requiera ser repetida. Se recomienda realizar la prueba de cubetas rígidas para comprobar que sean del tamaño apropiado y que el paciente comprenda la práctica que se va a realizar. Se indica el uso de alginato libre de polvo, de fraguado rápido (un minuto en boca), evitando los sabores mentolados que son rechazados por los niños. Es fundamental respetar las proporciones y las indicaciones de manipulación propuestas por los fabricantes para evitar el exceso de fluidez y no sobrecargar las cubetas para no incomodar al niño. La impresión se debe tomar antes de realizar la extracción. Lo modelos se confeccionan en yeso piedra (tipo III), también respetando las proporciones y tomando las precauciones de correcto vibrado para evitar el atrapamiento de burbujas.

Mantenedores de espacio simples

Se denominan simples cuando preservan el espacio de una sola pieza dentaria.

El diseño presenta diferentes alternativas según el diagnóstico:

1. Cuando se trata de molares constan de una corona o banda en el molar que actúa como anclaje y un ansa sobre la brecha de la pieza ausente, sin apoyar sobre la mucosa y con contacto adecuado con la otra pieza vecina a la brecha.

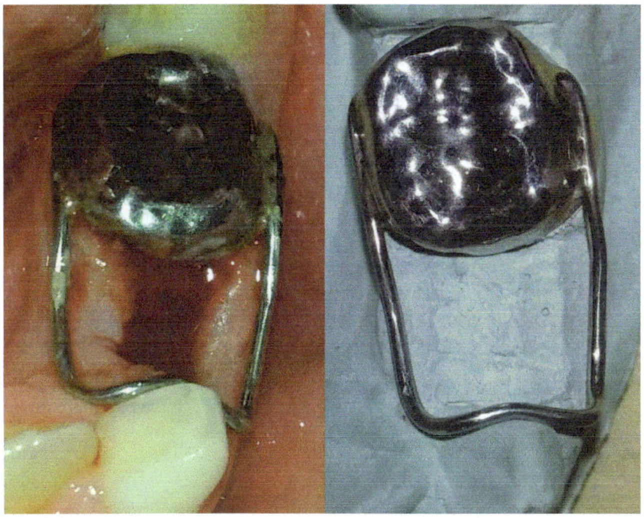

Figura 16.6: Mantenedor de espacio simple por pérdida de 1er molar primario

a. **Ausencia de 1er molar primario:** Se indica corona en segundo molar con ansa hacia el ecuador del canino (Figura 16.6).

b. **Ausencia de 2do molar primario con 1er molar permanente erupcionado:** Si radiográficamente se observan los premolares en similar nivel de erupción se recomienda colocar corona en el molar primario, si se prevé que el primer premolar erupcionará primero, se indica colocar banda en el primer molar permanente para no interferir en la oclusión. Figura 16.7 y 8.

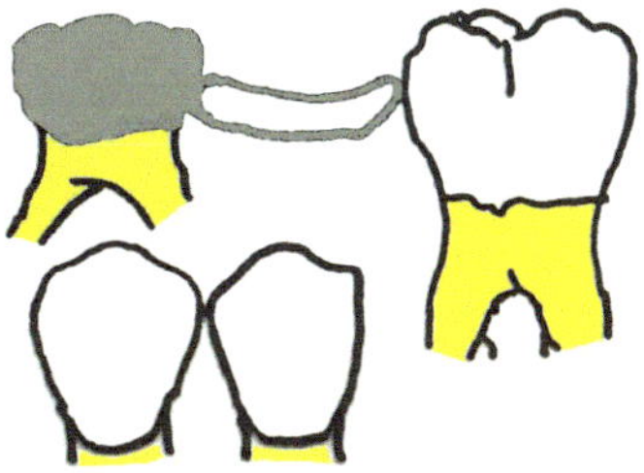

Figura 16.7: Premolares en similar altura: Corona en primer molar primario

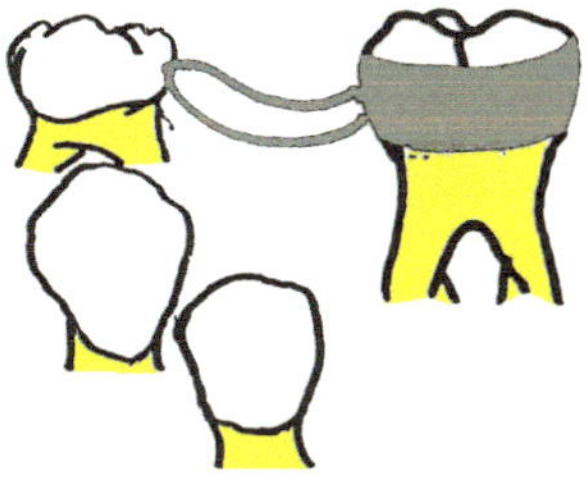

Figura 16.8: Primer premolar más cercano al recambio: Banda en primer molar permanente

c. **Pérdida de 2do molar primario antes de la erupción del 1er molar permanente:** Recibe la denominación de mantenedor intraalveolar o con zapatilla distal. El diseño requiere una radiografía preoperatoria, incluye una guía intralveolar de 1,5 - 2mm de profundidad que oriente la erupción del molar permanente. Debe instalarse en el momento de la exodoncia y realizar un control radiográfico previo al cementado. Se encuentran contraindicados en pacientes con compromiso médico (cardiopatías que requieren profilaxis ATB, inmunosupresión, quimioterapia, radiación). Deben modificarse o cambiarse cuando erupciona el primer molar permanente (Figura 16.9).

2. Cuando se trata de una pieza del sector anterior puede reponerse utilizando coronas de acero en los primeros molares con un arco palatino de 0,8 mm soldado a las mismas y la reposición de la pieza ausente (Figura 16.10).

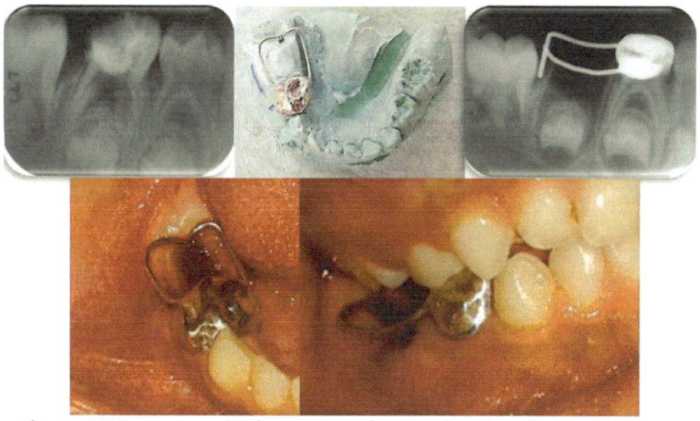

Figura 16.9: Secuencia de mantenedor intralveolar: Radiografía preoperatoria, modelo con mantenedor confeccionado en laboratorio, rx de prueba antes del cementado, instalación inmediata posterior a la exodoncia

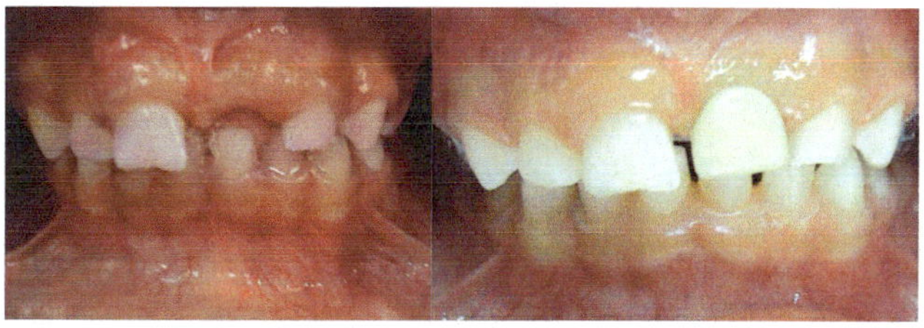

Figura 16.10: Mantenedor de espacio simple por pérdida incisivo central

Mantenedores de espacio múltiples

Fijos

En el sector anterior si hubiera ausencia de más de una pieza consecutiva puede diseñarse en forma similar al mantenedor simple.(Figura 16.11)

En dentición mixta, cuando el objetivo es evitar la pérdida de espacio en los sectores laterales, evitando la mesialización de los primeros molares permanentes, pueden colocarse bandas o coronas en los primeros molares con arco palatino o lingual adosado en incisivos. Permiten la erupción de las piezas permanentes en diferentes momentos, pero no evitan la extrusión del antagonista ni restituyen la función. Figura 16.12 y 13

En el maxilar superior otras alternativas, cuando se requiere máximo anclaje, incluyen el Arco de Nance integrado al tratamiento ortodóncico, (Figura 16.14), o la Barra Transpalatina o de Goshgarian, con bandas en los primeros molares y un alambre de acero de 0.9 mm que cruza el paladar sin contacto mucoso. Puede ser fijo (soldado) o removible (inserto en caja palatina) y están indicados en pérdidas bilaterales.

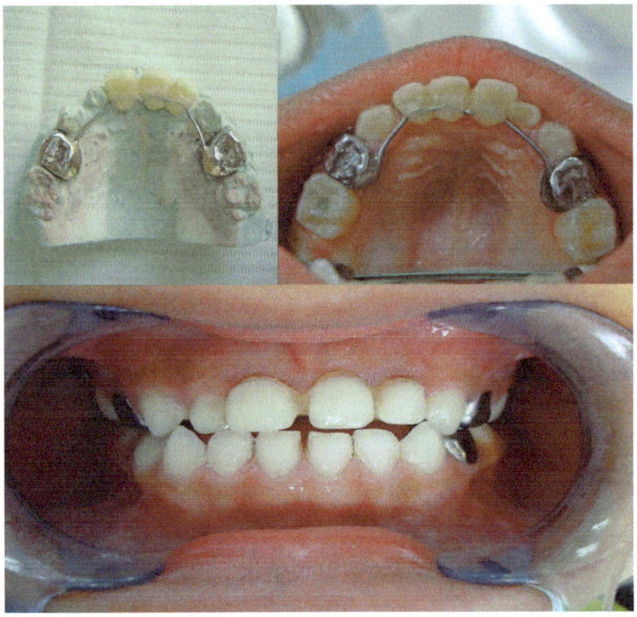

Figura 16.11: a Modelo con mantenedor confeccionado en laboratorio con coronas en primeros molares, arco palatino soldado con reposición de incisivos. Mantenedor instalado vistas oclusal y frontal

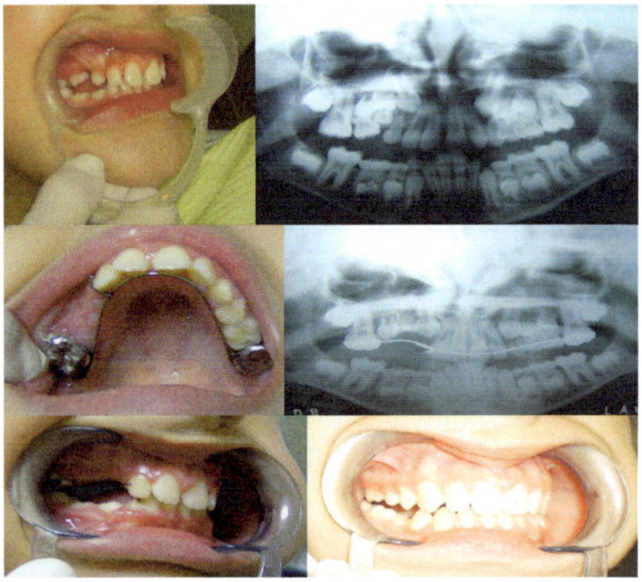

Figura 16.13: Requerimiento quirúrgico de exodoncia de molares y canino primario (primer molar primario retenido). Mantenedor con coronas en primeros molares permanentes con seguimiento hasta la erupción de canino y premolares

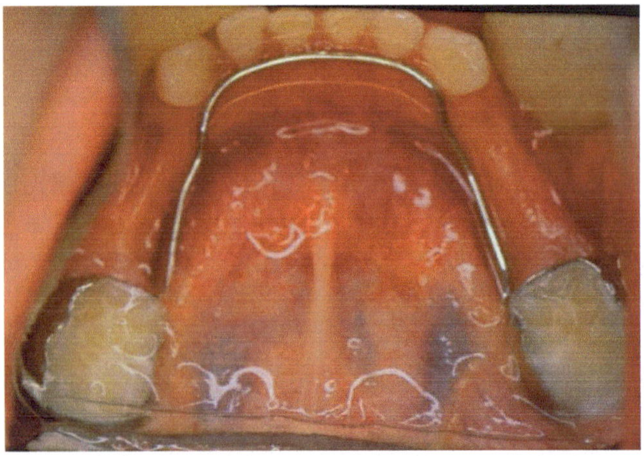

Figura 16.12: Bandas en primeros molares permanentes con arco lingual adosado en incisivos para mantener la longitud del arco por ausencia de los cuatro molares primarios

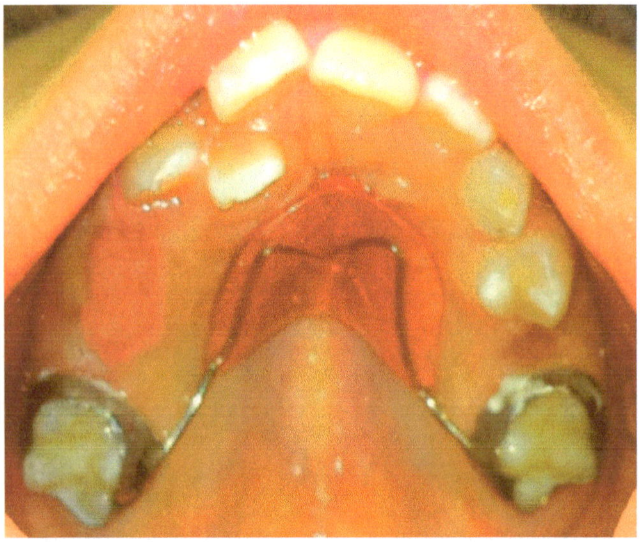

Figura 16.14: Bandas en primeros molares con Arco de Nance

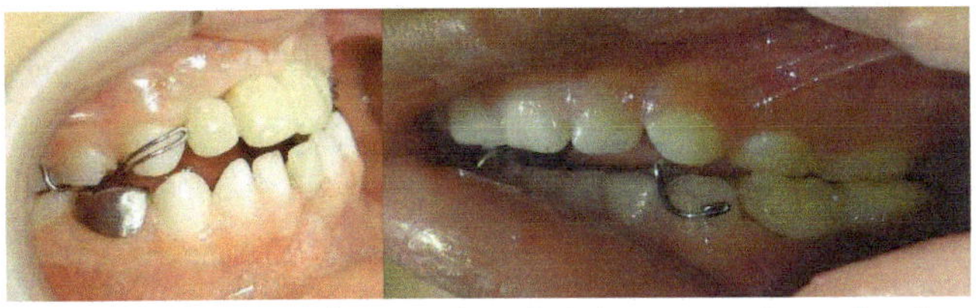

Figura 16.15: Diseño de retenedores forjados para caninos primarios

REMOVIBLES (PPR):

Se indican para pérdidas dentarias múltiples. Requieren la colaboración del niño para su uso, y entrenamiento para la masticación deglución y fonación. Los diseños deben realizarse para cada caso, cumpliendo con ciertas premisas: Los retenedores posteriores deben ser tipo Adams, los circunferenciales deben ser atraumáticos y dobles para brindar retención por mayor superficie de contacto. En los caninos inferiores deben ubicarse desde mesial hacia distal para permitir la rotación fisiológica durante la erupción de los incisivos permanentes (Figura 16.15).

En el maxilar superior si fuera posible deben quedar libres las rugas palatinas para facilitar la deglución funcional y el lenguaje, o colocar algún recordatorio o rugas artificiales. (Figura 16.16). No deben tener flancos vestibulares para permitir el crecimiento alveolar. Las piezas protéticas tienen que corresponder a la anatomía de las piezas primarias (comerciales o confeccionadas por el técnico de laboratorio) (Figura 16.17).

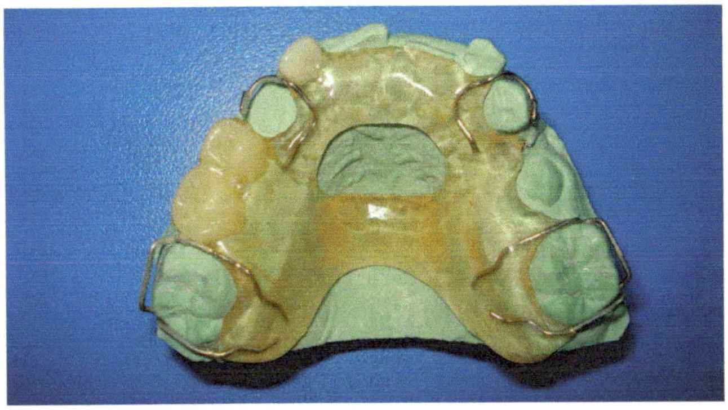

Figura 16.16: PPR superior con rugas palatinas liberadas

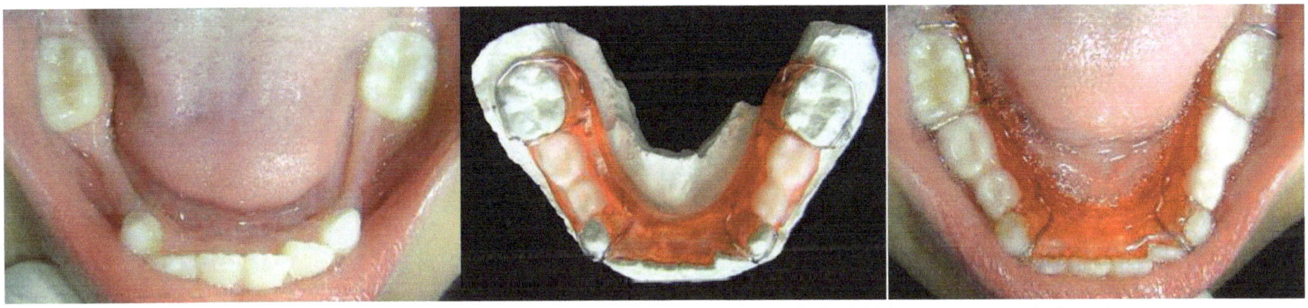

Figura 16.17: PPR inferior: ausencia de molares primarios, prótesis recibida del laboratorio e instalada en boca

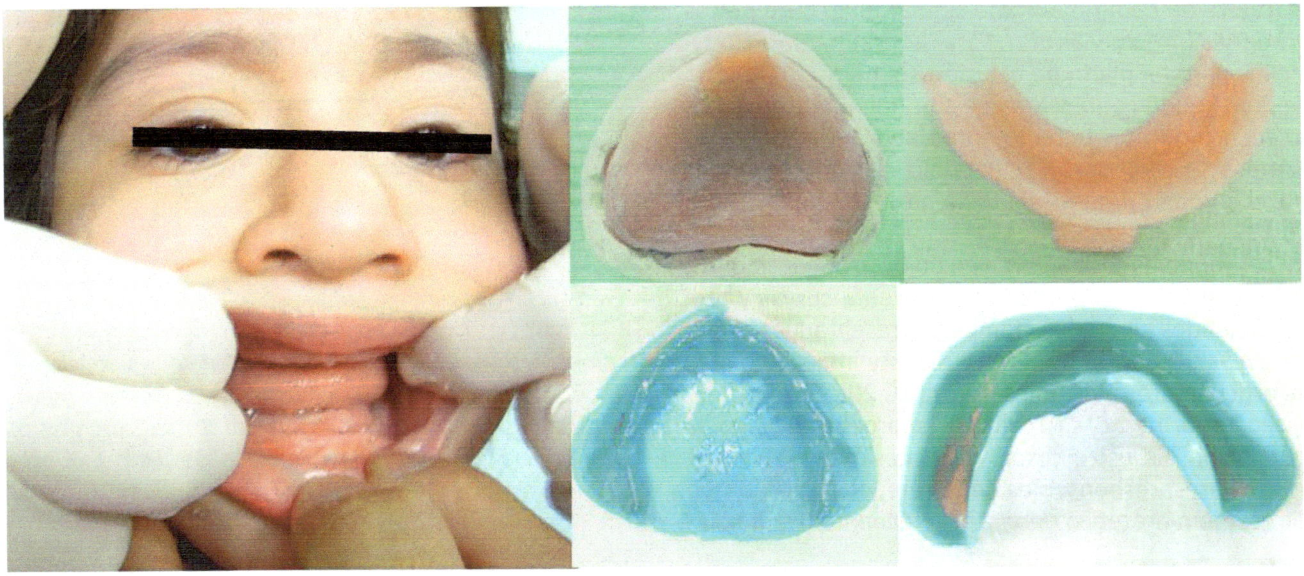

Figura 16.18: Cubetas individuales e impresiones definitivas

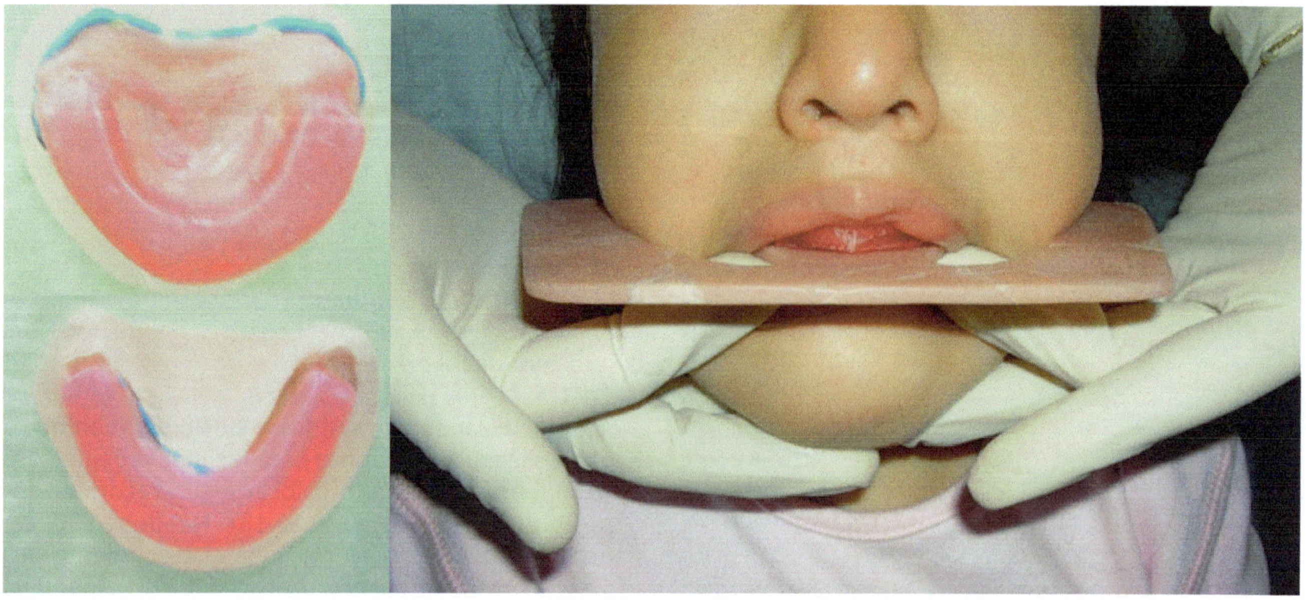

Figura 16.19: Placas estabilizadas en rodetes de cera en modelos definitivos y determinación de altura e inclinación del plano de oclusión con prueba de rodete superior y plano de Fox

Prótesis Total Removible (PTR)

Ante la ausencia total de piezas dentarias en uno o ambos maxilares es necesaria la reposición de las mismas para permitir el desarrollo y la alimentación. En estos casos se requiere confeccionar una cubeta individual rígida, diseñada sobre un modelo primario, que cumpla con los requisitos de retención y estabilidad. La impresión definitiva se realizará en forma simultánea al recorte muscular utilizando silicona por adición regular (Figura 16.18).

El modelo definitivo se realizará con protección de bordes para preservar los registros del recorte muscular, y sobre éste se confecciona la placa base con el rodete de cera de tamaño similar al arco de piezas primarias (grosor y altura). Para determinar la altura e inclinación del plano de oclusión se utilizará un plano de Fox. Puede confeccionarse con una placa de acrílico recortando un tamaño apropiado de horquilla. El plano oclusal deberá ser paralelo al plano bipupilar y al plano de Camper (ala de la nariz –tragus) (Figura 16.19).

Los modelos se montarán en un oclusor considerando que la oclusión primaria no presenta curvas y que las cavidades glenoideas tampoco presentan las características del adulto por lo que no está indicado el uso de articuladores ajustables (Figura 16.20).

Posteriormente se realizará la prueba y luego la instalación. En estos casos son necesarios los flancos vestibulares, responsables de la retención, por lo que el recambio protético deberá ser frecuente (Figura21).

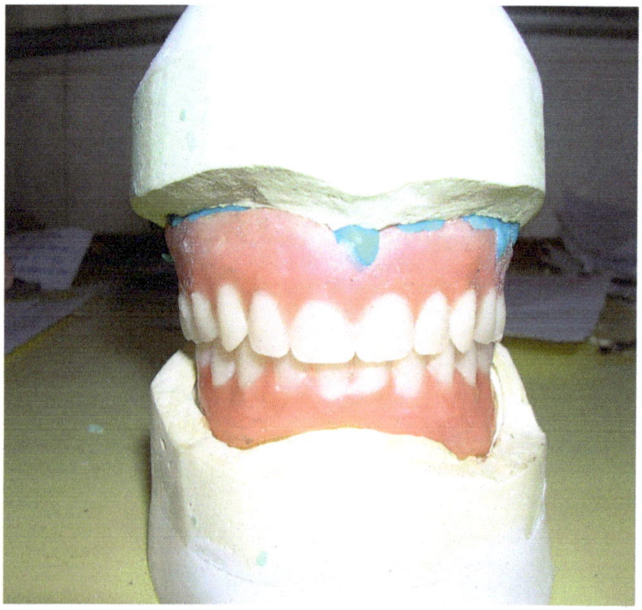

Figura 16.20: Articulado dentario en oclusor para realizar la prueba en el paciente

Seguimiento y controles

Los profesionales y los padres deben ser conscientes que al instalar un mantenedor de espacio no finaliza el tratamiento, lo inicia. Se considera con grado de evidencia II-3 que el éxito clínico de los mantenedores de espacio depende de los controles periódicos y del mantenimiento en condiciones de la aparatología. Deben evitarse efectos adversos tales como la

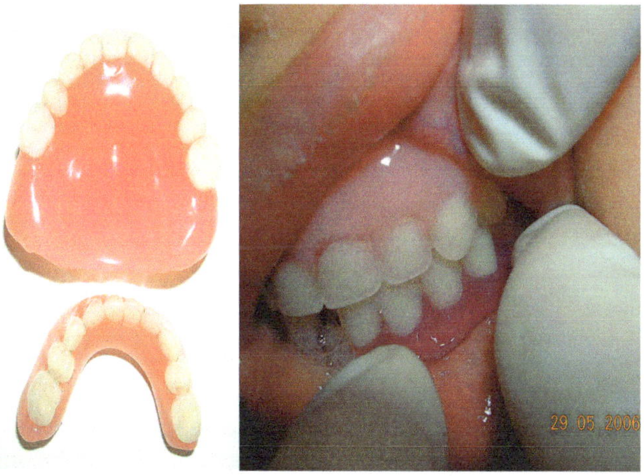

Figura 16.21: Presentación de prótesis terminadas y prueba de instalación

desadaptación, retención de placa bacteriana, interferencias para la erupción de las piezas permanentes, movimientos dentarios indeseables, inhibición del crecimiento alveolar, lesiones de tejidos blandos y dolor.

En los mantenedores simples del primer molar primario, una vez erupcionado el primer molar permanente se indica separar el ansa del ecuador del canino para permitir su rotación al erupcionar los incisivos y evitar el apiñamiento (Figura 16.22).

Al erupcionar la pieza permanente debe retirarse el mantenedor o proceder a cortar el ansa o el arco palatino (Figura 16.23).

En los mantenedores removibles es necesario realizar recortes en el acrílico acompañando la erupción dentaria. También debe desgastarse por distal de los

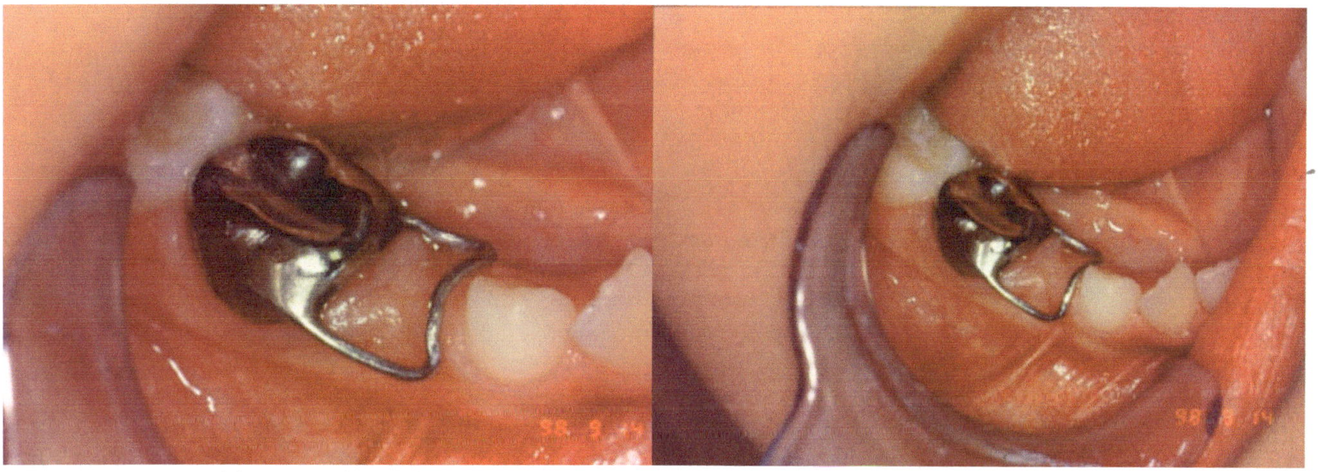

Figura 16.22: Control de mantenedor simple: se observa erupción de incisivo lateral con falta de espacio; se separa el ansa del ecuador del canino

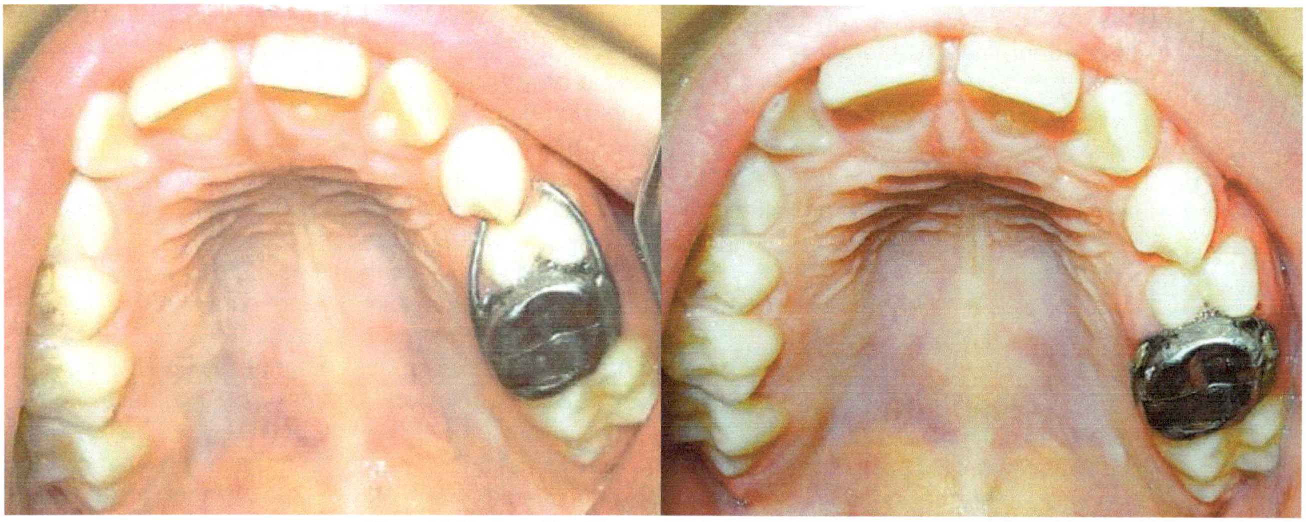

Figura 16.23: Erupción del premolar. Se procede a cortar el ansa

caninos para facilitar su rotación cuando erupcionan los incisivos. En algunas circunstancias, como los casos de PTR es necesario renovarlos periódicamente.

Como todos los tratamientos rehabilitadores deben integrar un plan de tratamiento personalizado con fuerte componente preventivo. Es necesario comunicar a los padres que el mantenedor requiere monitoreo, que el paciente debe mantener una buena higiene y que aún un buen mantenedor puede fracasar en preservar el espacio. Como regla general un mantenedor será colocado cuando la situación conduce a la pérdida de espacio necesaria para una pieza no erupcionada, pero teniendo en cuenta salud general del paciente, la motivación y el estado de la oclusión.

REHABILITACIÓN PROTÉTICA DEL ADOLESCENTE

McCracken define la prostodoncia como la rama de la odontología que se ocupa de la restauración y el mantenimiento de las funciones orales, el confort, la apariencia y la salud del paciente mediante el reemplazo de los dientes y tejidos contiguos faltantes por sustitutos artificiales.

Cuando se habla de rehabilitación protética, se piensa en el paciente adulto que a través del tiempo ha perdido piezas dentarias. Sin embargo, son numerosos los adolescentes con ausencia de piezas dentarias, debido a la pérdida por caries y /o traumatismos y también por agenesias y anodoncias total o parcial. Estos pacientes necesitan el reemplazo de los dientes y tejidos contiguos faltantes por sustitutos artificiales (prótesis) para la *"restauración y el mantenimiento de las funciones orales, el confort, la apariencia y la salud general"*. Esta meta podrá alcanzarse considerando la información disponible referente al tema, para poder entregar la mejor solución, cumpliendo con los tres objetivos básicos de la odontología restauradora:

- Devolver estética.
- Recuperar función.
- Conservar el remanente biológico en salud.

En la práctica actual el tratamiento del paciente parcialmente desdentado comprende varios tipos de prótesis:

- Prótesis Parcial Fija (PPF).
- Prótesis Parcial Removible (PPR).
- Prótesis Implanto Asistida (PIA).

A continuación se analizará la rehabilitación con prótesis fija unitaria y luego la reposición de piezas dentarias en adolescentes parcialmente desdentados, mediante la realización de prótesis parcial removible, adecuando las técnicas a ese paciente en particular, considerando las características individuales de riesgo, la edad y la etapa de crecimiento y desarrollo en la que se encuentra, pero sin apartarse de los principios que rigen la rehabilitación para lograr el éxito.

Prótesis fija

A partir del remanente dentario sano se deberán evaluar los siguientes factores biomecánicos:

- Ausencia de rebordes marginales.
- Espesor de paredes sanas.
- Oclusión.
- Límite periférico supragingival.

Luego de esta evaluación, las opciones podrán ser: desde una incrustación estética, un poste preformado, un perno colado o una restauración periférica total (corona).

Incrustaciones estéticas

Se indicarán en casos de gran pérdida de tejido dentario, con ausencia de uno o más rebordes marginales, escaso esmalte, pérdida de una o más cúspides. Estas incrustaciones estéticas se confeccionan con resinas de laboratorio (como las que ofrecen distintas empresas Kerr, Bisco, Ivoclair - Vivadent entre otras). La finalidad es reponer el tejido dentario ausente por medio de un bloque rígido, que una vez fijado con técnicas adhesivas al remanente dentario, devuelva integridad funcional y estética. Son conservadoras de los tejidos dentarios, reproducen la forma anatómica, tanto oclusal como proximal y, sobre todo, permiten reproducir una relación de contacto correcta.

Las preparaciones dentarias que recibirán una incrustación estética deben cumplir determinada planimetría: luego de la eliminación total de caries, se evalúa la necesidad de realizar relleno con ionómero vítreo modificado con resina en las paredes sin soporte dentinario. Luego se efectúa el tallado, con una fresa troncocónica lisa de punta redondeada a alta velocidad. Se talla de manera tal que las paredes queden ligeramente divergentes hacia oclusal. La caja oclusal deberá tener una profundidad de 2 mm, desde el fondo del futuro surco medial. El istmo de unión de las cajas oclusal y proximal debe ser de aproximadamente 2 mm de ancho en premolares y 3 mm en molares, para evitar la fractura del bloque rígido por tensiones generadas en ese nivel. Una vez realizada la preparación es necesario alisar los márgenes de la misma en toda su periferia.

Luego se realiza la impresión, para la obtención del modelo de trabajo, preferentemente con siliconas por adición, la impresión del antagonista con alginato y el registro de la relación intermaxilar. Se confecciona un provisorio.

En la sesión siguiente se retira el provisorio y se prueba la adaptación y el sellado de la incrustación estética en la preparación dentaria. Si todo es satisfactorio se procede a realizar la fijación o cementado en un campo operatorio aislado, con un medio a base de resina de activación dual. Se efectúan las maniobras del pulido y terminación superficial, junto con el ajuste oclusal (Figura 16.24).

Restauración del diente endodónticamente tratado

La odontología restauradora ha experimentado en los últimos años una gran evolución en los materiales y en sus aplicaciones clínicas: la introducción de los postes de fibra es probablemente, junto con el desarrollo de los adhesivos dentinarios de última generación una de las novedades más significativas de los últimos años.

El éxito de la rehabilitación de un diente endodonciado, depende de la calidad estructural y estética de la restauración, de su adaptación clínica y de la salud de los tejidos de soporte, pero también del pronóstico de la reconstrucción del muñón.

El tratamiento de conductos tiene tres consecuencias relevantes sobre el diente: la pérdida de tejido dentario que provoca un debilitamiento relativo de la estructura dentaria, la alteración de las características físico mecánicas del diente y la variación de las características estéticas de la dentina y del esmalte residual.

El tratamiento de conductos por sí mismo ocasiona una reducción del 5% de la resistencia del diente, un valor que no es tan elevado si lo comparamos con el 63% de una preparación de una cavidad MOD. Pero también debe tenerse en cuenta la pérdida de tejido dentario intracoronal y la pérdida del techo de la cámara pulpar, **estructura fundamental de relación entre las cúspides, y que distribuye las fuerzas masticatorias y funcionales sobre toda la superficie del diente.** La deshidratación de la dentina debida a la pérdida de la irrigación, junto a la variación de la disposición de las fibras de colágeno, son responsables de un debilitamiento del 14%, y este es más pronunciado en los incisivos inferiores.

Los cambios estructurales, las posibles pigmentaciones o tinciones producidas por el procedimiento y los materiales de obturación del conducto modifican la refracción de la luz a través del diente y/o la dentina cervical.

Técnicas de reconstrucción del diente endodónticamente tratado

El perno es el elemento rígido, que cementado en un resto radicular endodónticamente tratado y preparado a tal fin, permite restituir la porción coronaria necesaria para la integración de las distintas supraestructuras. Pueden ser metálicos (colados o prefabricados) o no metálicos preformados.

En los pacientes adolescentes es recomendable utilizar los postes de fibra de vidrio, dado que su módulo de elasticidad (21 GPa) es similar al de la dentina (18 GPa). Mientras que el módulo de elasticidad de los pernos metálicos es de 80 GPa (oro) y 190-200 GPa (acero

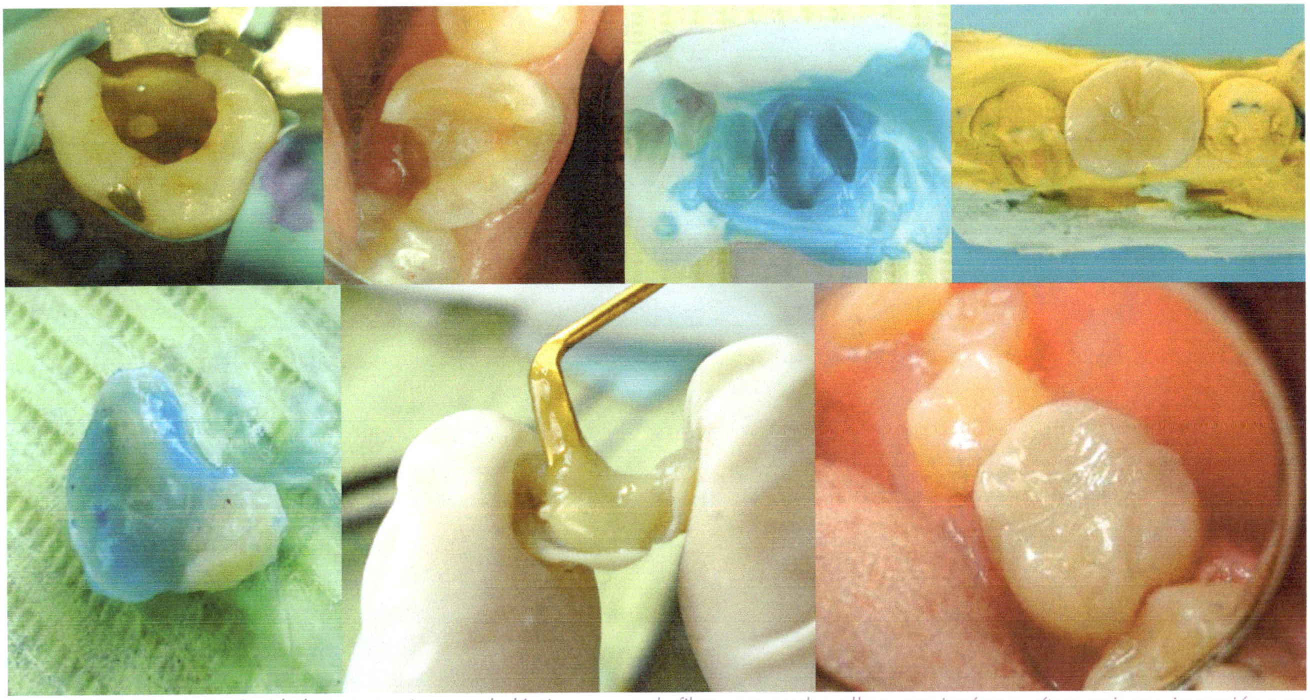

Figura 16.24: Secuencia: Cavidad con tratamiento endodóntico y poste de fibra cementado; relleno con ionómero vítreo resinoso, impresión para el modelo de trabajo, incrustación, acondicionamiento de la restauración, aplicación del cemento dual, incrustación cementada

inoxidable), esta diferencia permite la generación de tensiones en las paredes radiculares, porque las fuerzas ejercidas sobre un sistema con componentes de diferente rigidez, son transmitidas al elemento más débil y concentradas en determinadas zonas, lo que podría llevar a la fractura de la raíz.

En pacientes muy jóvenes hay que considerar la amplitud de la cámara pulpar y de los conductos, por lo que el perno muñón metálico tendrá más volumen, significando mayor cantidad de metal con un módulo de elasticidad elevado, transmitiendo las fuerzas a la dentina.

Los Postes de fibra presentan las siguientes ventajas:

- Absorción y distribución más uniforme de las tensiones oclusales.
- Estética más favorable.
- No hay corrosión.
- Facilidad para retirarlo para realizar algún tratamiento futuro.

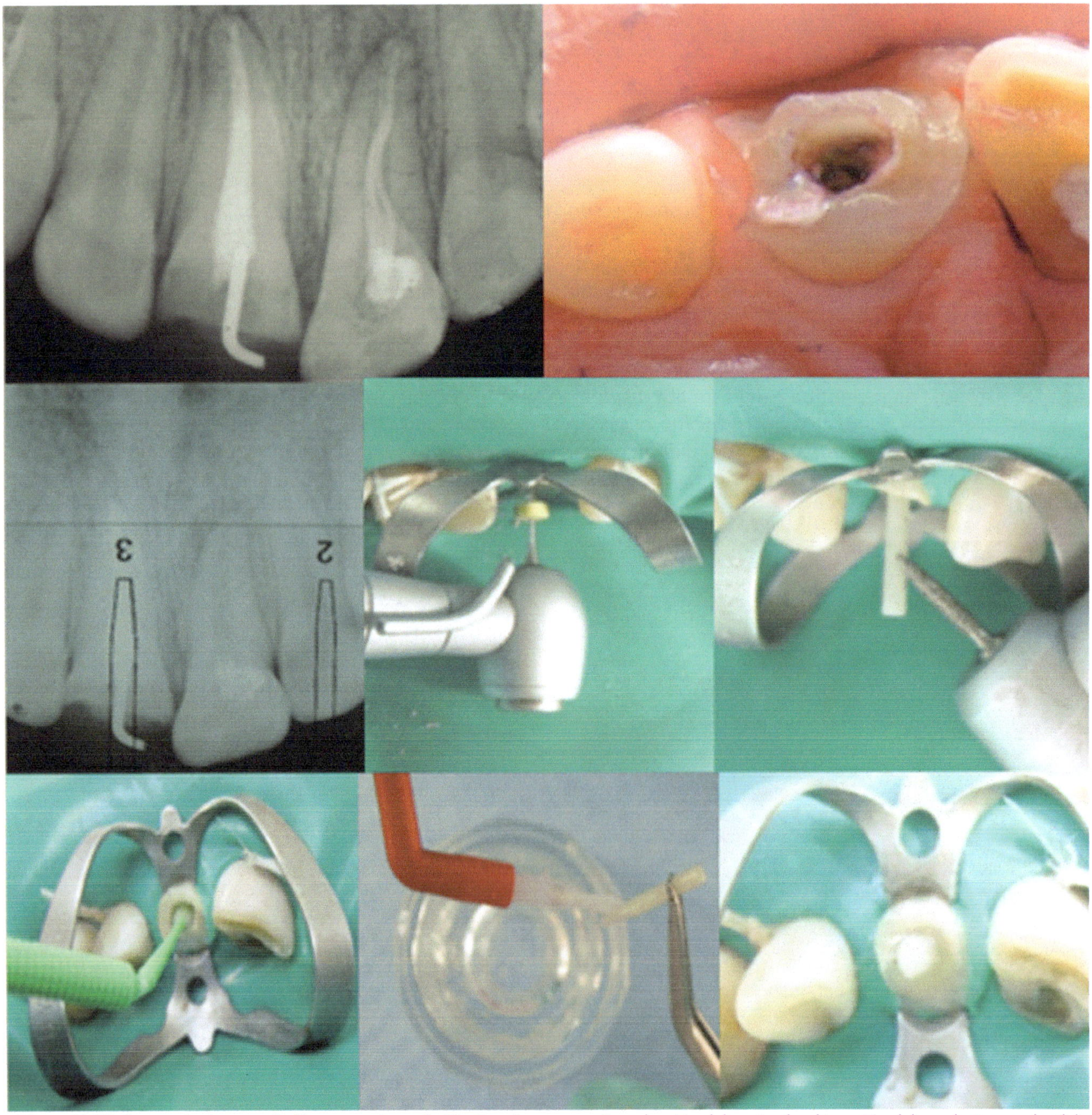

Figura 16.25: Secuencia de poste de fibra en paciente de 15 años. Rx preoperatia, selección del poste, desobturación del conducto, prueba del poste y corte con piedra de diamante, colocación de adhesivo en ambas superficies para el cementado, poste instalado con cemento dual

- Compatibilidad con el cementado adhesivo.
- Eliminación de pasos clínicos y de laboratorio.

Es imprescindible evaluar la calidad y la cantidad del remanente dentario, se requiere un espesor mínimo de 2 mm, para reforzar el sustrato, dado que la resistencia a la fractura se relaciona de manera directa con la dentina presente. Con un poste de fibra preformado se logra la integración corono -radicular, y las fuerzas generadas durante la función se distribuyen en el área radicular, evitando su concentración en la porción coronaria.

Para utilizar este tipo de postes, es preciso que la endodoncia mantenga un silencio clínico y radiológico compatible con salud, que se observe suficiente inserción ósea por la longitud del anclaje y que haya un remanente dentario, para conseguir el efecto férula que se contrapone al rotacional coronario. No es aconsejable utilizarlos en raíces con conductos curvos, márgenes subgingivales, o donde no sea posible realizar un aislamiento correcto del campo operatorio.

En los casos donde no existe remanente dentario y en los que no está indicado su uso, se optará por un perno metálico colado.

En cada caso, la selección del poste se realiza con la radiografía posoperatoria de la endodoncia, para determinar el diámetro y la longitud del poste. Luego se talla la superficie dentaria, se desobtura la longitud deseada (el mínimo debe ser igual a la altura de la corona y el máximo 5 mm del final de la obturación endodóntica). Para la desobturación se utilizan fresas de Gates-Glidden o fresas de largo o Peeso. Luego se rectifica el interior del conducto con una fresa calibradora, provista por el fabricante y codificada según el tamaño del poste, de punta redondeada, que trabaja lateralmente el conducto hasta la longitud inicial.

Se prueba la inserción del poste en el canal labrado, se señala con un marcador la longitud útil para la reconstrucción del muñón coronario, se corta el poste con una piedra de diamante con alta velocidad y refrigeración. Durante el corte la piedra de diamante se coloca perpendicular al poste para no dañar las fibras del mismo.

Luego se efectúa la limpieza, el lavado y el secado del lecho endodóntico. Se realiza la técnica de grabado ácido del conducto y de la porción coronaria. Se lava, se seca sin resecar, y se acondiciona el conducto con el sistema adhesivo, preferentemente de activación dual.

El medio de fijación de elección es a base de resina de tipo dual; la mezcla solo se carga en el poste, y luego de realizadas las maniobras de limpieza y tratamiento de este, se posiciona el poste en el canal eliminando los excesos del medio de fijación, antes de su polimerización (Figura 16.25).

Después se reconstruye el muñón o contenido, con técnica estratificada de resina o las resinas específicas para confección de muñones (Figura 16.26).

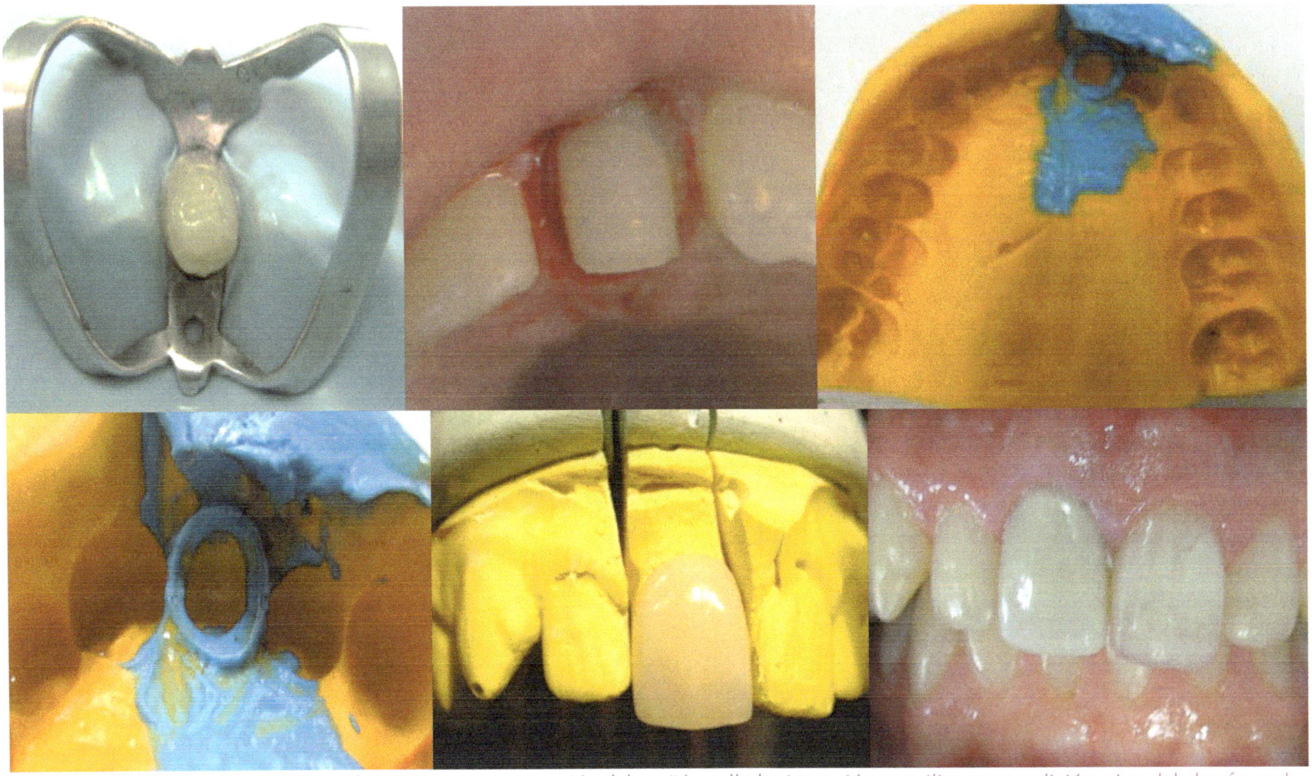

Figura 16.26: Secuencia en paciente de 16 años: Reconstrucción del muñón, tallado, impresión con silicona por adición, vista del chanfer en la impresión, corona en resina de laboratorio, posoperatorio

El tallado del contenido se realizará de acuerdo con la pieza tratada y el tipo de rehabilitación definitiva seleccionado: una restauración de inserción plástica, o rígida como las incrustaciones o las coronas.

Restauración periférica total (Corona)

Si la indicación fuera una restauración periférica total (corona), en los adolescentes el material de elección es la resina de laboratorio, considerada una restauración intermedia hasta que alcance la adultez. La terminación en cervical para estas coronas es el chanfer marcado o chanfer amplio que se realiza con una piedra flama o llama colocada casi paralela el eje mayor del diente. Esto genera una pared recta en los 2/3 oclusales del desgaste, y cóncava hacia el exterior de la preparación en el 1/3 gingival (Figura 16.26).

Prótesis parcial removible (PPR)

La reposición de varias piezas dentarias ausentes puede realizarse con PPR (estructura colada o de resina acrílica). En los casos de los adolescentes estas estructuras protéticas se consideran provisionales, debiendo adecuar la técnica a cada paciente en función de las características individuales de riesgo, la edad y la etapa de crecimiento y desarrollo en la que se encuentre, pero sin apartarse de los principios que rigen la rehabilitación con este tipo de prótesis.

Cuando se realiza una prótesis parcial removible con una estructura colada o con resina acrílica hay que respetar la siguiente secuencia:

- Diagnóstico.
- Preparación de la boca.
- Diseño de la prótesis.
- Elaboración.
- Colocación.
- Mantenimiento.

Clasificación de los arcos parcialmente desdentados

Los estudios actuales revelan que la prevalencia de la pérdida de dientes ha sufrido un considerable descenso en las últimas décadas, pero a pesar de esto existe una variación significativa en su distribución. Por lo tanto es conveniente agrupar las combinaciones más frecuentes y clasificarlas para facilitar el manejo de los pacientes parcialmente desdentados.

El método de clasificación más conocido y utilizado fue propuesto originalmente por el Dr. Edward Kennedy en 1925, y a al igual que las clasificaciones de Bailyn y Skinner intenta agrupar los arcos parcialmente desdentados para que se puedan establecer principios que faciliten el diseño de la PPR. Describe los arcos parcialmente desdentados en cuatro clases principales: Clase I, clase II, clase III y clase IV (Figura 16.27). Esta secuencia numérica se estableció de acuerdo a la frecuencia con que se

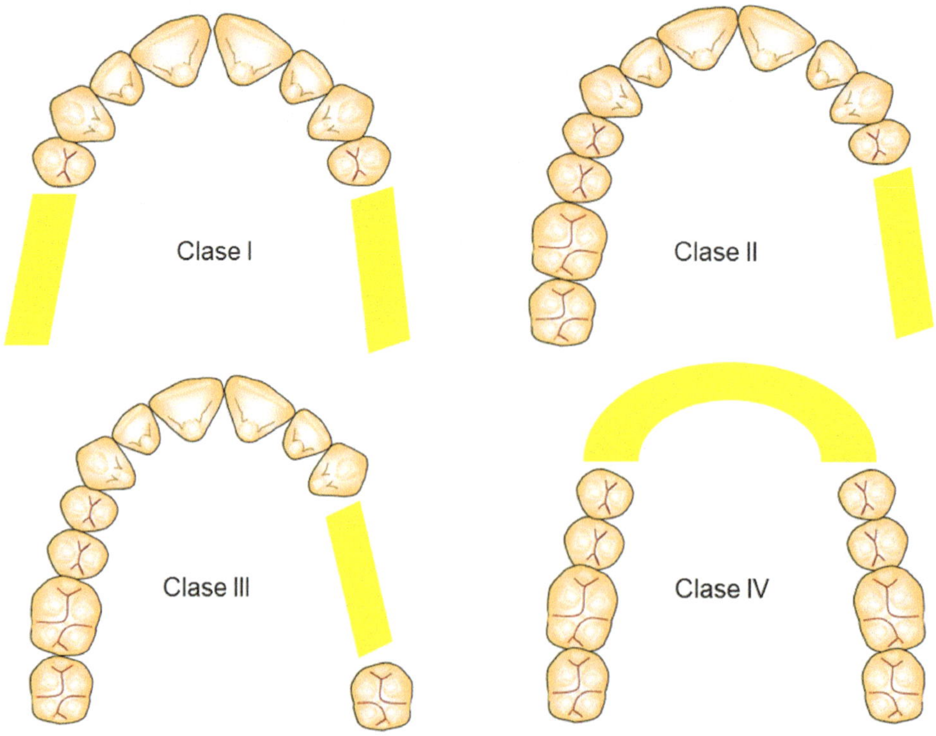

Figura 16.27: Clases de Kennedy

presentan, es decir que la clase I es la más habitual. Las áreas desdentadas que no están descriptas en las 4 clases principales se denominan espacios de modificación.

Clase I: Áreas edéntulas bilaterales, ubicadas posteriormente a los dientes remanentes (extensión distal bilateral) La prótesis será *dento mucosoportada*.

Clase II: Área edéntula unilateral ubicada posteriormente a los dientes remanentes (extensión distal unilateral) La prótesis será *dento mucosoportada*.

Clase III: Área edéntula unilateral limitada por dientes remanentes anteriores y posteriores. La prótesis será *dentosoportada.*

Clase IV: Área edéntula única bilateral, localizada delante de los dientes remanentes y que cruza la línea media. La prótesis será *dento soportada*, aunque de acuerdo a la cantidad de piezas ausentes pasará a ser *dento mucosoportada.*

Las áreas desdentadas que no están descriptas en las 4 clases principales se denominan espacios de modificación. En la Figura 16.28 se ejemplifican las modificaciones para la Clase I. La Clase IV no presenta modificaciones debido a que el área edéntula más posterior es la que determina siempre la clasificación.

Propiedades que debe cumplir una PPR

Un aparato restaurador que el paciente puede remover de su lugar, además de rehabilitar no debe dañar. Para eso debe cumplir con las propiedades comunes a toda prótesis: ***soporte-retención-y estabilidad***, dependientes de un diseño adecuado y explayadas en la Tabla 16.1.

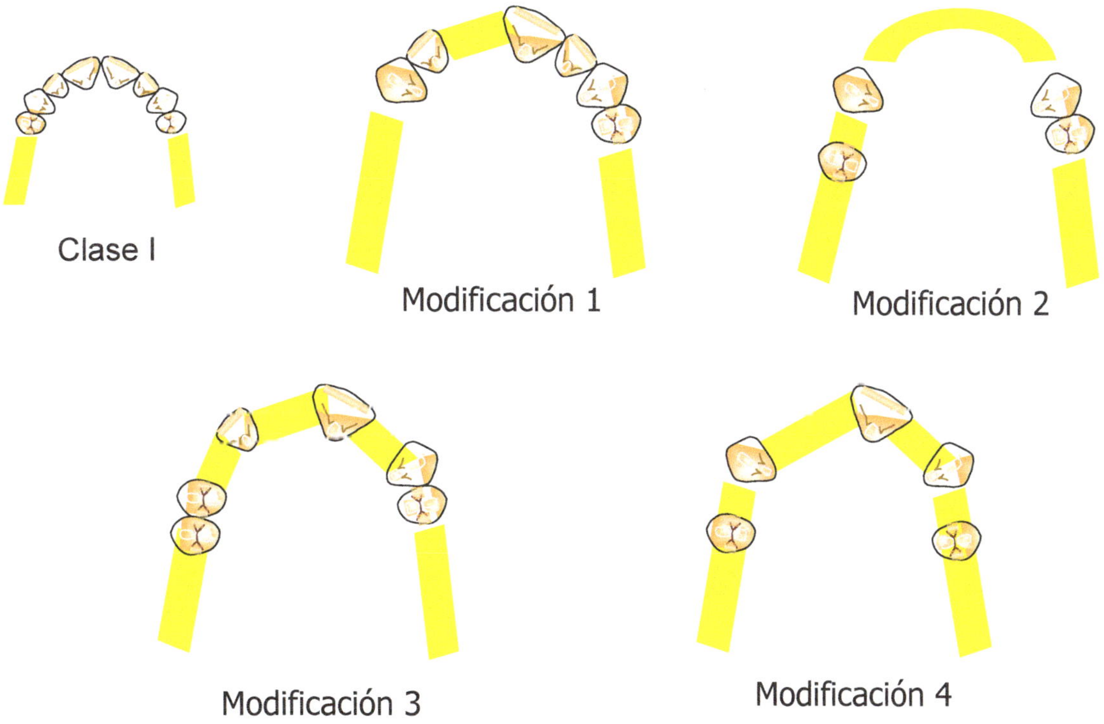

Figura 16.28: Modificaciones de Clase I de Kennedy

Tabla 16.1: Propiedades protéticas

Propiedades	Resistencia contra fuerzas	Estructuras
Soporte	Verticales intrusivas (tienden a impactar la prótesis contra el terreno dentario y mucoso)	Apoyos oclusales (dento soportada) Placas y sillas (muco soportada) Apoyos oclusales, placas y sillas (dento mucosoportada)
Retención	Verticales extrusivas (tienden a alejar a la prótesis del terreno de soporte)	Retenedores Ajuste de la base protética a la mucosa residual.
Estabilidad	Horizontales (tienden a alejar a la prótesis del terreno de soporte)	Porción rígida de los retenedores. Conector menor. Porción vertical de las sillas. Adosamiento muscular a los flancos protéticos

PPR Dento soportada y PPR Dento mucosoportada

Existen básicamente dos tipos de PPR de acuerdo al tipo de soporte que reciben: dento soportada y dento mucosoportada, de extensión distal o de extremo libre.

La prótesis dento soportada es la que restaura espacios edéntulos limitados (clase III y IV con espacios edéntulos cortos) ofrece un marcada superioridad sobre la prótesis dento mucosoportada, ya que toda la carga la soportan los dientes pilares situados en los extremos de los espacios edéntulos. Este tipo de prótesis funciona con mayor semejanza a una prótesis parcial fija, ya que los retenedores directos colocados en las piezas pilares neutralizan cualquier desplazamiento de la prótesis en sentido gingival, oclusal u horizontal.

A la prótesis dento mucosoportada, el soporte se lo brindan: la mucosa que recubre el reborde residual y las piezas dentarias. A este grupo pertenecen las clases I, II y IV de Kennedy con espacios edéntulos extensos. En tanto que los dientes pilares pueden intruirse 0,2 mm (que es el espesor del periodonto), la mucosa que recubre el reborde residual tiene un espesor de 2 mm. Este soporte combinado implica que las fuerzas de la masticación deben distribuirse entre dos tejidos con una marcada diferencia en el grado en que se pueden desplazar y sumado a la falta de retención directa en la parte posterior, genera una rotación de la base de la prótesis a través de tres ejes imaginarios. Por esta razón tanto el diseño como la adaptación de la base de la prótesis deben estar enfocados a controlar estos movimientos.

La PPR no puede ser estable en boca si no tiene conexión con las piezas dentarias remanentes. Estas sirven de sostén para el anclaje (retenedor o medio de conexión) y se denominan dientes pilares. Los diferentes tipos según distribución y número de anclaje se expresan en la Figura 16.29.

La retención directa sostiene la PPR en la boca impidiendo el desplazamiento, está dada principalmente por los retenedores (específicamente por sus brazos retentivos, que ejercen una acción friccional sobre los dientes pilares) y por la adhesividad que brinda el contacto de la silla con la mucosa mediante la capa viscosa de la saliva y el efecto de los labios, carrillos y lengua cuando la estructura está correctamente adaptada al terreno protético y también por la fricción que generan los conectores, ya que cualquier elemento que roce la arcada dentaria se opone a las fuerzas de desplazamiento. Toda esta fricción controlará la movilidad y rotación de la prótesis.

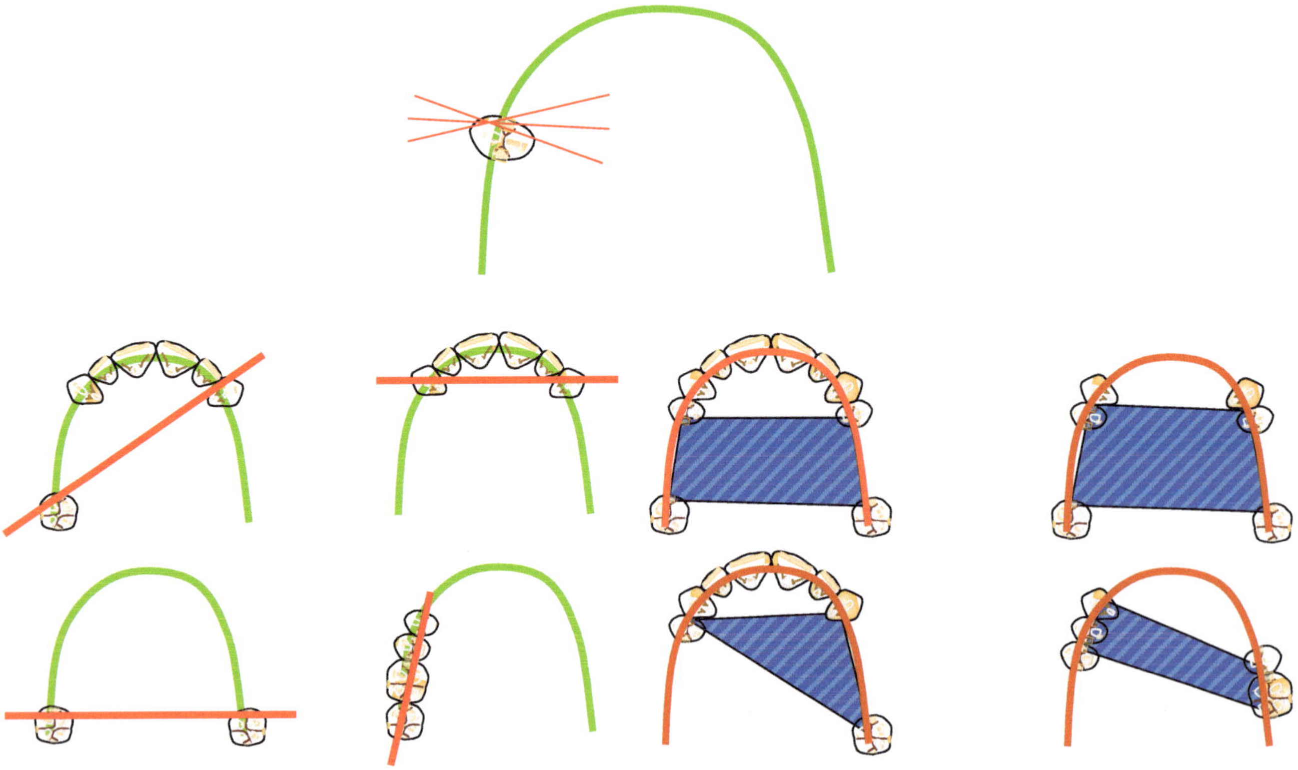

Figura 16.29: Tipos de anclaje: **Puntiforme:** en un solo diente, contraindicado por someter al diente pilar a fuerzas no axiales. **Lineal:** toma dos o más dientes pilares contenidos en una línea recta (Clase I y II de Kennedy). **En superficie**: los dientes pilares forman entre sí figuras poligonales variadas. Un anclaje en superficie triangular es suficiente (algunas Clases III de Kennedy), siendo más favorable un anclaje que abarque algún otro diente remanente, en anclaje trapezoidal (Clase IV y algunas Clases III de Kennedy)

La retención indirecta es una acción pasiva que evita que las prótesis a extremo libre (Clase I y II de Kennedy) con anclaje lineal rote alrededor de la línea de fulcrum, evitando que la base se levante y separe de la mucosa durante la masticación por la acción pegajosa de los alimentos. Este movimiento rotatorio se neutraliza ubicando apoyos que van a proveer retención indirecta, lo más alejados posibles de la línea de fulcrum. Figura 16.30. También otorgan retención indirecta las placas lingual y palatina y el gancho continuo de Kennedy.

Componentes y diseño de una PPR

La PPR está constituida por distintos elementos que desempeñan una función determinada que deben ubicarse en el diseño de acuerdo a cada caso clínico para obtener las propiedades mencionadas anteriormente.

- El conector mayor es el que conecta los elementos de un lado del arco dentario con los del lado opuesto. A este están unidos directa o indirectamente todos los otros elementos que componen la prótesis. Trasmite y distribuye las fuerzas por todo el arco, teniendo como requisito indispensable la rigidez.
- El conector menor es el elemento de unión entre el conector mayor y la mayoría de los componentes de la PPR. Transfiere las cargas funcionales a los dientes pilares y el efecto de los retenedores, apoyos y componentes estabilizadores al resto de la prótesis.
- Los planos guías orientan la trayectoria de inserción y remoción de la prótesis y están situados junto a los espacios desdentados. Son paralelos al eje mayor del diente pilar, a la vía de inserción y entre sí. La preparación dentaria abarca toda la cara proximal y un tercio de la cara lingual. En las coronas se modelan previamente en la cera.
- Los apoyos (descansos) oclusales, linguales o cingulares e incisales brindan soporte en los dientes pilares, descansando sobre los lechos oclusales (Figura 16.31). Muchos autores los consideran como uno de los componentes más importantes de la PPR.
- Los retenedores directos son los elementos que aportan retención de forma activa evitando que la PPR se separe de los dientes y de las bases mucosas durante la función. Si bien, existen numerosos tipos de retenedores directos, en las Figuras 16.32, 16.33, 16.34 y 16.35 se describen los de uso más frecuente, retenedores extra coronarios que se ubican alrededor del diente pilar y que actúan por prensión.

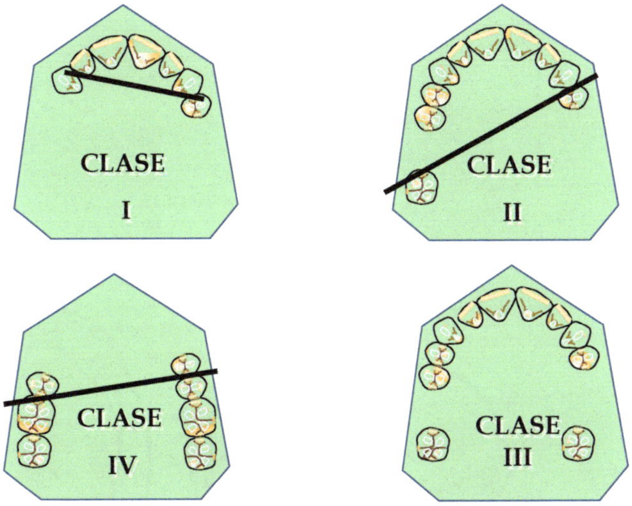

Figura 16.30: Líneas de fulcrum. Las PPR de Clase I y II de Kennedy con anclaje lineal están sometidas a una rotación alrededor del eje que se sitúa en el límite de la parte móvil con la parte fija y pasa por los apoyos oclusales de los pilares terminales a ambos lados del maxilar y se denomina línea de fulcro o fulcrum. En Clase IV de Kennedy, no hay guía anterior y la línea de fulcrum pasa por los dos pilares más anteriores al espacio desdentado. En Clase III de Kennedy no hay línea de fulcrum

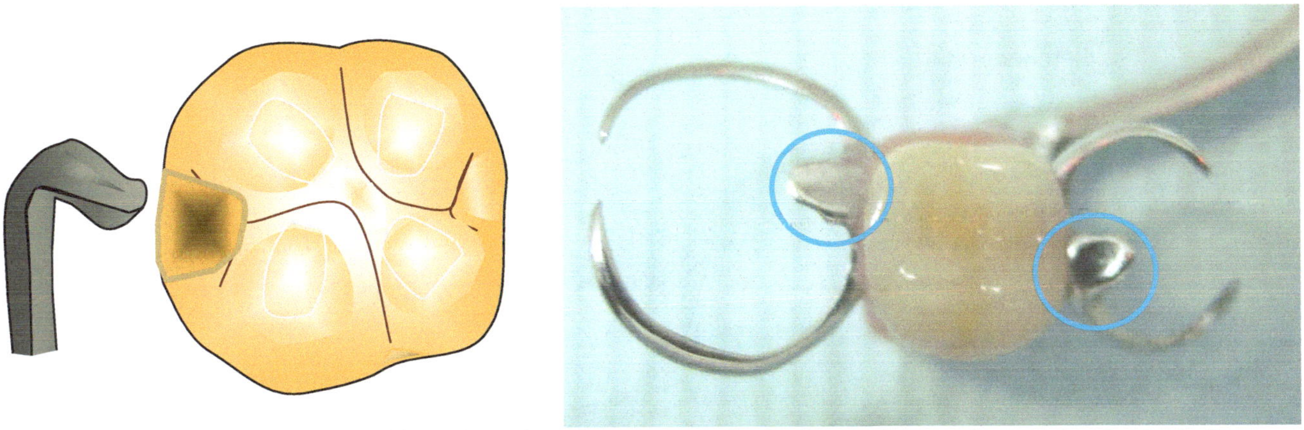

Figura 16.31: Descansos o lechos: Se tallan en forma de cuchara en caras oclusales de premolares y molares y en los cíngulos de dientes anteriores, para alojar a los apoyos o topes metálicos,. Pueden realizarse en las piezas dentarias naturales, o sobre restauraciones plásticas o rígidas (el técnico los talla durante el encerado). **Apoyo o tope oclusal:** prolongación rígida de la PPR que asienta sobre los descansos y transfiere a los dientes pilares las fuerzas que se ejercen sobre las prótesis

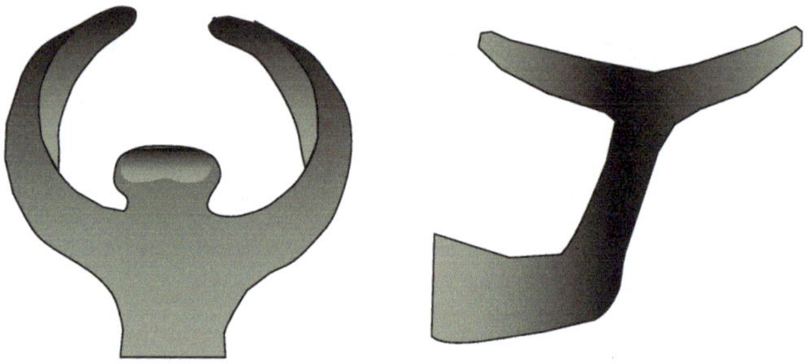

Figura 16.32: Retenedores o ganchos circunferenciales: acceden a las zonas retentivas desde oclusal (supra ecuatoriales). **Retenedores a barra o punto de contacto:** acceden a las zonas retentivas desde gingival (infra ecuatoriales). Ambos tipos pueden ser colados o forjados

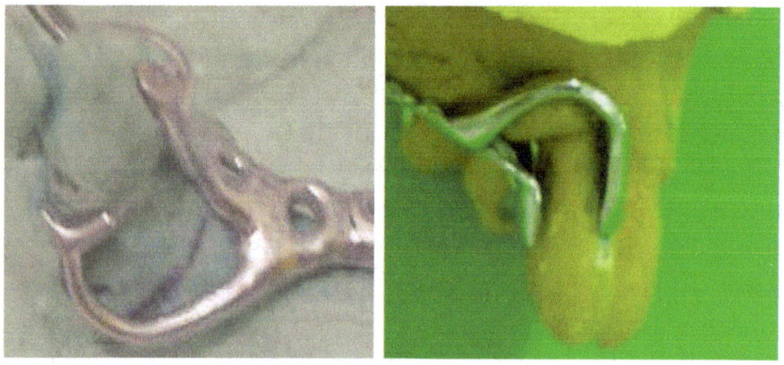

Figura 16.34: Retenedor a barra: indicados en extremos libres o por estética. El retenedor se origina en el conector mayor o en la silla hasta la zona retentiva desde gingival. Según la forma de su porción terminal es identificado como en T, U, L, I, C y S

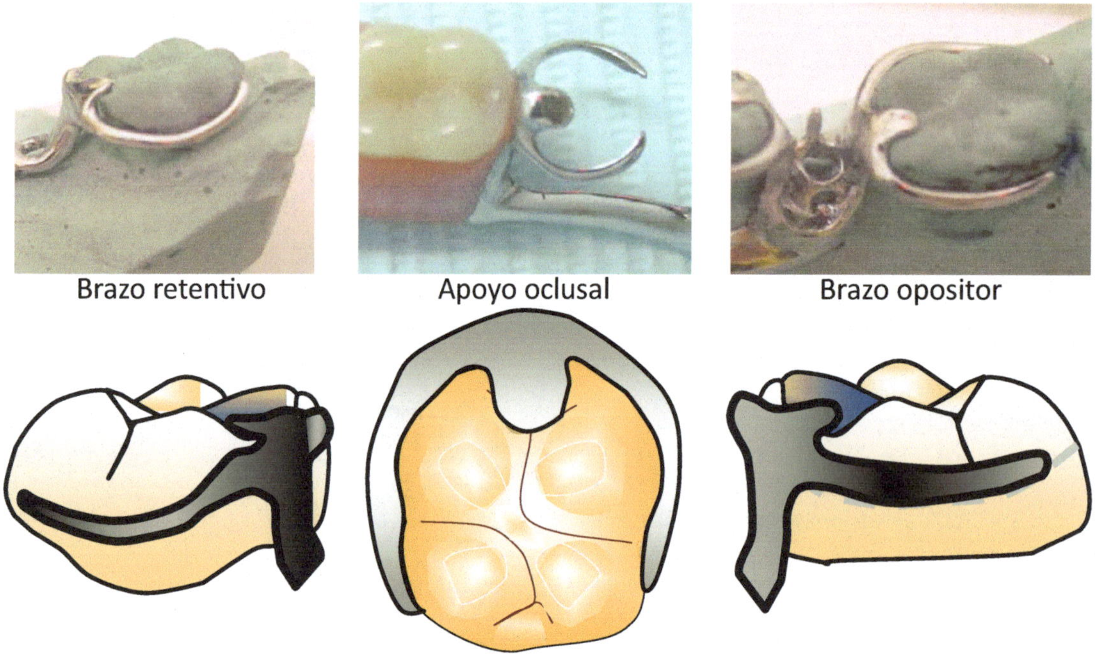

Figura 16.33: Retenedor circunferencial: formado por un brazo retentivo ligeramente flexible y un brazo opositor o recíproco o estabilizador, rígido o con una muy limitada flexibilidad y por un elemento de soporte: el apoyo oclusal. La porción terminal del brazo retentivo se encuentra por debajo del ecuador dentario y el complejo permanece pasivo hasta que es activado ya sea durante la inserción o retiro de la PPR. Indicados en PPR dento soportadas

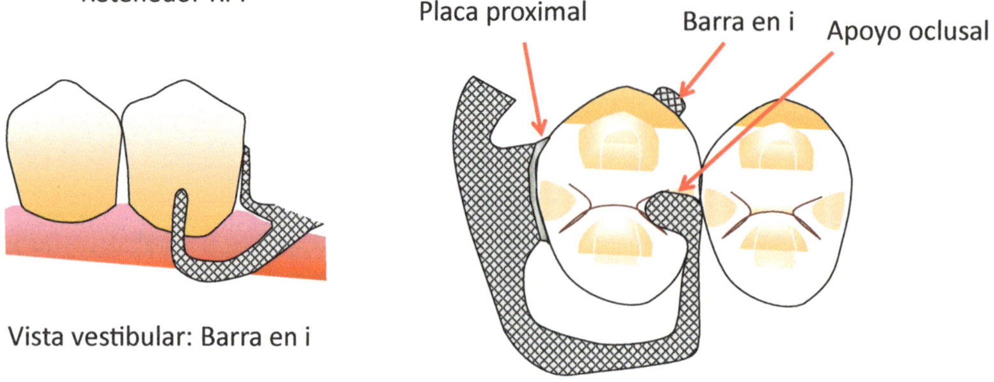

Figura 16.35: RPI, tipo de retenedor a barra ideal para extremos libres. **R**: Apoyo oclusal. **P**: Placa proximal. **I:** Barra en "i"

- Los retenedores indirectos son los elementos de la PPR de extremo libre que asisten a los retenedores directos para impedir el levantamiento de la base de la prótesis por acción de la adhesividad de los alimentos, la fuerza de la lengua, de los carrillos o la de gravedad en las prótesis superiores. Actúan como retenedores indirectos: los apoyos oclusales, incisales y la placa lingual entre otros.
- Las sillas (monturas – bases) son las partes que descansan sobre los rebordes residuales y a la cual están unidos los dientes artificiales, pueden ser metálicas o de resina acrílica.
- Los dientes artificiales se presentan en resina acrílica o de porcelana, poco recomendables para prótesis de duración limitada.

Los componentes de las PPR se resumen en las Figuras 16.36 y 16.37.

Decisiones y procedimientos para PPR

Para realizar un correcto diseño, es fundamental clasificar el caso, conocer su topografía y determinar la vía de carga (Figuras 16.38 y 16.39).

Otra decisión importante es la del tipo de estructura. Se indicará una estructura metálica cuando se considere finalizado el crecimiento, anteriormente se utilizarán estructuras de acrílico, con similares criterios y componentes (Figura 16.40) que serán reemplazadas periódicamente en función de las necesidades individuales de cada caso. También se indican estructuras acrílicas cuando se decide por razones estéticas instalar una "PPR inmediata" (en general, seguidamente a haber realizado las exodoncias del sector anterior). Luego del diagnóstico y los tratamientos previos (cirugía, operatoria dental, periodoncia) se procederá a la preparación de la boca y a la secuencia de procedimientos protéticos que se desarrollan en la Figura 16.41. En estos casos se le indica al paciente no retirar la prótesis salvo para la higiene y por lapsos muy cortos de tiempo 1 o 2 minutos, realizar dieta blanda, evitando alimentos con semillas pequeñas (ej: tomate) y practicar lectura en voz alta para adaptarse a la articulación de los fonemas. Debe recitarse dentro las 24 a 48 hs para retoques de zonas dolorosas por sobrecompresión, evaluar la oclusión céntrica, y evaluar el post

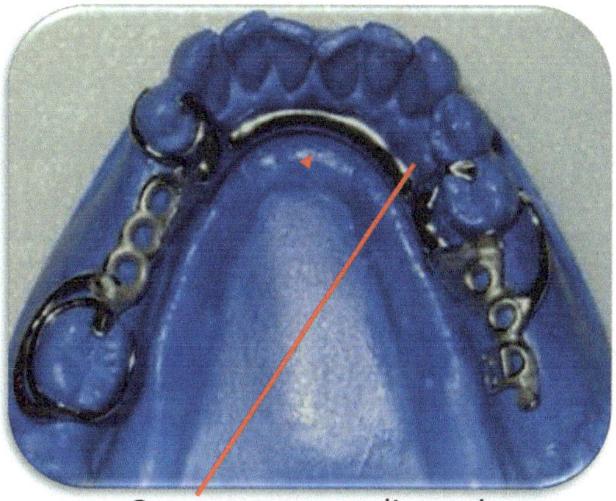

Figura 16.37: Maxilar Inferior: componentes protéticos

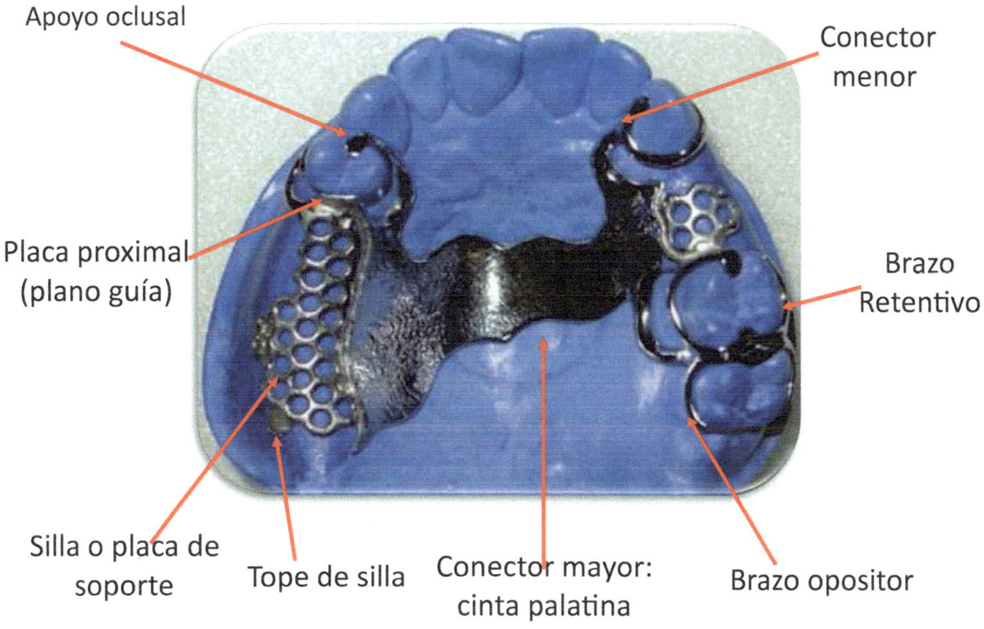

Figura 16.36: Maxilar superior: componentes protéticos

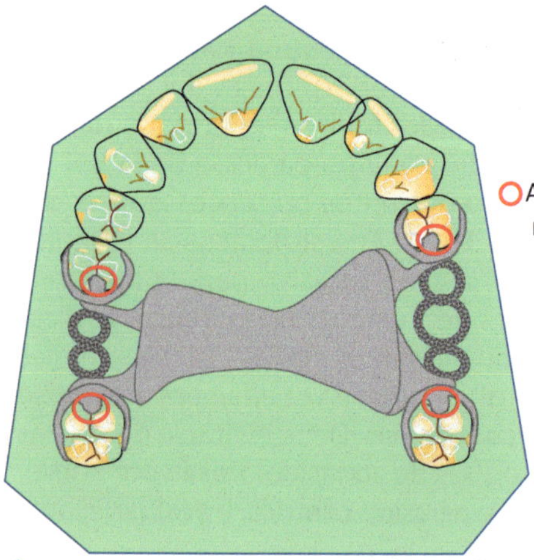

Figura 16.38: Vía de carga dentaria (Clase III de Kennedy). Los apoyos se ubican mesiales a la brecha edéntula

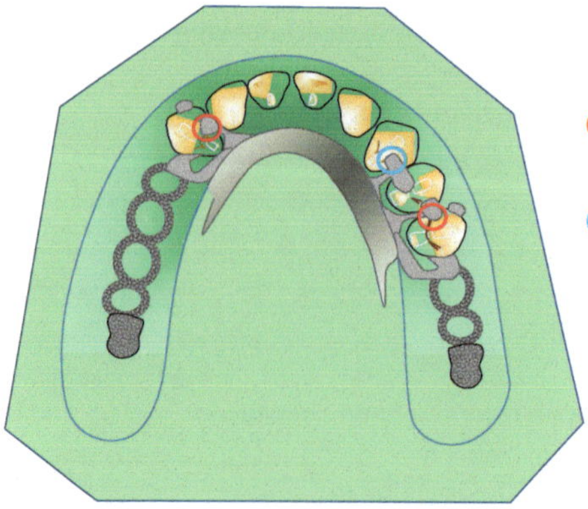

Figura 16.39: Carga mixta (extremo libre: Clase I y II de Kennedy).Los apoyos se ubican distales a la brecha para evitar el volcamiento del diente pilar. La retención indirecta se ubica por delante del eje de giro protético

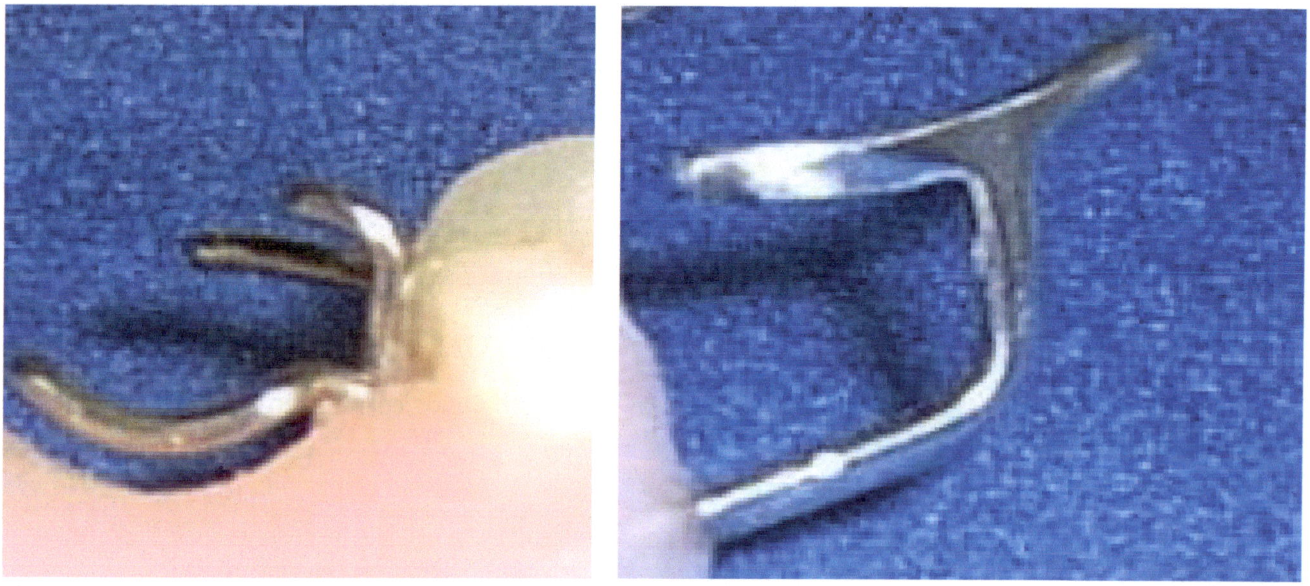

Figura 16.40: Retenedor circunferencial y apoyo oclusal forjados: para estructuras de acrílico (dento soportadas). Y retenedor a barra forjado para casos de extremos libres (dento mucosoportadas)

operatorio quirúrgico. El siguiente control se realiza a los 7 días y se procede al retiro de puntos de sutura, retoque de zonas dolorosas y control de la oclusión. Se continúa con controles cada 2 o 3 meses, para evaluar la oclusión. El lapso de utilización de estas prótesis es variable individualmente, considerando que no excede los 6 - 9 meses y que puede ser necesario realizar rebasados periódicos.

Si bien en la actualidad son comercialmente promovidas las **prótesis flexibles**, de nylon inyectado (poliamida) por razones estéticas y de confort, no han sido descriptas ya que presentan carencias importantes tales como los apoyos oclusales, conectores mayores y base rígida. Al carecer de apoyos oclusales durante la función la prótesis se intruye. Otros aspectos negativos radican en que el material de nylon no puede ser rebasado, ni reparado y los retenedores no pueden ser ajustados durante su instalación ocasionando en algunas situaciones, problemas de estabilidad. La rugosidad de la superficie y la imposibilidad de pulido, torna más dificultosa la higiene y facilita la colonización bacteriana y fúngica y muestran decoloración de la superficie con el paso del tiempo. Algunos autores también han reportado mayor inflamación gingival.

En una revisión reciente reconocen que la poliamida tiene algunas ventajas atractivas, pero requiere mejorar sus propiedades para poder considerarse una alternativa a las técnicas tradicionales. Solo son aceptadas bajo estrictos controles ante la imposibilidad de uso de otras alternativas tales como alergias severas a otros materiales o microstomía.

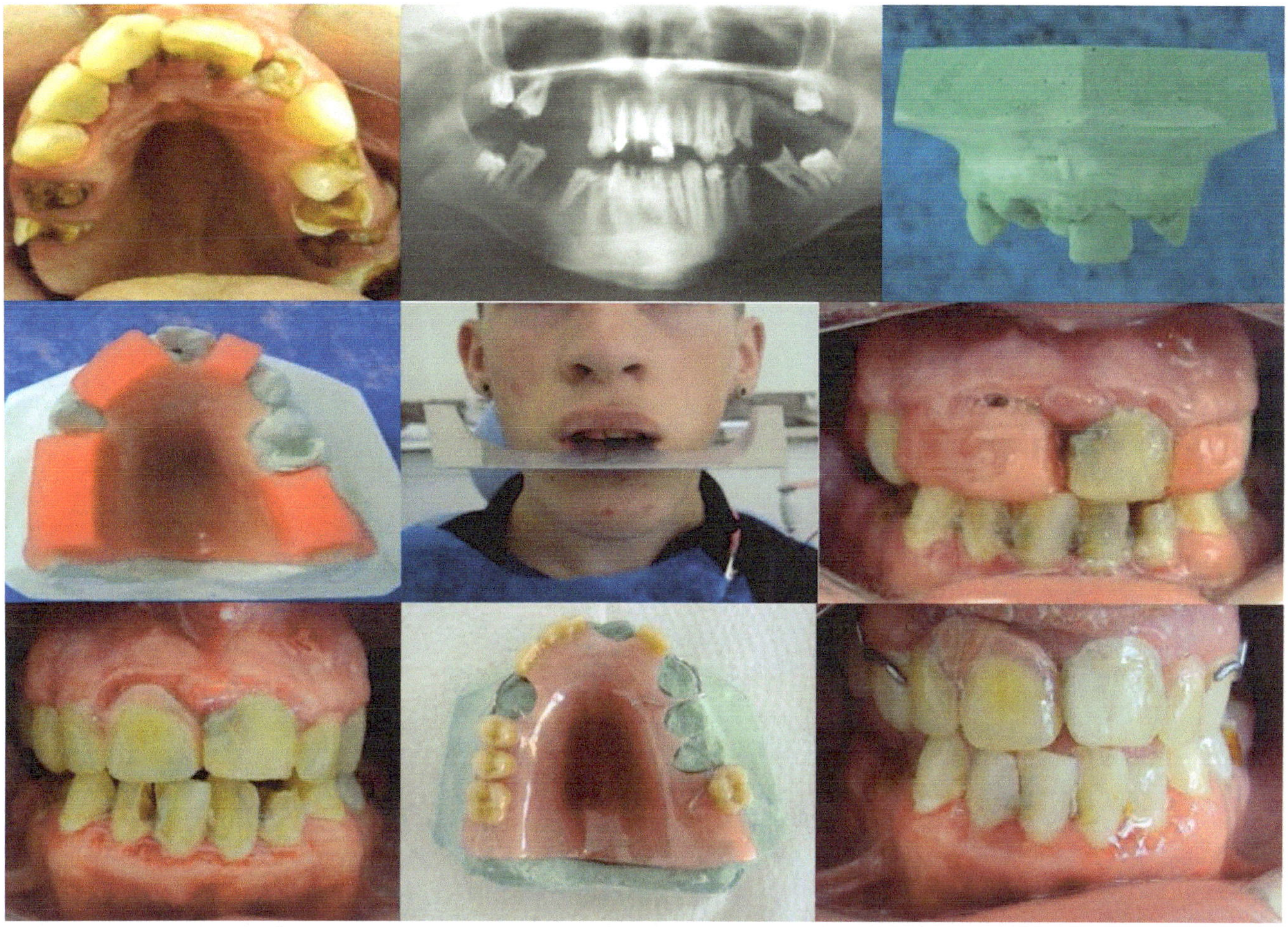

Figura 16.41: Paciente de 15 años, Clase I de Kennedy, Modificación 2. Secuencia de PPR de acrílico inmediata (vía de carga dento mucosoportada). Estado bucal inicial, Rx panorámica, modelo de trabajo(previo tallado de lechos para apoyos oclusales en 2.4 y 1.3), placa con rodete de oclusión en cera para realizar los registros: A) determinación de inclinación y altura del plano de oclusión (inclinación sector posterior: paralela al plano de Camper; sector anterior: paralelo a la línea bipupilar) B) relación máxilo-craneal (se utiliza el arco facial) C) relación intermaxilar: registro de la dimensión vertical y D) relación intermaxilar: registro de la posición de oclusión céntrica. Prueba del articulado dentario, prótesis terminada. Se realizaron las exodoncias de: 1.2, 1.1 y 2.2 y se instaló en la misma sesión la PPR.

Una situación compleja resuelta con prótesis fija y PPR de estructura colada se ejemplifica en las Figuras 16.42, 16.43, 16.44 y 16.45.

Es tan necesario que el odontopediatra conozca y pueda utilizar los recursos protéticos, como que el odontólogo general y el rehabilitador consideren las limitaciones del adolescente para acceder a la rehabilitación definitiva.

Todos los dibujos y esquemas de este Capítulo son gentileza del Dr. Juan R. Farina.

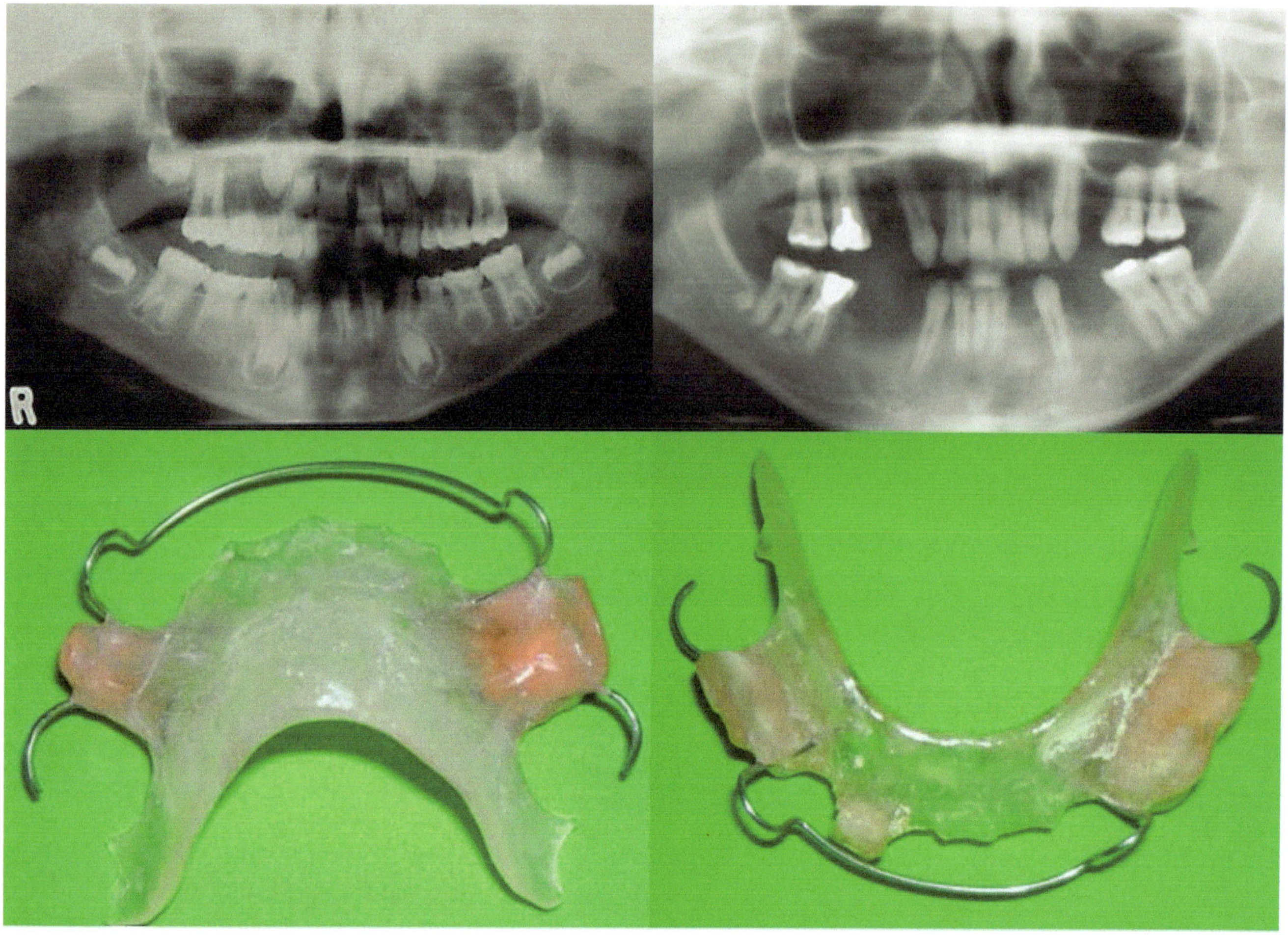

Figura 16.42: Paciente de 17 años con oligodoncia (11 piezas dentarias). Rx en dentición mixta con ausencia de los gérmenes permanentes y la del momento de la consulta protética. Placas de contención ortodóncica en uso, con las piezas ausentes agregadas a las mismas

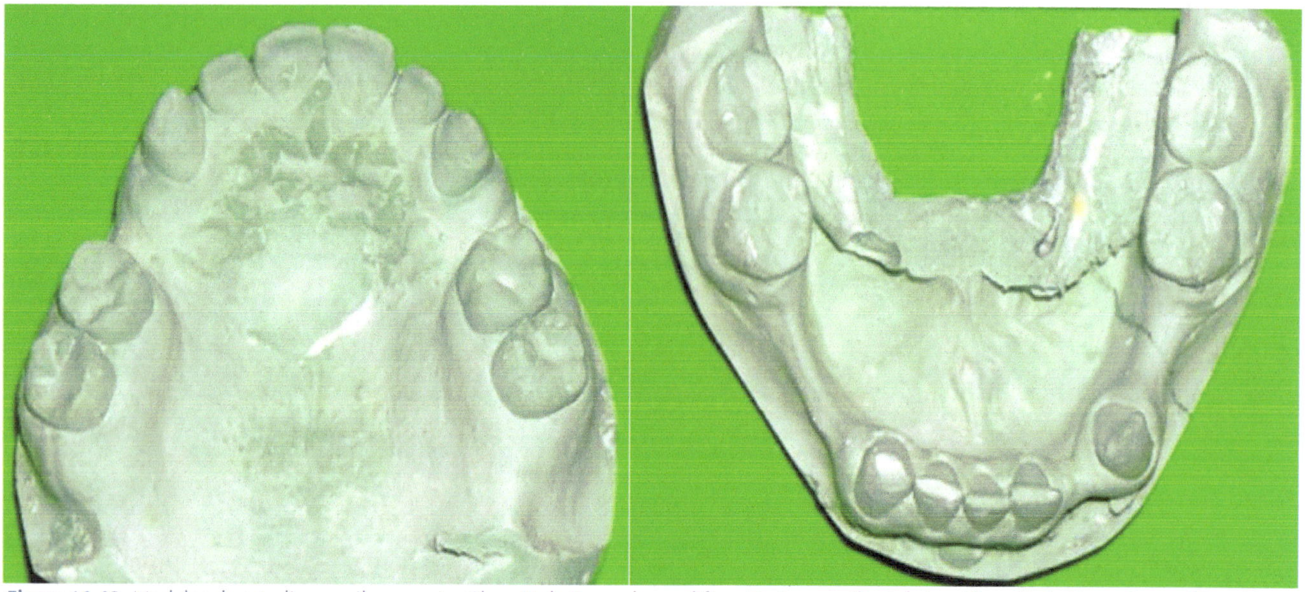

Figura 16.43: Modelos de estudio: maxilar superior Clase III de Kennedy, modificación 1 y maxilar inferior Clase III de Kennedy, modificación 2. La vía de carga de ambas prótesis será dentaria

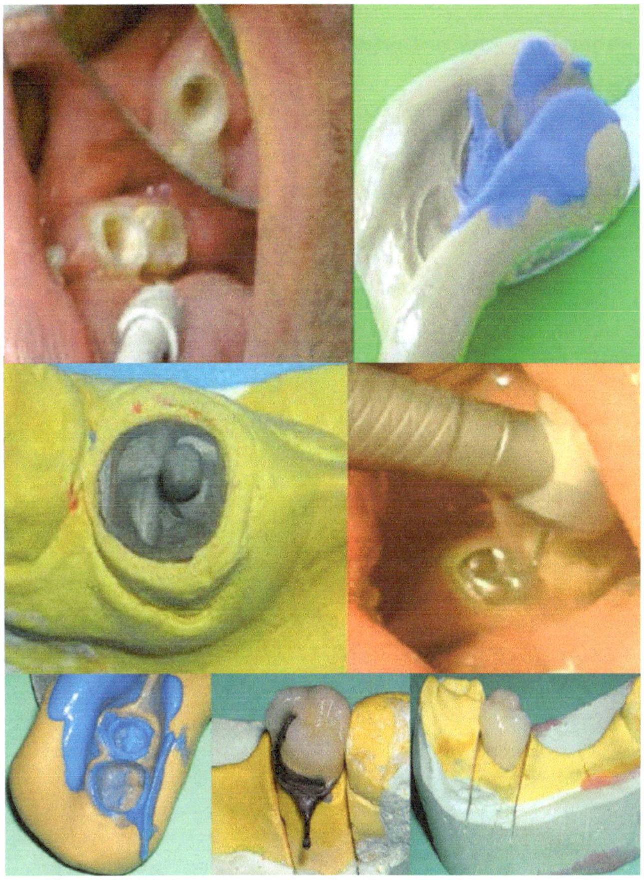

Figura 16.44: Tratamientos previos: Perno muñón y corona de porcelana en 4.6. Obsérvese el descanso para el apoyo oclusal y el plano guía por lingual para el brazo opositor del gancho circunferencial (se tallan durante el encerado de la corona en el laboratorio)

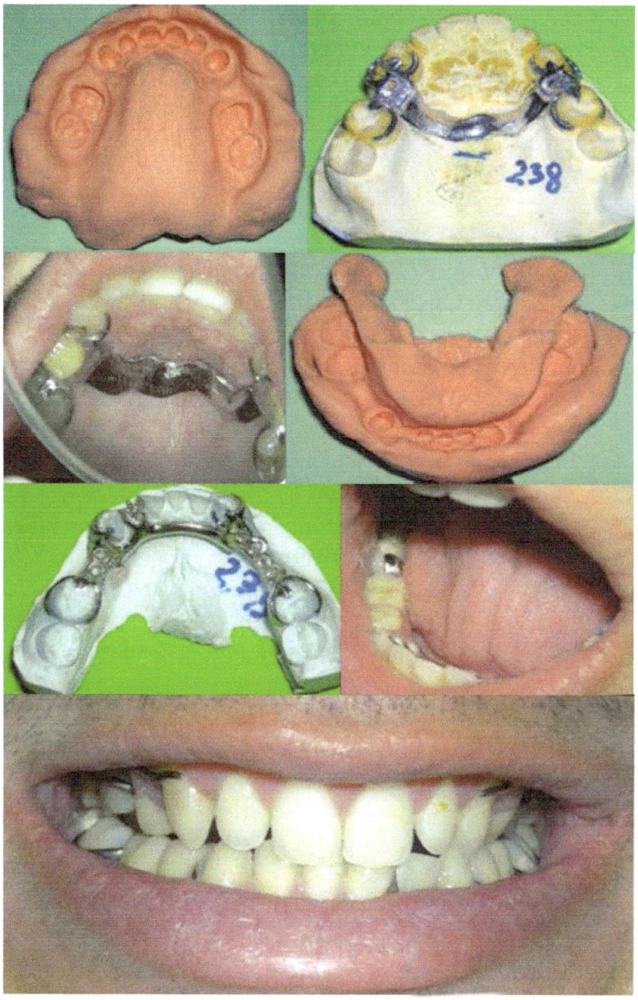

Figura 16.45: Impresiones de trabajo, estructuras de cromo cobalto con retenedores circunferenciales en los dientes pilares, apoyos oclusales en los extremos de las brechas desdentadas y en zona de 3.2 diente a tubo. Prótesis instaladas. Se debe realizar un control anual para evaluar la oclusión, la adaptación y la integridad de las PPR

Bibliografía

- AAPD Guideline on Management of the Developing Dentition and Occlusion in Pediatric Dentistry, 2014
- Ak G, Sepet E, Pinar A, Argen G, Turan N. Reasons for early loss of primary molars. Oral Healt Prev Dent 2005; 3(2): 113-117
- Alonso ,A ; Albertini, J ; Bechelli, A. Oclusión Y Diagnostico en Rehabilitación Oral Panamericana, Argentina 1999
- Baratieri LN, De Andrada MA, Arcari GM, Ritter AV. Influence of post placement in the fracture resistance of endodontically treated incisors veneered with direct composite. J Prosthet Dent 2000; 84:180.
- Bassi F. Rehabilitación protésica. Prótesis Parcial Removible. Caracas,Amolca 2011.
- Brudvik J. Advance Removable Partial Dentures Quintessence Books. Chicago 2004
- Cortese S, Varela L. Prótesis Total Removible en paciente preescolar. ¿Situación para el odontopediatra o para el protesista? Rev Circ Argent Odontol 2006; 63(197): 15-20
- Durward CS. Space maintenance in the primary and mixed dentition. Ann R Australas Coll Dent Surg 2000; 15: 203- 205.
- Esaú A, Ribelles M, Sáez S, Bellet L. Zapatilla distal como tratamiento en pérdida prematura de un segundo molar primario. Rev Oper Dent Endod 2006; 5: 39
- Escobar Muñoz F. Ortodoncia Preventiva e interceptiva en Biondi A., Cortese S. Odontopediatría Fundamentos y prácticas

para la atención integral personalizada. Alfaomega, 2010

- Evidence-based Recommendations for the Management of Premature Loss of Deciduous Molars Community Dental Healh Services Research Unit Quality Assurance Report No.19 Updated 1999
- Fernández AS, Dessai GS. Factors affecting the fracture resistance of post-core reconstructed teeth: a review. Int J Prosthodont 2001; 14:355.
- García Micheelsen, J L, Olavarría Astudillo L E. Diseño De Prótesis Parcial Removible: Secuencia Paso a Paso. AMOLCA. Caracas, 2005
- Ito M, Wee A, Miyamoto T, Kawai Y. The combination of a nylon and traditional partial removable dental prosthesis for improved esthetics: A clinical report. The Journal of Prosthetic Dentistry, 2013; 109(1): 5-8
- Kumari B, Retnakumari N. Loss of space and changes in the dental arch after premature loss of the lower primary molar: a longitudinal study. J Indian Soc Pedod Prev Dent 2006; 24(2): 90-96
- Loza Fernández, D; Valverde Montalva, R. Prótesis Parcial Removible. Procedimientos clínicos y de laboratorio. Lima, Savia Editorial, 2012
- Loza Fernández, D; Valverde Montalva, R. Diseño de prótesis parcial removible. 2º ed. Ripano, Madrid 2006
- Mallat Desplats, E.; Mallat Callís, E. Prótesis Parcial Removible y Sobredentaduras Elsevier. España. 2004
- McCracken. Prótesis parcial removible 11ª ed. Madrid, Elsevier 2006
- Moldovan O, Rudolph H, Luthardt RG. Clinical performance of removable dental prostheses in the moderately reduced dentition: a systematic literature review. Clin Oral Investig. 2016 Sep;20(7):1435-47
- Molin Thorén M, Gunne J. Prótesis Removible. Amolca, Caracas 2014.
- Scotti, R & Ferrari, M. Pernos de fibra. Bases teóricas y aplicaciones clínicas. Barcelona: Masson, 2004
- Tagliaferro E, Guirado C. Space maintenance after early loss of primary teeth. RFO UPF 2002; 7(2): 13-17.
- Tunison W, Flores-Mir C. Dental arch changes following premature loss of primary first molars. Ped Dent 2008; 30(4): 297-302.
- Vojdani M, Giti R. Polyamide as a Denture Base Material: A Literature Review. J Dent Shiraz Univ Med Sci., 2015; 16(1 Suppl): 1-9

Capítulo 17

Odontología prenatal y del bebé

Ana M. Biondi, Silvina G. Cortese

Si bien el concepto del cuidado de la salud bucal desde el vientre materno no es nuevo, ya que fue enfatizado en 1929 por Pereira en Brasil, en su libro "Educación Dental del Niño", no es sino hasta la década de 1980 cuando la Odontopediatría incorporó de manera sistemática programas destinados a educar, prevenir y asistir al binomio madre-hijo constituido por la embarazada, las madres de niños menores de 2 años, y los niños de hasta 2 años de edad. En este sentido, caben destacarse las actividades realizadas por Luiz Reynaldo de Figueiredo Walter (en la "Clínica del Bebé" de la Universidad Estatal de Londrina, Brasil), basadas en la filosofía y en la doctrina de atención al menor de 3 años, sustentadas en el concepto de atención precoz, mantenimiento de la salud y determinación del riesgo, y en el que sostiene que "la educación genera prevención".

Mujer embarazada

Esta condición tiene implicaciones importantes en la salud bucal del bebé, ya que todas las piezas primarias comienzan a formarse en la etapa intrauterina, por lo que factores sistémicos en la embarazada pueden afectarlas de manera irreversible. Por otra parte, hay evidencias de que la enfermedad periodontal severa puede actuar como factor de riesgo para partos prematuros y recién nacidos de bajo peso.

Si bien el calcio dentario es estable y no está disponible para satisfacer las necesidades maternas, ciertos trastornos como reflujo y vómitos a repetición, y cambios en la composición salival, como disminución de pH y capacidad buffer, y reducción del flujo salival, pueden aumentar el riesgo de caries en la mujer embarazada.

La prevención de la caries de la infancia temprana comienza durante el período prenatal, por lo que las mujeres deberán recibir cuidado y asesoramiento durante el embarazo (Cuadro 17.1).

Línea neonatal

Es una pausa en el desarrollo del esmalte, coincidente con el momento del nacimiento, y permite distinguir entre el esmalte prenatal, más homogéneo, y el posnatal. Se identifica solo en las piezas primarias y en el primer molar permanente, y se hace más acentuada en trastornos como desnutrición (de las embarazadas y de los niños); patologías como diabetes, sarampión y preeclampsia, y en presencia de factores de riesgo de partos prematuros como obesidad, tabaquismo, consumo de drogas o alcohol, así como en bebés prematuros o nacidos de partos laboriosos, con asfixia o infección neonatal. Tanto el trauma prenatal como el posnatal pueden afectar los ameloblastos y odontoblastos durante la formación de las piezas dentarias; esto da como resultado tejidos hipoplásicos e hipomineralizados –detectables en incisivos, caninos y primeros molares primarios– que aumentan hasta quince veces las posibilidades de desarrollar caries en estas piezas. Esta estructura hipomineralizada se comporta como un área retentiva, semejante a las fisuras de las caras oclusales de molares, que podría dar lugar a una apertura precoz de la ventana de infectividad.

Cuadro 17.1: Cuidados durante el embarazo

1.er trimestre	2.do trimestre	3.er trimestre
Educación para la salud, recomendaciones sobre higiene con pasta dental fluorada 2 veces/día e hilo dental y asesoramiento dietético.	Educación para la salud, recomendaciones sobre higiene y asesoramiento dietético.	Educación para la salud, recomendaciones sobre higiene y asesoramiento dietético.
Aplicación APF 1,23% pH 3,2 o barniz de fluoruro de sodio al 5% pH 7. Colutorio diario de fluoruro de sodio al 0,05% o semanal al 0,2% en embarazadas de alto riesgo y/o vomitadoras. Enjuague con un vaso de agua con una cucharadita de bicarbonato de sodio. Esperar 1 hora para cepillado. Chicles con xilitol 4 o 5 veces/día después de cada comida.	Aplicación APF 1,23% pH 3,2 o barniz de fluoruro de sodio al 5% pH 7. Colutorio diario de fluoruro de sodio al 0,05% o semanal al 0,2% en embarazadas de alto riesgo y/o vomitadoras. Enjuague con agua con una cucharadita de bicarbonato de sodio. Chicles con xilitol.	Uso de fluoruros tópicos. Xilitol. Informar sobre transmisibilidad de la caries.
Tratamiento periodontal conservador.	Eliminar la placa supragingival y reforzar técnicas de higiene para evitar gingivitis del embarazo.	Tratamiento periodontal conservador.
Tratamientos de urgencia.	Tratamientos de urgencia.	Tratamientos de urgencia.
Demorar tratamientos electivos para el próximo trimestre o consultar con el ginecólogo.	Tratamientos de elección: uso de anestesia con epinefrina.	Tratamientos de elección. Evitar posición supina por tiempo prolongado por compresión de la vena cava inferior(semisentada: decúbito lateral elevando la cadera derecha 10 cm). Evitar tratamientos en la última semana.
	Radiografías con protección (reducción de la radiación con radiografías digitales).	Radiografías con protección.
		Convenir primera consulta del bebé

En niños prematuros o de bajo peso la prevalencia de defectos en el esmalte es del 20% al 100%. Factores traumáticos durante el período neonatal pueden contribuir a estos defectos. El 27% de los niños intubados durante el nacimiento presentaron lesiones en incisivos izquierdos (Figura 17.1).

Transmisibilidad de la caries como factor de riesgo para el bebé

Se sostiene que *Streptococcus mutans* es transmitido por contacto salival de las madres a sus hijos durante una discreta ventana de infectividad. Según Caulfield, Cutter y Dasanayake (1993); y Li y Caulfield (1995), esta se produce entre los 16 y los 29 meses de vida. Esta primera ventana representa un momento de gran susceptibilidad para la adquisición de *S mutans*. Los autores consideran que si no se identifican niveles de colonización a los dos años de vida, hay pocas posibilidades de que se produzca antes de los 6 años, cuando erupciona el primer molar permanente, que da comienzo a una segunda ventana. La edad exacta en que se inicia la colonización es controvertida, algunos autores sugieren que se identifica *S mutans* en la boca del bebé antes de que erupcionen las piezas dentarias primarias. La colonización es favorecida por contactos sucesivos y repetidos de inóculo por parte de la madre, pero posiblemente también de otros adultos que cuidan al bebé, hermanos o compañeros de guarderías, además de una dieta cariogénica. La transmisión bacteriana se produce a partir de compartir comida, utensilios; cuando las madres ponen los chupetes en su boca para sostenerlos o limpiarlos; o cuando los bebés ponen sus dedos en las bocas de otros, y luego los vuelven a poner en la propia.

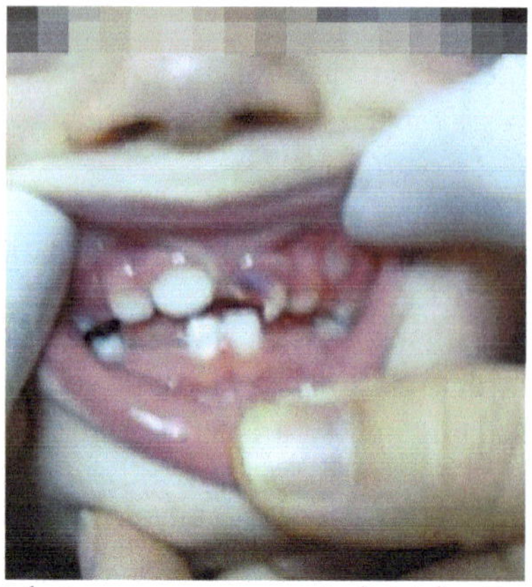

Figura 17.1: Defecto como consecuencia de intubación endotraqueal.

Una colonización temprana aumenta el riesgo de caries. Los hijos de mujeres con niveles altos de *S mutans* y salud bucal pobre tienen cinco veces más probabilidades de desarrollar caries que aquellos cuyas madres presentan buen estado de salud, por lo que la educación de madres y cuidadoras durante el período prenatal, antes de la erupción del primer diente y posterior a ella, es crucial para retardar la colonización lo máximo posible.

Se sugiere que los bebés nacidos por cesárea adquieren *S mutans* antes que los que lo hacen por parto vaginal, ya que transcurre en un medio ambiente más aséptico que podría aumentar la susceptibilidad a la colonización subsecuente. Evidencia reciente sugiere que la exposición al tabaco ambiental aumenta la probabilidad de una colonización precoz.

CARIES TEMPRANA DE LA INFANCIA (CTI)

Es la enfermedad infecciosa crónica más común de la infancia, cinco veces más prevalente que el asma. Incluye a menores de 3 años con cualquier signo de caries en superficies libres (Figura 17.2). También a niños con ceod>4 a los tres años, >5 a los cuatro años y >6 a los cinco años. Su etiología es bacteriana y está asociada a la alta ingesta de azúcares. Su riesgo aumenta por el uso frecuente y prolongado de biberón o ingestión entre comidas de jugos o gaseosas en vasos con pico. Se presenta en primer lugar en incisivos superiores como manchas blancas donde pronto se desintegra el esmalte, lo que da lugar a extensas lesiones que continúan en primeros molares y caninos siguiendo el patrón de erupción. Aunque *S mutans* metaboliza diferentes tipos de hidratos de carbono, la lactosa es uno de los menos cariogénicos. No está clara aún la asociación de la CTI severa con la alimentación materna a demanda.

La evidencia revela una asociación consistente entre la hipoplasia provocada por alteraciones perinatales y la CTI severa. Almeida y col. (2000) revelaron que, independientemente del aumento de medidas preventivas implementadas en niños que desarrollaron CTI, estos están altamente predispuestos a una incidencia mayor de caries en años sucesivos. A pesar de su alta prevalencia, la CTI es prevenible.

Bebés de 0 a 12 meses

Se debe estimular la lactancia natural hasta los seis meses (sin agregar té, agua o cualquier otro alimento) ya que, según la OMS y UNICEF, satisface la totalidad de los requerimientos nutricionales del niño en este período y es el único alimento digerible por el delicado sistema digestivo del bebé. Provee no solo nutrición biológica sino también afectiva, emocional y sensorial, además de otorgar protección inmunitaria al bebé y mejor recuperación posparto de la madre. Los movimientos realizados durante el amamantamiento colaboran con el desarrollo y función normales de las estructuras maxilofaciales. En caso de usar biberón, la tetina debe tener un agujero pequeño a través del cual el líquido no gotee al invertirla. Utilizar taza o vaso una vez que el niño se mantenga sentado (6 meses) con agua potable, filtrada o hervida. Instruir a la madre para que no adicione azúcar a la leche ni a la fruta natural.

- Higiene: realizar la limpieza 2 veces al día, con gasa o algún tejido blando limpio embebido en agua segura.
- Fluoruros: las decisiones vinculadas con la administración de fluoruros por vía sistémica se basan en el riesgo individual y en las necesidades de cada paciente (ver capítulo 4).
- Orientación sobre tipos de chupetes: recomendar los de una sola pieza, con un escudo lo suficientemente grande como para que el niño no pueda tragarlo. El escudo debe tener por lo menos 2 orificios, para facilitar el paso de aire y así evitar la irritación por exceso de humedad, y como reaseguro

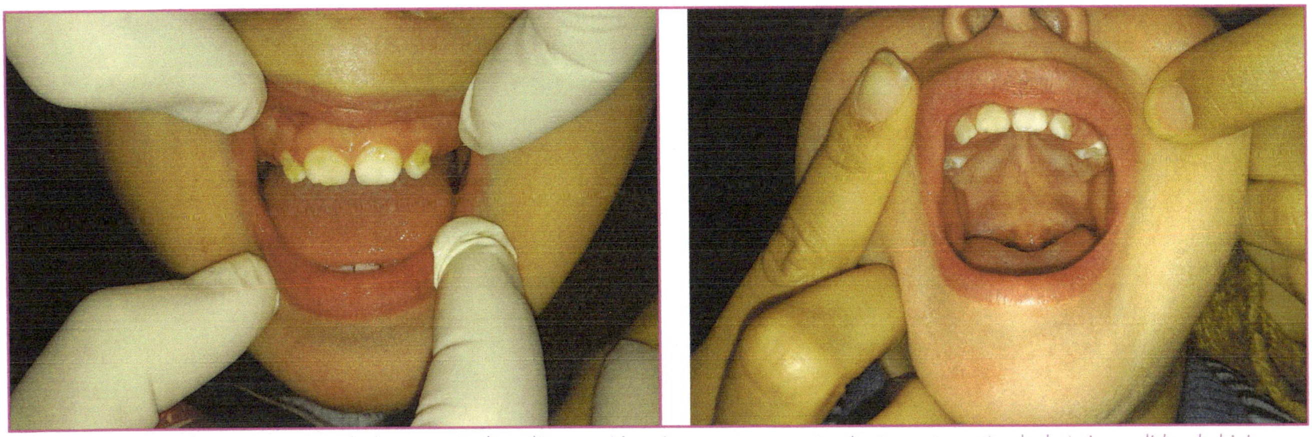

Figura 17.2: CTI a los 15 meses con lesiones cavitadas: alimentación mixta con amamantamiento nocturno (co-lecho) sin medidas de higiene. Fue necesario tratamiento rehabilitador con contención de la madre, sin colaboración del niño.

del paso de aire. En relación con el material, los de silicona son más apropiados cuando el bebé no tiene dientes, ya que son menos flexibles y podrían ser desgarrados, son de más fácil higiene y mantienen la forma durante más tiempo. Los de látex, por ser más blandos, son más resistentes a la masticación; pero es necesario cambiarlos todos los meses debido al desgaste. De acuerdo con la forma de la tetina, pueden ser redondos o convencionales y ortodóncicos o fisiológicos; sin embargo, la evidencia sugiere que las posibles alteraciones derivadas de su uso están más asociadas con la frecuencia y duración del hábito que con la forma de la tetina.

El chupete puede provocar disminución del estímulo lingual en el paladar, por posición baja de la lengua e hiperactividad de los músculos buccinadores (estrechez maxilar, mordida cruzada), y, por la presión ejercida sobre las arcadas dentarias, protrusión de los incisivos superiores, retroinclinación de los incisivos inferiores y mordida abierta.

La succión no nutritiva es normal hasta los dos años, aproximadamente, y luego la ansiedad oral disminuye; por lo tanto, es esperable que el niño encuentre otras maneras de descarga (como el uso de la palabra). En consecuencia, el uso del chupete no endulzado no se considera una práctica de riesgo hasta los dos años y medio de edad, ya que no incrementa el riesgo de caries ni provoca alteraciones irreversibles en la oclusión. (Figura 17.3)

- Asesorar sobre la importancia de la erupción y salud de las piezas primarias: explicar que puede conducir a una zona localizada de molestias, irritabilidad y salivación excesiva; pero que el tratamiento debe ser sintomático a través del uso de mordillos o telas fríos (no en el freezer) y masajes manuales. Podrán indicarse analgésicos pero no anestesia tópica ni preparados comerciales destinados a aliviar los síntomas de la erupción. Temperaturas mayores a 38,1°C no están asociadas a la erupción dentaria, por lo que deberán buscarse otras causas.

12 a 24 meses

A partir del año de vida el amamantamiento nocturno a demanda debe evitarse. Los estudios de Tanaka y Mikaye (2012) revelaron que la composición mineral de la leche materna cambia. A medida que avanza la lactancia, se observa una disminución significativa de los niveles de fosfato y calcio así como una declinación de inmunoglobulinas, lactoferrina y caseína. Desaconsejar el biberón o los vasos con pico a partir del año de vida. Evitar los postres de preparación comercial y las bebidas azucaradas; se indica agua hervida fresca y jugos diluidos como opción durante las comidas. Los recién nacidos prefieren soluciones azucaradas al agua. Durante las semanas 26 a 28 de gestación es posible identificar asociaciones entre la estimulación de los receptores del gusto del feto y cambios reflejos en la expresión facial, especialmente con el sabor amargo. A las 32 semanas el feto responde a cambios en el sabor del líquido amniótico: a mayor dulzura, mayor frecuencia deglutoria.

- Higiene: iniciar el uso de cepillo con la erupción de los primeros molares incluyéndolo en la rutina de higiene diaria. El cepillo debe tener una cabeza pequeña y mango largo, cerdas suaves y redondeadas. El cepillado debe realizarlo un adulto, 2 veces al día, con técnica horizontal por detrás del niño sosteniendo su cabeza. Se usa una pequeña cantidad de pasta fluorada (ver capítulo 3). Iniciar el uso de hilo dental aproximadamente a los 2 años de edad, cuando hay contacto proximal entre las piezas primarias.
- Fluoruros: las decisiones vinculadas con la administración de fluoruros por vía sistémica se basan en el riesgo individual y en las necesidades de cada paciente (ver capítulo 3).

OTRAS CONSULTAS POSIBLES

Se suele consultar por indicación del pediatra con criterio preventivo, aunque en ocasiones se deben a interconsultas por situaciones como: frenillos linguales, lesiones de tejidos blandos, dientes natales o neonatales

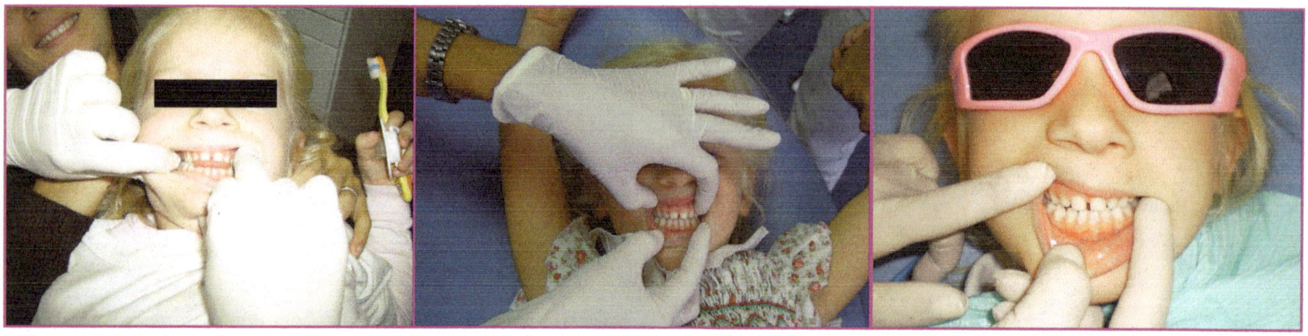

Figura 17.3. Paciente de treinta meses de vida con cuidados preventivos: mordida abierta e interposición lingual por uso de chupete fisiológico de silicona (se atiende sobre la madre). Al control semestral, abandonó el hábito y modificó la relación dentaria (se sienta sola y requiere la mano de la madre). A los cuarenta y dos meses ya accede sola a la atención.

u otras alteraciones de la erupción a las cuales la odontopediatría tiene que dar respuesta. También se producen por derivación o demanda espontánea ante situaciones de urgencia, como traumatismos. Estos temas se desarrollan en mayor profundidad en los capítulos correspondientes (Figura 17.4).

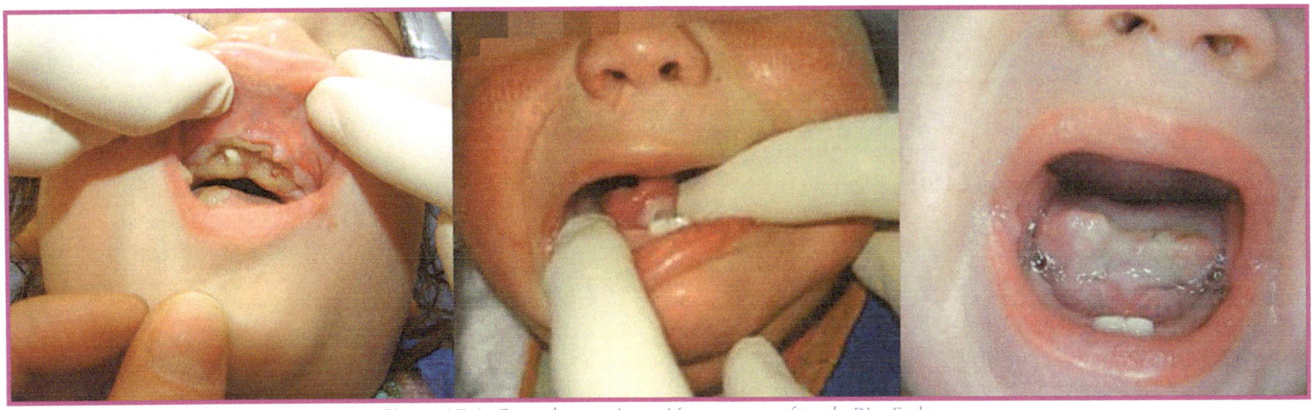

Figura 17.4: Consulta por intrusión severa y aftas de RigaFede.

Bibliografía

- Almeida AG, Roseman MM, Sheff M, Huntington N, Hughes CV. Future caries susceptibility in children with early childhood caries following treatment under general anesthesia. Pediatr Dent. 2000;22(4):302-6.
- Biondi AM, Cortese SG, Ortolani AM. Caries Temprana de la Infancia en la Ciudad Autónoma de Buenos Aires. Comparación de frecuencia en diferentes ámbitos de atención Revista de Odontopediatría Latinoamericana 2018; 8(1); Disponible en : https://www.revistaodontopediatria.org/ediciones/2018/1/art-2/
- Brown JP, Dodds MWJ. Prevention Strategies for Dental Caries. En Cappelli DP, Mobley CC Prevention in Clinical Oral Health Care. St. Louis, Mo.: Mosby Elsevier; 2008:196-212.
- Douglass JM, Douglass AB, Silk HJ. A Practical Guide to Infant Oral Health. Am Fam Physician. 2004;70(11):2113-2120.
- Hale KJ, American Academy of Pediatrics Section on Pediatric Dentistry. Oral health risk assessment timing and establishment of the dental home. Pediatrics. 2003;111(5 pt 1).1113-6.
- Isokangas P, Soderling E, Pienihakkinen K, Alanen P. Occurrence of dental decay in children after maternal consumption of xylitol chewing gum, a follow-up from 0 to 5 years of age. J Dent Res. 2000;79:1885-9.
- Jeffcoat MK, Hauth JC, Geurs NC, Reddy MS, Cliver SP, Hodgkins PM, et al. Periodontal disease and preterm birth: results of a pilot intervention study. J Periodontol. 2003;74:1214-8
- Keskitalo K,Knaapila A,Kallela M,Palotie A,Wessman M,Sammalisto S,y col. Sweet taste preferences are partly genetically determined: identification of a trait locus on chromosome 16. Am J Clin Nutr. 2007;86(1):55-63.
- López NJ, Smith PC, Gutiérrez J. Periodontal therapy may reduce the risk of preterm low birth weight in women with periodontal disease: a randomized controlled trial. J Periodontol. 2002;73:911-24.

- Sabel N., Johansson C., Kuhnisch J., Robertson A., Steiniger F., Norén J.G., Klingberg G., Nietzsche S. Neonatal lines in the enamel of primary teeth - a morphological and scanning electron microscopic investigation. Archieves of Oral Biology 2008; 53: 954-63.
- Seow WK, Humphrys C, Tudehope DI. Increased prevalence of developmental dental defects in low birthweight, prematurely born children: a controlled study. Pediatr Dent. 1987; 9(3):221-225
- Seow WK, Tsang AKL, Young WG, Daley T. A studv of primary dental enamel from preterm and full-term children using light and scanning electron microscopy. Pediatr Dent. 2005; 27(5):374-379
- Tanaka K, Miyake Y. Association between breastfeeding and dental caries in Japanese children. J Epidemiol. 2012;22(1):72-7.
- Wan AL, Seow WK, Purdie DM, Bird PS, Walsh LJ, Tudehope. A longitudinal study of *Streptococcus mutans* colonization in infants after tooth eruption. J Dent Res. 2003 Jul;82(7):504-8.
- World Health Organization. WHO global strategy for food safety: safer food for better health. Geneva: WHO; 2002
- Zardetto CG, Rodrígues CR, Stefani FM. Effects of different pacifiers on the primary dentition and oral myofunctional structures of preschool children. Pediatr Dent. 2002;24(6):552-60.

Capitulo 18

Odontología del adolescente

Liliana E. Fernández Cancela†, Silvia L. Zaiden

La adolescencia es una larga y crítica etapa del hombre, donde el **crecimiento** es una constante. Este se aplica no solo al aspecto fisiológico, al desarrollo físico del individuo, sino también a la evolución psíquica y a la adaptación social del ser humano durante esta transición del niño al adulto.

En 1974 la Organización Mundial de la Salud definió como adolescencia a la etapa de la vida donde el individuo transita los patrones psicológicos de la niñez a la adultez, alcanza su madurez reproductiva y logra la independencia económica. A pesar de la existencia de la definición, los especialistas en el tema no terminan de acordar la manera de delimitar este período, ya que su finalización corresponde a una inserción socioeconómica del individuo, por lo tanto, tendrá variables culturales, sociales, económicas y por ende históricas. El 25% de la población de América latina se encuentra dentro de este grupo etario.

Desde el punto de vista biológico, comienza una etapa de crecimiento máximo. A partir de los 4 años la altura de los niños aumenta alrededor de 5 a 6 cm por año. Luego acontece un período de calma prepuberal, que antecede al típico estirón puberal que se manifiesta de manera abrupta. En forma simultánea aparecen los primeros cambios en el aspecto sexual, que continuarán hasta alcanzar la madurez reproductiva. Estas modificaciones en el esquema corporal influyen y afectan la conducta social así como la vida afectiva del adolescente. Desde el punto de vista psicointelectual, el individuo atraviesa diferentes etapas de comportamiento, hasta lograr la autonomía del adulto. La adolescencia es una fase evolutiva de avances y retrocesos, aciertos y desaciertos, en busca de la propia identidad.

ETAPAS DE LA ADOLESCENCIA

Se considerarán tres etapas, que son flexibles, adecuadas a los tiempos de cada individuo; sin embargo, cada una de ellas posee en sí características específicas en los aspectos fisiológico, psicológico y social:

- Temprana: 10/11 a 14/15 años.
- Media: 15 a 18 años.
- Tardía: 18 a 24/25 años.

ADOLESCENCIA TEMPRANA (PUBERTAD)

En esta etapa se produce un importante desarrollo óseo, articular y muscular. Se modifican el peso, la estatura, las formas y las dimensiones corporales. El crecimiento comienza en los huesos largos de las extremidades inferiores. Esta variación de la altura, llamada comúnmente **estirón**, se observa en el sexo femenino entre los 9 y los 10 años, y en el masculino, entre los 11 y los 12 años. Las niñas crecen más rápido entre los 11 y los 13 años, pero los varones alcanzan mayor altura entre los 14 y los 15. A este desarrollo, que se produce de manera abrupta, lo acompañan el crecimiento de la pelvis, el tronco y las extremidades superiores. El macizo craneofacial también sufre transformaciones. De manera simultánea con el desarrollo óseo aparecen las primeras modificaciones sexuales que concluirán con la maduración del aparato reproductivo. La maduración sexual está tabulada en los estadios de Tanner, que toman como elemento comparativo caracteres sexuales secundarios. En el sexo femenino el primer signo que se evidencia es la aparición del botón mamario o telarca, entre los 8 y los 13 años; luego, el crecimiento del vello pubiano o pubarca, y por último, la primera menstruación o menarca, entre los 12 y 13 años.

La primera transformación en el varón es el crecimiento testicular, entre los 9 y 14 años; sigue el desarrollo del pene y la aparición del vello pubiano. Se completa con la primera eyaculación entre los 12 y los 16 años.

Aparecen otros caracteres sexuales secundarios, como la modificación de la voz y el crecimiento de la barba y el vello axilar.

En ambos sexos es necesario considerar que el resto de los tejidos, los órganos y los sistemas también se afecta por este crecimiento, que será específico para cada individuo, de acuerdo con características genéticas, y se modificará según variables nutricionales y ambientales.

En el aspecto psicosocial el joven necesita pertenecer a un grupo; de esta manera el adolescente se encuentra protegido en una zona intermedia, entre su familia y la sociedad. Con su grupo comparte semejanzas, como música, lectura, deportes, vestimentas. Esta estructura grupal favorece la constitución de ideales y crea instancias críticas, que lo ayudan a forjar su carácter y criterio propios.

Adolescencia media

Desde el punto de vista biológico, entre los 15 y los 18 años todavía continúa el crecimiento del esqueleto. El macizo craneofacial se modifica. Hay cambios en las facciones y crecimiento de los procesos alveolares.

En el aspecto psicosocial, en este período se define la sexualidad. Se pasa del pensamiento concreto de la etapa anterior al abstracto e hipotético deductivo. Comienza una nueva forma de interactuar, en la que el individuo se relaciona con el mundo exterior. Esto le da al adolescente seguridad, y le proporciona placer. Se acentúa la individualidad y surge la necesidad de encontrar modelos con los que identificarse, que en la mayoría de los casos difieren de sus modelos originales; esta actitud conlleva a situaciones de conflicto dentro del seno familiar.

Adolescencia tardía

También llamada consolidación del proceso adolescente. Desde el punto de vista fisiológico el individuo completa su crecimiento. En el campo psicosocial alcanza la consolidación de todos los aspectos de su identidad: intelectual, social, laboral, vocacional, sexual, sentimental. Marca el inicio de la adultez, la toma de decisiones, la inserción laboral y la independencia económica.

CONDUCTAS DE RIESGO

La adolescencia es un largo período de cambios en el que las personas deben transitar ese camino a la adultez hostigadas por estímulos cada vez más variados y en permanente metamorfosis. Durante ese recorrido los adolescentes son observados por una sociedad que no termina de comprender el motivo de rebeldía, y desconoce a esa adolescencia como producto de ella misma.

En la vida del adolescente hay tres aspectos fundamentales que influirán en sus conductas:

- como individuo;
- como producto de su historia familiar;
- como parte del medio sociocultural en el que vive.

El joven genera comportamientos que, acompañados por una sensación clara de omnipotencia, tienen características de riesgo. Son ejemplo de esto el consumo de tabaco, alcohol y diferentes tipos de sustancias tóxicas y drogas. Estas conductas acompañan la necesidad de vivir emociones violentas o agresivas, que derivan en peleas, accidentes, suicidios u homicidios. Las experiencias sexuales, a edad cada vez más temprana, sin cuidados ni conocimiento, son motivo de embarazos no deseados y de la transmisión de enfermedades de contagio por esa vía.

El mundo estético, que se muestra en pensadas campañas publicitarias, atrapa al adolescente y forja en él diferentes conductas de alimentación y ejercicio, que pueden derivar en patologías como la bulimia, la anorexia o la vigorexia.

La bulimia y la anorexia son trastornos alimentarios, observables en mayor porcentaje en el sexo femenino; se presentan como formas obsesivas de alimentación, con signos bucales que podrían orientar al odontólogo en su diagnóstico.

La vigorexia, que afecta con más frecuencia al sexo masculino, se caracteriza por el consumo de sustancias que estimulan el desarrollo del tejido muscular, acompañado por dietas especiales y rutinas de ejercicios exigentes, practicadas a diario.

La característica común de estas patologías es que el individuo pierde la noción de su esquema corporal. El espejo le devuelve una imagen distorsionada de la real.

El adolescente practica una costumbre antigua y milenaria por la que adorna su cuerpo con piercings y tatuajes, que no siempre se realizan bajo las normas de bioseguridad necesarias, ni son llevadas a cabo por manos profesionales. Estas actitudes, que aparentemente se ejecutan por una exigencia estética, también se llevan a cabo por la necesidad de ser aceptado en un grupo de pares, o con el fin de demostrarse valentía.

Es probable que estas conductas que se observan en el presente muten con rapidez a otras, de la mano de la comunicación. Lo que permanece constante es el perfil omnipotente del adolescente, que le impide ejecutar acciones de autocuidado y lo ubican en un segmento poblacional de riesgo.

Desde la posición de adultos conocedores de la problemática será necesario desarrollar factores protectores, que deberán comenzar en la estructura y la dinámica de la familia, la cual debe cumplir su rol. Se continúa con políticas sociales dirigidas a la atención del niño y el adolescente para lograr su salud integral, su desarrollo y su bienestar social, con el fin de preparar al joven para que pueda elaborar proyectos de vida que le permitan adquirir el papel protagónico como actor social, creativo y productivo.

FILOSOFÍA EN LA ATENCIÓN ODONTOLÓGICA DEL PACIENTE ADOLESCENTE

PRIMERA CONSULTA

Conocidas las características fisiológicas, psicológicas y sociales, y las posibles conductas de riesgo de los pacientes adolescentes, la consulta odontológica es un momento inmejorable para la **observación** y, fundamentalmente, la **comunicación**. El odontólogo, como agente de salud, puede transformarse en un factor protector para la promoción y la prevención de esta.

En el paciente joven será indispensable reconocer sus gustos, actividades y hábitos. Es preciso lograr un clima de trabajo, respeto mutuo y **confidencialidad**, término que no deberá confundirse con **complicidad**. Si se detectara alguna situación que pudiera estar poniendo en peligro la vida del adolescente, será preciso hablar con él e informar la problemática a sus padres o personas responsables.

Los motivos más frecuentes de consulta son: **urgencias por dolor** (hiperemia, pulpitis, traumatismos, erupción de terceros molares, trastornos temporomandibulares –TTM–), **estética** (fracturas dentarias, pigmentaciones, malposiciones dentarias, anomalías de forma y de número), **lesiones gingivoperiodontales** y **bruxismo**.

Una vez realizando un diagnóstico certero y con criterio preventivo, se deben planificar los tratamientos individuales, con resoluciones rápidas y fundamentalmente estéticas. Este concepto debe aplicarse desde el inicio de la atención, con el objetivo de disminuir la infección de la cavidad bucal, inactivando las lesiones abiertas, sobre todo las pertenecientes al sector anterior, con materiales que cumplan los requisitos mencionados, como los ionómeros vítreos modificados con resina (Figuras 18.1 y 18.2) y en sector posterior, con ionómeros de alta viscosidad, hasta alcanzar las técnicas más complejas de rehabilitación, con restauraciones rígidas.

Se describirá la atención del adolescente y se validará un concepto de **Odontología aplicada**, es decir que se aportarán las diferentes y variadas posibilidades de tratamientos que ofrece la Odontología rehabilitadora actual, pero se tendrán presentes las características individuales de riesgo, la edad, la etapa de crecimiento y desarrollo por la que atraviese el paciente. joven. El objetivo que intenta lograrse es estimular al joven en la práctica del autocuidado y motivarlo a implementar medidas preventivas, acordes con el riesgo individual.

Esta filosofía de trabajo tiene como meta llevar a cabo técnicas adhesivas de mínima invasión y mínima intervención, por lo general ofrecer la posibilidad de realizar otra rehabilitación a futuro.

Es importante reafirmar que esas prácticas buscan disminuir la actividad de caries o eliminar lesiones infecciosas pequeñas, y conservar la mayor cantidad de estructura dentaria sana, se encuentre comprometida o no su vitalidad pulpar. A partir de estos principios, se seleccionará la restauración acorde con la cantidad y la calidad de la superficie dental, bajo el marco de la estética, tan anhelada por nuestros pacientes, y fundamentalmente sobre la base de los criterios de integración del material de restauración con la pieza dental. Para ello, en el plan de tratamiento debe coexistir un enfoque organizado y sistemático.

Las causas de pérdida de sustancia pueden ser variadas: infecciosas (caries o restauraciones previas con recidiva de caries), o no infecciosas (defectos en los diseños y planimetría cavitaria, traumatismos, técnicas endodónticas deficientes, entre otras). Es decir que a partir de la observación del sustrato se deberán evaluar los factores biomecánicos siguientes:

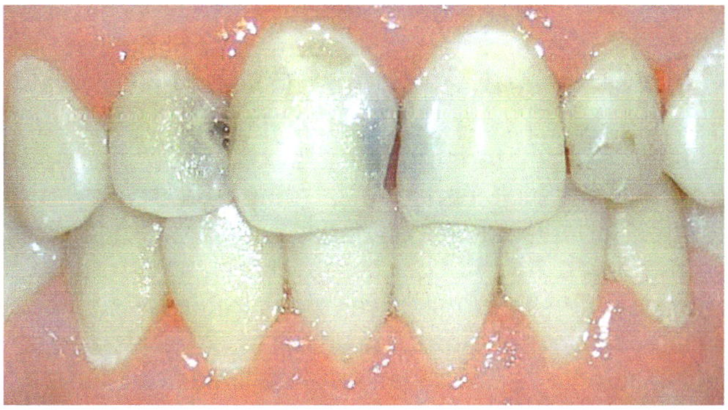

Figura 18.1: Lesiones de caries cavitadas en sector anterior. Gingivitis marginal relacionada con el proceso carioso y con la falta de higiene

- Ausencia de rebordes marginales.
- Espesor de paredes sanas.
- Oclusión.
- Límite periférico supragingival.

Luego de evaluar la estructura remanente, las opciones irán desde una preparación hasta una cavidad con planimetría; de una incrustación indirecta a una restauración rígida periférica total (corona); de un poste preformado a un perno colado metálico, o de un tratamiento endodóntico a una exodoncia. Asimismo, de ser inevitable esta última, en los pacientes jóvenes se preferirá colocar un mantenedor de espacio o un puente adhesivo a un implante, situación protética que se reservará para años posteriores, al finalizar el crecimiento.

Por ello, ante la pérdida de sustancia moderada con presencia de esmalte socavado, se realizará una restauración de inserción plástica con resinas reforzadas o composites de última generación mediante técnicas adhesivas, como los microhíbridos: Amelogent plus (Ultradent), Filtek Z 250 (3M), Amaris (Vocco), Opalis (FGM) Esther X (Dentsply), Ice (SDI), o los nanoparticulados: Miris 2 y Brillant NG (Coltène), Filtek 350 (3M), Grandio (Vocco), Empress Direct y Tetric Evo (Vivadent), Herculite Ultra y Premise (Kerr). Antes es necesario generar el soporte de ese tejido debilitado, con un material adhesivo que actúe como dentina artificial o relleno. Para este fin se emplearán los ionómeros vítreos (IV) o los composites (Cmp), por tener similar módulo de elasticidad que la dentina. En relación con los primeros, el profesional podrá seleccionar cualquiera de sus presentaciones comerciales –los convencionales de alta viscosidad o los modificados con resinas, de reacción dual–. Es necesario acondicionar la estructura dentaria previo a la aplicación del ionómero vítreo; para los convencionales se emplea un ácido poliacrílico al 10% o primers específicos para los modificados con resina. Algunos IV comerciales son: Fuji IX (GC), Ionofil Plus (Voco), Riva SC y LC (SDI), Ionosit-Baseliner (DMG), Vitro Fil LC (DFL), Vitremer (3M). Después se culminará con el protocolo adhesivo y la técnica estratificada del composite, cuyos espesores de capas no deben superar los 2 mm. Se debe polimerizar cada una de ellas, con el fin de lograr una correcta reacción vinílica y contrarrestar la mayor de las desventajas de este material, que es la contracción de polimerización. Por tal motivo es menester realizar un control periódico de las unidades de curado, mediante un radiómetro, para conocer la energía radiante que entrega y de esa forma hacer mensurable los tiempos de exposición. Por último, se ejecutan las maniobras de terminación y pulido de las restauraciones con composites; se podrán emplear piedras de granos ultrafino y extrafino, tiras de pulir, discos o puntas siliconadas con pasta de pulido, con el fin de lograr un acabado de excelencia evitando el atrapamiento de biofilm con posterioridad.

Las situaciones clínicas siguientes se relacionan con la ausencia de tejido dentario y corresponden a un tamaño cavitario grande:

- Pérdida de uno o más rebordes marginales.
- Esmalte escaso o friable.
- Pérdida de una o más cúspides.
- Grandes amalgamas preexistentes.
- Composite de inserción directa de gran tamaño, con recidiva de caries.

En estos casos (Figura 18.3), el profesional será el encargado de indicar una restauración de inserción rígida. En este contexto la operatoria dental actual (ODA) sugiere, como rehabilitación definitiva, una incrustación estética (IE) confeccionada en resinas compuestas o de laboratorio –como las que ofrecen los sistemas Belle Glass HP (Kerr), Tescera ATL (Bisco), SR Adoro (Ivoclair - Vivadent), Ceramage (Shofu) entre otros–. La finalidad es reponer el sustrato faltante por medio de un bloque rígido, que una vez fijado con técnicas adhesivas al remanente dentario, devuelva integridad funcional y estética.

Las IE son conservadoras de los tejidos de la pieza dental, reproducen la forma anatómica, tanto oclusal como proximal y, sobre todo, permiten reproducir una relación de contacto correcta, difícil de reconstruir con la técnica directa estratificada.

El bloque rígido precontraído (IE) contrarresta la desventaja principal de los composites, que es la contracción de polimerización. Se obtiene al fotopolimerizar capas incrementales con luz azul o LED, modelando la restauración; devolviendo la forma anatómica con topes oclusales, vertientes internas, crestas triangulares, lomo de la cresta, es decir, que debe reconocerse

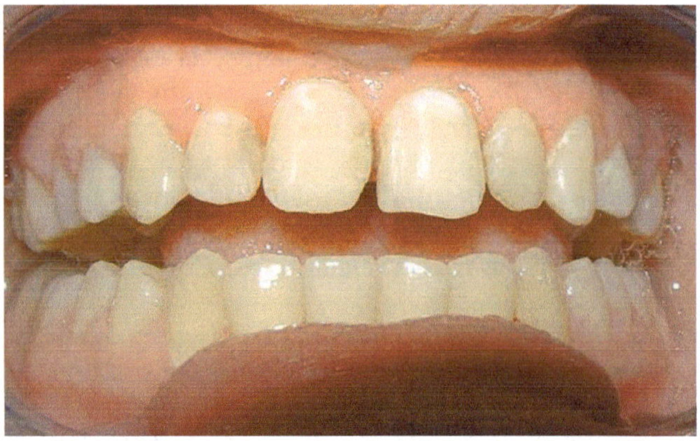

Figura 18.2: Una semana después de la inactivación con IVR (ionómero vítreo resina), indicación y aplicación de las medidas preventivas

que las piezas dentarias del sector posterior presentan elevaciones y depresiones, y por ello hay que reproducirlas. Con ulterioridad se lleva a un segundo curado en unidades específicas, donde se completa su polimerización, en un ciclo de pocos minutos. Así se logra un aumento de la tasa de conversión a polímero de la resina compuesta, lo que mejora la estabilidad dimensional y las propiedades mecánicas del material con el que fue confeccionada la IE.

Las preparaciones dentales que recibirán una IE deben cumplir determinada planimetría: es preciso que la interfase entre la pared del diente y el material de restauración se sitúe por fuera de los contactos oclusales, para evitar fracturas del material y la consiguiente filtración marginal. Es necesario eliminar el esmalte, la dentina o el cemento infectados, con fresas redondas lisas a baja velocidad o con excavadores, y evaluar la posibilidad de aplicar un material de relleno en paredes sin soporte dentinario (Figura 18.4).

El tallado en sí se podrá efectuar con piedra de diamante de punta redondeada (849 - ISO 012 u 856 - ISO 014) o piedra trococónica corta, de punta plana y ángulos redondeados 5686 ISO 026 a alta velocidad. Es necesaria una ligera divergencia hacia oclusal, y para ello la piedra se debe posicionar en forma perpendicular al piso cavitario, tanto para las paredes libres como para las proximales, en sentido gingivooclusal y proximoproximal.

Se requiere una profundidad mínima en la caja oclusal de 2 mm, desde el fondo del futuro surco medial. Un punto relevante es liberar la relación de contacto, con el fin de evitar los contactos tripartitos, facilitar maniobras de fijación y favorecer la higiene bucal. El istmo de unión de las cajas oclusal y proximal debe ser de alrededor de 2 mm de ancho en premolares y 3 mm en molares, para evitar la fractura del bloque rígido por tensiones generadas en ese nivel.

Verificadas las características del diseño cavitario, es

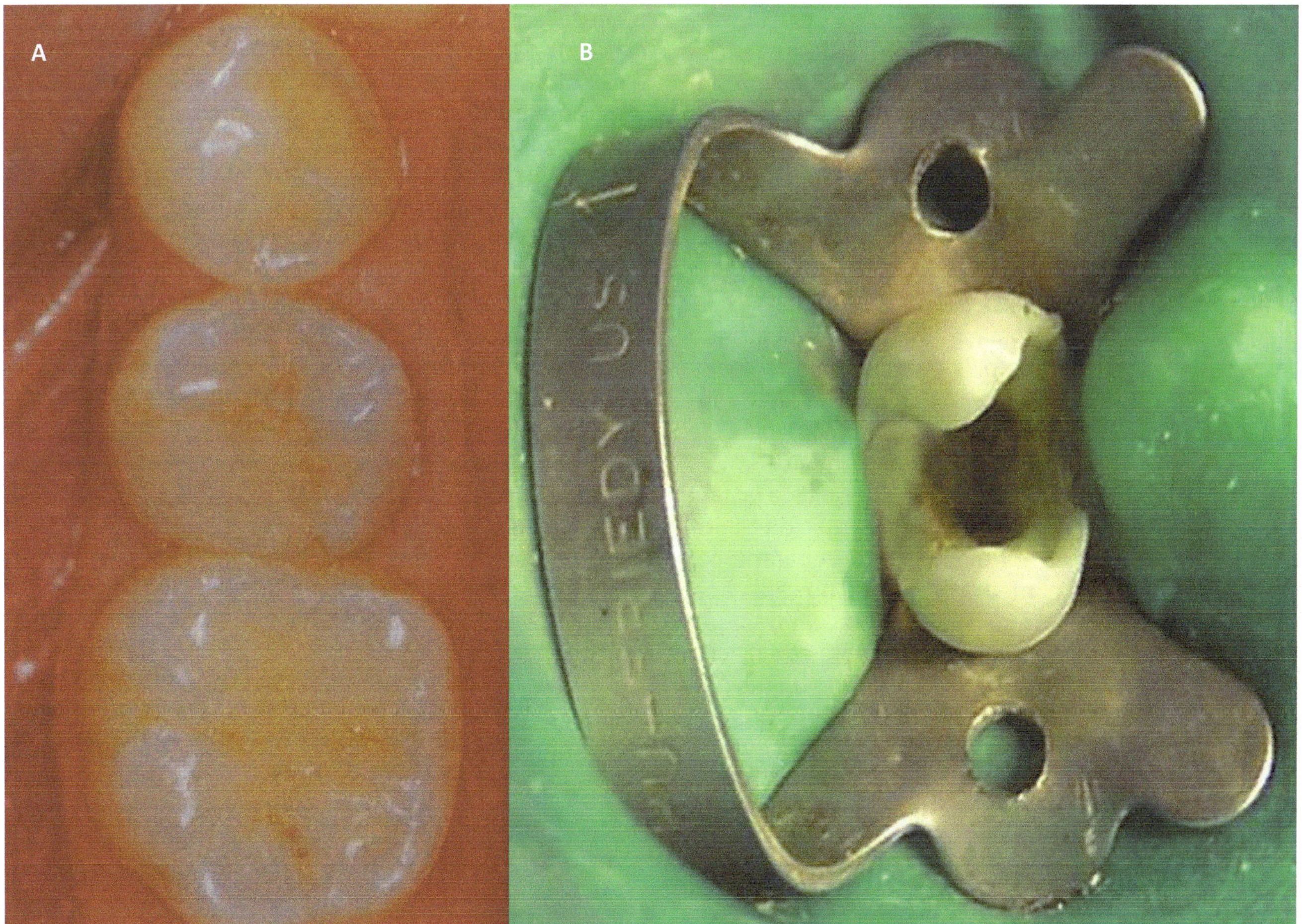

Figura 18.3: A: Pieza 3.5 tratada endodónticamente, con gran pérdida de sustancia, que presenta composite directo sin forma anatómica y filtración a nivel gingival. **B**: Pieza 1.4. Situación clínica donde se evalúa pérdida de estructura, ambos rebordes marginales, y es también indicación de incrustación estética previamente efectuado el relleno artificial

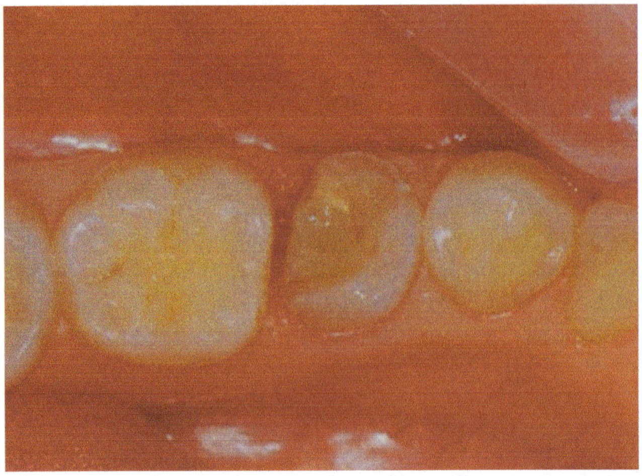

Figura 18.4: En la pieza 3.5 se ha efectuado un relleno con ionómero vítreo modificado con resina. Después se realizó el tallado para una incrustación estética onlay, en la que se ha incluido parte de la cúspide vestibular

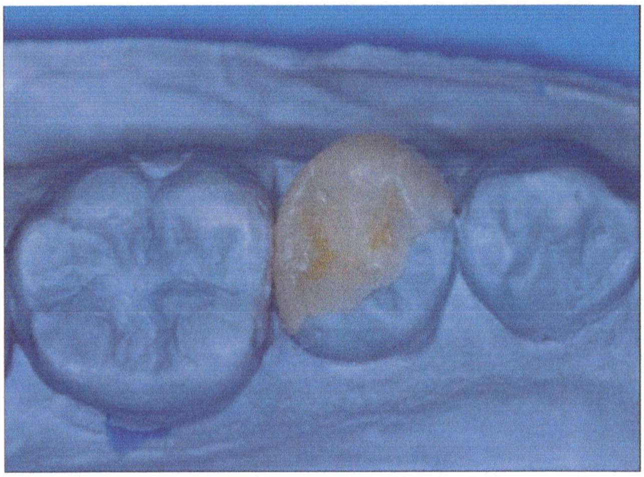

Figura 18.5: Modelo de trabajo, donde se corrobora adaptación de la incrustación estética

preciso alisar los márgenes de la preparación en toda su periferia y elaborar un provisional con algunos de los siguientes materiales: Fermit, Bosworth (Trim), Coltosol F (Coltène-Whaledent), Temp bond NE (Kerr), Feegenol Temporary Pack (GC), Provicol (Voco) entre otros. Luego se procede a la toma de impresiones con silicona por adición y registros oclusales, para la obtención del modelo de trabajo (Figura 18.5), donde se confeccionará la IE. Para lograrlo en forma rápida y eficaz podrá emplearse el sistema accu-trac, de la firma Coltène, con el que es posible conseguir el modelo de trabajo y el zócalo en un mismo tiempo, y posteriormente individualizar la o las piezas que se deben reconstruir a partir de la misma impresión tomada. Se obtiene un troquel sin necesidad de emplear un dowell pin. En la sesión siguiente se retira el provisorio y se prueba la adaptación (Figuras 18.6 A y B). Se verifica la adaptación del bloque rígido en la pieza dentaria y el sellado de la IE al remanente dentario, de ser óptimo. Si durante la prueba de la incrustación se observa una desadaptación clínica, es decir, una brecha, es el momento de repararla con composite, dado que el medio de fijación no será capaz de compensar ese problema y la restauración fracasará en el corto plazo. Se ejecutan las maniobras de fijación en un campo operatorio aislado, empleando un medio a base de resina de activación dual, como Nexus 2 (Kerr), Varilink 2 (Ivocler - Vivadent), Enforce (Dentsply), Relyx (3M), PermaCem (DMG), Paracem (Coltène-Whaledent) entre otros; o bien, cementos autoadhesivos como Maxcem (Kerr), Relyx U 200 (3M), Set (SDI) y Solo Cem (Coltène). Por último se efectúan las maniobras del pulido y la terminación superficial, junto con los controles oclusales. La Figura 18.6 C muestra el acabado final de la incrustación estética ya fijada.

En las piezas tratadas con endodoncia, que requieren la reconstrucción del muñón coronario por ausencia de estructura dental, también se deberán evaluar la calidad y la cantidad del remanente (Figura 18.7). Es necesario un espesor mínimo de 2 mm en sentido cervicoincisal, con el objetivo de obtener el denominado efecto férula o antirrotacional, luego de fijada la conexión intrarradicular, para reforzar el sustrato, dado que la resistencia a la fractura se relaciona de manera directa con la dentina presente. Como rehabilitación se indicará un poste preformado, para conseguir la integración coronorradicular, permitir la distribución de las fuerzas en el área radicular y evitar su concentración en la porción coronaria.

Para iniciar este tipo de restauración, es preciso que la endodoncia mantenga un silencio clínico y radiológico compatible con salud (Figura 18.8), que se observe suficiente inserción ósea para la longitud del anclaje y que haya un suficiente remanente.

No es aconsejable utilizar los postes preformados en raíces con conductos curvos, márgenes subgingivales, o donde no sea posible realizar un aislamiento correcto del campo operatorio.

Hay diferentes alternativas de postes: metálicos, que pueden ser de titanio (Tenax Titanio, ParaPost Titanio de la firma Coltène Whaledent), de acero inoxidable o de aleaciones. Otras opciones son en fibra de vidrio (Tenax Fiber White, ParaPost FiberWhite, ParaPost Fiber Lux: Coltene-Whaledent, Postec Plus: Ivoclair.Vivadent, Cytec blanco: Hahnenkratt) , fibras de carbono, circonio o de resinas acetálicas.

En la actualidad son de preferencia los de fibra de vidrio, porque su módulo de elasticidad es muy semejante al de la dentina 18 GPa. En pacientes jóvenes, o con canales radiculares amplios, es factible

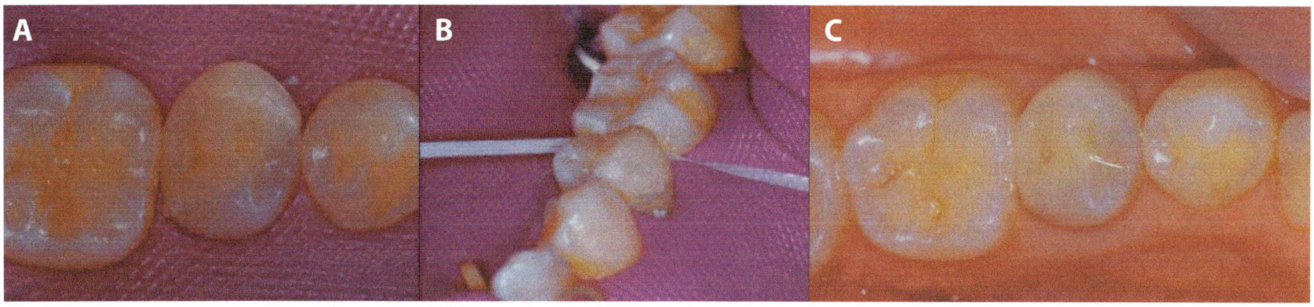

Figura 18.6: A y B: Se verifica adaptación del bloque rígido en pieza dentaria. **C:** Acabado final de la incrustación estética una vez fijada

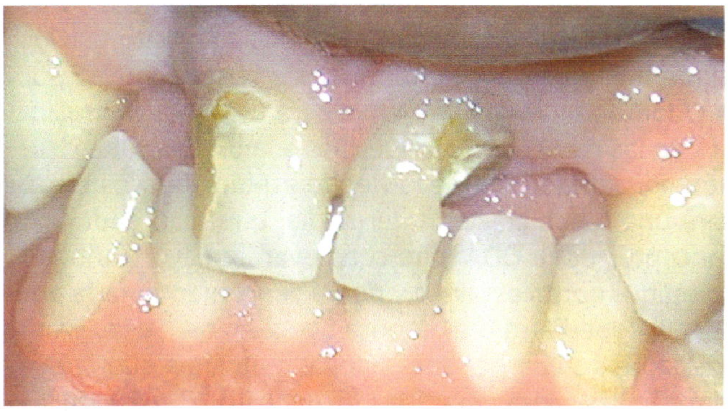

Figura 18.7: Piezas 1.1 y 2.1 con gran destrucción coronaria

individualizarlos con resina compuesta; de esta manera se disminuye el espesor de capa del medio cementante, y se logra una mejor adaptación y fricción al ser adherido en la porción radicular un agente cementante.

En cada caso, la selección del poste se realiza con la radiografía de la pieza dental posendodóntica (Figura 18.9). Con ella se determina el diámetro y la longitud. Paso seguido se pretalla la superficie dentaria y luego se desobtura la longitud deseada (mínimo igual a la altura coronaria y máximo respetando 5 mm de la obturación endodóntica). Al inicio se utilizan fresas de

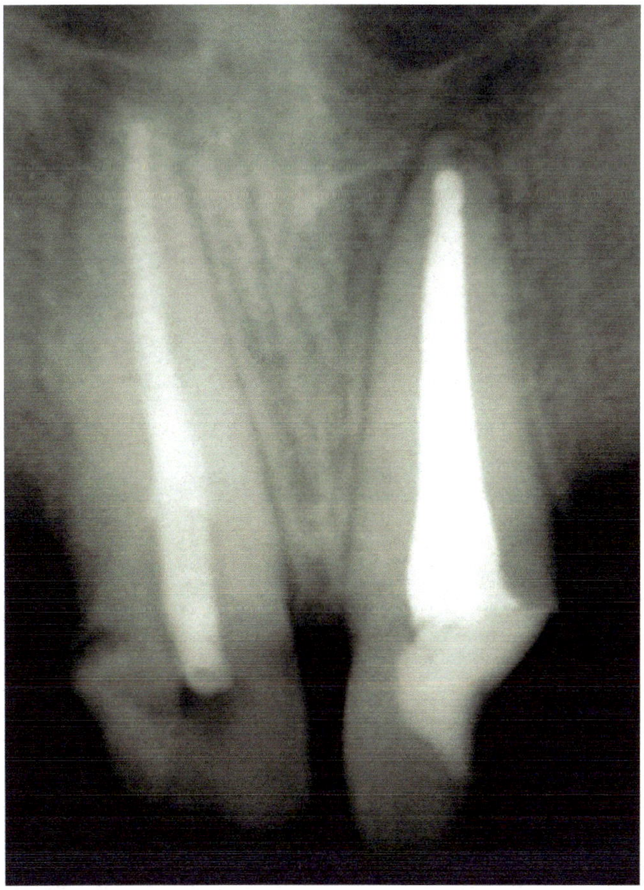

Figura 18.8: Tratamiento endodóntico de las piezas 1.1 y 2.1

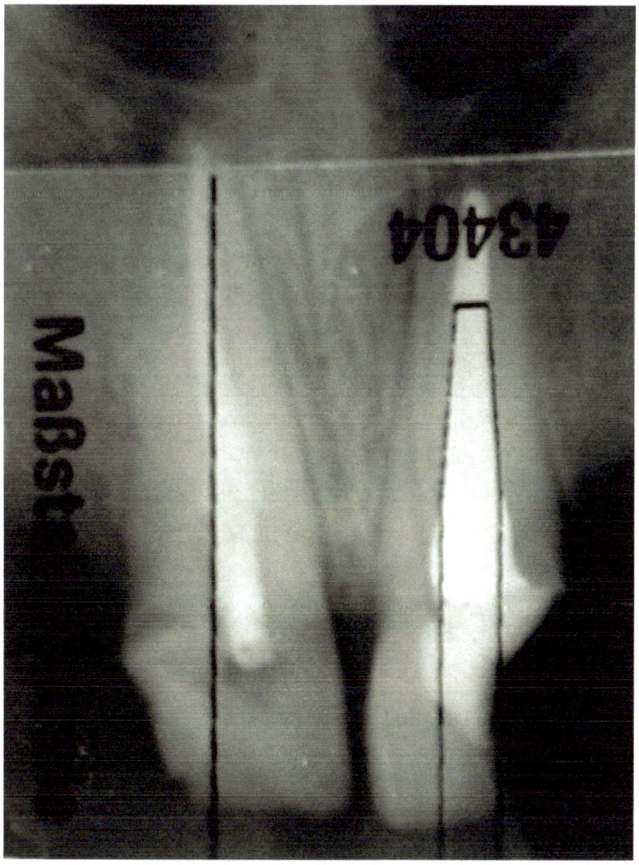

Figura 18.9: Empleo de plantillas de medición de postes preformados de fibra de vidrio sobre radiografía posendodóntica

Gates-Glidden o fresas de largo o Peeso (fresa iniciadora). Luego se rectifica el interior del canal radicular con una fresa calibradora, provista por el fabricante, codificada según el tamaño del poste, de punta redondeada, que trabaja lateralmente el conducto hasta la longitud inicial.

Se prueba la inserción del poste en el canal labrado (Figura 18.10) y se efectúa la limpieza, el lavado y el secado. Se implementan la técnica de grabado ácido en el conducto y la porción coronaria, y el lavado y el secado sin resecar, y se acondiciona el conducto con el sistema adhesivo, preferentemente de activación dual (LuxaBond: DMG, ParaBond: Colténe Whaledent).

El medio de fijación de elección es a base de resina de tipo dual; la mezcla solo se carga en el poste, luego de realizadas las maniobras de limpieza y tratamiento de este. Se posiciona en el canal ya tratado, eliminando los excesos del medio de fijación, antes de la polimerización. Después se reconstruye el muñón o contenido, con técnica estratificada de composite o resinas específicas para confección de estos, como el ParaCore (Colténe - Whaledent), Luxa Core (DMG).

El tallado del contenido se realizará de acuerdo con la pieza tratada y el tipo de rehabilitación seleccionado: restauración de inserción plástica (Figura 18.11) o rígida como las incrustaciones o las coronas.

Si la indicación fuera una restauración periférica total o continente, en los adolescentes el material de elección es la resina de laboratorio (Isosit: Ivoclair Vivadent, Belle Glass HP (Kerr), Tescera ATL (Bisco), SR Adoro (Ivoclair-Vivadent), Ceramage (Shofu)). La terminación en cervical para estas coronas es el chanfer marcado o chanfer amplio, producto del negativo de la piedra troncocónica de diamante de punta redondeada. Es necesario alisar toda la superficie donde se va a asentar la futura corona, con piedra de grano fino en forma de bala (8390-ISO 016) antes de la toma de impresión para disminuir la posibilidad de errores. Se utiliza silicona por adición para los registros y luego se confecciona el provisorio (Luxatemp: DMG).

Por último, como en toda técnica adhesiva, se realizan las maniobras de fijación y pulido con puntas siliconadas, cepillos y pastas de pulido, para dar un acabado de calidad.

Cuando se pierden piezas dentales permanentes durante los dos primeros períodos de la adolescencia, **temprana** y **media**, será un verdadero desafío conservar la longitud del arco y mantener la boca en condiciones de estabilidad, como consecuencia del desarrollo significativo del macizo craneofacial, que impide la realización de rehabilitaciones protésicas definitivas. Ante esta problemática clínica y el criterio de la Odontología del adolescente de ofrecer soluciones rápidas y estéticas, surge la necesidad de diseñar aparatología que cumpla los requerimientos del **mantenedor de espacio** usado por la Odontopediatría. El objetivo será evitar las migraciones de las piezas dentales vecinas a la brecha y la extrusión del antagonista, devolviendo así función y estética. Será una rehabilitación intermedia, que mantendrá los conceptos de la ODA para conservar la mayor cantidad de tejidos dentales sanos y podrá ser confeccionada por el odontopediatra o el odontólogo general. Se realizará básicamente con bandas, arcos y fantoches que reemplazarán las piezas perdidas (Figuras 18.12 a 18.15). El control se indica con frecuencia trimestral en pacientes

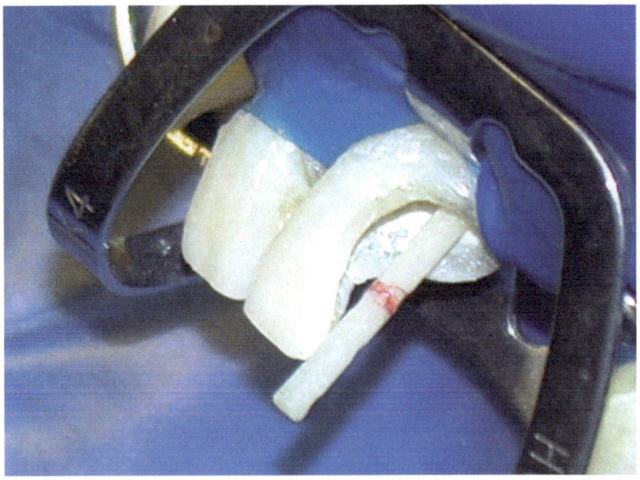

Figura 18.10: Verificación de la longitud del poste preformado

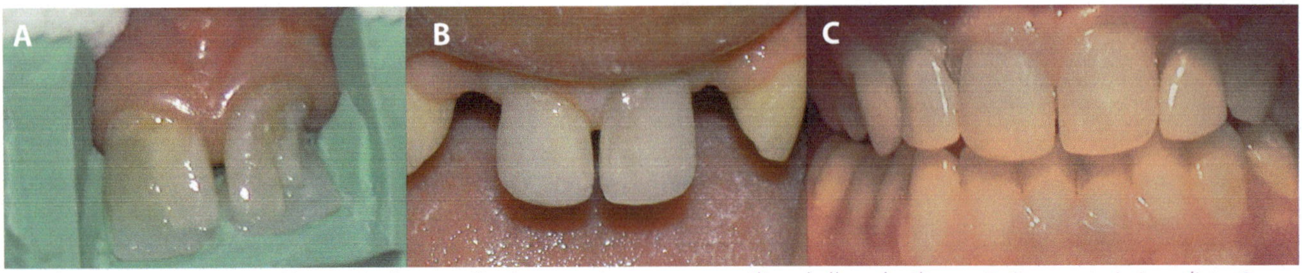

Figura 18.11: A: Restauración con técnica estratificada con resina compuesta utilizando llave de silicona. **B:** Posoperatorio inmediato. **C:** Rehabilitación protética con prótesis parcial removible (PPR).

de riesgo alto y mediano, y puede ser semestral en los de bajo riesgo. De ser necesario, podrá retirarse para observar el estado de las piezas vecinas y el tejido gingivoperiodontal circundante; luego se volverá a fijar.

Con esta aparatología se tratará de estabilizar una zona de discontinuidad del arco, manteniendo un estado compatible con salud, hasta completar el desarrollo total del macizo craneofacial, momento oportuno para optar por la gran variedad de tratamientos que brinda la Odontología rehabilitadora del adulto.

PUENTES ADHESIVOS

Este tipo de rehabilitación requiere tallados adicionales más complejos en las piezas vecinas, por este motivo es una terapéutica que se realiza en pacientes que estén completando la adolescencia media (17-18 años) ya que si después no fuera posible la colocación

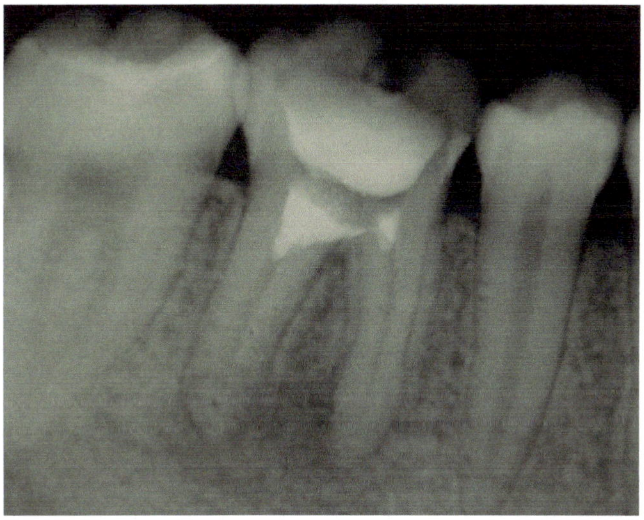

Figura 18.12: Paciente de 15 años, sexo masculino, en el que debe realizarse la exodoncia de la pieza 4.6, por destrucción coronaria, lesión periapical y de furca

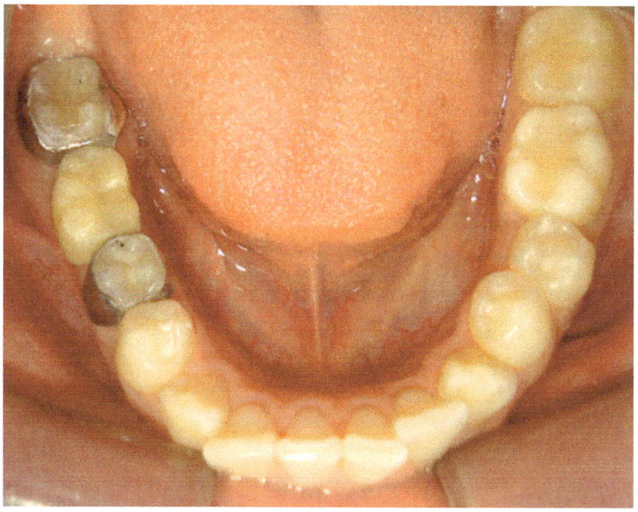

Figura 18.13: Mantenedor con bandas en 4.5 y 4.7; fantoche que reemplaza 4.6. Prueba y fijación con ionómero vítreo. Es importante destacar que, debajo del fantoche que reemplaza la pieza ausente, quedará un espacio que lo separe de la encía, para permitir la higiene correcta y la consiguiente salud gingivoperiodontal de los dientes vecinos a la brecha

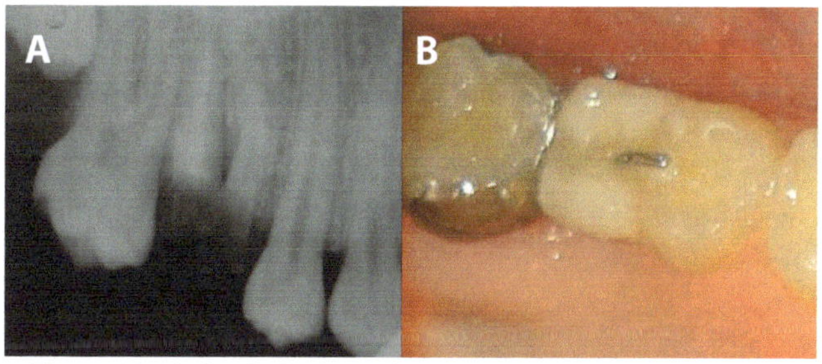

Figura 18.14: A y B: Paciente de 15 años, sexo masculino, resto radicular del 1.6. En este caso ya se ha producido una leve mesialización del 1.7 con la consecuente pérdida de espacio. Se realiza tallado de apoyo oclusal con fresa periforme 331 sobre fosa distal de 1.5. Prueba y fijación de banda en 1.7 con cemento de ionómero vítreo y de apoyo en 1.5 con cemento dual a base de resinas. Colocación de sellador en el surco y la fosa no involucrados de 1.5

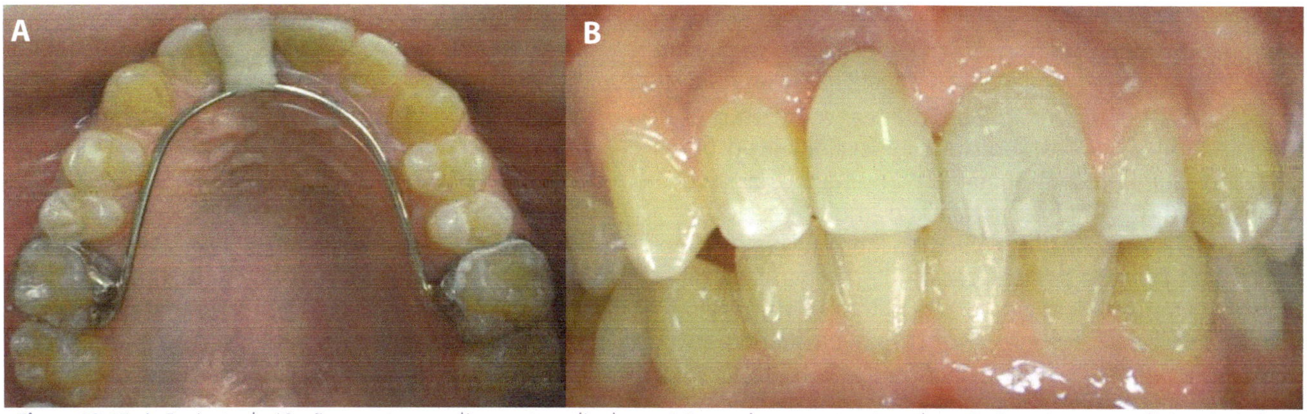

Figura 18.15: A: Paciente de 13 años, sexo masculino, resto radicular en 1.1 tratado por traumatismo hace 5 años, sin corona clínica. Se indica exodoncia. Se colocan gomas de separar entre 1.6 y 1.5 ,2.6 y 2.5. y posterior toma de impresiones con alginato para confección de bandas en 1.6 y 2.6. Prueba y fijación de bandas, arco palatino y fantoche con ionómero vítreo. **B:** Vista vestibular del mantenedor de espacio fijado.

de un implante, como tratamiento ideal y definitivo, esta resolución le brindaría los requisitos necesarios para considerarse permanente, le otorgaría, por la ergonomía de tallado, la posibilidad de otro tratamiento en un futuro mediato.

Puente adhesivo con estructura metálica cromo-níquel

Aparatología que surge como evolución de las estructuras coladas, que en la década de 1970 aparece en la bibliografía como puente Rochette y puente Maryland. Esta versión de puentes adhesivos de estructura metálica colada de cromo-níquel requiere un tallado mínimo de las piezas vecinas a la brecha (figs. 18-16 y 18-17). En el momento de la fijación se requiere el acondicionamiento correcto de las dos superficies que deben adherirse; la superficie metálica será sometida a grabado electrolítico o arenado de la superficie interna y la superficie dentaria se grabará con ácido fosfórico al 37%. Después se utiliza un cemento dual a base de resinas.

Puente adhesivo con resinas compuestas de alta carga

Con la introducción en el comercio de una nueva generación de resinas compuestas, con relleno de nanopartículas o particulado microhíbrido, se logra una situación ideal con muy buena estética y propiedades mecánicas excelentes. Los cerómeros son resinas compuestas de alta carga, que surgen de la combinación de un relleno prepolimerizado de nanopartículas y el agregado de partículas híbridas submicrométricas. Su uso está indicado en técnicas indirectas (Figuras 18.18 y 18.19 A) que requieren unidades de polimerización específicas. Esas unidades se caracterizan por trabajar a altas temperaturas (115 a 135 ºC) y alta presión (80 psi). En este sector el diseño de las preparaciones reúne las mismas características que las incrustaciones (inlay u onlay) o las coronas estéticas.

Algunas también actúan en ausencia de oxígeno (reemplazado por nitrógeno). Su finalidad es aumentar el grado de conversión polimérica y mejorar el acabado final de las restauraciones. Estas resinas otorgan la posibilidad de combinarse con refuerzos a base de fibras (FRC) unidireccionales o multidireccionales. Estos haces de fibras, unidos a una matriz orgánica por un proceso de silanización, le otorgan a estos puentes estéticos elasticidad, estabilidad y la posibilidad de distribuir tensiones ante cargas permanentes. Esas restauraciones rígidas están indicadas tanto en el sector anterior como en el posterior en zona de premolares, donde el tramo entre los pilares no supere los 20 mm. En este sector el diseño de las preparaciones reúne las mismas características que las incrustaciones estéticas (inlay u onlay) o las coronas estéticas. Luego de la impresión con silicona por adición se confecciona el provisional con resinas acrílicas o resinas blandas, específicas para este fin, y se envía al laboratorio.

Como en los puentes de estructura metálica, en el momento de la fijación se deberá considerar el tratamiento del sustrato no dental y del dental.

En relación con el primero, se efectuará el asperizado de la superficie interna de la corona o continente o de la incrustación, la limpieza química posterior a la

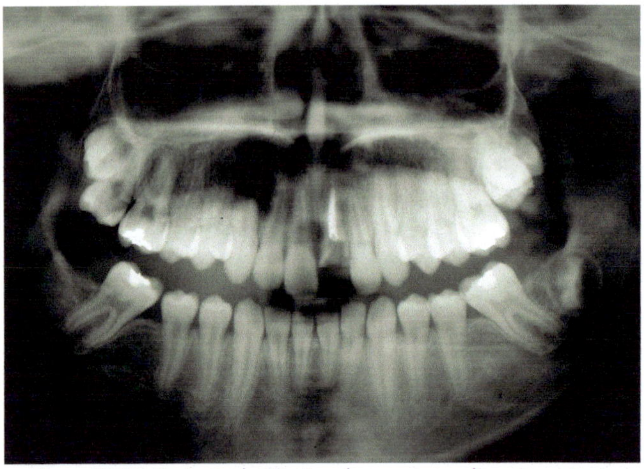

Figura 18.16: Paciente de 17 años de sexo masculino. Importante destrucción coronaria en 2.1, por traumatismo de larga data

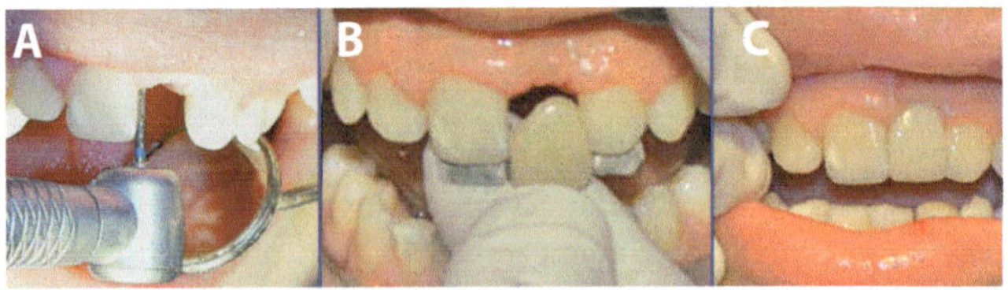

Figura 18.17: A, B y C: Tallado paralelo en caras proximales extendido hacia vestibular, de manera que la estructura abrace al diente. No abarcará el margen gingival ni el borde incisal. Tendrá apoyo en cíngulum para evitar desplazamiento hacia gingival. Prueba de estructura metálica con diente. Posoperatorio inmediato

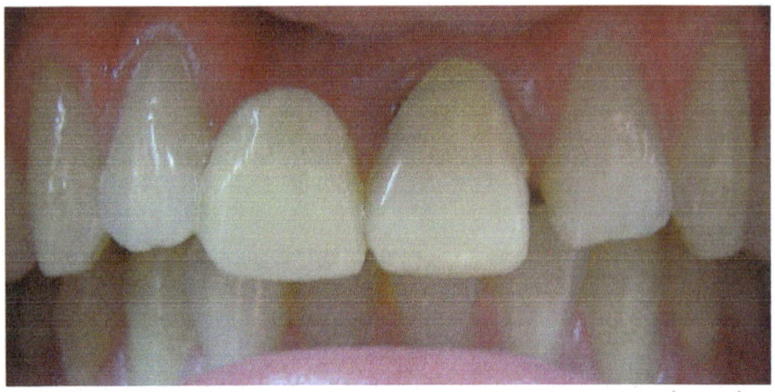

Figura 18.18: Preoperatorio con corona en 2.1 y PPR reemplazando solo 1.1

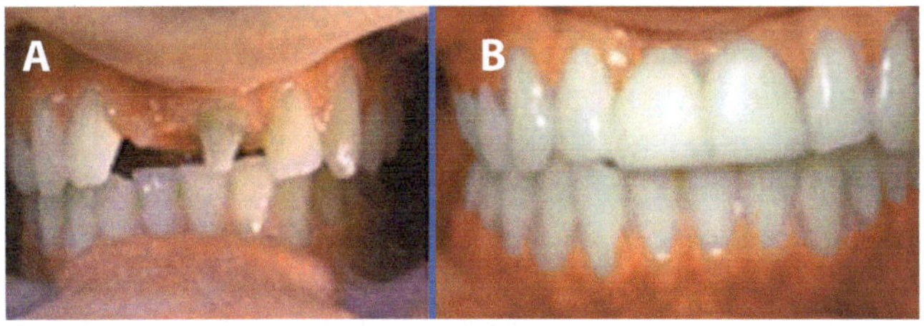

Figura 18.19: Retallado de muñón o contenido y de lecho en 1.2. Posoperatorio inmediato

prueba de adaptación con ácido fosfórico, el lavado, el secado y la colocación de la resina hidrófuga o fluida del sistema adhesivo multienvase.

En la superficie dental se realizará la técnica de grabado ácido y el protocolo adhesivo acorde con el medio de fijación. Este último será a base de resinas con activación dual o química, que asegura una polimerización correcta en las zonas más profundas de las preparaciones. La mezcla del agente de unión solo debe aplicarse sobre la superficie interna del puente. De esta manera se llevará a la cavidad bucal, donde se posicionará y ejercerá una presión constante sobre diferentes puntos hasta lograr el asentamiento de la restauración rígida sobre las preparaciones, provocando que fluya el exceso de cemento. Este deberá eliminarse antes de la polimerización, con pinceles microbrush o hilo dental de diferentes diámetros Super floss (Oral B), con la finalidad de minimizar las maniobras de pulido subsiguientes.

La terminación y el alisado final se ejecutarán con fresas de múltiples filos, piedras de diamantes de granos finos y ultrafinos, puntas siliconadas, tiras y pastas de pulido (Figura 18.19 B).

BLANQUEAMIENTO Y MICROABRASIÓN EN ADOLESCENTES

En los adolescentes la estética adquiere tal preponderancia que en algunas oportunidades puede considerarse una urgencia que requiera prioridad en la secuencia del plan de tratamiento (Figura 18.20).

BLANQUEAMIENTO DENTAL

El blanqueamiento dental es una resolución estética cuya finalidad es lograr el aclaramiento del color de uno o varios dientes empleando un producto químico, sin alterar la estructura dentaria.

Ante un cambio de intensidad del color de la superficie dentaria, se necesita conocer si es de origen intrínseco o extrínseco. Las alteraciones extrínsecas responden de manera más efectiva al tratamiento, por vincularse con el tipo de dieta u otros hábitos del paciente.

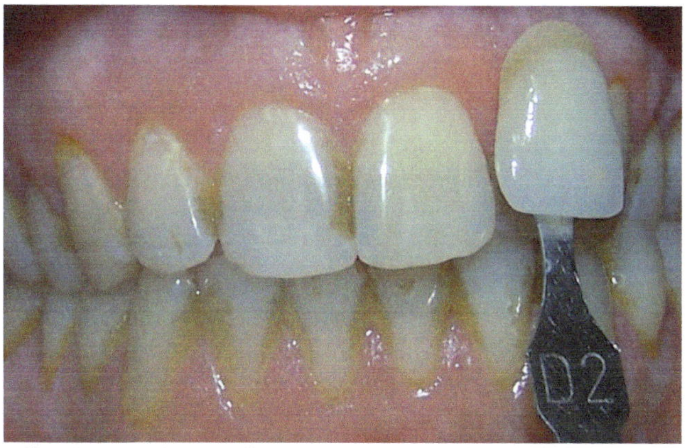

Figura 18.20: Paciente de 22 años de sexo femenino. Pigmentación extrínseca causada por tabaco, café y deficiencia en la técnica de cepillado

Las tinciones de origen intrínseco pueden asociarse con dentinogénesis imperfecta, amelogénesis imperfecta, fluorosis, enfermedades hemolíticas, anemia y la ingestión de tetraciclinas.

Una vez erupcionada la pieza dental, las pigmentaciones pueden provenir de traumatismos dentales, hemorragia intrapulpar o necrosis pulpar. La existencia de amalgamas, filtración marginal y endodoncias con restos de tejido pulpar o material de obturación en la cámara pulpar puede ser causa del cambio de coloración.

En pacientes jóvenes los motivos más frecuentes son los relacionados con los traumatismos y las endodoncias en el sector anterior, así como los cambios de coloración ocasionados por la falta de higiene, el consumo de tabaco, café, té, mate, vino tinto y los colorantes de las bebidas colas (ver Figura 18.20). En zonas endémicas de fluorosis, esta también es causa de consulta.

En la actualidad se dispone de múltiples presentaciones comerciales de productos que contienen agentes blanqueadores, como el peróxido de hidrógeno, el peróxido de carbamida (que se disocia en peróxido de urea y peróxido de hidrógeno) y el perborato de sodio (una vez en contacto con el agua se descompone en metaborato de sodio y peróxido de hidrógeno).

Cada uno de ellos presenta concentraciones variadas, pero en definitiva es el peróxido de hidrógeno el que inicia el proceso de degradación de las moléculas orgánicas complejas y de elevado peso molecular, que reflejan una longitud de onda de la luz específica, causantes del color de la mancha. Según la concentración final, variará el tiempo de exposición sobre la pieza.

Para el éxito del tratamiento el profesional necesita conocer los mencionados mecanismos de acción y la causa del cambio de color; así podrá realizar la elección adecuada de la técnica. Otros factores que es necesario contemplar son el control de placa, la presencia de caries o lesiones periodontales, la textura de las superficies dentarias, las restauraciones preexistentes, la sensibilidad dental y el estado de la pulpa.

Las diferentes alternativas del blanqueamiento las lleva a cabo el profesional, que comienza con la limpieza convencional, el aislamiento del campo con diques de goma o gomas fotopolimerizables (Fast dam, Paint on dam, Power block) y la protección de los tejidos gingivales. Con ulterioridad se dosifica y aplica el agente blanqueador, en concentraciones de peróxido de hidrógeno del 35% al 37% (Figura 18.21). Algunos productos disponibles son Pola Office, Pola Office + (SDI), Opalescente Xtra (Ultradent), Polazing (SDI) y Opalescente Quick (Ultradent) y Whitness HP Maxx (FGM), entre otros. Algunos sistemas requieren una fuente de luz y calor, como las lámparas de fotoactivación, láser de diodo o arco de plasma, o LED, con el fin de acelerar el proceso. Luego de retirar la mezcla se lava de manera profusa y se observan los resultados (Figura 18.22). De ser necesario, se repiten las maniobras en la misma sesión.

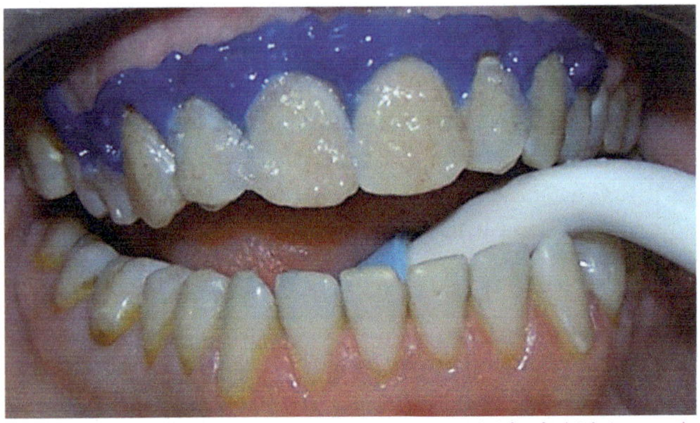

Figura 18.21: Blanqueamiento externo con peróxido de hidrógeno al 35%. Barrera de protección gingival con goma polimerizable

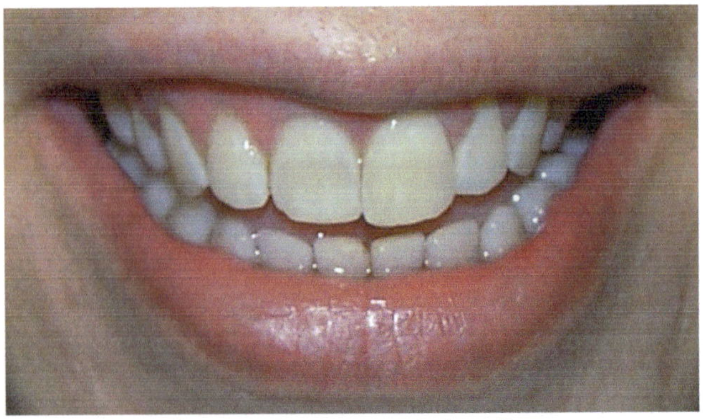

Figura 18.22: Posoperatorio inmediato

Otra posibilidad es el blanqueamiento ambulatorio con peróxido de carbamida del 3 al 16% [Whitness HP Blue Calcium (FGM), Opalescente 10 (Ultradent)]. Esta alternativa, en pacientes jóvenes, se encuentra limitada por la dificultad de llevar registro de su administración.

En piezas dentales desprovistas de vitalidad, con pigmentaciones de gran intensidad (Figura 18.23), puede llevarse a cabo el blanqueamiento interno con perborato de sodio y agua destilada. Son requisitos la obturación endodóntica correcta, el silencio clínico y el sellado con ionómero vítreo en la zona cameral (figs. 18-23 B y C) con el fin de evitar las reabsorciones radiculares internas o externas.

La restauración con resinas compuestas de última generación deberá realizarse una vez transcurridas unas semanas, para asegurar la adhesión correcta al sustrato

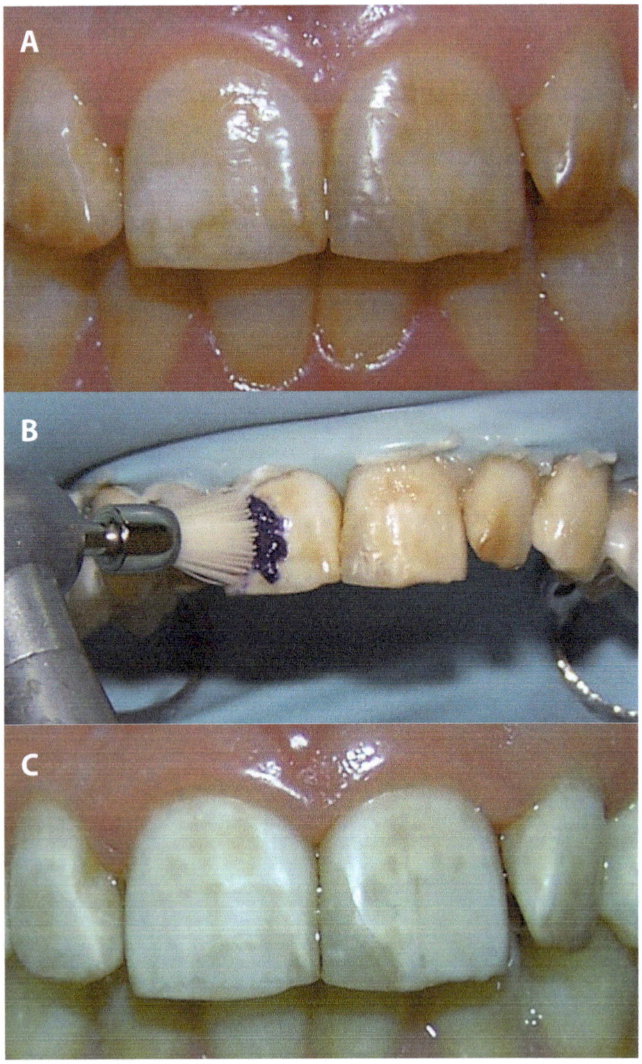

Figura 18.24: **A:** Paciente de 22 años, de sexo femenino, con fluorosis moderada. **B:** Barrera de protección gingival con vaselina sólida y aislamiento absoluto del campo operatorio. Pasta abrasiva a base de ácido clorhídrico. **C:** Posoperatorio inmediato

dental, que podría verse afectada por el oxígeno residual producto del tratamiento (Figura 18.23 D).

Microabrasión

La microabrasión del esmalte es una alternativa conservadora, como tratamiento de defectos estructurales en la superficie del esmalte, con diferentes grados de descalcificación.

Las lesiones más frecuentes con estas características en adolescentes son las caries incipientes o manchas blancas, relacionadas con malos hábitos de higiene o tratamientos de ortodoncia, y con hipocalcificaciones por fluorosis (Figura 18.24).

La indicación de este tratamiento requiere el diagnóstico correcto de la profundidad de la lesión, ya que la eliminación de tejido debe ser mínima y no superar los 160 micrones; los defectos estructurales más profundos deberán resolverse con técnicas restauradoras.

Los primeros tratamientos de microabrasión se realizaron con una mezcla de ácido clorhídrico al 18% y piedra pómez. En el presente hay productos comerciales que se presentan en forma de pastas que contienen ácido clorhídrico en concentración del 6 al 11%, acompañado por un abrasivo de micropartículas, como el carburo de silicio (Prema; Opalustre de la firma Ultradent).

El tratamiento consiste en aplicar en un campo aislado la pasta abrasiva sobre las piezas a tratar, y con puntas de pulir o cepillos a baja velocidad, con presión firme, trabajar en cada superficie durante 60 segundos (Figura 18.24 B), luego se lava y se evalúa.

Es importante que la superficie del esmalte resultante de este procedimiento sea lisa y brillante (Figura 18.24 C), para evitar atrapamiento de placa y depósito de otros pigmentos. Como paso final de esta terapéutica, se realizará topicación con fluoruro neutro o Recaldent.

Como se destacó a lo largo de este capítulo, la operatoria dental actual y la prótesis permiten cubrir las necesidades de los pacientes jóvenes en cuanto a grandes rehabilitaciones o pérdidas de piezas permanentes, y devolver estética y función. No obstante, es necesario que la elección de estos tratamientos sea guiada por el conocimiento de la etapa de este ciclo de vida y las características fisiológicas y psicológicas del paciente, con el objetivo final de mantener la boca en estado de salud hasta el momento oportuno de acceder a las opciones rehabilitadoras del adulto.

Bibliografía

- Abramovitz I, Lev R, Fuss Z, Metzger Z. The unpredictability of seal after post space preparation: A fluid transport study. J Endodon 2001; 27:292-5.
- Assif D, Gorfil C. Biomechanical consideration in restoring endodontic treated teeth. J Prosthet Dent 1994; 71: 565-7
- Baratieri LN, De Andrada MA, Arcari GM, Ritter AV. Influence of post placement in the fracture resistance of endodontically treated incisors veneered with direct composite. J Prosthet Dent 2000; 84:180.
- Barrancos Mooney J. Operatoria Dental. Restauraciones. Buenos Aires. Editorial Médica Panamericana, 1988.
- Barrancos Mooney J, Barrancos P. Operatoria Dental. Integración Clínica. 4ª ed. Buenos Aires. Editorial Médica Panamericana, 2006.
- Bertoldi Hepburn A. Rehabilitación Posendodóntica. Base racional y consideraciones estética. Buenos Aires. Editorial Médica Panamericana, 2012
- Bertone M. Puentes de resina. Revista Noti Dental 2005, 11:7.
- Bertone M, Zaiden S. Blanqueamiento dentario. Aplicaciones clínicas. Rev Fac Odont UBA 2008; 23 (54-55):18-25.
- Bottino M. Estética en rehabilitación oral. Metal Free. Cap. 6. Materiales poliméricos. Artes Médicas Latinoamericanas 2001, p. 348-379.
- Bonifacio S, Sodré F, Moreira C, Moreira M. Esthetic improvement following enamel microabrasion on fluorotic teeth: A case report. Quintessence Int 2002; 33 (5): 366-369.
- Boudrias P, Sakkal S, Petrova Y. Anatomical post design meets quartz fiber technology: rationale and case report. Compend Cont Educ 2001; 22:337.
- Cervera M. Riesgo y prevención de la anorexia y la bulimia. Ed. Martínez Roca, 1996.
- Cohen S, De Franceschi C, Rodríguez G. Agentes blanqueadores y mecanismo de acción. Estética del color dentario: Blanqueamiento Integral. Buenos Aires. Ed. Sacerdoy, 2002, p. 2:19.
- Corts JP. Restauración de dientes tratados endodónticamente. Operatoria Dental. Estética y adhesión. Grupo Guía, 2003, p. 26:273-90.

- Corts JP. La preparación coronaria pre-endodóntica. En: Estética y Operatoria Dental. Resúmenes de cursos y conferencias del 9º Congreso de ALODyB y el 4° Congreso APORyB – Lima-Perú. Editor: Prof G Henostroza Haro. Abril 29, 2002.
- Croll T, Segura A. Thooth color improvement for children and teens enamel microabrasion and dental bleaching. ASDC J Dent Child 1996; Jan-Feb (1): 17 22.
- Dalzell D, Howes R, Hubler P. Microabrasion: effect of time, number of applications, and pressure on enamel loss. Pediatric Dentistry 1995; 17-3:207-211.
- Dietshi D, De Siebenthal G, Neveu-Rosenstand L, Holz J. Influence of the restorative technique and new adhesive on the dentin marginal seal and adaptation of resin composite class II restoration. Quintessense Int 1995; 26(10):717-27.
- Escobar Muñoz F. Preservación del espacio en odontología pediátrica. 2ª ed. Caracas, Venezuela. Amolca, 2004.
- Fernández AS, Dessai GS. Factors affecting the fracture resistance of post-core reconstructed teeth: a review. Int J Prosthodont 2001; 14:355.
- Fernández Cancela LE. Control de la integridad del arco en pacientes adolescentes. Rev Cúspide Fundación CREO 2009; 19: 28-31.
- Frajlich S, Costa M. Incidencia de la preparación para anclaje intrarradicular en el sellado de la obturación endodóntica. RAOA 2001; 89:467-72.
- Frysch H, et al. Effect of ph on hydrogen peroxide bleaching agents. J Esthet Dent 1995; 7(3):130.
- Hayes MO, Harkness GA. Body piercing as a risk factor for viral hepatitis: an integrative research review. AJIC 2001; 29: 271-274.
- Henostroza G, Borgia E. Restauraciones indirectas adheridas posteriores en adhesión en Odontología restauradora. México. ALODYB 2003; 10-12:313-344.
- Henostroza G. Adhesión en Odontología Restauradora. Editorial Maio, 2003.
- Kaplan y Sadock. Desarrollo normal del Adolescente. En: Tratado de Psiquiatría. 6a ed. Buenos Aires. Intermédica Editorial, 1998.
- Lanata E, Presa A. Otras aplicaciones de la adhesión en odontología restauradora. Operatoria Dental. Estética y Adhesión. Buenos Aires. Grupo Guía, 2003, p. 27:291-298.
- Lanata E y colaboradores. Atlas de Operatoria Dental.Buenos Aires. Grupo Guía, 2008.
- Lanata E. y colaboradores. Operatoria Dental. Buenos Aires.2ª edición Alfaomega Grupo Editor Argentino S.A., 2011.
- Lombardo N, Bertone M. Incrustaciones estéticas. Operatoria Dental. Estética y adhesión. Buenos Aires. Grupo Guía, 2003; 18:181-194.
- Marin PD. Intra-coronal bleaching: the past, present and future. Ann Australas Coll Dent Surg 2006; 18:36-9.
- Mayers LB, et al. Prevalence of body art (body piercing and tattooing) in university undergraduates and incidence of medical complications. Mayo Clinic Proceedings 2002; 77: 29-34.
- Milicich G, Rayney JT. Clinical presentations of stress distribution in teeth and the significance in Operative Dentistry. Pract Period Aesth Dent 2000; 12:695.
- Mount GJ. Minimal intervention dentistry: Rationale of cavity design. Oper Dent 2003; 28:92-99.
- Organización Mundial de la Salud. Documento básico para las discusiones de técnicas sobre salud de jóvenes. Ginebra. 42ª Asamblea Mundial de la Salud, 1989.
- Organización Mundial de la Salud. Décima Revisión de la Clasificación Internacional de Enfermedades. OMS. Ed. Meditor, 1992.
- Organización Mundial de la Salud. VIH Adolescentes y jóvenes, 2005.
- Organización Panamericana de la Salud. Manual de salud para la atención del adolescente. Serie Paltex, 1999.
- Organización Panamericana de la Salud. Juvenile Violence in the Americas Innovative studies in research, Diagnosis and prevention, 1998.
- Presa A. Miniincrustaciones adhesivas como apoyo en PPR. Rev Fac Odont UBA 2000; 17(44):16-20.
- Quintas AF, Dinato JC, Bottino. Aesthetic post and cores for metal-free restoration of endodontically treated teeth. Pract periodont Aesthet Dent 2000; 12:875.
- Serfaty E, Casanueva E, Zavala MG. Violencia y riesgos asociados en adolescentes. Adolesc Latinoa 2002; 3 (1):00.
- Sheets C, Paquette J, Wright R. Modalidades del blanqueamiento en dientes no vitales y con descoloramiento. En: Cohen S, Burns R. Vías de la pulpa. Madrid. Mosby, 2002.
- Spina B, Casanueva, et al. Estudio comparativo de inf. por HIV, HBV y uso indebido de drogas en una población con edad media de 13 años. Actas del VII Simposio Argentino de Pediatría Social, 1996.
- Staehle HJ. Minimally invasive restorative treatment. J Adhes Dent, 1999; 1(3):267-84.
- Studervant CM. Tratamientos conservadores para dientes con cambio de color. Arte y ciencia de la Operatoria Dental. 3ª ed. Ed. Mosby 1996; 18:639.

- Sundfeld R, Croll T, Briso A, Alexandre R. Considerations about enamel microabrasion after 18 years. Am J Dent 2007; 20 (2) 67-72.
- Tyas MJ, Anusavice KJ, Frencken JE, Mount GJ. Minimal intervention dentistry – a review. FDI Commission project 1-97. Int Dent J 2000; 50(1): 1-12.
- Varchol L, Cooper H. Psichotherapy approaches for adolescents with eating disorders. CO Pediatric 2009; 21(4) 457-64.
- Zaiden S, Bertone M. Puentes adhesivos. Aplicaciones clínicas. Rev Círculo Argentino de Odontología 2007; LXIV (200):18-21.
- Zaiden S, Bertone M. Restauraciones rígidas periféricas parciales del sector posterior. Aplicaciones clínicas. Rev Círculo Argentino de Odontología 2005; LXII (194): 5-9.
- Zhang C, Wang X, Kinoshita J, Zhao B, Toko T, Kimura Y, Matsumoto K. Effects of KTP laser irradiation, diode laser, and LED on tooth bleaching: a comparative study. Photomed Laser Surg 2007; 25 (2): 91-5.

Capitulo 19
Diagnóstico y tratamiento de la patología quirúrgica

Eduardo José Luis Bava

Odontopediatría

Para realizar terapéuticas quirúrgicas exitosas en niños y adolescentes, se deben tener en cuenta aspectos propios que marcan diferencias importantes con respecto a los adultos. Es necesario identificar y reconocer algunos factores intrínsecos de esta población que inciden en forma directa en el diagnóstico, el pronóstico y el plan de tratamiento, además de poseer conocimientos clínicos, patológicos y psicológicos propios del niño, que constituyen básicamente los pilares de una terapia con resultados positivos. El acto quirúrgico en sí se diferencia de otras maniobras odontológicas; se trata de un acto cruento e invasivo, que genera movilizaciones psicoafectivas en el paciente y su grupo familiar. El hábito y el ámbito quirúrgico también pueden generar una situación traumática y temor a lo desconocido. La anestesia local o general y el sangrado son situaciones que están siempre presentes en el acto quirúrgico y pueden despertar fantasías muy frecuentes en los niños. Además, por lo general en casi todas las cirugías "algo se saca" o se extirpa, lo que en algunos casos resulta conflictivo para el paciente cuando se lo asocia con mutilaciones. La edad del paciente y el nivel de madurez psiconeurológica muchas veces impiden soslayar estas fantasías a un plano real.

Con el objetivo de controlar y minimizar riesgos propios de las maniobras quirúrgicas se aplican técnicas de psicoprofilaxis prequirúrgica y posquirúrgica. El tratamiento integral resulta del trabajo de un equipo multidisciplinario conformado por distintos especialistas: odontopediatra, cirujano, psicólogo, ortodoncista y fonoaudiólogo, que de esta manera garantizan que el paciente pueda afrontar el acto quirúrgico de la forma más saludable y atraumática posible. El trabajo en equipo permite un abordaje integral del paciente, y alivia y contiene a cada uno de sus integrantes.

Psicoprofilaxis quirúrgica

Es una técnica aplicada por la psicología que genera actitudes preventivas para la salud mental del niño y su familia. Permite y facilita el mayor contacto posible con las personas significativas para el niño (odontólogos, médicos, padres y familiares). Atenúa así el riesgo asociado al impacto emocional y apunta a disminuir la morbilidad psicológica posquirúrgica. Brinda al paciente mecanismos y herramientas que generan defensas adecuadas para enfrentar la cirugía de la forma menos traumática posible, lo que facilita el acto quirúrgico y la evolución posoperatoria. Asimismo, en algunas situaciones permite detectar patologías previas o situaciones de riesgo psicológico.

Para que la psicoprofilaxis quirúrgica sea exitosa, es imprescindible la colaboración y la confianza entre los distintos miembros del equipo de salud; solo así el niño y su familia confiará en la mejor resolución de su problemática quirúrgica.

Pautas para el diagnóstico y el tratamiento de las patologías quirúrgicas más frecuentes en niños y adolescentes

Preoperatorio

Una evaluación preoperatoria correcta es fundamental para el éxito en el tratamiento de las patologías quirúrgicas. En este período se realiza el estudio y la preparación del paciente antes de la cirugía, y se evalúa el riesgo/beneficio.

Para el abordaje de un diagnóstico correcto, se deben tener en cuenta los siguientes puntos:

- Historia clínica del paciente.
- Examen clínico.
- Evaluación por imágenes.
- Examen anatomopatológico (cuando la patología a tratar lo requiera).
- Examen de laboratorio.

Historia clínica

El estudio clínico comienza con una historia clínica exhaustiva, donde deben figurar los datos del paciente (apellido y nombre, edad, sexo, nacionalidad, dirección, etc.), motivo de la consulta, antecedentes hereditarios y personales, e historia familiar y personal desde su nacimiento. La anamnesis, el estado y la enfermedad actual son datos que describen en forma detallada las características de la patología quirúrgica. La historia clínica conlleva un interrogatorio completo realizado de manera que permita obtener del paciente y sus acompañantes la información necesaria para arribar a un diagnóstico y un tratamiento certeros.

Examen clínico

De manera sistemática y ordenada se procede al examen clínico extraoral e intraoral del paciente, por medio de las siguientes técnicas, cuya información se vuelca en la historia clínica:

- Visualización.
- Palpación.
- Percusión.
- Prueba de vitalidad de las piezas involucradas.

Examen clínico extrabucal

Las fascies del paciente nos orientan respecto de su estado general. Por medio de la observación se pueden advertir: síndrome febril, decaimiento, anorexia, astenia, desnutrición, asimetría facial, etc. La palpación de tejidos duros o blandos, para detectar la presencia de tumefacción o adenopatías, calor, rubor y dolor, aporta datos de suma importancia para la construcción del diagnóstico.

Examen clínico intrabucal

Las maniobras clínicas permiten obtener datos fundamentales mediante un examen evaluatorio minucioso. Los tejidos blandos peribucales, los labios, la mucosa yugal, el paladar duro y el blando, la lengua, el piso de la boca, las encías, las glándulas salivales, cuando se observan de manera responsable, aportan manifestaciones locales de distintas enfermedades sistémicas. La palpación intrabucal de los maxilares, la continuidad o no de las basales o corticales, o ambas, el abombamiento de tablas, la presencia de dolor o no, son primordiales para arribar al diagnóstico clínico.

Para el examen clínico de los tejidos dentales se realizarán maniobras como observación, percusión, prueba de vitalidad, presencia de cavidades abiertas y alteraciones estructurales.

Considerar la interpretación clínica como "soberana" permite extraer información clínica cuantitativa y cualitativa de gran valor diagnóstico. Para realizar con éxito las maniobras clínicas, el profesional debe sustentarse en el criterio, formado por el conocimiento y el sentido común, y de esta manera arribar a buen término de su saber.

Evaluación por imágenes

Las técnicas radiológicas utilizadas con mayor frecuencia en el paciente niño son:

- Radiografía periapical.
- Radiografía panorámica.
- Radiografía oclusal.
- Radiografía mento-naso-placa.
- Radiografía fronto-naso-placa.

La tomografía axial computarizada (Figura 19.1 A), la tomografía volumétrica (Figura 19.1 B), la resonancia magnética, el centellograma, la angiografía digital y la ecografía se solicitan cuando la patología lo impone y se necesitan imágenes con una mayor precisión.

Examen anatomopatológico

Brinda información diagnóstica y ayuda a tomar la decisión terapéutica ante ciertas patologías cuyo diagnóstico clínico es dificultoso, como quistes, tumores, patologías óseas y de tejidos blandos. Por medio de la biopsia se obtiene material biológico para su estudio anatomopatológico. Esta se puede realizar en las etapas prequirúrgica, intraquirúrgica o posquirúrgica, tanto en tejidos duros (óseo, dental) como en tejidos blandos (mucosa, piel).

Hay diferentes tipos de acuerdo con la técnica utilizada: excisional, incisional, no aspirativa (Figura 19.2) o por punción. La elección depende de la zona anatómica de la toma y el tipo de tejido que debe obtenerse. El fijador utilizado para remitir la toma de material al laboratorio es el formol al 10%. En todos los casos las muestras deben acompañarse del protocolo completo con los datos del paciente, características de la lesión y estudios complementarios.

Examen de laboratorio

El laboratorio es una herramienta primordial que ayuda al conocimiento del estado general del paciente y orienta al diagnóstico. Los análisis clínicos básicos utilizados como rutina prequirúrgica en niños involucran:

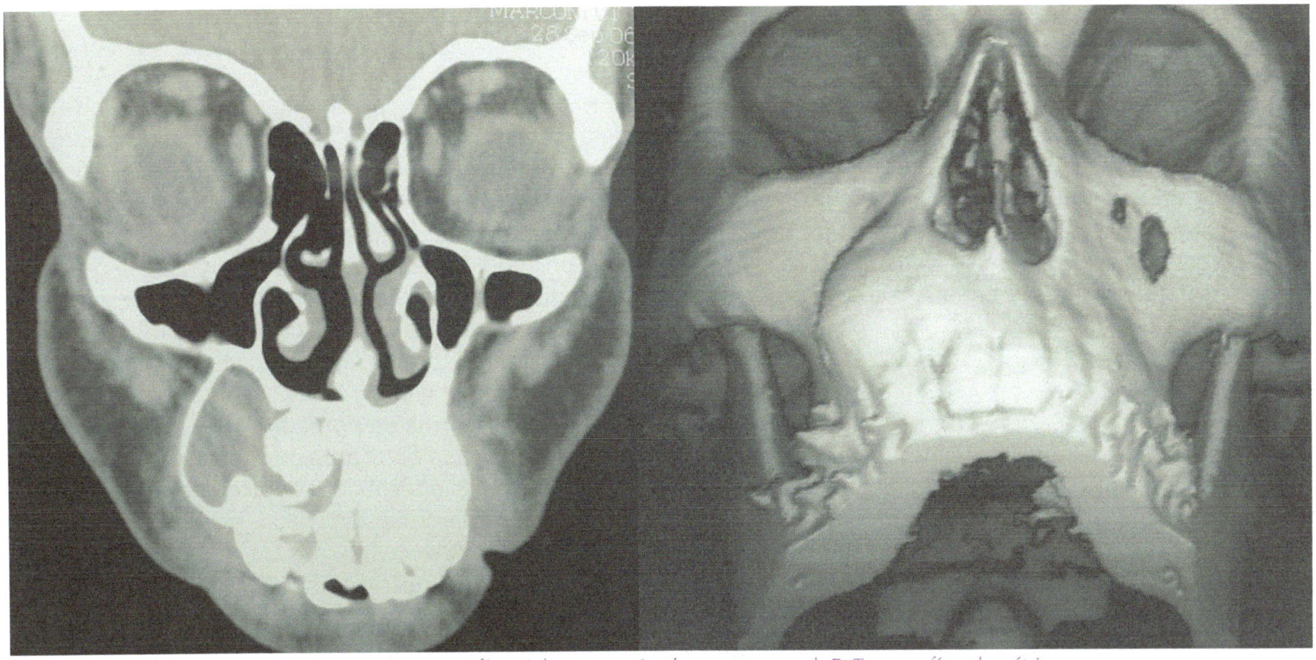

Figura 19.1: A: Tomografía axial computarizada, corte coronal. **B:** Tomografía volumétrica

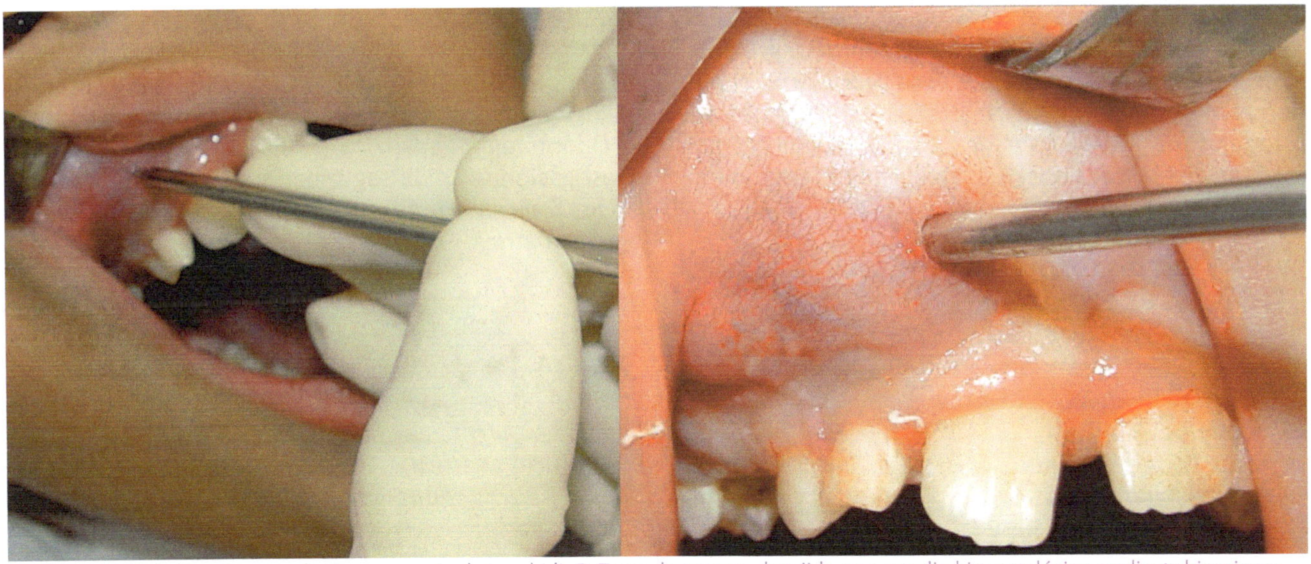

Figura 19.2: A: Biopsia no aspirativa con aguja de Jamshidi. **B:** Toma de muestra de tejido para estudio histopatológico mediante biopsia no aspirativa

Hemograma completo

- Eritrosedimentación.
- Glucemia.
- Coagulograma básico, que comprende: tiempo de sangría, tiempo de coagulación, tiempo de protrombina (Quick), KPTT activado.
- Fosfatasa alcalina.
- Calcemia.

Estos exámenes deben ampliarse cuando la situación clínica lo requiera, en presencia de enfermedades sistémicas relacionadas con el diagnóstico o el tratamiento de la patología, o cuando la intervención quirúrgica deba realizarse bajo anestesia general, situación en la que además se solicita un riesgo quirúrgico general monitoreado por el médico interviniente.

No se sugiere administrar medicación en forma sistemática antes de una intervención, ya que cada paciente y cada situación clínica son únicos. La indicación preoperatoria de fármacos debe realizarse de manera criteriosa luego de evaluar cada caso en particular y sus requerimientos.

Posquirúrgico

Las indicaciones posoperatorias deben darse en forma explícita tanto al paciente como a la familia, con el objetivo de obtener una buena evolución. La etapa posquirúrgica comprende un período de cuidados en la alimentación, higiene de la herida y actividades que el paciente no puede realizar en las primeras horas. En la historia clínica deben constar los datos referidos al acto quirúrgico, indicaciones posquirúrgicas, medicación, controles y demás información de interés.

La medicación analgésica, antibiótica y antiinflamatoria, así como el uso de antisépticos bucales se relacionan con el tipo de intervención, su duración y complejidad, por lo que cada situación se evaluará en forma individual. En la administración de fármacos en pediatría es preciso tener en cuenta las diferencias en la dosificación, la absorción, el transporte, el metabolismo y la excreción con respecto al adulto.

Es relevante informar sobre las complicaciones que puedan surgir durante el transcurso de esta etapa. El paciente y su familia deben sentirse contenidos frente a una situación inesperada por ellos, por ejemplo, hemorragia, edema, dolor, hematomas, etc. En la etapa posoperatoria debe existir una comunicación permanente entre el profesional y la familia hasta la completa recuperación del paciente.

ANESTESIA LOCAL EN ODONTOPEDIATRÍA

El control del dolor mediante el uso de anestésicos locales, es una condición fundamental para ejercer tratamientos exitosos en odontología pediátrica. La presencia de la jeringa con aguja, sumada al temor que ocasionan circunstancias desconocidas, generan en los niños una situación de ansiedad muy profunda. Por lo tanto, es fundamental tener en cuenta las características particulares de esta población tanto desde el punto de vista psicológico como así también, en relación al crecimiento y desarrollo. El entrenamiento del profesional en el manejo del paciente pediátrico y el conocimiento farmacológico y fisiológico de los anestésicos locales, hacen de ésta una práctica segura que garantiza el control del dolor intraoperatorio en los procedimientos odontológicos.

Anestésicos tópicos

La aplicación de anestesia tópica tiene como objetivo minimizar las molestias causadas durante la administración de anestesia local y es eficaz en tejidos superficiales (2-3 mm de profundidad) para reducir el dolor en la zona de punción de la mucosa. Además desde el punto de vista psicológico disminuye el nivel de ansiedad frente a la presencia de elementos punzantes.

Existe una variedad de agentes anestésicos tópicos en forma de gel, líquidos, pomadas y aerosoles. La presentación en forma de spray, si bien tiene una acción de mayor profundidad en menor tiempo, posee la desventaja de dispersarse al ser aplicado, por lo que es difícil circunscribir la acción anestésica ya que puede ser deglutida fácilmente provocando analgesia temporaria en la zona de faringe, glotis y laringe. Se sugiere entonces, la utilización en forma de pomada o gel por ser bien delimitada y localizada en el área que se desea anestesiar.

Dentro de los anestésicos tópicos compuestos las fórmulas más utilizadas son:

- Benzocaína 20%
- Lidocaína 20 %, tetracaína 4 % y fenilefrina 2 %
- Lidocaína 10 % , prilocaína 10 %, tetracaína 4 % y fenilefrina 2 %

La Administración de Alimentos y Medicamentos (FDA) alertó en el año 2011 que la benzocaína tópica utilizada durante procedimientos profesionales y para la analgesia dentaria y de las encías puede ocasionar metahemoglobinemia, con mayor riesgo en los menores de 2 años. Por este motivo la Academia Americana de Odontología Pediátrica (AAPD) recomienda mayor investigación sobre la seguridad y eficacia de los anestésicos tópicos compuestos y su utilización en odontología pediátrica.

Anestésicos locales

Son fármacos que ejercen una acción activa sobre los vasos (vasodilatadora), que finalmente pasan a la circulación sanguínea, donde su efecto sistémico se relaciona directamente con el sistema neurovascular. El efecto primario del anestésico local consiste en penetrar en la membrana de la célula neuronal y bloquear la entrada de los iones de sodio que intervienen en la despolarización de la membrana citoplasmática. Son derivados de ácidos, ésteres (procaína, benzocaína, tetracaína) y amidas (lidocaína, mepivacaína, prilocaína, carticaína). Los ésteres forman soluciones menos estables y ocasionan más efectos secundarios; las amidas presentan mayor estabilidad y menor reacción de hipersensibilidad.

Los agentes anestésicos locales se diferencian por sus propiedades farmacológicas, relacionadas con la potencia, toxicidad y duración. La eficacia de un anestésico local es directamente proporcional al tiempo en que se encuentra en contacto con las fibras nerviosas. El uso de vasoconstrictores tiene como propósito reducir la absorción del anestésico local en el torrente sanguíneo y aumentar el tiempo de acción del anestésico, disminuyendo el flujo sanguíneo en el área inyectada, aumentando la duración del bloqueo y contribuyendo a disminuir posibles efectos tóxicos del anestésico.

En los niños, el gasto cardíaco, el flujo sanguíneo y la eliminación del anestésico son más rápidos; por lo que es necesario el uso de anestésicos con vasoconstrictor. Estos fármacos tienen la propiedad de ser simpaticomiméticos y pueden ocasionar efectos colaterales tales como taquicardia, hipertensión, cefalea, ansiedad, temblor y arritmias.

Los vasoconstrictores más utilizados son Adrenalina y Epinefrina, esta última se contraindica en pacientes cardiacos e hipertensos, con patologías graves o no controladas. La Noradrenalina está contraindicada en pacientes hipertiroideos. La concentración máxima de adrenalina indicada para niños es de 1:100.000·

Un anestésico ideal debería presentar las siguientes características:

- Posibilitar una asociación de alta potencia con baja toxicidad.
- Lograr efecto rápido y duración suficiente.
- Ser reversible (que su acción se limite por un periodo de tiempo y posteriormente se restablezcan los patrones normales).
- Ser soluble en agua y lípidos.
- Ser estable, estéril o de fácil esterilización.
- No provocar reacciones alérgicas.

Dosis

La dosis máxima en niños guarda relación con el peso corporal expresado en kilogramos, obteniendo la dosis calculada en miligramos y/o anestubos.

Las reglas utilizadas para calcular la dosis pediátrica sirven como guía para determinar aproximadamente la dosis que debe ser administrada, ya que no existe un test específico que refiera la dosis máxima recomendada en niños. La Regla de Clark es una de las más utilizadas para calcular la dosis máxima en niños conociendo previamente la dosis máxima del adulto:

$$\frac{\text{Peso del niño (Kg)}}{70} \times \text{dosis máxima del adulto}$$

El Consenso de la Asociación Dental Americana (ADA) recomienda calcular la dosis máxima de anestubos con la siguiente fórmula:

Lidocaína 2% con vasoconstrictor:

$$\frac{4{,}4 \times \text{Kg peso}}{36} = \text{cantidad de anestubos}$$

En la Tabla 19.1 se resumen las dosis recomendadas.

Consideraciones para la anestesia local en Odontopediatría

El uso de anestesia local está indicado en todos los procedimientos clínicos que puedan causar dolor. Para su administración deben tenerse consideraciones especiales tales como utilizar una terminología apropiada con la edad del niño, que permita la motivación y adecuada explicación de las maniobras operatorias y los efectos ocasionados por la anestesia. El uso de anestésicos tópicos y técnica de inyección apropiada ayudan al niño a tener una experiencia positiva no traumática durante la administración de anestésicos locales. Es necesario conocer la dosis adecuada para minimizar el riesgo de toxicidad y evitar un efecto prolongado e innecesario de la anestesia. Para alcanzar el objetivo deseado se requiere el dominio de la técnica anestésica y el conocimiento de las características psicológicas y anatómicas especificas del niño y el adolescente.

Se recomienda adoptar las siguientes conductas:

- Indagar si el niño ha recibido anestesia con anterioridad o es su primera experiencia.
- No utilizar anestesia en la primera consulta con excepción de la urgencia.
- Explicar el procedimiento de manera adecuada al nivel de comprensión del niño.
- No mentir al paciente, evitar un lenguaje agresivo (por ejemplo "pinchazo", "dolor", "aguja").
- Describir las sensaciones y permitir que el paciente se mire en el espejo.
- Mostrar una actitud firme, agradable y segura.
- Presentar el instrumental sin ostentar.

Técnicas en Odontopediatría

La anestesia infiltrativa está indicada para bloquear la inervación los dientes primarios y permanentes. La anestesia troncular se indica para el bloqueo de inervación en la zona posterior de maxilar inferior.

Tabla 19.1: Dosis de anestésicos locales de uso frecuente

Anestésico	Mg/Carpule	Fórmula	Dosis máxima mg/kg peso	N° máximo anestubos		
				10 kg	30kg	>40Kg
Lidocaína	36	2% con epinefrina	4,4	1,2	3,5	7
Carticaína	72	4% con epinefrina	7,0	1	2,9	6
Mepivacaína	54	3% sin vasoconstrictor	4,4	0,8	2,4	6

Para las maniobras de anestesia local en niños y adolescentes se deben considerar las características y reparos anatómicos que se describen a continuación:

- Los huesos maxilares en los niños son menos densos y poseen espacios medulares amplios.
- Las articulaciones temporomandibulares son más planas.
- Las estructuras óseas poseen menor tamaño y dimensión que en el adulto.
- Tejidos blandos menos queratinizados y por lo tanto más lacerables y permeables.
- Presencia de gérmenes en desarrollo en los maxilares.
- El conducto dentario inferior se va desplazando hacia oclusal en el adulto.

Técnicas para el maxilar superior

Las piezas dentarias superiores y las estructuras que las rodean están inervadas por los nervios alveolares superiores (anterior, medio y posterior), que se verticalizan de manera progresiva al tiempo que se alargan.

Para efectuar la anestesia local del maxilar superior se recomienda:

- Aplicar anestésico tópico con rollo de algodón o torunda, previo secado de la mucosa.
- Preparar la carpule con aguja corta o extra corta y jeringa con aspiración, previo entibiado del tubo de anestesia con las manos.
- Llevar la carpule discretamente a la zona de trabajo.
- Aplicar la inyección traccionando el carrillo con la mano izquierda o con la ayuda de un espejo bucal para tensarlo. Luego traccionar la mucosa para introducir la aguja en el tejido, inyectar unas gotas de solución anestésica inmediatamente y avanzar aproximadamente un centímetro en dirección apical a 45º respecto al eje longitudinal del diente introduciéndola lo más próximo al hueso (Figura 19.3). Para cerrar el circuito se debe anestesiar por palatino siguiendo la dirección de la aguja a 45º a un centímetro de los cuellos dentarios. Otra alternativa es realizar una anestesia transpapilar para anestesiar el nervio nasopalatino.

Luego de retirar la aguja, explicar nuevamente las sensaciones que produce la anestesia.

Técnicas para el maxilar inferior

Para anestesiar el nervio bucal se realiza la infiltración terminal a nivel del surco vestibular de la pieza a anestesiar. La técnica más indicada para los molares inferiores es la troncular del nervio dentario inferior. El orificio de entrada al conducto mandibular, por donde discurre el nervio dentario inferior se localiza en una línea que pasa por el punto más cóncavo del borde anterior de la rama, a nivel o ligeramente por debajo del plano oclusal. La ubicación depende de la edad del paciente (Figura 19.4). El punto de punción es

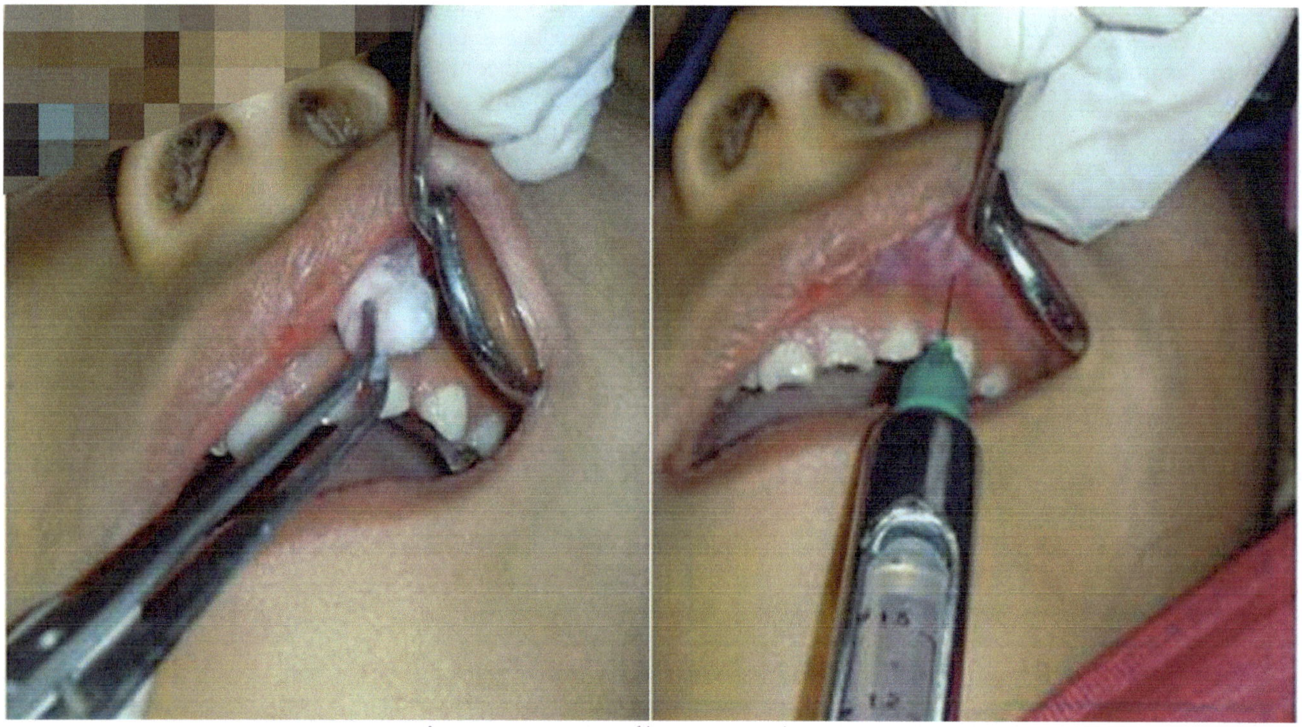

Figura 19.3: Anestesia infiltrativa en maxilar superior

una depresión mucosa, formada por el músculo pterigoideo interno. En el niño el orificio mandibular se sitúa donde la rama es más estrecha. Para encontrar la Espina de Spix, por debajo de la cual se encuentra el conducto dentario inferior es necesario considerar los siguientes reparos anatómicos: línea oblicua externa, trígono retromolar, cresta del temporal y línea oblicua interna.

Existen dos técnicas para anestesiar el nervio dentario inferior: directa e indirecta.

TÉCNICA DIRECTA

Colocar la jeringa a la altura de los molares del lado opuesto a anestesiar y mantenerla en una única dirección. A medida que la aguja se introduce, el anestésico es inyectado simultáneamente al nervio lingual.

Se debe inclinar ligeramente la jeringa para que la aguja llegue lo más cercana posible al agujero mandibular, atravesando el músculo buccinador hasta que toque el hueso, y luego se retrocede ligeramente. En este momento se debe realizar el proceso de aspiración para verificar que no fue alcanzado ningún vaso. Posteriormente se inyecta la mayor parte del tubo anestésico.

TÉCNICA INDIRECTA

Se localizan los reparos anatómicos y se mantiene la palpación sobre la fosa retromolar, el centro de la uña proporcionará el punto exacto donde deberá ser colocada la aguja. Dirigir la misma al borde posterior de la rama ascendente hasta el periostio, retirar parcialmente y avanzar 5-6 mm. Durante todo el transcurso de introducción de la aguja el anestésico debe ser colocado lentamente para bloquear los nervios bucal inicialmente y el lingual posteriormente.

Para alcanzar el nervio dentario inferior es necesario cambiar la posición de la aguja, llevándola hacia el lado opuesto sin retirarla de la mucosa, hasta la altura de los molares o premolares vecinos e inmediatamente se profundiza hasta tocar reparo óseo. Luego se retroceden unos milímetros y se inclina ligeramente hacia arriba para llegar al agujero mandibular.

Es fundamental tener en cuenta los planos de la anestesia: mucosa, submucosa, tejido laxo hasta llegar a la superficie del periostio (Figura 19.5).

INDICACIONES AL PACIENTE

Realizar las recomendaciones adecuadas al paciente y a los padres sobre el tiempo de duración del anestésico con la finalidad de evitar mordeduras de labio, lengua o carrillos. Sugerir no ingerir bebidas y alimentos muy calientes ni manipular la zona anestesiada mientras dure el efecto de la misma.

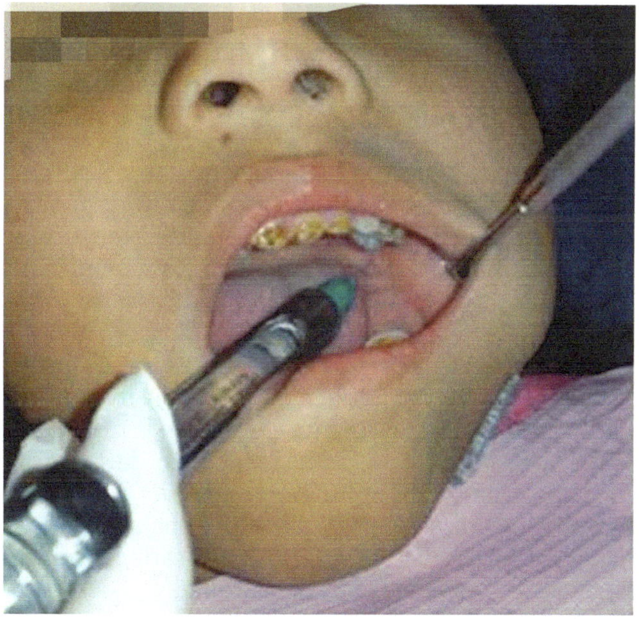

Figura 19.5: Anestesia troncular del nervio dentario inferior

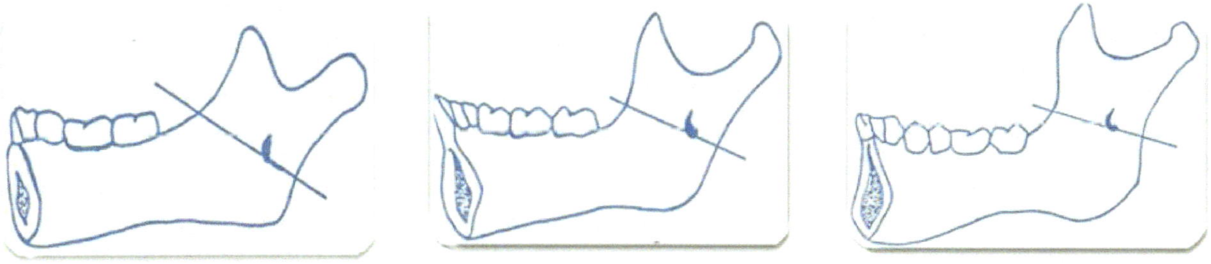

Figura 19.4: Ubicación del orificio de entrada del conducto dentario inferior en relación al crecimiento mandibular

Complicaciones

A nivel local puede ocurrir fracaso de la anestesia, inyección intravascular, hematoma o parálisis facial pasajera. Son frecuentes las lesiones por mordedura de labio o lengua mientras dura el efecto anestésico.

A nivel sistémico pueden suceder reacciones alérgicas, depresión del sistema cardiovascular o disfunción del sistema nervioso central.

La mayoría de las reacciones adversas a los medicamentos se producen durante la inyección o 5 a 10 minutos posteriores a la aplicación del fármaco. La sobredosis de anestésico local puede ser el resultado de altos niveles en sangre causada por una sola inyección intravascular inadvertida o repetidas aplicaciones. Se puede producir una reacción bifásica (por ejemplo, la excitación seguida por la depresión) en el sistema nervioso central (SNC). La toxicidad que compromete el SNC puede incluir mareos, ansiedad y confusión, en ocasiones seguido por diplopía, tinnitus, somnolencia y entumecimiento u hormigueo peribucal. Los signos objetivos pueden incluir espasmos musculares, temblores, locuacidad, hablar lento y tembloroso, seguido de la actividad convulsiva manifiesta. Puede ocurrir inconsciencia y paro respiratorio. En el sistema cardiovascular la respuesta a la toxicidad también es bifásica. Inicialmente puede aumentar la frecuencia cardíaca y la presión arterial y posteriormente por vasodilatación, el efecto inverso. La bradicardia y paro cardíaco pueden generar un estado de shock irreversible con consecuencias graves. Los efectos cardiodepresores de anestésicos locales no se perciben hasta que haya un nivel del fármaco significativamente elevado en la sangre.

Las reacciones alérgicas no dependen de la dosis sino de la capacidad del paciente para reaccionar frente a un alergénico incluso a dosis muy bajas. Pueden manifestarse de diferentes formas: urticaria, dermatitis, angioedema, fiebre, fotosensibilidad o shock anafiláctico.

La parestesia se produce por trauma de un nervio causado por la punción de la aguja persistiendo el efecto de la anestesia más allá de la duración prevista. El paciente puede experimentar un "choque eléctrico" en el área de distribución del nervio involucrado. La durabilidad de la parestesia es directamente proporcional al daño causado a las fibras nerviosas. Generalmente es reversible y no produce lesiones de gravedad.

También es necesario considerar que si un anestésico local se inyecta en una zona de infección, su efecto será más lento y de menor intensidad. El proceso inflamatorio disminuye el pH del tejido extracelular de su valor normal 7 a 5 o 6. El descenso del pH inhibe la acción anestésica impidiendo una buena difusión del anestésico a través de la membrana citoplasmática neuronal. La inserción de una aguja en un sitio activo de infección también podría conducir a la propagación de la misma.

Se requiere tomar algunos recaudos que permiten disminuir los riesgos:

- Realizar una historia clínica detallada y exhaustiva para identificar la presencia de enfermedades sistémicas que contraindiquen el uso de anestesia local y/ o antecedentes alérgicos.
- Evaluar nivel de tensión del paciente o experiencias traumáticas anteriores.
- Respetar las indicaciones respecto a dosis y técnicas ya descriptas.
- Observar permanentemente al paciente, durante y después de la administración de la anestesia, para detectar alguna reacción.

Exodoncias dentales

La pérdida de una pieza dental primaria o permanente puede resultar en una agresión a la integridad del esquema corporal. Por esta razón para realizar una extracción dental es importante aplicar las técnicas adecuadas, comprender las emociones generadas por la intervención y permitir que el paciente elabore la situación.

Técnicas quirúrgicas para piezas primarias

La técnica quirúrgica para la exodoncia de piezas primarias no es un procedimiento complejo y, a diferencia de las piezas permanentes, se utiliza instrumental delicado, como cucharitas de Black para separar la encía cervical y fórceps para exodoncia pediátricos. La profundización no debe exceder el cuello clínico de la pieza, ya que se puede producir la luxación del germen, sobre todo en la zona de molares. El uso de elevadores está indicado en algunas situaciones como instrumental de elección, para extirpación de restos radiculares complicados.

Si bien la técnica es sencilla, se deben evaluar ciertos factores que pueden dificultarla y generar complicaciones, como los que se detallan a continuación.

- Relación de la pieza primaria con el germen. Conocer las características anatómicas de las piezas primarias en relación con las permanentes y el diagnóstico radiográfico previo es indispensable para prevenir complicaciones posextracción. Cuando las raíces de las piezas primarias rodean el germen permanente (por lo general en segundos molares primarios), resulta conveniente realizar odontosección con una fresa troncocónica y extraer las raíces por separado. Un colgajo mucoperióstico vestibular facilita el acceso y acorta el tiempo de la intervención. El objetivo de esta técnica es evitar la movilización del germen fuera de su alvéolo. Si ocurre esto, se lo reubica de inmediato en la posición correcta, se sutura y se realizan controles radiográficos a distancia.

- Grado de reabsorción radicular. Si la pieza primaria presenta reabsorción radicular, pueden producirse fracturas durante la exodoncia. Para la extracción del fragmento apical, es preciso realizar un colgajo mucoperióstico y ostectomía de la tabla externa. Hay que utilizar pinzas de bocado muy finas para raíces y cucharitas de Black como elevadores, previa evaluación del daño que se puede producir al germen del permanente durante el acto quirúrgico. Si se decide dejar el fragmento hasta su exfoliación, y esperar que el trozo de raíz erupcione junto con el permanente, se debe notificar esto a los padres y hacerlo constar en la historia clínica.

Extracciones de dientes primarios

Sector anterior

En la mayoría de los casos, los incisivos centrales, laterales y caninos primarios tienen una sola raíz de forma cónica, motivo por el cual la exodoncia se realiza preferentemente con movimientos de rotación, limitando los vestíbulo linguales. Esta maniobra tiene como objetivo mantener la integridad de la tabla externa. Sin embargo, se ha reportado la presencia de raíces accesorias principalmente en caninos primarios, situación que se puede evidenciar a partir de estudios radiográficos (Figura 19.6).

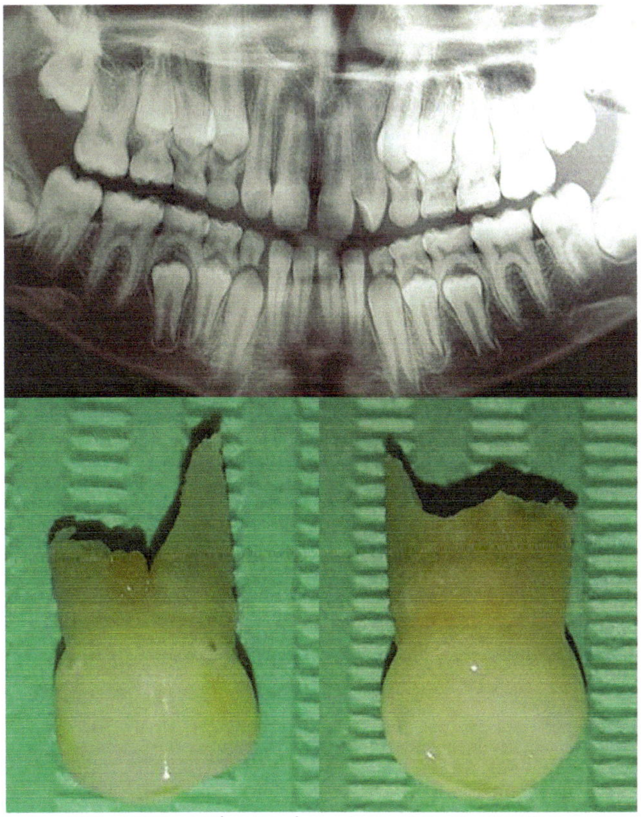

Figura 19.6. Exodoncias de caninos primarios superiores

Se debe evitar realizar fuerzas sobre los dientes adyacentes ya que los mismos se podrían luxar con mucha facilidad.

Sector posterior

Los molares primarios tienen raíces aplanadas con menor diámetro y más divergentes que los molares permanentes. Es frecuente que se produzca la fractura de las mismas debido a su forma anatómica y a la reabsorción fisiológica producida por la erupción de las piezas permanentes.

Como se ha mencionado anteriormente es esencial evaluar radiográficamente la relación de la pieza primaria con el germen y el grado de reabsorción radicular para definir la técnica más adecuada.

Las extracciones de molares se realizan con fuerzas que se ejercen en sentido de palato/lingual hacia vestibular. Esta fuerza permite la expansión del hueso alveolar para sortear la divergencia de las raíces y reducir el riesgo de fractura.

En el maxilar superior el tejido óseo es más esponjoso y elástico, situación que facilitaría la dilatación alveolar. Los molares superiores presentan en general tres raíces bastante divergentes, por lo que se recomienda realizar los movimientos de extracción en forma lenta y pausada para evitar posibles fracturas radiculares (Figura 19.7).

Para las exodoncias de molares inferiores es necesaria la toma manual del maxilar para no ejercer fuerzas en la ATM con el propósito de evitar posibles lesiones articulares.

Siempre que se realizan extracciones de molares primarios existe la posibilidad de fractura radicular. La conducta a seguir frente a esta situación varía en cada caso en particular, informando a los responsables del niño, con indicaciones claras y precisas para evitar y/o resolver complicaciones.

Dientes sumergidos y anquilosados

En la dentición primaria se denomina diente sumergido aquel que se encuentra en infraoclusión, como consecuencia de la fusión entre el cemento y el hueso, y el crecimiento vertical continuo del proceso alveolar El rango de prevalencia es muy amplio y varía entre el 1,3 y el 8,9%. Es una patología que no predomina en un sexo y se observa con mayor frecuencia entre los 8 y los 10 años en pacientes con dentición mixta. La mayoría de los estudios coincide en que la pieza primaria más afectada es el

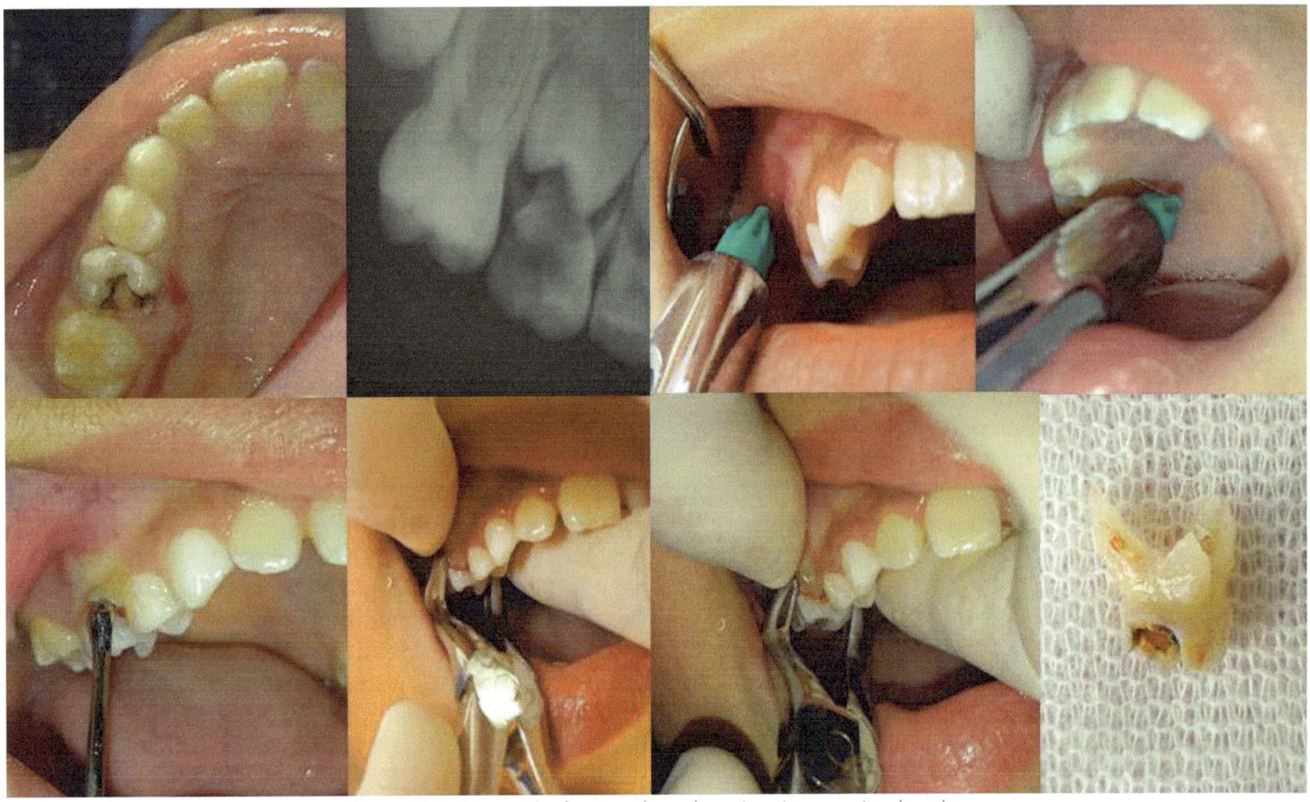

Figura 19.7: Extracción de segundo molar primarios superior derecho

primer molar inferior, seguido por el segundo molar inferior, el primer molar superior y el segundo molar superior.

Se acepta que la infraoclusión es una manifestación clínica y radiográfica que se origina en la anquilosis dental o alveolodental. Desde el punto de vista clínico la pieza afectada se observa por debajo del plano de oclusión y en la radiografía hay pérdida del espacio periodontal de una o más raíces y aumento de la densidad. En algunos casos la zona de desaparición de la membrana periodontal es muy pequeña o no puede observarse porque se localiza en vestibular o lingual, y, por lo tanto, puede no ser evidente en la radiografía; por esto algunos autores consideran que el diagnóstico final y más relevante se basa en el examen clínico, en el que el diente no tiene movilidad, a la percusión el sonido es mate y se encuentra por debajo del plano oclusal, incluso puede llegar a estar sumergido. En términos histológicos, el ligamento periodontal fue sustituido por tejido calcificado.

TÉCNICA QUIRÚRGICA DEL DIENTE ANQUILOSADO

La complejidad de la técnica quirúrgica se relaciona con la magnitud de la infraoclusión, que puede ser leve, moderada o severa. Si es severa o intraósea, previa anestesia infiltrativa o troncular, se realiza un colgajo mucoperióstico vestibular, ostectomía de la tabla externa y se secciona la pieza anquilosada con instrumental rotatorio y refrigeración usando puntas de diamante troncocónicas. Mediante la maniobra de odontosección se facilita la extirpación de cada parte de la pieza por separado con pinzas para extracción o elevadores rectos Nº 301 o 303. Se realiza el reposicionamiento del colgajo y se sutura (Figura 19.8).

PIEZAS DENTALES RETENIDAS

Las piezas dentales retenidas o impactadas son aquellas que se encuentran incluidas en los maxilares en forma parcial o total, una vez que ha transcurrido el tiempo cronológico normal para su erupción, y que mantienen la integridad de su saco pericoronario. Puede tratarse de piezas primarias, permanentes o supernumerarias. La causa es múltiple, hay procesos evolutivos, genéticos y causas locales que inciden en forma directa para que se produzca la retención dental.

La prevalencia oscila entre el 10 y el 25% (Soler Segarra). Según Hernández Pedroso se presenta con mayor frecuencia en el sexo femenino que en el masculino (53,7% y 46,3%, respectivamente), valores que coinciden con el estudio realizado por Morejón Álvarez y col., en cuya investigación sobre 680 pacientes operados de terceros molares retenidos, el 61,8% correspondió al sexo femenino.

En la dentición permanente las piezas más afectadas son: tercer molar inferior, 35%; canino superior,

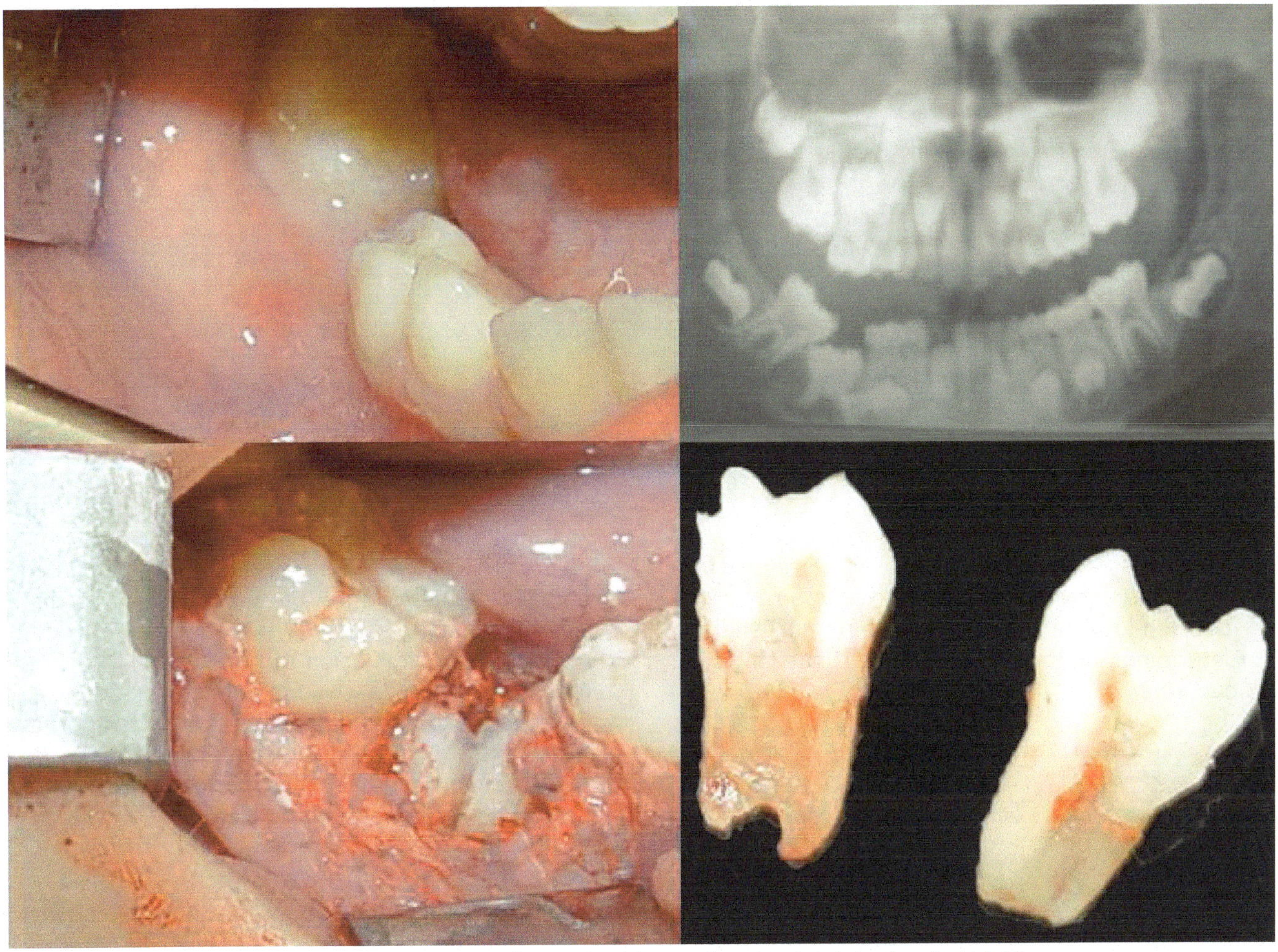

Figura 19.8: Exodoncia por odontoseccion de 2° molar primario inferior derecho incluido

34%; tercer molar superior, 9%; segundo premolar inferior, 5%; canino inferior, 4%, y otros, 13% (Berten y Cieszynki).

Desde el punto de vista preventivo debemos inferir la importancia del diagnóstico y el tratamiento en edades tempranas, para evitar la presencia de patologías más complejas asociadas con los dientes retenidos (tumores, quistes e infecciones).

Actitud terapéutica ante los dientes retenidos

En cada situación se debe evaluar en particular edad del paciente, pieza afectada, ubicación en el maxilar, tipo de retención, espacio en la arcada y relación con las piezas vecinas y estructuras adyacentes, para determinar de esta manera la actitud terapéutica. A falta de un criterio firme y definitivo respecto del momento oportuno de tratamiento, la posición actual más aceptada es la individualización del diagnóstico, en el que se deben evaluar la indicación de tratamiento y, fundamentalmente los riesgos en cada paciente.

Entre los tratamientos posibles se citan

- Quirúrgico. Se realizará la exodoncia cuando no se pueda llevar a cabo un tratamiento ortodóncico, haya patología asociada (quiste voluminoso, infección, rizólisis, necrosis pulpar) o enfermedad sistémica grave. El tercer molar incluido, sobre todo el inferior, merece una consideración especial, ya que su extracción debe plantearse como primera opción de tratamiento.
- Quirúrgico ortodóncico. La reubicación es el tratamiento de elección, siempre que sea posible, luego de ser considerada por un equipo interdisciplinario, previa evaluación clínica, radiográfica y planeamiento preoperatorio (diagnóstico por imágenes, modelos y trazados cefalométricos) (Figura 19.9). Muchas veces la liberación de la pieza dental favorece su erupción y reubicación en la arcada sin necesidad de aparatología.
- Abstinencia y control radiográfico. La abstención terapéutica no es aconsejable, ya que todo diente retenido es susceptible de producir patología infec-

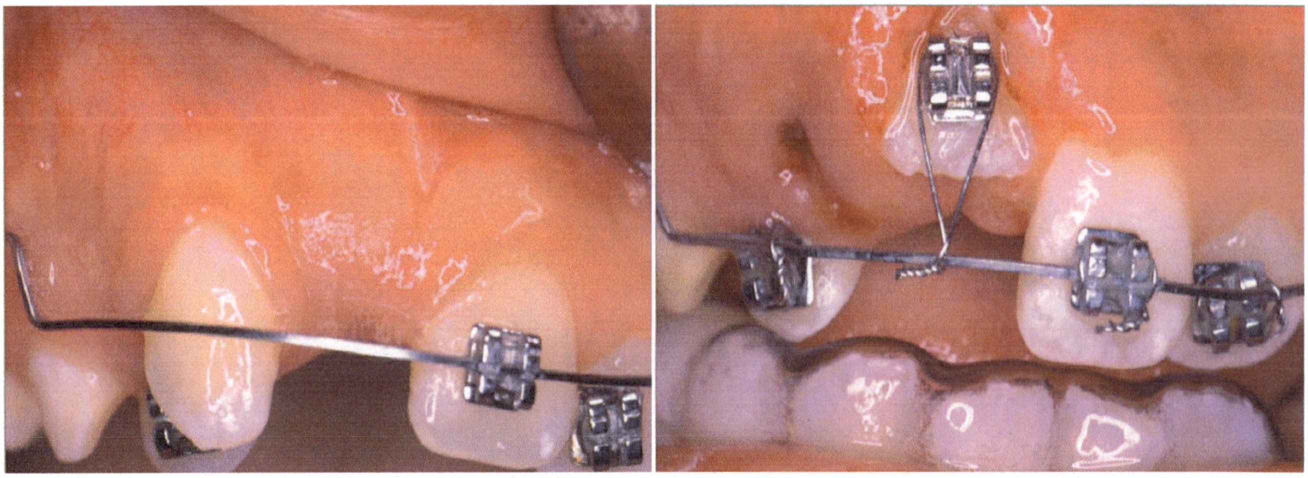

Figura 19.9: Presencia de diente supernumerario y ausencia en la arcada de la pieza 1.1. Se realizó la extracción del supernumerario y la liberación del 1.1. Se puede observar aparatología de ortodoncia para su reposicionamiento en la arcada

ciosa, quistes foliculares o reabsorciones radiculares en dientes adyacentes. Se exceptúan aquellos casos en los que la evaluación de riesgo/beneficio determine que haya que mantener una actitud expectante.

Dilaceración o angulación radicular

Es un desvío abrupto del eje axial de la corona dental; se origina por un desplazamiento traumático del tejido blando mineralizado en relación con el tejido que todavía se encuentra en desarrollo. La angulación radicular puede llegar hasta 90º, situación que se hace incompatible con la erupción de la pieza. La causa se vincula con factores genéticos o extrínsecos durante la odontogénesis, trastornos vasculares en la vaina de Hertwig, presencia de obstáculos en el trayecto de erupción, una mayor condensación ósea del maxilar o procesos patológicos. Los traumatismos en la dentición primaria pueden transmitirse a los permanentes en desarrollo que evidenciarán alteraciones en la relación direccional coronorradicular, en especial las luxaciones intrusivas.

El diagnóstico temprano y el trabajo interdisciplinario permiten aplicar alguna de las alternativas terapéuticas que se describen a continuación.

Alternativas de tratamiento

- Liberación de la corona de la pieza afectada o remoción de obstáculos mecánicos. Puede facilitar la erupción espontánea, según el grado de dilaceración y la capacidad eruptiva del diente.
- Tracción por medios ortodóncicos. El tratamiento quirúrgico y el ortodóncico combinados pueden reposicionar la pieza en la arcada.
- Extirpación y reimplante. Se puede realizar el reimplante autólogo si se diagnostica la dilaceración en etapas tempranas, antes de que termine la formación radicular.
- Apicectomía. Eliminación quirúrgica de la porción radicular dilacerada y tratamiento con ortodoncia.
- Extirpación. Cuando ninguna de las otras alternativas de tratamiento dio resultado o el grado de curvatura es severo, se extirpa mediante cirugía previendo el reemplazo protésico.

Supernumerarios

Se consideran anomalías de número que se agregan a la dentición normal, afectan ambas denticiones y pueden tratarse de dientes retenidos o que erupcionan en la cavidad bucal. Según Garvey, la prevalencia es de entre el 0,3 y el 3,8%, y el 90% se ubica en el sector anterior del maxilar superior. El tratamiento indicado es la extirpación, teniendo en cuenta que producen alteraciones como malposiciones dentales, diastemas interincisivos o quistes. Conocer su ubicación en la arcada evitará lesiones en las piezas dentales o estructuras adyacentes. Para determinar la posición del supernumerario, existen distintas técnicas de diagnóstico por imágenes. La técnica de Clark (1916) utiliza tres radiografías periapicales, una con incidencia normal y dos en incidencia distal al plano medio sagital que pasa por el objeto a estudiar. En la imagen radiográfica se evaluará si existe, o no, un desplazamiento del objeto (supernumerario) con respecto a las piezas dentales. Si hay desplazamiento, el supernumerario está ubicado por vestibular; si no hay movimiento, se encuentra más cerca de palatino. Otra técnica por imágenes es la tomografía computarizada (Figura 19.10), con un alto grado de certeza para determinar la posición del supernumerario. La desventaja es su alto costo, lo que dificulta su utilización en forma sistemática.

Para determinar el momento oportuno del tratamiento se evaluarán los siguientes aspectos:

- Ubicación del supernumerario. Tener en cuenta la posición espacial de la pieza supernumeraria dentro de los maxilares; cuanto más alto se ubica en el maxilar superior y más cerca de lingual en el inferior, más compleja es su extirpación.
- Relación con zonas anatómicas vecinas. Considerar la cercanía a fosas nasales, seno maxilar, conducto palatino anterior, conducto dental inferior y salida del nervio mentoniano.
- Relación con piezas dentales adyacentes. Evaluar la distancia del supernumerario en relación con las piezas dentales para no producir daños en ellas.
- Desarrollo radicular de las piezas vecinas. Esperar la finalización de la apicoformación para extirpar la pieza supernumeraria, cuando existe una relación íntima entre ambas.
- Edad del paciente. Se relaciona con lo mencionado anteriormente y con la madurez psiconeurológica del niño.

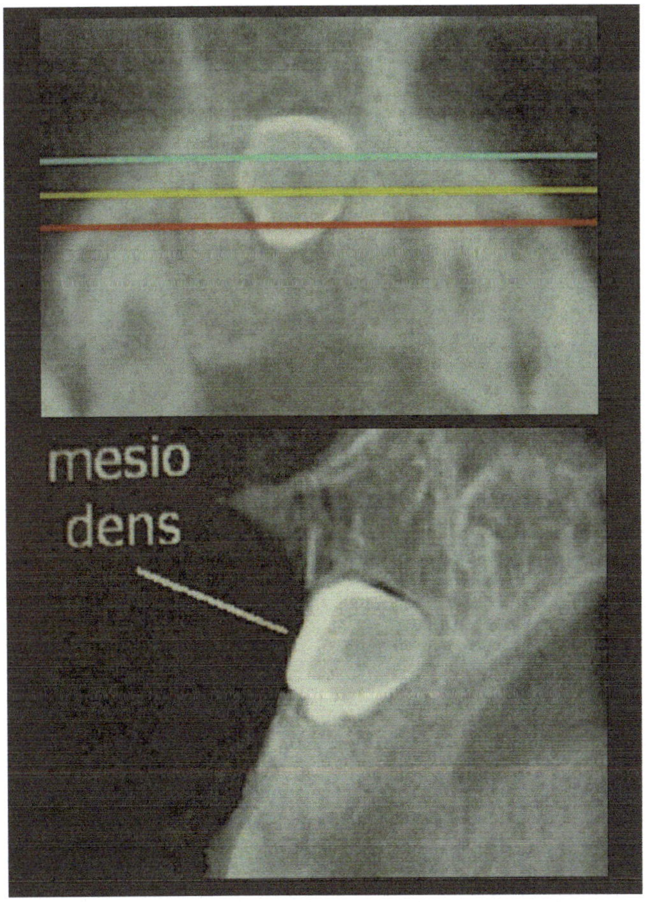

Figura 19.10: Tomografía axial computada (TAC), Accuitomo. Corte transversal y sagital. Se puede observar la presencia y la posición del supernumerario en el maxilar y su relación con los incisivos centrales superiores

TÉCNICA QUIRÚRGICA PARA SUPERNUMERARIOS

Son muy variadas y se relacionan con el número de supernumerarios y la ubicación en el maxilar. El abordaje quirúrgico se puede realizar por vestibular o palatino lingual, por ese motivo es indispensable conocer la ubicación espacial del supernumerario (Figura 19.11).

QUISTES

Son cavidades patológicas, de contenido líquido o semisólido, localizadas en tejidos duros o blandos, recubiertas por un epitelio. Los quistes de los maxilares por lo general no producen dolor, a menos que se

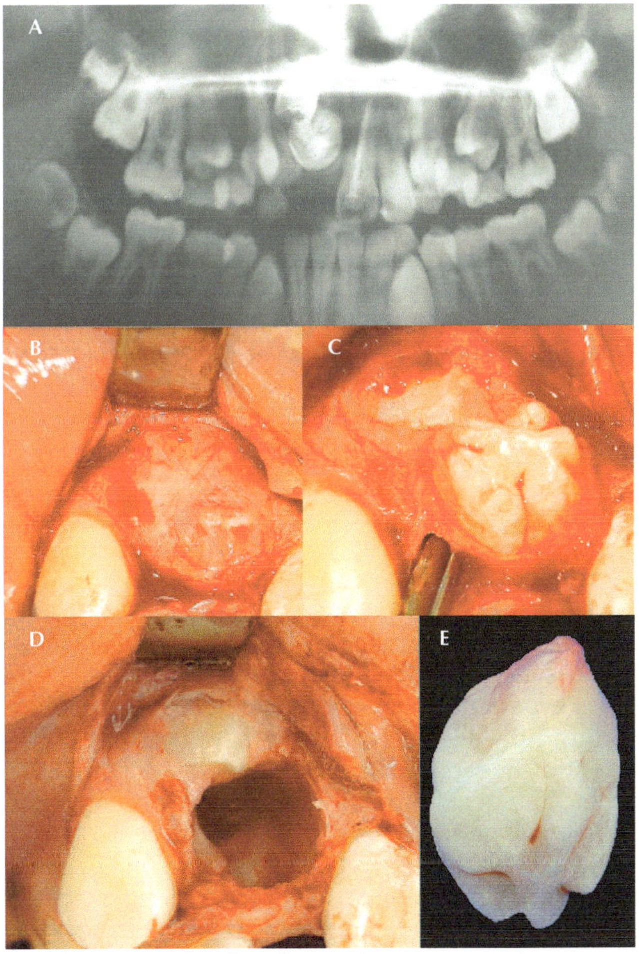

Figura 19.11: A. Radiografía panorámica. Presencia de pieza supernumeraria en zona del incisivo central superior derecho que interfiere mecánicamente en la erupción de la pieza. B. Colgajo mucoperióstico. Se puede ver el tejido óseo que recubre a la pieza supernumeraria. C. Ostectomía del hueso que recubre al supernumerario. Obsérvese el borde incisal del incisivo central. D. Cavidad posextracción del supernumerario. Se observa el incisivo central por vestibular y el incisivo lateral por palatino. E. Pieza supernumeraria extirpada

infecten. Tampoco generan anestesia en la zona afectada ni alteran la vitalidad de las piezas dentales. Crecen de manera intrínseca dentro de los maxilares, donde dilatan las tablas y producen una estimulación del periostio y forman hueso nuevo o cortical reaccional. Si continúa la expansión, producen adelgazamiento de tablas y pueden exteriorizarse en la cavidad bucal. En este período es cuando se pueden infectar y dejar de ser asintomáticos. Las lesiones quísticas representan el 15% de la patología quirúrgica en niños.

A continuación solo se describirán algunos de los quistes que se presentan con mayor frecuencia en niños.

Quiste dentígero

Se origina por una alteración en el epitelio reducido del esmalte, o una degeneración quística de la lámina dental, y siempre se relaciona con una pieza dental no erupcionada, un supernumerario o un odontoma. Estas lesiones representan el 34% de los quistes odontogénicos. En el 70% de los casos afectan al maxilar inferior. La región de mayor incidencia es la molar (62%), y las zonas canina y premolar, 12% cada una.

Esta lesión no posee características microscópicas típicas que permitan distinguirla de otro quiste odontogénico. Por lo general, está constituida por una pared de tejido conectivo con 2 a 3 capas de células epiteliales planas o cúbicas que tapizan la luz del quiste. No suele presentar queratina, pero en ocasiones puede incluir esta característica, que muchas veces es señal de transformación a otra lesión más agresiva, el queratoquiste odontogénico. En otros casos puede contener una proliferación de los restos epiteliales en la luz del quiste, lo que indica que se desarrolló una neoplasia benigna agresiva llamada ameloblastoma (Shafer y col., 1986). Es un requisito absoluto que todos los tejidos provenientes del quiste dentígero se sometan a un examen histopatológico, debido a que en algunas áreas de la pared del quiste pueden presentarse cambios en las células epiteliales cuya evaluación no debe pasar inadvertida.

De acuerdo con la posición del quiste respecto de la corona del diente involucrado, hay diferentes tipos: el central, que rodea a la corona en forma simétrica; el lateral, que se ubica por distal o mesial de la corona, y el circunferencial, donde el diente se encuentra totalmente incluido dentro del quiste. Estos quistes suelen ser solitarios pero cuando aparecen en forma múltiple, pueden asociarse con síndrome de carcinoma basocelular nevoide múltiple, disostosis cleidocraneana o amelogénesis imperfecta hipoplásica.

Su evolución es de larga data. En la clínica se observa aumento de volumen asintomático con expansión de tablas, la lesión es dura e indolora a la palpación, recubierta por mucosa normal. En la radiografía se observa imagen radiolúcida unilocular con expansión de tablas y cortical reaccional, tejido dental involucrado y desplazamiento de piezas dentales.

Para arribar al diagnóstico de certeza, se realiza la punción intraquística. El resultado es la aspiración de un líquido marrón semitransparente característico que resulta de la existencia de cristales de colesterina. Luego se procede a efectuar la citología por extendido y la toma de tejido para efectuar estudio histopatológico de la membrana.

Alternativas de tratamiento

- Tratamiento quirúrgico. De acuerdo con el tamaño, la ubicación, la relación con zonas anatómicas adyacentes y la edad del paciente, las técnicas quirúrgicas pueden variar. No es necesario un margen de seguridad pero es preciso realizar un curetaje minucioso con el fin de eliminar toda la membrana quística. Es una patología que tiene un índice bajo de recidiva pero debe extirparse en su totalidad. Algunas veces el plano de clivaje entre la membrana quística y la cavidad ósea no está bien definido, por lo tanto, pueden quedar pequeños trozos de tejido blando adheridos al hueso que, con el tiempo, generan posibles patologías residuales.
- Tratamiento descompresivo. Una particularidad de los quistes dentígeros es que su desarrollo se produce en forma centrífuga a partir de la presión intraquística ejercida por el líquido interior (crecimiento hidrostático). Las moléculas en el interior de la cavidad son osmóticamente activas, lo que atrae líquido al interior de la luz por diversos mecanismos y origina una presión que distiende las paredes óseas. La acción de factores solubles liberados al medio extracelular por grupos celulares desempeña un papel importante, si no fundamental, en el crecimiento de lesiones quísticas.

El desarrollo estaría mediado por varios factores, entre los que se incluyen el crecimiento activo de su epitelio, la acumulación de contenidos celulares y la liberación de factores solubles con actividad osteolítica (colagenasas, prostaglandinas, IL-1 y, de manera poco establecida, IL-6). El blanco principal de estos mediadores es el osteoblasto, que a su vez activaría osteoclastos para que reabsorban tejido óseo. Al realizar una apertura en forma permanente en una de las zonas del quiste, se produce una pérdida de presión que hace que el quiste involucione hasta desaparecer (Figura 19.12 A y B). La membrana quística produce una metaplasia con la mucosa bucal, razón por la cual algunas veces la remisión es total.

Existen diferentes maneras para mantener la comunicación permanente y facilitar el lavaje intraquístico.

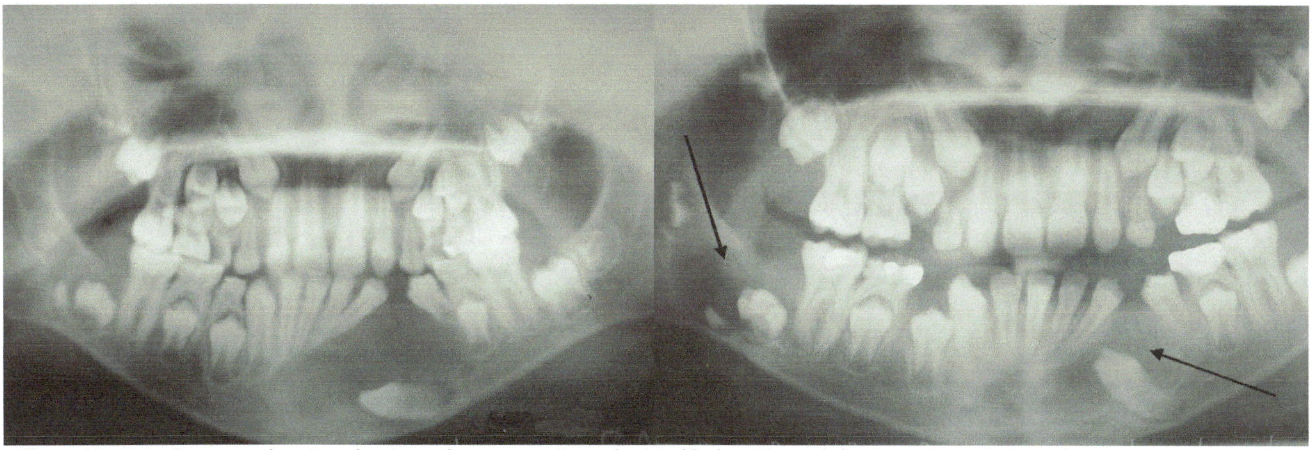

Figura 19.12: A. Presencia de quiste dentígero de gran tamaño en la mandíbula. Nótese el desplazamiento de los incisivos, el primer premolar y el germen del canino no erupcionado. B. Luego de aplicar la técnica descompresiva durante 90 días, se observa la disminución del quiste y el reposicionamiento del canino. Entre el segundo y el tercer molares inferiores derechos se observa otra imagen radiolúcida que contiene una pieza supernumeraria. El estudio histopatológico de esta dio como resultado un queratoquiste.ABEduardo José Luis Bava 330

La más utilizada es una aparatología removible confeccionada ad hoc con un cuerpo, retenedores y un aditamento que entra dentro del quiste y mantiene un opérculo permanente entre el interior y la cavidad bucal. Hay infinidad de modelos, ya que su diseño se realiza para cada caso en particular (Figura 19.13).

- Tratamiento descompresivo y quirúrgico. Es un tratamiento que combina los dos anteriores. Se utiliza en las situaciones en que, efectuada la descompresión, el cuadro no remite y, por lo tanto, es necesario eliminar el remanente mediante cirugía.

Cicatrización. Luego de la extirpación quirúrgica del quiste hay que definir el tipo de cicatrización a inducir. Si el tamaño del quiste es pequeño o mediano (de alrededor de 5 mm a 30 mm de diámetro), se utiliza la cicatrización por primera intención. Esto significa suturar para estimular la formación del coágulo, que luego de un proceso biológico complejo será reemplazado por tejido óseo. Esta cicatrización no genera secuelas ni trastornos para el paciente; por ese motivo siempre que la patología lo permita es la elección en cirugía pediátrica. De esta forma la evolución posoperatoria es más benigna y rápida, que para el niño es una ventaja a tener en cuenta.

En caso de que el quiste sea de tamaño considerable (mayor que 30 mm) se puede realizar la cicatrización por segunda intención. Consiste en colocar una gasa para quistes (tipo venda), embebida en líquido quirúrgico (bálsamo de Perú, bálsamo de Canadá y eugenol) dentro de la cavidad. Si bien en la bibliografía no se describe esta fórmula, se sugiere mezclar 50% de eugenol, 30% de bálsamo del Perú y 20 % de bálsamo de Canadá. Con este procedimiento se evita la formación de un coágulo de gran tamaño, muy susceptible a infecciones. La gasa debe permanecer 21 días hasta que se produzca la epitelización de la superficie ósea. Con ulterioridad se indica al paciente que realice lavajes diarios con clorhexidina 0,12 hasta que el defecto cicatrice por completo (Figura 19.14 A y B).

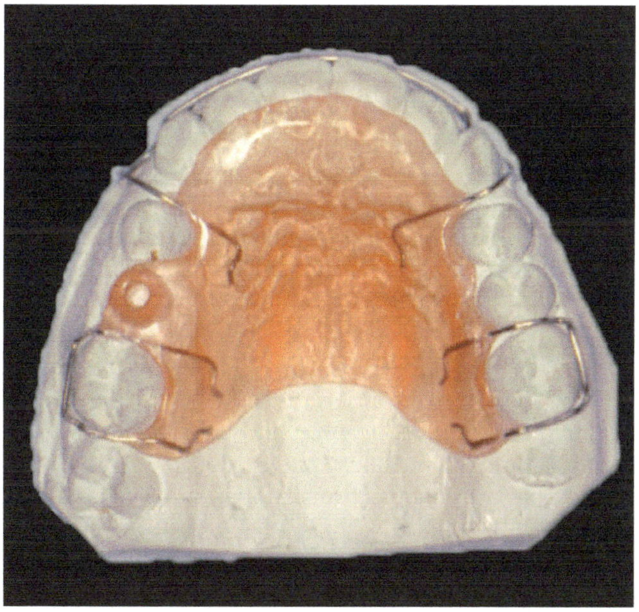

Figura 19.13: Aparatología removible confeccionada especialmente para realizar tratamiento descompresivo de quiste dentígero

Quiste de erupción

Es un tipo de quiste dentígero que se asocia con la erupción de dientes primarios o permanentes. Se produce por la acumulación de líquido hístico en un espacio folicular dilatado. Puede ser unilateral, bilateral o múltiple. El índice de prevalencia es del 10,58%; en el 63% de los casos aparece en maxilar superior, con frecuencia en primeros molares permanentes y caninos.

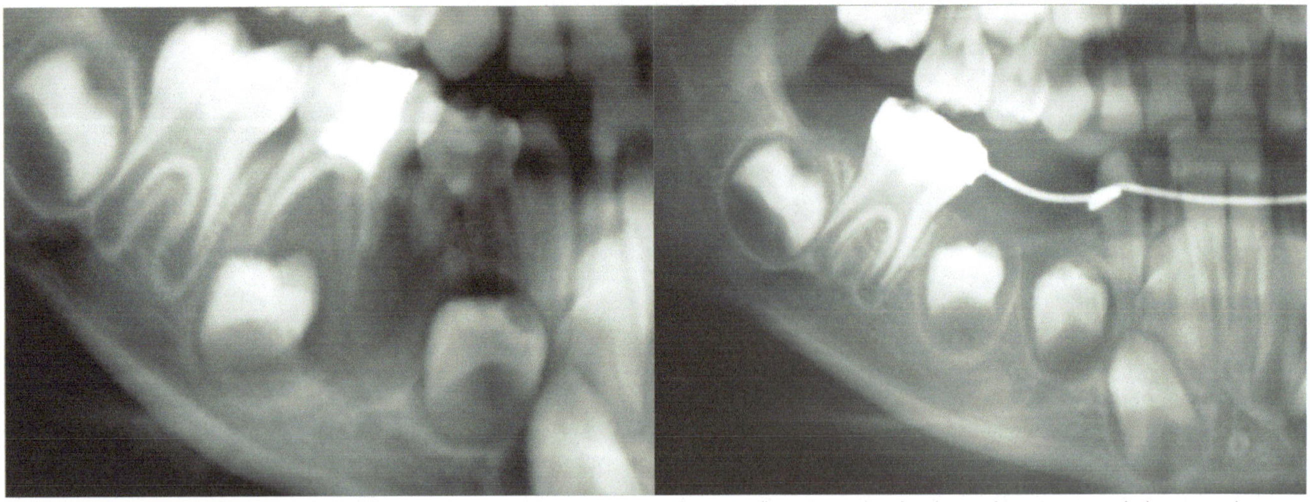

Figura 19.14: A. Radiografía panorámica. Se observa patología quística de tipo inflamatoria que desplaza a los gérmenes de los premolares inferiores. B. Radiografía panorámica. Involución de la patología quística luego de realizar su enucleación parcial con conservación de los gérmenes de los premolares, donde se realizó cicatrización por segunda intención con la colocación de gasa embebida en liquido quirúrgico

Tiene las mismas características fisiopatológicas que el quiste dentígero, la diferencia radica en que se presenta con mayor frecuencia en tejido blando.

En la clínica se observa un aumento de volumen en la encía de color azulado, renitente e indoloro a la palpación; cuando tiene un contenido hemático, algunos autores lo denominan hematoma de erupción (Figura 19.15).

Tratamiento

En algunos casos se resuelve por la presión que ejerce la pieza involucrada, en otros es necesario realizar una incisión con bisturí (hoja Nº 15) para producir la descompresión, y la propia fuerza de erupción hace que el quiste desaparezca. Cuando hay persistencia y no se resuelve en forma espontánea, se necesita la extirpación quirúrgica mediante una incisión circular que abarca todo el diámetro del quiste para despegarlo de la corona dental con espátula o periostótomo; en ocasiones se puede colocar cemento quirúrgico para hacer hemostasia y evitar el crecimiento epitelial.

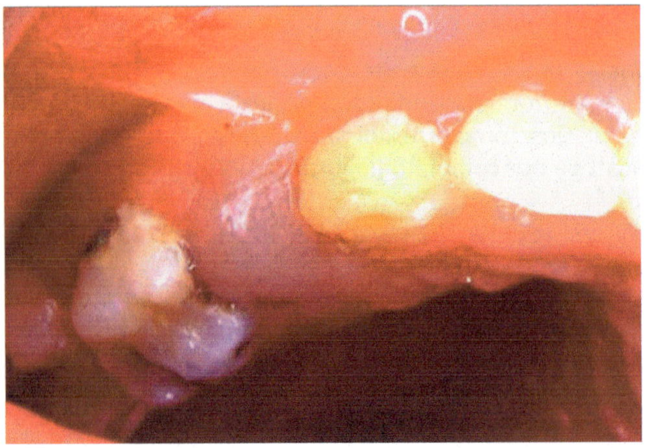

Figura 19.15: Aspecto clínico de quiste de erupción en canino superior

Queratoquiste Odontogénico

Si bien a mediados de siglo pasado era denominado Queratoquiste Odontogénico, la Organización Mundial de la Salud (OMS) lo reclasificó en 2005 como Tumor Odontogénico Queratoquístico. En la 4ta edición de la OMS en 2017, se realizó una nueva clasificación de los quistes odontogénicos cambiando la nomenclatura nuevamente a Queratoquiste Odontogénico (QO).

Se trata de una entidad benigna, uni o multiquística, infiltrativa, recubierta por un epitelio escamoso estratificado paraqueratinizado, con gran potencial agresivo y alta recurrencia, razón por lo cual es esencial su tratamiento quirúrgico minucioso y el control de su evolución a largo plazo.

Se origina a partir de los restos de la lámina dental. Su prevalencia oscila entre 4-12%. Se presenta mayoritariamente en la segunda y tercera década de vida con mayor incidencia en el sexo masculino. Su localización más habitual es en la zona del tercer molar inferior, ángulo mandibular, pudiendo invadir el cuerpo y la rama. Clínicamente se manifiesta con un aumento de volumen de larga evolución, generalmente asintomático, recubierto por mucosa normal que crepita a la palpación. Su tamaño varía entre 1 a 7 cm, produciendo la expansión de la cortical y desplazamiento de las piezas dentarias. Radiográficamente aparece como imagen radiolúcida bien circunscripta, uni o multilocular, con cortical reaccional, con o sin diente retenido.

En la mayoría de los casos se evidencia como hallazgo por medio de radiografías panorámicas en controles de rutina.

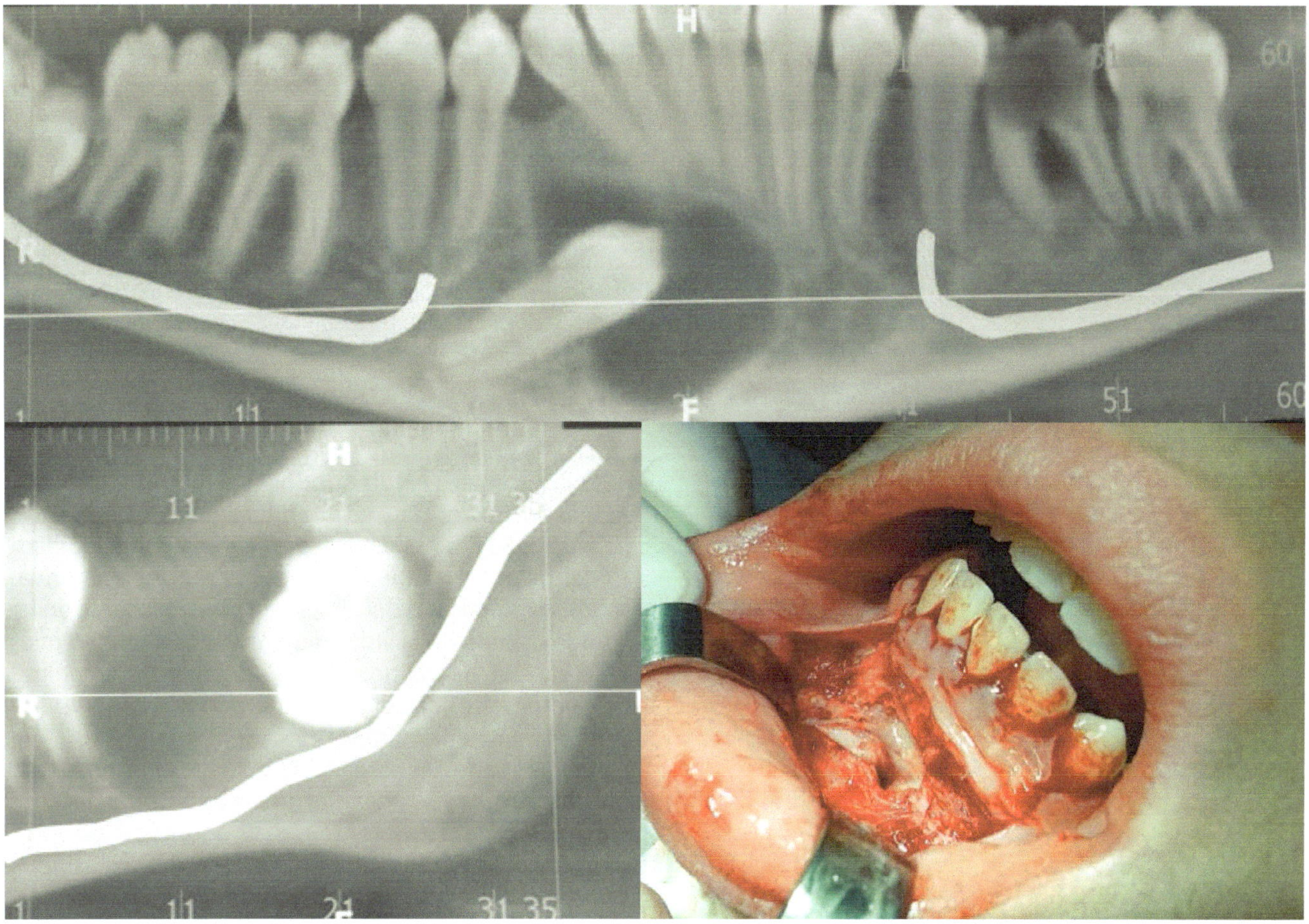

Figura 19.16: A. Tomografía axial computada de dos queratoquistes odontogénicos en mandíbula en un paciente de 10 años. B. Aspecto macroscópico de la membrana del QO en el momento de su enucleación

Tratamiento

El protocolo del tratamiento de elección en los pacientes pediátricos consiste en combinar la osteotomía periférica a través de la cual se realiza la extirpación quirúrgica de la lesión en forma conservadora con remoción de los dientes implicados; enucleación del queratoquiste y curetaje de la cavidad (Figura 19.16). Se utilizan coadyuvantes para disminuir o evitar la recurrencia y para eliminar los posibles quistes satélites en los límites óseos. El más utilizado es la solución de Carnoy por su poder de penetración a través del margen óseo hasta 1,54 mm de profundidad. El tiempo de exposición ideal no deberá exceder los cinco minutos para evitar su función como inductor de neurotoxicidad local. Debido a la alta tasa de recurrencia se sugiere controlar al paciente mediante radiografías anuales, hasta al menos 5 años después de realizada la cirugía. También es importante evaluar médicamente a los pacientes que presentan lesiones múltiples en los maxilares, por su alto índice de relación con el Síndrome Nevoide de Células Basales.

Quiste Odontogénico Calcificante

El quiste odontogénico calcificante (QOC) presenta características únicas. Si bien posee aspectos comunes a los quistes y a los tumores sólidos, se considera una lesión quística no neoplásica. Tiene una mayor frecuencia de aparición entre la segunda y la tercera década de vida, sin preferencia de sexo y con una localización distribuida de manera uniforme en ambos maxilares. Esta patología fue descripta por primera vez por Gorlin y col., en 1962.

En la clínica se manifiesta como una tumefacción, por lo general asintomática, de crecimiento lento intraóseo, que suele ubicarse en el sector anterior. En un 20% de los casos se presenta asociado con otros tumores odontogénicos como el odontoma.

En el examen radiográfico se presenta como una lesión unilocular o multilocular radiolúcida, que en su variante odontocalcificante puede revelar una imagen radioopaca con una imagen radiolúcida circunscripta bien definida. La imagen radioopaca se asocia con odontomas o dientes no erupcionados involucrados en la lesión.

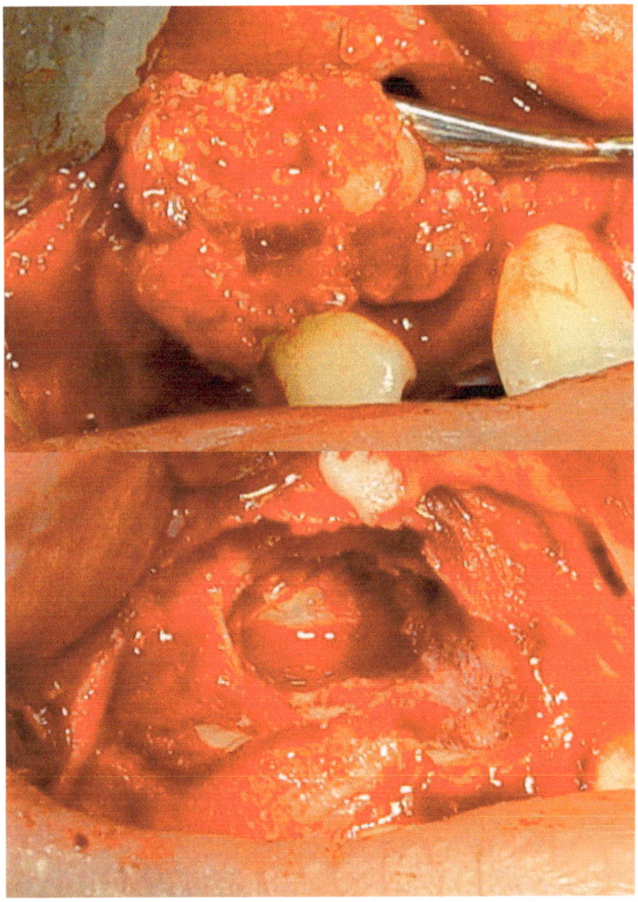

Figura 19.17: A. Enucleación del quiste de Gorlin en maxilar superior. B. Cavidad dejada en el hueso del maxilar superior luego de la extirpación total del quiste de Gorlin

Tratamiento

Se debe realizar la extirpación quirúrgica. Luego de levantar un colgajo mucoperióstico y realizar la ostectomía de la tabla externa, se halla un tejido blando sangrante con un contenido sólido en su interior, que puede ser un odontoma o las piezas dentales involucradas.

Suele presentar un plano de clivaje bien definido, lo que facilita su enucleación (Figura 19.17 A y B). De acuerdo con el tamaño de la lesión, se puede realizar cicatrización por primera o segunda intención.

Tumores

Numerosos tumores pueden afectar a niños y adolescentes, benignos o malignos, de alto o bajo grado de agresividad, que en ocasiones pueden interferir mecánicamente en la erupción dental. Si bien muchos de estos se tratan con éxito, en algunos casos, según su grado de agresividad, producen secuelas o trastornos locales o sistémicos, o de ambos tipos, que influyen en la calidad de vida del paciente pediátrico. Es indispensable establecer el diagnóstico y realizar el tratamiento de estas patologías en etapas tempranas, para evitar riesgos severos.

A continuación se describirán algunos de los tumores que se presentan en los maxilares en las primeras etapas de la vida.

ODONTOMA

Es una neoplasia benigna mixta de origen odontogénico, de carácter epitelial, con efecto inductor en el tejido mesodérmico, es decir, se trata de una lesión de células odontogénicas epiteliales y mesenquimáticas, con un grado de diferenciación histogenética variable, que genera esmalte, dentina, cemento y tejido pulpar, formando un conglomerado irregular rodeado por una cápsula de tejido conjuntivo epitelial.

El odontoma es el tumor odontogénico que aparece con mayor frecuencia y según diferentes autores abarca desde el 51% al 67%. Se asocia con mayor asiduidad a la dentición permanente, ya que su incidencia en la dentición primaria es del 2%. Suele diagnosticarse en la segunda década de la vida y su prevalencia es algo mayor en el sexo masculino. Su localización más frecuente es el sector anterior del maxilar superior, aunque puede presentarse en cualquier zona de los maxilares.

Diversos autores clasificaron los odontomas de distintas formas y los dividieron en odontoma ameloblástico, compuesto y complejo. El odontoameloblastoma (OMS 2005), fue eliminado de la nueva clasificación 2017. Dicho organismo considera que las áreas ameloblàsticas en odontomas no justifican nombrarlo como una entidad separada y que la combinación de ameloblastoma y odontoma es más probable que surja a partir de un ameloblastoma. El compuesto es más frecuente que el complejo y se localiza en lugares diferentes; el primero aparece más a menudo en el maxilar superior y el segundo, en el inferior. La causa es controversial, aunque se describieron factores químicos, traumáticos, genéticos o infecciosos relacionados con su aparición, anomalías hereditarias (síndrome de Gardner, síndrome de Hermann), hiperactividad odontoblástica o alteraciones en el gen de control del desarrollo dental.

La mayoría de los odontomas cursa sin signos ni síntomas clínicos, solo el 15,1% presenta algún síntoma, como dolor, expansión, supuración, presión, divergencia de los dientes y tumefacción, que es el signo más frecuente. En un gran porcentaje se asocia con piezas retenidas. Ante una imagen radiológica similar a la del odontoma se establecerá el diagnóstico diferencial con lesiones de localización interradicular, como osteítis residual focal, cementoma, tumor odontogénico epitelial calcificante, tumor odontogénico adenomatoide, diente supernumerario, fibroma cementificante u osteoblastoma benigno.

Odontoma compuesto

Es una malformación en la que están representados todos los tejidos dentales con un patrón más ordenado, y sus estructuras tienen un alto grado de morfodiferenciación e histodiferenciación. Se determina que es compuesto cuando las estructuras calcificadas exhiben una semejanza anatómica con las piezas dentales, aunque los dentículos sean más pequeños y deformados. Su localización más frecuente es la zona de incisivos y caninos superiores. Se ubica entre las raíces de las piezas primarias e interfiere mecánicamente en la erupción de los permanentes. En la radiografía se presenta como una masa de pequeñas estructuras radioopacas, semejante a las piezas dentales, de menor tamaño y rodeada por una banda radiolúcida (Figura 19.18). En la clínica se puede manifestar como una tumefacción dura e irregular a la palpación, recubierta por mucosa normal y por lo general indolora.

Odontoma complejo

Se asemeja poco a las piezas dentales, ya que su morfodiferenciación es escasa. Con frecuencia se localiza entre el segundo y tercer molar inferior. Es asintomático e involucra una pieza dental sin erupcionar. En la radiografía es radioopaco e irregular; y aparece como una masa desorganizada irregular, única o múltiple con un halo radiotransparente correspondiente a la cápsula de tejido conjuntivo. En muy raras ocasiones genera manifestaciones clínicas (Figura 19.19). En su interior contiene tejidos dentales rodeados por una cápsula de tejido conectivo. Su frecuencia es menor que la del compuesto pero mayor que la del ameloblástico.

Tratamiento

El tratamiento de elección es la exéresis total de la lesión, y posterior examen histológico para confirmar el diagnóstico.

Las técnicas quirúrgicas son muy variadas y su elección depende del tamaño y localización del tumor y de la relación con elementos anatómicos y con estructuras dentales. No obstante, la diferencia principal está dada en el tipo de odontoma, ya que si se trata de uno complejo, el acto quirúrgico puede ser más complicado, porque la estructura del tumor es muy compacta y en muchos casos debe seccionarse con instrumental rotatorio y a veces extirparse con escoplo y martillo. La diferencia con los otros dos tipos es que tienen un muy buen plano de clivaje que facilita su extracción. Si bien no es una patología recidivante, se debe hacer un curetaje minucioso de las parte blandas del tumor.

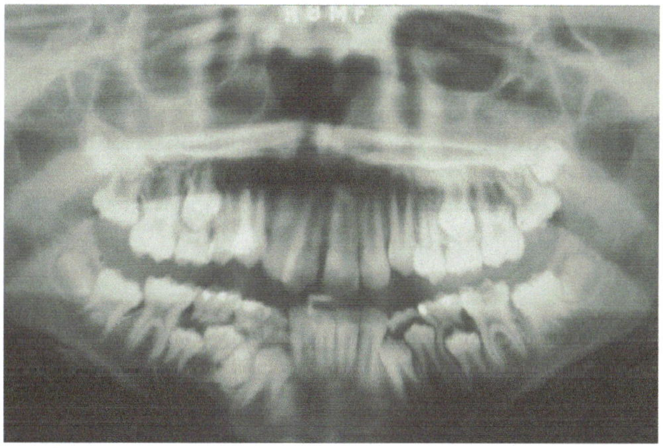

Figura 19.18: Radiografía panorámica. Se puede ver odontoma compuesto entre los gérmenes del canino inferior derecho y el primer premolar, que interfiere en la erupción de estos

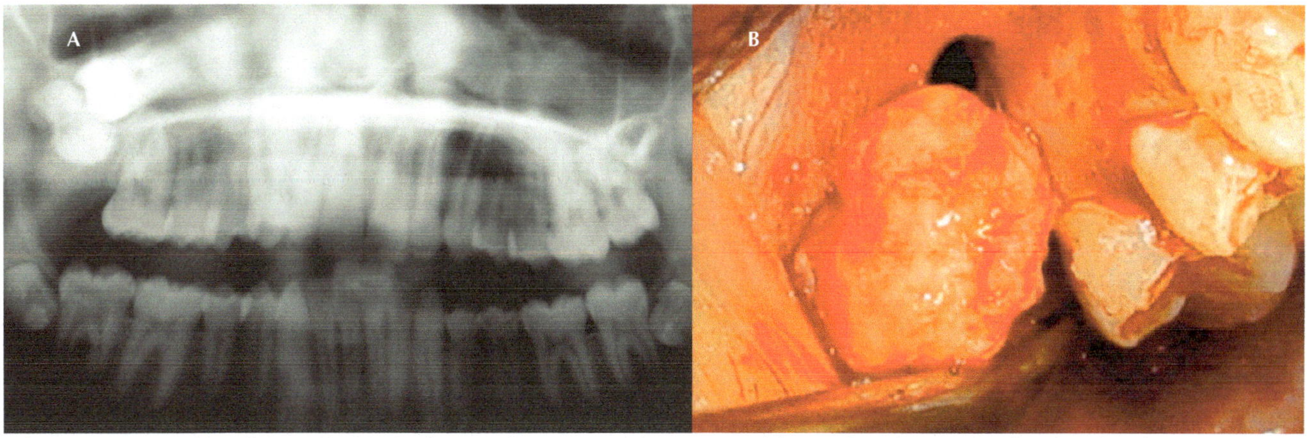

Figura 29.19: A. Radiografía panorámica. Se observa odontoma complejo en zona del segundo molar superior derecho, ubicado prácticamente dentro del seno maxilar. B. Extirpación de odontoma complejo en zona de molares superiores

Fibroma osificante

Durante mucho tiempo el fibroma osificante fue sinónimo de displasia fibrosa monostótica, dadas las dificultades para diferenciar ambas afecciones. Luego se lo consideró un tumor benigno óseo, estrechamente relacionado con otras lesiones, aunque formando una entidad propia, según lo establece la clasificación de tumores odontogénicos de la Organización Mundial de la Salud.

Se caracteriza porque aparece antes de los 15 años; el proceso es mucho más activo, de crecimiento más rápido y destructivo, acompañado de un cuadro histológico más rico en células, con formación acelerada de tejido osteoide y una localización de predilección casi absoluta por el maxilar superior. Si bien su causa se discute, es probable que se origine a partir de células del interior del ligamento periodontal. Estas células son capaces de producir gran variedad de neoplasias benignas. En ocasiones derivan de restos celulares ectópicos del ligamento periodontal y pueden aparecer en lugares inusuales. Las lesiones se presentan con frecuencia en áreas dentadas de los maxilares.

En la clínica se observa la deformación unilateral de la cara a la altura del pómulo, cubierta por mucosa de aspecto normal. Las piezas dentales pueden sufrir un desplazamiento, que es un signo clínico temprano (Figura 19.20 A). A veces pueden observarse signos de obstrucción del seno maxilar correspondiente y desplazamiento del globo ocular.

En la radiografía la imagen es amplia, radiolúcida, bien circunscripta, y muestra de manera progresiva calcificación de la estructura tumoral, que se torna radioopaca (Figura 19.20 B).

El diagnóstico del fibroma osificante juvenil exige descartar con seguridad una posible neoplasia maligna, ya que la conducta terapéutica y el pronóstico varían por completo.

El tratamiento comprende la exéresis quirúrgica con una extensión que depende del tamaño y la localización de la lesión.

Ameloblastoma

Dentro de los tumores odontogénicos, es probablemente el que presenta mayores dudas en relación a su manejo, por su conducta agresiva y su elevada tasa de recurrencia. La OMS lo clasifica como un tumor benigno de epitelio odontogénico con estroma fibroso maduro sin ectomesénquima odontogénico, definiéndolo como una neoplasia polimórfica localmente invasiva que comúnmente tiene un patrón folicular o plexiforme, constituida por una proliferación de epitelio odontogénico en un estroma fibroso. Representa entre el 11 y 13 % de los tumores odontogénicos.

Deriva principalmente de restos de células epiteliales de la lámina dental, epitelio de quistes odontógenicos (en especial dentígero), odontomas, alteraciones del órgano del esmalte en desarrollo y células basales

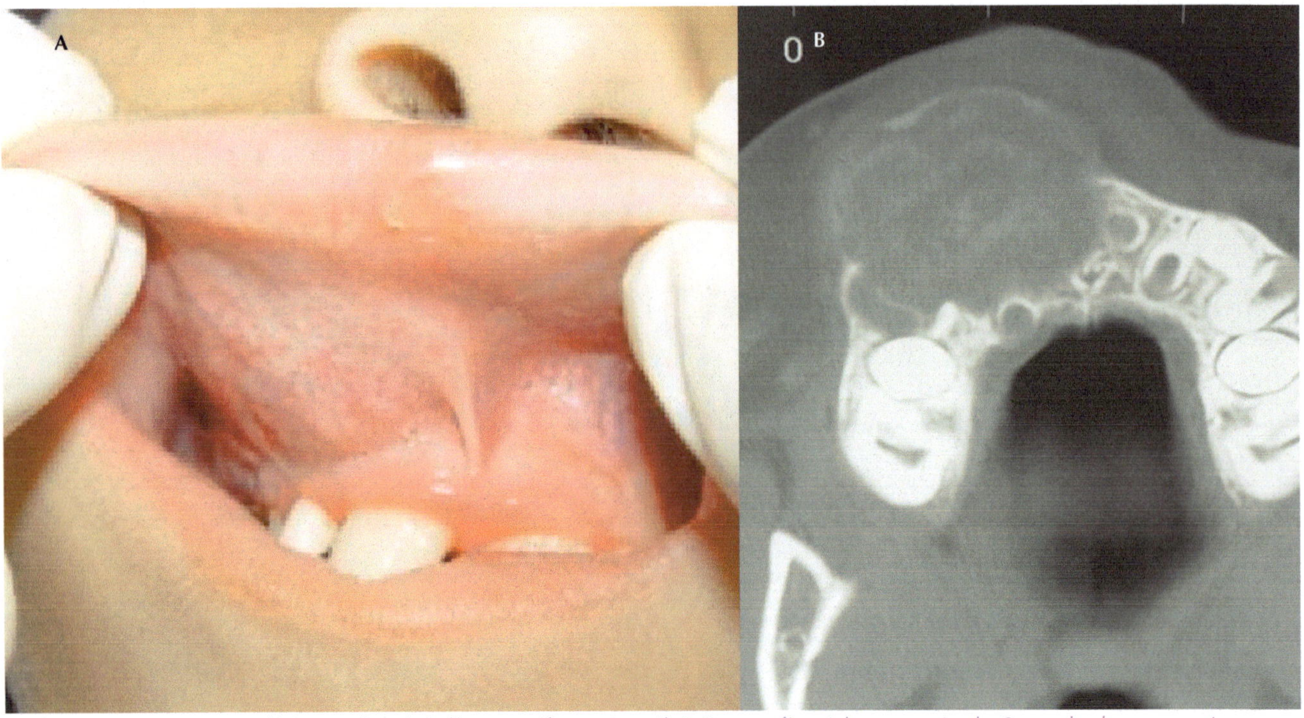

Figura 19.20: A. Aspecto clínico intrabucal de fibroma osificante juvenil. B. Tomografía axial computarizada. Se puede observar una imagen compatible con tumoración sólida de gran tamaño en el maxilar superior

del epitelio de los maxilares Se manifiesta con mayor incidencia durante la segunda y cuarta década de vida, con localización en un 80% en el maxilar inferior.

En general crece lentamente sin presentar sintomatología siendo detectado en sus primeros estadios en forma casual. En las fases más avanzadas, según Hollows el síntoma más común es la tumefacción y en segundo lugar el dolor. Generalmente cuando es detectado ya presenta dimensiones mayores a 3 cm de diámetro. Histológicamente su estructura es muy similar a la del órgano del esmalte. El tipo más frecuente es el folicular, con islotes de células similares a los ameloblastos en la periferia y en el centro entre el tejido conjuntivo. Radiográficamente ofrece una imagen radiolúcida multilocular o unilocular asociada a un diente retenido. Debe realizarse el diagnostico diferencial con tumores odontogénicos como el tumor de Pindborg en su variedad radiolúcida, el mixoma; el quiste dentígero y el queratoquiste a partir del examen anatomopatológico (Figura 19.21).

Tratamiento

El tratamiento quirúrgico es complejo. La elección del mismo dependerá del tipo, localización, tamaño del tumor, características histológicas, reparos anatómicos vecinos y edad del paciente. En todos los casos se recomienda un seguimiento estricto a largo plazo durante 5 años debido a que el 95 % de la recurrencia ocurre en ese período.

Los tratamientos quirúrgicos propuestos por la literatura son:

- **Curetaje o legrado:** raspado quirúrgico de las paredes delimitantes de la lesión.
- **Enucleación:** tratamiento conservador que consiste en la remoción del tumor.
- **Resección en Bloque:** resección quirúrgica de la lesión con margen de seguridad de 1-1,5 cm de hueso periférico sano. Mantiene la continuidad de la basal mandibular y del borde posterior de la rama ascendente.
- **Resección segmentaria:** eliminación quirúrgica de un segmento de mandíbula o maxilar superior sin mantener la continuidad del margen óseo.
- **Tratamiento radical:** Hemirresección: Hemimandibulectomía o hemimaxilarectomía.

La radioterapia, quimioterapia, agentes esclerosantes, electrocauterización y criocirugía se presentan como otras alternativas de tratamiento como coadyuvantes del tratamiento quirúrgico, dependiendo del tipo y tamaño del tumor.

Mucocele

Es una lesión formada por una cavidad que contiene moco y suele afectar las glándulas salivales menores. Se trata de una afección benigna que puede presentarse en cualquier sector de la mucosa bucal, aunque el labio inferior es la localización más frecuente. Aparece con mayor incidencia entre la primera y la segunda décadas de vida y no tiene predilección por un sexo. En la mayoría de los casos la causa se relaciona con factores traumáticos, como malposición dental o hábitos de succión o mordeduras que lesionan la glándula. En la clínica se

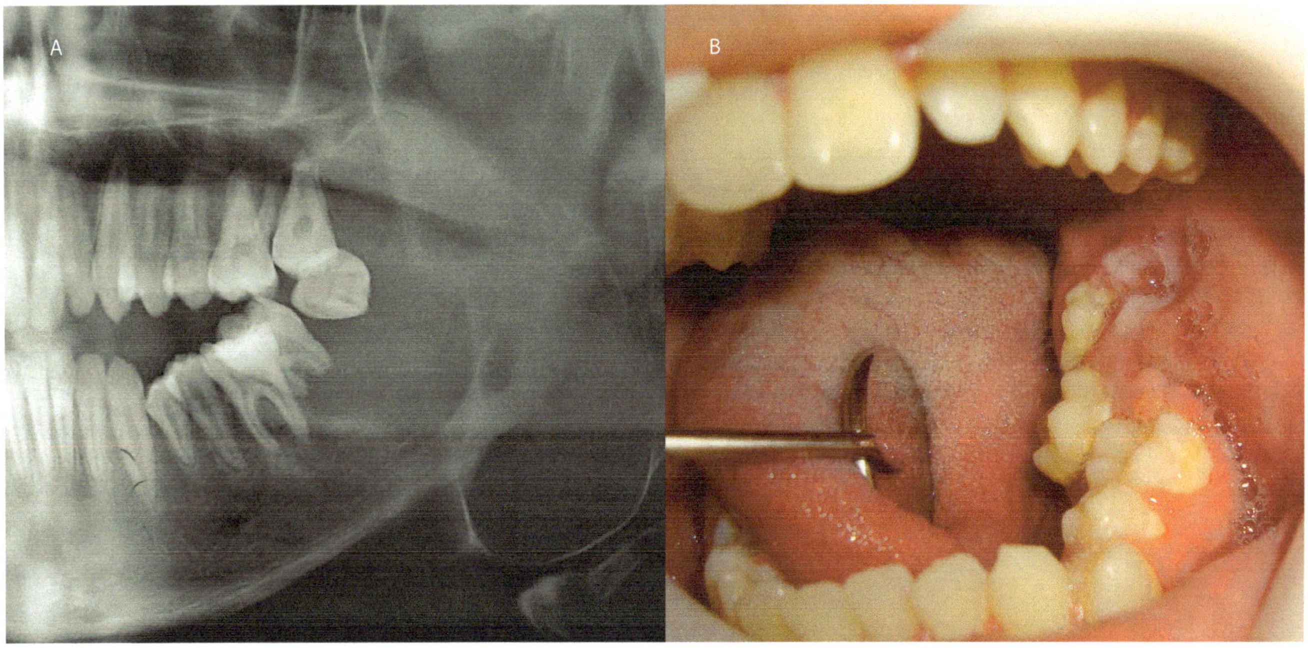

Figura 19.21: Imagen topográfica y aspecto clínico de Ameloblastoma en paciente adolescente de 16 años

manifiesta como un aumento de volumen y su aspecto cambia según su localización superficial o profunda. Por lo general la mucosa presenta una forma de cúpula o vesícula lisa, de color rosado o azulado, indoloro y blando a la palpación (Figura 19.22). Cuando es superficial, drena moco en forma espontánea y desaparece clínicamente para reaparecer al poco tiempo, proceso que puede repetirse en varias oportunidades si no se trata. El diagnóstico diferencial debe establecerse con hemangioma, lipoma, papiloma y neurofibroma.

Hay dos tipos de mucoceles, por extravasación o por retención.

Mucocele por extravasación

Se produce por un extravasamiento de saliva al tejido conjuntivo, que genera una respuesta inflamatoria que forma tejido de granulación, y da origen a una cavidad con acumulación de moco. Esta acumulación de líquido submucosa causa la tumefacción y el adelgazamiento de la mucosa. Desde el punto de vista histológico la pared de la cavidad está formada por tejido conjuntivo y fibroso, sin presencia de epitelio, por lo tanto, no se la considera una entidad quística.

Mucocele por retención

Se produce por una obstrucción parcial del conducto excretor de la glándula, que genera un aumento de la presión y causa su dilatación. Esto produce una cavidad revestida por epitelio estratificado o seudoestratificado y recubierta por tejido conjuntivo, lo que le da las características de un quiste verdadero. Contiene saliva espesa y viscosa sin infiltrado inflamatorio.

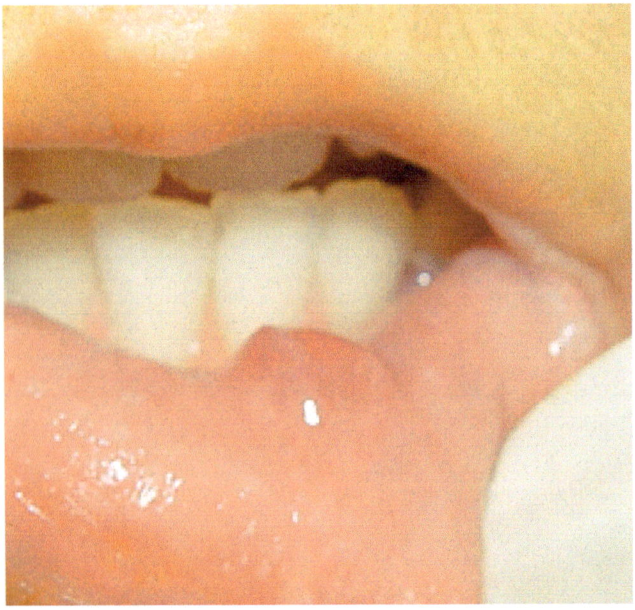

Figura 19.22: Aspecto clínico de mucocele de labio inferior

Tratamiento

La terapéutica de elección es la extirpación quirúrgica, previa evaluación de la localización, la profundidad y el tamaño de la lesión. Estos son aspectos condicionantes de la técnica quirúrgica de elección. Luego de realizar una incisión en la mucosa, se procede a la divulsión por planos para desprender la cavidad del epitelio y el conjuntivo submucoso, a la vez que se diseca la glándula asociada para extraer el conjunto (Figura 19.23). Esta acción es de suma importancia, ya que evita la recidiva. Además, es fundamental eliminar el factor traumático que puede haber influido en la formación de la lesión.

Frenillos

Son bandas de mucosa bucal que desde el punto de vista histológico están constituidas por tejido conjuntivo con estructura fibroelástica muy vascularizado, recubierto por un tejido epitelial estratificado. Estas formaciones anatómicas son afectadas por distintas patologías; las más frecuentes de ellas son el acortamiento y la alteración en su inserción.

Frenillo labial superior

Con la erupción de los incisivos centrales superiores primarios la inserción normal del frenillo se extiende desde la mucosa del labio hasta algunos milímetros por encima del margen gingival; luego con el crecimiento y el desarrollo del proceso alveolar su inserción se hace más apical. Cuando esto no ocurre, se genera un acortamiento del frenillo que trae como consecuencia la formación de diastema y limitación en la movilidad del labio e isquemia en la papila interincisiva, situación en la que es necesario realizar su exéresis o su reposicionamiento (Figura 19.24). Si bien existe una controversia respecto del momento oportuno de tratamiento, la mayoría de los estudios coincide en esperar hasta que finalice la erupción de los caninos permanentes.

Tratamiento

Existen técnicas quirúrgicas variadas desde la exéresis o reposicionamiento mediante la utilización de bisturí frío, electrobisturí o aplicación de láser. La técnica de romboplastia es una de las más utilizadas y consiste en la divulsión del tejido conjuntivo con hoja

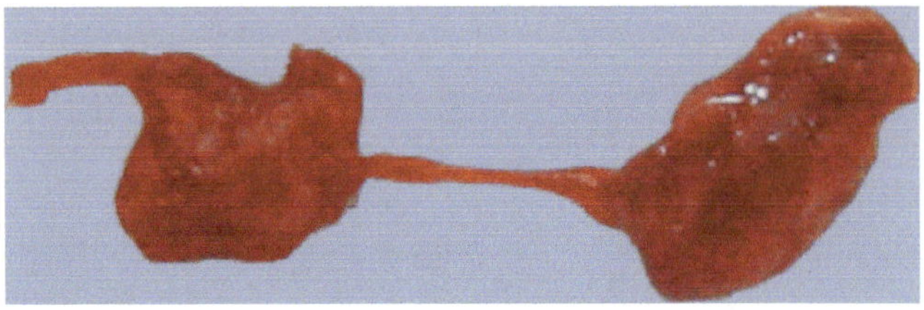

Figura 19.23: Pieza quirúrgica donde se puede observar la glándula, el conducto y el quiste (mucocele)

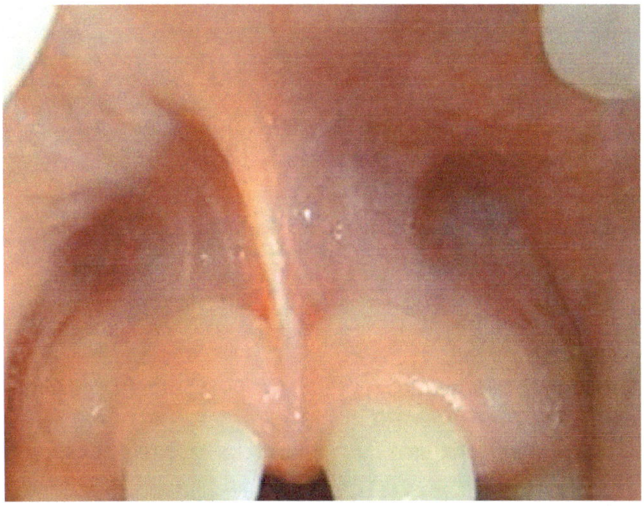

Figura 19.24: Inserción baja del frenillo labial superior y presencia de diastema interincisivo

de bisturí Nº 15 y con tijeras de punta roma, para modificar de esta forma la inserción. Es importante realizar la sutura de la herida en profundidad y tomar todos los planos, para asegurar que se disminuya la posibilidad de recidiva.

Frenillo lingual

Además de estar formado por epitelio y tejido conjuntivo, presenta en su estructura fibras colágenas, elásticas y musculares. La inserción normal se extiende desde el centro de la cara ventral de la lengua hasta el piso de la boca entre medio de los conductos de Wharton, mezclándose entre las fibras musculares del músculo geniogloso que se inserta en las apófisis geni. La anquiloglosia o lengua atada es una patología que puede interferir en el crecimiento y el desarrollo del maxilar inferior, así como en la articulación correcta de algunos fonemas; también puede generar alteraciones en la deglución. Estos trastornos funcionales traen consecuencias para el niño que pueden evitarse si se establecen un diagnóstico y un tratamiento oportunos (Figura 19.25 A y B).

Tratamiento

La inspección clínica minuciosa, edad del paciente, localización de las inserciones y limitaciones funcionales orientan y determinan la decisión terapéutica. Se considera que la rehabilitación miofuncional es el tratamiento correcto para evitar el quirúrgico. Si se decide la frenectomía, se necesita la derivación fonoaudiológica antes y después de ella. Hay diferentes técnicas quirúrgicas, con frecuencia se utiliza la incisión romboidal o la zetaplastia, y en algunos casos se realiza una incisión horizontal cerca de las inserciones. Se genera una herida con forma de rombo que debe divulsionarse de manera delicada, ya que hacia ambos lados se ubica la arteria lingual. Una vez que los tejidos se separaron bien, se sutura realizando el primer punto en el centro del rombo y en profundidad, tomando con los mismos músculo y mucosa, para disminuir el riesgo de recidivas. La utilización de electrobisturí o la tecnología láser para el tratamiento de estas patologías tienen algunas ventajas, como un tiempo quirúrgico más corto, menor sangrado intra y posoperatorio, evitar la remoción de la sutura, y menor dolor e inflamación. En comparación con los tratamientos convencionales, si bien ofrecen nuevas perspectivas debido a sus características diferenciales, se requiere de un entrenamiento adecuado en el manejo de los equipamientos. En algunas ocasiones las complicaciones generadas por el uso del bisturí eléctrico se asocian a quemaduras y dolor como consecuencia de las altas temperaturas generadas en los tejidos.

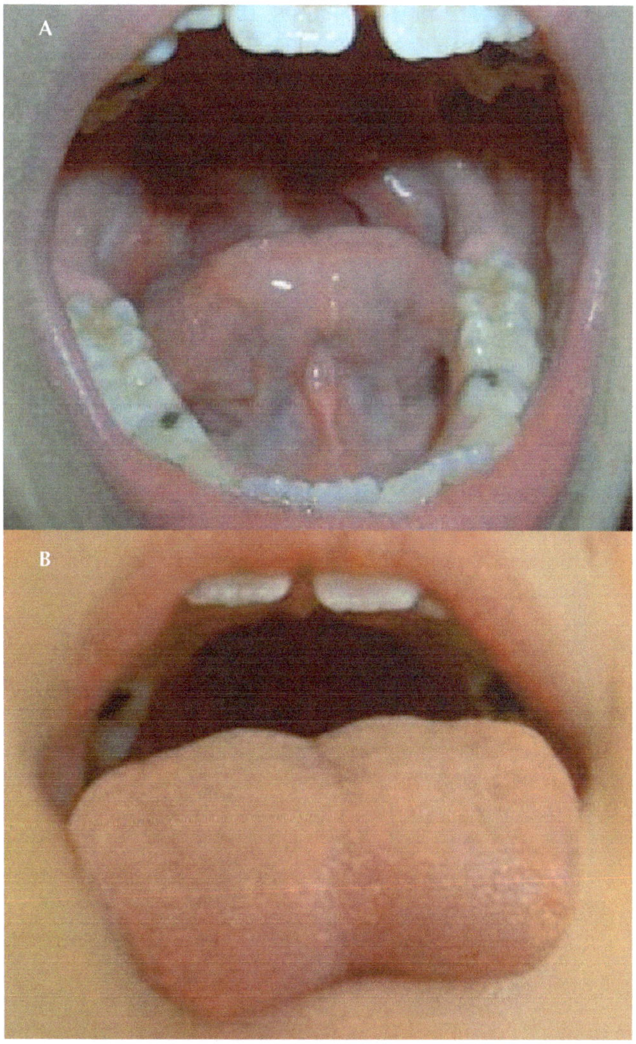

Figura 19.25: A. Anquiloglosia. Inserción patológica del frenillo lingual. B. Deficiencia en la protrusión de la lengua por inserción patológica del frenillo

CONCLUSIÓN

Si bien la técnica quirúrgica en niños y adolescentes no presenta diferencias significativas con respecto al adulto, hay que tener en cuenta las consideraciones anatómicas, fisiológicas y de maduración biológica propias de un paciente en crecimiento y desarrollo. Todos los criterios citados enmarcan la cirugía pediátrica en un capítulo aparte dentro de la cirugía bucomaxilofacial.

BIBLIOGRAFIA

- American Academy of Pediatric Dentistry. Guideline on Management Considerations for Pediatric Oral Surgery and Oral Pathology, 2015 Disponible en: aapd.org/media/Policies_Guidelines/G_OralSurgery2.pdf
- Aguirre JM. Tumores de los maxilares. En: Bagán JV, Ceballos A, Bermejo A, Aguirre JM, Peñarrocha M. Medicina Oral. Barcelona. Masson, 1995, p. 507-8.
- Amado Cuesta S, Gargallo Arbiol J, Berini Ayts L, Gay Escoda C. Revisión de 61 casos de odontoma complejo erupcionado compuesto: reporte de un caso. Med Oral 2003; 366-73.
- Amado S, Gargallo J, Berini L, Gay C. Revisión de 61 casos de odontoma. Presentación de un odontoma complejo erupcionado. Med Oral 2003; 8:366-73.
- Amui RF, Perri de Carvalho PS, Henrique Filho A, Araújo MS. Mucocele (Feomeno de extravasamento de muco) de assoalho bucal. Rev APCD 2000; 54:136-8.
- Andreasen JO, Andreasen FM. Atlas de Traumatismo Dental. 3ª ed. Chicago. Art. Medica, 1994.
- Anastassov GE, Haiavy J, Solodnik P, Lee H, Lumerman H. Submandibular gland mucosele. Diagnosis and management. Oral Sung Oral Med Oral Pathol Oral Radiol Endod 2000; 89:159-63.
- Andiran N, Sarikayalar F, Ünal OF, Baydar DE, Özaydin E. Mucocele of anterior lingual salivaly glands: From extravasation to an alarming mass winth a bering course. Int Pediatr Otorhinolaryngol 2001; 61:143-7.
- Ashkenazi M, Greenberg BP, Chodik G, Rkocz M. Postoperative prognosis of unerupted teeth After removal of supernumerary teeth or odontomas. Am J Orthod Dentofacial Ortop 2007 May; 131, (5):614-9.
- Atwan S, DesRosiers D. Infraclusion of lower primary molar with familial dental anomalies: Report of case. J Dent Child 1998; 65(4):272-5.
- Bantra P, Dugal R, Kharbanda OP, Porkous H. Odontogenic treatment of impacted anterior teeth due to odontomas a report of two cases. J Clin Pediatric Dental 2004; 28 (4):289-94.
- Becker D, Reed K. Local anesthetics: review of pharmacological considerations. Anesth Prog 2012; 59(2):90-102.
- Bertollo RM, Batista PS, Cançado RP, Olivera HW, Olivera MG. Dente supranumerário, tomografía computadorizada: Método de localização – Relato de caso clínico. Rev Odonto Ciência 2000; 97-109.
- Biondi AM, Bava E, Mosca C. Estudio epidemiológico de lesiones quísticas y pseudoquísticas en niños. Rev Círculo Argentino de Odontología 2005; 194.10-14.
- Blair F. Secondary retention of multiple permanent teeth. Br Dent J 1997; 182(2): 69-70.
- Bordini J Jr, Contar CM, Sarot JR, Fernandes A, Machado MA. Multiple compound in the jaw: case report and analysis of the literaure. J Oral Maxillofac Surg 2008; 66(12):2617-20.
- Borsatto MC, Paet Torres C. Cirugía en Odontopediatría. En: Sada Assed. Tratado de odontopediatría. Bogotá. Colombia, 2008.
- Brearley L, McKibben D. Ankylosis of primary molar teeth. Prevalence and characteristics. J Dent Child 1973; 40(1):54-63.
- Bushner A. The central (intraosseous) calcifying odontogenic cyst. J Oral Maxillofac Surg 1991; 49: 330.
- Cahuana Cárdenas A, Alfaro A, Pérez B, Coelho A. Dientes supernumerarios no erupcionados. RCOE 2003 Jun.; 8 (3):263-71.
- Calcifying odontogenic cyst associated with complexodontoma: Case report and review of the literature. Med Oral Patol Oral Cir Bucal 2005; 10: 243-7.
- Canaval T, Perea Pérez M, Kanashiro Irakawa CR. Frecuencia de intervenciones quirúrgicas por diagnóstico de piezas retenidas, piezas supernumerarias y odontomas. Odontol pediatr 2003-2004; 2(2):3-9.
- Chang JY, Marcantoni H, Kessler HP. Oral and Maxilofacial Pathology case the month. Amelobastic fibro-odontoma. Tex Dent J 2007 Jul.; 124(7):686-7, 694-5.
- Chiapasco M. Cirugía Oral. Cap. IX, Tumores benignos de la cavidad oral. Edición Española. Barcelona. Masson, 2004.

- Colmero R, Constantino HSJR. Patología y tratamiento quirúrgico de las inclusiones dentarias. Rev Europ Odonto-estomatol 2002; (5):287-94.
- De Alesio D, Creosinin ML. Odontoma compuesto complejo: un caso clínico. Rev Asoc Odontol Argent 2003; 91(5):433-6.
- Delbem AC, Cunha RF, Afonso RL, Bianco KG, Idem AP. Dentigerous cysts in primary dentition: report of 2 cases. Pediatr Dent 2006; 28(3):269-72.
- Delgado WA, Arrascue M, Calderón V, Paniura D. Tumor Odontogénico Híbrido: tumor odontogénico quístico calcificante con odontoma complejo y focos de ameloblastoma. Rev. Estomatol. Herediana 2006; 16(2).
- De Oliveira BH, Campos V, Marcol S. Compound Odontoma-diagnosis and treatment: Three cases report. Pediatr Dent 2001; 23(2):151-7.
- Dewhurst S, Harris J, Bedi R. Infraoclusion of primary molar in monozygotic twins: report of two cases. Int J Pediat Dent 1997; 7(1):25-30.
- Douglass J, Tinanoff N. The etiology, prevalence and sequelae of infraclusion of primary molars. J Dent Child 1991; 58(6):481.
- Duvegneaud S, Tant L, Loeb I, Kaumpuridis S, Dargent JL, Gomez Galdon M, Vilbi M, Van Reck J. Mandibular Ameloblastic fibro-odontoma: case report. Rev Stomatol Chir Maxillofac 2004; 105(4):223-6.
- Epstein JB, Gorskym, Fisher D, Gupta A, Elasass. A surve ry of the current a proaches to diagnosis and management of oral premalingnant lesions. J Am Dent Assoc 2007; 138: 1555-62.
- Fayos Soler TE, Pallar Sabater A, Mic Muñoz P, Faus Llacer VJ. Odontomas: etiología, diagnóstico y tratamiento. Rev Asoc Odontol Argentina 1998; 86(5): 412-15.
- Fernández Montenegro P, Valmaceda Castellón E, Berini Aytés L, Gay Escoda C. Med Oral Patol Oral Cir Bucal 2006; 1; 11 (4):E339-44.
- Ferrer MJ, Silvestre FJ, Estrelles E, Grau D, López R. Recurrent infection of a complex odontoma following eruption in the mouth. Med Oral 2001; 6:269-5.
- Foley J. Surgical removal of supernumerary teeth and fate incisor eruption. Eur J Pediatr Dent 2004; 5(1):35-40.
- Garvey MT, Barry HJ, Blake M. Supernumerary teeth-An overview of classification, diagnosis and management. J Can Dent Assoc 1999; 65:612-6.
- Gorlin RJ. Cyst of the jaws, oral floor and neck. En: Gorlin RJ, Goodman HW (eds.). Thoma`s oral pathology. 6th ed. Vol 1. St. Louis. Mosby, 1970.
- Gorlin RJ, Pindborg JJ, Clausen FP, Vickers RA. The Calcifying odontogenic cyst. A possible analogue of The cutaneous calcifying epithelioma of Malherbe. Oral Surg Oral Med Oral Pathol 1962; 15:1235-43.
- Head Barnes L, Eveson JW, Reichart P, Sidransky D. Pathology & Genetics. Classification of Tumors. Lyon. IARC Press, 2005, p. 284.
- Helpin M, Duncan W. Ankylosis in monozygotic twins. J Dent Child 1986; 53(2):135-9.
- Hisatomi M, Asaumi Ji, Konouchi H, Honda Y, Wakasa T, Kishi K. A case of complex odontoma associated with an impacted lower deciduous second molar and analysis of the 107 odontomas. Oral Dis 2002 Mar; 8(2):100-5.
- Hirshberg A, Kaplan I, Buchner A. Calcifying odontogenic Cyst associated with odontoma: a possible separate entity (odontocalcifying odontogenic cyst). J Oral Maxillofac Surg 1994; 52:555-8.
- Ide F, Sakashita H, Kusama K. Compound odontoma with granular cells. J Oral Sci 2002; (2):133-5.
- Iglesias S, Aguado A, Seoane JM. Quiste Odontogénico calcificante asociado a odontoma. Caso Clínico. Revisión de la literatura. Rev Esp Cirug Oral y Maxilof 1997; 19:140-4.
- Ikesima A, Tamura Y. Differrential diagnosis between dentigerous cyst and benign tumor with and embedded tooth. J Oral Sci 2002; 44(1):13.
- Kalaskar RR, Tiku A, Damle SG. Dentigerous cysts of anterior maxilla in a young child: a case report. J Indian Soc Pedod Prev Dent 2007; 25(4):187-90.
- Koseoglu BG, Atalay B, Erdem MA. Odontogenic cysts: a clinical study of 90 cases. J Oral Sci 2004 Dec.; 46(4):253-7.
- Kramer IRH, Pindborg JJ, Shear M. World Health Organization: Histological Typing of Odontogenic Tumours. Berlin 1992; 7-9, 20-21, 66-68.
- Mancini G, Francini E, Vichi M, Tollaro I, Romagnoli P. Primary tooth ankylosis: Report of case with histological analysis. J Dent Child 1995; 62(3):215-9.
- Martín-Granizo R, Sánchez-Cuellar A, Falahat F. Cemento ossifying fibroma of the upper gingivae. Otolaryngol Head Neck Surg 2000; 122:775.
- Martínez GS. Hospital de odontología infantil Don Benito Quinquela Martín, 2º Servicio de Cirugía Dentomaxilar Argentina Buenos Aires. Diente supernumerario. Bol Asoc Arg de Odont Niños 2005 Sep.; 34 (3): f23-127.
- Marzola C, Kawakamiry N, Filho H, Rodríguez CB, Fernández JS. Incisivo central superior dilacerado. RGO 1992; 40-407-14.

- Mazzocchi A, Clini F. Indications for therapy of labial frenum. Pediatr Med Chir 1992; 14: 637-40.
- Migaldi M, Sartori G, Rossi G, Cittadini A, Sgambato A. Tumor cell proliferation and microsatellite alterations in human ameloblastoma. Oral Oncology. 2008;44(1):50-60.
- Milman T, Ying GS, Pan W, Livolsi V. Ameloblastoma: 25 Year Experience at a Single Institution. Head Neck Pathol. 2016 doi:10.1007/s12105-016-0734-5.
- Morejón Álvarez F, López Benítez H, Morejón Álvarez T, Corbo Rodríguez MT. Presentación de un estudio en 680 pacientes operados de terceros molares retenidos. Rev ADM 2000; 46(1):7-10.
- Mota-Ramireza, Silvestre F. Oral biopy in dental practice. Rev Mea Oral Patol Oral Cir Bucal 2007; 12-504-10.
- Mupparapu M, Singer SR, Rinaggio J. An unusualliy large complex odontoma of the maxilla. Quintessence Int 2004; 35: 641.
- Nelson P, Silva A, Farias G, Freitas AC. Odontoma-hice malformation on in a permanent maxillary central incisor subsegment to trauma to the incisor predecesor. Dent Traumatol 2005; 21(5):309-12.
- Neville BW, Damm DD, Allen CM, Bouquot JE. Oral and Maxillofacial Pathology. 2nd ed. Filadelfia. Saunders, 2002, p. 563-4.
- Norris L, Piccoli P, Papageorge MB. Multiple dentigerous cysts of the maxilla and the mandible: report of a case. J Oral Maxillofac Surg 1987; 45: 694-697.
- Ochsenius G, Escobar E, Godoy L, Peñafiel C. Odontogenic cysts: analysis of 2,944 cases in Chile. Med Oral Patol Oral Cir Bucal 2007; 1;12(2):85-91.
- Owens BM, Schuman NJ, Mincer HH. Dental odontomas: a retrospective study of 104 cases. J Clin Pediatr Dent1997; 21(3):261
- Peedikayil FC, Vijayan A. An update on local anesthesia for pediatric dental patients. Anesth Essays Res 2013; 7:4-9
- Pilo R, Littner M, Marshak B, Aviv I. Severe infraoclusion ankylosis: report of three cases. J Dent Child 1989; 56(2):144-6.
- Preliasco A y col. Cirugía en Niños y Adolescentes, Modelo de Atención Multidisciplinario. Actualización en odontopediatría. Cuadernos de colección 1995; Vol. 1, Nº2.
- Pyo Hong S, Ellis G, Hartman K. Calcifying Odontogenic Cyst. A review of ninety - two cases with reevatuation of their nature as cyst or neoplasms, the nature of ghost cells, and subclassification. Oral Surg Oral Med Oral Pathol 1991; 72:56-64.
- Radi Londgo JN, Álvarez Gómez GJ. Universidad de Antioquia. Facultad de Odontología. Dientes supernumerarios: Reporte de 170 casos y revisión de la literatura. Rev Fac Odontoestomatol Univ Antioquia 2002; 12(2):57-67.
- Ragalli CC, Ferreria JL, Blasco L. Large erupting complex odontoma. Int J Oral Maxillofac Surg 2000; 29:373-4.
- Roberts MW, Barton NW, Constantopoulos G, Butler DP, Donahue AH. Occurance of multiple dentigerous cyst in a patient with the Morateax-Lamy syndrome (mucopolysaccharidosis, type VI). Oral Surg Oral Med Oral Pathol 1984; 58:169-175.
- Russell KA, Folwarczna MA. Mesiodens—diagnosis and management of common supernumerary tooth. J Can Dent Assoc 2003; 69(6):362-6.
- Sannomiya EK, Nogueira MQ, Diniz MC, Pacca FO, Dalben Gda S. Trauma-induced dentigerous cyst involving the anterior maxilla. J Dent Child (Chic) 2007; 74(2):161-4.
- Sciubba JJ, Fantasia JR, Kahn LB. Atlas of Tumor Pathology, Tumors and Cysts of the Jaw. 3rd ed. Washington. AFIP, 2001.
- Sáez U, Sanchis Bielsa JM, Peñarrocha Diago M, Martínez J. Odontomas. Aspectos clínicos. Av Odontoestomatilog 1996 Nov.; 12(9): 613-22.
- Shafer W, Hine M, Levy B. Tratado de Patología Bucal. 2a ed. México, 1986.
- Shear M. Cistos das glándulas salivales: Cisto mucoso de extravasamento, cisto mucosos de retenção e ránula. En: Shear M. Cistos da região bucomaxilofacial: Diagnóstico e tratamento. São Paulo. Santos, 1989.
- Shun Y. Dentigerous cyst associated with an impacted anterior maxillary supernumerary tooth. Department of Dentistry, Ilsan Paik Hospital, Inje University, Kyunggi-Do, South. J Dent Child (Chic) 2008; 75(1):104-7.
- Slootweg PJ, Panders AK, Koopmans R, Nikkels PGJ. Juvenile ossifying fibroma. An analysis of 33 cases with emphasis on histopathological aspects. J Oral Pathol Med 1994; 23: 385-388.
- Soler Segarra. Impactación Dentaria. En: Carnut Brusola JA. Ortodoncia clínica y terapéutica. 2ª ed. Barcelona. Masson SA, 2000.
- Soluk-Tekkesin M, Wright JM. Clasificación de la Organización Mundial de la Salud de las lesiones odontogénicas: un resumen de los cambios de la edición 2017 (4ª). Turkish J of Pathol 2018; 34 (1).
- Stolbizer F, Kesler A, Cabrini R. La punción no aspirativa como método de elección en lesiones óseas de los maxilares. Rev A O A 2007; 95(3):251-255.
- Sugerman PB, Savage NW, Young WG. Mucocele of The anterior salivaly glands (glands of Blandin and Nuhm): Report of 5 cases. Oral Surg Oral Med Oral Pathol Oral Endod 2000; 90:478-82.

Capítulo 20
Articulación temporomandibular, disfunciones y parafunciones

Ana M. Biondi, Silvina G. Cortese

Odontopediatría

LA ARTICULACIÓN TEMPOROMANDIBULAR (ATM)

Según los diferentes autores, la morfología de los componentes articulares del complejo temporomandibular está definida entre las 14 y 16 semanas de gestación (Ferraris, Carranza, 2002) (Enlow, 1990).

El crecimiento del maxilar inferior estaría asociado al del cartílago condíleo y a la maduración de los músculos masticadores. En el transcurso del desarrollo los tejidos articulares y los músculos asociados adquieren en forma simultánea una organización estructural y un grado de maduración para desempeñar actividades biomecánicas de apertura y cierre mandibulares a partir de las 24 semanas de vida prenatal.

Al nacer el componente temporal de la articulación temporomandibular humana es plano o poco profundo, lo que facilita las trayectorias horizontales de la mandíbula durante el amamantamiento. Esta capacidad perdura, en cierto grado, toda la vida. En la etapa intrauterina hay una práctica de este movimiento por medio de la succión del pulgar, que permitirá que el niño sepa cómo actuar ante el pezón materno.

Como consecuencia de esta función vital y de la forma en que se realiza, la ATM adquiere características anatómicas adaptadas a la succión, con un tubérculo cigomático poco desarrollado que permite estos movimientos anteroposteriores (Alonso A, 2003).

Al nacer la superficie de la eminencia temporal es casi horizontal. Con la erupción de las piezas primarias y las primeras acciones masticatorias enérgicas, esa inclinación se modifica y se torna más pronunciada. Cuando erupcionan los primeros molares permanentes y se produce el recambio del sector incisivo, la inclinación alcanza un 70% de su valor adulto, y durante la transición premolar llega al 90% de la angulación adulta (Enlow, 1990). La mayor parte de los cambios morfológicos asociados con el crecimiento de la ATM se completan durante la primera década de vida. Luego de los 5 años la velocidad de crecimiento disminuye.

Durante el crecimiento y el desarrollo craneofacial, etapa de dentición mixta, prepuberal y puberal, la capa perióstica articular de los cóndilos mandibulares aumenta de espesor y la capa de cartílago del menisco interarticular se adelgaza aún más. Las trabéculas óseas subyacentes a los tejidos blandos de los dos componentes esqueléticos se van engrosando y se orientan hacia atrás y hacia arriba, dirección del crecimiento condíleo. Las variaciones en la función mandibular, los traumatismos y las enfermedades sistémicas pueden comprometer el desarrollo de la ATM.

TRASTORNOS TEMPOROMANDIBULARES (TTM)

La Asociación Americana de Investigación Odontológica reconoce a los trastornos temporomandibulares (TTM) como un grupo de entidades musculoesqueléticas y neuromusculares que involucran las articulaciones temporomandibulares (ATMs), los músculos de la masticación, y todos los tejidos asociados. Los signos y síntomas asociados con estos trastornos son diversos, y pueden incluir dificultades para la masticación, el habla y otras funciones orofaciales. También se asocian frecuentemente con dolor agudo o persistente. Las formas crónicas de dolor témporomandibular pueden interferir en la calidad de vida.

Durante décadas se han propuesto diferentes clasificaciones, desde 2014 la Asociación Internacional de Investigación Odontológica presentó nuevos criterios para diagnóstico clasificándolos en cuatro grupos: trastornos articulares, de los músculos masticatorios, cefaleas y de estructuras asociadas (Tabla 20.1).

La causa más frecuente de consulta por TTM es el dolor en los músculos masticadores o la articulación témporomandibular, o en ambos. En los casos típicos el dolor puede ser provocado o agravado por la masticación u otras funciones.

Además del dolor, en estos pacientes son frecuentes la limitación o las asimetrías en los movimientos mandibulares y los ruidos articulares. Es común que los pacientes manifiesten cefaleas y otalgias. El bruxismo y otros hábitos parafuncionales pueden ser problemas relacionados.

La presencia de un signo o un síntoma de TTM en niños y adolescentes alerta para profundizar el diagnóstico y orientar el tratamiento hacia los factores relevantes. El avance progresivo de las alteraciones de desarrollo y crecimiento craneofaciales puede desencadenar trastornos con asimetrías de la ATM o sin ellas (Soto L, 2001).

Los signos y síntomas relacionados con TTM deben formar parte de la evaluación integral del paciente pediátrico.

Factores contribuyentes en la etiología multifactorial de los TTM

En la actualidad la mayoría de los autores acepta el carácter multifactorial de los trastornos temporomandibulares. Los factores de riesgo son genéticos, oclusales, parafuncionales, estructurales, psicológicos,

Tabla 20.1: Resumen de criterios diagnósticos CD/TTM 2014

I Trastornos de la ATM	Dolor articular	Artralgia Artritis	
	Disfunción articular	Disfunción discal	• Desplazamiento discal con reducción • Desplazamiento discal con reducción y traba intermitente • Desplazamiento discal sin reducción con limitación de apertura • Desplazamiento discal sin reducción sin limitación de apertura
		Otras disfunciones con hipomovilidad	• Adherencias • Anquilosis (fibrosa; osea)
		Hipermovilidad	• Dislocación • Subluxación • Luxación
	Enfermedad articular	Enfermedades degenerativas	• Osteoartrosis • Osteoartritis
		Otras	Artritis sistémica, reabsorción condilar idiopática, osteocondritis disecante, osteonecrosis, neoplasias, condromatosis sinovial
	Fracturas		
	Congénitos o desarrollo	Aplasia, hipoplasia e hiperplasia	
II Disfunción de músculos masticadores	Dolor muscular	Mialgia	• Mialgia local • Dolor miofacial • Dolor miofacial con dolor referido
		Otras	Tendinitis, miositis, espasmo
	Contractura		
	Hipertrofia		
	Neoplasias		
	Disfunción del movimiento		• Disquinesia orofacial • Distonía oromandibular
	Dolor muscular asociado a disfunción central		Fibromialgia
III Cefaleas			Atribuida a TTM
IV Estructuras asociadas			Hiperplasia coronoidea

traumáticos y de condiciones de salud general; estos pueden considerarse predisponentes, desencadenantes y perpetuantes de TTM.

La función más importante del sistema estomatognático (SE) es la masticación. La hipotonía o la hipertonía de los músculos masticadores perturba el equilibrio normal y altera su función. Los malos hábitos de posición o funcionamiento de esos órganos rompen el equilibrio y conducen a disfunciones. La masticación anterior, a predominio de músculos temporales, se limita a movimientos de apertura y cierre, y es frecuente con alimentación de consistencia blanda. La masticación unilateral origina un desequilibrio de fuerzas porque éstas se concentran en un solo lado.

El SE también tiene como función secundaria la *deglución*. Cuando el acto de deglución se completa, las vías respiratorias se abren nuevamente. En la respiración bucal la lengua adopta una posición descendente para permitir el paso del flujo de aire. La respiración bucal sin causa obstructiva se considera una disfunción por hábito. Las disfunciones y parafunciones de la masticación y la deglución son las que más se relacionan con la ATM. Los movimientos de cabeza con estiramiento de los músculos anteriores del cuello durante la deglución se asocian con disfunción masticatoria. La respiración bucal es responsable de alteraciones deglutorias y posturales; la anteroversión cefálica suele afectar la mecánica de la ATM.

En un trabajo sobre TTM realizado en la Facultad de Odontología de la Universidad de Buenos Aires se observó que el síntoma más frecuente como motivo de consulta fue el dolor, y los pacientes pediátricos evidenciaron en mayor medida compromiso del sistema muscular. También se halló una frecuencia elevada de parafunciones y disfunciones miofuncionales orales, consideradas factores contribuyentes de trastornos temporomandibulares.

Los resultados de Vanderas revelaron que el bruxismo actúa como desencadenante de dolor o limitación de apertura bucal, motivo frecuente de consultas pediátricas y se vincula con trastornos de músculos masticadores. Este autor considera que los hábitos pueden ser suficientes pero no necesarios para desencadenar síntomas. Para otros autores, la relación entre parafunciones y TTM se presenta controversial y poco clara

En diversos trabajos se estableció una relación directa entre alteraciones emocionales (ansiedad, depresión, agresividad, estrés) y la presencia de bruxismo.

La American Academy of Pediatric Dentistry reconoce la etiología multifactorial de los TTM, dado que los estudios muestran escasa correlación entre un factor etiológico aislado y la aparición de signos y síntomas. Expresa que la asociación entre parafunciones y trastornos témporomandibulares en pacientes pediátricos es contradictoria.

En relación con la onicofagia y la succión digital, los resultados de Widmalm y de Sari revelaron que su presencia es significativamente mayor en niños con trastornos témporomandibulares.

Por lo general la actividad parafuncional es asintomática; sin embargo, cuando se supera la tolerancia fisiológica, el sistema comienza a alterarse y los signos se observan en los tejidos con menor tolerancia estructural.

Respecto de la deglución disfuncional, en algunos estudios se relacionó el dolor facial con hiperactividad muscular.

Di Francesco y col. correlacionaron los trastornos respiratorios del sueño y el bruxismo con disminución de este luego de las amigdaléctomías. También encontraron correlación positiva entre TTM y hábitos de bruxismo, mordisqueo y masticación unilateral.

En un estudio realizado en la Cátedra de Odontología Integral Niños de la Facultad de Odontología de la Universidad de Buenos Aires se concluyó que los pacientes pediátricos evidencian mayor compromiso del sistema muscular, de lo que se infiere que el diagnóstico temprano y el tratamiento de los factores contribuyentes podrían evitar la evolución a trastornos articulares, de mayor gravedad y frecuencia en el adulto.

Historia clínica

Es necesario registrar información referida a dolor durante la masticación o al realizar movimientos amplios, molestias al levantarse, cefaleas, golpes en los maxilares o en la región del cuello, y trabas o ruidos durante la apertura bucal. Algún registro positivo es indicador para profundizar la evaluación. Es preciso determinar cuándo se manifiesta ese dolor, si hay asociación con períodos de estrés o acontecimientos psicoemocionales importantes.

También se debe interrogar sobre *bruxismo*: movimiento o apretamiento con los dientes durante el día o la noche, o en ambos períodos, molestias dentales al despertarse, dificultades del sueño (insomnio, pesadillas, enuresis, terrores nocturnos) y rechazo de los alimentos duros o poco apetito. Ante la presencia de ruidos articulares, es preciso indagar sobre la postura al dormir y hábitos parafuncionales, incluyendo el uso prolongado de chicle.

Respecto de la *historia médica* y los antecedentes de índole general, se investiga sobre problemas sistémicos, articulares, traumatismos, obstrucciones respiratorias y medicación que recibe el paciente en forma sistemática; si ha estado bajo anestesia general (por el riesgo de luxación articular durante la intubación) y si ha realizado tratamientos previos (estudios, ortopedia, ortodoncia, placas, kinesiología, neurología, psicoterapia, otorrinolaringología, cirugía, otros).

Es necesario descartar trastornos sensitivos o motores que puedan ocasionar confusión diagnóstica.

Examen clínico

La evaluación clínica se consigna en la historia clínica y comprende los exámenes facial, oclusal muscular y articular.

De la observación facial se registra la presencia de asimetrías, hipotonía o hipertonía musculares y biotipo

Durante la evaluación oclusal se registran las alteraciones verticales, transversales y anteroposteriores, además de localizarse la posición musculoesquelética estable o relación céntrica. Con el paciente horizontal, el mentón hacia arriba, el profesional ubica desde atrás los cuatro dedos de cada mano en el borde inferior mandibular, con el meñique por detrás del gonion, y los pulgares en la sínfisis entre el mentón y el labio, tocándose entre sí. Se ejerce una fuerza suave y firme hacia arriba, evitando generar reflejos defensivos al guiar el maxilar. La maniobra se inicia desde una apertura de alrededor de 10 mm, con movimientos cortos de 2 a 4 mm (Figura 20.1).

En pacientes de mayor edad es posible utilizar laminillas de Long con el mismo objetivo. En este caso se realiza con el paciente sentado, eliminando laminillas en forma progresiva, durante un período prolongado, hasta ubicar el 1er contacto, si lo hubiera (Figura 20.2).

Los cóndilos se ubican en su posición más superoanterior, apoyados sobre la vertiente posterior de las eminencias, donde los complejos disco-cóndilo están en relación correcta para aceptar fuerzas. No debe haber dolor; si se presentara, es factible que se deba a un problema intracapsular. En esta posición se detectan las interferencias oclusales; el 1er contacto puede ubicarse antes de la intercuspidación máxima. Lo ideal es que la relación céntrica y la intercuspidación máxima coincidan, o que no discrepen en más de 2 mm en sentido anteroposterior.

También debe observarse y registrarse la presencia de *bruxofacetas*, sin confundir el desgaste fisiológico de las piezas primarias con desgaste parafuncional. En la Figura 20.3 se muestra una equivalencia en piezas primarias de los grados de desgaste de Knight.

Con el objetivo de identificar y cuantificar el desgaste incisal y oclusal ocasionado por bruxismo en piezas primarias, se llevó a cabo un estudio en niños de escuelas públicas. Las conclusiones fueron que el desgaste dental de piezas primarias debe considerarse en función de la serie y la edad, y que la presencia de dentina expuesta a edades tempranas podría considerarse un indicador de parafunción (Figura 20.4). Asimismo, el desgaste de piezas permanentes en adolescentes tampoco puede aceptarse como fisiológico. Los patro-

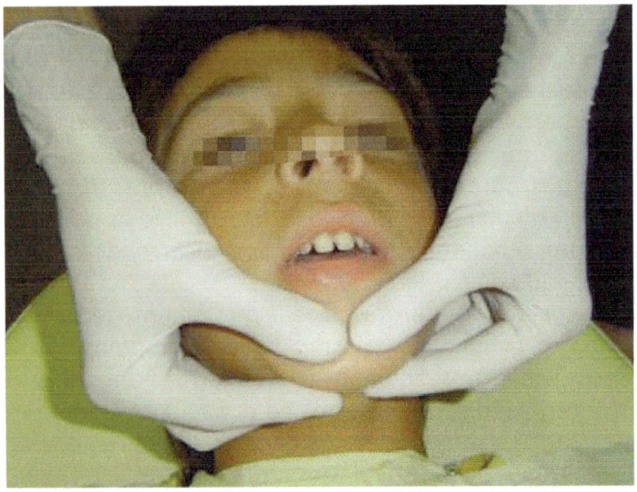

Figura 20.1: Guía manual a relación céntrica

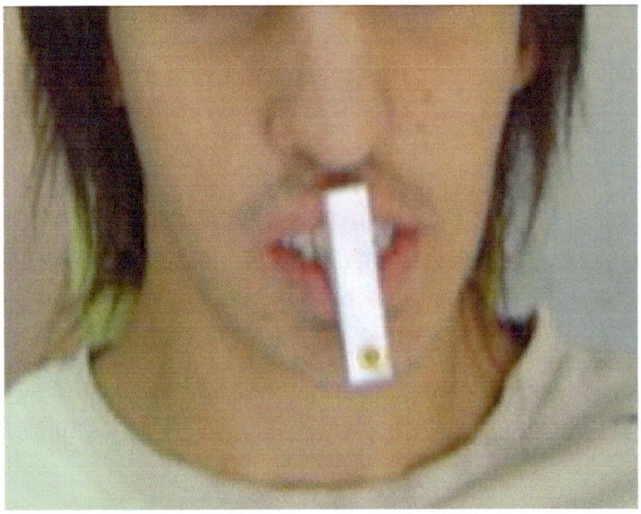

Figura 20.2: Guía con laminillas de Long

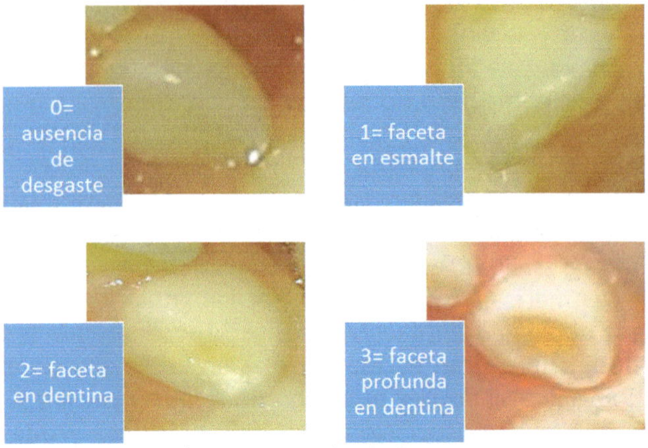

Figura 20.3: Grados de desgaste

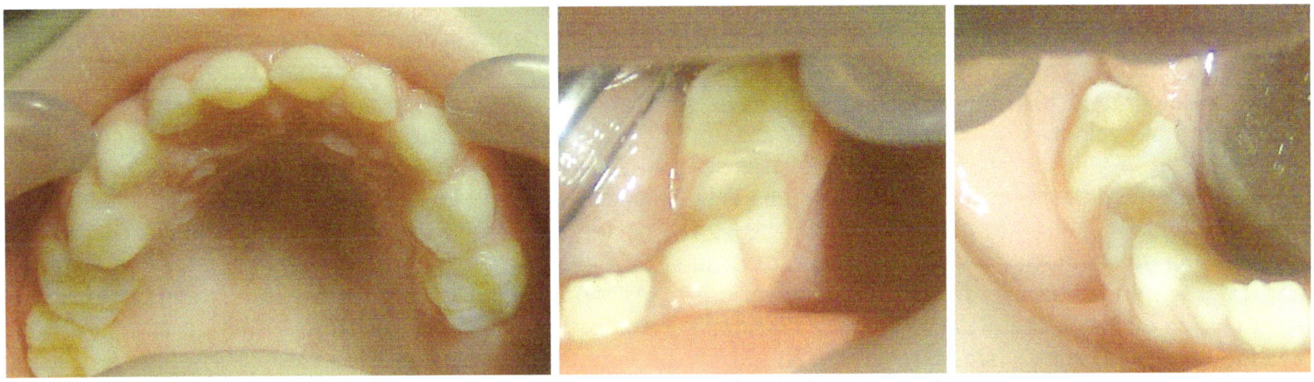

Figura 20.4: Diferentes grados de desgaste parafuncional en paciente de 6 años

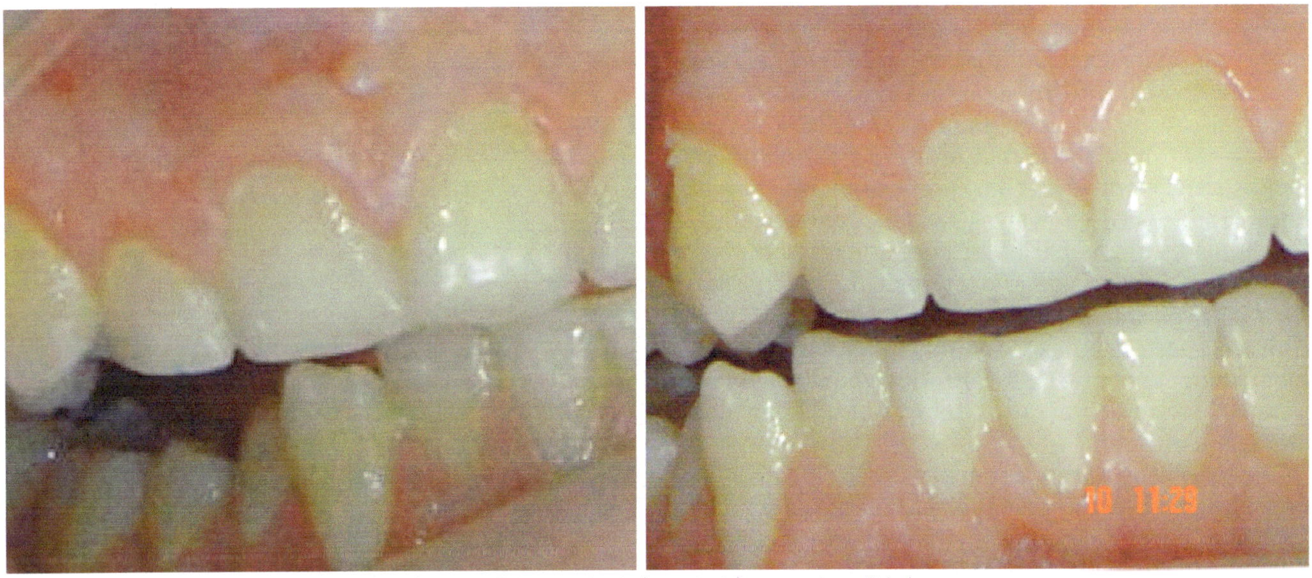

Figura 20.5: Facetas incisales coincidentes en lateralidad

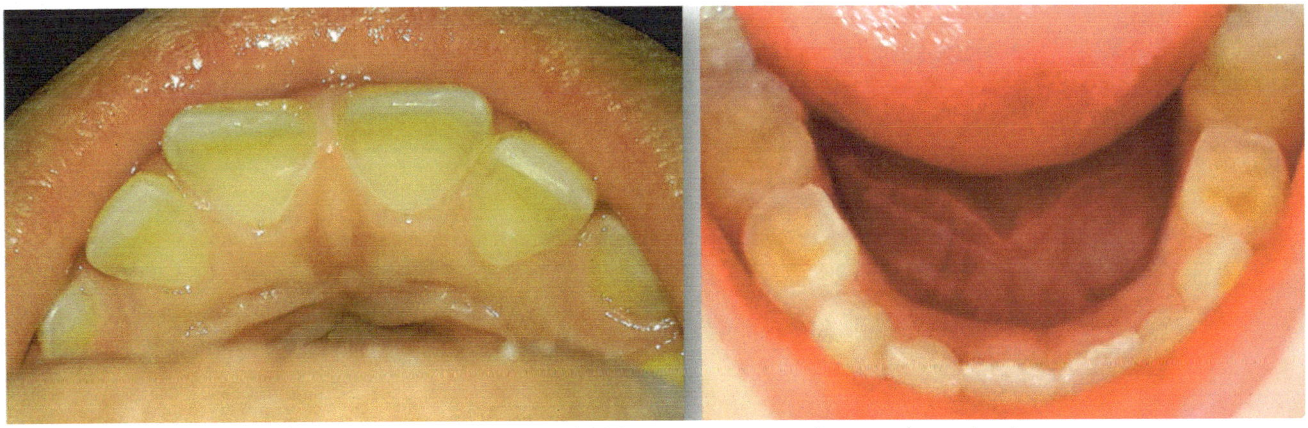

Figura 20.6: Lesiones erosivas en incisivos permanentes y primeros molares primarios

nes de desgaste dental sugieren que la mayor actividad parafuncional se produce en posiciones excéntricas (Figura 20.5). También es necesario distinguir el desgaste parafuncional de la erosión. Las lesiones erosivas son típicas en las superficies palatinas de incisivos superiores y oclusales de primeros molares inferiores, donde presentan un patrón diferente con hoyos (Figura 20-6).

En el *examen funcional* se registran los valores de

apertura máxima (confortable y forzada) y los de los movimientos excéntricos.

Para medir la apertura bucal máxima confortable se le solicita al paciente que abra la boca al máximo. La medida se toma desde el borde de los incisivos superiores hasta los inferiores, a lo que se le suma o se le resta el entrecruzamiento dental (fig. 20-7). Luego se ejerce una presión leve con los dedos para forzar la apertura y se mide de nuevo (fig. 20-8). Los recorridos de protrusión y ambas lateralidades se miden desde la línea media de ambos maxilares (figs. 20-9 y 20-10).

Para obtener el valor real del movimiento protrusivo, debe sumarse o restarse el entrecruzamiento dental anterior.

Los valores de referencia de movilidad mandibular son 40 mm para apertura máxima y 10 mm para los movimientos excéntricos. Considerando la necesidad de contar con valores de referencia pediátricos, se realizó una determinación en niños sin TTM y se concluyó que los movimientos mandibulares se vinculan con el crecimiento, y que la evaluación de los movimientos mandibulares de los pacientes pediátricos debe realizarse en función de la edad y el tipo de dentición. En la Tabla 20.2 se expresan los resultados obtenidos.

Si las aperturas máxima y forzada discreparan, se deberá orientar hacia una alteración muscular. Si no fuera posible aumentar la apertura, se considerará una alteración articular.

También debe observarse si hay desviación de línea media en la trayectoria de apertura (el punto de desviación en apertura se mide en milímetros). Es preciso consignar la presencia de ruidos, crepitación o trabas en apertura, cierre y lateralidad de ambos lados, así como protrusiones espontánea y con resistencia.

La *evaluación articular* se realiza por palpación digital en reposo y movimiento en forma simultánea. Para localizar el polo lateral de los cóndilos se le solicita al paciente que realice movimientos de apertura y cierre. Se explora dolor y ruidos (chasquido y crepitación) en las zonas preauricular, centro auditivo (con boca entreabierta) y retrodiscal, así como ATM en apertura (rotando los dedos hacia atrás sobre la cara posterior de cóndilo); la presencia de dolor indica capsulitis posterior (Figuras 20.11 *a* a *d*).

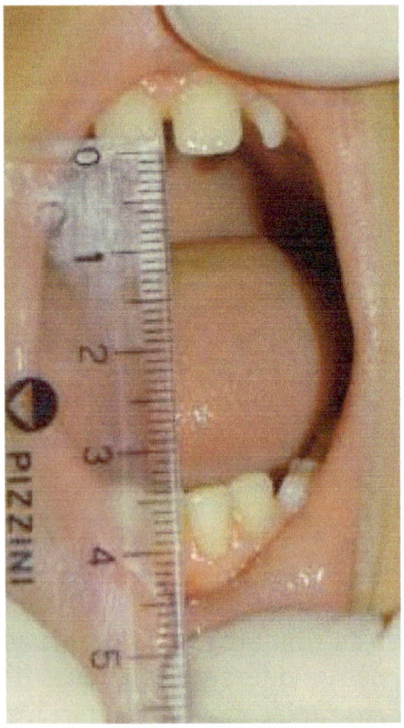

Figura 20.7: Apertura confortable

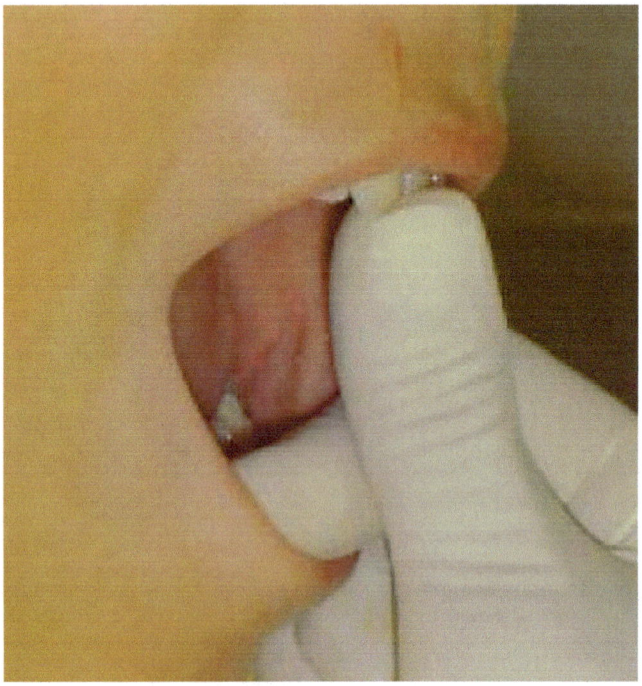

Figura 20.8: Apertura. Forzada

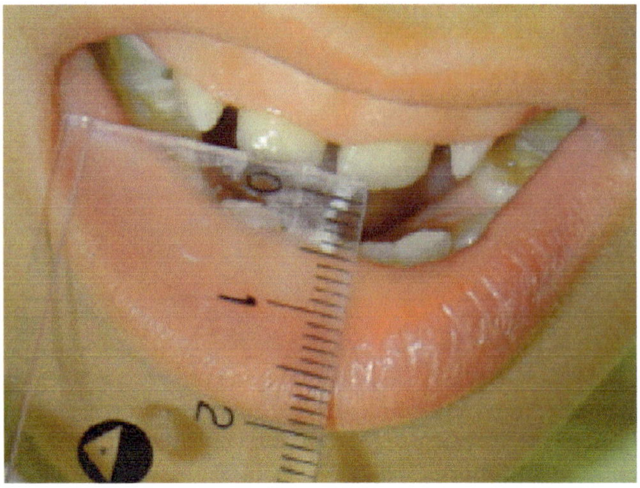

Figura 20.9: Protrusión

Tabla 20.2: Rangos de movilidad articular en niños			
	Dentición primaria	Dentición mixta	Dentición permanente
N=	105	107	106
Edad	4,6 ± 0,9	6,9 ± 1,6	12,4 ± 1,6
Apertura máxima (mm)	38,6 ± 4,0	41,9 ± 5,3	48,3 ± 6,1
Protrusión (mm)	3,7 ± 1,8	4 ± 1,9	4,9 ± 2,6
Lateralidad derecha (mm)	5,4 ± 1,9	6 ± 2,0	8,9 ± 2,5
Lateralidad izquierda (mm)	5,5 ± 1,7	6,1 ± 2,2	9,6 ± 2,6

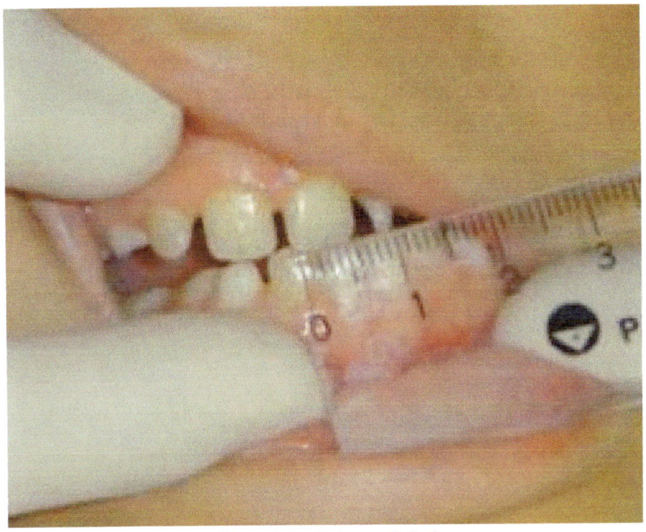

Figura 20.10: Lateralidad

La *evaluación muscular* se realiza por palpación, desde atrás, con la superficie palmar del dedo medio; para ello se prueban con el dedo índice las áreas adyacentes, se aplica presión suave y firme, y se comprimen los tejidos vecinos, con pequeños movimientos circulares. Los temporales, esternocleidomastoideos (por detrás de las orejas, desde las mastoides a las clavículas) y maseteros se palpan bilateralmente; de igual forma se palpan los músculos occipital, trapecio y posteriores del cuello (Figuras 20.11 *e1* a *i*). El pterigoideo externo se palpa de manera intrabucal en la región de su inserción en el cóndilo. El pterigoideo interno se palpa con ambas manos, desde el piso de la boca intraoral, en la zona del gonión, y en forma externa ofreciendo plano duro.

La respuesta a la palpación muscular se clasifica de la siguiente manera: 0 = sin dolor; 1 = tensión; 2 = dolor definido; 3 = acción evasiva.

En pacientes con aperturas bucales amplias y ruido articular es necesario descartar *hiperlaxitud* ligamentaria, habitual en niños y en el período prepuberal. Se consideran hiperlaxos quienes presenten 5 puntos positivos de los 9 criterios de Carter modificados por Beighton (los 4 primeros se consideran del lado derecho y el izquierdo en forma independiente). Los puntos a evaluar son:

Hiperextensión de los dedos hasta que queden paralelos al antebrazo.

Flexión palmar de pulgar sobre el antebrazo (Figura 20.11).

Hiperextensión del codo > de 10º.

Hiperextensión de la rodilla > de 10º.

Colocación de las palmas de las manos en el suelo con las rodillas totalmente extendidas.

Las disfunciones respiratorias, masticatorias y deglutorias se exploran por anamnesis, examen clínico y observación espontánea. También es relevante registrar hábitos parafuncionales, como uso frecuente de chicles, succión o mordisqueo de carrillos, labios, dedos u objetos, posición lingual baja en reposo, interposición labial y lingual, onicofagia, jugueteo mandibular y otros.

Estudios por imágenes

Se consideran evaluaciones complementarias, por ese motivo deben solicitarse con ese objetivo, y no en forma sistemática a todos los pacientes. Son indicaciones de estudios por imágenes traumatismos, dolor articular, limitación de movilidad, desvío en apertura y asimetría.

La radiografía *panorámica* permite un primer diagnóstico, ya que brinda información del tamaño, la integridad y la forma de las ramas, los cóndilos, la apófisis coronoides y el cuerpo mandibular. Además de los gérmenes en formación, permite observar el espacio aéreo de fosas nasales (tabique y cornetes) y senos maxilares (Figura 20.12).

Las *laminografías* bilaterales con boca cerrada y apertura máxima informan el traslado condíleo. Son aptas para visualizar simetrías de forma, tamaño y posición, y facilitan la observación de cóndilos y fosas, así como de la inclinación de la eminencia articular; permiten observar la integridad de las corticales. Las tomas correctas, donde el rayo ingresa en forma perpendicular, se distinguen por la identificación del conducto auditivo con límites netos y borde definido. El espacio articular debe ser semejante en las zonas anterior, media y posterior en todas las posiciones. El espacio aumentado en apertura en la zona anterior orienta

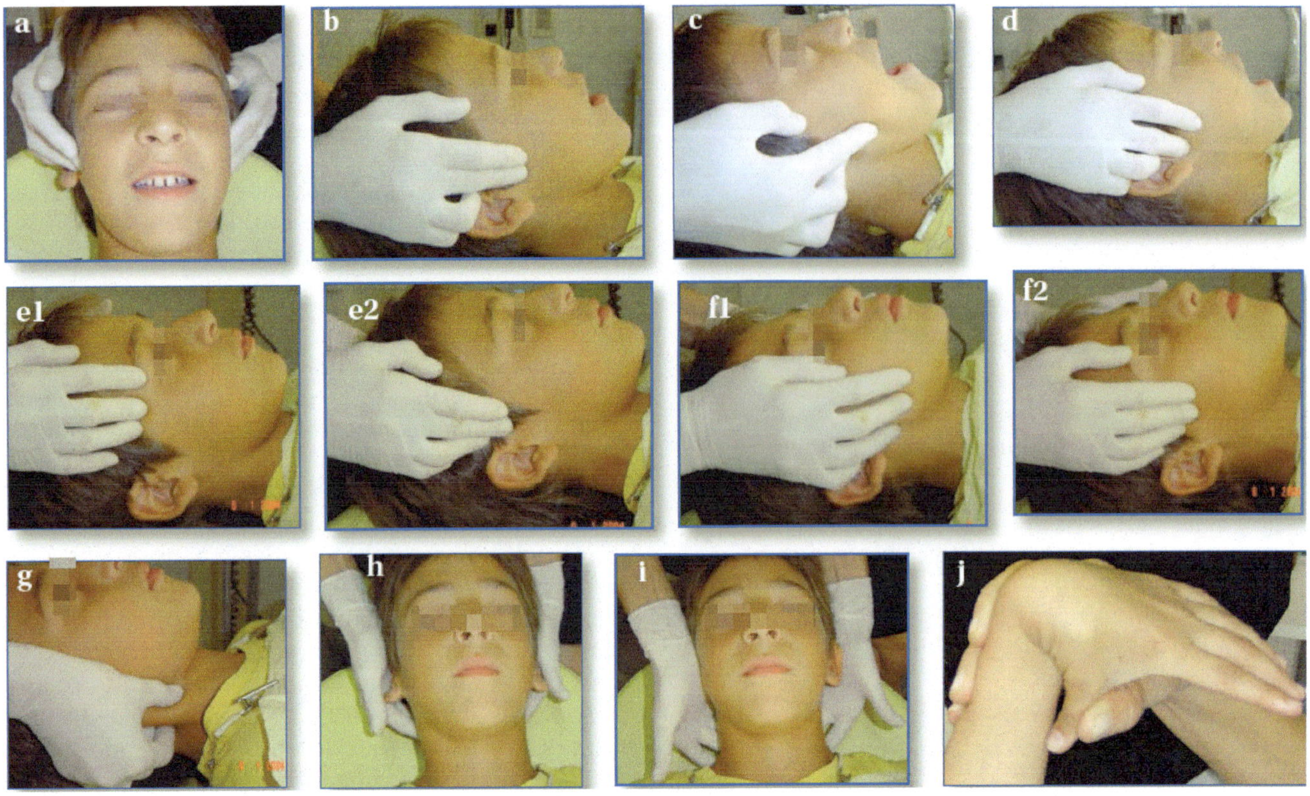

Figura 20.11: Polo lateral en apertura y cierre (a). Prearticular (b).Retroarticular (c). Centro auditivo (d).Músculo temporal: haz anterior (e1); haz posterior (e2). Músculo masetero: desde la inserción inferior (f1) hacia la superior (f2). Músculo esternocleidomastoideo (ECM) (g). Músculo occipital (h). Músculos posteriores del cuello (i). Flexión del pulgar (j)

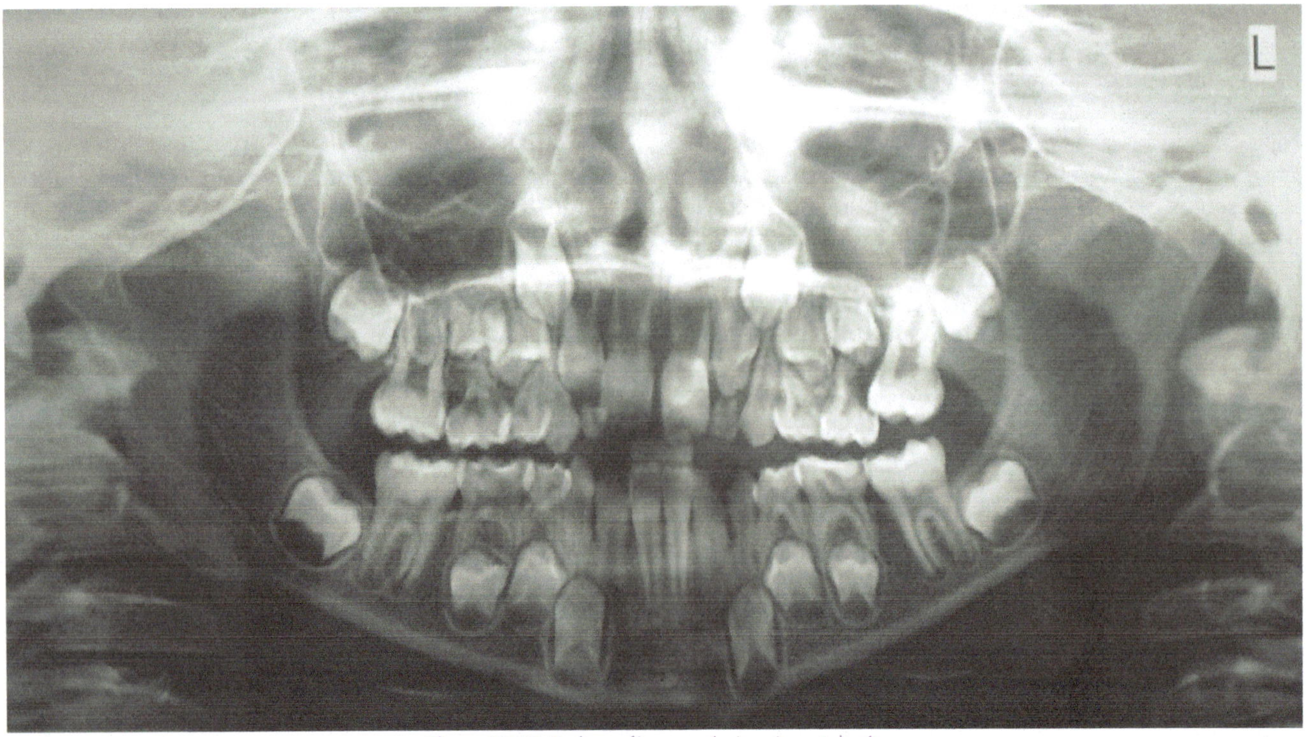

Figura 20.12: Radiografía panorámica sin patología

hacia un desplazamiento del disco. En aperturas amplias puede observarse que el cóndilo se desplaza por delante de la eminencia articular. Las erosiones se visualizan como contornos deprimidos e irregulares, que progresan hacia concavidades, y en algunos casos las superficies óseas se aplanan. En esa zona pueden advertirse proyecciones óseas, denominadas osteofitos. Los engrosamientos de la cortical se reconocen como osteoesclerosis. Ofrece una visión anatómica clara desde una posición lateral directa. Se utiliza un cefalostato que permite el monitoreo y la comparación con exactitud de las mediciones realizadas sobre la ATM (Figuras 20.13 y 20.14).

Las *telerradiografías de perfil* de cráneo son de utilidad en pacientes sin asimetrías faciales (fig. 20-15*a*). Brindan información sobre el biotipo, el espacio nasofaríngeo, la posición del hioides y la distancia del atlas a la base del cráneo, entre otras. Tomadas sin cefalostato, con el paciente descalzo, con postura natural, muestran la curvatura cervical, la postura cefálica y la posición mandibular respecto del macizo craneofacial. La *telerradiografía frontal* (Figura 20.15 *b*) permite la evaluación de asimetrías. Ambas se complementan con los trazados cefalométricos (Figuras 20.15 *a'* y *b'*).

Las tomografías axiales computarizadas (TAC) y con reconstrucción tridimensional (3D) (figs. 20-16*a* y *b*) para evaluación de tejidos duros, así como las resonancias magnéticas (RM) (fig. 20-16*c*) para evaluación de tejidos blandos las solicita el especialista cuando los antecedentes clínicos y el diagnóstico presuntivo lo justifiquen. Las TAC se indican en tumores y fracturas complejas, las RM, en desplazamientos discales sin reducción. Son técnicas largas y complejas, que en pacientes de corta edad pueden requerir el uso de sedación. Deben estar indicadas por el profesional que tenga la responsabilidad de interpretar los resultados y tomar la decisión terapéutica.

La tomografía computarizada por emisión de fotones individuales (SPECT) puede utilizarse en pacientes con artritis reumatoidea juvenil o hiperplasias o hipoplasias de cóndilo, para evaluar actividad del metabolismo óseo (Figura 20.17).

Las fotografías y las filmaciones también pueden ser documentaciones complementarias útiles para evaluaciones periódicas de los pacientes.

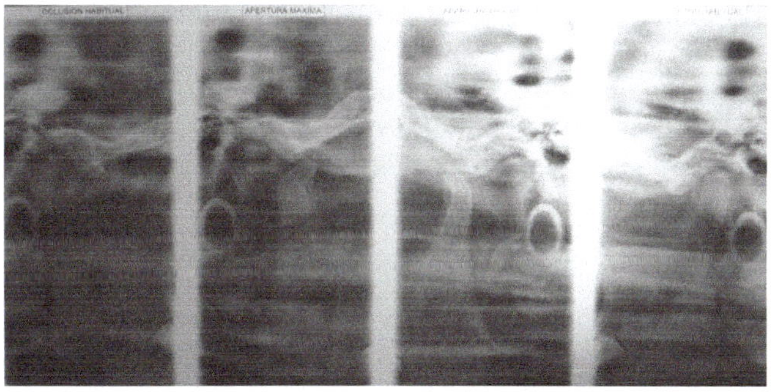

Figura 20.13: Laminografía

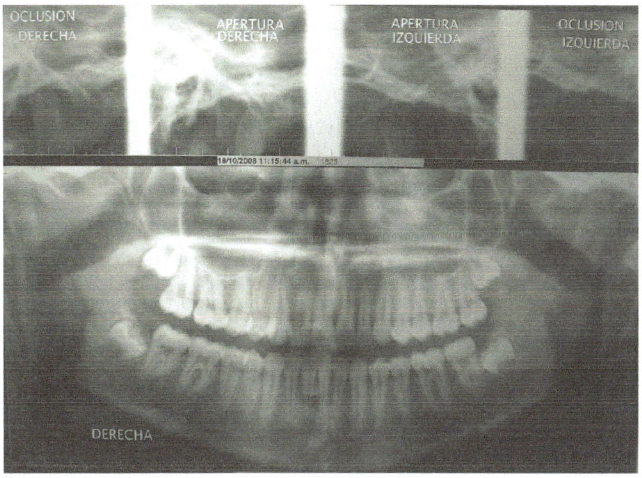

Figura 20.14: Panorámica y laminografía combinadas en la misma placa

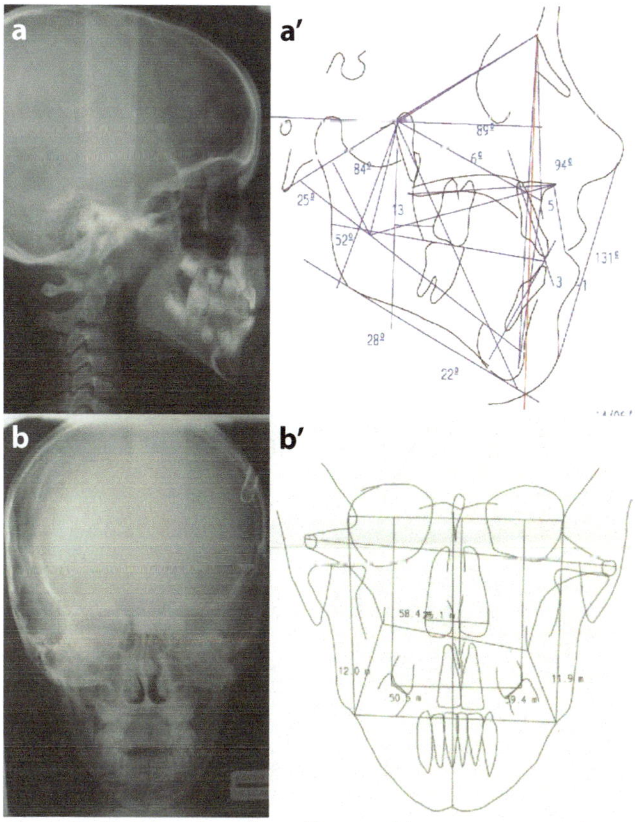

Figura 20.15: Telerradiografía perfil (a) y cefalograma correspondiente (a'). Telerradiografía frontal (b) y cefalograma correspondiente (b')

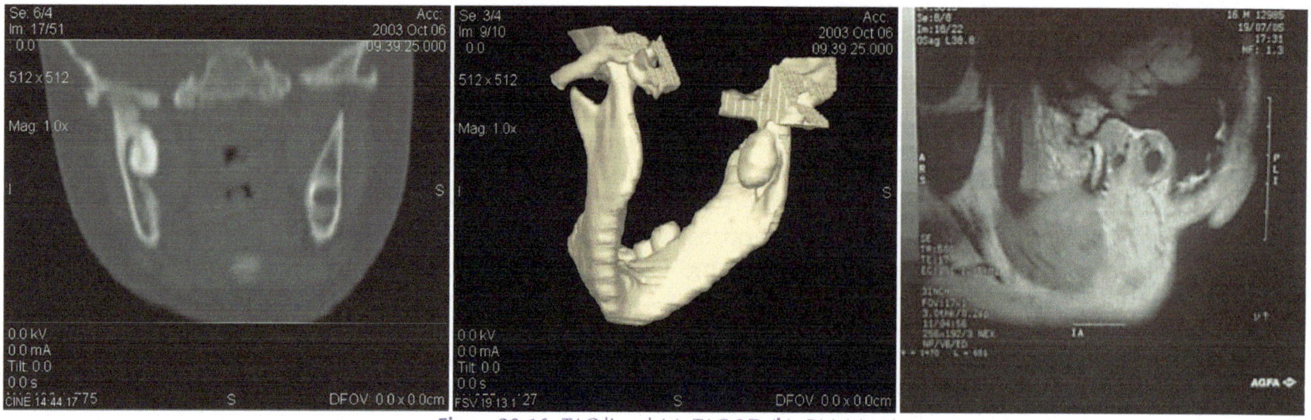

Figura 20.16: TAC lineal (a). TAC 3D (b). RM (c)

Interpretación diagnóstica

La evaluación meticulosa facilitará la asociación de signos y síntomas para un diagnóstico certero y una orientación terapéutica efectiva. Los nuevos criterios diagnósticos se resumen en el Cuadro 20.1. A continuación se desarrollan los de mayor frecuencia en pacientes pediátricos.

I Trastornos de la ATM

Disfunción discal

Implican fallas de la función de rotación normal del disco sobre el cóndilo, como consecuencia de un alargamiento de los ligamentos discales y de los tejidos retrodiscales. Los macrotraumatismos y los microtraumatismos, la hiperactividad muscular crónica, la hiperlaxitud o la inestabilidad ortopédica, o ambas, se consideran factores contribuyentes. El desplazamiento discal unilateral o bilateral puede presentarse con reducción o sin ella.

Desplazamiento discal con reducción. La traslación anormal se acompaña de clic durante la apertura (clic simple) o en la apertura y el cierre (clic recíproco). Debido a un mayor alargamiento ligamentario, el disco se desplaza a través de todo el espacio discal y deja de articularse con el cóndilo (fig. 20-13). Esta alteración se manifiesta con ruidos, sin limitación de apertura, con dolor o sin él.

Desplazamiento discal sin reducción. No se produce reposicionamiento discal. Hay interposición ligamentaria, que por funcionalidad se engrosa y evoluciona con reabsorción del disco y crecimiento asimétrico. En la clínica se manifiesta con otalgia y limitación de la apertura, con desvío mandibular. En casos de larga data, que se ha reabsorbido el disco, no presentan limitación de apertura. Refiere antecedente de bloqueo mandibular previo en posición de cierre o interferencias en la masticación.

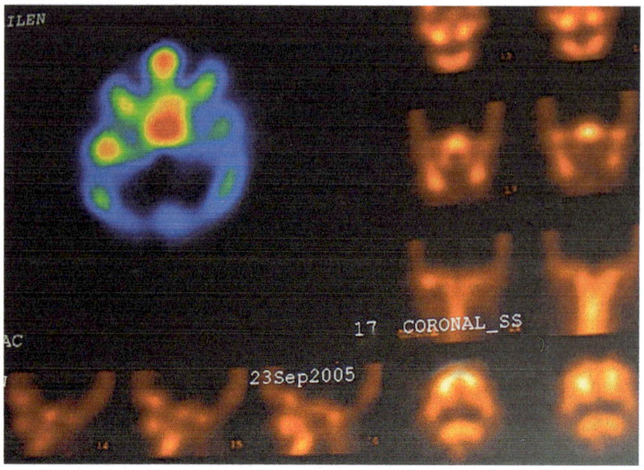

Figura 20.17: SPECT

Dolor articular

Los microtraumatismos y los macrotraumatismos actúan como factores contribuyentes. Se manifiesta con dolor en la apertura o movimientos mandibulares horizontales y en la palpación de la ATM.

En las artritis, tanto las superficies articulares como el hueso subyacente están afectados, y evolucionan con remodelación y crepitación.

Si bien son una alteración frecuente en los pacientes adultos, la relevancia pediátrica radica en la artritis reumatoidea juvenil. Se manifiesta con dolor profundo y continuo, acentuado por la función, dolor referido, hiperalgesia o aumento de la cocontracción protectora, que pueden presentarse en forma individual o combinados. Se describe como otalgia (Figura 20.17).

Congénitos o del desarrollo

En este grupo se incluyen aplasias, hipoplasias o hiperplasias condíleas (Figura 20.18).

II Disfunción de músculos masticadores

Son alteraciones del equilibrio entre los distintos músculos craneocervicofaciales durante la fonación, la masticación y la deglución. Las interferencias oclusales afectan los músculos masticatorios principales, mediante el envío de información a los propioceptores. Luego, por un proceso de cronicidad, afectan las estructuras intraarticulares y los músculos cervicales, por ser estos músculos masticatorios accesorios. Se manifiestan con otalgia, con o sin limitación de apertura, dolor en apertura y/o a la palpación de los músculos masticadores.

ABORDAJE TERAPÉUTICO

El abordaje terapéutico requiere la participación interdisciplinaria, con prioridad en la atención de los factores que se identificaron como desencadenantes durante el diagnóstico. En distintos estudios se sugirió que los tratamientos sencillos, conservadores y reversibles son efectivos para reducir la mayoría de los síntomas de trastornos temporomandibulares en niños. Las terapias reversibles comprenden la educación del paciente, la terapia física, la modificación de conductas, la medicación y la aparatología removible oclusal. Hay que tener presente que haber participado en el diagnóstico no significa que siempre el tratamiento quede a cargo del odontólogo. Es tan importante saber actuar como saber derivar de manera oportuna.

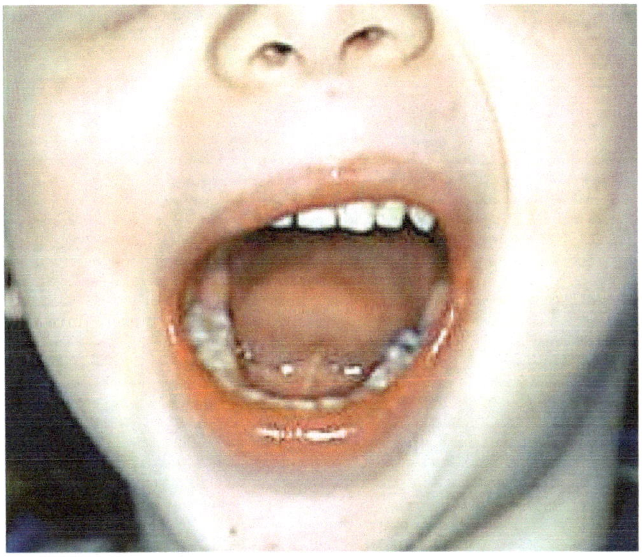

Figura 20.18: Desvío en apertura por hipoplasia de cóndilo

Tratamiento de apoyo

El objetivo es aliviar los síntomas, pero no tiene efecto sobre las causas; es útil para obtener alivio inmediato, y debe informarse al paciente y al familiar acompañante que no es un tratamiento definitivo. Por lo general se indica antes de completar el diagnóstico, para aliviar el dolor, y cuando la limitación de apertura es consecuencia de una cocontracción protectora. Como analgésico, para dolor leve o moderado, la elección es el paracetamol, 10-15 mg/kg por toma. Para el tratamiento del dolor musculoesquelético, se indica ibuprofeno como antiinflamatorio no esteroide (AINE), que produce alivio sintomático, excepto en las artropatías inflamatorias activas. Para conseguir efecto antiinflamatorio deben prescribirse 10 mg/kg, 3 veces por día, durante dos semanas como mínimo. El fármaco debe ingerirse con las comidas para evitar la inflamación gástrica.

Como terapia física se indica *termoterapia*, que provoca vasodilatación en los tejidos y disminuye los síntomas. Consiste en la aplicación de fomentos húmedos calientes durante 10 a 15 minutos, varias veces al día; asimismo, si la edad del paciente lo permite, se complementa con buches calientes.

Es necesario indicar y explicar al paciente y su familia la necesidad de realizar dieta blanda y evitar parafunciones, como el uso de chicle, la onicofagia, el jugueteo mandibular o alguna otra que pueda haber actuado como factor desencadenante.

Abordaje fonoaudiológico

La corrección de los hábitos parafuncionales y de los patrones respiratorios, masticatorios y deglutorios permite alcanzar la eutonía muscular orofacial, indispensable en el tratamiento de la disfunción de la ATM. Esta comprende masoterapia, para la relajación de los músculos masticatorios y del cuello, así como ejercicios de relajación, mandibulares a contrarresistencia, respiratorios, masticatorios (alternancia y elastancia) y deglutorios, y de posicionamiento lingual en reposo.

Abordaje kinesiológico

Los patrones posturales deben corregirse para facilitar una posición mandibular correcta y el equilibrio muscular. La reeducación postural global (RPG) es una terapéutica frecuente y efectiva para abordar las patologías del sistema musculoesquelético. Se basa en el concepto de cadena muscular-cadena lesional. Mejora los síntomas generados por los problemas posturales, dado que al corregir la forma, mejora la función. La RPG se ocupa de las disfunciones de los músculos masticatorios, así como de la relación que estas pudieran tener con patologías cervicales, respiratorias, desvíos de la columna vertebral y otras afecciones que comprometan el sistema.

Abordaje psicológico

Los hábitos y las parafunciones se vinculan con estrés y desequilibrio emocional. En la evaluación de factores predisponentes, desencadenantes y perpetuantes debe analizarse y orientar la necesidad de tratamiento. La comunicación fluida con el pediatra permite orientar en forma correcta y oportuna al paciente y la familia. En un estudio realizado por Restrepo se concluyó que en todos los pacientes se redujeron significativamente los niveles de ansiedad y los TTM. Las técnicas psicológicas fueron efectivas en la reducción de signos de bruxismo en niños con dentición primaria.

Terapéutica oclusal

Intermediarios oclusales. Modifican temporalmente el estado oclusal del paciente y devuelven la estabilidad ortopédica que trae aparejada una disminución de los síntomas. Se considera que tienen valor diagnóstico, ya que la mejoría confirma que el factor oclusal contribuyó a desencadenar el TTM. Constituyen el primer paso de la terapéutica oclusal por sus características de reversibilidad y por ser no invasivos. Están indicados para disminuir la contracción muscular protectora, modificar la posición condílea y aumentar la dimensión vertical; también como recordatorios para actividades parafuncionales e inhibidores de la actividad del SNC.

Las *placas de relajación muscular* o estabilización por lo general se confeccionan en acrílico de termopolimerización, sobre los dientes de la arcada superior. Las placas termoformadas, rígidas, de 0,8 mm de espesor se consideran provisionales y no son de elección. De utilizarse, tienen que cumplimentar iguales requisitos que las acrílicas. Es necesario alisar la superficie oclusal con acrílico de autopolimerización y ajustar las relaciones de contacto. Las placas flexibles estimulan el apretamiento y la hiperactividad muscular, por lo que no son recomendables.

Se indican en pacientes con dentición permanente completa, con hiperactividad muscular, dolor muscular local y artrodiscitis secundaria a un traumatismo. No deben utilizarse en niños en período de crecimiento. En pacientes en que la distancia entre la base del cráneo y el atlas sea inferior a 7 mm pueden causar aumento de los síntomas.

El diseño debe cumplir con requisitos de estabilidad y retención; el grosor debe ser similar al del espacio libre interoclusal, y no tienen que invadir la zona gingival. Cuando la discrepancia entre relación céntrica e intercuspidación máxima supera los 2 mm es necesaria la toma de registros y el montaje en articulador.

Las relaciones oclusales buscadas son con contactos puntiformes de las cúspides fundamentales antagonistas en los sectores laterales en relación céntrica, acople incisivo sin contacto, guía anterior en propulsión y guía canina en lateralidades (Figura 20.19).

Es necesario destacar que aunque el bruxismo sea una indicación para los intermediarios oclusales, estos no constituyen un tratamiento específico, solo limitan el daño dental secundario.

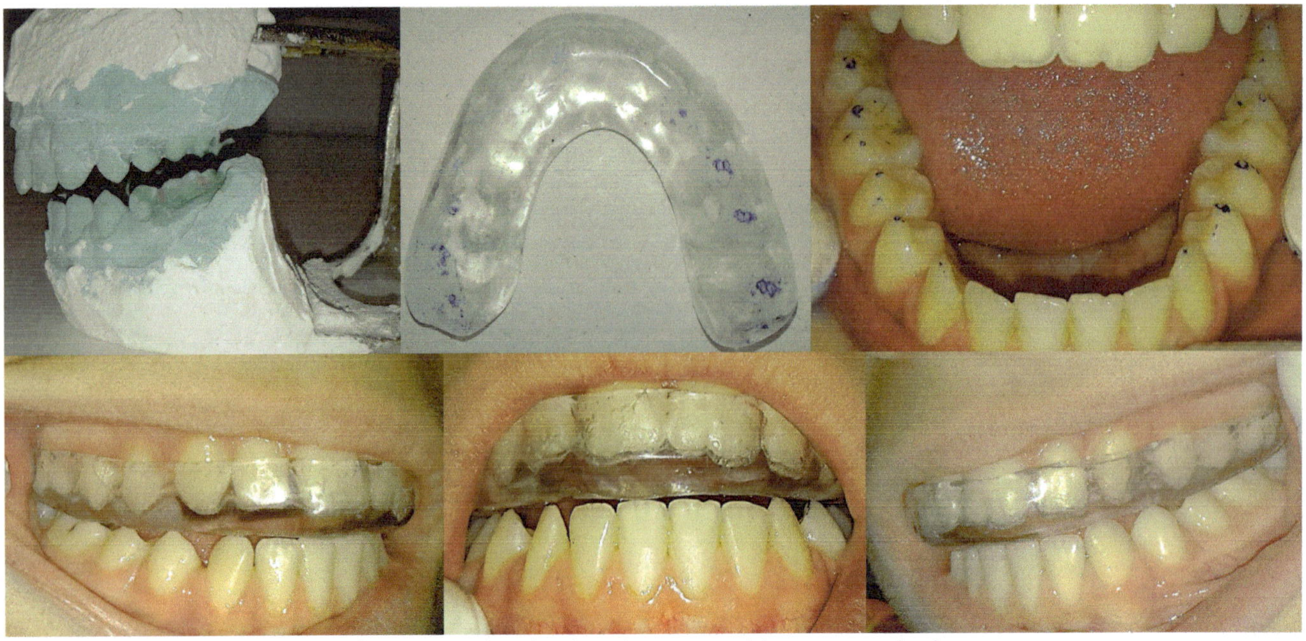

Figura 20.19: Placa de relajación con control de contactos oclusales

En dentición primaria o mixta la aparatología de ortopedia funcional cumple los objetivos de los intermediarios oclusales, acompañando el crecimiento. Modifican la oclusión, pueden disminuir factores predisponentes de TTM y brindan estabilidad ortopédica. Entre las propiedades que se le adjudican al Bionator de Balters se mencionan las de férula postural transitoria y mejoría de la acción metabólica de la ATM por adelantamiento mandibular (Figura 20.20).

Para colaborar con la corrección de los hábitos parafuncionales a edades tempranas, en la actualidad en el mercado hay intermediarios oclusales preformados, bimaxilares, que orientan las relaciones intermaxilares (Figura 20.21).

Terapéutica oclusal irreversible

El ajuste oclusal, los tratamientos ortodónticos y quirúrgicos, así como la rehabilitación protésica se consideran tratamientos irreversibles. Están indicados cuando el paciente se encuentre asintomático y haya certeza de que el factor oclusal sea contribuyente de TTM.

Ajuste oclusal. Para Okesson, el ajuste oclusal es una técnica mediante la cual se modifican de manera precisa las superficies oclusales de los dientes para mejorar el patrón de contacto general. Se eliminan de manera selectiva zonas de contacto dental para satisfacer los objetivos del tratamiento. En presencia de contactos oclusales prematuros, frecuentes en la zona de caninos primarios, la mandíbula puede desplazarse y generar una mordida cruzada de origen funcional, o mordida abierta anterior; es entonces cuando se indica un desgaste selectivo. También se indica en niños con TTM con interferencias oclusales, y cuando los caninos impiden los desplazamientos de lateralidad mandibular. El desgaste dental excesivo en niños puede ser otra indicación para el ajuste oclusal.

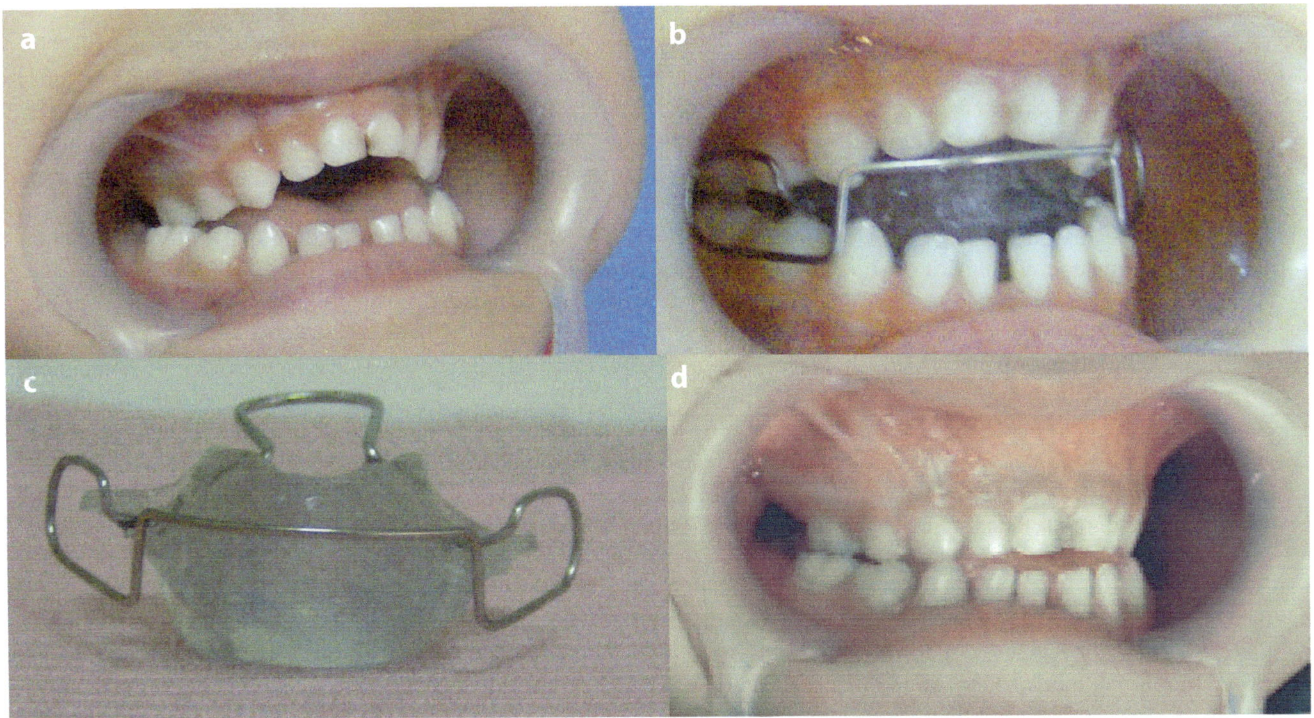

Figura 20.20: Paciente con inestabilidad ortopédica (**a**). Con intermediario oclusal en boca (**b**). Bionator (**c**). Evolución al año de tratamiento (**d**)

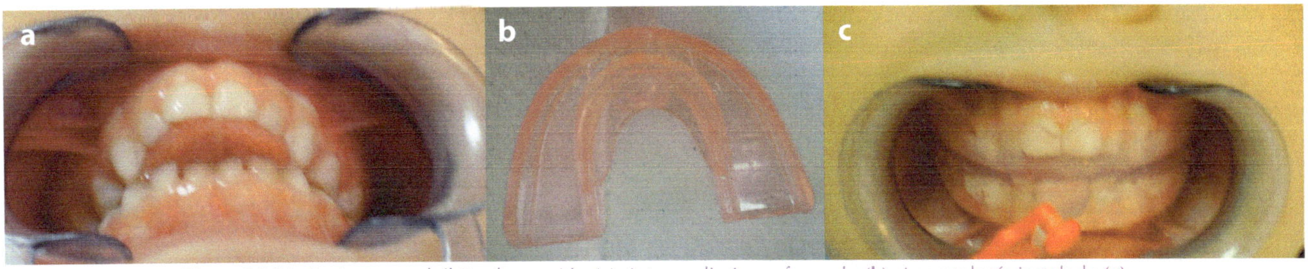

Figura 20.21: Paciente con hábito de succión (**a**). Intermediario preformado (**b**). Aparatología instalada (**c**)

El desgaste selectivo está contraindicado en: mordidas invertidas bilaterales o relación cúspide a cúspide en los sectores posteriores; presencia de dolor articular y en piezas permanentes, durante el recambio y el crecimiento.

Para realizar el ajuste oclusal de las piezas primarias se recomienda registrar los contactos con papel de articular en relación céntrica y realizar los desgastes siguiendo la secuencia siguiente: vertiente distal de caninos inferiores; vertiente mesial de caninos superiores; cúspides linguales de segundos molares inferiores del lado de trabajo y vestibulares del no trabajo. Con ulterioridad se recomienda topicar con fluoruros. Es habitual que este procedimiento requiera varias sesiones a causa de los tiempos cortos de trabajo de los pacientes pediátricos y para evitar la sensibilidad posoperatoria.

CONCLUSIONES

Los trastornos temporomandibulares involucran múltiples patologías. A edades tempranas la mayoría compromete el sistema muscular.

El diagnóstico temprano y el tratamiento de los factores desencadenantes o predisponentes de mayor relevancia pueden evitar la evolución a trastornos articulares degenerativos, consecuencia de factores perpetuantes en la adultez.

Bibliografía

- Aguilar Pereyra S, García Sánchez R, Gutiérrez Rodríguez C, Paniagua Pérez Y. Frecuencia de la deglución atípica en niños de 5 a 14 años en pacientes que acuden a Ortopedia Maxilar. Memorias del XV Coloquio de Investigación Estudiantil del Módulo de Laboratorio II de la Carrera de Cirujano Dentista de la Facultad de Estudios Superiores Iztacala.. Disponible en: http://odontologia.iztacala. unam.mx/instrum_y_lab1/otros/ColoquioXV/contenido/oral/frecuenciadeladeglucionatipica58htm
- Aisemberg J, Cortese, S. Atención integral de pacientes odontopediátricos con bruxismo y/o trastornos temporomandibulares. **Revista Fonoaudiológica** - Asociación Argentina de Logopedia, Foniatría y Audilogía, 2006;1 y 2(52):60-67
- Alamoudi N. Correlation between oral parafunction and temporomandibular disorders and emotional status among Saudi children. **J Clin Pediatr Dent** 2001; 26:71-80
- American Association of Dental Research. Policy Statements, Temporomandibular Disordes (TMD), 2015. Disponible en: http://www.aadronline.org/i4a/pages/index.cfm?pageid=3465#TMD
- American Academy of Pediatric Dentistry. Definitions, Oral Health Policies and Clinical Guidelines. Acquired Temporomandibular Disorders in Infants, Children, and Adolescents.]. Disponible en: http://www.aapd.org/media/Policies_Guidelines/G_TMD.pdf
- American Academy of Pediatric Dentistry. 2007-08 Policy on Oral Habits. Disponible en: http://www.aapd.org/media/Policies_Guidelines/P_ OralHabits.pdf
- Bayardo RE, Mejia JJ, Orozco S, et al. Etiology of oral habits. **ASDC J Dent Child** 1996; 63:350-3
- Biondi A, Cortese S, Oliver L. Factores Asociados con Bruxismo en Niños y su Prevalencia. **BAAON** 2003; 32 (2): 9-13
- Castillo Hernández R, Reyes Cepeda A, González Hernández M, et al. Hábitos parafuncionales y ansiedad versus disfunción temporomandibular. **Rev Cubana Ortod** 2001; 16(1):14-23
- Cortese S. Biondi A Relación de disfunciones y hábitos parafuncionales orales con trastornos temporomandibulares en niños y adolescentes. **Arch Argent Pediatr** 2009;107(2):134-138
- Cortese S, Biondi A, Fridman D, GuitelmanI, Farah C. Assesssment of mandibular movements in 10 to 15 year- old patients with and without Temporomandibular disorders. Acta odontol. latinoam. 28 (3): 237-243. 2015
- Cortese, S, Biondi A, Oliver L, Desgaste incisal y oclusal como indicador de patología parafuncional en dentición primaria. **BAAON**, 2006; 35(4):10-13
- Cortese S; Biondi A; Sarmiento Z. Asimetría facial en paciente preescolar. **BAAON**, 2005; 34(1):8-11
- Cortese S, Oliver L, Biondi AM. Comparación de perfil clínico de pacientes pediátricos y adultos con trastornos temporomandibulares. **Revista Cúspide** 2007; 15:12-15
- Cortese, S G; Oliver, L M; Biondi, A M. Determination of Range of Mandibular Movements in Children Without Temporomandibular Disorders. **Cranio: Journal of Craniomandibular Practice**, 2007; 25 (3):200-205

- Gavish A, Halachmi M, Winocur E, Gazit E. Oral habits and their association with signs and symptoms of temporomandibular disorders in adolescent girls. **J Oral Rehab** 2000; 27(1):21-32
- Goldstein LB, Last FC, Salerno VM. Prevalence of hyperactive digastric muscles during swallowing as measured by electromyography in patients with myofascial pain dysfunction syndrome. **Funct Orthod** 1997; 14(3):18-21
- Goulet JP, Lund JP, Montplaisir J, Lavigne GJ. Daily clenching, nocturnal bruxism and stress and their association with TMD symptoms. **J Orofac Pain** 1993; 7:120
- Graber T. Aparatos funcionales. Ortodoncia Principios generales y técnicas. Ed. Panamericana, 2003
- Klasser G, Rei N, Lavigne G. Sleep Bruxism Etiology: The Evolution of a Changing Paradigm. J Can Dent Assoc 2015;81:92
- Knight DJ, Leroux BG, Zhu C, Almond J, Ramsay DS. A longitudinal study of tooth wear in orthodontically treated patients. **Am J Orthod Dentofacial Orthop** 1997; 112(2):194-202
- Lavigne GJ, Goulet JP, Zuconni M, et al. Sleep disorders and the dental patient: an overview. **Oral Surg Oral Med Oral Pathol Oral Radiol Endod** 1999; 88(3):257-72
- Magnusson T, Helkimo M. Temporomandibular disorders in children and adolescents. Copenhagen: Ed. Munksgaard; 2001: págs. 399-410
- Okeson J. Temporomandibular disorders in children. **Pediatr Dent** 1999; 11(4):325-326
- Ricard Francois. Tratado de Osteopatía craneal. Análisis Ortodóntico. Diagnóstico y tratamiento manual de los Síndromes craneomandibulares. Cap.21, 441-504. Ed. Panamericana, 2002
- Sari S, Sonmez H. Investigation of the relationship between oral parafunctions and temporomandibular joint dysfunction in Turkish children with mixed and permanent dentition. **J Oral Rehab** 2002; 29(1):108-112
- Sonnesen L, Bakke M, Solow B. Bite force in pre-orthodontic children with unilateral crossbite. **Eur J Orthod** 2001; 23:741-749
- Thilander B, Rubio G, Pena L, de Mayorga C. Prevalence of temporomandibular dysfunction and its association with malocclusion in children and adolescents: an epidemiologic study related to specified stages of dental development. **Angle Orthod** 2002, 72:146-154
- Vanderas AP. Relationship between craniomandibular dysfunction and oral parafunctions in Caucasian children with and without unpleasant life events. **J Oral Rehabil** 1995; 21(4):289-94
- Weideman C, Bush D, Yan-Go F, et al. The incidence of parasomnias in child bruxers versus non bruxers. **J Pediatr Dent** 1996; 18(7):456-60

Capitulo 21
Prevención de la maloclusión

María Cristina Bertolotti, María Cecilia Cattaneo, María Eugenia Mateu, Hebe Silvia Schweizer

Los cuidados preventivos son sin duda la base de la Odontopediatría. Sus acciones abarcan todas las medidas necesarias para favorecer un desarrollo dinámico y óptimo del sistema estomatognático del niño, desde su gestación hasta la finalización de los procesos de crecimiento y desarrollo en los inicios de la edad adulta.

Para ello es necesario un cambio de actitud en la instrumentación de programas de salud pública y del profesional, en donde la prevención prime sobre los tratamientos y un cambio de estilo de vida del niño y su entorno familiar, en donde se enfatice la importancia de la salud oral.

En ese sentido, la Odontopediatría toma de la Ortodoncia y la Ortopedia maxilar los conocimientos fundamentales que le permiten al profesional guiar el desarrollo de la oclusión y reconocer en etapas tempranas las alteraciones de sus patrones de normalidad con el fin de realizar el tratamiento o su derivación en el momento oportuno, acorde a la maduración biológica del niño.

La motivación, la educación a padres y a niños, la mirada expectante del profesional y los avances científicos, refuerzan la conducta preventiva en procura de un armónico desarrollo dento-maxilo-facial que perdure a través del proceso madurativo del niño en la adultez.

En este capítulo se desarrollan los aspectos preventivos tanto desde el punto de vista inespecífico o general como aquellos específicos que debe ejercer el odontopediatra en su práctica profesional para la prevención de la maloclusión.

ASPECTOS PREVENTIVOS INESPECÍFICOS A TENER EN CUENTA ANTES Y DESPUÉS DEL NACIMIENTO

Antes de la gestación

La genética médica, rama de la genética humana se ocupa de los factores genéticos que causan las enfermedades e introdujo en la medicina el concepto de que la familia que está en riesgo genético debe ser considerada, tanto desde el punto de vista de las poblaciones de familias (rama sanitaria) como también de la familia con un enfoque individual (rama asistencial).

Desde la simple inspección hasta el más sofisticado método, con un desarrollo tecnológico avanzado, es utilizado en la actualidad para arribar a un diagnóstico médico prenatal correcto, fundamental para efectuar un pronóstico familiar acerca del riesgo de que ocurra una determinada enfermedad en la descendencia. Este asesoramiento genético, generalmente pedido por la pareja con una historia de enfermedades familiares es muy importante, ya que reduce la posibilidad de una alteración congénita, se disipan dudas y se disminuyen temores.

También es importante informar en esta etapa otros cuidados preconcepcionales acerca de riegos para el embarazo que se pueden corregir, reducir o controlar, como enfermedades crónicas, infecciosas, etc.

Durante el embarazo

La madre debe realizarse los controles prenatales mediante las visitas programadas al equipo de salud, debe tener una nutrición adecuada y equilibrada que permita el crecimiento y desarrollo fetal y favorezca la lactancia.

Debe evitar exponerse a factores exógenos como los rayos x y radiaciones ionizantes, el estrés emocional, las enfermedades infecciosas, los medicamentos teratógenos, la automedicación (también en los 15 días finales de cada ciclo de la mujer por la posibilidad de que estuviera en los primeros días de embarazo).

Cualquier fármaco o medicamento es potencialmente peligroso y su uso debe estar justificado. Si la madre debiera recibir algún medicamento, este debe ser el más seguro, con la dosis mínima efectiva, durante el menor tiempo posible y considerar en que momento va a realizarse la toma del medicamento. De 0 a 14 días después de la concepción puede ocasionar la muerte del embrión o no tener ninguna influencia si solo afecta a pocas células indiferenciadas (acción de todo o nada). El periodo entre al 3ra y 8ª semana es una etapa crítica en relación a la acción teratógena, se pueden producir defectos anatómicos, metabólicos o funcionales u ocasionarse el aborto. Desde la 9ª semana hasta el nacimiento se reduce la posibilidad teratógena pero afecta el crecimiento y desarrollo funcional de algunos sistemas.

Se destaca la acción del alcohol por sus efectos teratogénicos. Su consumo produce el Síndrome de alcohol fetal, que se caracteriza por restricción del crecimiento pre y posnatal, compromiso del sistema nervioso central y alteraciones faciales como microencefalia, microftalmia, escaso desarrollo del surco nasolabial, labio superior fino y aplanamiento del tercio medio de la cara.

De la misma manera es de destacar la acción de las drogas como la cocaína, heroína, marihuana, anfetaminas etc. ya que estas producen retardo del crecimiento y muerte perinatal, con máximo riesgo en las primeras semanas del embarazo que es la etapa de la organogénesis.

El nacimiento

Parto normal

La progresión del feto por el canal pélvicogenital se realiza por las contracciones uterinas y el feto realiza movimientos pasivos para su progresión hasta la salida al exterior. Ciertas características anatómicas y funcionales como la posición distal de la mandíbula, la plasticidad del cráneo por la presencia de las fontanelas y los movimientos de flexión de la cabeza del niño para obtener diámetros menores permiten su paso por el canal de parto en forma adecuada en el momento del nacimiento (Figura 21.1).

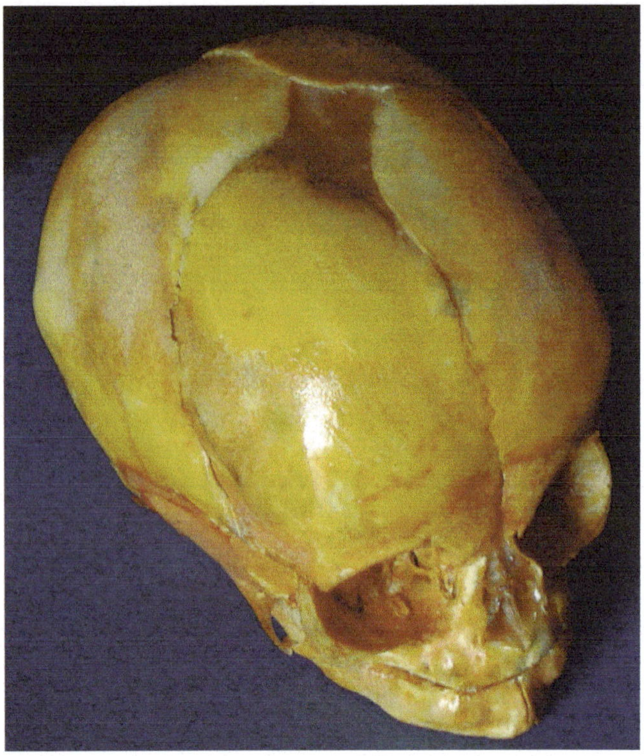

Figura 21.1: El descenso de la cabeza del niño por el canal de parto se ve favorecido por la flexibilidad del cráneo debido a la maleabilidad que otorgan las fontanelas y por la posición distal de la mandíbula

En ocasiones el parto puede verse comprometido y provocar alteraciones que afectan el crecimiento y desarrollo de los maxilares como en el parto con fórceps mal utilizados en los casos de sufrimiento fetal o cuando la madre no puede pujar adecuadamente. En este tipo de parto se puede producir lesiones en los nervios faciales que ocasionan dificultad para succionar, aplanamiento del pliegue nasolabial y caída de la comisura. Estas complicaciones suelen ser transitorias y el recién nacido se recupera en pocas semanas si solo se trata de compresión de la fibra nerviosa. También puede producirse daños en los tejidos blandos y en la Articulación Temporomandibular (ATM) que origina asimetrías e hipoplasia mandibular.

Del mismo modo, en el parto con presentación pelviana o de nalgas puede producirse parálisis cerebral por hipoxia. Esta presentación pelviana es más frecuente cuando existen anomalías congénitas o en casos de partos prematuros en los cuales el neonato nace con escasa coordinación de los reflejos de succión y deglución e inmadurez funcional y son además causa importante de mortalidad y morbilidad neonatal.

Los procedimientos médicos que se realizan en el parto ante estas situaciones consisten en diferentes maniobras realizadas por expertos o preferentemente una cesárea programada.

Después del nacimiento

Lactancia Materna

Numerosas investigaciones confirman sus ventajas, de ahí la importancia de informar sus beneficios tanto para el niño como para la madre.

El amamantamiento es uno de los reflejos indicadores de la maduración neurológica del niño y es esencial para su vida ya que el bebe todavía no está preparado para masticar y digerir los alimentos sólidos.

El niño al succionar estimula la musculatura lisa del seno materno y la leche pasa a su boca. Desde la primera hora de vida del recién nacido, la succión actúa como impulso sensorial que favorece el aumento de la producción de prolactina. Esta actúa en las células musculares que rodean los alveolos favoreciendo la contracción para la expulsión de la leche a los conductos y de ahí a los senos lactíferos. De la misma manera, la succión favorece la liberación de oxitocina que hace que la leche fluya y desarrolle el vínculo afectivo madre e hijo (apego), como un factor significativo para una futura y prolongada lactancia materna.

La lactancia materna, según diferentes investigaciones, es un factor protector de la muerte súbita del lactante.

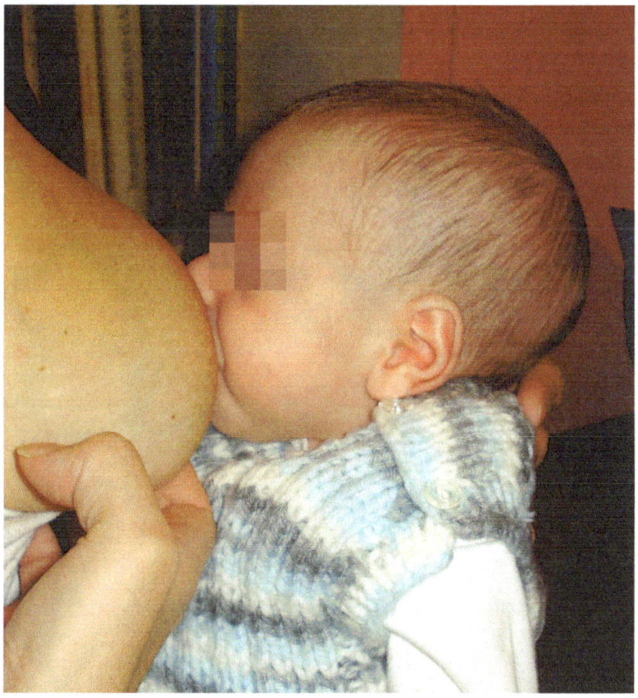

Figura 21.2: El amamantamiento es un mecanismo fisiológico y psicológico que se produce tanto en la madre como en el niño y conforma entre ambos una unidad funcional y afectiva. La postura del bebé más conveniente es la vertical para permitir el crecimiento y desarrollo de la mandíbula en posición mesial

Consideraciones para un correcto amamantamiento

- La boca del niño bien abierta toma toda o parte de la areola
- El mentón del bebé en contacto con la mama
- Mayor porción de la areola cubierta por el labio superior
- Labio inferior evertido
- Mejillas redondeadas
- Mamadas pausadas, profundas y rítmicas
- Posición ortostática o vertical del bebé para favorecer el mantenimiento de las vías aérea libres y los movimientos mandibulares hacia adelante, abajo y atrás que constituyen estímulos de crecimiento y desarrollo de la mandíbula hacia adelante y del desarrollo de los músculos masticadores y accesorios (Figura 21.2).

Características de la deglución del lactante

- El niño coloca los labios alrededor del pezón efectuando un sellado hermético
- La presión labial, es realizada por la acción de los orbiculares de los labios.
- Los maxilares están separados con la lengua entre los rodetes gingivales.
- La mandíbula es estabilizada por contracciones de los músculos faciales y la lengua interpuesta (los músculos elevadores no participan de la deglución infantil, pero sí de la adulta)
- La deglución es iniciada y guiada por intercambio sensorial entre los labios y la lengua.
- La lengua por encima del mamelón gingival inferior, con movimientos de atrás hacia delante, favorece la formación del canal para el pezón y regula la salida de la leche

Lactancia artificial

Los biberones o chupetes antes del mes de vida producen confusión de pezón e interfieren con la lactancia.

En los casos que el bebé deba ser alimentado con biberón, el tipo de tetina recomendado es el de Balters-Müller, cuya configuración anatómica y funcional imita al pezón materno para permitir los movimientos en sentido anteroposterior de la mandíbula que favorecen su crecimiento y desarrollo. Este tipo de tetina presenta una parte redonda en su porción superior que se adapta al paladar y una parte plana en su cara inferior que se amolda a la mandíbula del lactante (Figura 21.3).

El orificio debe ser pequeño ya que cuando este es grande, la lengua adopta una posición incorrecta para regular su salida. La tetina artificial no permite una posición labial adecuada y se compromete el mecanismo de la correcta succión.

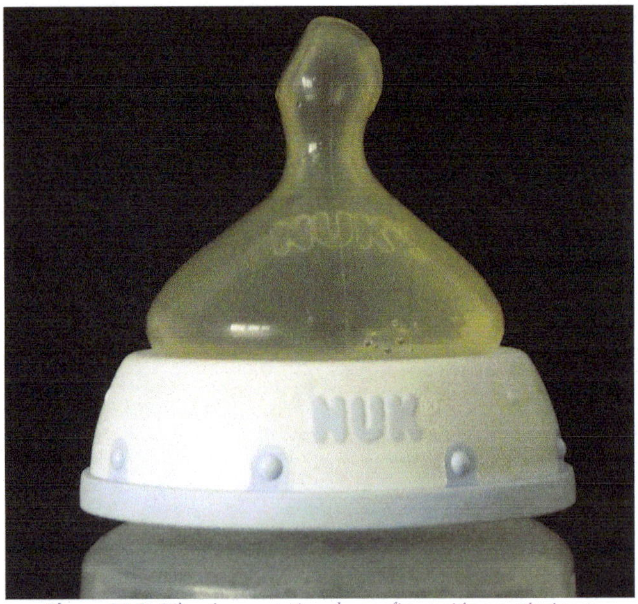

Figura 21.3: Biberón con tetina de configuración anatómica y funcional para favorecer los movimientos mandibulares. Presenta una parte aplanada en su segmento inferior y redondeado en el superior

Del mismo modo que en la alimentación natural, se recomienda colocar al niño en posición vertical para favorecer la relación mesial de la mandíbula aunque esta puede verse comprometida con el uso del biberón.

Uso del chupete

Es importante considerar que la aparición de la dentición temporaria modifica la posición lingual que le permite madurar hacia la deglución adulta hacia los dos años y medio a tres. Por lo tanto, el uso del chupete como así también del biberón o del amamantamiento prolongados alteran el patrón deglutorio y se afecta el desenvolvimiento lingual y labial. El uso del chupete no debería prolongarse más del año y medio ya que hasta esta edad es un acto de la conducta evolutiva del niño. Su persistencia interfiere con el proceso de maduración y se establece una deglución disfuncional.

Se aconseja su uso después del mes se vida del lactante, cuando la succión esté bien establecida para evitar la confusión de pezón.

Se ha investigado que el chupete también, como la lactancia materna, actúa como factor protector del Síndrome de muerte súbita del lactante hasta los seis meses.

Recientes investigaciones observaron que el uso del chupete sobre todo después de los diez meses de vida, puede ser un factor de riesgo para la incidencia de otitis media aguda.

Si el uso del chupete es prolongado puede producir mordida abierta anterior, protrusión superior, relación canina de clase II, y mordidas invertidas posteriores. Se destaca que el biotipo del paciente influye en la manifestación clínica de la patología en las estructuras dento-maxilo-faciales; el efecto es mayor en el paciente dólicofacial (musculatura débil, tercio inferior de la cara aumentado, crecimiento rotacional posterior de la mandíbula) que en los pacientes meso y braquifaciales.

Desde el punto de vista psicológico, D.Winnicott (1956) se refiere al chupete como un objeto transicional, que no forma parte de su cuerpo pero tampoco lo reconoce como perteneciente a la realidad externa. Ese objeto transicional puede culminar, en ocasiones, con el vínculo con un osito, un paño de tela suave o cualquier otro elemento preferido por el niño (Figura 21.4 a, b y c).

Aconsejar acerca de una adecuada dieta alimentaria

El proceso nutritivo contribuye a la realización de los procesos metabólicos que conducen al correcto crecimiento y desarrollo del organismo.

Cuando este no es adecuado se produce desnutrición que dificulta el crecimiento en el periodo de mayor actividad metabólica.

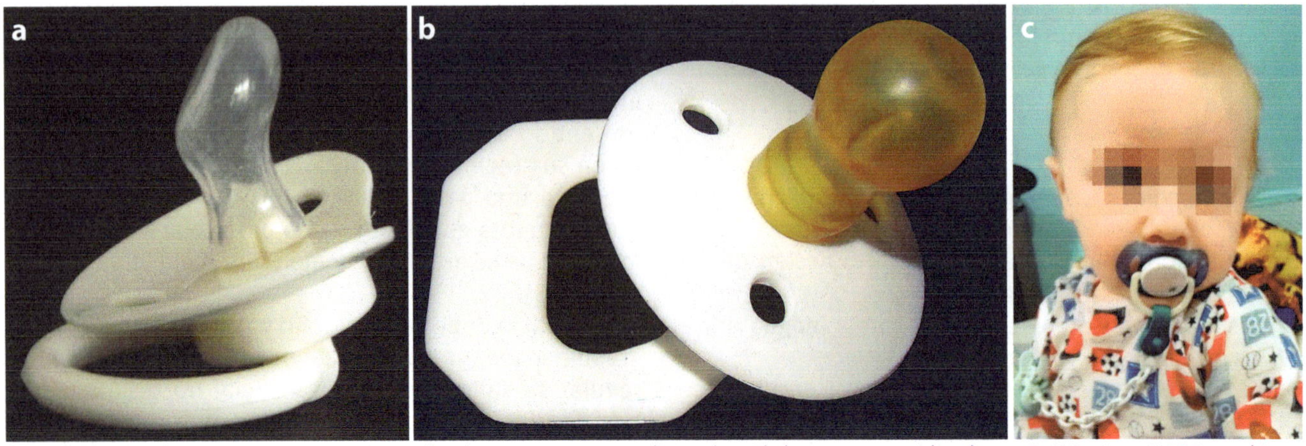

Figura 21.4: a: Chupete con tetina anatómica. **b:** Chupete con tetina tradicional. **c:** El chupete es considerado por D. Winnicott (1956) un objeto transicional, representativo del seno materno, intermedio entre el mundo del bebé y el mundo externo

Además de los aportes nutritivos es importante considerar la consistencia y tamaño de los elementos de la dieta para asegurar una función masticatoria óptima que favorezca el desarrollo de la mandíbula, la conformación de la Articulación temporomandibular (ATM), la autoclisis alimenticia y el inicio del proceso mecánico y químico de la digestión de los alimentos.

Al respecto, es recomendable que los alimentos sean trozados con el tamaño apropiado, evitar las papillas o que el niño trague el alimento sin el proceso de aplastamiento y trituración.

Fomentar el ejercicio físico y los deportes

La actividad física y los juegos al aire libre son esenciales para una vida saludable ya que favorecen la respiración y una correcta actitud postural, aspectos necesarios para la conformación del complejo máxilofacial.

ASPECTOS PREVENTIVOS A TENER EN CUENTA EN LA CONSULTA ODONTOPEDIÁTRICA

El odontopediatra, por su relación temprana con el paciente niño, tiene la posibilidad de guiar el desarrollo normal dentomaxilofacial y controlar y detectar a tiempo la posibilidad del comienzo de una anomalía, que haga vislumbrar la posibilidad de constituirse en el signo prodrómico de una futura maloclusión.

Su intervención según el caso que se suscite será el consejo, la resolución terapéutica temprana o la derivación oportuna.

FACTORES QUE PUEDEN COMPROMETER EL DESARROLLO DE LA CORRECTA OCLUSIÓN

Pérdida prematura de dientes temporarios

Las causas más habituales de la exfoliación prematura de las piezas dentarias temporarias son la discrepancia de los arcos dentarios con respecto a la basal ósea y las extracciones prematuras.

Con menor prevalencia, la pérdida prematura de las piezas dentarias temporarias puede deberse a enfermedades como la hipofosfatasia y el Síndrome de Papillon Lefevre. La hipofofatasia, de carácter hereditario, se caracteriza por deficiencia de la actividad de fosfatasa alcalina no específica y mineralización ósea defectuosa en la que se manifiesta la pérdida temprana de la dentición temporaria, especialmente en las piezas anteriores mandibulares entre el año y los cuatro años de edad. El síndrome de Papillon Lefevre es una enfermedad genética que produce hiperqueratosis palmo- plantar y enfermedad periodontal con grave destrucción ósea que conduce a la pérdida de los dientes temporarios y de los permanentes luego de su erupción.

La consecuencia más importante de la exfoliación prematura de los dientes primarios es la pérdida de espacio y de la relación oclusal con la posible extrusión del antagonista y reducción de la dimensión vertical (Figura 21.5).

Ante la ausencia prematura de un diente temporario hay que evaluar diferentes aspectos como la edad, el diente temporario que se pierde, su posición, la posibilidad de la existencia de caries en las piezas contiguas y la existencia de una maloclusión previa.

La reducción del de espacio es más considerable con la pérdida prematura de las piezas dentarias pos-

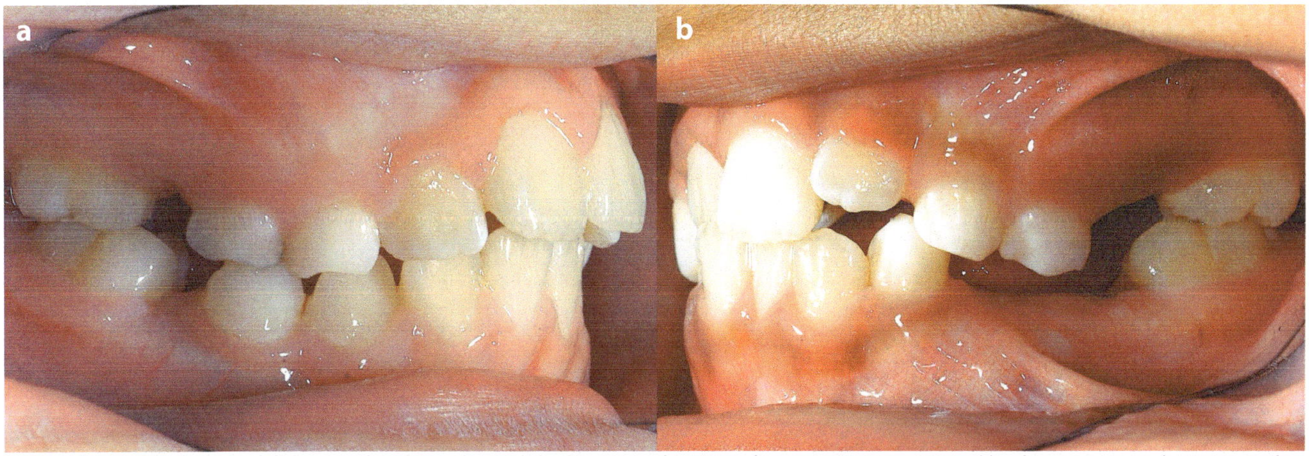

Figura 21.5: Manifestación clínica producida por la pérdida prematura de piezas dentarias temporarias: a. Falta de espacio para la erupción de los segundos premolares permanentes superiores e inferiores. b. Extrusión del primer molar temporario superior debido a la ausencia prematura del primer y segundo molar temporario inferior

teriores .Cuanto más temprana es la pérdida del molar temporario mayor es el espacio perdido, especialmente en el maxilar superior.

La pérdida de espacio por la exfoliación prematura del segundo molar temporario superior puede dar como resultado una clase II molar, contrariamente la del inferior produce una relación molar de Clase III.

Para evitar la reducción del espacio y posible extrusión del antagonista se indica la colocación de un mantenedor de espacio, conforme al número y lugar de los dientes exfoliados prematuramente (ver Capítulo 21.16).

Irregularidades en la longitud de los arcos dentarios

Es necesario considerar ciertas características de la dentición temporaria para poder evaluar un futuro alineamiento de sus sucedáneos permanentes en forma óptima en los arcos dentarios:

- La dentición temporaria con espacios interdentarios de 3 a 6 mm pueden asegurar una futura dentición permanente sin apiñamiento.
- Con la erupción de los incisivos permanentes, existe un incremento natural del ancho del arco en la distancia intercanina de unos 3 mm en ambos maxilares y de 1 mm el largo para el maxilar superior y algo menos en la mandíbula.
- La inclinación de las piezas permanentes anteriores hacia vestibular en contraposición con la de los temporarios con los ejes dentarios perpendiculares a sus basales óseas, favorecen la alineación de los incisivos superiores e inferiores permanentes (estos últimos pueden presentar algún apiñamiento en el momento de su erupción).
- En la dentición mixta, el ancho transpalatino entre los primeros molares permanentes con valores de 31mm a 35mm indica una base ósea apropiada para que se produzca el alineamiento de los dientes permanentes (Figura 21.6).
- La longitud del arco con la erupción del canino y los premolares disminuye, en especial en la mandíbula, por el corrimiento mesial del primer molar permanente y la verticalización de los incisivos.

Contrariamente las siguientes características pueden predecir una futura maloclusión y el profesional deberá intervenir oportunamente para guiar y favorecer una correcta erupción y posición de las piezas permanentes:

- Ausencia, de los diastemas normales propios de la dentición temporaria.
- Presencia de caries y pérdida prematura de piezas dentarias temporarias.
- Estrechez de los arcos dentarios.
- Secuencia de la erupción de los dientes permanentes alterada.
- Discrepancia de las piezas dentarias con respecto a las basales óseas.

Cuando se produce una discrepancia entre el tamaño mesiodistal de un grupo de dientes y el espacio disponible para ubicarse en el arco correspondiente se produce apiñamiento que es un fenómeno para ambas denticiones, más recurrente en la dentición permanente. Es una anomalía muy frecuente, que abarca generalmente el sector anterior de canino a canino de ambos maxilares, especialmente en el sector antero inferior debido a que es una zona cuyo crecimiento en sentido transversal cesa tempranamente. Las piezas dentarias al erupcionar compiten por su lugar en el arco dentario, con la consiguiente ruptura de los puntos de contacto entre los dientes. Si bien la etiología no está muy clara puede producirse por causas genéticas, ambientales,

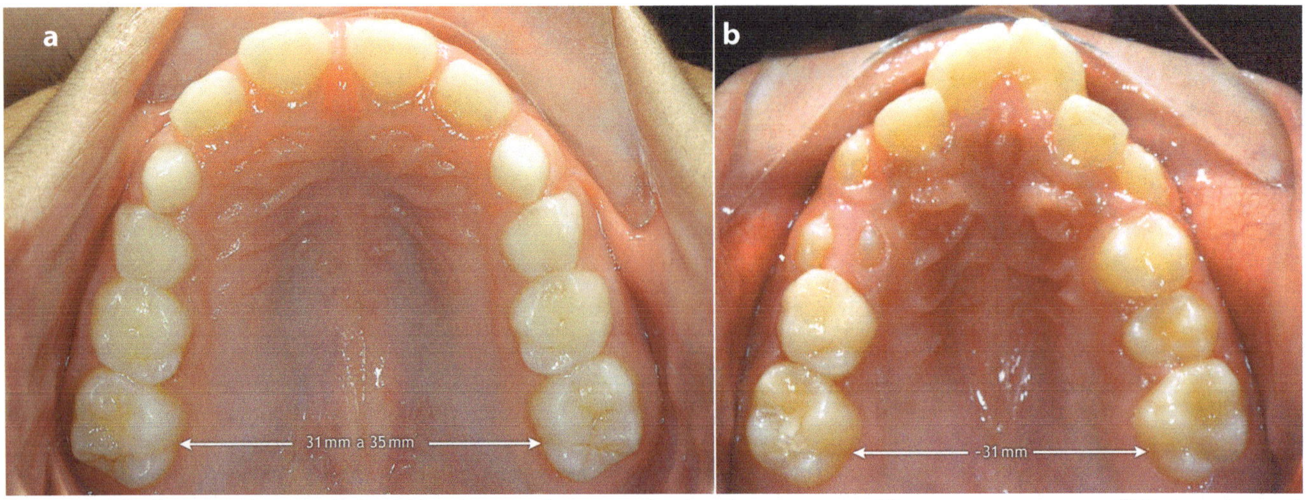

Figura 21.6: Ancho transpalatino en la dentición mixta. **a:** valores normales. **b:** valores menores a 31mm no se compensan suficientemente con el crecimiento y da por resultado apiñamiento dentario o protrusión

hábitos alimentarios, disminución del tamaño de los maxilares, macrodoncia de piezas dentarias.

Se lo puede clasificar en apiñamiento primario, secundario y terciario.

Primario
Debido a la discrepancia entre el tamaño mesiodistal de los dientes y las basales óseas (Figura 21.7 a).

Secundario
Puede deberse a factores ambientales como la pérdida prematura de piezas temporarias sin mantenimiento del espacio, caries en las caras mesiales o distales sin restaurar, anomalías de las funciones bucales como el hábito de succión que alteran el equilibrio muscular y dentario orofacial (Figura 21.7 b).

Terciario
Aparece o se acrecienta entre los 15-20 años, causado posiblemente por mecanismos de compensación dentoalveolar, por el crecimiento remanente de los maxilares y la maduración final de la cara; se menciona también por la erupción de los terceros molares aunque diferentes estudios afirman que no hay una relación significativa de estos en el desarrollo del apiñamiento dentario anteroinferior (Figura 21.7 c).

Contrariamente cuando la discrepancia óseo- dentaria se debe a basales amplias o piezas dentarias pequeñas se manifiesta la presencia de diastemas que pueden generar, sobre todo en el primer caso, problemas funcionales y estéticos de difícil solución.

El procedimiento terapéutico para mantener o lograr un correcto alineamiento dentario varía desde una simple obturación, a un mantenedor de espacio, a la expansión de los arcos dentarios y hasta una posible técnica de extracciones seriadas cuando la deficiencia de espacio es severa (Figura 21.8 a, b, c).

La técnica de extracciones seriadas se indica cuando se ha planificado un futuro tratamiento de ortodoncia con extracciones de premolares, en procura de evitar el agravamiento de la maloclusión y un tratamiento complejo en la dentición permanente. Básicamente esta técnica consiste en la extracción en serie de piezas temporarias y permanentes cuando existe un claro apiñamiento en el sector anterior. El orden de secuencia de extracciones seriadas más común es la extracción de los caninos temporarios, extracción de los primeros molares temporarios y extracción de los premolares luego de su erupción. Esta secuencia puede modificarse según las necesidades individuales de los casos clínicos. El momento oportuno para su realización se rige por el grado de desarrollo radicular de los dientes permanentes. Debe ser realizada por el especialista en ortodoncia, pues requiere los conocimientos de diagnóstico y planificación ortodóncicos necesarios, para actuar en forma individualizada, además de la ejecución de una segunda fase de tratamiento con apara-

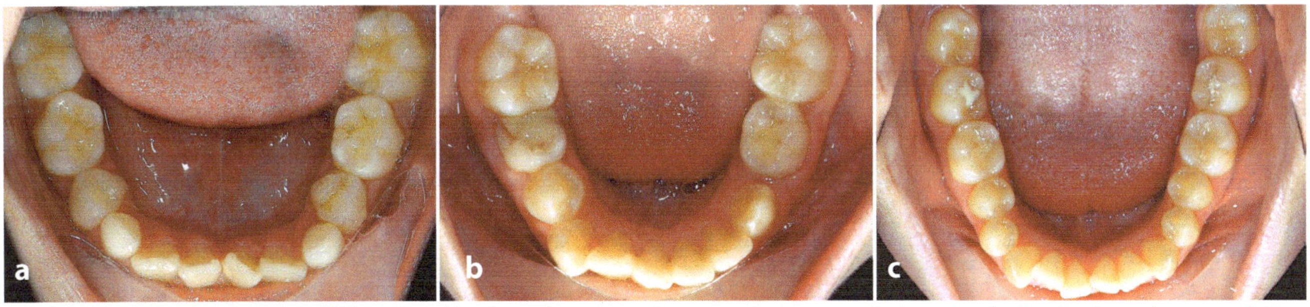

Figura 21.7: Distintas situaciones clínicas de apiñamiento dentario. **a:** Discrepancia entre tamaño dentario y las basales óseas de soporte. **b:** La presencia de caries y pérdida prematura de piezas temporarias origina apiñamiento y falta de espacio para el recambio dentario. **c:** Presencia de apiñamiento dentario anteroinferior tardío

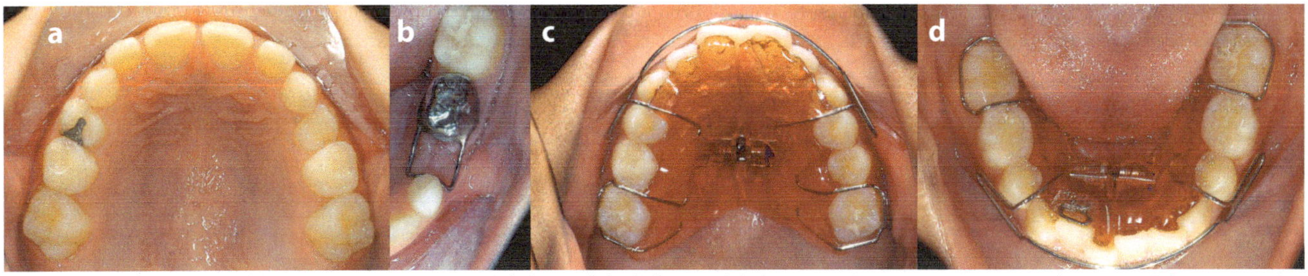

Figura 21.8: Recursos para la prevención y tratamiento de la pérdida de longitud de los arcos dentarios. **a:** Restauración proximal. **b:** Mantenedor de espacio con corona y ansa. **c y d:** Placas Schwarz para expansión de los arcos dentarios

tología fija para obtener la correcta posición de cada pieza dentaria.

Persistencia de dientes primarios

Es importante destacar que pueden indicar la posibilidad de que exista agenesia o un germen en mala posición y con ello la posibilidad de retención o erupción ectópica de la pieza permanente de remplazo.

Conduce a las piezas dentarias permanentes a erupcionar por vestibular o por lingual y ocasionar mordidas cruzadas.

La solución terapéutica es la extracción de la pieza temporaria previo diagnóstico radiográfico (Figuras 21.9 y 21.10).

Erupción ectópica del primer molar permanente

Suele manifestarse en el 3 al 4 % de la población, con mayor frecuencia en el maxilar superior.

Generalmente se debe al contacto del molar permanente con la convexidad del 2do molar temporario y se hace necesaria la intervención por medio de un desgaste en la cara distal del segundo molar temporario o un mantenedor de espacio si produce la exfoliación del molar temporario. Otras veces es necesaria la extracción de la pieza temporaria para favorecer la erupción del primer molar permanente, colocando también un mantenedor de espacio para asegurar la correcta erupción del segundo premolar permanente o recuperar el espacio si se ha perdido por volcamiento del molar permanente en su recorrido de erupción.

Si se comprueba retardo en la erupción del primer molar permanente de un lado del arco dentario en relación a su homólogo es imprescindible la evaluación por medio de una radiografía; aunque también puede producirse en forma bilateral (Figura 21.11).

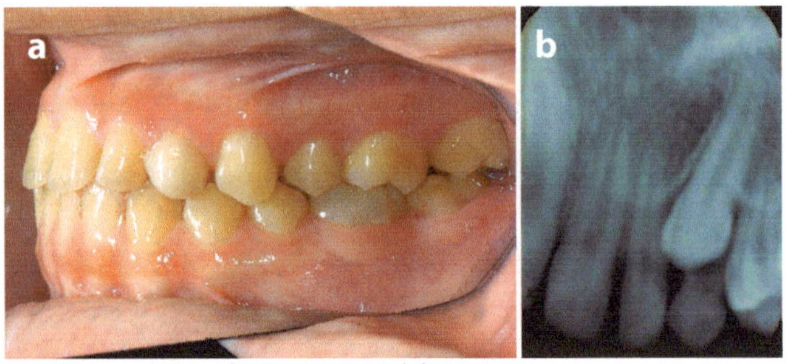

Figura 21.9 a y b: Persistencia del canino temporario superior izquierdo debido al germen del canino de remplazo en mala posición

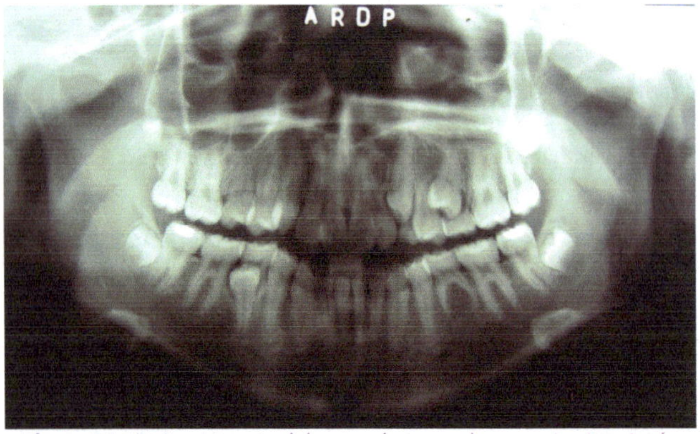

Figura 21.10: Persistencia del segundo premolar superior izquierdo y del segundo premolar inferior derecho en mala posición, en donde se comprueba la falta de reabsorción de una de las raíces de las piezas temporarias. Se observa también la persistencia del segundo molar temporario izquierdo inferior debido a la agenesia del segundo premolar izquierdo inferior

Infraoclusión de los molares temporarios

Esta anomalía se debe a diferentes agentes causales locales y genéticos. Una alteración en el metabolismo de los tejidos periodontales podría ser la causa de la anquilosis aunque esta no siempre está presente en las piezas dentarias en infraoclusión. La recurrencia familiar junto a otros trastornos como agenesias o alteraciones de forma, de erupción (ejemplo: los caninos desplazados a palatino) y de textura, demuestra un origen genético debida a una perturbación hereditaria del desarrollo del diente.

Recientes estudios consideran que las características del crecimiento del proceso alveolar y mandibular con dirección anterior pueden influir en la expresión clínica de la infraoclusión (biotipo braquifacial).

Más frecuente en los molares temporarios de la mandíbula y en forma bilateral. Clínicamente puede haber ausencia de movilidad, y sonido agudo a la percusión. En las infraoclusiones severas puede producirse la inclinación de dientes adyacentes, pérdida de espacio y ruptura del plano de oclusión.

Pueden exfoliar normalmente si tienen su sucesor permanente. Sin embargo la solución va depender de la edad y gravedad del problema.

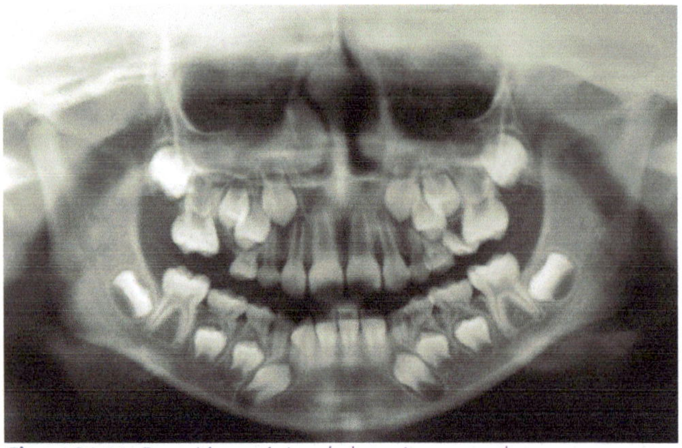

Figura 21.11: Erupción ectópica de los primeros molares permanentes superiores que conlleva a la perdida de los segundos molares temporarios

Se considera leve cuando la inclusión de la pieza dentaria temporaria es de 1mm, en cuyo caso es necesario su control clínico. Moderada cuando las crestas marginales están un poco por debajo del punto de contacto de las piezas contiguas. Es este caso se sugiere reconstruir la altura de la corona para que la pieza dentaria recupere la función. Si la pieza dentaria temporaria está casi o totalmente sumergida el pronóstico es desfavorable y se recomienda su extracción y mantener el espacio. Generalmente la infraoclusión es mayor cuando existe agenesia de su sucedáneo permanente.

En términos generales es importante supervisar el plano oclusal y la posibilidad de pérdida de espacio para no generar un problema de oclusión (Figura 21.12).

Retención

Los caninos superiores son las piezas dentarias que con mayor frecuencia quedan retenidas sin hacer erupción en la cavidad bucal.

Entre los factores etiológicos se mencionan la discrepancia ósea dentaria negativa, ausencia o anomalías del incisivo lateral, paladar hendido, quistes, supernumerarios, anomalías endócrinas, irradiación y factores hereditarios.

La retención del canino por palatino se presenta con frecuencia asociado con otras anomalías dentarias como la microdoncia del Incisivo lateral, agenesia del segundo premolar, hipoplasia de esmalte e infraoclusión de molares temporarios, rasgos que sugieren un origen genético común.

Por el contrario, la discrepancia óseo-dentaria es una de las causas principales de la retención por vestibular.

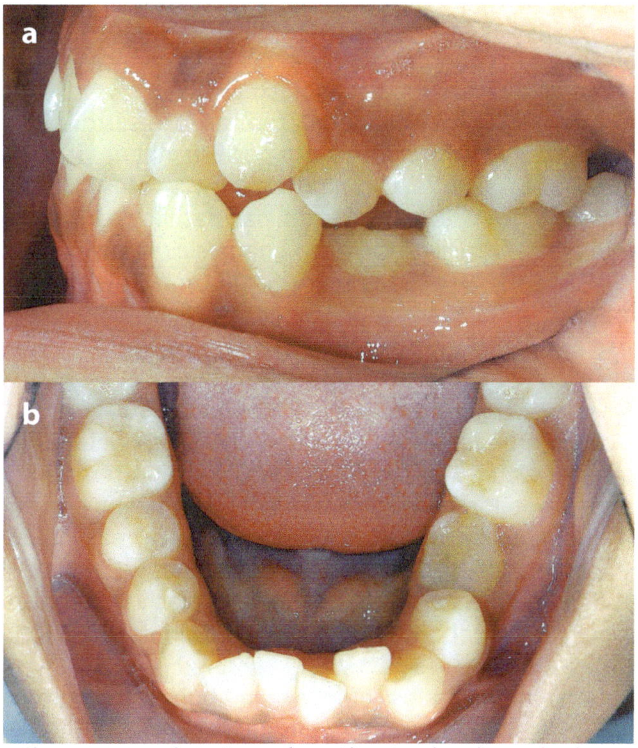

Figura 21.12 a y b: Imágenes fotográficas intrabucales en donde se puede observar la infraoclusión del segundo molar temporario y el plano de oclusión quebrado como consecuencia

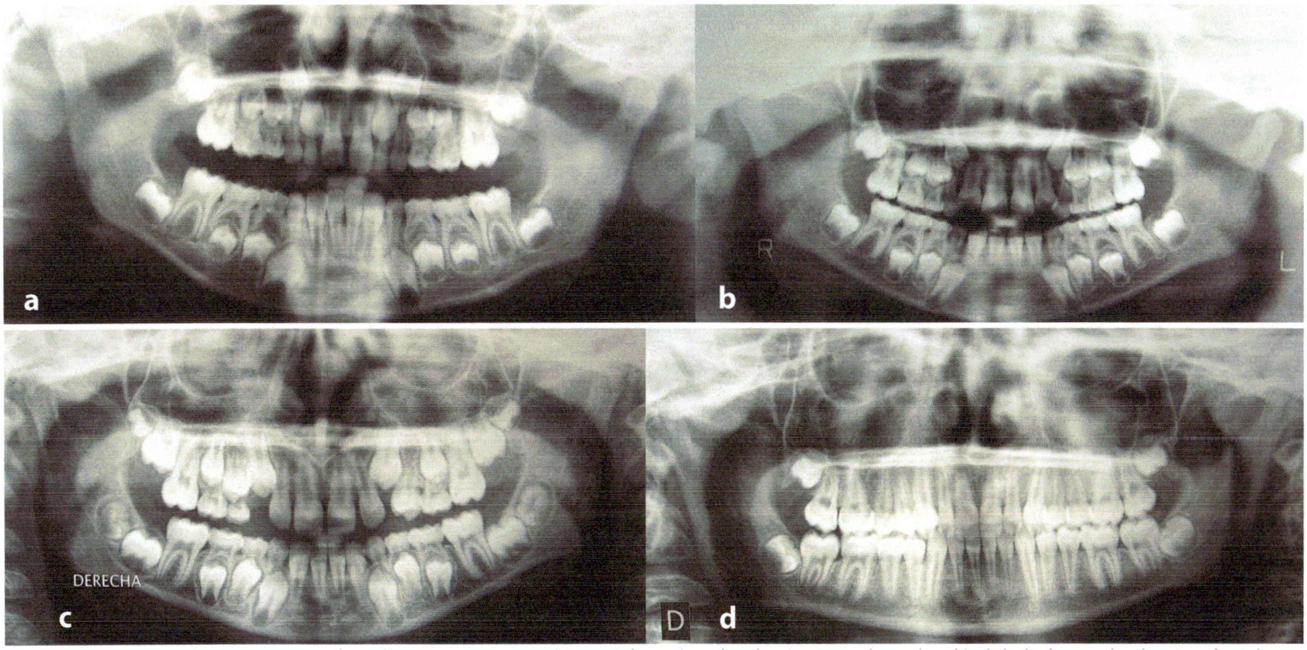

Figura 21.13: a: A los 6 años y medio, el canino, en posición mesial, actúa sobre los incisivos laterales dándole la forma de abanico. **b:** A los 9 años, los incisivos laterales actúan como guía y el canino adopta una posición más vertical para prepararse para erupcionar en la cavidad bucal. **c:** A los 10 años debe haber espacio para su erupción. **d:** A los 12 años el canino en erupción, cierra el diastema interincisivo y se ubica en la cavidad bucal con una ligera inclinación mesial

Es muy importante el diagnóstico temprano. La asimetría en el patrón de erupción, el retraso en la erupción del canino o la persistencia del canino temporario, la ausencia de protuberancia canina, el aumento de volumen de la mucosa en la zona palatina puede ser el indicio de la retención del canino y debe inducir a una evaluación clínica y radiológica exhaustiva.

Para ello es de utilidad interpretar el desarrollo de los dientes anteriores descripto por Broadbent (1937). A los 6 años y medio, el canino, en posición mesial, está ubicado a nivel del piso de la cavidad nasal. A los 9 años se acerca al incisivo lateral en una posición más vertical. Entre los 10 y 12 años realiza un movimiento en dirección bucal y erupciona en posición alta en el proceso alveolar (Figuras 21.13 y 21.14).

Como se mencionó en párrafos anteriores, si el incisivo lateral superior es conoideo o existe su agenesia el canino puede desviar su trayecto y quedar retenido. Ante esta situación, la extracción del canino temporario cerca de los 11 años de edad es una medida eficaz, ya que la erupción del canino permanente maxilar se ve favorecida en un alto porcentaje de los casos. Luego de la extracción es necesario controlar y mantener el perímetro del arco durante el periodo de erupción (Figura 21.15).

Con respecto a los caninos mandibulares, su retención está asociada a retardado de desarrollo dentario y mayor frecuencia de anomalías de posición, falta de espacio, pérdida prematura del diente temporario, factores hereditarios, disturbios funcionales, etc.

Los incisivos centrales superiores son otras piezas dentarias que pueden quedar retenidos, generalmente como consecuencia de un traumatismo en un diente temporario o por la existencia de un diente supernumerario, por lo tanto es muy importante el diagnóstico temprano y el seguimiento de erupción de los dientes permanentes anteriores debe ser vigilado estrechamente (Figura 21.16).

Los procedimientos terapéuticos para los casos de retención tanto de los caninos como de los incisivos o de alguna otra pieza dentaria, consisten en la acción en conjunto del equipo interdisciplinario, odontopediatra, ortodoncista, cirujano.

Agenesias

La falta de formación de una o más piezas dentarias hace necesario el control y la elección de procedimientos terapéuticos efectivos para preservar la correcta oclusión.

En ese sentido, el tratamiento varía desde mantenedores de espacio, prótesis o implantes en el momento oportuno con el fin de devolver la función y la estética, hasta un futuro tratamiento ortodóncico cuando el paciente tenga la dentición permanente completa para el cierre de espacios posterior a la pérdida o extracción de la pieza temporaria en los casos de discrepancia óseo-dentaria negativa (Figura 21.17).

Cuando existe agenesia de premolares (generalmente los segundos premolares inferiores) (ver Fig.10) y el diente temporario está presente y bien establecido que el paciente no necesita extracciones en un tratamiento posterior con aparatología fija, se aconseja rea-

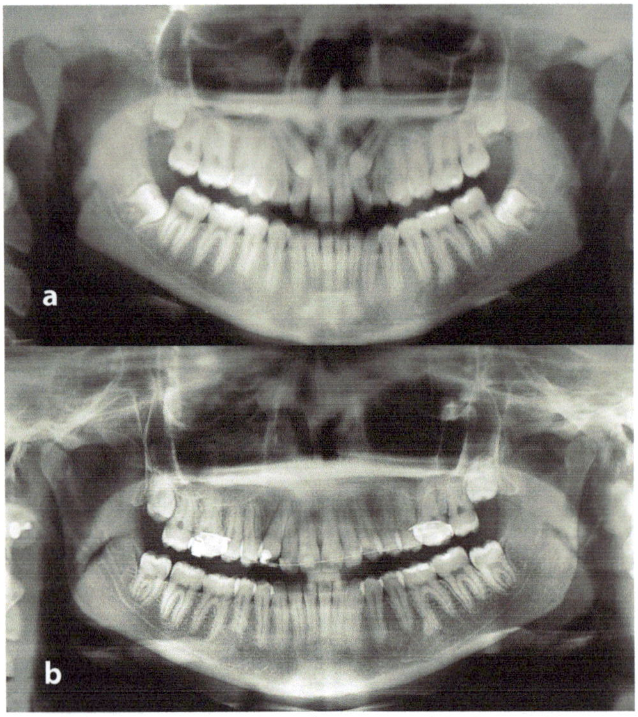

Figura 21.14 a y b: Derivación oportuna del odontopediatra al ortodoncista en un caso de retención de caninos superiores permanentes para favorecer su erupción. a. Se observa la persistencia de los caninos temporarios. b. técnica de tratamiento ortodóncico

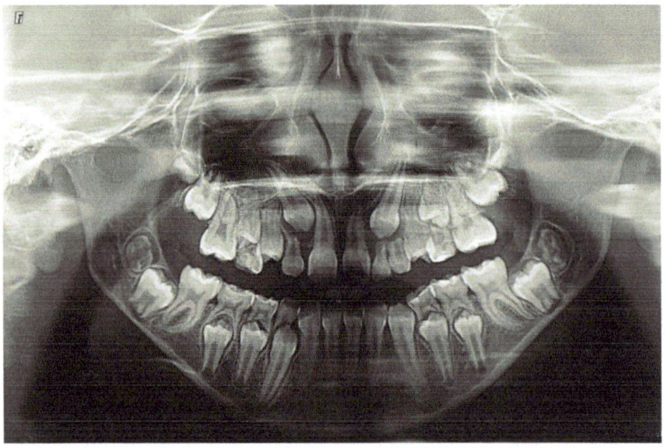

Figura 21.15: En los casos de agenesias de incisivos laterales es fundamental el diagnóstico radiológico, el control y la extracción del canino temporario en forma temprana ya que puede favorecer la erupción del canino permanente en la cavidad bucal

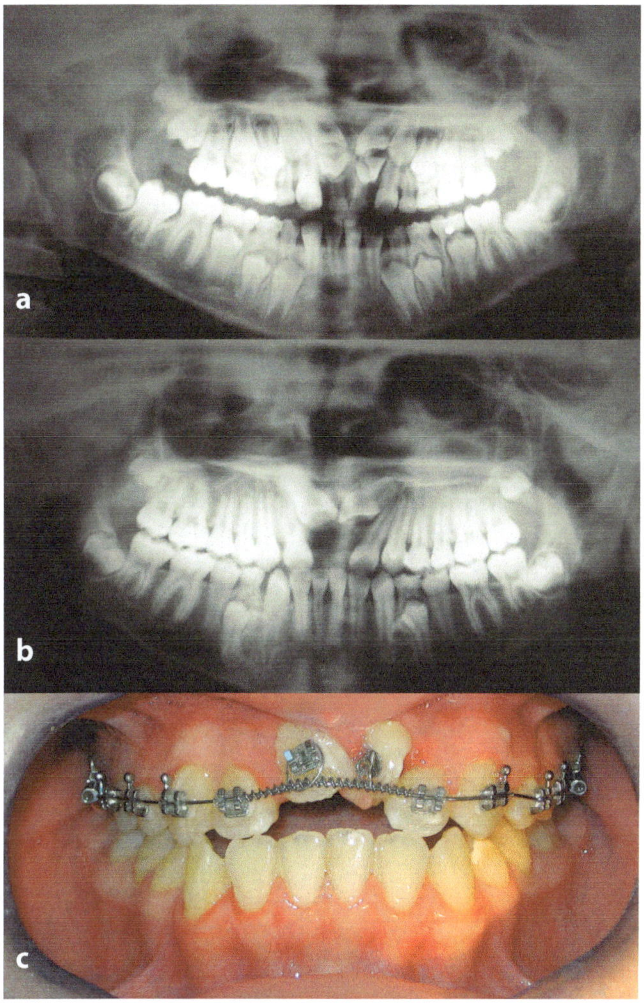

Figura 21.16 a, b y c: Incisivos centrales superiores retenidos por piezas supernumerarias. Se observa también la formación de piezas supernumerarias inferiores. Los procedimientos de tratamiento requieren la intervención del equipo interdisciplinario (cirujano, odontopediatra y ortodoncista)

lizar un desgaste en sus caras proximales para favorecer la formación de la llave molar. Es necesario realizar el control periódico hasta su posible pérdida y posterior rehabilitación protética.

El incisivo lateral es otro diente que puede estar ausente con frecuencia. Cuando se produce su agenesia y en la época de recambio no se produjo la reabsorción radicular del temporario sin sucedáneo, lo ideal es que permanezca el mayor tiempo posible en la cavidad bucal. Pero si el incisivo lateral temporario se pierde se mantiene el lugar para la futura rehabilitación.

Si se requiere tratamiento ortodóncico futuro y este se planifica con cuatro extracciones, puede tipificarse el canino superior como el lateral y el premolar como el canino, con el propósito de recuperar la función y la estética (ver Capítulo 14).

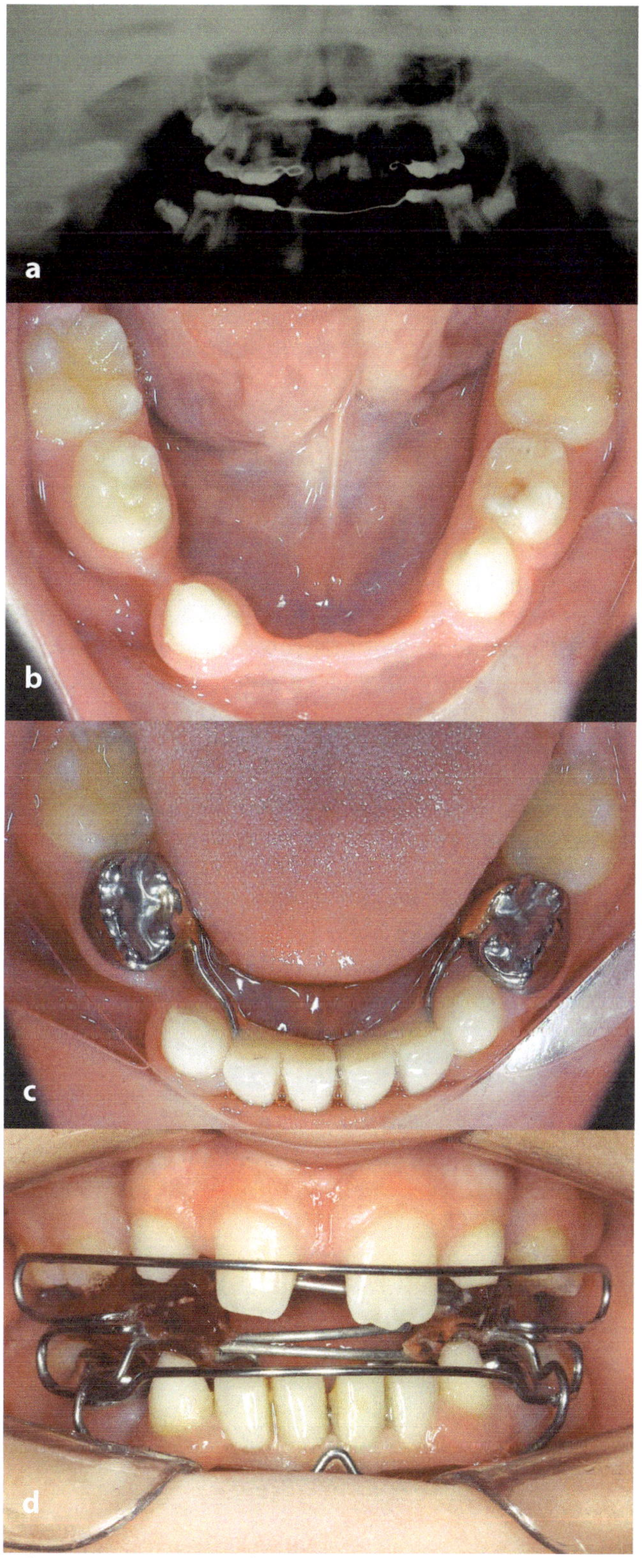

Figura 21.17: a: Radiografía panorámica de paciente con agenesias múltiples (Incisivo central superior derecho, Incisivo lateral superior izquierdo, Primer y segundo premolares superiores izquierdos, Incisivos del sector anteroinferior y primer y segundo premolares inferiores derechos e izquierdos).b. Aspecto clínico de la agenesia de los incisivos temporarios inferiores. c y d. Mantenedor con sistema perno-tubo (además de las razones estéticas y funcionales, favorece la acción de su tratamiento con un aparato de Ortopedia funcional)

Supernumerarios

La presencia de una o más piezas dentarias supernumerarias, tanto retenidas como presentes en la cavidad bucal pueden producir diferentes problemas de oclusión que serán resueltos acorde a la anomalía que se manifieste.

Para su tratamiento se trabaja en conjunto con cirugía y posteriormente se tratan sus secuelas con aparatología ortodóncica (Figura 21.18) (ver Capitulo 14).

Transposición

Cuando el trayecto eruptivo de una pieza dentaria se ve alterado, puede provocar que ésta se ubique en el sitio que le correspondería a una pieza adyacente. Se produce un cambio de posición de las piezas dentarias que puede producir un cambio en la secuencia eruptiva.

La etiología no es aun bien conocida, varios factores intervienen en su formación. Se citan entre otros factores genéticos, traumáticos, pérdida prematura del canino temporario, quistes, supernumerarios, apiñamientos dentarios.

Puede ser incompleta o parcial, solo de las coronas o completa o total de las piezas dentarias involucradas. Es más frecuente entre caninos y primeros premolares superiores. El tratamiento, especialmente en la transposición total, consiste en mantener la posición de erupción e identificar su morfología a la pieza correspondiente a su lugar en la arcada con el fin de cumplir sus objetivos estéticos y funcionales (Figura 21.19).

Geminación y fusión

Ambas anomalías dentarias pueden alterar la forma de los arcos, la alineación de las piezas dentarias, su estética y la relación de oclusión, por lo que es necesario intervenir tempranamente de acuerdo al problema que se origine (Figura 21.20) (ver Capítulo 14).

Frenillo labial

Es una lámina fibrosa de tejido conjuntivo que puede provocar un diastema interincisivo cuando persiste la inserción baja propia del recién nacido. El frenillo se presenta con una inserción muy profunda y baja en la papila incisiva y se extiende hasta el labio superior. Tiene un componente hereditario importante. Para el diagnóstico se puede traccionar el frenillo y se comprueba isquemia en la zona que rodea la papila incisiva (Figura 21.21).

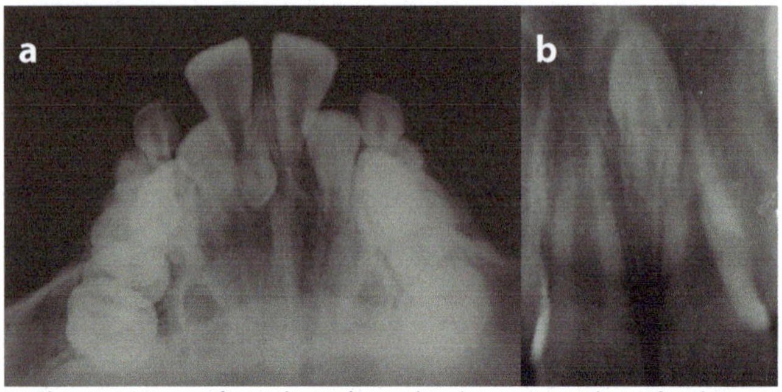

Figura 21.18 a y b: Radiografías oclusal y periapical en donde se observa la presencia de un mesiodens. Se indica la extracción de la pieza supernumeraria

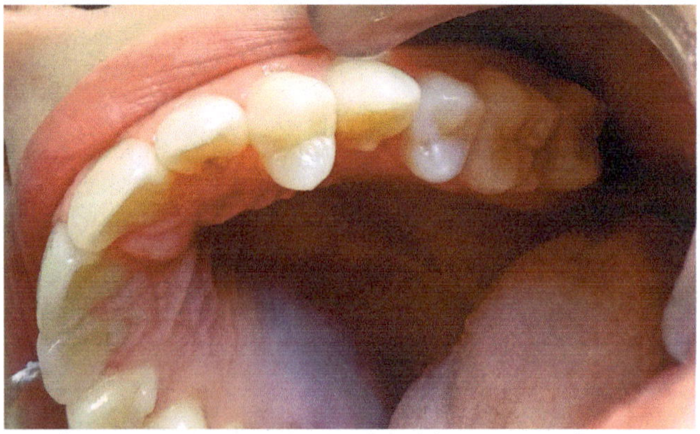

Figura 21.19: Trasposición completa del canino con el primer premolar superior

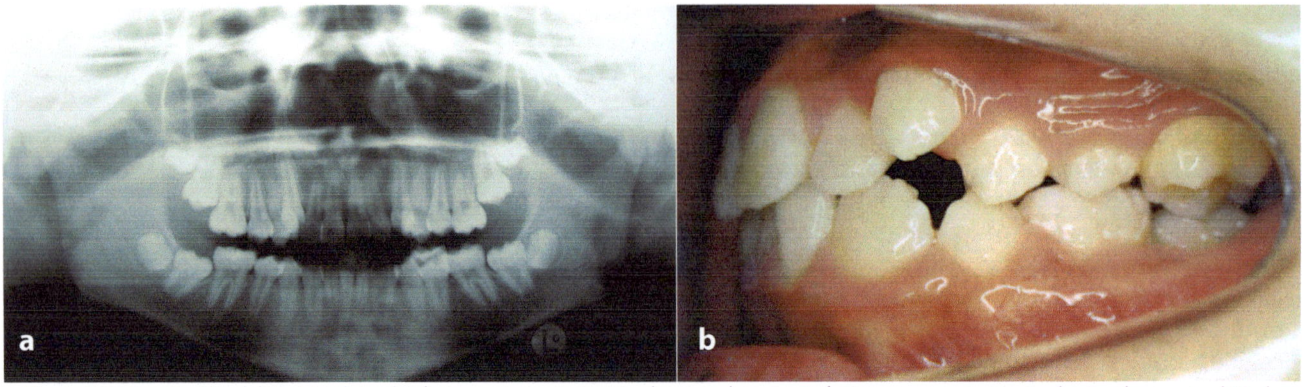

Figura 21.20: a: Fusión del incisivo lateral inferior permanente izquierdo con el canino inferior permanente izquierdo. Se observa también la persistencia del segundo molar temporario del mismo lado. **b:** Apariencia clínica de la fusión y mordida en tijera del primer molar permanente

El tratamiento es la frenectomía que está indicada después de la erupción de los laterales y aún de los caninos. Se aconseja primero cerrar el diastema y después realizar la cirugía, para evitar que el tejido cicatricial retarde el movimiento dentario. Es muy importante diferenciar este tipo de diastema de los diastemas fisiológicos que se producen durante la erupción de los incisivos permanentes, ya que lo hacen con un espacio transitorio muy acentuado entre ellos. Este período Broadbent lo llama "etapa de patito feo"; posteriormente el diastema cierra en forma natural con la erupción de los incisivos laterales y caninos.

Los diastemas, también, pueden deberse a otros factores etiológicos, de ahí la importancia de realizar un diagnóstico correcto. Se citan entre ellos la presencia de supernumerarios, quistes, hábitos, agenesias de incisivos laterales, microdoncias (generalmente disminución del tamaño de los incisivos superiores con respecto a los incisivos inferiores y cuya solución es el agregado de material de restauración).

Frenillo lingual

Es un pliegue mucoso que une la cara dorsal de la lengua con el piso de boca. Cuando el frenillo lingual es corto y poco desarrollado se restringe el movimiento de la lengua, la lengua queda en v y en movimientos laterales gira sobre sí misma, origina estrechez en el maxilar debido a la posición baja de la lengua, puede producir diastema interincisivo y trastornos fonéticos (Figura 21.22).

También en ocasiones puede ejercer fuerte tracción sobre la encía insertada originando retracciones gingivales. En los casos en que la rehabilitación funcional está comprometida se realiza la frenectomía a temprana edad. El tratamiento se complementa según la anomalía con la expansión del maxilar, la cirugía periodontal en los casos de retracción gingival y tratamiento fonoaudiológico antes y después del tratamiento quirúrgico.

Hábitos orales nocivos

Es fundamental señalar la influencia que las funciones de la cavidad bucal tienen en el crecimiento y desarrollo de la cara y los maxilares y sobre el equilibrio dentario y muscular orofacial. La pérdida de este equilibrio puede producirse por la existencia de hábitos orales nocivos y establecerse una maloclusión que puede ser considerada como una adaptación de las estructuras a la alteración funcional.

Los hábitos más frecuentes que contribuyen a la etiología de la maloclusión son:

La respiración bucal

Se produce por rinitis alérgica e infecciosa, pasaje nasal estrecho, hipertrofia de cornetes y de amígdalas o tejido adenoideo faríngeo, tabique desviado o hábito (Figura 21.23). También, un biotipo dólicofacial, de cara larga y estrecha podría ser en parte responsable de la respiración bucal.

Es decir, según esto último, la respiración bucal puede ser considerada como factor etiológico de las disgnacias, o como una manifestación secundaria a un hipodesarrollo primario del maxilar superior.

Determina en el niño una serie de características clínicas, como labios hipotónicos, boca entreabierta, ojos llorosos, nariz angosta, escasa prominencia malar, surco nasogeniano poco marcado, maxilares estrechos, paladar profundo, incisivos superiores protruídos. Este hábito casi siempre está asociado a una deglución dis-

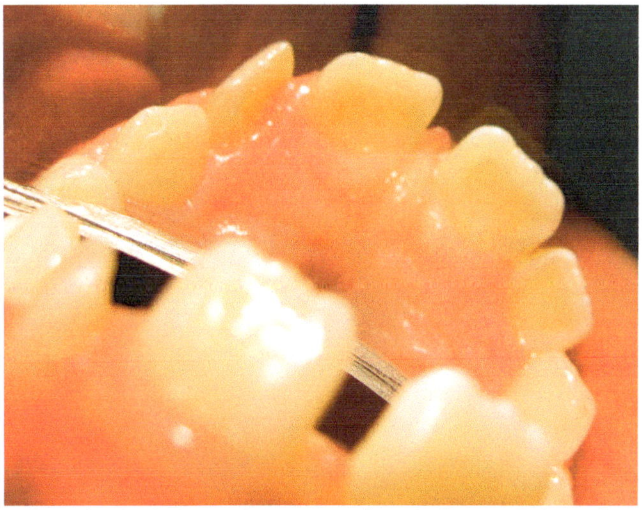

Figura 21..21: La isquemia que se produce, en la zona de la papila incisiva al traccionar el labio superior, indica la inserción baja del frenillo labial que produce el diastema interincisivo

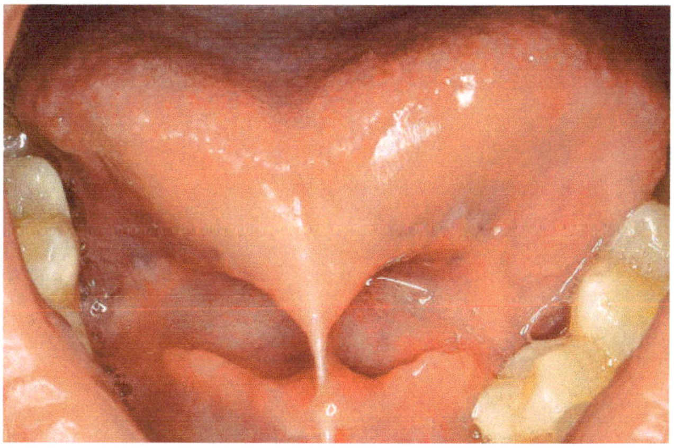

Figura 21.22: Al elevar la lengua se produce la tracción del frenillo lingual corto hacia el piso de la boca y la lengua adopta la forma de V. La lengua está limitada en sus movimientos y se producen alteraciones en la deglución y en la articulación de la palabra

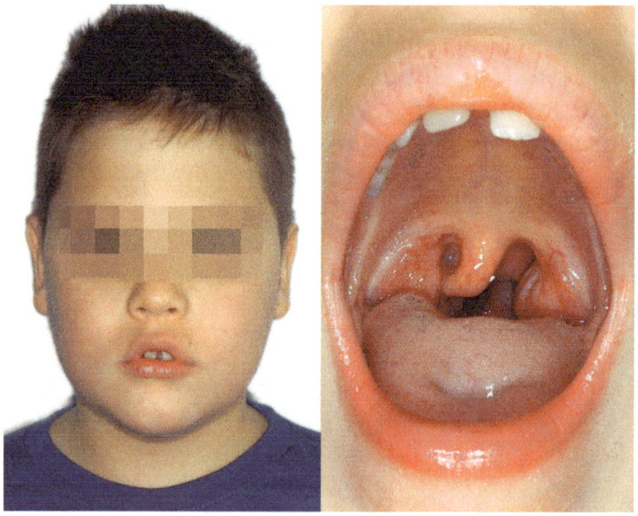

Figura 21.23: La Hipertrofia de amígdalas es una de las causas más frecuentes del hábito de respiración bucal

funcional por posición lingual incorrecta. Requiere tratamiento multidisciplinario (odontopediatra, ortodoncista, otorrinolaringólogo, fonoaudiólogo) a temprana edad (Figura 21.24).

Deglución disfuncional

Puede ser producida por inmadurez neurológica, respiración bucal, hábitos de succión o estar relacionado a su base genética o ser la causa o el resultado de una maloclusión. El tipo de alteración está relacionada con la posición de la lengua durante la deglución (mordida abierta anterior, mordida abierta posterior, protrusión de maxilar superior, vestíbuloversión de los incisivos superiores, prognatismo mandibular) (Figura 21.25).

Entre los hábitos de succión se destaca el de la *succión del pulgar*. Es importante tener en cuenta que la succión es un reflejo muy arraigado ya que a los siete meses de vida intrauterina el feto tiene capacidad de succionar. Es un mecanismo fundamental ya que le permite al recién nacido satisfacer la necesidad de alimentarse y relacionarse con el mundo externo. Para Jean Piaget, “el recién nacido asimila una parte de su universo a la succión, hasta el extremo de que se podría expresar su comportamiento inicial diciendo que para él el mundo es esencialmente una realidad que puede ser chupada” (Figura 21.26).

La succión del pulgar es una actividad sustitutiva de la alimentación materna. Este hábito puede estar acompañado de otros, como frotarse la nariz con la mano o con algún paño.

Se considera normal la succión el primer año de vida, luego, en forma gradual el niño va abandonando el hábito hacia los dos años. Si el hábito persiste pro-

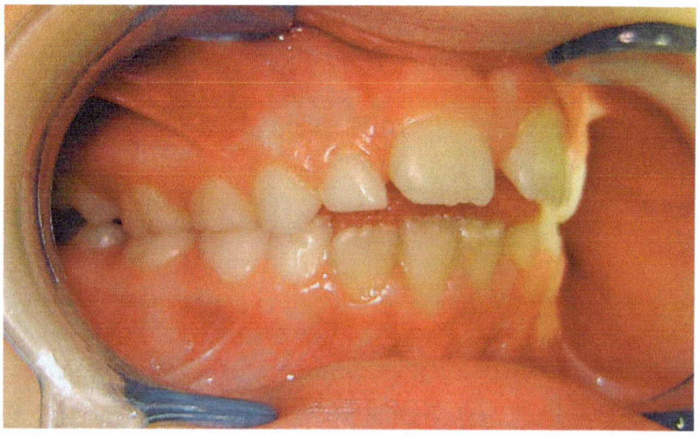

Figura 21.25: Fotografía intrabucal de niño con mordida abierta por hábito de deglución disfuncional

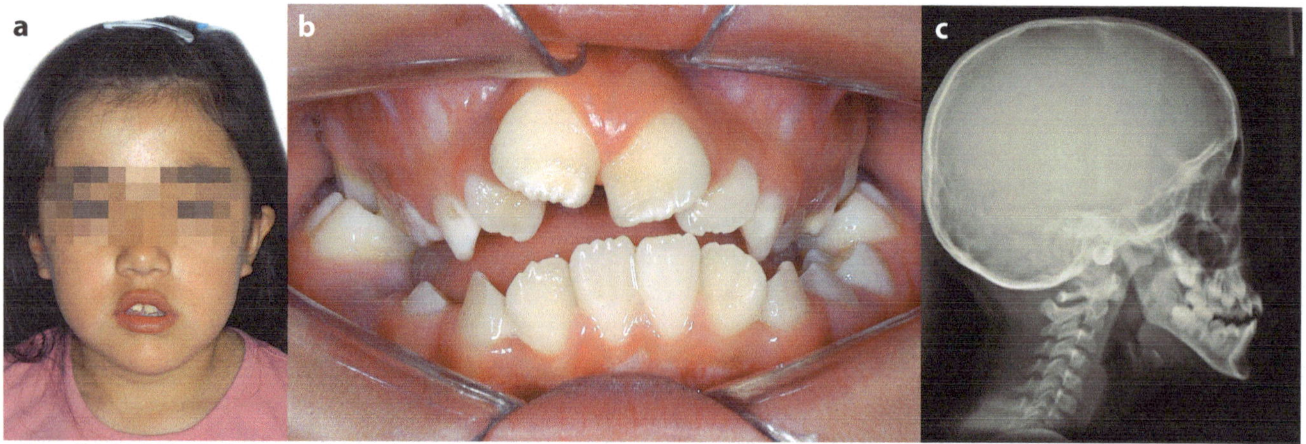

Figura 21.24: Niña de 9 años con hábito de respiración bucal a. Fascie característica del respirador bucal. b. Pérdida del equilibrio muscular y dentario determina estrechez del maxilar y mordida abierta por la deglución disfuncional asociada. C. Se observa en la telerradiografía lateral el ángulo mandibular muy obtuso debido a un crecimiento rotacional posterior, agravado por la extrusión de las piezas posteriores al tener el paciente la boca abierta en forma casi permanente

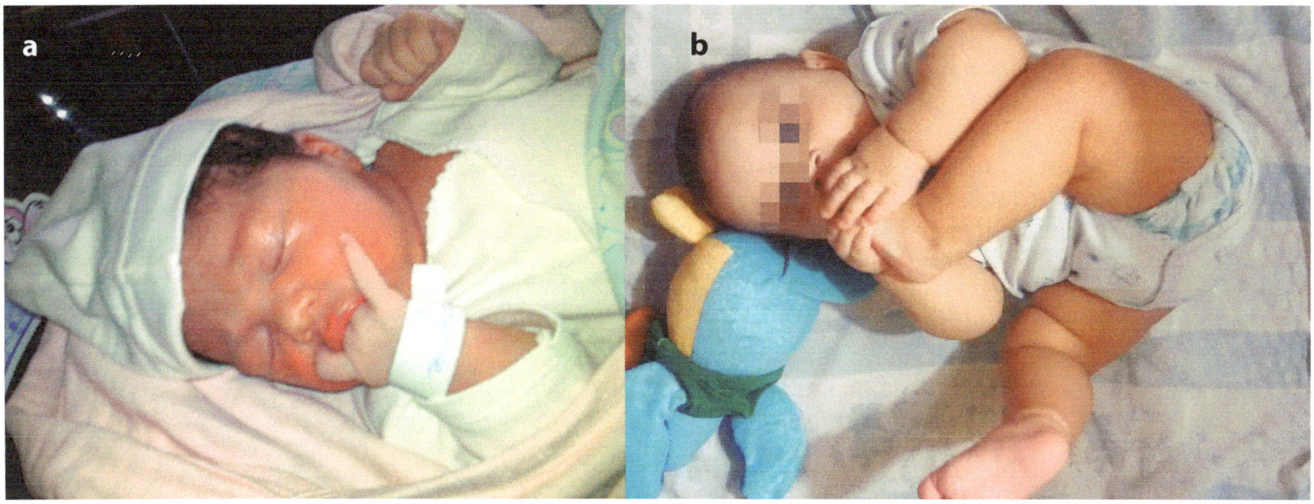

Figura 21.26 a y b: En el niño recién nacido el mecanismo de la succión constituye un intercambio con el mundo exterior. Después de una o dos semanas el recién nacido realiza mejor el mecanismo de la succión y deglución durante el amamantamiento que en los primeros días. Luego succiona en el vacío, succiona sus propios dedos de la mano cuando los encuentra y posteriormente cualquier objeto que se le presente, hasta sus propios pies. (Piaget 1995)

duce protrusión del maxilar superior, vestibuloversión de los incisivos superiores, mordida abierta que dificulta la deglución, estrechez del maxilar que puede manifestarse como una mordida invertida unilateral o bilateral posterior. En los pacientes dólicofaciales se acentúa la gravedad de las manifestaciones clínicas como en los demás hábitos nocivos (Figura 21.27).

Es importante destacar que si se elimina el factor causal antes de los tres años la alteración dentaria puede corregirse sola.

El apoyo familiar y del profesional son muy importantes para la eliminación de este hábito. El niño suele succionarse el pulgar en los momentos de aburrimiento, cuando mira el televisor o cuando tienen sueño, por lo que se sugiere remplazar estas acciones pasiva por diferentes actividades como dibujar, pegar figuritas, armar rompecabezas, etc.; también es importante acompañar al niño en la inducción al sueño por ejemplo con la lectura de libros o la narración de un cuento.

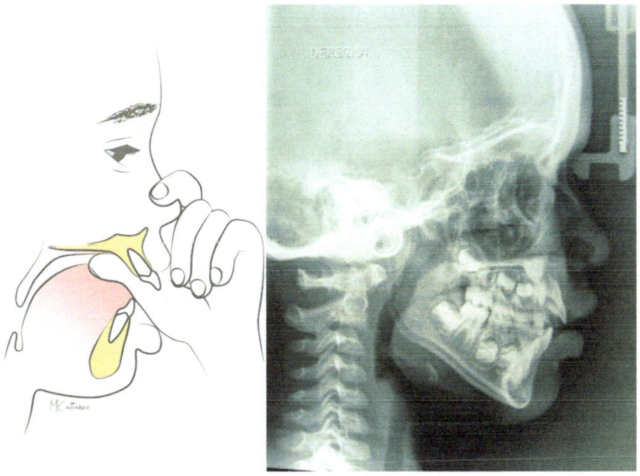

Figura 21.27 a y b: Se observa la forma en que la succión del pulgar produce su efecto en el sector anterior

Los procedimientos terapéuticos para corregir la deglución disfuncional y los hábitos de succión se realizan a edad temprana por medio de la derivación oportuna al fonoaudiólogo para la reeducación funcional y la presencia de un aparato de Ortopedia funcional o placa removible con rugas como recordatorio. Las placas con rejillas de alambre o de acrílico impiden la fuerza lingual entre o contra los incisivos para favorecer su erupción, pero no colaboran en la rehabilitación de la correcta deglución.

Otros hábitos nocivos requieren especial consideración y tratamiento oportuno según la causa y el problema que se suscite como el hábito de morder el labio inferior que produce protrusión superior y retrusión inferior. Este hábito generalmente está asociado al respirador bucal porque el labio inferior queda entre los dientes anteriores y los dos arcos dentarios (Figura 21.28).

La presión ejercida sobre los maxilares por posturas incorrectas puede ocasionar también, alteraciones cuya manifestación depende del tiempo, ubicación e intensidad de la fuerza que se produzca.

La mordedura de lápices u otros objetos pueden desviar uno o más dientes localizados en la zona que sufre la presión.

La onicofagia es otro hábito nocivo que se limita a los dientes anteriores con menor influencia en la génesis de la maloclusión.

Bruxismo

Es una actividad parafuncional que produce desgastes dentarios debido a un apretamiento de los dientes (Figura 21.29).

Este desgaste, de variable magnitud, se caracteriza por producir oclusiones inestables que pueden originar desviaciones funcionales de la mandíbula.

Es muy importante diferenciarlo del desgaste fisiológico en las superficies oclusales producido por la masticación en la dentición temporaria una vez completa, para que la mandíbula que tiene mayor crecimiento que el maxilar en esta etapa, obtenga una relación de clase I (segundo avance mandibular). Del mismo modo es fundamental evaluar su etiología e implementar su tratamiento oportuno (ver Capitulo 20).

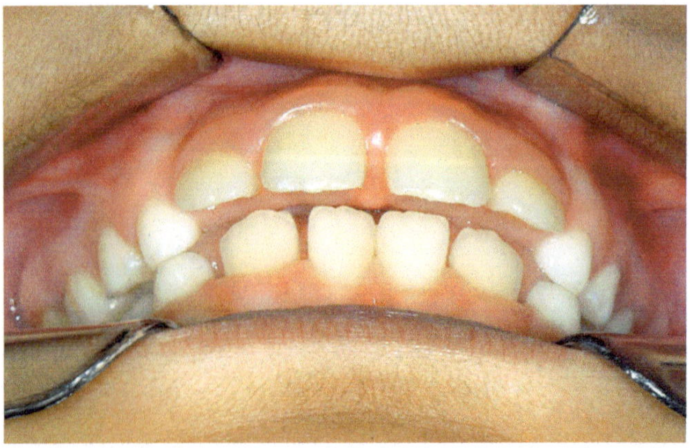

Figura 21.28: Niña con respiración bucal presenta protrusión maxilar que ocasiona interposición labial y hábito de morder el labio inferior

Mordida cruzada anterior

Generalmente las interferencia en los caninos temporarios, inducen a provocar desplazamientos de la mandíbula que pueden generar una mordida cruzada anterior de tipo funcional (Figura 21.30). Esta hay que diferenciarla de la clase III genética o verdadera. Para realizar el diagnóstico diferencial se trata de llevar la mandíbula hacia la posición de relación céntrica y si se logra retruirla hasta alcanzar el borde a borde da el indicio que pueda tratarse de una clase III funcional debida a una interferencia dentaria. Las clases III verdaderas, pueden evolucionar mejor con un tratamiento temprano ya que permite un entorno más favorable para el crecimiento y desarrollo dentomaxilar, favorece la estética facial y el aspecto psicológico del paciente niño. En estos casos es fundamental informar a la familia que existe la posibilidad de que el tratamiento recidive en la época del pico máximo de crecimiento puberal y que requiera en el futuro un tratamiento más complejo, aun la posibilidad de un tratamiento ortodóncico-quirúrgico (Figura 21.31).

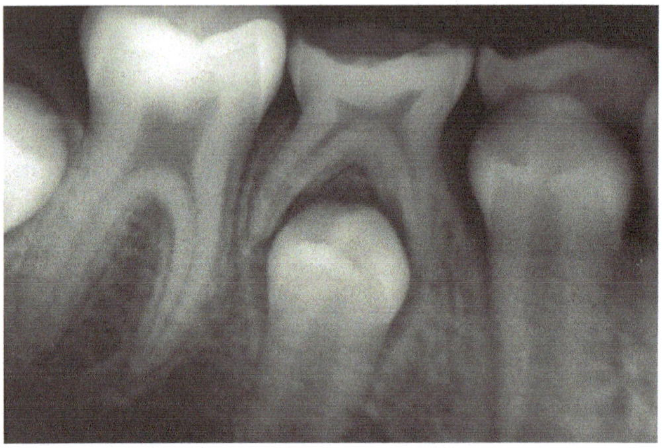

Figura 21.29: Imagen radiográfica del desgaste dentario de los molares temporarios en un paciente con bruxismo

Mordida cruzada posterior

Es una maloclusión que responde a diferentes factores etiológicos. Puede producirse por interferencias oclusales, generalmente en los caninos, o por una estrechez del maxilar superior, generalmente ocasionada por hábitos de respiración bucal y deglución disfuncional con posición baja de la lengua o genética, u originarse por la inclinación de los ejes dentarios hacia lingual.

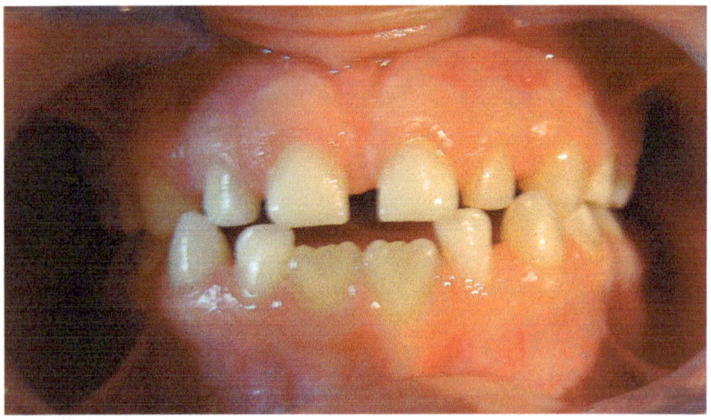

Figura 21.30: Desplazamiento anterior de la mandíbula por interferencias dentarias

La no coincidencia de las líneas medias en oclusión debida a contactos prematuros en el momento del cierre y su coincidencia en la posición de reposo indica una mordida cruzada posterior unilateral originada por interferencias dentarias. Este método de diagnóstico es muy importante para diferenciarlas de una verdadera asimetría neuromuscular o anatómica. Otro aspecto a tener en cuenta es que las mordidas cruzadas unilaterales no son auto corregibles lo que trae aparejado una mordida invertida en la dentición permanente y un tratamiento ortodóncico complejo, con la posibilidad de producir una futura asimetría facial y problemas en la ATM.

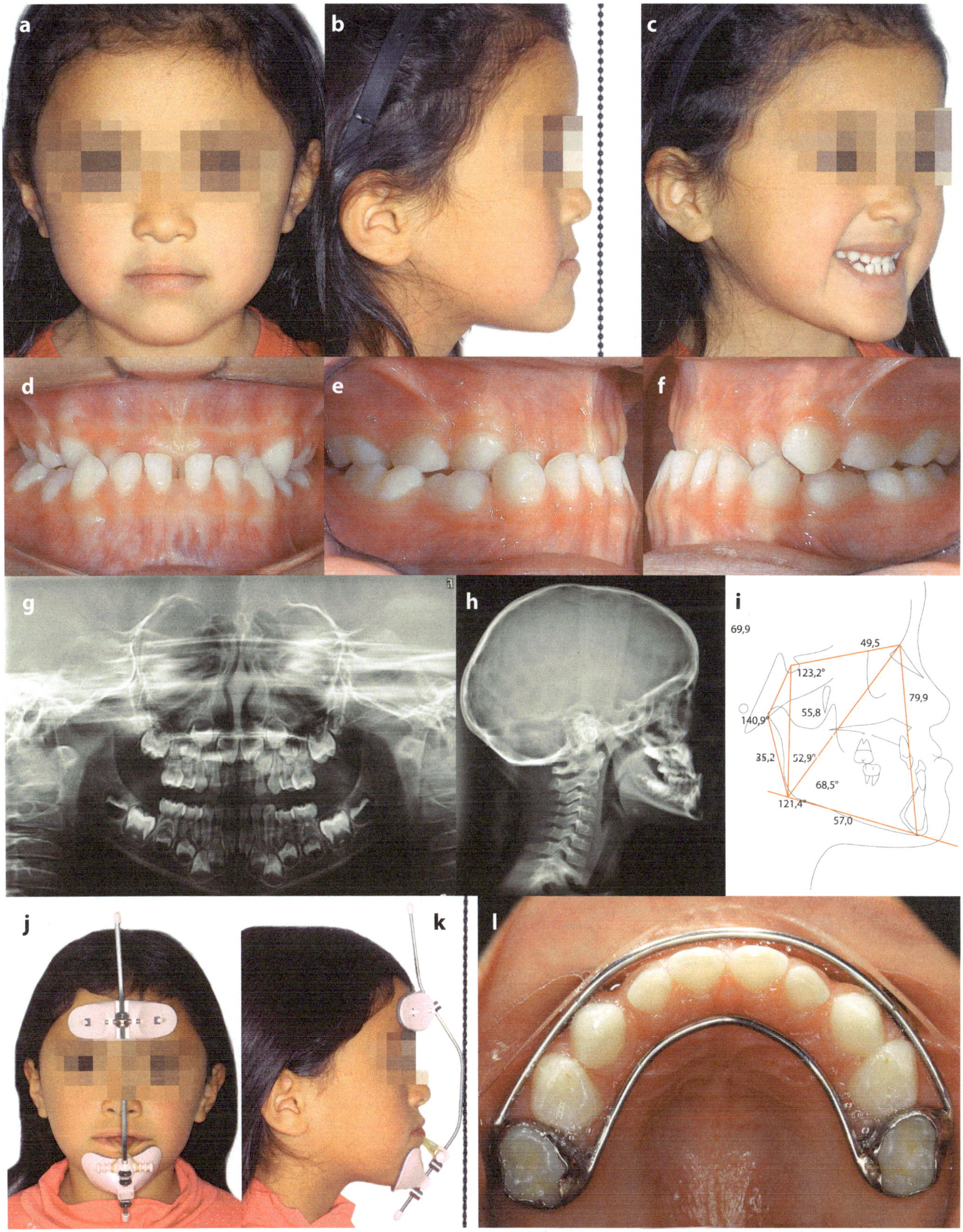

Figura 21.31: Clase III esquelética en una paciente de 4 años y 7 meses de edad con biotipo braquifacial. **a, b, c, d, e, f:** Fotografías de cara e intrabucales iniciales. **g, h, i:** Estudio radiológico y cefalométrico. **j, k, l:** Mascara de tracción posteroanterior de Petit instalada. (Continúa en página siguiente)

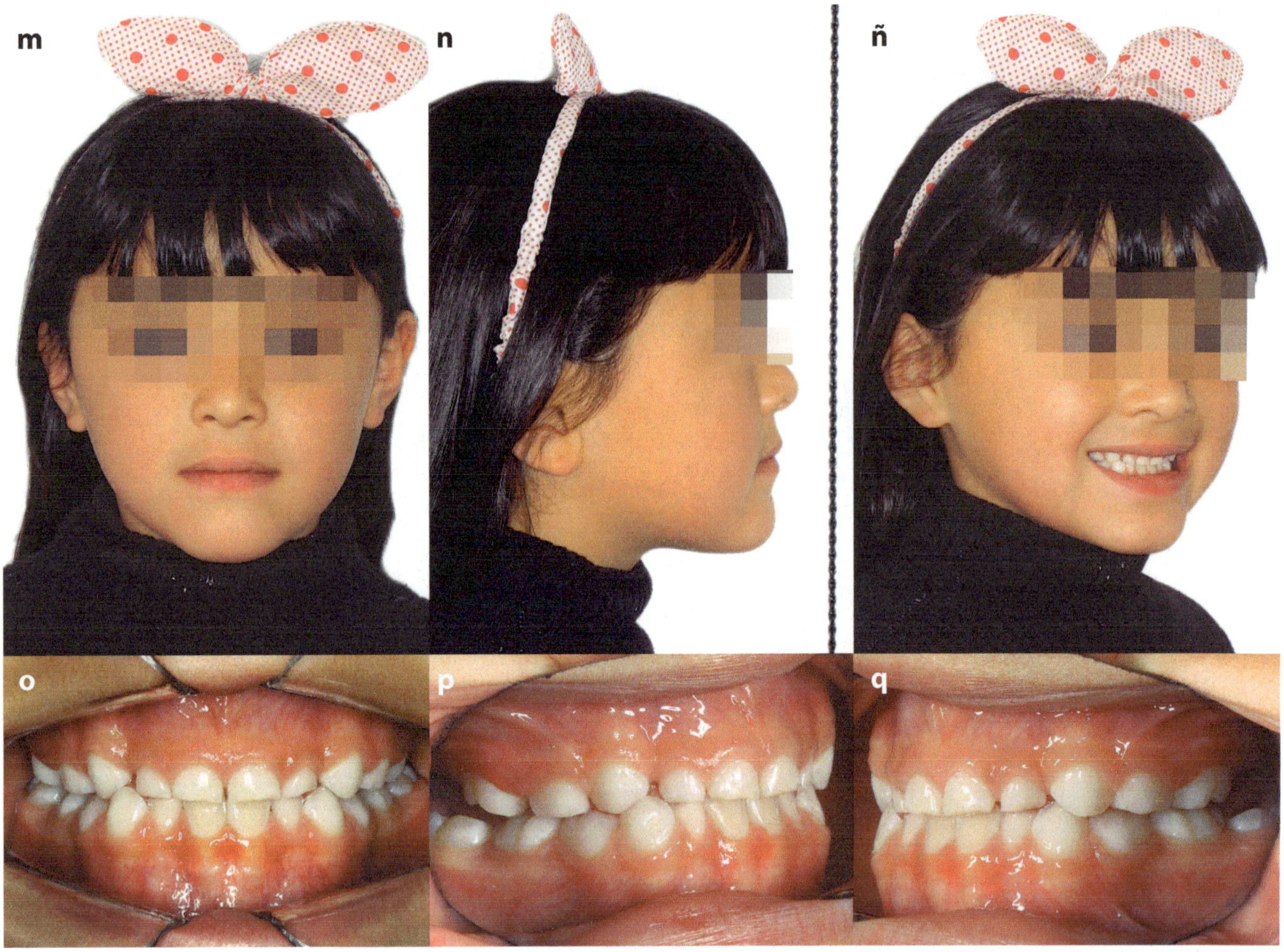

Figura 21.31: (Continúa de página anterior) **m, n, ñ, o, p, q:** Fotografías de cara e intrabucales finales. El tratamiento requiere control periódico, especialmente en la etapa del pico máximo de crecimiento puberal

La estrechez maxilar conlleva a una mordida cruzada unilateral en la búsqueda de una oclusión estable, u origina una mordida cruzada posterior bilateral cuando la estrechez es marcada que se manifiesta en ambas hemiarcadas (Figura 21.32).

Los procedimientos terapéuticos varían de acuerdo a la causa que produce la mordida cruzada posterior. En los casos de interferencias dentarias se realiza el desgaste de las mismas generalmente en los caninos temporarios. En los casos que la causa es la estrechez del maxilar

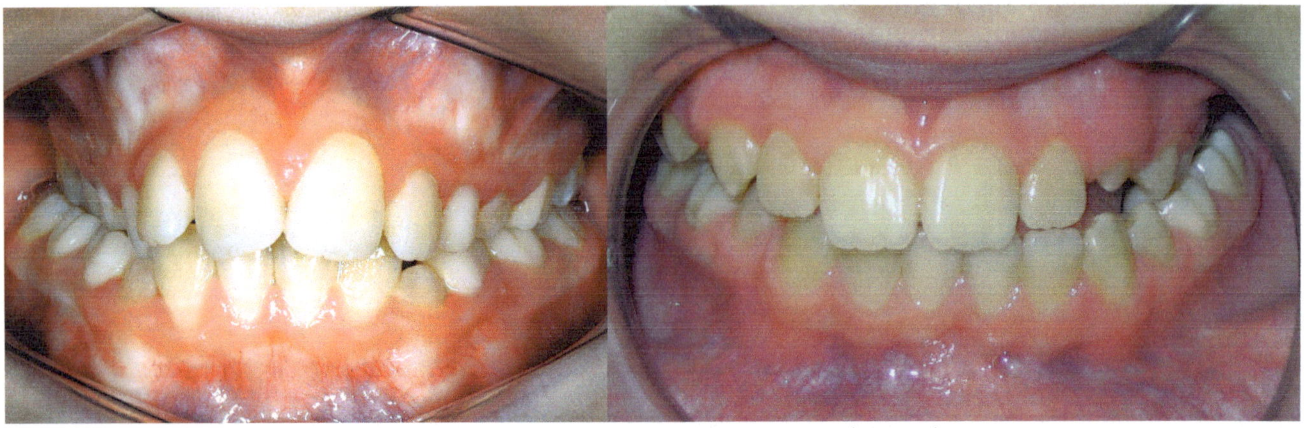

Figura 21.32 a y b: Mordida cruzada posterior por estrechez maxilar

se realiza la expansión del maxilar superior. Por último si la causa es la inclinación de los ejes dentarios hacia lingual, el tratamiento es la normalización de la posición de los ejes dentarios, de pronóstico favorable.

También requieren tratamiento temprano las ***grandes protrusiones*** para evitar lesiones en los tejidos dentarios, las ***sobremordidas*** ya que impiden el adelantamiento de la mandíbula con posibilidad de generar una clase II y trastornos en la ATM y del mismo modo se abordarán en forma temprana las ***enfermedades sistémicas y congénitas, que producen alteraciones dentomaxilofaciales*** y que requieren especial consideración y trabajo en equipo interdisciplinario médico – odontológico.

CONSIDERACIONES FINALES

Tanto los tratamientos preventivos como interceptivos de la maloclusión deben estar basados en un profundo conocimiento del crecimiento y desarrollo del niño y en un correcto diagnóstico, con una conciencia expectante a los a los nuevos cambios científicos y tecnológicos que se produzcan.

La resolución o derivación al especialista debe realizarse en el momento oportuno.

Los tratamientos tempranos deben ser lo más cortos posibles, con procedimientos efectivos (primera fase de tratamiento). La segunda fase de tratamiento se realizará con tratamiento de ortodoncia fija en la dentición permanente, para lograr el control tridimensional de cada pieza dentaria con el fin de obtener una oclusión funcional óptima.

Se destaca la acción del trabajo en equipo interdisciplinario (odontopediátra, ortodoncista, fonoaudiólogo, otorrinolaringólogo, kinesiólogo, psicólogo) para la prevención y tratamiento las disarmonías dentomaxilofaciales.

BIBLIOGRAFÍA

- Ackerman J, Proffit WR. Preventive and interceptive orthodontics: A strong theory proves weak in practice. Angle Orthod 1980; 50(2): 75-86.
- Adair SM, Milano M, Lorenzo I, Russell C. Effects of current and former pacifier use on the dentition of 24- to 59-month-old children. Pediatr Dent 1995; 17(7):437 444.
- Alexander SA, Askari M, Lewis L. The premature loss of primary first molars: Space loss to molar occlusal relationships and facial patterns. Angle Orthod 2015; 85(2): 218-223.
- Antonini A.,Marinelli A.,Baroni G,Franchi L.Class II Malocclusion with Maxilary Protrusion from the Deciduos Throug the Mixed Dentition:A Longitudinal Study. Angle Orthod 2005; 75(6):980-86.
- Baca García A., Baca García P., Llodra Calvo J.C. Medidas preventivas e interceptivas en Ortodoncia de interés, para el Odontólogo general. Rev Eur Odonto-Estomatol1992; 4(5): 299-310.
- Baccetti T. A controlled study of associated dental anomalies. Angle Orthod 1998; 68(3): 267-274.
- Bazargani F, Magnuson A, Lennartsson B. Effect of interceptive extraction of deciduous canine on palatally displaced maxillary canine: A prospective randomized controlled study. Angle Orthod 2014; 84(1): 3-10.
- Belanger G.K. Razones e indicaciones de equilibrado en dentición primaria. Quintessence 1993; 6(7): 468-73.
- Bjerklin K, Kurol J. Ectopic eruption of the maxillary first permanent molar: etiologic factors. Am J Orthod 1983; 84(2):147-55.
- Bjerklin K, Bennett J. The long-term survival of lower second primary molars in subjects with agenesis of the premolars. Eur J Orthod 2000;22(3):245-255.
- Broadbent HB. The face of the normal child. Angle Orthod 1937; 7: 183-208.
- Broadbent HB. Ontogenic development of occlusion. Angle Orthod 1941; 11(4): 223-241.
- Canut Brusola J.A. Ortodoncia Clínica. México, Ed. Masson, 2000, p 337- 350.
- Carra MC, Huynh N, Mortom P, Papadakis A, Remise C, Lavigne GJ. Prevalence and riskfactors of sleep bruxism and wake-time tooth clenching a 7 to 17-yr-old population. Eur J Oral Sci 2011; 119(5): 386-394.
- Dale JG. Guía de oclusión: extracciones seriadas. Cap 5. En: Graber T,Swain B.Ortodoncia. Principios generales y técnicas .Buenos Aires, Ed. Médica Panamericana.1ra Ed, 1992, p 298-422.
- Dimberg L, Lennartsson B, Arnrup K, Bondemark L.Prevalence and change of malocclusions from primary to early permanent dentition: A longitudinal study. Angle Orthod 2015; 85(5) 728-734.
- Domínguez Reyes A., Galán González A., Aznar Martín C., Succión digital y parámetros oclusales: estudios en niños de 3 a 6 años de edad. Rev Ortod Española 1999; 39(3): 143-147.
- Ericson S, Kurol J. Radiographic assessment of maxillary canine eruption in children with clinical signs of eruption

disturbance. Eur. J. Orthod 1986; 8(3):133-140.
- Ericson S, Kurol J. Early treatment of palatally erupting maxillary canines by extraction of the primary canines. Eur. J. Orthod 1988; 10(4):283-295.
- Fanning EA. Effect of extraction of deciduous molar son formation and eruption their successors. Angle Orthod 1962; 32: 44–52.
- Farret MM, Farret MMB. Absence of multiple premolars and ankylosis of deciduous molar with cant of the occlusal plane treated using skeletal anchorage. Angle Orthod 2015; 85(1): 134-141.
- Gandolfi AF. Compendio de Pediatría. Ed Libreros López Editores.1996, p 23-42, 314- 328.
- Harndt E,Weyers H.Odontología infantil.Ed. Mundi. 1969, p 511.
- Hauck FR, Omojokum OO, Siadaty MS.Do pacifiers reduce the risk of sudden infant death síndrome? A meta-anlysis. Pediatrics 2005; 116(5) 716- 723.
- Hayashi- Sakai S, Watanabe J, Taguchi Y, Noda T.Occlusal orientation for unilateral scissor bite in primary dentition. Pediatric Dent J 2007; 17 (2): 160-166.
- Howard CR, Howard FM,Lanpherar B, Eberly S, de Blieck Ea, Oakes D, Lawrence RA.Randomized clinical trial of pacifier use and bottle-feeding or cupfeeding and their effect on brestfeeding. Pediatrics 2003;111(3):511-518.
- Howe RP, McNamara JA, O'Connor KA. An examination of dental crowding and its relationship to tooth size and arch dimension.Am J Orthod 1983;83(5):363-373.
- Jaen, F. Desórdenes craneomandibulares y bruxismo en niños. Odonto. Panamá.1990; 15(1): 13-19.
- Jain S, Shetty KS, Jain S, Jain S, Prakash AT, Agrawal M. Evaluation of dental age and associated developmental anomalies in subjects with impacted mandibular canines. Angle Orthod 2015; (85):638-644.
- Jeong KH, Kim D, Song YM, Sung J, Kim YH (Epidemiology and genetics of hypodontia and microdontia: A study of twin families. Angle Orthod. 2015; 85(6): 980-985.
- Josell, S. D. Habits affecting dental and maxillofacial growth and development. Clin. Odontol. Norteamer 1995; 39(4): 861-70.
- Kaihara Y, Hayashi, Miura K, Kosai K. Remarkable factors related to preventing relapse of deciduos anterior crossbite. Pediatric Dental Journal 2008; 18 (2): 137-146
- Kurol J,and Thilander B. Infraocclusion of Primary Molars with Aplasia of the Permanent Successor. Angle Orthod 1984; 54: pp. 283-294.
- Kurol J, Olson L. Ankylosis of primary molars- a future periodontal threat to the first permanent molars? Eur J Orthod 1991;13(5):404-409
- Larsson E. Sucking, chewing, and feeding habits and the development of crossbite: A longitudinal study of girls from birth to 3 years of age. Angle Orthod 2001; 71(2): 116-119.
- Laskaris,G. Color Atlas of Oral Diseases in children and adolescents. Ed.Thieme.New York, 2000, p 17-18.
- Lempesi L, Karamolegkou M, Pandis N, Mavragani M. Maxillary canine impaction in orthodontic patients with and without agenesis: A cross-sectional radiographic study. Angle Orthod 2014; 84(1):11-17.
- Leonardi M, Armi P, Bacetti T, Franchi L, Caltabiano M. Mandibular growth In subjets with infraoccluded deciduous molars. Angle Orthod 2005; 75: 927–934.
- Lepley C,Thr命orckmont G, Parker S, Buschang PH. Masticatory performance and chewing cycle kinematic. Angle Orthod 2010; 80:295-301.
- Linderer-Aronson S,Woodside DG,Lundström A.Mandibular direction following adenoidectomy.Am J Orthod 1986;89:273-289.
- Lindner A, Modéer T. Relation between sucking habits and dental characteristics in preschoolchildren with unilateral cross-bite. Scand J Dent Res 1989; 97(3):278.
- Löfstrand- Tideström B, Thilander B, Ahlqvist- Rastad J, Jacobsson O. Breathing obstruction in relation to craniofacial and dental arch morphology in 4 years old children. Eur J Orthod 1999; 21: 323-332.
- Mateu ME, Bertolotti MC, Schweizer HS. Principios básicos para el desarrollo de una correcta oclusión. Rev Cir Argent Odontol 2007; 64(200):26-32.
- Mateu ME, Bertolotti MC, Schweizer HS. Ortodoncia: premisas, diagnóstico, planificación y tratamiento. 1a ed. Ciudad Autónoma de Buenos Aires. Grupo Guía, 2015, p 443-467.
- McDonald RE. Odontología pediátrica y del adolescente. Madrid. E. Mosby/Doyma Libros, 1995, p 190-193.
- McNamara Jr. J., Brudom W., Tratamiento ortodóncico y ortopédico en la dentición mixta. Ed. Needham Press, 1995, p 55-66.
- Meikle M.; What do randomized clinical trials tell us about the treatment of class II malocclusions? A personal view point. Eur.J. of Orthod 2005; 27:110-114.

- Melsen B, Stensgaard K, Peders J. Sucking habits and their influence on swallowing pattern and prevalence of malocclusion. Eur J Orthod 1979; 1(4):271-280.
- Mew J. The influence of the tongue on dentofacial growth. Angle Orthod 2015; 85(4):715-715.
- Midoi Castelo P, Duarte Gaviao MB, Pereira LJ, Rigoldi Bonjardim L. Evaluation of changes in muscle thickness,bite force and facial asimetry during treatment of functional posterior crossbite. J clin Pediatr Dent 2010, 34:369-374.
- Mirzen Arat Z, Haluk I, Ayca A. Differential diagnosis of skeletal open bite based on sagital components of the face. World Journal of Orthodontics 2005; 6 (1).
- Moorrees CFA, Fanning EA, Grøn AM. The consideration of dental development in serial extraction. Angle Orthod 1963; 33: 44-58.
- Moyers RE, Carlson D Maduración de la neuromusculatura bucofacial. Cap.14., Enlow D.H., Hans M.G., Crecimiento facial. México. Ed. Mc Grow Interamericana, 1998, p 247- 255.
- Muelas L, Vina MJ, Alió JJ, Cacho A. Etiología y pronóstico de la inclusión dentaria, revisión de la literatura. Rev Iberoamer Ortod 1995; 14(2): 55-63.
- Neeraja R, Kayalvizhi G, Muqueeth B. Mandibular mesiodens and maxillary mid-palatal mesiodens: rare occurrences. Pediatric Dental Journal 2010; 20(2):186-188.
- Niemelä M, Uhari M, Möttönen M. A pacifier increases the risk of recurrent acute otitis media in children in day care centers. Pediatrics 1995; 96(5 Pt 1):884- 888.
- Northway wm, Wainright RL, Demirjian A. Effects of Premature Loss of Deciduous Molars. Angle Orthod 1984; 54(4):295-329.
- Okawa R, Nakano K, Matsumoto M, Kawabata K, Ooshima T. Oral manifestations of patients with a hypophophatasia. Pediat Dent J 2012; 22(2): 155- 162.
- Papadopoulos MA, Chatzoudi MC, Kaklamanos G.Prevalence of tooth transposition. Angle Orthod 2010; 80(2): 275-285.
- Piaget J. Seis estudios de Psicología. Barcelona, España, Ed.Labor SA. 1995.
- Proffit W., Ortodoncia, teoría y práctica, Ed. Mosby Doyma Libros, 2da Ed.1996, p 105-135.
- Saka H, Koyama T, Tamatsu Y, Usami A, Ide Y.The morphological studies of root resortion of maxilary primary canines and their relation with the position of successive permanent teeth using Micro CT. Pediatric Dental Journal 2011; 21(2): 145-153.
- Sanchez Molina M. Estudio Comparativo del crecimiento craneofacial según el tipo de lactancia recibida. Publicacion Oficial de la Asociacion Iberoamericana de Ortodoncia. Monografías Clínicas en Ortodoncia. 2007; 25(1): 9-16.
- Sambataro S, Baccetti T, Franchi L , Antonini F. Early Predictive Variables for Upper Canine Impaction as Derived from Posteroanterior Cephalograms Angle Orthod 2005; 75(1): 28-34.
- Sayin M, Türkkahraman H. Factors contributing to mandibular anterior crowding in the early mixed dentition. Angle Orthod 2004; 74(6): 754-758.
- Schwarz RL, Fescina RH, Duverges CA. Obstetricia. Ed. El Ateneo 6ta ed. 2005 6ta reimp., 2011, 100-187, 690-697.
- Schweizer H.L, Pujol M.D. Oportunidad de la rehabilitación neuro oclusal en odontopediatría. Rev. Cir. Argent. Odontol 1974; 37(1): 7-10.
- Shalish M, Peck S, Wasserstein A, Peck L. Increased occurrence of dental anomalies associated with infraocclusion of deciduous molars. Angle Orthod 2010; 80 (3): 440-445.
- Shalish m, Har-Zion G, Zini A, Harari D, Chaushu S. Deep submersion: Severe phenotype of deciduous-molar infraocclusion with biological associations. Angle Orthod 2014; 84(2): 292-296.
- Slavicek R. Reflexiones sobre las parafunciones. Rev Esp Ortod 1996; 26: 59-69.
- Warren JJ, Bishara SE. Duration of nutritive and nonnutritive sucking behaviors and their effects on the dental arches in the primary dentition. Am J Orthod Dentofacial Orthop 2002; 121(4):347.
- Warren JJ, Levy SM, Kirchner HL, Nowak AJ, Bergus GR. Pacifier use and the occurrence of otitis media in the first year of life. Pediatr Dent 2001; 23(2):103-107.
- Woodside DG, Linder-Aronson S, Lundström A, McWilliams J. Mandibular and maxilary growth after change mode of breathing. Am J Orthop Dentofac Orthop 1991; 100:1-18.
- Yonesu T, Kadoya M, Yacushiji M. Effects of prolonged breast- and bottle-feeding on occlusal characteristics in the primary dentition. Pediatric Dental Journal 2005; 15 (2): 212-218.
- Winnicot D. https://ouricult.files.wordpress.com/.../donald-winnicott-obras-completas

Capitulo 22
Fisura labioalveolopalatina

Susana M. Castro, María C. Fernández Castro

Odontopediatría

Se llama fisura labioalveolopalatina (FLAP) a la malformación craneofacial producida por defectos en la formación de la cara a la altura del labio superior, el alvéolo, el paladar duro o el paladar blando, o ambos.

Los pacientes con FLAP presentan gran cantidad de alteraciones, por lo que es muy importante que su atención comience desde el momento de su nacimiento, y sea llevada a cabo por profesionales experimentados de diversas especialidades que mantengan contacto entre sí.

CAUSAS

Las causas de esta malformación pueden reunirse en dos grandes grupos: las de origen genético y las provenientes del ambiente.

Dentro de la categoría de orden genético hay tres subgrupos:

1. Herencia monogénica: malformación debida a una variación o una mutación de un gen dominante o de ambos alelos recesivos siguiendo los patrones básicos de las leyes mendelianas.
2. Herencia poligénica o multifactorial: las malformaciones surgen de interacciones complejas entre numerosas variables de genes menores que interactúan con factores ambientales, por lo general poco conocidos.
3. Aberración cromosómica: afecta de forma global el crecimiento prenatal tanto corporal como cerebral. Esta afectación del crecimiento genera malformaciones de órganos y sistemas.

A su vez las causas ambientales también pueden subdividirse en tres subgrupos:

1. **Físicas:** las más comunes son las producidas por radiaciones ionizantes.
2. **Químicas:** debidas al uso de medicamentos, como analgésicos, antibacterianos, antituberculosos, antieméticos, hormonas, hipoglucemiantes, sedantes, entre otros.
3. **Biológicas:** hace referencia a las condiciones fisiológicas de la madre, como su edad, estado nutricional (anemias, deficiencias vitamínicas) y equilibrio hormonal.

Estos son factores que desempeñan un papel importante en la aparición de ciertas malformaciones. También pueden mencionarse enfermedades crónicas de la madre, como hipertensión y diabetes. Dentro de esta categoría quedan encuadradas, además, las alteraciones en la estructura del útero y los daños provocados por las bandas amnióticas.

La causa exacta de la FLAP aún se desconoce y en general no puede atribuirse a un factor único. Se considera que el origen de esta malformación es multifactorial, aunque puede deberse a causas hereditarias y asociadas a síndromes o no.

CLASIFICACIÓN DE LAS FISURAS ORALES

PALADAR PRIMARIO

Es la zona comprendida desde el agujero palatino anterior hacia delante, pasando por distal de los

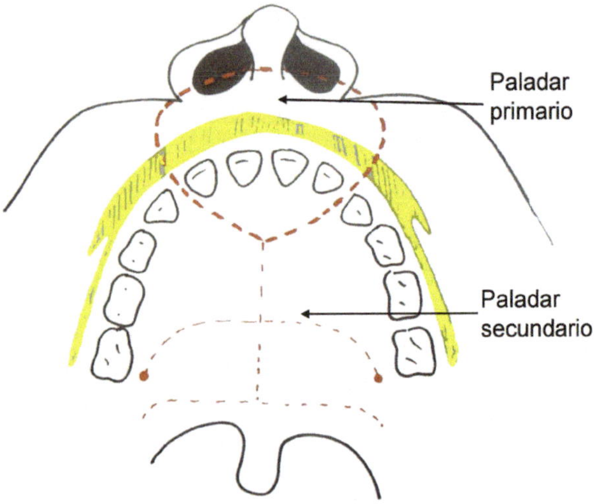

Figura 22.1: Esquema de paladar primario y secundario

incisivos laterales superiores. Comprende el segmento premaxilar, el fondo de surco a la altura de los cuatro incisivos superiores, labio y piso nasal.

PALADAR SECUNDARIO

Se extiende desde el agujero palatino anterior, y comprende tanto el paladar duro como el blando (Figura 22.1).

De acuerdo con los distintos autores que han investigado esta temática, se puede identificar una variada gama de clasificaciones de las fisuras.

Para facilitar la comprensión se presenta una clasificación que puede interpretarse sin mayores inconvenientes:

1. Fisura de paladar primario (Figuras 22.2):

- **Unilateral**
  - Derecha: completa/incompleta.
  - Izquierda: completa/incompleta.
- **Bilateral**
  - Completa: derecha/izquierda.
  - Incompleta: derecha/izquierda.

2. Fisura de paladar secundario (Figuras 22.3):

- **Unilateral**

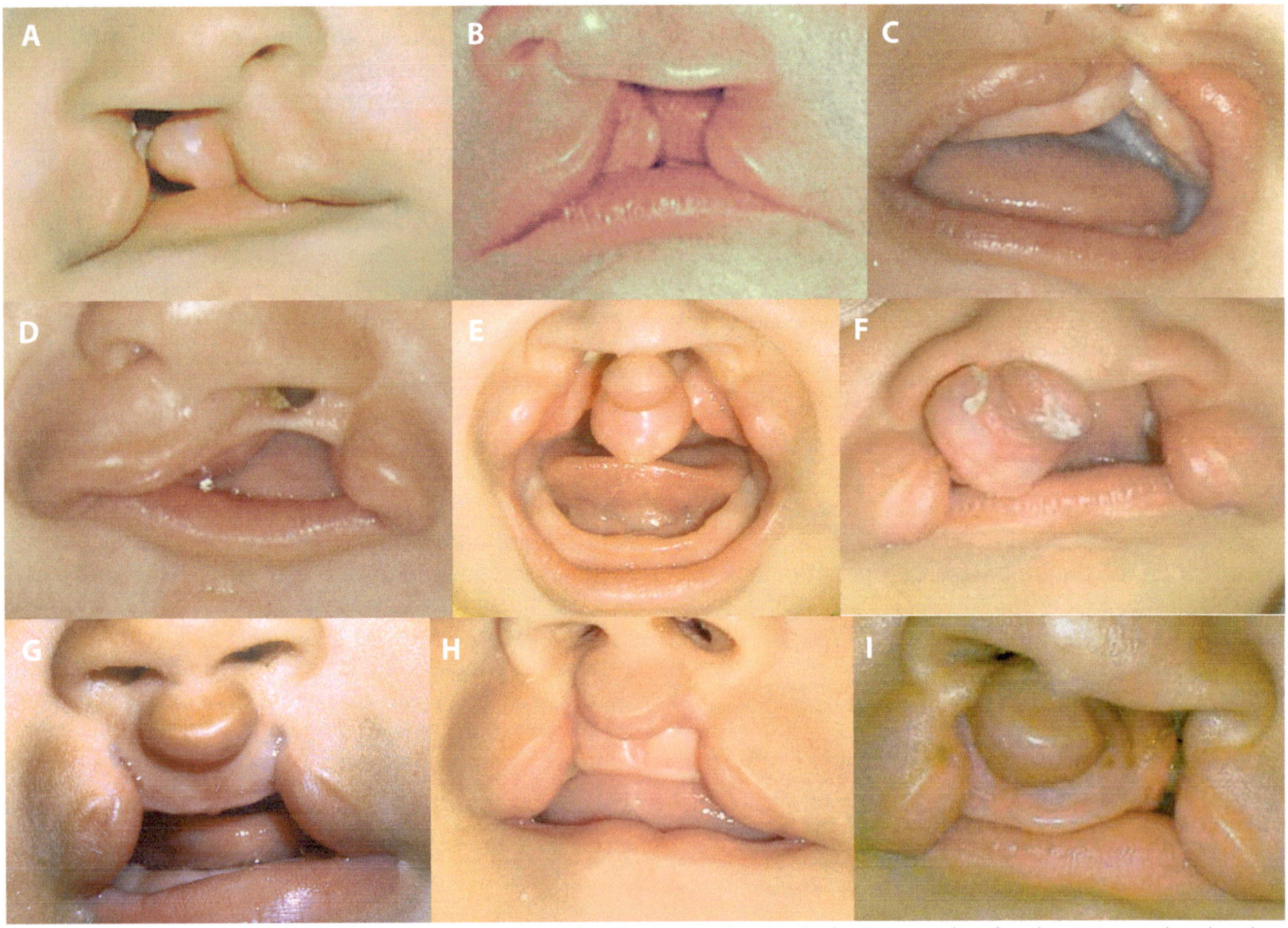

Figura 22.2: Fisura unilateral de paladar primario. A: completa derecha; B: completa izquierda; C: incompleta derecha; D: incompleta derecha con bandeleta de Simonart. E, F: Fisura bilateral de paladar primario completa. G: fisura bilateral de paladar primario incompleta (derecha e izquierda); H: fisura bilateral de paladar primario completa derecha e incompleta izquierda; I: fisura bilateral de paladar primario completa izquierda e incompleta derecha

- Derecha: completa/incompleta.
- Izquierda: completa/incompleta.

- **Bilateral**
  - Derecha: completa/incompleta.
  - Izquierda: completa/incompleta.

3. Fisura submucosa.
4. Fisura de línea media.
5. Fisura comisural (Figura 22.4).

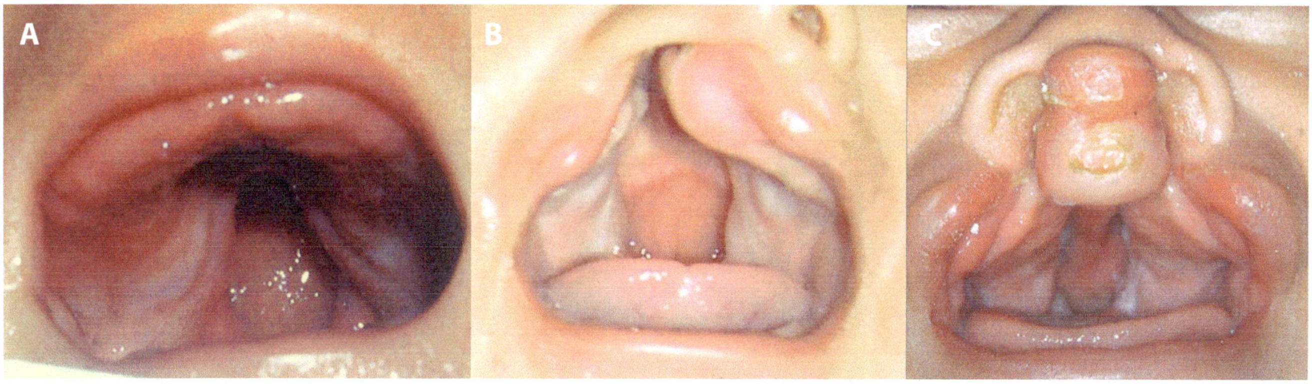

Figura 22.3: A: Fisura de paladar secundario unilateral completa. **B:** Fisura unilateral de paladar primario completa derecha y unilateral de paladar secundario completa derecha. **C:** Fisuras bilaterales de paladar primario completa y de paladar secundario completa

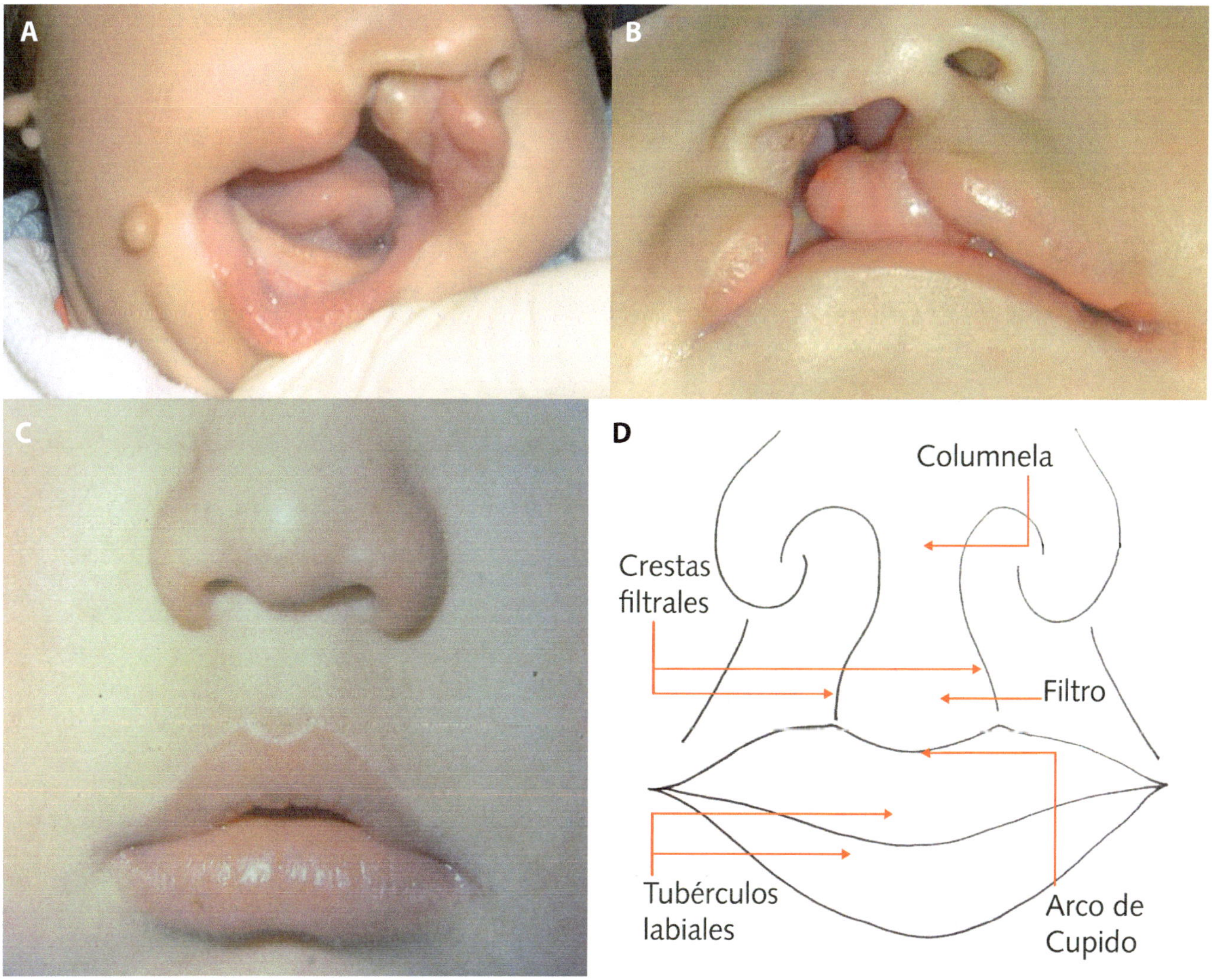

Figura 22.4: A y B: Fisura comisural. **C:** Anatomía del labio sin fisura. **D:** Esquema de las estructuras del labio

ANATOMÍA Y FISIOLOGÍA DE LA REGIÓN OROFACIAL DEL PACIENTE CON FISURA

Los pacientes que nacen con FLAP poseen todas las estructuras anatómicas de una región bucofacial normal, aunque muchas veces estén desplazadas o hipoplásicas.

Se describirán las alteraciones anatómicas de las fisuras completas. En las incompletas las alteraciones se presentan de manera parcial (Figura 22.4 C y D).

Fisura de paladar primario unilateral

La fisura pasa por la cresta filtrar, ya sea derecha o izquierda. El arco de Cupido y el filtro presentan una anatomía anormal. El labio fisurado es más delgado, y la línea cutaneomucosa y la mucosa se encuentran desviadas hacia el piso nasal. El músculo orbicular de los labios está poco desarrollado y retraído debido a que no está unido con su parte opuesta.

Con respecto a la nariz, se puede observar que el cartílago alar del lado afectado se halla aplanado e hipertrofiado. La columnela se encuentra desviada hacia el lado sano.

En el sector óseo la fisura puede simplemente insinuarse en el reborde alveolar, o afectarlo por completo y continuar hasta el agujero palatino anterior.

Queda una amplia comunicación entre las fosas nasales y la cavidad bucal, y a su vez de estas con el medio externo. Como consecuencia, la mucosa del labio es delgada, seca, se descama con facilidad y sus glándulas están poco desarrolladas (Figuras 22.5).

Fisura de paladar primario bilateral

La fisura pasa por ambas crestas filtrares, y entre las líneas de la fisura queda delimitado un segmento

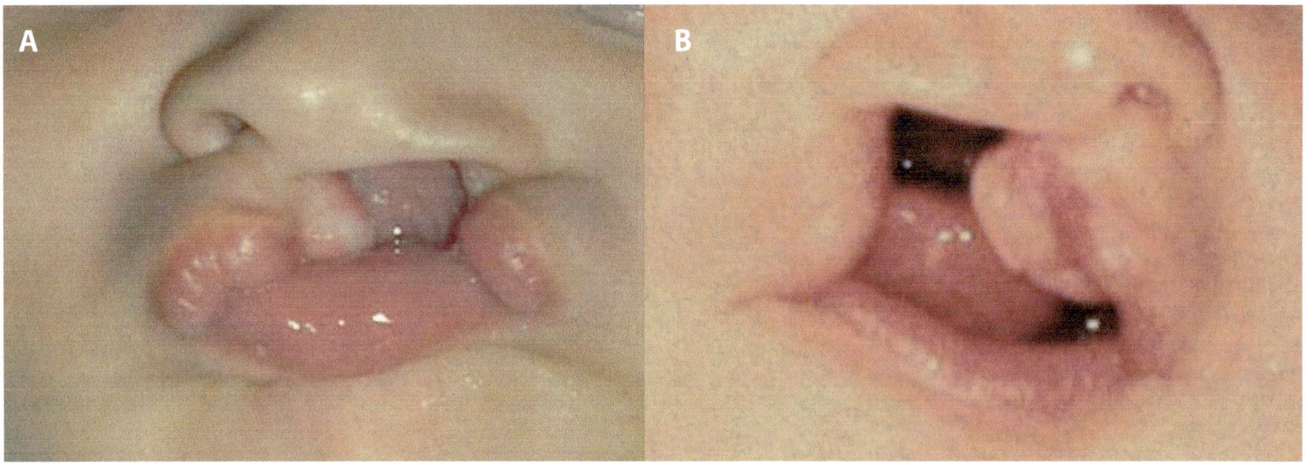

Figura 22.5: A: Fisura de paladar primario unilateral izquierda. **B:** Fisura de paladar primario unilateral derecha

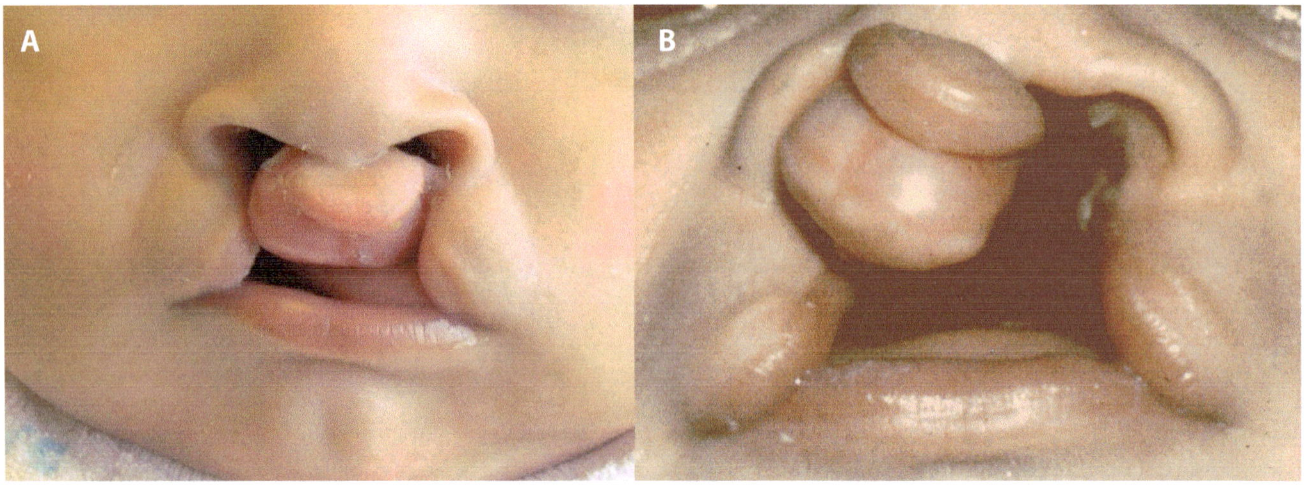

Figura 22.6: A: Fisura de paladar primario bilateral premaxila centrada. **B:** Fisura de paladar primario bilateral premaxila rotada

mucoso-epitelial, carente de fibras musculares, denominado prolabio. Este presenta desarrollo insuficiente y altura escasa. El arco de Cupido no es visible. La columnela es corta y a veces inexistente.

En la región nasal ambos cartílagos alares se encuentran aplanados e hipertrofiados.

En el sector óseo la fisura puede simplemente insinuarse en el reborde alveolar o afectarlo por completo, y continuar hasta el agujero palatino anterior (Figuras 22.6).

Fisuras de paladar secundario

La fisura comienza en el agujero palatino anterior y se continúa hasta el paladar blando, abarcándolo. En el caso de la fisura unilateral, no existe unión de las láminas horizontales del hueso palatino y las láminas palatinas del hueso maxilar superior con las del lado opuesto, pero en uno de los lados se observa unión con el tabique nasal.

Cuando la fisura es bilateral las láminas horizontales de los huesos palatinos y las láminas palatinas de los huesos maxilares superiores no se unen con las del lado opuesto ni con el tabique nasal (Figuras 22.7).

Se debe entender entonces que todas las estructuras se encuentran presentes pero sin unión alguna. Todo el sistema estomatognático (programado para funcionar en armonía) se encuentra expuesto a funciones descontroladas que tienen como resultado el desequilibrio estructural y estético.

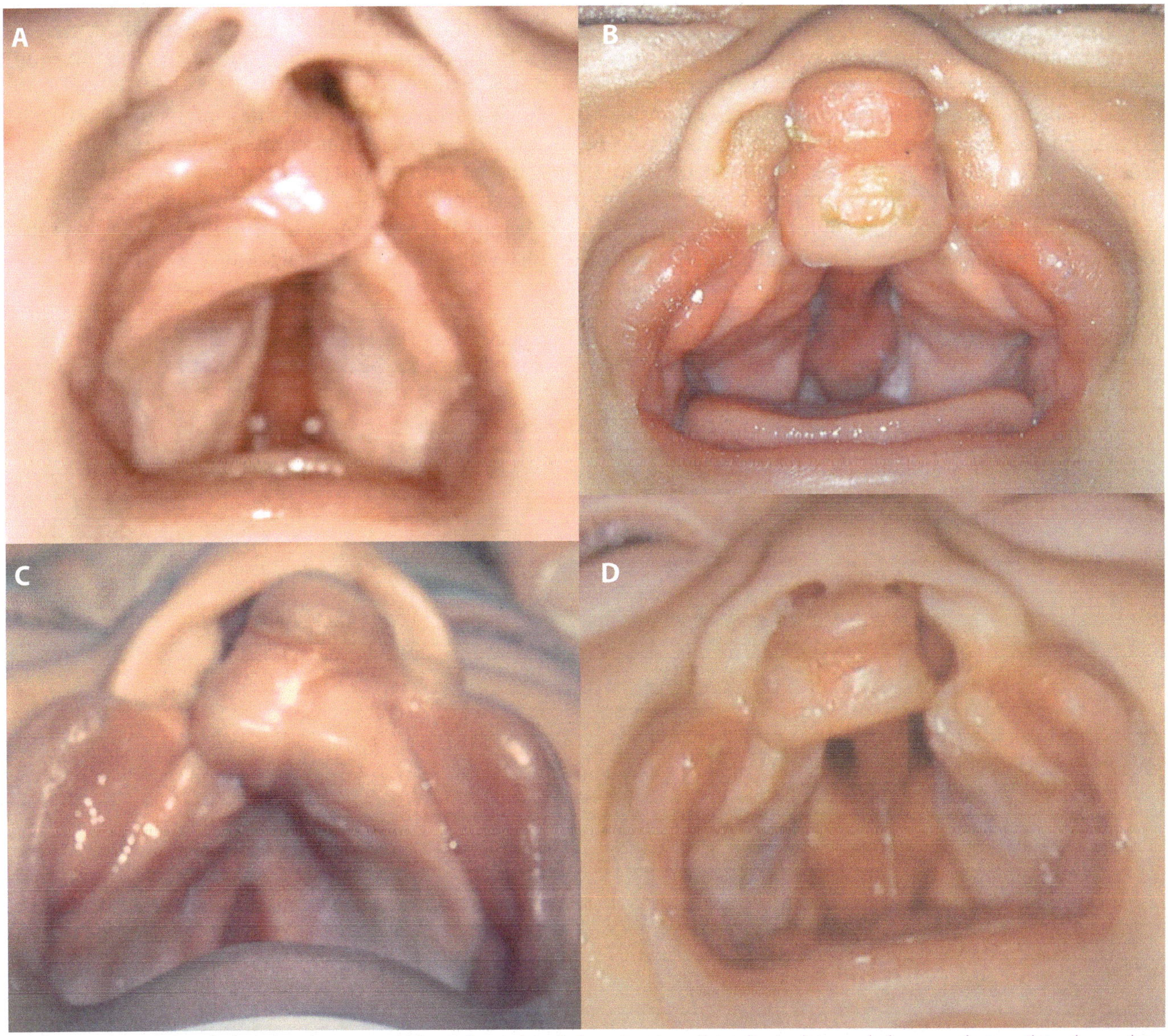

Figura 22.7: Fisuras de paladar primario y secundario. **A:** fisura de paladar primario unilateral completa y paladar secundario unilateral completa. **B** y **D:** fisura de paladar primario bilateral completa y paladar secundario bilateral completa. **C:** fisura de paladar primario bilateral completa derecha, incompleta izquierda y paladar secundario unilateral incompleta

ALIMENTACIÓN

Los pacientes recién nacidos con FLAP presentan un problema funcional de alimentación a causa de la amplia comunicación entre la cavidad nasal y la oral que les impide succionar y deglutir en forma correcta. A esta situación se le agrega una función desorganizada de los músculos del velo que predispone al niño a adquirir infecciones respiratorias y auditivas, debido a interferencias en el drenado a través de la trompa de Eustaquio.

En los niños nacidos con esta alteración la alimentación a través del pecho materno puede ser dificultosa y en muchos casos poco probable. Esto trae aparejado un déficit en el crecimiento del niño, por lo que resulta más conveniente, para cubrir la demanda alimenticia, el uso del biberón, ya sea como complemento o como suplemento del pecho materno. De esta manera, el niño aumentará de peso en forma adecuada, y por otro lado se evitará incrementar la tensión, la frustración y la preocupación, ya existentes, en la madre. La ansiedad materna se transmite a los niños. Como resultado de esta situación no solo se afecta la alimentación, sino también la generación del vínculo madre-hijo.

No existen evidencias que sugieran que las necesidades nutricionales de niños con fisura sean diferentes a las de los niños que no la presentan, siempre y cuando los primeros no tengan algún trastorno sistémico asociado. Los pacientes que presentan alteraciones sistémicas asociadas con FLAP precisan una atención individualizada y especializada para cada caso.

El niño con fisura debe alimentarse en una posición semisentada con buen apoyo en brazos de su mamá para permitir una succión adecuada que facilite el adelantamiento mandibular y evite el ingreso de líquidos en la trompa de Eustaquio, que en todo neonato se encuentra en una posición más baja y cercana a la orofaringe, debido a que las estructuras faciales aún no están desarrolladas.

Un niño nacido con FLAP que no presenta un síndrome asociado que altere la sincronización entre deglución y respiración no debería alimentarse por sonda.

La tetina debe ser la misma que usan los bebés que no tienen fisura.

Se descartan el uso de tetinas largas y el aumento del orifico de las tetinas comunes, ya que con estos métodos el niño no puede succionar, se transforma en un "tragador" y anula la función estomatognática de la succión, que representa el primer estímulo de crecimiento y desarrollo orofacial (Figuras 22.8).

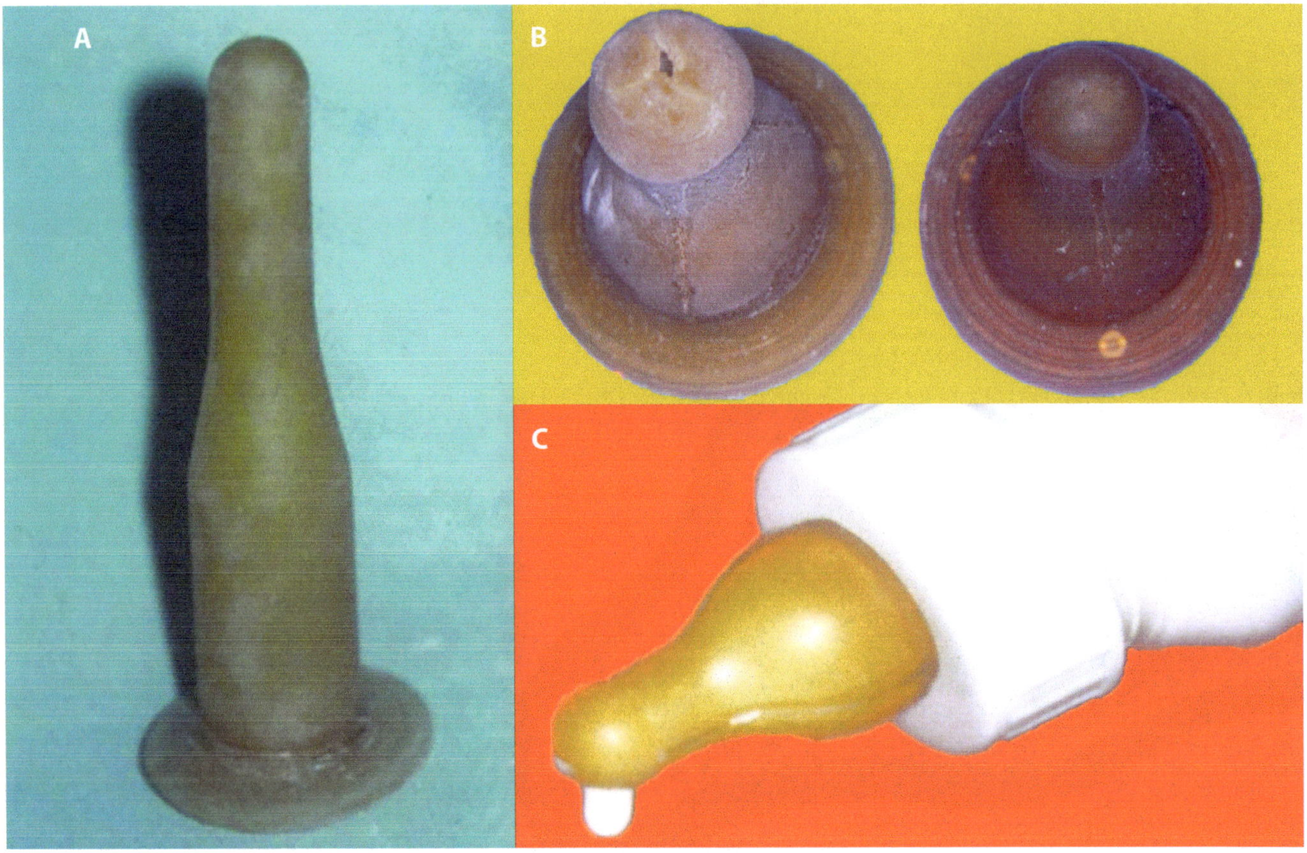

Figura 22.8: A: Tetina larga no aconsejada. **B:** Tetinas con agujero agrandado no aconsejadas. **C:** La leche debe caer de la tetina gota a gota

Se sugiere el uso de tetinas de látex o silicona. Estas últimas no deben ser muy duras porque generan fatiga y causan el abandono de la succión.

HÁBITOS

Se define como un hábito la costumbre o la práctica por la repetición frecuente de un mismo acto, que en un principio se hace en forma consciente y luego se vuelve inconsciente. Los hábitos anormales o deformantes (malos) son aquellos que una vez instalados intervienen con el patrón regular de crecimiento facial y están implicados en la etiología de la maloclusión.

Los malos hábitos que presentan más frecuentemente los niños con fisura son respiración bucal e interposición lingual en fonoarticulación y en deglución. Estas últimas a su vez pueden ocasionar falta de tonicidad en el labio inferior.

La cicatriz del labio superior, sin una buena rehabilitación fonoaudiológica, hace que el labio se vuelva hipotónico, lo que genera una incompetencia labial que es la causa del alto índice de pacientes que presentan respiración bucal.

ANOMALÍAS DENTALES

Las anomalías dentales son muy frecuentes en los pacientes que presentan FLAP (Figuras 22.9). Estas alteraciones pueden ser de número (supernumerarios, agenesia), de posición (rotaciones, trasposición dental) y de estructura (hipoplasias).

TRATAMIENTO TEMPRANO DEL PACIENTE CON FLAP

EQUIPO INTERDISCIPLINARIO

En estos pacientes los huesos están poco desarrollados, hay una hipoplasia muscular importante y sus fibras se encuentran mal orientadas y sus inserciones, desviadas, de modo que su mecánica se encuentra alterada. La anatomía está distorsionada por la fisura y la

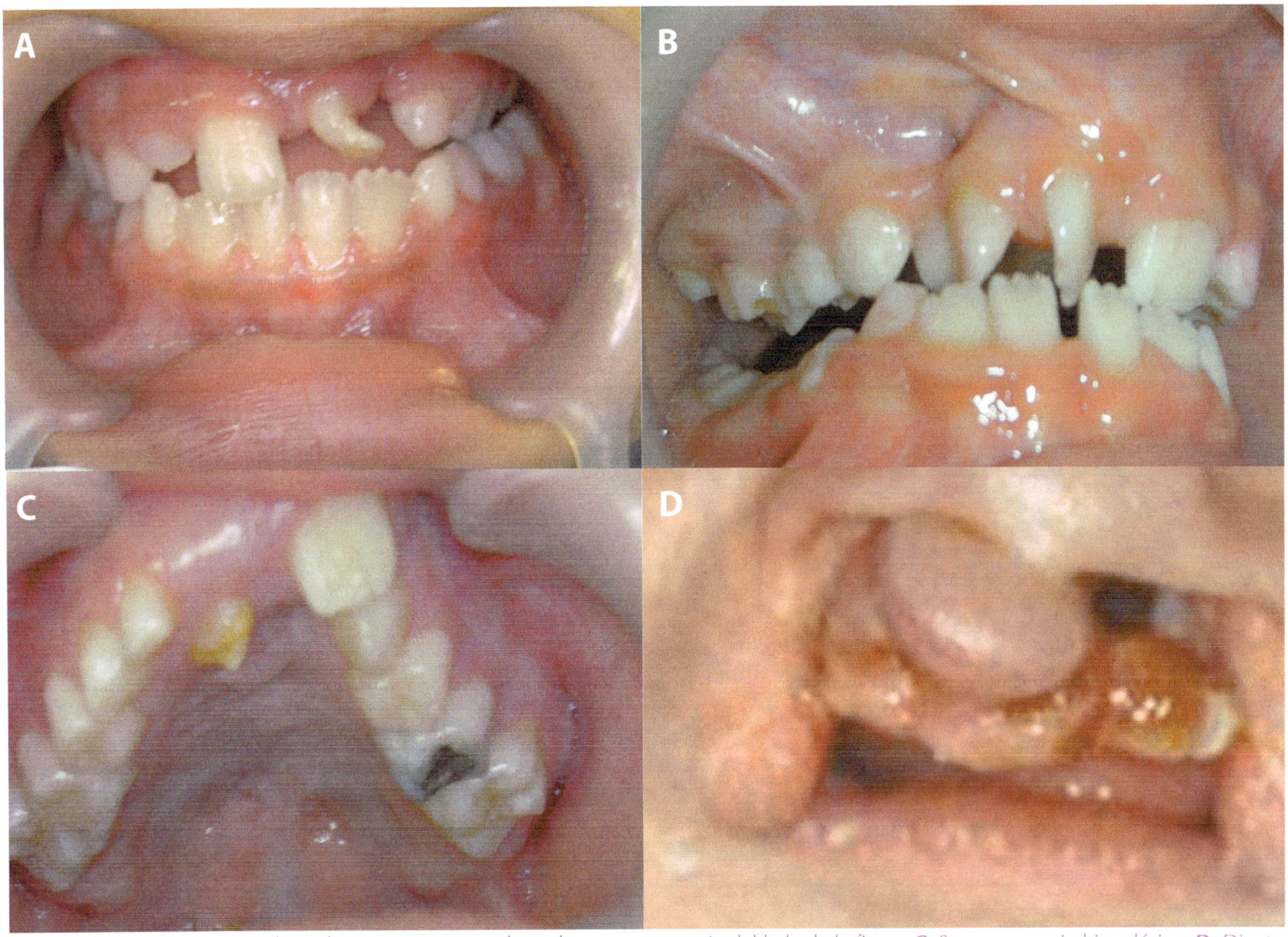

Figura 22.9: A: Incisivo central rotado. **B:** Incisivo central rotado, supernumerario del lado de la fisura. **C:** Supernumerario hipoplásico. **D:** Diente predecidual

acción muscular descontrolada, y todo esto produce un desequilibrio en todas las funciones del sistema estomatognático. De no existir la intervención de profesionales capacitados para la atención de estos pacientes, todas las alteraciones mencionadas no solo no se solucionarán, sino que se agravarán con el tiempo. La rehabilitación de esta malformación tiene que enfocarse desde la corrección de la anatomía y la reeducación de la función.

El impacto de la llegada de un bebé con características especiales al grupo familiar afecta el área psicosocial del entorno familiar, y siempre se debe actuar para aliviar las preocupaciones. Se debe generar un buen vínculo con la familia, imprescindible para lograr un tratamiento exitoso a largo plazo.

La terapéutica no puede realizarla una sola persona, requiere un grupo de profesionales que actúen en distintas áreas; estos deben vincularse en forma armónica y con un alto nivel de comunicación a favor del paciente (Figuras 22.10).

El trabajo en equipo se define como una actividad practicada por un grupo de asociados, por lo general con funciones perfectamente definidas, en la que todos están subordinados a la eficacia del conjunto. El profesional no pierde la iniciativa ni la individualidad, pero sabe que los buenos resultados dependen no solo de su capacidad individual, sino también de la capacidad individual de los demás profesionales y de una tríada imprescindible: comunicación-coordinación-cooperación.

Desde el comienzo del tratamiento la existencia de un equipo tiene una influencia excelente sobre el niño y el grupo familiar, debido a que los padres se sienten respaldados por varios, especialistas en diferentes áreas, para la atención de sus hijos.

Todos los miembros del equipo son igualmente importantes y cada uno tiene un momento de acción específico (Figuras 22.11).

Los miembros de un equipo deben estar en comunicación constante y es preciso que comprendan e interpreten las estrategias utilizadas por los demás profesionales.

El niño con FLAP es un ser en crecimiento y desarrollo al que se lo debe acompañar y guiar desde el nacimiento hasta su rehabilitación completa. Se debe adecuar el entorno y ayudar a que reciba la estimulación correcta y el afecto que le ayudará a crecer y transformarse en un ser humano libre de complejos, útil para sí y para la sociedad. Nuestro equipo planifica el tratamiento en tres etapas que se describen en la Tabla 22.1.

Tratamiento odontológico

Hay diferentes técnicas y escuelas para la atención del paciente con FLAP. No es motivo de este capítulo discutir las distintas filosofías de atención, sino que detallaremos la terapéutica que en la práctica diaria brinda buenos resultados.

El tratamiento odontológico consiste en la instalación de una placa de acrílico en la boca del bebé recién nacido, es decir, se trata de un tratamiento ortopédico funcional. La instalación de la placa debe realizarse lo antes posible, ni bien se halla descartado cualquier síndrome o anomalía asociados con la fisura que contraindiquen su colocación. El tratamiento ortopédico permite una regularización en la forma de las arcadas dentales, ayuda a corregir la deformidad ósea y permite neutralizar las fuerzas musculares que actúan de manera descontrolada por la falta de continuidad en el esfínter muscular peribucal y la falta de acción sinérgica y sincrónica de los demás músculos que toman inserción en algún lugar del maxilar superior fisurado.

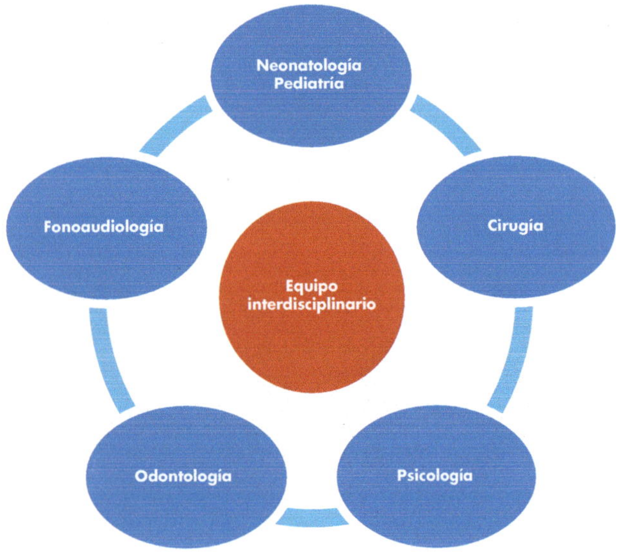

Figura 22.10: Esquema del equipo interdisciplinario

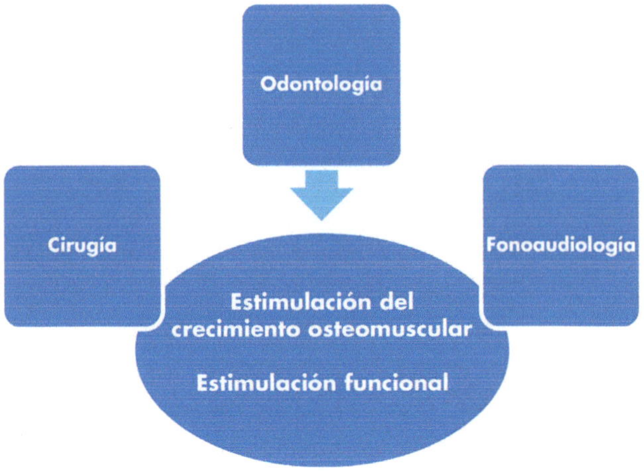

Figura 22.11: Etapas del plan de tratamiento

Tabla 22.1: Tareas y actividades que desarrolla cada especialidad en cada una de las etapas del plan de tratamiento

Etapas	Odontología	Cirugía	Fonoaudiología
Primera	Desde el nacimiento hasta completar la dentición primaria	Tres meses: queilorrinoplastia. Doce meses: palatoplastia de paladar duro y blando	Estimulación funcional orofacial y corporal Técnicas de alimentación, succión y deglución
Segunda	Ortopedia funcional durante el recambio de incisivos	Control semestral-anual Cierre de fístulas palatinas funcionales	Praxias orofaciales Comunicación y lenguaje Incorporación de fonemas Tratamiento de la rinolalia y rinofonía Técnicas de respiración y deglución
Tercera	Organización de la dentición permanente (ortodoncia)	Correcciones estéticas Injerto óseo Tratamiento de la insuficiencia velofaríngea	Tratamiento de la voz Corrección de alteraciones deglutorias y respiratorias Corrección de fonemas

Tiempo atrás se solía indicar la colocación de la placa ortopédica para que los niños puedan alimentarse, situación que no es cierta. Los niños con FLAP pueden alimentarse perfectamente sin la placa, pero lo hacen en total desequilibrio, lo que acentúa aún más la deformidad. De modo que la colocación de la placa de ortopedia funcional se indica para lograr que el sistema estomatognático trabaje de una manera semejante a la normalidad, en la forma más equilibrada posible.

Objetivos del tratamiento ortopédico

- Obturar la comunicación constante entre las cavidades bucal y nasal.
- Facilitar la alimentación.
- Reposicionar la musculatura lingual.
- Equilibrar las funciones del sistema estomatognático.
- Estimular y orientar el crecimiento orofacial.
- Prevenir la instalación del colapso maxilar.
- Guiar la erupción dental.
- Corregir el colapso del cartílago alar.
- Contribuir a la contención del grupo familiar.

La placa no se fija de ninguna manera al maxilar, debe estar floja y suelta en la boca, el golpeteo intermitente de la lengua contra ella se transmite como fuerza, estimulando el crecimiento de los procesos palatinos; esto se traduce en una aproximación de los extremos de la zona fisurada. Cuando aún no se colocó la placa, el bebé introduce la lengua en la línea de la fisura y provoca un retraso en su cierre y en el crecimiento medial de los procesos palatinos, a la vez que impide la ubicación correcta de la lengua dentro de la cavidad

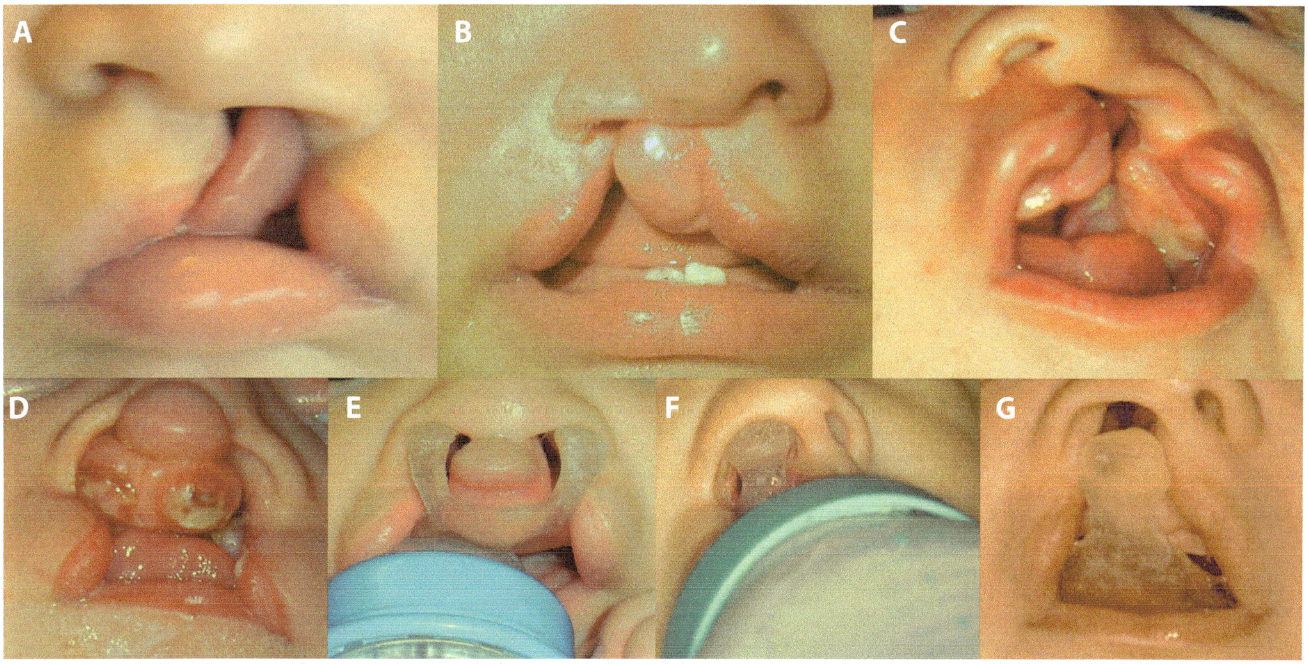

Figura 22.12: A: Interposición lingual en la línea de fisura. **B:** Colapso del reborde alveolar. **C:** Colapso del cartílago alar. **D:** Protrusión de la premaxila. **E** y **F:** Alimentación con placa colocada. **G:** Placa floja y suelta

bucal, lo que a largo plazo puede generar malos hábitos y problemas de fonación.

Una vez realizada la cirugía del paladar primario, se continúa con el uso de placa ortopédica para mantener el estímulo de crecimiento y guiar la erupción dental (Figura 22.12).

Pasos para la confección de la placa ortopédica

- **Toma de impresiones:** para este tiempo operatorio se pueden utilizar materiales elastoméricos o hidrocoloides, tomando las precauciones que precisa cada material en especial para este tipo de maniobra. Los hidrocoloides son materiales que otorgan un resultado excelente, pero presentan un inconveniente grave, como es su facilidad para quebrarse si llegaran a introducirse en una zona retentiva. Este

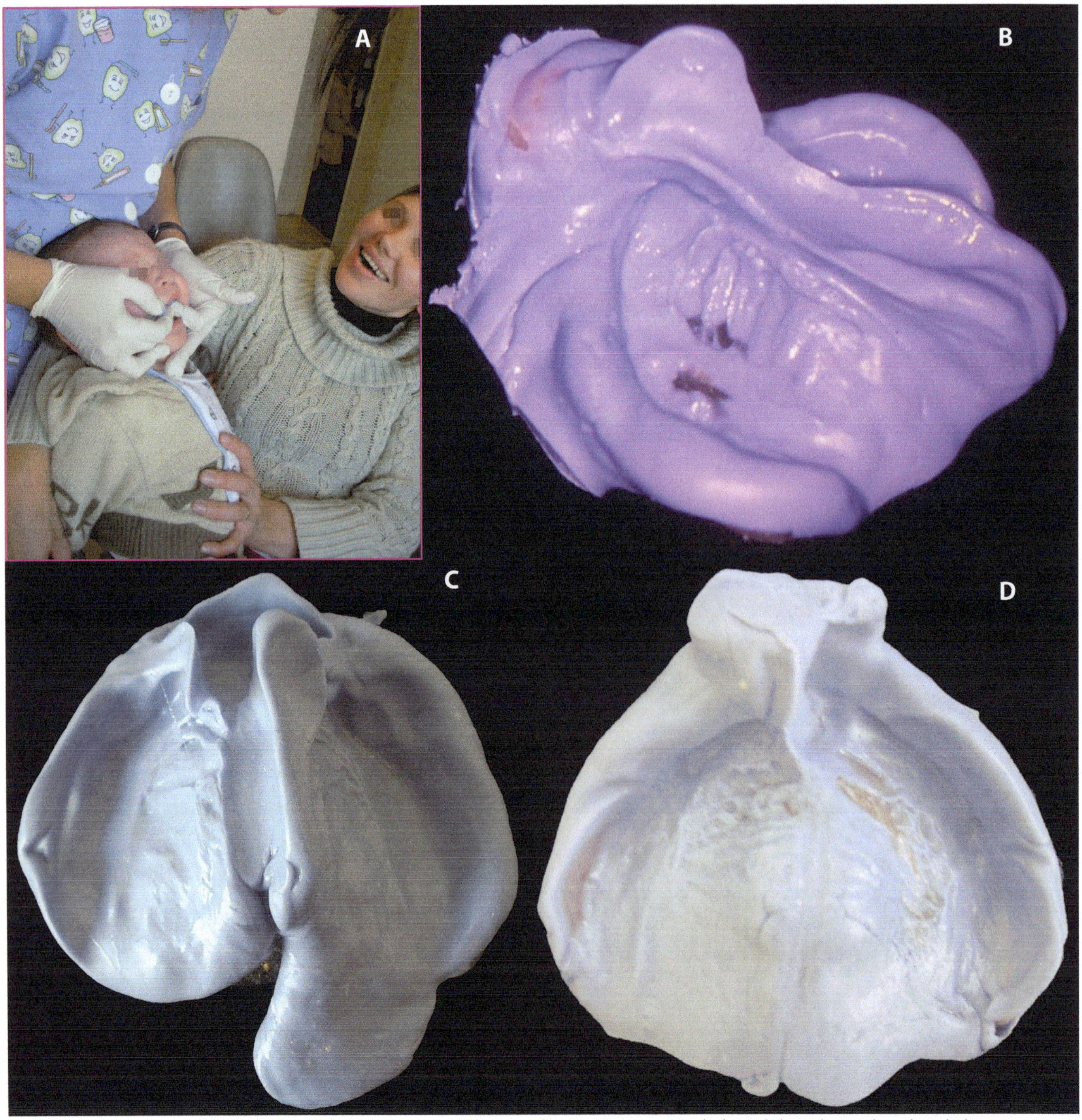

Figura 22.13: A: Toma de impresiones con el niño en brazos de su madre. **B** y **C:** Impresión de fisura bilateral completa de paladar primario y secundario. **D:** Impresión de fisura unilateral completa izquierda de paladar primario

es un problema relevante, ya que en la boca de los pacientes con FLAP hay innumerables zonas retentivas. Una falla pequeña en la mezcla del material o la colocación de la gasa, o los materiales que se usen para evitar que el hidrocoloide se deslice al interior de la fisura, puede provocar que al retirar la impresión el material se quiebre y quede atrapado en la fisura, lo que dejaría restos dentro de zonas de difícil acceso. Por este motivo, se recomienda el uso de materiales elastoméricos, que aun cuando se introducen en alguna zona retentiva, pueden retirarse de la boca del paciente sin quebrarse, ya que pueden sufrir una deformación leve que al cabo de unos minutos se recupera.

Para llevar el material a la boca del paciente se pueden usar cubetas de aluminio recortadas y protegidas con cera para que no lastimen, placas anteriores (descontaminadas y esterilizadas) o cera dura.

La impresión debe tomarse con el niño en brazos de la madre o el padre, para que el bebé se sienta protegido y los padres participen y comprendan el lugar de importancia que tienen en el tratamiento (Figuras 22.13).

La impresión debe copiar de manera correcta la zona de los rebordes alveolares y abarcarlos por completo; no es necesario tomar una impresión de la fisura. Asimismo, debe ser nítida: en el caso de los pacientes con fisura bilateral de paladar primario debe abarcar la premaxila por completo.

- **Vaciado:** se realiza con yeso piedra (Figura 22.14).
- **Obtención del modelo, realización de desgastes y alivios:** una vez que se obtuvo el modelo en yeso, se procede a la realización de las modificaciones necesarias para alcanzar los fines terapéuticos deseados. Estas alteraciones sirven para lograr que los extremos de la hendidura se aproximen y para que el maxilar adquiera una forma adecuada. Se realizan desgastes y los respectivos alivios. Estos son únicos y especiales para cada caso y cada fisura, pero el objetivo siempre es el mismo (Figuras 22.15 y 22.16).

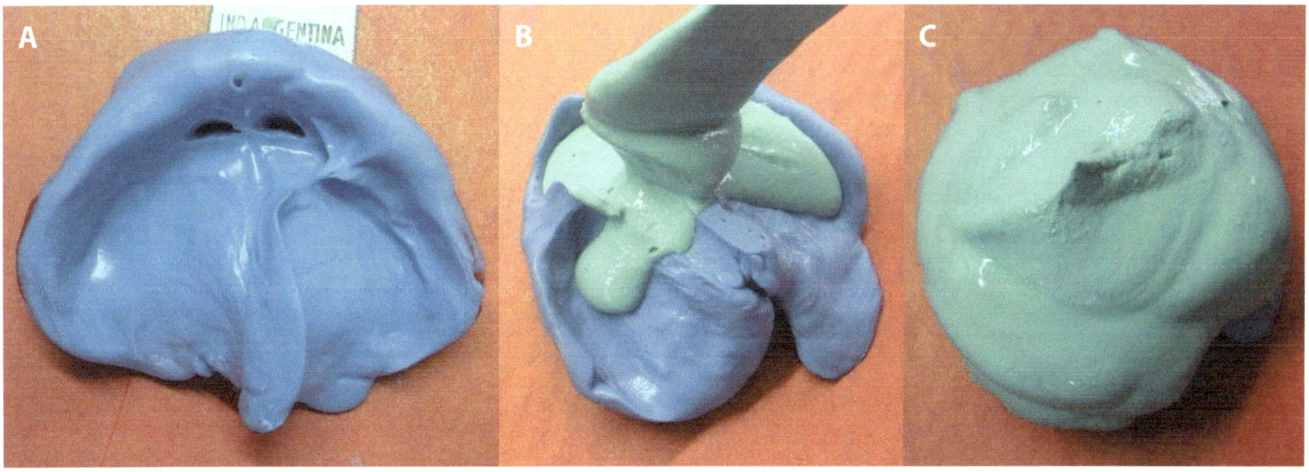

Figura 22.14: Vaciado de la impresión

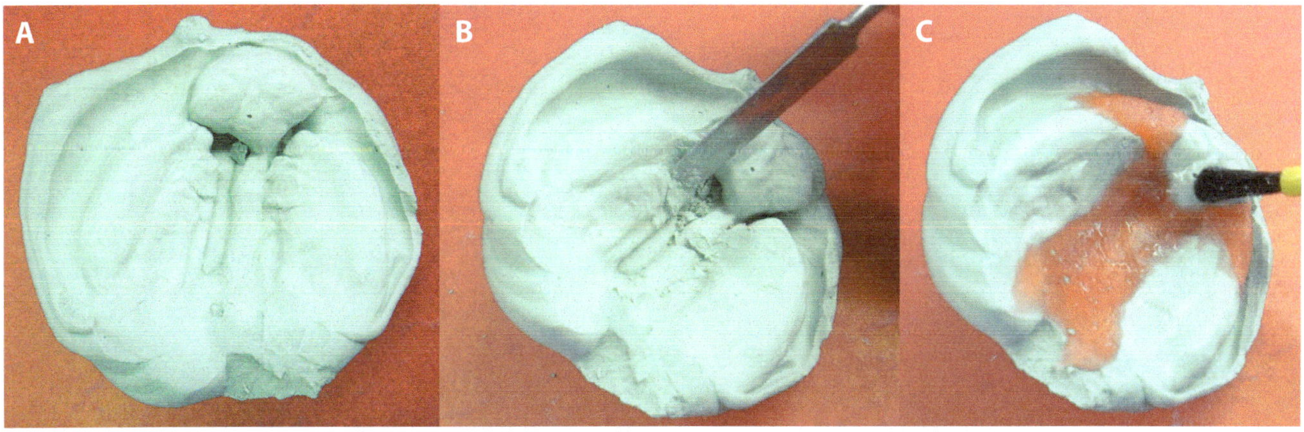

Figura 22.15: **A:** Modelo de yeso. **B:** Realización de desgastes. **C:** Colocación de alivios en cera utility

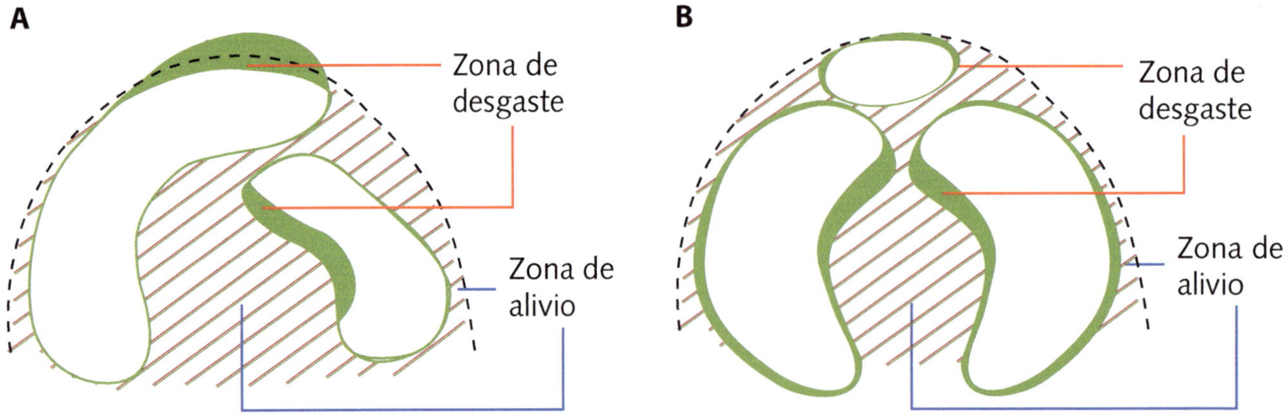

Figura 22.16: Explicación de la realización de los desgastes en el modelo y cera en zona de alivio. **A**: En fisura unilateral. **B**: En fisura bilateral

- **Confección de la placa:** finalizados los desgastes específicos de cada caso, se procede a la realización de la placa ortopédica. Esta placa es confeccionada por el odontólogo para agilizar la atención y acortar los tiempos operatorios. El material utilizado es acrílico de autocurado. Sobre el modelo de yeso se coloca con pincel una capa delgada de separador de acrílico. Luego se procede a colocar el acrílico en estado plástico, y se realiza una técnica a mano alzada. Una vez polimerizado el acrílico, se separa la placa del modelo y se desgastan las superficies externas y los bordes para lograr un acabado suave. En el caso de llevar tutor, este se confecciona sobre el modelo y será adaptado, al igual que el resto de la placa, en la boca del bebé (Figuras 22.17 y 22.18).

Indicaciones para la mamá

- La placa deberá permanecer en la boca el mayor tiempo posible, mientras el bebé duerme, come y hace todas sus actividades normales.
- La placa debe higienizarse con agua y cepillo, eliminando mucosidades y restos de leche, después de cada comida.
- Es necesario explicar a la madre que el bebé necesita un período de adaptación a la placa. Ese período no es igual en todos los niños, por lo que

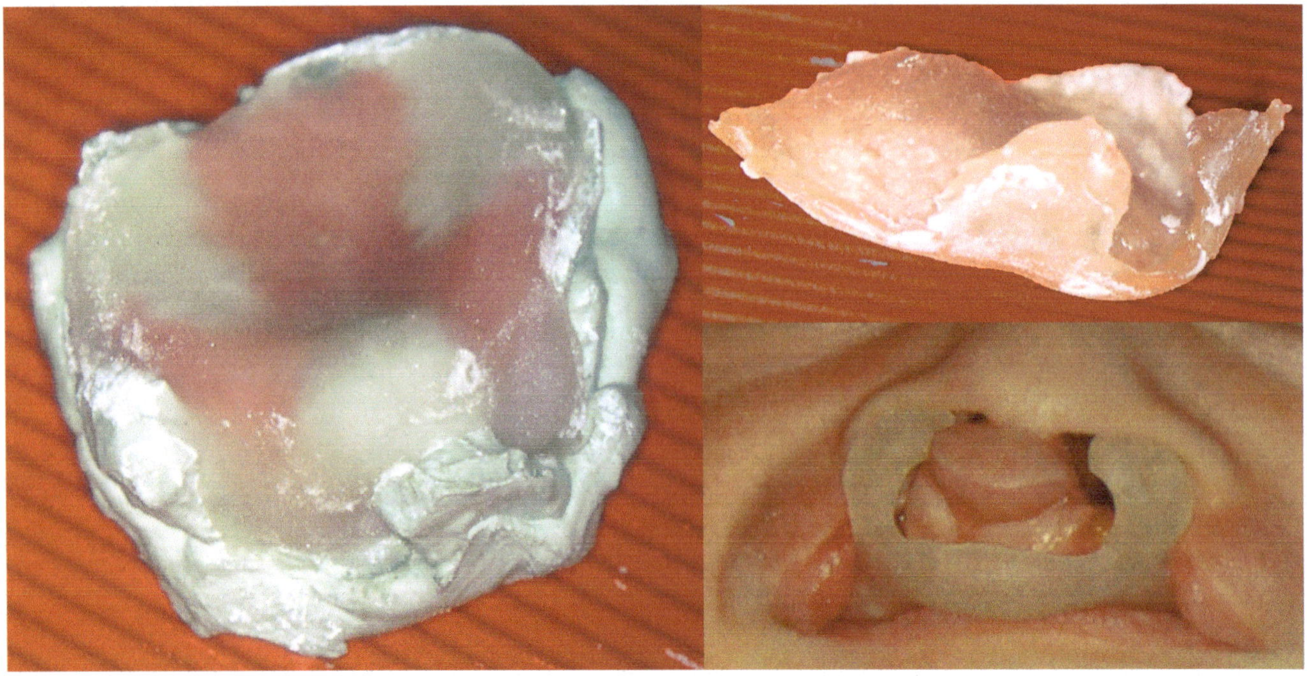

Figura 22.17: Confección de la placa con tutor nasal para paciente con fisura bilateral

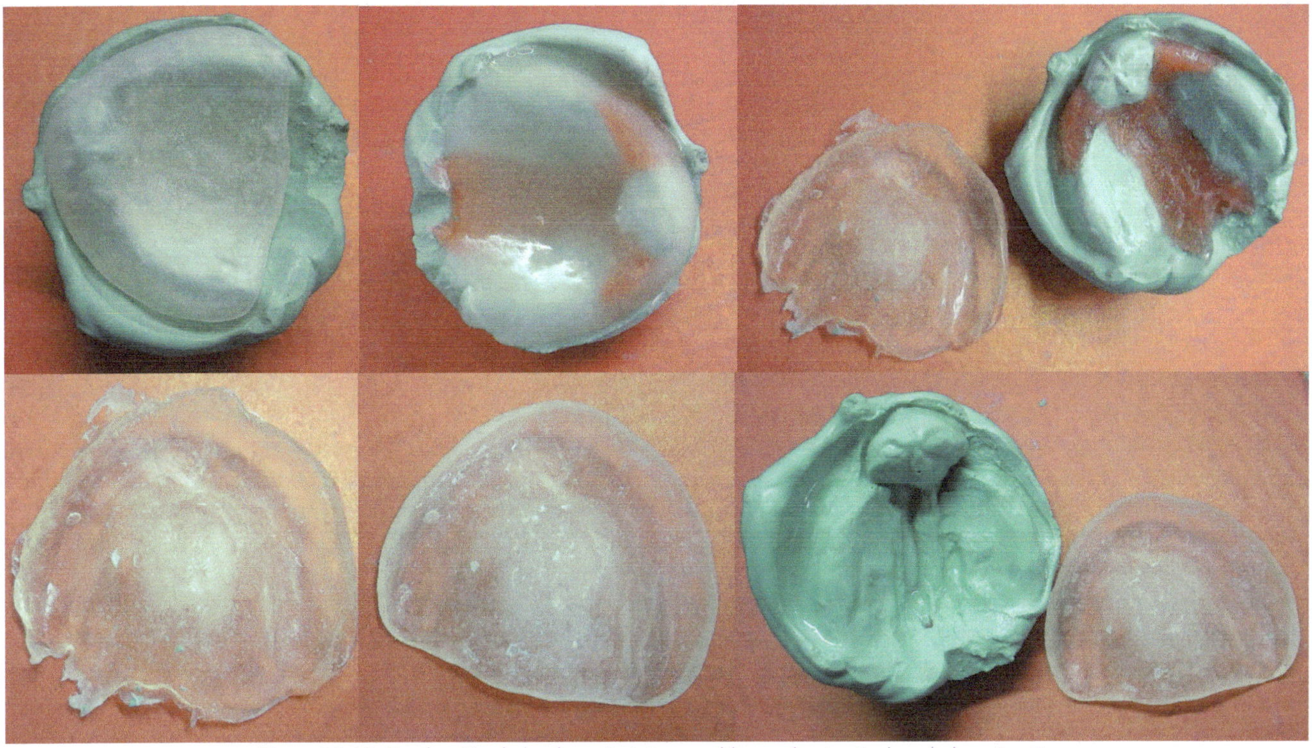

Figura 22.18: Confección de la placa sin tutor nasal luego de cirugía de paladar primario

es probable que tome más tiempo de lo normal en alimentarse y que al inicio el bebé llore cuando tenga la placa en la boca. Para el éxito del tratamiento es fundamental que la placa esté en la boca, por lo que la madre deberá esforzarse para que el niño la acepte, lo que vuelve fundamental que ella la acepte en primer lugar (Figuras 22.19).

Debido a la velocidad de crecimiento durante el primer año de vida, el recambio de la placa se realiza en forma quincenal. En cada modelo se realizan los desgastes mencionados con anterioridad, y en caso de que haya erupcionado alguna pieza dental se perfora el acrílico para no interrumpir este proceso biológico, guiando la erupción de cada pieza.

Respecto de los tutores nasales, estos se confeccionan hasta el momento en el que el paciente recibe el tratamiento quirúrgico del paladar primario. Los tutores se retocan en la semana en que no se cambia la placa, y su uso es importante para redondear el cartílago alar y enderezar la columnela. El resultado de este tratamiento es efectivo durante los primeros meses de vida del bebé. Pasado este tiempo la función del tutor nasal consiste en mantener los resultados alcanzados, de modo que continúa confeccionándose. Es decir que hasta el momento del cierre del labio el paciente concurre a la consulta con el odontólogo cada semana.

La placa también se utiliza para guiar la erupción dental, continuando el tratamiento odontológico hasta que se establezca una oclusión primaria normal.

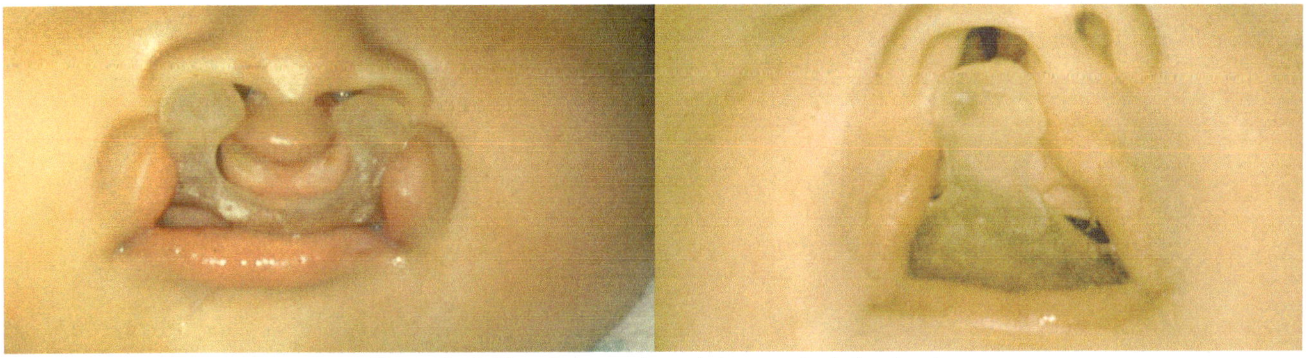

Figura 22.19: Placa floja y suelta en la boca, estímulo funcional

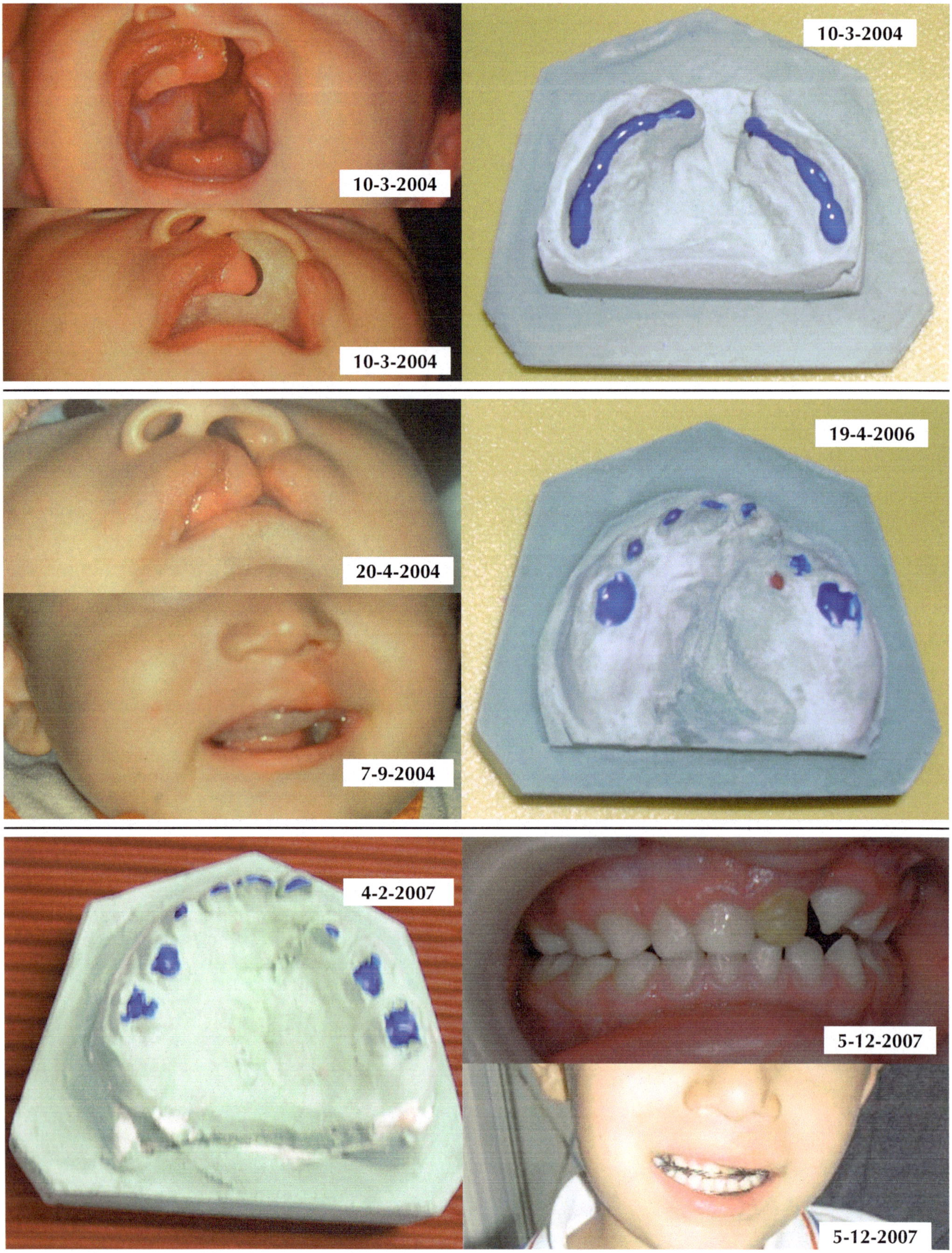

Figura 22.20: Evolución de un niño con fisura labioalveolopalatina unilateral completa de paladar primario y secundario

Durante este período se evalúa la necesidad de colocar aparatología funcional de los maxilares.

Seguimiento del tratamiento odontológico

Secuencias clínicas

1. Niño que presenta fisura labioalveolopalatina unilateral completa del paladar primario y secundario (Figura 22.20).
2. Niño con fisura labioalveolopalatina unilateral

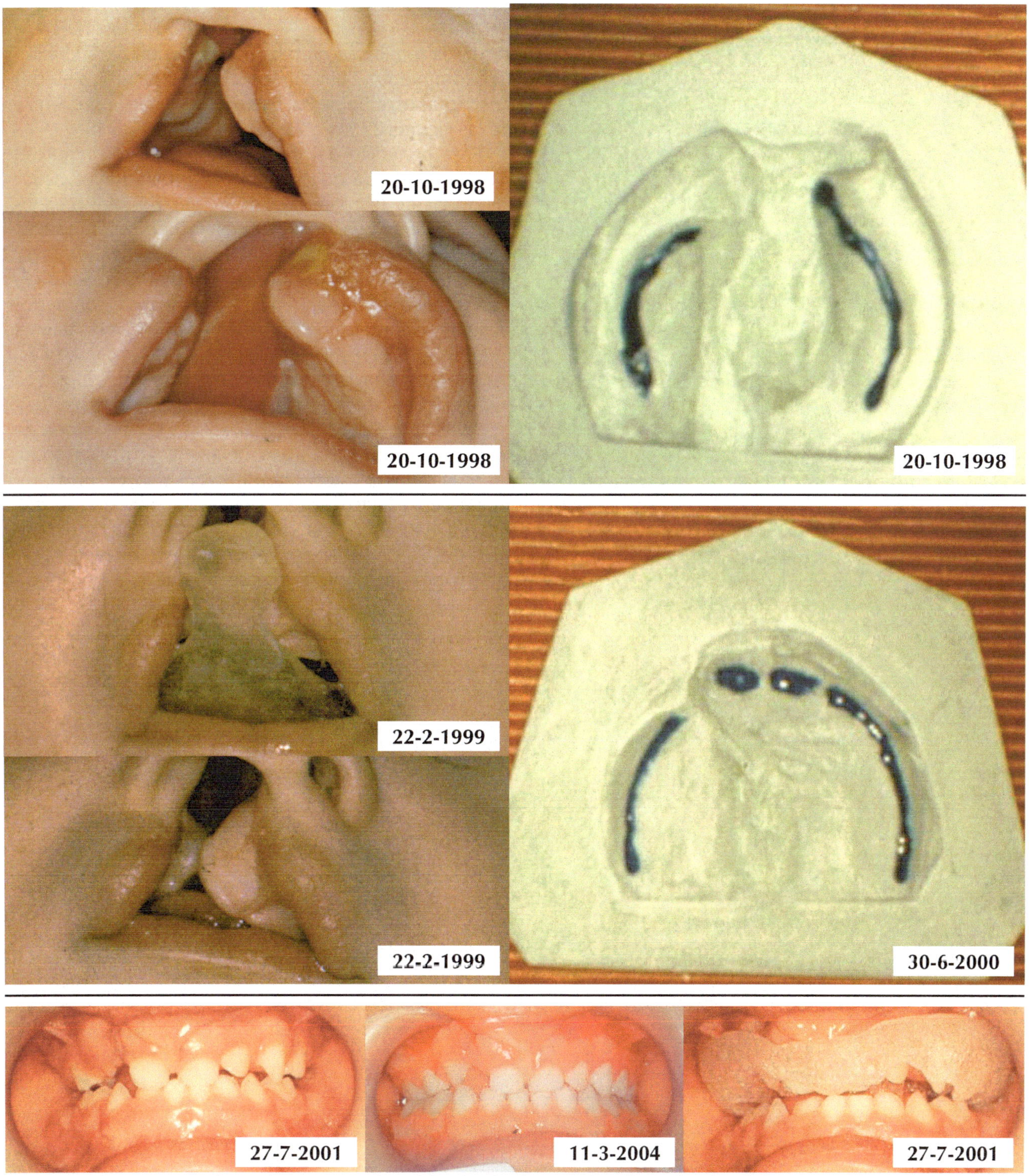

Figura 22.21: Evolución de un niño con fisura labioalveolopalatina unilateral completa de paladar primario y secundario

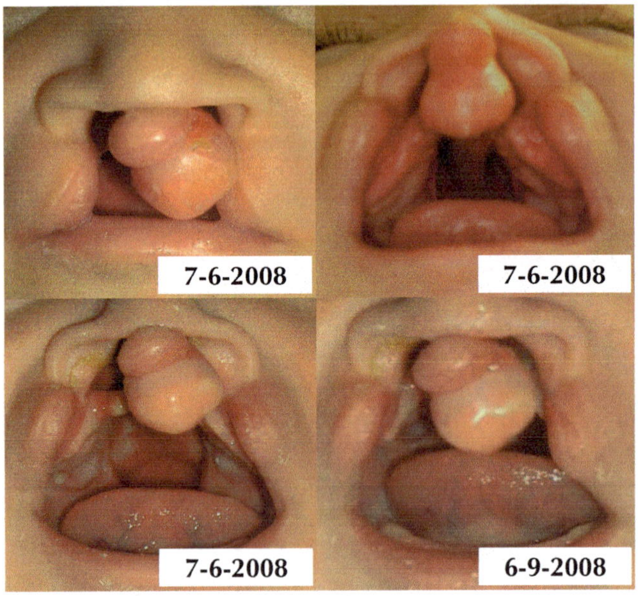

Figura 22.22: Niño con fisura bilateral completa de paladar primario y secundario

completa de paladar primario y secundario (Figura 22.21).

3. Niño con fisura bilateral completa de paladar primario y secundario (Figuras 22.22).

Seguimiento del tratamiento odontológico en modelos:

1. Paciente con fisura bilateral completa de paladar primario y secundario (Figura 22.23).
2. Paciente con fisura unilateral completa de paladar primario y secundario (Figura 22.24).
3. Niño con fisura bilateral de paladar primario y secundario (Figura 22.25).

Durante los primeros años de vida del paciente con FLAP, cuando el tratamiento odontológico requiere una frecuencia semanal, es muy importante generar una relación de confianza y respeto con los padres del paciente. Un buen vínculo con todos los integrantes de la familia es un pilar fundamental para el éxito del tratamiento. El tratamiento completo en las etapas descriptas en el Tabla 22.1 se desarrolla en la secuencia de las Figuras 22.26, a 22.28.

Para beneficio del paciente, hay que disminuir el nivel de angustia que genera cada situación, evacuar las dudas de los padres y, de no ser posible, reconocer a quienes puedan y realizar la derivación correspondiente. Es importante saber acompañar y apoyar a la familia, sin que se pierda la relación profesional-paciente. Los años de atención son muchos, con períodos de descanso y momentos críticos, en que los padres deben confiar y respetar a los profesionales como tales. Deben estar convencidos de que lo que se les indica es lo que deben hacer.

Al inicio los padres se encuentran en una etapa de lenta asimilación de la situación que están atravesando. Es muy difícil que acepten la necesidad de un tratamiento psicológico, que sería de gran beneficio, porque niegan necesitarlo, o manifiestan no tener tiempo para "eso". Como siempre que se está en una situación crítica, las primeras etapas son las más difíciles de

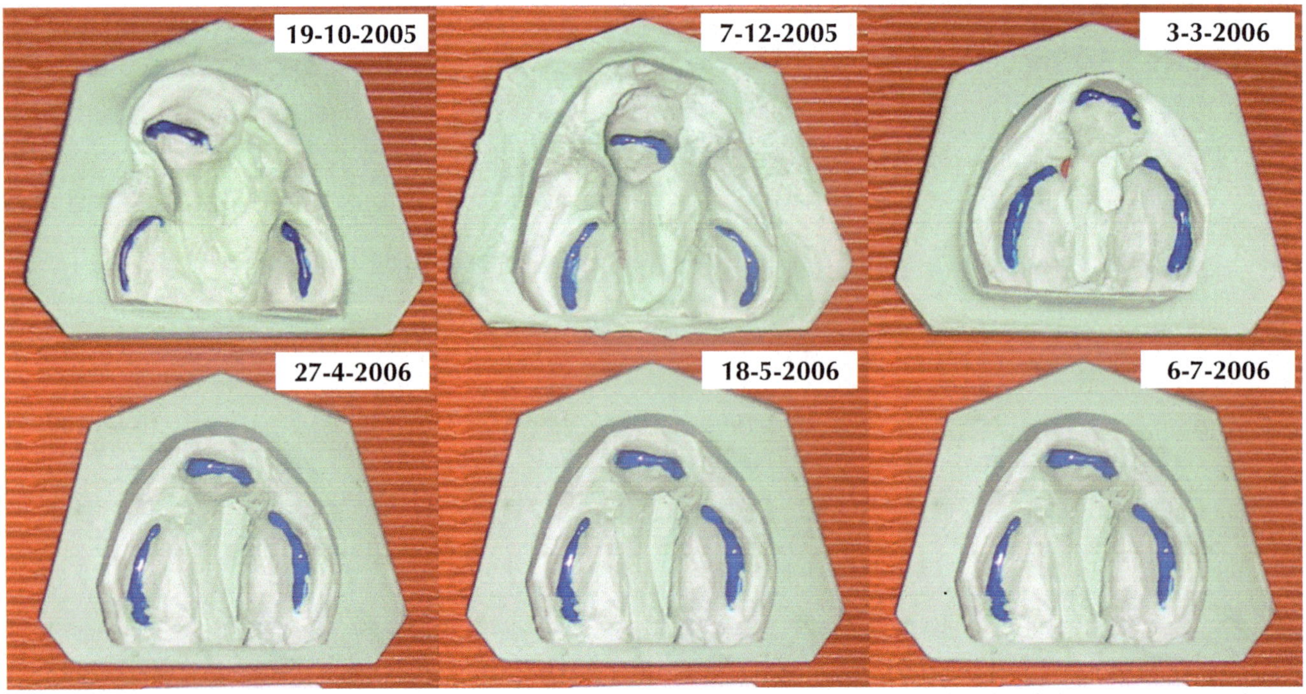

Figura 22.23: Seguimiento del tratamiento odontológico en modelos. Paciente con fisura bilateral completa de paladar primario y secundario

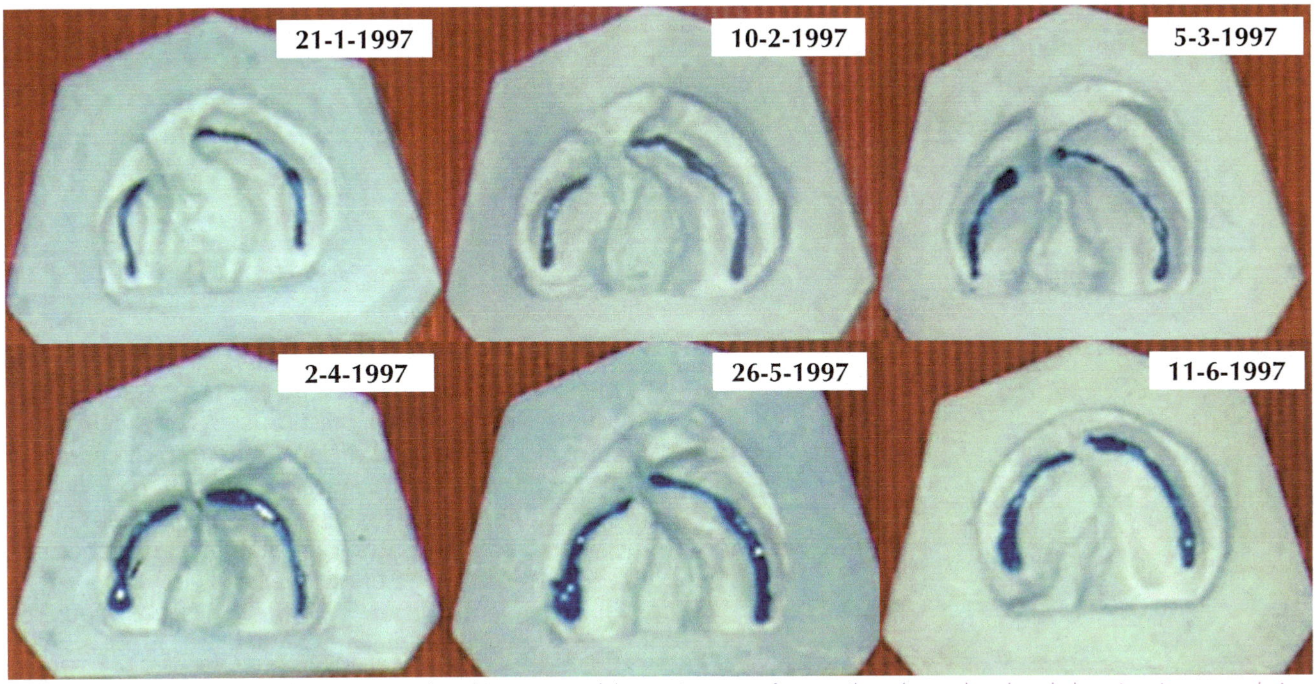

Figura 22.24: Seguimiento del tratamiento odontológico en modelos. Paciente con fisura unilateral completa de paladar primario y secundario

atravesar, y como profesionales de la salud debemos hacer todo lo que se encuentre a nuestro alcance.

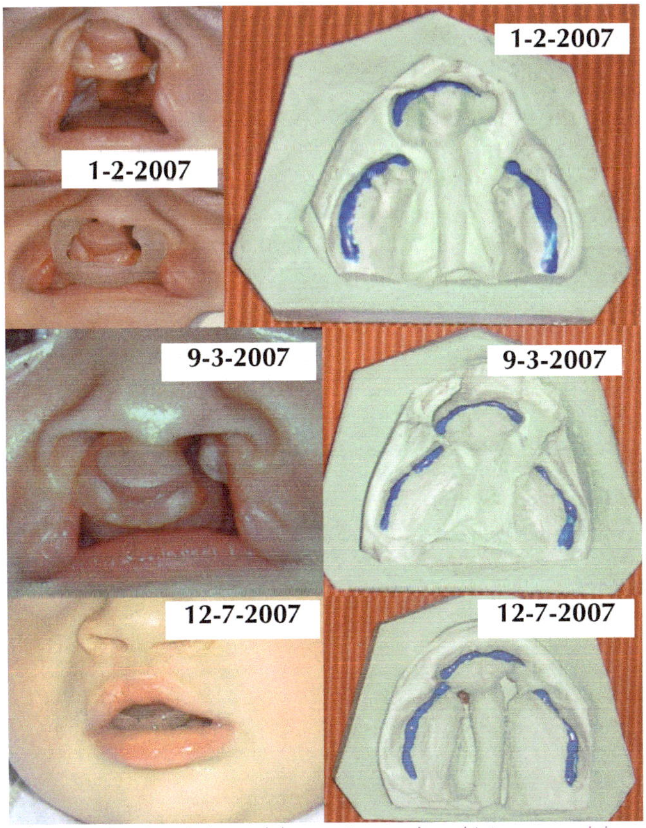

Figura 22.25: Seguimiento del tratamiento odontológico en modelos. Niño con fisura bilateral de paladar primario y secundario

En la práctica diaria resulta muy efectivo citar a todos los pacientes el mismo día pero sin un horario preciso, sino con un amplio rango horario. De este modo, los padres se encuentran con otras personas que están atravesando por las mismas situaciones que ellos. Esto tiene múltiples efectos positivos. Los padres dejan de sentirse únicos en el mundo y abandonan la posición del "¿por qué a mí?". En la sala de espera se generan charlas muy interesantes entre los padres, donde se brindan consejo y apoyo unos a otros, y a pesar de que muchas veces se dicen cosas que nosotros les hemos expresado en algún otro momento, estas son recibidas

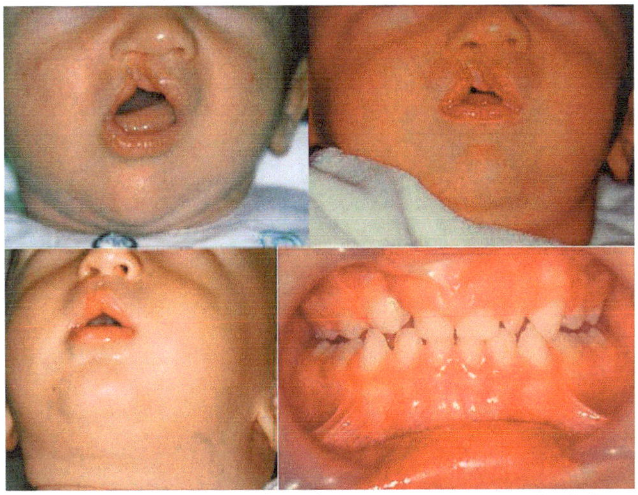

Figura 22.26: Paciente unilateral. 1era etapa: Organización de la dentición temporaria

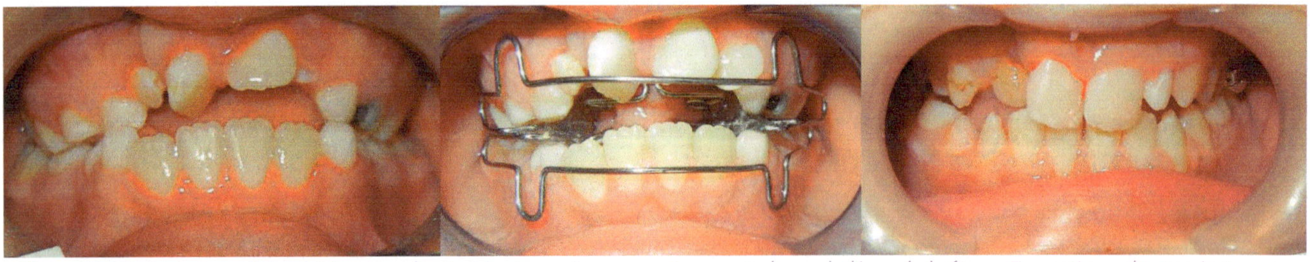

Figura 22.27: Paciente unilateral 2da etapa: los incisivos superiores erupcionan rotados en la línea de la fisura. Se continua el tratamiento para des rotar los incisivos y equilibrar la oclusión en sentido sagital

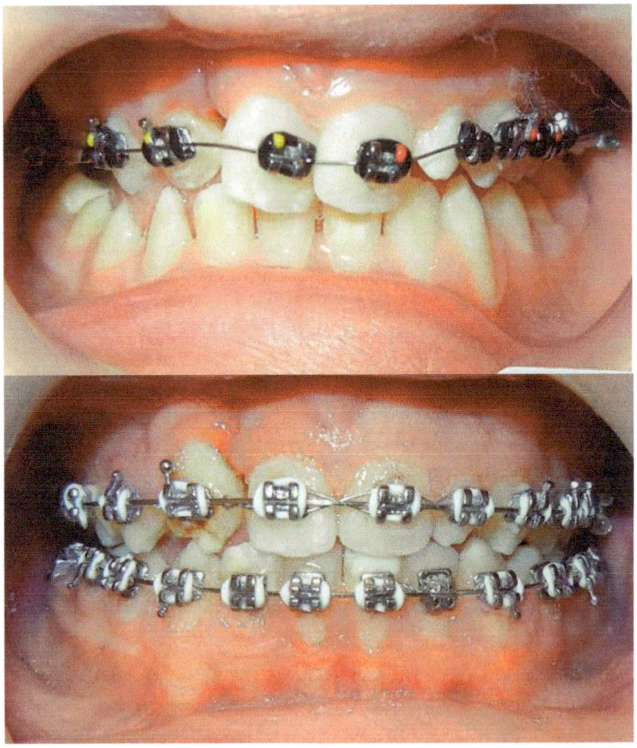

Figura 22.28: Paciente unilateral 3era etapa: Organización de la oclusión permanente

de distinta manera. En la sala de recepción hay pacientes que se encuentran en distintos estadios del tratamiento y los padres que recién comienzan pueden ver los frutos del esfuerzo que están comenzando a realizar.

Por último, muchas veces en la sala de espera se encuentran con pacientes que están en situaciones de mayor gravedad y esto brinda cierto alivio.

El tratamiento de un paciente con FLAP requiere mucho más que un simple procedimiento técnico.

CONCLUSIONES

El nacimiento de un niño con alteraciones anatómicas visibles, que precisa tratamiento prolongado, genera un quiebre muy importante en el equilibrio familiar. Muchas veces ese equilibrio perdido nunca vuelve a lograrse y es preciso hallar uno nuevo; esto implica recorrer un camino muy largo.

Rehabilitar no se limita a lograr que el paciente tenga un aspecto normal, es permitir que no se sienta diferente y enfrente sin miedos la vida que le toca vivir en este mundo competitivo.

Como profesionales debemos estar preparados para acompañar al niño y su familia en cada paso del camino.

Bibliografía

- Abu-Rub N, Samsudin AR, Abdullah AB, Abdullah N. Fixed presurgical orthopaedics for bilateral cleft lip and palate. Aust Orthod J 2005 May; 21(1):39-43.
- Barnett E. Terapia Oclusal en Odontopediatría. Buenos Aires. Editorial Médica Panamericana, 1978.
- Egozcue MI. Odontopediatría y Psicología. Buenos Aires. Ediciones Kargieman, 1988.
- Feijoo G. Los Tratamientos en Ortopedia Funcional. Buenos Aires. Mundi, 1965.
- Feijoo G. Ortopedia Funcional: Atlas de la Aparatología Ortopédica. Buenos Aires. Mundi, 1963.
- Graber TM, Rakosi T, Petrovic AG. Tratamiento Funcional con los bloques gemelos. Aplicaciones en ortopedia dentofacial. Madrid. Harcort Brace, 1998.
- Guedes Pinto AC. Rehabilitación Bucal en Odontopediatría - Atención Integral. Amolca, 2003.
- Hazza'a AM, Rawashdeh MA, Al-Jamal G, Al-Nimri KS. Dental development in children with cleft lip and palate: a comparison between unilateral and bilateral clefts. Eur J Paediatr Dent 2009 Jun;10(2):90-4.
- Kajii TS, Alam MK, Lida J. Orthodontic treatment of cleft lip and alveolus using secondary autogenous cancellous bone grafting: a case report. World J Orthod 2009 Spring; 10(1):67-75.
- Lei YH, Jian XC, Ren BQ. Three-dimensional finite element model of maxillary protraction of the maxilla in patients with cleft lip and palate. Zhong Nan Da Xue Xue Bao Yi Xue Ban 2008 Oct; 33(10):898-905.
- Mc. Donald A. Odontología Pediátrica y del Adolescente. 5ª ed. Buenos Aires. Editorial Médica Panamericana, 1990.
- Oger P, Martínez H, Trichet-Zbinden C. Cleft lips and palates, a multidisciplinary management. Soins Pediatr Pueric 2005 Dec;(227):20-2.
- PRONEO- Programa de Actualización en Neonatología. Séptimo Ciclo- Módulo 1. Editorial Médica Panamericana, 2006.
- Quirós Álvarez OJ. Manual de ortopedia funcional de los maxilares y ortodoncia interceptiva. Caracas. Editorial Actualidades Médico Odontológicas Latinoamericanas, 1994.
- Rakosi T, Irmtrud J. Ortopedia Maxilar: Diagnóstico. Masson-Salvat, 1992.
- Reichenbach E, Bruckl H. Clínica y terapéutica ortopedicomaxilar. Buenos Aires. Mundi, 1965.
- Ross RB, Johnston MC. Cleft Lip and Palate. Baltimore. Williams & Wilkins. 1972.
- Sagheri D, Ravens-Sieberer U, Braumann B, von Mackensen S. An Evaluation of Health-Related Quality of Life (HRQoL) in a group of 4-7 year-old children with cleft lip and palate. J Orofac Orthop 2009 Jul; 70(4):274-84. Epub 2009.
- Subtenly J. Early Orthodontic Treatment. Chicago. Quintessence Publishing, 2000.
- Tollefson TT, Senders CW, Sykes JM. Changing perspectives in cleft lip and palate: from acrylic to allele. Arch Facial Plast Surg 2008 Nov-Dec; 10(6):395-400.

Capítulo 23

Riesgo médico y discapacidad, desafíos en la práctica de la odontopediatría

Gabriela Urman, Paula Urrestarzu, Claudio Gabriel Morós, Arnoldo Grosman, Liliana Noemí Nicolosi

GENERALIDADES

En las últimas décadas, el escenario de la atención pediátrica ha cambiado considerablemente. El desarrollo de nuevas estrategias diagnósticas y terapéuticas, el avance de los cuidados críticos neonatales y pediátricos, las cirugías correctivas de defectos congénitos y el aumento de las enfermedades crónicas no transmisibles en la infancia han contribuido al aumento de la prevalencia de la discapacidad en los niños y adolescentes.

Al mismo tiempo, el cambio en torno a la conceptualización de la discapacidad, el avance en cuestiones de derechos humanos y el desarrollo de nuevos apoyos tecnológicos ha colaborado a la eliminación de barreras para la promoción de la participación plena de los niños con discapacidad en la sociedad, ofreciendo nuevas oportunidades y una mejor calidad de vida para los niños y sus familias. Esto ha generado una demanda creciente de capacitación en la atención de la salud de los niños y la odontología no escapa a esta realidad.

El odontólogo debe tratar a todos los pacientes asegurándose que no exista riesgo para su salud, es decir debe considerar el riesgo de que se produzca un evento adverso durante la atención o posterior a esta. Este evento adverso puede ser ajeno al procedimiento efectuado y comprometer su desarrollo y/o resultado, o puede ser consecuencia del mismo. Estas complicaciones asistenciales solo pueden minimizarse con un adecuado conocimiento y entrenamiento de los profesionales en la atención de este tipo de pacientes.

En un estudio realizado por Lewis et al., la atención odontológica es el requerimiento de mayor prevalencia en niños con necesidades especiales de salud, siendo mayor a cualquier otra demanda de atención médica.

Según el censo del INDEC de 2010, en Argentina el 12,9 % de la población tiene algún tipo de discapacidad lo que representaría a 5.114.190 de argentinos, con una concentración marcada en las provincias de Salta, Jujuy y la Rioja. Este mismo informe estima que el 6.7% de los menores de 20 años (659.724) tiene algún tipo de discapacidad. Los niños, niñas y adolescentes con discapacidad requieren de un equipo interdisciplinario para su atención. La inclusión del odontólogo en estos equipos resulta indispensable para trabajar en la prevención de complicaciones y facilitar el acceso a un tratamiento odontológico oportuno y de calidad.

Como regla general en salud *"mejor es prevenir que curar"* por eso no se debe abdicar en esta premisa, la salud bucal de los adultos del mañana dependerá en gran medida de la prevención en los niños de hoy, y esta es una variable independiente de la severidad de la discapacidad y/o el riesgo médico individual. En este contexto la salud bucal cumple un rol incuestionable, integrado al cuidado general de la salud. El nuevo escenario exige a los profesionales de la salud dar respuesta a las necesidades emergentes para mejorar la calidad de vida, asegurándose que no exista riesgo para la salud.

La práctica responsable de la odontopediatría exige brindar una atención competente a niños y adolescentes con numerosas y diferentes necesidades y expectativas, con personalidades disímiles y afecciones sistémicas o discapacidades. El odontólogo debe tener presente que el paciente puede ser portador de múltiples patologías que pueden interactuar entre sí y deben ser evaluadas a la hora de efectuar el abordaje odontológico. Por otra parte debe conocer a grandes rasgos la patología clínica, esto le permitirá reconocer los síntomas y signos de distintas enfermedades sistémicas que impactan en la cavidad bucal. El conocimiento del odontólogo debe exceder a los problemas de salud limitados al área bucal o estructuras relacionadas, incorporando contenidos básicos de la medicina general, con el objetivo de brindar una atención integral al paciente acorde al riesgo médico asociado. La aplicación de estos conceptos a la prevención y al tratamiento de las patologías de la cavidad bucal habilitará a los profesionales el conocimiento fisiopatológico de enfermedades que no tienen fronteras en el organismo y para las cuales la cavidad bucal es solo un territorio más, que ha comprometido. Así el odontólogo podrá establecer en qué medida su plan terapéutico afectará o será afectado por el padecimiento del paciente, para lo cual debe tener como objetivo indelegable la integración a equipos interdisciplinarios del área de la salud. En ése sentido desde las últimas décadas la aplicación sistemática de las escalas de evaluación de riesgo constituye una práctica común en odontológica (Clasificación del estado físico ASA) y ha demostrado ser de utilidad para odontólogo en su práctica asistencial, permitiéndole aplicar un abordaje adecuado al paciente con riesgo médico asociado.

El vertiginoso crecimiento del conocimiento médico en general y el desarrollo tecnológico exige al odontólogo una formación de posgrado y una actualización permanente para poder dar respuesta a las necesidades y demandas de salud de la población que padece y/o está en riesgo de padecer enfermedades crónicas. Esta formación del odontopediatra en la atención de pacientes pediátricos médicamente comprometidos o con discapacidad requiere, en el área disciplinar del riesgo médico, una enseñanza integral, dando especial énfasis a la vinculación teórico-práctica y a los aspectos preventivos-curativos, biológicos-sociales, básicos-clínicos. La realidad sanitaria actual nos enfrenta al desafío de lograr una formación odontológica de la más elevada calidad en términos técnicos y de relevancia social sin dejar de lado la formación sobre ética y profesionalismo odontológico.

Cada día la relación entre la salud integral y la salud bucal adquiere mayor relevancia. Es conocido que un paciente comprometido sistémicamente puede poner en riesgo su vida si presenta complicaciones bucales como focos infecciosos o inadecuado manejo odontológico, como así también puede ocasionar un riesgo la no consideración de la salud bucal por el médico a cargo del cuidado de la salud del paciente pediátrico.

El odontopediatra debe estar capacitado con conocimientos actualizados de las enfermedades que afectan al paciente pediátrico, así como su manejo odontológico, no sólo con respecto a la etiopatología de la enfermedad sino también en cuanto al manejo médico, su tratamiento, las interacciones farmacológicas, las posibles complicaciones y de abordaje odontológico. Este tipo de paciente requiere un cuidado mayor ya que su riesgo de compromiso está aumentado. En este sentido adquiere relevancia el trabajo interdisciplinario efectivo: el odontopediatra como parte del equipo de salud, utilizando la comunicación como estrategia de trabajo con los otros integrantes del equipo, con los padres y con el niño.

Es importante en odontopediatría considerar las variaciones en el tiempo, como así también que el concepto de normalidad varía según la edad.

La atención del paciente pediátrico médicamente comprometido impone la realización de una completa historia clínica y su actualización periódica, incluyendo los antecedentes familiares por trastornos hereditarios. Ante cuadros sistémicos la boca puede perder importancia para el niño y la familia pero es justamente el odontólogo, el que debe reposicionar en el escenario de la salud general de ese niño el papel trascendente que juega la salud bucal, ya que puede ser manifestación y/o puerta de entrada de múltiples enfermedades. En este aspecto es de importancia la oportuna derivación del médico al odontopediatra.

Los profesionales de la odontología y su personal auxiliar deben capacitarse para la atención de pacientes con discapacidades cognitivas, físicas y sensoriales, pues son una población que requiere una atención y seguimiento especial.

Es necesario conocer la variabilidad de la enfermedad de base, que permitirá programar la atención odontológica en la fase de remisión, en los casos en que la patología evolucione con episodios de reagudización, o en los períodos de mayor estabilidad y control, estableciendo un contacto fluido con el médico de cabecera. Se deberá conocer la enfermedad de base y los tratamientos médicos que recibe dado que pueden ocurrir interacciones medicamentosas o efectos adversos con la administración de fármacos cotidianos como antibióticos y analgésicos.

Una adecuada salud bucal se verá reflejada en una apropiada salud general, la vinculación entre odontólogos y médicos dedicados al cuidado de los niños y adolescentes permitirán el logro de la salud integral en su crecimiento.

En este capítulo realizaremos un análisis de algunas de las enfermedades sistémicas más prevalentes en los pacientes pediátricos, desarrollando desde su etiopatogenia, forma de presentación clínica, nociones del tratamiento médico y el abordaje odontológico, con un fuerte contenido preventivo y medidas de promoción de la salud.

CARDIOPATÍAS CONGÉNITAS EN POBLACIÓN PEDIÁTRICA

Las cardiopatía congénitas constituyen una de las causas más importantes de mortalidad infantil en la Argentina donde nacen 6.100 niños con cardiopatías congénitas por año, de los cuales el 70% son casos quirúrgicos, el 50% son de alta complejidad y el 25% deben operarse antes de los 28 días de vida (Prensa y propaganda. Noticias. Ministerio de Salud de la Nación). En el año 2010 se implementó en la Argentina el Plan Nacer con el objetivo de reducir la mortalidad infantil por cardiopatía congénita, patología solucionable en los dos tercios de los casos con un adecuado diagnóstico y tratamiento. Desde la creación del Registro Nacional de Cardiopatías Congénitas disponemos en la actualidad de datos precisos sobre la incidencia y prevalencia de los diagnósticos más frecuentes. La incidencia promedio de cardiopatía congénita es de 5,5 por cada 1000 nacidos vivos. Dentro de las cardiopatías de complejidad leve a moderada la cardiopatía más frecuente es la Comunicación Interventricular (CIV) con un 30% , seguida por el Ductus Arterioso permeable en un 22% y luego la Comunicación Interauricular (CIA) con un 17%. Con menor porcentaje les siguen Estenosis Valvulares, Tetralogía de Fallot, Coartación de Aorta y Canal Auriculoventricular. En el Grupo de las Cardiopatías Complejas los porcentajes se encuentran más repartidos: Ventrículo único 7%, Atresia Pulmonar 6%, Hipoplasia de corazón izquierdo 4%, Transposición de los grandes vasos 3% y Atresia tricuspídea 3%.

Las cardiopatías congénitas reparadas exitosamente en tiempo y forma tienen mucha mejor evolución que las que no fueron reparadas. Por ejemplo, la coartación de aorta sin tratamiento en 1981 tenía una expectativa de vida de 38 años, siendo en la actualidad cercana al de la población promedio sin cardiopatía. Estos datos hacen relevante conocer el estado del cardiópata infantil, si se le realizó tratamiento quirúrgico, que medicación está recibiendo, cuales son las medidas de prevención recomendadas en relación a su estado biológico, entre otros datos aportados por la historia clínica.

Se puede dividir a las cardiopatías congénitas en **acianóticas** y **cianóticas**. Las acianóticas a su vez pueden presentar Hiperflujo Pulmonar (CIA CIV Ductus) o no presentar Hiperflujo pulmonar (Estenosis pulmonar, estenosis aortica y Coartación de Aorta). En las acianóticas con hiperflujo pulmonar existe siempre una comunicación anormal que permite un pasaje de flujo sanguíneo de un lado a otro de la circulación cardiaca, el cortocircuito puede ser de izquierda a derecha generando caída del volumen minuto (el más frecuente) o desde la derecha a la izquierda (con caída del contenido de O^2 en la sangre generando cianosis).

Comunicación interauricular

Es un defecto del tabique interventricular, tiene una incidencia del 10 %, siendo la cardiopatía más frecuentemente diagnosticada en el adulto, tiene un predominio por el sexo femenino 2 a 1. Cuando son pequeñas pueden pasar inadvertidas por ser oligosintomáticas, cuando son grandes generan signos de insuficiencia cardiaca que deben ser medicada requiriendo su corrección por vía quirúrgica convencional o por hemodinamia. Estos pacientes se caracterizan por mayor tendencia al broncoespasmo y cuadro catarrales a repetición.

Comunicación interventricular

Consiste en un defecto del tabique interventricular, es la cardiopatía congénita más frecuente cercana al 20%, puede presentarse en forma única o múltiple, aislada o combinada con otras malformaciones, pero su tamaño es lo que va a determinar la conducta terapéutica. Las CIV pequeñas (< 25% de la raíz aortica) son las más frecuentes (65%), requieren controles evolutivos, pueden involucionar y terminar de cerrarse cuando se encuentran en la zona muscular del septum, pero se asocian a EI e insuficiencia aórtica cuando se localizan cercanas a esta válvula. Le siguen las CIV medianas con una prevalencia del 20% (25-50% del diámetro de la aorta) son las que necesitan un seguimiento intensivo para decidir oportunamente el momento quirúrgico o continuar con control clínico y finalmente las CIV grandes que corresponden al 10% de los casos (>50% del diámetro de la aorta), defectos que provocan insuficiencia cardíaca tempranamente y pueden evolucionar rápidamente a la hipertensión pulmonar de no recibir tratamiento adecuado, principalmente en el grupo de pacientes con Síndrome de Down (Figura 23.1).

Ductus arterioso permeable

Se trata de la persistencia de un conducto que comunica la aorta con la arteria pulmonar, presente en la vida fetal. Debe cerrarse espontáneamente al nacer, de no hacerlo se denomina Ductus arterioso persistente; se presenta en un 70% del síndrome rubeólico, 45% en los niños prematuros < 1500 mg y 15% en prematuros < 1750 mg. Puede tener diferentes tamaños y morfologías. En la etapa neonatal los Ductus grandes son

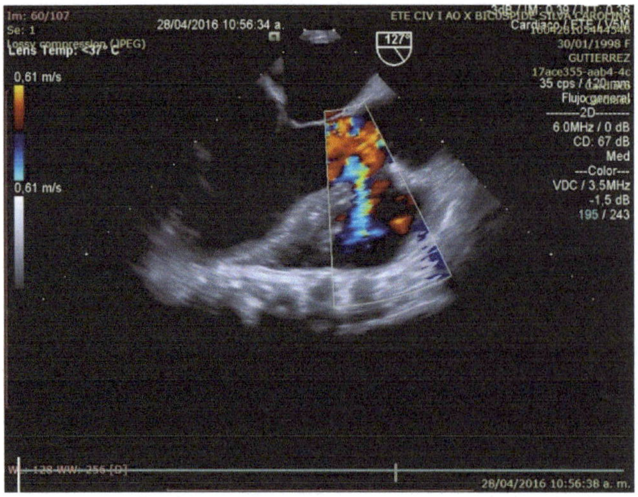

Figura 23.1: Comunicación interventricular

quirúrgicos, pasada esta etapa el tratamiento por vía hemodinámica es el de elección.

Las cardiopatías acianóticas sin hiperflujo pulmonar se caracterizan por no sobrecargar al pulmón con flujo.

Coartación de Aorta

Es la 6ta cardiopatía congénita en frecuencia, se caracteriza por un estrechamiento de la aorta en la zona adyacente de la inserción del Ductus con la aorta descendente. Sin tratamiento su evolución es muy mala, se la considera una cardiopatía de complejidad moderada.

Estenosis aortica

La estrechez de la válvula aórtica se puede presentar a tres niveles: valvular, supravalvular y subvalvular. La forma más grave de presentación es la estenosis valvular aortica crítica del recién nacido que sin una resolución quirúrgica o hemodinámica inmediata tiene altísima mortalidad a corto plazo, también puede presentarse como valvular no critica donde el momento quirúrgico lo determinaran los síntomas y el grado de obstrucción de la válvula. Existen las obstrucciones subvalvulares y supravalvulares que también son de resolución quirúrgica cuando el gradiente es elevado.

Estenosis pulmonar aislada

También se pueden presentar a tres niveles siendo la valvular la más frecuente, actualmente el tratamiento de elección para las formas severa en la valvuloplastia pulmonar.

Las **cardiopatías congénitas cianóticas** son en general más complejas y se caracterizan por la caída de la saturación de oxigeno, las más frecuentes son las que se describen a continuación.

Tetralogía de Fallot

Caracterizada por CIV subaórtica, cabalgamiento de la CIV al septum, estenosis infundibular pulmonar e hipertrofia del Ventrículo derecho, en los casos severos sufren de hipoflujo pulmonar severo durante las crisis de cianosis (caída preocupante de la saturación con el llanto) requiriendo anastomosis subclavio pulmonar para asegurar flujo sanguíneo al pulmón, realizándose la cirugía correctora al presentar el peso adecuado.

Ventrículo Único

Se trata de una amplia categoría de malformaciones cardíacas donde ambas cámaras auriculares se relacionan entera o casi enteramente con una sola cámara ventricular funcionante. De acuerdo a la morfología ventricular puede ser izquierdo, derecho o indeterminado. El ventrículo único tipo izquierdo es el de mejor evolución (doble entrada ventricular izquierda más atresia tricuspídea), pero el 70% de los pacientes mueren antes de los 16 años si no son operados. El ventrículo único tipo derecho es aún de peor evolución, con un 50% de sobrevida a los 4 años del diagnóstico (Figura 23.2).

Transposición de grandes arterias

Es una malformación letal y relativamente frecuente que representa el 5 al 7% de todos los defectos congénitos cardíacos. Sin tratamiento el 30% de los infantes muere en la primera semana, 50% en el primer mes, 70% dentro de los 6 meses y el 90% dentro del primer año. Su tratamiento quirúrgico agresivo permite que arriba del 90% pueda llegar a la vida adulta. Se caracteriza por una discordancia V-A es decir ventrículo arterial, del ventrículo izquierdo sale la pulmonar y del ventrículo derecho sale la aorta, generando dos circulaciones en paralelo que no se entrecruzan. Depende de la existencia de una buena CIA para vivir hasta la reparación.

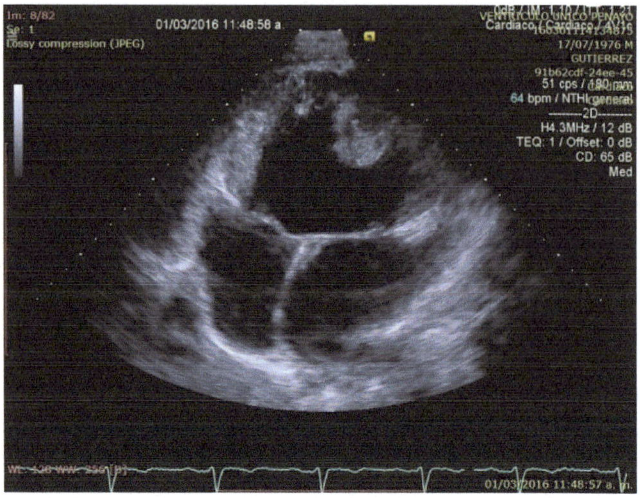

Figura 23.2: Ventrículo único en neonato

Tronco arterioso persistente

La septación del tronco arterioso va a dar origen a la Aorta y a la Arteria Pulmonar, el fallo de septación del mismo va a determinar que un solo vaso salva de la base del corazón y que de origen a las arterias coronarias, las arterias pulmonares y las sistémicas. Sin corrección quirúrgica la edad media de muerte es la quinta semana de vida. Solo el 15% sobrevive al año de vida, los que sobreviven desarrollan insuficiencia cardíaca e hipertensión arterial. Con corrección quirúrgica adecuada pueden alcanzar la adultez.

Anomalía total o parcial del retorno venoso pulmonar

Es una cardiopatía cianótica donde las venas pulmonares que llevan la sangre oxigenada no están conectadas en forma directa a la aurícula izquierda. Puede ser anomalía total del retorno venoso en el caso que ninguna de las cuatro venas lleguen a la aurícula izquierda, o parcial cuando alguna de las venas llegan directamente a la aurícula izquierda.

Otras cardiopatías no englobadas dentro de esta clasificación son las siguientes:

Enfermedad de Ebstein

Consiste en un fallo embriológico en la delaminación de la válvula tricúspide, razón por la cual esta tiene una implantación más cercana al ápex ventricular determinando que parte del ventrículo derecho quede auriculizado, pueden ser leves moderados o severos, requieren plástica de la válvula tricúspide de acuerdo al grado de insuficiencia tricuspídea y síntomas presentados por el paciente. En un alto porcentaje se puede acompañar de CIA y de un haz de conducción anómalo. Pueden ser cianóticas o no, dependiendo de la presencia de CIA y de la severidad del Ebstein.

Canal auriculoventricular

Es la cardiopatía más frecuente del niño con Síndrome de Down, determinada por un defecto embriológico del desarrollo de los cojinetes endocárdicos que determinan la presencia de CIA, CIV y una hendidura de la valvular mitral denominada Cleft mitral. Requieren corrección quirúrgica precoz para evitar la aparición de hipertensión pulmonar. Pueden ser cianóticas o no, dependiendo de la presión pulmonar.

Tratamiento odontológico en niños con cardiopatía congénita

En niños y adolescentes con cardiopatías congénitas el tratamiento odontológico debe estar enfocado a un fuerte control preventivo para mantener la salud bucal, educando a los niños, sus familias o cuidadores en la importancia para su logro de realizar una buena higiene bucal y mantener hábitos alimentarios saludables. Las cardiopatías congénitas con riesgo de endocarditis infecciosa, requieren profilaxis antibiótica para su prevención cuando se realicen tratamiento que induzcan bacteriemia. La identificación del cardiópata congénito pone de relevancia la importancia de la realización de una completa historia clínica y la necesidad de la interconsulta con el cardiólogo pediátrico para estratificar el riesgo de la cardiopatía subyacente y la necesidad de cuidados especiales. Este tema será abordado continuación.

ENDOCARDITIS EN CARDIOPATÍAS CONGÉNITAS EN EDAD INFANTIL

La Endocarditis Infecciosa (EI) es una infección grave que se produce por la nidación y reproducción microbiana (bacterias, virus, hongos o parásitos) en el endocardio de las válvulas cardíacas o en el endotelio de los vasos, en cuyo caso se denomina endotelitis. EI es relativamente rara en chicos, pero su epidemiologia ha cambiado en las ultimas 3 o 4 décadas a causa del incremento de la sobrevida de las pacientes con cardiopatías congénitas y la disminución de la patología reumática valvular en los países desarrollados, siendo la cardiopatía congénita la principal causa de EI en niños mayores a 2 años en estos países. En la etapa neonatal el cuidado intensivo pediátrico complejo ha incrementado el riesgo de EI relacionado a catéteres.

La EI en niños es menos frecuentes que en el adulto, 1 en 1280 (0.78 por 1000) admisiones pediátrica por año desde el año 1972 al 1982 son datos de una institución de referencia. Sin embargo, en un reciente reporte multicéntrico la incidencia anual en EEUU fue aproximadamente 0.05 y 0.12 casos por 1000 admisiones pediátricas desde 2003 a 2010. Si bien los reportes varían considerablemente, las cifras han ido incrementando en los últimos años por la sobrevida de niños con alto riesgo de EI tales como los cardiópatas congénitos y los recién nacidos hospitalizados. La complejidad de los pacientes atendidos en la unidades de terapia pediátrica han incrementado el riesgo de EI en niños con corazones sanos, actualmente el 8% al 10% de las EI se desarrolla sin enfermedad estructural cardiaca o cualquier otro factor de riesgo identificable. En estos casos la infección usualmente compromete a la válvula aortica o mitral secundario a una bacteriemia por *Staphylococcus aureus*.

Llamativamente niños con cardiopatía congénita o inmunodeficiencia adquirida pero sin factores de riesgo para EI no parecen tener riesgo incrementado de EI al compararlos con la población general, además los factores de riesgo frecuentemente asociados a EI en el adulto, como uso de drogas intravenosas y la enfermedad cardíaca degenerativa no son factores predisponentes comunes en el niño.

Los pacientes con cardiopatías congénitas como la CIV , Ductus arterioso persistente, anormalidades de la válvula aórtica y la Tetralogía de Fallot son los más propensos a sufrir una EI; últimamente se agregaron a este grupos los defectos cardíacos complejos con implantes de parches tubos o válvulas protésicas.

La cirugía cardíaca correctora sin defecto residual elimina el riesgo de EI en niños con CIV, CIA y Ductus pasados 6 meses de la cirugía. Sin embargo la cirugía en si misma que incluye vías centrales, alimentación endovenosa, días de internación en cuidados intensivos puede ser un importante factor de riesgo para desarrollar una EI. La mitad de los niños con EI con cardiopatía congénita tenía como antecedente una cirugía cardiaca como shunts quirúrgicos paliativos o una reparación compleja intracardiaca. Morris y col en el seguimiento alejado de las cardiopatías congénitas operadas observó que la estenosis aortica reparada presentaba 13.3% de EI en seguimiento a 25 años, 7.2 casos por 1000 por año muy superior a datos previos.

La EI puede manifestarse muchos años después de la cirugía reparadora de la cardiopatía. En esta serie no hubo casos de EI para CIA, Ductus y estenosis pulmonar reparada sin defectos residuales.

El aumento del uso de catéteres y dispositivos oclusores septales o vasculares, coils proporcionan otro potencial factor de riesgo para EI, inmediatamente a la colocación y antes de que la endotelización del dispositivo se haya completado.

Las lesiones cardiacas congénitas que presentan flujos de sangre de alta velocidad y o material protésico esta asociadas a alto riesgo de EI. La enfermedad de la válvula aortica fue la lesión más común en una serie de niños con EI sin historia de cirugía cardíaca.

El riesgo de EI para niños con CIV incrementa substancialmente con la presencia de insuficiencia aórtica, contrariamente en la CIA donde del shunt es de baja velocidad y en la estenosis pulmonar leve la EI no es probable.

Patogénesis

Los estudios experimentales sobre EI confirman que son necesarios dos hallazgos para que esta se produzca: 1- Requiere daño o denudación del endotelio para la colonización inicial del patógeno y 2- la presencia de un Coco Gram (+) que es el patógeno predominante tanto en válvulas nativas como protésicas, que expresa múltiples adesinas que lo vuelven muy virulento. La denudación del endotelio puede ocurrir secundariamente a jets sanguíneos de alta velocidad, el daño es reparado por el organismo con depósitos de plaquetas y fibrina dando origen a la llamada Endocarditis Trombótica no bacteriana (ETNB), que son excelentes nidos para una subsecuente colonización bacteriana o fúngica (Figura 23.3).

Existe un mecanismo adicional para EI del lado derecho y son el uso de catéteres intravenosos, uso de drogas ilícitas y los dispositivos cardiovasculares electrónicos implantables, que pueden tener un efecto directo de daño del endotelio o un efecto indirecto al alterar el funcionamiento de la válvula tricúspide que generara un jet regurgitante patológico.

Consideraciones de la cavidad bucal

La mucosa bucal y la superficie de los dientes del niño están pobladas de cientos de cepas aeróbicas y anaeróbicas, esta flora oral en la salud y en la enfermedad es diferente y menos diversas que la del adulto. En la salud la flora bucal del niño tiene cepas de VDS cepas de ***Neisseria***, cepas de ***Haemophilus*** y cepas de Staphylococcus. En niños mayores la cepa responsable de enfermedad periodontal como ***Capnocythaga*** puede ser encontrada con otras cepas conocidas por causar EI (***Aggregatibacter, actinomycetemcomitans***). La formación de biofilm comienza inmediatamente después de haber limpiado la superficie dental y en ausencia de higiene bucal, esta placa se espesa y evoluciona alojando un patógeno bacteriano aislado del sistema inmune. A diferencia de los biofilms de los adultos, las bacterias de las placas en las superficie visible de los dientes (supragingivales) en

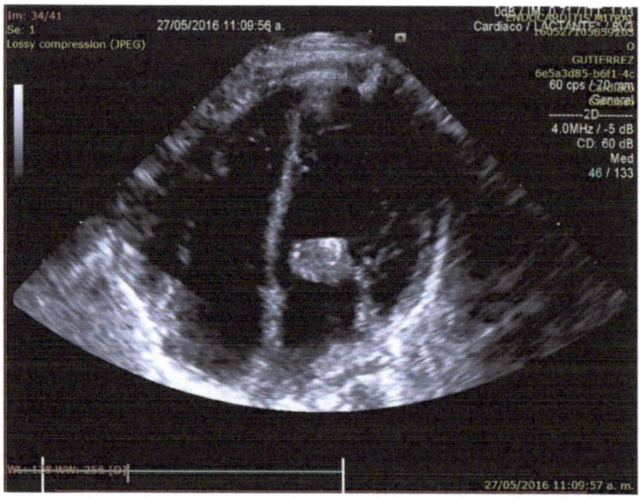

Figura 23.3: Imagen ecocardiográfica de una vegetación en la valva anterior mitral, paciente neonato (Cortesía de la Dra. Haydee Vázquez del Hospital de Niños "Dr. Ricardo Gutiérrez" de Buenos Aires, Argentina)

los niños, son similares a los de la grieta gingival (espacio subgingival) donde hay más especies de Gram Negativos y anaeróbicos que en otro sitios de la cavidad bucal. La respuesta del huésped a la placa es la inflamación y crecimiento gingival (gingivitis) que resulta en un aumento de la profundidad de la grieta gingival entre la superficie del diente y la mucosa gingival crevicular siendo más difícil de limpiar con cepillo o hilo dental. El surco gingival del niño es la fuente de bacteriemia más frecuente de todas las que se producen en la cavidad bucal. La inflamación gingival puede dar lugar al adelgazamiento y ulceración permitiendo que densas colonias de bacterias y subproductos bacterianos accedan a la circulación capilar gingival aumentada. La bacteriemia puede ser el resultado de una manipulación gingival mínima. Los niños tienen menor prevalencia de gingivitis y periodontitis que los adultos y los datos de los estudios de bacteriemia en adultos pueden ser no representativos para niños.

Bacteriemia de procedimientos odontológicos

Los datos publicados en adultos y niños sugieren que en la gran mayoría de las visitas al consultorio odontológico resultan con algún grado de bacteriemia; en la actualidad el enfoque ha cambiado, de poner el énfasis en el procedimiento odontológico específico a enfocarse en la manipulación gingival de cualquier niño.

El rol de la duración de la bacteriemia como factor de riesgo de EI es incierto, algunos trabajos antiguos sobre bacteriemias en pediatría reportaban cultivos positivos por cortos períodos de 10 a 15 minutos luego de una extracción dental, pero estos trabajos no tenían cultivos previos a la extracción. Un reporte más reciente en adolescentes muestra que los hemocultivos positivos pueden permanecer positivos por el término de una hora después de un procedimiento dental y en otro trabajo pediátrico los cultivos permanecían positivos por 45 minutos. La incidencia de cultivos positivos luego de un procedimiento odontológico cae rápidamente de modo que el período de riesgo raramente excede los 30 minutos. Un estudio de grandes dimensiones, bien diseñado y controlado sugiere que la amoxicilina reduce la incidencia y duración de la bacteriemia después de un procedimiento dental en niños. Sin embargo, no quedando claro si esta eliminación de las bacterias ocurre en la grieta gingival o en el torrente sanguíneo o si reduce el riesgo de EI.

Dada la variabilidad en los resultados de bacteriemia y la creciente evidencia de que los procedimientos odontológicos son como máximo una causa rara de EI, se ha producido un cambio en la forma de actuar, con una disminución en el énfasis de la profilaxis antibiótica y un aumento en las recomendaciones de higiene bucal.

Bacteriemias: impacto de la higiene bucal versus procedimientos odontológicos

Si bien las Guías proponen mantener la salud oral como meta para evitar la EI, existen reportes crecientes de que la bacteriemia ocurre con el cepillado de los dientes en un 39-46%. Esto sugiere que masticar alimentos puede resultar en bacteriemia pero no existen estudios que lo confirmen en niños. Todos los procedimientos odontológicos provocan potencialmente bacteriemia transitoria; debido a que los niños tienen indicada consulta con el odontólogo cada 6 meses, la bacteriemia se presentaría 2 veces al año. Datos de estudios de bacteriemias sugieren fuertemente que las bacteriemias por cepillado u otras actividades diarias superan ampliamente a las bacteriemias por procedimientos odontológicos y quizás cientos de veces por año.

Las Guías Americanas para EI en niños del 2015 consideran razonable desplazar el énfasis desproporcionadamente grande de la profilaxis antibiótica para centrarla en la higiene bucal y la prevención de la enfermedad bucal (Clase IIa, nivel de evidencia b).

Características clínicas

La presentación puede ser indolente con episodios prolongados de fiebre baja, fatiga cansancio, artralgias, mialgias, pérdida de peso rigidez y diaforesis. Como en el adulto los hallazgos clínicos se relacionan a cuatro fenómenos (bacteriemia o fungemia, valvulitis, respuesta inmunes y embolias). Las valvulitis puede ocasionar cambios auscultatorios con aparición de soplos regurgitantes o insuficiencia cardíaca, los fenómenos extracardiacos (petequias, nódulo de Roth, lesiones de Janeway, nódulos de Osler o esplenomegalia) son menos frecuentes en los niños, anormalidades renales (glomerulonefritis o infarto) pueden resultar de fenómenos embolicos o inmunes. Las embolias en vísceras abdominales, cerebro o el corazón pueden ocasionar síntomas asociados a isquemia, hemorragias o ambos. En raros casos puede haber aneurisma micóticos en el sistema nervioso central y su ruptura puede ser catastrófica. Algunas presentaciones pueden ser fulminantes principalmente en pacientes gravemente enfermos.

La prevención de EI con el uso de antibióticos no siempre es posible. Existen diversas situaciones donde la bacteriemia puede ocurrir (masticación o realizar la higiene bucal). Todos los niños deben ser instruidos en mantener la mejor salud bucal posible para reducir estos potenciales orígenes de bacteriemia. Ante procedimientos odontológicos que induzcan bacteriemia los pacientes de alto y moderado riesgo de EI deben recibir la profilaxis antibiótica (Tabla 23.1).

Existen pocos reportes de EI asociada a piercing, sin embargo ellas han aumentado dramáticamente durante la última década. Entre 1991 y 1999 solo hubo 3 casos reportados de EI por esta causa, pero nuevos casos fueron reportados en los últimos años, la mayoría de los pacientes tenían una condición cardíaca subyacente y el piercing estaba localizado en la lengua, oreja, nariz, pezones u ombligo en orden decreciente de frecuencia. Los síntomas comenzaron al mes del procedimiento y las especies de germen más frecuentemente encontrado fueron *Staphylococcus* seguidos por *Neisseria, Haemophilus* y *Stretococcus.*

El riesgo de EI puede ser eliminado o disminuido al ser corregido el defecto cardíaco como CIA CIV y Ductus que generaban un shunt. Defectos de la válvula aórtica el riesgo no se modifica con la cirugía. Para algunas cardiopatías congénitas complejas la cirugía cardíaca puede incrementar el riesgo de endocarditis por la utilización de prótesis valvulares, conductos o con la creación de shunt quirúrgicos como las anastomosis subclavio pulmonar para cardiopatías cianóticas.

PROFILAXIS ANTIBIÓTICA PARA ENDOCARDITIS INFECCIOSA RECOMENDADA PARA PROCEDIMIENTOS ODONTOLÓGICOS

La profilaxis antibiótica debe ser administrada antes del procedimiento odontológico que induzca bacteriemia al menos 60 minutos. En el Capítulo 6, Manejo farmacológico en Odontología pediátrica se muestra el régimen recomendado actualmente.

En la Tabla 23.2 se muestran algunos parámetros de laboratorio utilizados frecuentemente en la clínica pediátrica, sus valores normales, función y significado.

INMUNIZACIONES

Los programas de inmunización han logrado reducir drásticamente la morbimortalidad de enfermedades infecciosas prevenibles por vacunas. La erradicación mundial de la viruela en 1977 y la eliminación de la poliomielitis del Continente Americano en 1991, han sido hitos que deben tomarse como estímulo para el continuo sostenimiento de las estrategias de vacunación.

Mientras que el objetivo final de la inmunización sistemática es la erradicación de enfermedades, el objetivo inmediato consiste en la protección individual o grupal contra las enfermedades inmunoprevenibles.

Así como en los últimos años la tendencia ha sido reducir el uso innecesario de antibióticos ya sea de forma preventiva o terapéutica, es fundamental revisar nuestras prácticas de indicación de inmunizaciones en niños. El desarrollo de resistencia por parte de los microorganismos, las dudas sobre la eficacia de los tratamientos preventivos, la posibilidad de reacciones tóxicas o adversas a los antibióticos dan lugar a muchas interrogantes sobre el riesgo y beneficio del uso de los antibióticos. La Academia Americana de Odontología

Tabla 23.1: Recomendaciones para Profilaxis de Endocarditis Infecciosa

Recomendaciones de Profilaxis para Endocarditis Infecciosa	
Categoría Alto Riesgo	
Válvulas cardiacas protésicas, incluyen bioprotesis y homograft	
Endocarditis Infecciosa previa	
Cardiopatía congénita compleja cianótica (ventrículo único, Transposición de grandes arterias, tetralogía de Fallot)	
Anastomosis sistémico pulmonares o conductos (ASPI, conductos Rastelli)	
Categoría Moderado Riesgo	
Malformaciones cardiacas congénitas no mencionadas arriba.	
Disfunción valvular adquirida (enfermedad cardiaca reumática)	
Miocardiopatía hipertrófica	
Prolapso de la válvula mitral con insuficiencia y o engrosamiento de las valvas	
Profilaxis de EI no recomendada	
CIA ostium secundum aislado	
Reparación quirúrgica de CIA, CIV o Ductus (sin lesión residual en 6 meses)	
Cirugía de bypass coronario cardiaco previo	Prolapso de la válvula mitral sin prolapso
	Soplo inocente o funcional
	Kawasaki previo sin disfunción valvular
	Fiebre Reumática sin disfunción valvular
	Marcapaso cardiaco (intravascular y epicardico)

Referencias: Recomendaciones para Profilaxis de Endocarditis infecciosa considerando la misma según el riesgo de infección en Alto, Moderado o Profilaxis no recomendada. **Fuente:** ESC Guidelines. European Heart Journal 2009; 30,2369–2413 AHS Guidelines 2007. Obtenido de http://circ.ahajournals.org

Tabla 23.2: Valores de laboratorio, función y significado clínico

Hemograma			
Test	Valor Normal	Función	Significado
Hemoglobina	12-18 g/100 ml	Mide capacidad de transporte de Oxigeno en sangre	Baja : hemorragia, anemia Alta: policitemia
Hematocrito	35%-50%	Mide relación entre células y plasma en sangre	Baja : hemorragia, anemia Alta: policitemia, deshidratación
Glóbulos rojos	4-6 million/mm³	Mide capacidad de transporte de Oxigeno en sangre	Baja : hemorragia, anemia Alta: policitemia, enfermedad cardíaca, enfermedad pulmonar
Glóbulos Blancos Lactantes 4-7 años 8-18 años	8,000-15,000/mm³ 6,000-15,000/mm³ 4,500-13,500/mm³	Evalúa defensa del huésped contra agentes inflamatorios	Baja: anemia aplásica, toxicidad por drogas, infecciones específicas. Alta: inflamación, trauma, toxicidad, leucemia

Recuento diferencial de glóbulos blancos		
Test	*Valor Normal*	*Significado*
Neutrófilos	54%-62%	Aumenta en infecciones bacterianas, hemorragias, acidosis
Linfocitos	25%-30%	Infección viral o bacteriana, leucemia linfocítica aguda y crónica, reacción antigénica
Eosinófilos	1%-3%	Aumenta en cuadros alérgicos y parasitarias, discrasias sanguíneas, anemia perniciosa
Basófilos	1%	Aumenta en algunas discrasias sanguíneas
Monocitos	0%-9%	Enfermedad de Hodgkin, enfermedad de almacenamiento de lípidos, recuperación de las infecciones graves, leucemia monocítica

Recuento Absoluto de Neutrófilos		
Cálculo	*Valor normal*	*Significado*
(% Leucocitos PMN + % bandas) x recuento de GB 100	>1500	>1000 paciente con mayor riesgo de infección, reprogramar tratamientos electivos

Evaluación de la coagulación			
Test	*Valor Normal*	*Función*	*Significado*
Tiempo de Protrombina	1-18 segundos	Evalúa la vía extrínseca de la coagulación	Se prolonga en enfermedades hepáticas, alteración en síntesis de vitamina K, trauma quirúrgico con hemorragia
Tiempo parcial de Protrombina	Laboratorio control	Evalúa vía intrínseca de coagulación, trastornos congénitos de la coagulación	Se prolonga en hemofilia y enfermedad de Von Willebrand
Plaquetas	140,000-340,000/ml	Mide capacidad de coagulación	Aumento en la policitemia, leucemia, hemorragia severa, disminución en purpura trombocitopenia
Tiempo de sangría	1-6 min	Mide la calidad de plaquetas	Prolongado en trombocitopenia
RIN (Razón Internacional Normatizada)	Sin anticoagulante: 1 Pacientes anticoagulados: rango objetivo 2-3	Evalúa la función de vía extrínseca de la coagulación	Aumento de la terapia anticoagulante

Electrolitos			
Test	*Valor Normal*	*Función*	*Significado*
Sodio (Na)	135-147 mEq/l		Aumento en síndrome de Cushing
Potasio (K)	3.5-5 mEq/l		Aumento en daño tisular
Bicarbonato (HCO_3)	24-30 mEq/l	Refleja el equilibrio acido-base	
Cloro (Cl)	100-106 mEq/l		Aumento enfermedad renal e hipertensión

Pediátrica en sus guías de práctica clínica para el uso de los antibióticos recomienda ser conservador en su indicación ya que hay un incremento en la resistencia de los microorganismos al antimicrobiano. Con respecto a las vacunas, puede ocurrir que nos encontremos con un niño cuyo carnet de vacunación se encuentra incompleto, o ante una consulta sobre la conducta a seguir frente a heridas en la boca y profilaxis antitetánica.

Todo encuentro con un profesional de la salud debe ser aprovechado para realizar acciones de promoción de salud. La revisión del carnet de vacunas debería ser parte de la consulta odontológica. El odontopediatra puede asesorar sobre vacunas faltantes, y disipar eventuales dudas de los padres sobre la utilidad de ciertas vacunas, y en especial sobre las falsas contraindicaciones para que un niño reciba una vacuna.

La Figura 23.4 muestra el calendario vigente de vacunación en la República Argentina.

La inmunización puede definirse como la acción de conferir inmunidad mediante la administración de antígenos (inmunización activa) o mediante la administración de anticuerpos específicos (inmunización pasiva).

La inmunización activa mediante vacunación consiste en la administración de un microorganismo completo o parte, o de un producto modificado de ese microorganismo con el fin de obtener una respuesta inmunológica similar a la de la infección natural. La respuesta inmunitaria primaria es la que ocurre luego de la primera exposición a un agente inmunógeno. Está mediada principalmente por IgM, que alcanza un pico entre los 5 y 14 días, seguida de una respuesta de IgG y/o IgA, con un pico entre las 2 y 8 semanas.

Además de conocer el estado de inmunización, se debe conocer la condición del huésped e incluso de sus convivientes. Las vacunas vivas pueden causar reacciones graves en pacientes con inmunocompromiso. Estos, como regla general, no pueden recibir vacunas vivas. Las vacunas inactivas no se replican, por lo que son seguras para usar en ellos. Sin embargo, es necesario tener en cuenta que la respuesta a la vacuna puede ser pobre y pueden no quedar protegidos.

Para la confección de vacunas se utilizan varios tipos de antígenos: agentes vivos atenuados, agentes inactivados (muertos), toxoides, subunidades de microorganismos o virus, antígenos obtenidos por ingeniería genética y proteínas activas conjugadas en forma química o inmunológica. En la Tabla 23.3 se resumen las características de las principales vacunas disponibles en la actualidad.

Vacunación y profilaxis contra el tétanos

Las consultas por heridas en la boca son frecuentes en la práctica diaria. Para brindar un correcto asesoramiento desde el punto de vista infectológico, se debe evaluar el estado inmunitario del paciente y el tipo de herida.

Como medida general toda herida debe ser higienizada y debridada, para eliminar quirúrgicamente - si fuera necesario - todos los restos necróticos, tejidos desvitalizados y cuerpos extraños. La contaminación con suciedad, heces, tierra y/o saliva así como las heridas que contienen tejidos desvitalizados; las heridas necróticas o gangrenosas, las heridas profundas, por punción, congelamiento, aplastamiento, avulsión y quemaduras, presentan mayor riesgo de contaminación por *Clostridium tetani*.

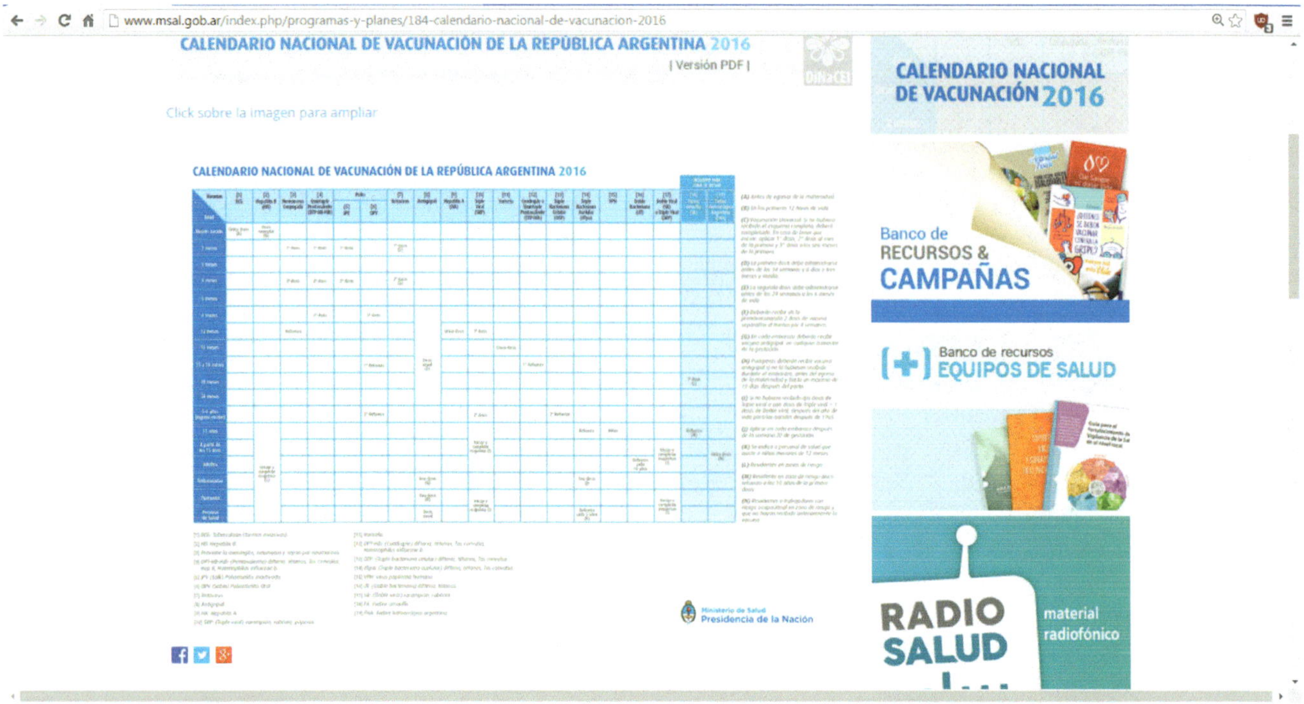

Figura 23.4: Calendario de vacunas República Argentina. Tomado de http://www.msal.gob.ar/index.php/programas-y-planes/184-calendario-nacional-de-vacunacion-2016

Tabla 23.3: Características de las vacunas más utilizadas en pediatría

Vacuna	Protege contra	Antígeno	Vía	Dosis y Esquema
Contra la hepatitis B (monovalente)	Hepatitis B	Recombinante	IM	0,5 ml
BCG	Formas graves de tuberculosis (miliar, meningitis)	Bacteria viva atenuada	ID	0,1 ml Una dosis al recién nacido antes del alta de la maternidad
Sabin (OPV)	Poliomielitis	Viral viva atenuada	Oral	2 gotas 2, 4,6 y 18 meses, refuerzo: 5 o 6 años.
Quíntuple ("Pentavalente" (DTP-Hib-HB)	Difteria, tos convulsa, tétanos–formas invasivas por Hib y Hepatitis B	Toxoides, bacteria inactivada, polisacárida conjugada y viral recombinante	IM	0,74 ml 2, 4 y 6 meses
Cuádruple (DTP- Hib)	Difteria, tos convulsa, tétanos–formas invasivas por Hib	Toxoides, bacteria inactivada, polisacárida conjugada	IM	0,5 ml Dosisde refuerzo a los 18 meses
Antineumocócica conjugada: 10 y 13 valente	Meningitis, Infección invasiva por neumococo	Polisacárida conjugada	IM	0,5 ml Conjugada 13 valente. 2, 4 y 12 meses.
Antineumocócica polisacárida 23 valente	Infección invasiva por neumococo	Polisacárida	IM	Desde los 2 años. Solo para grupos en riesgo
Triple Viral (SRP)	Sarampion, rubéola y parotiditis	Viral viva atenuada	SC	0,5 ml 1 y 6 años.
Antigripal	Gripe	Viral inactivada	IM	Niños de 6 meses a 2 años 0,25 ml; ≥ 3 años: 0,5 ml. Primovacunación: 2 dosis con intervalo de 1 mes. Grupos en riesgo dosis anual
Contra la hepatitis A	Hepatitis A	Viral inactivada	IM	Esquema: 1 dosis a los 12 meses
DTP	Difteria, tos convulsa, tétanos	Bacteriana inactivada y toxoides	IM	0,5 ml
dT	Difteria, tétanos	Toxoides	IM	0,5 ml. Esquema: Cada 10 años
Salk (para inmuno-comprometidos)	Poliomielitis	Viral inactivada	IM	0,5 ml Esquema: 2, 4, 6 y 18 meses.
Contra el VPH	Virus del papiloma humano	Recombinante (ingeniería genética)	IM	0,5 ml Niñas de 11 años, 2 dosis
Contra el rotavirus	Rotavirus	Viral viva atenuada	oral	1,5 ml Esquema: 2 y 4 meses.
Contra la varicela	Varicela	Viral viva atenuada	SC	0,5 ml. Esquema: a los 15 meses
Contra la fiebre amarilla	Fiebre amarilla	Virus atenuados	SC	1 dosis a los 12 meses y cada 10 años para residentes o viajeros a zonas de riesgo
Contra la fiebre hemorrágica argentina	Fiebre hemorrágica argentina	Virus atenuado (Cepa Candid # 1)	IM	Esquema: 1 dosis a partir de los 15 años para residentes o viajeros a zonas de riesgo

Referencias: SC: subcutánea, IM: intramuscular

Se denominan **heridas limpias** a las que han transcurrido en un período inferior a seis horas, no penetrantes y con escaso daño tisular. Las **heridas sucias** son las que se encuentran contaminadas, infectadas, con evolución de más de seis horas y con daño tisular exterior.

Los pacientes que hubieran recibido menos de 3 dosis de vacuna con toxoide tetánico, o tuvieran infección por VIH o inmunocompromiso grave, o tuvieran antecedentes de vacunación dudosos, o cuya herida fuera juzgada como francamente sucia y contaminada deberán recibir inmunoglobulina antitetánica, además de la vacuna. La dosis pediátrica es la misma que para adultos y no debe ser menor a 5UI/kg. En general suele indicarse 250 UI por vía intramuscular, pero en caso de haber transcurrido más de 24 horas desde la lesión, o si se sospecha que la herida tiene potencial alto de producir tétanos, podrá considerarse la duplicación de la dosis a 500 UI.

En caso de tener que actualizar el esquema e indicar dosis faltantes, se deberá tener en cuenta el calendario de vacunación, es decir incluir la DT o DPT según la edad del niño. El toxoide tetánico no suele causar reacciones locales o generales, pero ante repetidas inoculaciones pueden manifestarse reacciones locales o hipersensibilidad de tipo retardado o de tipo Arthus, por lo cual se recomienda enfáticamente no vacunar más de lo indicado.

En la Tabla 23.4 se detallan las indicaciones de profilaxis antitetánica según el estado de inmunización y tipo de herida.

ATENCIÓN DE NIÑOS CON PATOLOGÍA ONCOLÓGICA

El odontopediatra puede jugar un rol clave ya sea en el diagnóstico, prevención, o tratamiento de las complicaciones bucales que pueden afectar la salud y la calidad de vida de los pacientes durante y luego del tratamiento por cáncer.

El tratamiento radio o quimioterápico puede ocasionar daños a corto y largo plazo en la cavidad bucal (Figura 23.5). El objetivo de estos tratamientos suele ser la inhibición de la proliferación de células neoplásicas. Sin embargo, la acción de la quimioterapia y la radioterapia no es específica, por lo que en el contexto de tratamientos antineoplásicos es frecuente observar daños a tejidos que en condiciones fisiológicas tienen altas tazas de recambio celular. Entre ellos destaca la injuria química o física en las mucosas bucal y gastrointestinal.

En pacientes inmunosuprimidos los signos de inflamación e infección pueden ser sutiles. Esto representa

Tabla 23.4: Profilaxis antitetánica según inmunización previa y tipo de herida

Historia de vacunacion	Herida menor/ limpia	Herida sucia
Menos de 3 dosis o desconocido	dT	dT más Inmunoglobulina (IGT)
3 o más dosis y menos de 5 años de la última	Nada	Nada
3 o más dosis y 6-10 años de la última	Nada	dT
3 o más dosis y >10 años de la ultima	dT	dT

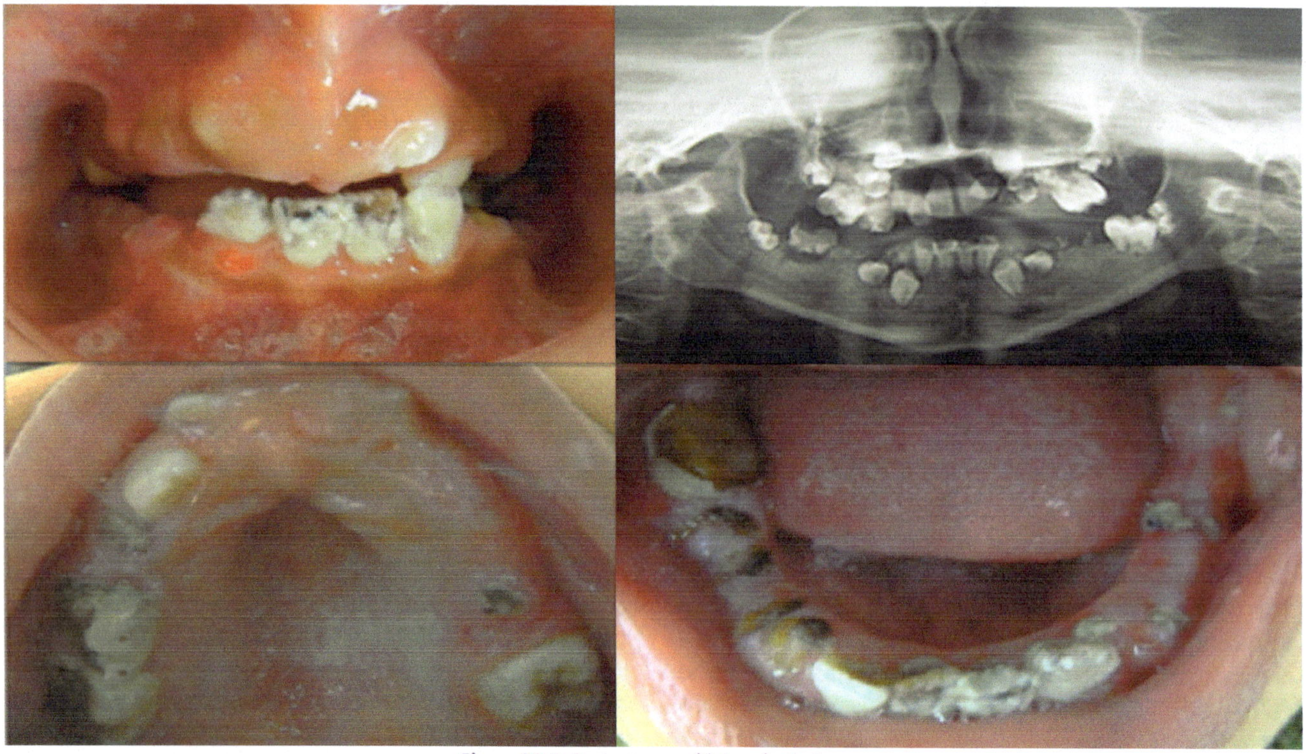

Figura 23.5: Paciente oncológico de 7 años

un desafío adicional para el odontólogo que atiende a este grupo de pacientes pediátricos medicamente comprometidos.

En general el tratamiento antineoplásico tiene varias fases. Las células sanguíneas comienzan a disminuir 5 a 7 días luego de cada ciclo, permanecen bajas por 14 a 21 días y luego comienzan a recuperarse. Idealmente el tratamiento odontológico debe realizarse y completarse **antes** de iniciar el tratamiento antineoplásico. Cuando esto no es posible, se debe optar por reparaciones temporarias (infecciones, extracciones y tratamiento periodontal) y diferir otros tratamientos hasta que el paciente este estable desde el punto de vista hematológico.

Consideraciones generales en cuanto a alteraciones hematológicas, de acuerdo a las recomendaciones de las *Clinical Practice Guidelines*, 2012.

Recuento de neutrófilos

- Superior a 2.000/mm³: no es necesario administrar antibióticos profilácticos
- Entre 1.000 y 2.000/mm³: seguir criterio médico teniendo en cuenta el estado del paciente y el procedimiento a realizar. Algunos autores sugieren uso de antibiótico profiláctico. Si se sospecha o evidencia foco infeccioso indicar antibioticoterapia más agresiva, en consenso con el equipo médico.
- Menor a 1.000/mm³: posponer tratamientos electivos. En caso de emergencias odontológicas, evaluar manejo antibiótico con el equipo médico. Puede ser necesaria la hospitalización del paciente.

Recuento plaquetario

- Superior a 75.000/ mm³: no hace falta tomar medidas
- Entre 40.000 y 75.000/ mm³: evaluar necesidad de transfusión de plaquetas antes del procedimiento y 24 horas después. Tomar medidas locales de control de sangrado como suturas, agentes y materiales hemostáticos locales.
- Menos de 40.000/mm³: posponer cualquier procedimiento. En caso de emergencias odontológicas contactar al equipo médico tratante antes de actuar.

La mucositis es una reacción inflamatoria del epitelio que conduce a la ulceración y rotura de su integridad y que puede afectar a todo el tracto gastrointestinal desde la boca hasta el ano. Es una complicación frecuente tanto de la radioterapia como de la quimioterapia (40% de los pacientes que reciben quimioterapia y 75% de pacientes con transplante de médula ósea). Puede, incluso, llegar a ser el efecto adverso que más incomoda a los pacientes. Lo s niños tienen un riesgo 30% mayor que los adultos de desarrollar mucositis y esto es probablemente debido a un mayor índice mitotico y de recambio epitelial en pacientes jovenes.

La presentación clínica va desde dolor local leve hasta ulceración severa, hemorragia y afagia. Los síntomas más frecuentes son: dolor, xerostomía, quemazón y disfagia. Coexiste habitualmente con alteraciones hidroelectrolíticas secundarias a diarrea, dolor, debilitamiento de la inmunidad de barrera y hemorragias secundarias a la ulceración de la mucosa y desnutrición por ingesta disminuida y malabsorción. También condiciona frecuentemente atrasos, suspensiones o reducciones en la intensidad de los tratamientos con una disminución en la posibilidad de control de la enfermedad y un potencial aumento en la morbimortalidad. Dependiendo del sitio del tumor y del tratamiento usado la mucositis bucal puede llegar a afectar prácticamente a todos los pacientes. Habitualmente hay correlación entre la intensidad del tratamiento y el daño observado, aunque la susceptibilidad individual es variable. Este proceso comienza habitualmente 3 a 7 días después de iniciada la quimioterapia o al alcanzar dosis acumuladas de 30 Gy de radioterapia y dura aproximadamente 2-3 semanas (Figura 23.6).

Algunas de las complicaciones asociadas a la mucositis son: aumento de riesgo de infecciones, modificación en el crecimiento y desarrollo dental infantil, disfunción del sentido del gusto, caries y enfermedad de las encías, aumento de los días de internación, modificación en los tiempos del protocolo de quimioterapia, desnutrición aguda y deshidratación.

La administración prolongada o repetitiva de bajas dosis de citotóxicos se asocia a un mayor riesgo de mucositis, comparado con la infusión en bolos. Las drogas que afectan la síntesis de ADN como los antimetabolitos y los análogos de purinas tienen mayor incidencia de mucositis. El metotrexate y el etopósido se secretan a la saliva, con lo que aumenta su toxicidad bucal. La

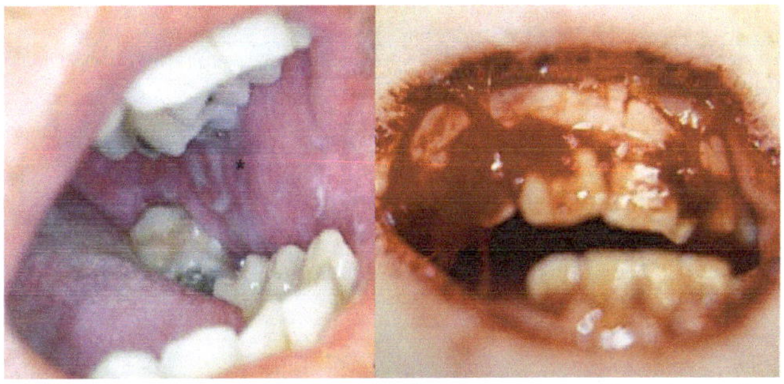

Figura 23.6: Mucositis y Hemorragia. *Pacientes con diagnóstico de leucemia bajo tratamiento de quimioterapia*

Tabla 23.5 muestra el listado de fármacos que más se asocian a Mucositis.

La mucosa bucal está compuesta por células que se remuevan cada 10-14 días. Por su rápido recambio celular, se ve afectada por los agentes quimioterápicos y/o radiaciones, observándose las siguientes etapas:

Fase 1 - Inflamatoria/Vascular: inmediatamente luego de la QT y/o RT se liberan citoquinas como TNF- E IL-1. Estas aumentarín la toxicidad local, iniciando y acelerando el daño tisular y estimulando la vascularizacion subepitelial y subsecuentemente un incremento de los niveles locales de la droga.

Fase 2 - Epitalial: (días 4-5) las drogas quimioterapicas, principalmente las que afectan la síntesis de ADN, actuarían sobre las células de rápida reproducción de la membrana basal de la mucosa del epitelio oral, inhibiendo la mitosis y reduciendo el índice de proliferación celular, lo que resultaría en atrofia y eventualmente ulceración del epitelio.

Fase 3 - Ulcerativa/infecciosa: (días 6-12) se observan áreas locales erosionadas que se cubren de una pseudomembrana fibrinosa que pueden ser colonizadas por una microflora variada.

Fase 4 - Cicatrización: (días 12-16) proliferación epitelial y diferenciación (que coincide con la recuperación de los glóbulos blancos) y se reestablece la flora microbiana habitual.

La Organización Mundial de la Salud (OMS) clasifica su gravedad a través de una escala que combina el aspecto clínico de la mucosa con la capacidad de ingerir alimentos. Por otro lado, el Instituto Nacional del Cáncer de los Estados Unidos en su manual "CommonToxicity Criteria for Adverse Events", utiliza una clasificación que enfatiza los síntomas del paciente, la capacidad de mantener la ingesta oral y la necesidad de implementar terapias. La Tabla 23.6 muestra ambas clasificaciones.

Como se mencionó anteriormente, el rol del odontopediatra en el seguimiento de niños con patología oncológica tiene que ver con la prevención. Previo al inicio de la quimioterapia se deberá instruir al niño y su familia sobre la correcta higiene bucal, restaurar los dientes cariados, reemplazar las restauraciones defectuosas, eliminar los aparatos de ortodoncia fijos, alisar el esmalte, eliminar prótesis desadaptadas y aplicar fluoruros tópicos.

Tabla 23.5: Drogas que se asocian con mayor frecuencia a mucositis
Drogas con mayor incidencia de mucositis
Metotrexate
5-Fluoruracilo
Vinblastina
Etopósido
Doxorubicina
Daunorrubicina
Bleomicina
Cisplastino
Carboplatino

Recomendaciones al inicio de la quimioterapia y posterior a la misma

- Cepillado de dientes.
    - Usar cepillo de cerdas blandas de nylon (2-3 hileras).
    - Cepillar 2-3 veces por dia, despues de las comidas y antes de acostarse.
    - Enjuagar el cepillo en agua caliente cada 15-30 segundos durante el cepillado, ablanda el cepillo y disminuye el riesgo de ocasionar trauma.
    - El enjuague con agua 3 o 4 veces durante el cepillado ayuda aun mas a quitar la placa dental.
    - Los cepillos deben secarse entre usos.
    - Suspender ante situaciones de trombocitopenia y/o neutropenia, con manifestaciones bucales de tipo ulcerosas, sangrado gingival o dolor importante. Alternativa: limpiar con hisopos de algodón (evitar la gasa porque su trama es abrasiva y erosiona la mucosa) embebidos con antisépticos (ver enjuagues antisépticos), o realizar buches con antisépticos o aplicaciones tópicas de gel antiséptico.

Tabla 6. Clasificaciones de mucositis. OMS (Organización mundial de la Salud)
Grado 0: Sin síntomas
Grado 1: Eritema sin ulceraciones, mucosas enrojecida. No dolor. Voz normal
Grado 2: Eritema con úlceras. Poco extensas. Deglución de sólidos. Dolor ligero
Grado 3: Úlceras extensas, saliva espesa, encias edematosas. Solo ingiere líquidos. Dolor severo. Dificultad para hablar.
Grado 4: Úlceras muy extensas, encias sangrantes, no hay saliva. Infecciones. Dolor muy severo. No come ni bebe líquidos. Soporte enteral o parenteral.
NCI (National Cancer Institute, Common toxicity criteria for adverse events)
Grado 1: Asintomático o sintomas leves. Sin indicación de intervenir.
Grado 2: Dolor moderado, no interfiere con la ingesta oral. Se debe modificar la dieta
Grado 3: Dolor severo, interfiere con la ingesta oral
Grado 4: Consecuencias potencialmente letales, se requiere intervención urgente
Grado 5: Muerte

- Pasta dental
  - Utilizar productos con flúor y con sabor suave, los saborizantes irritan la boca.
  - Si la pasta irrita la boca, cepillar con una solución de 1 cucharadita de sal agregada a una taza (1/4 litro) de agua.
- Enjuagues antisépticos
  - Clorhexidina 0.12%
  - Hexetidina 0.1%

Evitar antisépticos con alcohol que pueden producir irritación y/o deshidratación.

Usar luego del cepilado de dientes. En caso que el mismo esté suspendido, limpiar con hisopos de algodón embebidos en el antiséptico o realizar buches después de las comidas. No diluir.

Para niños que sean incapaces de cepillarse los dientes y/o usar enjuagues:

- Limpiar con hisopos de algodón embebidos con antisépticos.
- Alternativas: usar spray de antisépticos, 4 pulverizaciones, una por cada cuadrante de la boca o aplicaciones tópicas del gel antiséptico.

En todos los casos es importante evitar la sequedad de los labios para reducir el riesgo de lesiones del tejido. Entre las causas que pueden provocar esta afección cabe mencionar la xerostomia secundaria a las medicaciones anticolinergicas utilizadas para el manejo de las náuseas. Para mantener una buena hidratación puede utilizarse crema hidratante o manteca de cacao.

EVALUACIÓN Y CONTROL DE DOLOR

La evaluación del dolor es indispensable para el éxito del tratamiento. Una evaluación detallada permitirá elaborar un plan individualizado para el control adecuado del dolor en el niño. Existen diferentes escalas de evaluacion que podrán ser utilizadas de acuerdo a la edad del paciente u que servirán como referencia para evaluar la efectividad del plan de tratamiento instaurado para el control del dolor a lo largo del tiempo. Las Figuras 23.7 y 23.8 muestran dos ejemplos de escalas utilizadas en pediatría para la valoración del dolor.

Por lo tanto, el tratamiento del dolor siempre dependerá de la intensidad del dolor del niño evaluada a través de esta u otra escala de observación validada.

La OMS en sus Directrices sobre el tratamiento farmacológico del dolor persistente en niños con enfermedades médicas de 2012 recomienda actualmente la estrategia bifásica para el control del dolor. Es decir en los niños con de dolor leve el tratamiento de elección es el Paracetamol en los menores de 1 año y el ibuprofeno en los mayores de 1 año. En el caso del dolor moderado o severo, el tratamiento de elección es la morfina. En todos los casos, la administración del analgésico debe ser a intervalos regulares y no "a demanda" para que el control del dolor sea efectivo. La vía apropiada para la administración del fármaco debe ser la más simple, eficaz y la menos dolorosa. Por lo tanto siempre que sea posible, se recomienda la administración oral de la medicación.

El tratamiento tópico colabora al control del dolor como coadyuvante pero siempre debe asociarse a algún analgésico sistémico para que el control del dolor sea efectivo.

- Medicamentos tópicos
  - Oro base gel
  - Lidocaína viscosa al 2%
  - Bencidamina
  - Gel de polisiloxano
- En la Tabla 23.7 se resumen algunos analgésicos sistémicos y sus dosis pediátricas.

La eficacia y seguridad de otros AINES no se ha estudiado suficientemente en la población pediátrica por lo que no se pueden recomendar como alternativas. La codeína y el tramadol no están recomendados para su uso en pediatría.

TRATAMIENTO DE INFECCIONES

La mucositis bucal lesiona el recubrimiento de la boca y puede complicarse copn infecciones: bacterianas, fúngicas y/o virales.

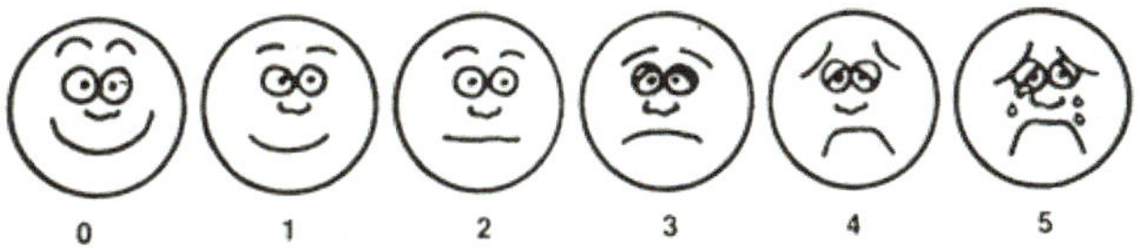

Figura 23.7: Escala visual análoga para evaluación del dolor. Score: Leve: 1-2/ Moderado: 3/Severo: 4-5

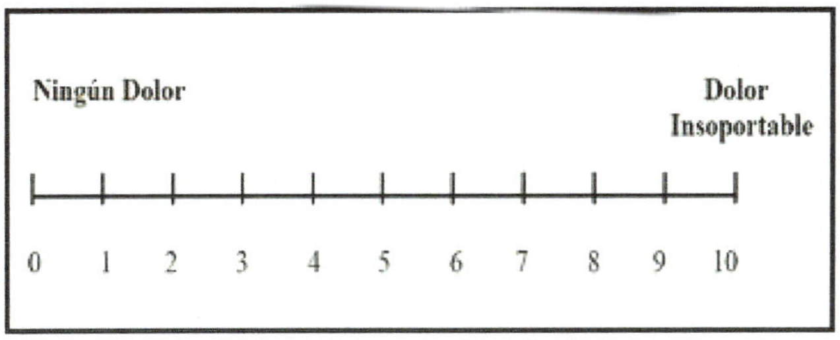

Figura 23.8: Escala numérica para evaluación del dolor. Score: Leve: 1-3/ Moderado: 4-6/Severo: 7-10

Tabla 23.7: Analgésicos de uso frecuente en pediatría				
	< 30 días	1 a 3 m	3 m a 12 años	Dosis diaria Máxima
Paracetamol	5-10 mg/kg/d c/6-8 hs	10 mg/kg/d c/ 4- 6 hs	10-15 mg/kg/d c/4-6 hs	1g por toma 4 dosis/ día
CI	Precaución en disfunción hepática			
Efectos adversos	Erupción, prurito, urticaria, hepatotoxicidad			
Ibuprofeno			5-10 mg/kg/d c/6-8 hs	40 mg/kg/d
CI	Hipersensibilidad, insuficiencia renal grave, insuficiencia hepática, ulcera GI			
Efectos adversos	Síntomas gastrointestinales, erupciones, úlceras y hemorragias gastrointestinales			

Las infecciones bucales pueden lucir completamente diferentes a las de un paciente inmunocompetente, los signos cardinales de la inflamación pueden estar atenuados o ausentes ante la granulocitopenia.

No existe un patrón patognomónico de lesiones en la mucosa que indique si la infección es bacteriana, fúngica o viral. Por lo tanto, es necesario cultivar tempranamente (antes de medicar) toda lesion sospechosa para prescribir el tratamiento antimicrobiano apropiado.

Tanto las infecciones bacterianas como virales deberan ser tratadas por via sistémica, mientras en las infecciones fúngicas el tratamiento puede realizarse en forma local y/o sistémica.

- Infecciones fúngicas

La candidiasis es la infeccion más común y es causada por el crecimiento oprtunista de *Candida albicans*. La mielosupresión, lesiones en la mucosa, afección salival y tratamientos prolongados con antibióticos y esteroides favorecen su aparición.

El tratamiento convencional puede no ser efectivo en pacientes polimedicados y/o inmunosuprimidos por la aparición de cepas de *Cándida* diferentes a la *albicans,* que son resistentes.

Tratamiento y prevención local de la candidiasis

Nistatina: si bien está universalmente aceptada, los estudios no muestran efectividad en la prevención de infecciones locales o sistémicas de pacientes con leucemia.

Miconazol: al 2%: en gel es muy bien tolerado, no tóxico y actúa contra diferentes cepas de cándida. Se usa en candidiasis subplaca y en candidiasis crónicas.

Clorhexidina: inhibe la adherencia de Cándida a la mucosa bucal.

- Infecciones virales

Las principales infecciones virales sintomáticas que afectan la boca en pacientes con cáncer son herpes simple (HSV-1) y varicela zoster (VVZ). La infeccion por HSV-1 es la infección viral bucal sintomática más común y frecuentemente, se observa por reactivacion del virus. La mucositis oral viral puede ser indistinguible de la mucositis no viral, pero la gravedad así como las secuelas sistémicas serán considerablemente mayores y se relacionan estrechamente con el compromiso inmunitario del paciente.

El HSV- 1 también puede llegar a producir esofagitis al igual que el *Citomegalovirus* y *Candida*, por lo tanto para hacer un diagnóstico diferencial debe realizarse una fibroendoscopia digestiva alta.

- Infecciones bacterianas

Las infecciones bacterianas de tejidos blandos orales no son comunes pero cuando ocurren pueden ser rapidamente progresivas sin una terapia antibiotica adecuada.

La frecuencia de complicaciones en niños es mayor que en adultos y la mayoria son causadas por microorganismos gram negativos, especialmente *Pseudomonas, Klebsiella, Serratia, Enterobacter y Proteus*.

En niños neutropénicos se debe considerar que la infección bacteriana puede originarse por la flora endógena o ante el aumento de la morbilidad local por colonización de bacterias exógenas. Al iniciar tratamiento empírico es importante considerar el compromiso con microorganismos anaerobios.

ATENCIÓN DE NIÑOS CON ALTERACIONES HEMATOLÓGICAS

Dentro de las patologías que pueden afectar a los pacientes pediátricos que consultan al odontólogo se encuentran las alteraciones de la hemostasia. Conocer los mecanismos fisiológicos que se ponen en marcha para la correcta hemostasia facilitará la comprensión de estas patologías y el manejo clínico de los pacientes que las padecen.

El sangrado excesivo o prolongado en pacientes pediátricos puede obedecer a cinco causas principales: 1) fragilidad vascular, 2) alteración en el número o funcionalidad de las plaquetas, 3) problemas en los factores de la coagulación, 4) defectos en la fibrinólisis y 5) una combinación de las causas anteriores.

A su vez, estos problemas pueden afectar al paciente en forma permanente o transitoria, y pueden ser conocidos previamente o descubrirse en la consulta.

Los trastornos de la coagulación pueden estar ocasionados por causas hereditarias, adquiridas o farmacológicas. Las consideraciones y manejo terapéutico varían en función del cuadro de base, por lo que es indispensable que el odontopediatra lleve a cabo una correcta y completa anamnesis y acuerde siempre el plan terapéutico con el pediatra o hematólogo de cabecera.

La hemostasia contiene una serie de reacciones muy complejas entre el endotelio de los vasos, las plaquetas y el plasma, cuya finalidad es detener la salida de sangre cuando un vaso se lesiona. Es un mecanismo de defensa que, junto con la respuesta inflamatoria y de reparación, ayuda a proteger la integridad vascular después de una lesión tisular. En circunstancias normales, la sangre circula en estado líquido en todo el organismo. Después de una lesión vascular, la sangre se coagula sólo en el sitio de la lesión para sellar únicamente el área afectada. La hemostasia primaria se lleva a cabo a los pocos segundos de la lesión vascular, con interacción de las plaquetas y la pared vascular. Se produce vasoconstricción y las plaquetas se adhieren al vaso lesionado para formar un tapón plaquetario y sellar el vaso lesionado.

La hemostasia puede definirse entonces como el mecanismo fisiológico por el cual se impide el sangrado de un vaso lesionado mediante la formación de un coágulo. Este complejo sistema consiste de una serie de reacciones químicas encadenadas en las que pueden identificarse 3 fases: la vascular, la plaquetaria y la de la coagulación propiamente dicha.

La fase vascular tiene lugar inmediatamente después de la injuria y se caracteriza por vasoconstricción a nivel local. La fase plaquetaria de la coagulación implica los fenómenos de adhesión y agregación, dando como resultado la formación de un coágulo frágil y temporario. Este verdadero tapón plaquetario sella las áreas dañadas del endotelio vascular deteniendo la hemorragia. En la fase de coagulación propiamente dicha, se activa una cascada de 12 factores presentes en forma de precursores en el plasma. La generación de fibrina, unida a las plaquetas agregadas genera el tapón permanente. Al mismo tiempo se activa un sistema de fibrinólisis para limitar la actividad de los mecanismos hemostáticos y evitar la expansión del coágulo más allá del lugar de la lesión. Al producirse daño en los tejidos, no sólo se desencadena el proceso de coagulación, sino que también se activa un mecanismo de regulación que impide la propagación del coágulo fuera del área lesionada. El sistema fibrinolítico permite la concentración y localización en el sitio de la lesión de las sustancias que intervienen en la hemostasia secundaria que evitan, a través de la destrucción de la fibrina, que el proceso de coagulación se disemine de manera sistémica.

Los pacientes con trastornos a nivel de las fases vascular y plaquetaria tienen riesgo de sangrado inmediatamente después de traumatismos o procedimientos invasivos. Por otra parte, si el problema afecta la fase de la coagulación, el sangrado probablemente se presentará varias horas después de la lesión.

Las plaquetas son liberadas al torrente sanguíneo por la médula ósea, tienen una vida media aproximada de 7 a 9 días y su recuento normal está en el orden de los 140.000-340.000 por milímetro cúbico. Un recuento entre 50.000 y 100.000/mm3 se asocia a mayor riesgo de sangrado de intensidad leve ante procedimientos odontológicos o traumatismos severos. Cuando el recuento es menor a 20.000 hay riesgo de sangrado de mayor intensidad y duración, por lo que deben tomarse medidas antes de realizar cualquier procedimiento traumático.

La cascada de coagulación o hemostasia secundaria es la interacción de las proteínas de la coagulación que forman una cascada enzimática análoga a una reacción en cadena. El proceso de la coagulación es un sistema de amplificación biológico que permite que pocas moléculas de los productos iniciadores induzcan la activación secuencial de una serie de proteínas inactivas, esto con el objeto de producir fibrina a partir del fibrinógeno.

La confección de una historia clínica completa es fundamental para prever los riesgos de complicaciones hemorrágicas. Cuando se detectan posibles alteraciones en la hemostasia, es necesario evaluar cada caso individualmente para indicar las pruebas hemostáticas específicas y determinar un plan de tratamiento de acuerdo con los protocolos vigentes. La Tabla 23.8 resume los trastornos de la hemostasia más frecuentes.

El paciente debe ser analizado individualmente de acuerdo con su trastorno. Debe consultarse con el hematólogo si es necesario, y dependiendo del procedimiento odontológico y el riesgo en la atención del paciente, el odontólogo tomará la decisión de atenderlo en consulta regular con apoyo o vigilancia cercana del hematólogo. Si su compromiso y el tratamiento pueden poner en riesgo la vida del paciente, se debe remitir a una institución especializada para su atención con ayuda de un equipo multidisciplinario.

En aquellos pacientes que por anamnesis se sospeche cualquiera de estos trastornos, se deben ordenar pruebas de laboratorio antes de cualquier procedimiento que implique sangrado. La Tabla 23.9 describe los valores normales y utilidad de las principales prue-

Tabla 23.8: Clasificación de los trastornos más frecuentes de la hemostasia

Clasificación de los trastornos más frecuentes de la hemostasia		
	Fases	**Trastornos**
Vascular (Primaria)	*Hereditarios (congénitos)* • Telangiectasia hemorrágica hereditaria o enfermedad de Rendu-Osler • Angioqueratoma corporis diffusum (enfermedad de Fabry) • Síndrome de Ehlers-Danlos y síndrome de Grönbland-Strandberg • Síndrome de Marfan • Seudoxantoma elástico • Osteogénesis imperfecta	*Adquiridos* • Púrpura de Henoch Schölein (inmunopáticas) • Púrpura escorbútica • Púrpura senil de Bteman • Púrpura exceso ingesta corticoides • Púrpuras mecánicas • Púrpuras idiopáticas • Púrpuras vasculares
Plaquetaria (Primaria)	*Trastornos cuantitativos* • Producción de plaquetas • Distribución de plaquetas • Trombopenias dilucionales • Destrucción anormal de plaquetas • Trombopenias inmunes	*Trastornos cualitativos* • Trastornos de adhesión de las plaquetas • Trastornos de agregación de las plaquetas • Trastornos adquiridos
Coagulación plasmática (secundaria)	*Alteraciones congénitas (vía intrínseca)* • Hemofilia A • Hemofilia B • Enfermedad de von Willebrand	*Alteraciones adquiridas (vía extrínseca)* • Trastornos metabolismo vitamina K • Enfermedad hepática • Coagulación intravascular diseminada • Anticoagulantes circulantes • Terapia antibiótica prolongada

Tabla 23.9: Pruebas de laboratorio

Resumen pruebas hemostáticas de laboratorio		
Fases	**Valores Normales**	**Utilidad**
Integridad vascular (hemostasia primaria) Pruebas plaquetarias (hemostasia secundaria)	Inspección visual del campo quirúrgico • Recuento plaquetas: 150.000-400.000/mm3 • Tiempo de sangría (hemorragia o IVY): 4 a 6 min	Valora fase vascular Valora funcionamiento de plaquetas en cantidad y calidad
Cascada de coagulación • Vía intrínseca y común	TTPa (Tiempo parcial de tromboplastina activado): 25 a 35 s	Detecta deficiencia de todos los factores excepto el VII y el XIII y también presencia de anticoagulantes circulantes como la heparina
• Vía extrínseca	TP (tiempo de protrombina): 11 a 15 s INR (TP del paciente/TP control): menor de 2 Test de inhibidores (ensayo de Bethesda)	Valora vía extrínseca, es sensible a los factores II, V, VII, X y fibrinógeno Evalúa si hay inhibidores para los factores VIII y IX

bas de laboratorio utilizadas. Se recomienda solicitar pruebas de laboratorio especialmente de estar presentes alguna/s de las siguientes circunstancias:

- Historia positiva de sangrado no explicable.
    - Cuando en el momento del examen físico se encuentran lesiones petequiales o purpúricas.
- Sangrados atípicos o excesivos en cirugías previas.
    - Empleo prolongado de antibióticos.
- Uso prolongado de aspirina u de otros analgésicos antiinflamatorios no esteroideos (AINE).
    - Toma de esteroides o citotóxicos.
- Terapia anticoagulante.
- Enfermedades autoinmunes.

El enfoque para el manejo odontológico de los niños que presentan trastornos en la hemostasia debe ser esencialmente preventivo, con detección temprana y control de factores de riesgo para caries y enfermedad gingival. En ellos es más importante prevenir y preservar la salud que reparar secuelas.

Los cepillos deben tener cerdas de textura media ya que las de textura demasiado dura pueden dañar la mucosa y las demasiado blandas no permitirán la correcta remoción de palca. Se aconseja el uso de hilo dental y cepillos interdentales para prevenir la aparición de caries y enfermedad periodontal.

Las recomendaciones generales sobre limitar el consumo de alimentos o bebidas con azúcares ácidos a las comidas principales rigen al igual que en la población general.

Las visitas deben programarse cada 6 meses, lo que permitirá la identificación temprana y la realización de actividades preventivas. En pacientes que presenten enfermedad se recomienda:

- Decidir el tipo de procedimientos, privilegiando implicaciones del compromiso sistémico sobre el tratamiento local y relacionándolo con su pronóstico.
- Supervisar y programar consultas de mantenimiento y seguimiento individual para cada paciente los factores de riesgo.
  - Dar prioridad a situaciones de urgencia (dolor, infección y hemorragia)

Algunas medidas generales para minimizar las lesiones durante la atención odontológica son utilizar con cuidado de los eyectores de saliva, remover con cuidado las cubetas de impresión, colocar con suavidad las placas de Rx (en especial en la región sublingual) y protección de tejidos blandos en todos los tratamientos.

Pueden colocarse aparatos de ortodoncia tanto fijos como móviles, haciendo énfasis siempre en las medidas de higiene y prevención.

Con respecto a la analgesia, se debe indicar preferentemente paracetamol. Dado que el ácido acetilsalicílico (aspirina) inhibe la agregación plaquetaria, no debe utilizarse. El uso de otros AINEs debe ser acordado con el hematólogo de cabecera.

No existen restricciones específicas con respecto al uso de anestésicos locales. El uso de agentes con efecto vasoconstrictor puede proveer un efecto hemostático adicional. Es importante insistir a los padres sobre la importancia de evitar traumatismos mientras dura el efecto de la anestesia.

La anestesia local infiltrativa puede realizarse sin necesidad de aporte previo de factores. Los tratamientos a nivel de los molares se realizan generalmente mediante anestesia troncular del nervio dentario inferior, lo que debería hacerse únicamente tras la administración de factores de coagulación (según indicación del hematólogo tratante). Deberá observarse de cerca la posible aparición de sangrado en los músculos adyacentes o hematomas retromolares o en el espacio pterigoide que podrían comprometer la permeabilidad de la vía aérea.

La infiltración intraligamentosa o intraósea deberá preferirse al uso del bloqueo mandibular. La infiltración lingual también debería realizarse previa reposición de factores ya que se inyecta sobre un tejido ricamente vascularizado, lo que podría ocasionar hemorragias que comprometan la permeabilidad de la vía aérea.

ATENCIÓN DE NIÑOS CON ALTERACIONES METABÓLICAS

DIABETES MELLITUS

La Diabetes Mellitus (DM) es una enfermedad crónica que puede comenzar durante la infancia, la adolescencia o la edad adulta. La forma más comúnmente diagnosticada en niños y jóvenes (80% de los casos) es la tipo 1, que se caracteriza por la destrucción de las células beta del páncreas. Esto lleva a un déficit absoluto de insulina que debe ser administrada en forma exógena. La incidencia de diabetes de tipo 2 está en aumento a nivel mundial y aunque era considerada una patología de adultos, cada vez es más frecuente en niños y jóvenes. Se estima que este hecho esta en relación a los hábitos de vida poco saludables en la población.

Mientras que los valores de glucemia se relacionan con el manejo cotidiano de la DM y son muy fluctuantes a lo largo del día, el nivel de hemoglobina glicosilada (HbA1c) permite tener una noción de los valores de glucemia que ha presentado el paciente en los últimos 2-3 meses.

Al verse alterado el metabolismo, los pacientes diabéticos tienen numerosas afectaciones en distintos órganos y sistemas. Dentro de estas, se han descrito patologías que afectan la salud bucal. Algunas de las más frecuentes son: pérdida de piezas dentarias, gingivitis, periodontitis y patologías de los tejidos blandos.

La gravedad de las complicaciones relacionadas con la salud bucal, al igual que las del resto del organismo, tienen directa relación con la hiperglucemia y el tiempo de evolución. Conocer y reconocer los problemas bucales en los niños diabéticos permitirá llevar a cabo medidas preventivas y oportunas. Numerosos estudios controlados compararon niños diabéticos y sanos. No hay evidencia sobre una mayor prevalencia de caries en niños con DM. Hay quienes descartan la relación argumentando que la dieta pobre en carbohidratos de los niños diabéticos los protege de las caries, pero otros autores reportan un incremento de caries en los pacientes diabéticos, especialmente en los que tienen un pobre control metabólico de la enfermedad. Esto se explica por factores como la disminución del flujo salival, el aumento de la glucosa en la saliva, la disminución del efecto buffer de la misma y malos hábitos de autocuidado. Otros estudios reportaron mayor incidencia de biofilm y más inflamación gingival que los controles sanos.

Otro efecto de la diabetes en los niños sería el de producir un aceleramiento en el recambio dentario.

Esto es importante por la mayor susceptibilidad de las piezas recién erupcionadas (mientras menor es el niño, sus hábitos de higiene bucal pueden estar menos arraigados y esto favorecer la formación de caries).

La enfermedad periodontal también es significativamente mayor en los niños diabéticos. Los niños y adolescentes con peor control metabólico desarrollaron 3 veces más caries durante el período en estudio, con respecto a aquellos con buen control metabólico. También se han realizado estudios que relacionan el cuidado de la salud bucal con el control de la DM, en cuanto al comportamiento de los pacientes y han concluido que de todas las características psicológicas que afectan al progreso de la enfermedad, el desarrollo de la conciencia por el autocuidado es el mejor predictor tanto para la salud bucal como para la adherencia al cuidado de la diabetes y postulan que incentivando el auto cuidado en una de las áreas se puede mejorar las demás.

La educación en salud, promoviendo un buen cuidado bucal, podría tener a su vez un efecto benéfico en la adherencia al control de la diabetes. El odontólogo debe participar en el equipo tratante de los niños y jóvenes diabéticos para aportar desde su ámbito a la prevención de serias complicaciones (Figura 23.9).

Para reducir la incidencia de caries en los pacientes diabéticos, se deben implementar las medidas de cuidado bucal habituales en la infancia, en forma rigurosa, con visitas regulares al odontopediatra, utilizar terapias con fluoruros, selladores, cuidado de la dieta, control de la glucemia, control y prevención de la xerostomía.

Los tejidos periodontales se comprometen en forma severa y precoz en los niños diabéticos por lo que la progresión de su evolución puede ser evitada cuando se identifica en los primeros estadios de enfermedad y se implementan factores de prevención y tratamiento oportunos.

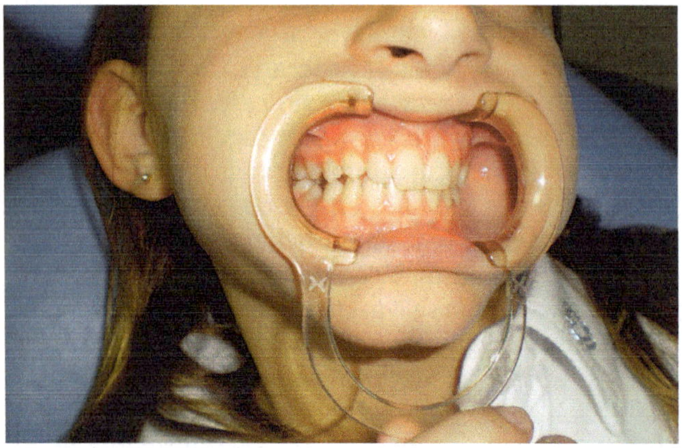

Figura 23.9: Paciente de 13 años con debut diabético (tipo I) a los 12. *No presenta alteraciones dentarias ni gingivales. Recibió medidas preventivas y controles periódicos desde la primera infancia*

Alteraciones tiroideas

La glándula tiroides es un órgano importante del sistema endocrino, localizada en la parte frontal del cuello, debajo de la laringe. Esta glándula sintetiza las hormonas tiroxina (T4) y triyodotironina (T3), las cuales cumplen funciones importantes en el metabolismo. La disfunción de la glándula tiroides puede asociarse a la aparición de manifestaciones bucales en forma directa o indirecta. La causa más frecuente de hipertiroidismo en niños es de tipo autoinmune, y corresponde a un 95% de los casos de Enfermedad de Graves Basedow. Los pacientes presentan bocio, hipertiroidismo y ocasionalmente oftalmopatía.

Con respecto al hipotiroidismo, la prevalencia de origen congénito es de 2 a 3 casos por cada 10.000 recién nacidos vivos. Entre los síntomas generales de hipotiroidismo se encuentran el cansancio, la bradipsiquia, la debilidad, la sequedad de la piel y el cabello. En el hipotiroidismo congénito falla el desarrollo de la glándula tiroides; en los casos adquiridos el mecanismo puede ser inmunológico, carencial o iatrogénico.

Entre las características odontológicas del hipotiroidismo infantil se observa crecimiento facial vertical, disminución de la longitud y el ángulo de la base del cráneo, labios gruesos y lengua de gran tamaño que produce en general una mordida abierta anterior y dientes anteriores en abanico. Dicha macroglosia puede estar presente desde el nacimiento o aparecer más tarde en la vida. La dentición tanto temporal como permanente presenta un retraso característico en la erupción. Los dientes suelen ser de tamaño normal pero se encuentran apiñados por el pequeño tamaño de los maxilares. Los pacientes pueden presentar respiración bucal e hiperplasia gingival irritativa secundaria. La Tabla 23.10 enumera algunas características clínicas en pacientes con hipotiroidismo.

Los fluoruros son utilizados para tratar el hipertiroidismo ya que reducen la actividad tiroidea efectivamente. El exceso de flúor esta correlacionado con deficiencia de yodo. El flúor y el yodo son antagonistas. El exceso de flúor en el cuerpo puede interferir en la función de la glándula tiroidea. Es por ello que los pacientes con factores de riesgo o patología de base que deben evitar el efecto del flúor en su tiroides pueden usar pastas dentales libres de flúor. Otra precaución a tener en cuenta en pacientes con riesgo de patología tiroidea es la radiación. Se sugiere utilizar protección al tomar radiografías.

ATENCIÓN DE NIÑOS CON ALTERACIONES DEL DESARROLLO Y LA CONDUCTA

El trastorno generalizado del desarrollo (TGD) se trata en realidad de un conjunto de trastornos

Tabla 23.10: Características clínicas y manifestaciones orales en pacientes con hipotiroidismo	
Características clínicas y manifestaciones orales en pacientes con hipotiroidismo	
Características clínicas	Manifestaciones orales
Anemia Cardiomegalia Intolerancia al calor Constipación Cretinismo (niños) Cabello seco Elevados niveles de aspartato, transaminasa, alanina, deshidrogenasa y lactato Creatinina elevada Bocio Hiperlipidemia Hipertelorismo Hipotensión Ondas T invertidas en el electrocardiograma Letargo Baja amplitud en las ondas QRS en el electrocardiograma Mixedema Parestesia Reducción de la frecuencia cardiaca y respiratoria Convulsiones Taquicardia Aumento de peso	Agrandamiento de las glándulas salivales Macroglosia Glositis Erupción dental retardada Salud periodontal comprometida-resorción de hueso Disgeusia Protrusión del maxilar superior Mordida abierta anterior Hipoplasia del esmalte en ambas denticiones (menos frecuente en la dentición permanente) Micrognatia Labios gruesos Respiración bucal Permanencia de ápices abiertos Apariencia de raíces cortas Cámaras pulpares amplias (por formación lenta de dentina)

caracterizados por retrasos y alteraciones cualitativas en el desarrollo de las áreas sociales, cognitivas y de comunicación, así como un repertorio repetitivo, estereotipado y restrictivo de conductas, intereses y actividades. En la mayoría de casos, el desarrollo es atípico o anormal, desde edades tempranas, siendo su evolución crónica. Sólo en contadas ocasiones las anomalías se presentan después de los cinco años de edad. Los TGD comprenden un amplio conjunto de trastornos, entre los que se encuentra el autismo (del griego auto, que significa "propio, uno mismo").

Algunas clasificaciones diagnósticas como el **CIE.-10** (Clasificación multiaxial de los trastornos psiquiátricos en niños y adolescentes) intentan poner cierto orden y permiten el diagnóstico diferencial dentro de los TGD, en función de los síntomas. De esta manera se clasifican en: Autismo Infantil, Autismo atípico y Síndrome de Rett, Otros trastornos desintegrativos de la infancia, trastorno hipercinético con retraso mental y movimientos estereotipados, Síndrome de Asperger, otros trastornos generalizados del desarrollo y trastorno generalizado del desarrollo sin especificar. Por su parte, la clasificación en el **DSM-IV** considera al Trastorno Autista, Trastorno de Asperger, Trastorno desintegrativo de la infancia, Trastorno de Rett, TGD no especificado y Autismo atípico.

No se ha podido estimar con precisión su prevalencia, ni asociación con un estrato social determinado o cultural en particular. Se reconoce su mayor incidencia en varones (3-4/1), sin embargo cuando se presenta en mujeres suele cursar con una sintomatología más severa. La cifra de prevalencia oscila alrededor de 4 a 7 de cada 10.000 niños aproximadamente. Existe consenso en que el diagnóstico de TGD está aumentando en todos los países, no solo como consecuencia de un aumento en su prevalencia, sino la mayor sensibilidad y la búsqueda de este trastorno por parte de clínicos y educadores, el uso de escalas de cribado o listados de signos de alerta, entre otros factores. En la bibliografía, existe un amplio consenso en que los primeros en sospechar un trastorno del desarrollo son los padres (alrededor de los 14-18 meses). Sin embargo, transcurre un amplio período de tiempo hasta que el médico de atención primaria percibe la situación y se realiza la derivación adecuada. Los expertos señalan la importancia de un diagnóstico temprano, ya que a menor edad, mayor capacidad de afrontamiento de la familia, menor nivel de estrés, mayor información sobre la posibilidad de recurrencia en futuros hijos y también mejores resultados cognitivos y sociales en los niños afectados.

Las causas de los TGD son variadas. La influencia de factores genéticos ha sido demostrada en estudios en gemelos monocigóticos (concordancia del 64% versus 9% entre gemelos dicigóticos). No contamos en la actualidad con una respuesta definitiva respecto a los orígenes de los TGD, a pesar de que se han identificado muchos factores de riesgo y es posible que su origen esté determinado por la confluencia de diferentes elementos.

Los niños con TGD generalmente evitan el contacto

ocular y demuestran poco interés por la voz humana. Son indiferentes al afecto y rara vez dan respuesta facial a las emociones: no sonríen, no fruncen el ceño. Esta falta de respuesta social, se hace más evidente a partir del segundo año, antes de ésa edad no es tan evidente. Después de los 2 años, se siguen manteniendo problemas o dificultades sociales, aunque ya empiezan a identificar unos pocos adultos de referencia: sólo se llevan bien, hacen peticiones, se relacionan con los adultos que conocen. Siguen manifestando problemas serios de grupo y juego en grupo.

Existe una conducta típica no patológica pero que se mantiene en estos niños: tirar de la mano del adulto hacia el objeto que desea. Estos niños son poco imitadores de las acciones de los adultos de referencia (típico en niños normales como parte de su desarrollo evolutivo). Este tipo de conductas sólo las realizan en situaciones muy concretas y casi nunca con fines comunicativos. La comprensión del lenguaje no es del todo mala, pero suele ser muy literal, no captan los dobles sentidos. En los aspectos más evolutivos, los niños con TGD son sensibles a determinados ruidos como por ejemplo rasgar un papel por detrás de él, y sin embargo no responden a estímulos verbales del entorno o elementos de lenguaje. Son típicas las ecolalias o repeticiones sin sentido de palabras o frases, que pueden llegar a ser una forma de lenguaje, ya que se ha demostrado que en los niños con TGD este tipo de conductas pueden tener distintas funciones. A partir de las ecolalias, se puede llegar a desarrollar el uso correcto de frases copiadas de otras. El niño oye una frase y la repite, pudiéndola usar en alguna situación, aunque sea sin entonación. En los niños con TGD que tienen lenguaje, suelen aparecer alteraciones de la prosodia, como emisión plana, monótona, sin énfasis en la expresión emocional es decir, el habla es siempre igual, como un robot. Etiquetan los objetos por su uso, y utilizan neologismos. Otras actitudes que suelen estar presentes son los patrones no usuales de comportamiento, resistencia al cambio (crean completos rituales que son muy difíciles de eliminar y que se mantienen hasta la edad adulta). En ocasiones hay objetos o elementos que les producen un gran interés, produciéndose una auténtica fijación (Figura 23.10).

Muchas veces estos niños cursan con alteraciones sistémicas asociadas como epilepsia, ansiedad, depresión y esquizofrenia, por lo tanto el uso de antipsicóticos, anticonvulsivos, antidepresivos y sedantes es bastante habitual. Los medicamentos más utilizados son risperidona, ácido valpróico, lamotrigina, metilfenidato, carbamazepina, norepinefrina, serotonina y trazodona. Estos medicamentos pueden generar efectos adversos relacionados con problemas bucales y sistémicos, como xerostomía, agrandamiento gingival, sialorrea, problemas de coagulación y náuseas. Además, estos medicamentos presentan alto contenido de azúcar, lo que aumenta el riesgo de caries dental, por lo tanto es recomendable que los pacientes se realicen una higiene bucal después de su consumo.

El autismo, o TEA (trastorno del espectro autista) por sí solo no comprende características bucales diferentes a las encontradas en pacientes sin esta patología, pues no se ha encontrado diferencia en el flujo salivar, los niveles de pH, capacidad de amortiguación de la saliva ni su composición. El uso de medicamentos puede influenciar negativamente sobre estos factores, cambiando la balanza a favor de las enfermedades bucales. La situación dental de los niños con TEA va a depender, en gran parte, de la higiene diaria y de la dieta. Hay que buscar signos de erosiones dentales (por regurgitación de la comida y del contenido gástrico por reflujo), de bruxismo, caries, enfermedad periodontal (biofilm, gingivitis), cálculos, halitosis y remanente constante de comida cariogénica en la cavidad bucal.

La higiene bucal deficiente en esta población está relacionada con la falta de motricidad manual y lingual para realizar un barrido del biofilm, además de presentar frecuentemente una resistencia a la higiene bucal diaria, al cuidado por parte del profesional y de la familia.

Se ha reportado también una alta prevalencia de hábitos bucales no nutritivos. El bruxismo suele estar presente hasta en un 25% de los pacientes y ser de alta intensidad, duración y frecuencia, lo que ocasiona graves desgastes dentarios, enfermedad periodontales y avulsiones de dientes permanentes. El uso de Bótox puede ser una alternativa eficaz, pues se demostró que infiltrándolo en los músculos masticatorios se observa una mejoría en cuanto a frecuencia y severidad. El ba-

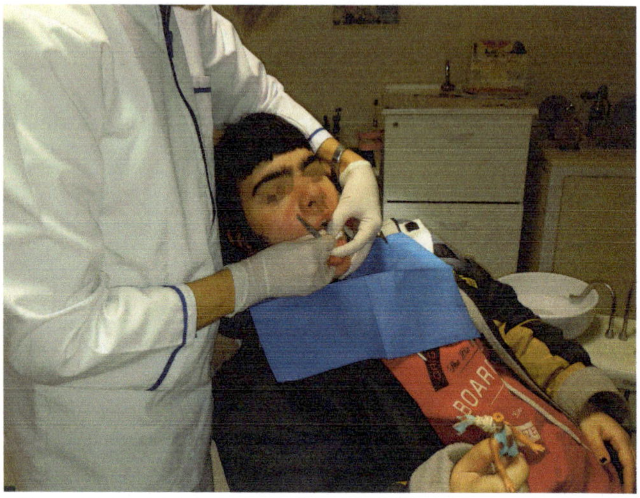

Figura 23.10: Adolescente con TGD indiferenciado accediendo a la atención con su objeto de transferencia en mano

beo también es frecuente debido a una hipotonía labial de leve a moderada que se relaciona directamente con el nivel cognitivo, al igual que la succión digital, la onicofagia y la protrusión lingual. Las **autolesiones** se presentan con una alta prevalencia y pueden ser de distinto grado de severidad. Los niños pueden colocar objetos extraños como cabellos y fragmentos de uñas en el surco gingival, o morder los tejidos bucales generando úlceras, enfermedad periodontal, mutilaciones y hasta pérdida de piezas.

Con respecto al manejo en el consultorio odontológico, la literatura reporta algunas técnicas que facilitan el manejo del comportamiento del paciente durante la consulta. Se clasifican en técnicas básicas y avanzadas. Dentro de las básicas se encuentran las relacionadas con la comunicación como control de voz y comunicación no verbal, distracciones, recompensas y presencia de padres (Figura 23.11); entre las técnicas avanzadas se describen el uso de óxido nitroso, sedación intravenosa, estabilización protectora y anestesia general. Las técnicas avanzadas requieren un entrenamiento especial y contar con equipos de monitoreo y respuesta especializada ante complicaciones que pueden poner en riesgo la vida del paciente.

El niño con TEA utiliza la vista de manera periférica y casi nunca la fija en sus interlocutores. Por ello el manejo de la aparatología odontológica deberá ser cuidadoso, por los estímulos auditivos (turbinas y otros) y visuales como puede ser la luz del equipo, ya que suelen presentar especial dificultad frente a ellos. Es buena costumbre explorarlos con su cepillo de dientes en lugar de los espejos y las sondas que les provocarán gran ansiedad. Asimismo es difícil saber el grado de insensibilidad que les causa la anestesia local, lo que dificulta un tratamiento convencional. Para una gran cantidad de estos niños la única alternativa de tratamiento dental será el uso de anestesia general o sedación, en función del grado de cooperación.

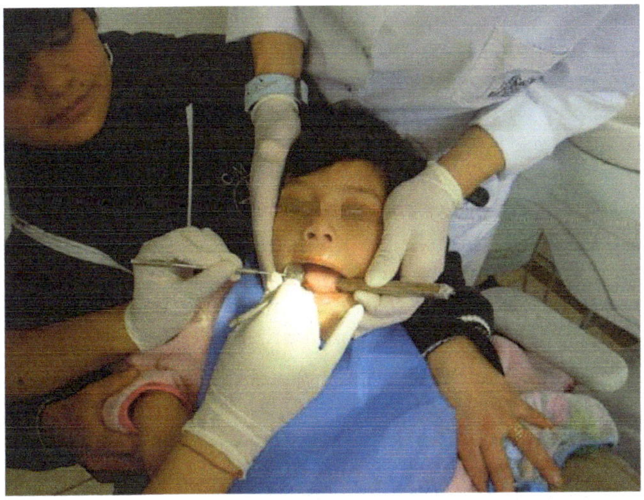

Figura 23.11: Madre y asistente brindan retención, sin que el paciente se altere durante la atención

Además es importante tener en cuenta la **vestimenta** de los profesionales de la salud. Los colores fuertes pueden alterar y llamar la atención del paciente. Se recomienda también controlar que la luz del consultorio sea tenue y suave. En ocasiones es recomendable la presencia de los padres dentro de la consulta, permitirle traer su juguete favorito y cantarle canciones conocidas para promover la distracción y la confianza del paciente. Los padres pueden ayudar a implementar técnicas avanzadas como estabilización, protección y retención ya que esto genera seguridad en el niño.

La salud bucal debería estar integrada dentro de una salud general encaminada a conseguir calidad de vida para los pacientes con TEA. Los padres tienen un papel destacado proporcionando una higiene bucal adecuada, evitando la dieta cariogénica y realizando consultas odontológicas en forma periódica.

ATENCIÓN DE PACIENTES INFECTADOS POR HIV

La infección por HIV sigue siendo un problema de salud a nivel mundial. En 2011 ocurrieron 2.5 millones de nuevos casos y cerca de 34 millones de personas tenían HIV en el mundo. Si bien en África existe mayor cantidad de casos, el sur y sudeste de Asia, Europa oriental y paises de América latina son afectados significativamente por el virus. Es importante conocer la vía de transmisión de la enfermedad y los factores que influyen sobre la transmisión vertical. La carga viral materna es el principal determinante del pronóstico de la enfermedad en los niños.

Es importante hacer énfasis en el personal de salud y particularmente en el personal que conforma los equipos humanos de atención bucodental, que los tratamientos preventivos y clínicos, guardan profunda relación con aspectos como el mejoramiento de la autoestima, así como también produce beneficios y efectos psicológicos positivos.

El tratamiento bucodental debe brindarse en cualquier consultorio que atienda la salud bucodental y los procedimientos clínicos y preventivos que se emplean son exactamente los mismos que los aplicados en la práctica general (endodoncia, periodoncia, exodoncia y ortodoncia). En algunas ocasiones las manifestaciones bucales de la infección por el VIH requieren de atención especializada que ameritan la interconsulta y en ocasiones derivación a centros de mayor complejidad. Aún en situaciones en las que una persona VIH positiva, comunique sobre su estado al profesional odontólogo, las indicaciones de atención y tratamiento, junto con las técnicas específicas que deben emplearse, son similares e incluso iguales a las utilizadas en personas no infectadas y también son equivalentes a aquellas utilizadas en otras patologías que afectan el estado general de un paciente.

La cavidad bucal es susceptible a las infecciones debido a la gran cantidad de microorganismos que allí habitan normalmente. Esto constituye una amenaza para los pacientes con compromiso de la inmunidad. Esta condición favorece la aparición de una gama de manifestaciones bucales bacterianas, fúngicas, virales y neoplasias bucales. En niños infectados por HIV las lesiones más frecuentes son: candidiasis pseudomembranosa, infección de glándulas salivales, candidiasis eritematosa, queilitis angular, eritema gingival o herpes simple y con menor, frecuencia leucoplasia pilosa. Con el fin de planear la estrategia de atención odontológica en niños con HIV es necesario hacer conocer los antecedentes médicos como forma de trasmisión, momento del diagnóstico, historia de enfermedades de trasmisión sexual, historia de enfermedades infecciosas, historia de enfermedades oportunistas, tratamientos recibidos, alergias, etc. De acuerdo con esta evaluación se determina, por ejemplo, si el paciente necesitará profilaxis antibiótica antes de intervenciones odontológicas.

La intervención del odontopediatra puede consistir en la resolución de urgencias, manejo de infecciones, control del dolor o traumatismos. Los procedimientos quirúrgicos deberían demorarse hasta contar con datos de laboratorio, principalmente carga viral, recuento de CD4, recuento de plaquetas, hemograma y coagulograma. El protocolo clínico de atención de pacientes infectados por el virus de HIV debe contener como prioridad el control de la infecciones estomatológicas, fúngicas, virales y bacterianas. Éstos pacientes suelen tener elevado riesgo cariogénico, por lo que se debe realizar control químico y mecánico. Debe brindarse orientación sobre la dieta y los cuidados con administración de medicamentos que pudieran contener mucha azúcar, controlar las infecciones pulpares, periapicales y periodontales. Se recomienda fortificar las estructuras dentales a través de aplicación tópica de flúor y el sellado.

La salud bucal no suele ser considerada una prioridad por los padres o cuidadores en la mayoría de los niños infectados por HIV, por lo que es fundamental promoverla formando equipos interdisciplinarios (pediatras, nutricionistas, odontopediatras, padres y cuidadores, entre otros).

ATENCIÓN DE LOS NIÑOS Y ADOLESCENTES CON DISCAPACIDAD

Concepto de Discapacidad y evolución histórica

Desde la antigüedad hasta nuestros días, han existido grandes contradicciones en el tratamiento otorgado a las personas con discapacidad y vaivenes entre diferentes concepciones entre las que es posible distinguir históricamente tres modelos de tratamiento que en algunos ámbitos, coexisten también en el presente: el modelo de ***prescindencia***, el modelo ***rehabilitador*** y el modelo ***social***.

El primer modelo, llamado de ***prescindencia***, suponía que las causas que daban origen a la discapacidad tenían un motivo religioso y consideraba a las personas con discapacidad como innecesarias. En el marco de este modelo se pensaba que las personas con discapacidad no contribuían en forma útil a la comunidad, que albergaban mensajes diabólicos, que eran la consecuencia del enojo de los dioses o que sus vidas, por lo desgraciadas, no merecían la pena ser vividas. Como consecuencia de estas premisas, la sociedad decidía prescindir de las personas con discapacidad, ya sea a través de la aplicación de políticas eugenésicas o situándolas en algún espacio destinado para los *anormales*, espacios marcados por la caridad, la dependencia y el sometimiento.

El segundo modelo, llamado ***rehabilitador*** o médico-rehabilitador, consideraba que las causas que originaban la discapacidad no eran religiosas sino científicas. Las personas con discapacidad eran consideradas personas con limitaciones individuales pasibles de ser rehabilitadas. El fin primordial que se perseguía desde éste modelo era normalizar a las personas con discapacidad a través de los tratamientos médicos y la rehabilitación psíquica, física, mental o sensorial.

Finalmente el tercer modelo actualmente aceptado, denominado ***social***, es el que considera que *" **la discapacidad es un concepto que evoluciona y que resulta de la interacción entre las personas con deficiencias y las barreras debidas a la actitud y al entorno que evitan su participación plena y efectiva en la sociedad, en igualdad de condiciones con los demás**"*. Es el modelo adoptado por la Convención Internacional sobre los Derechos de las Personas con Discapacidad (CDPCD) sancionada en 2006 por la ONU en su preámbulo. Un modelo que se encuentra relacionado con la asunción de ciertos valores intrínsecos, de derechos humanos y que aspira a potenciar el respeto por la dignidad humana, la equidad y la libertad personal, valorando los aportes que las personas con discapacidad brindan a la sociedad.

La CDPCD aclara entonces en su preámbulo dos cosas fundamentales sobre el paradigma actual en discapacidad: en primer lugar, que la discapacidad no es un atributo de una persona sino que surge como resultado de la interacción entre la persona y el entorno. Es decir, deja atrás los otros paradigmas que ponían fundamentalmente a la discapacidad en el sujeto ("los discapacitados", "los lisiados", "minusválidos", etc.). En segundo lugar, nombra a las barreras, dando a entender que se pueden lograr avances para mejorar la participación social abordando las barreras sean estas actitudinales o de otro tipo. La discapacidad, como dice en el preámbulo también, es un concepto que evoluciona y que no puede ser entendido fuera de la historia individual y social de cada sujeto, no puede ser sacado de contexto. No es lo mismo un bebé que nace con enfermedad congénita que origina una discapacidad, que un niño que sobrevive con discapacidad luego de una enfermedad adquirida, que un adolescente que sobrevive a una lesión de tránsito con discapacidad. No es lo mismo un niño con discapacidad en la pobreza, en una comunidad indígena o en un país desarrollado. Tampoco es lo mismo la discapacidad infantil para la pediatría hoy, que para la pediatría de hace un par de décadas. Hoy hay nuevos problemas que necesitan nuevas soluciones y nuevos recursos para vencer viejas barreras.

Los niños con discapacidades son objeto muchas veces de discriminación, incluso en los ámbitos de atención en salud. Las actitudes y conductas negativas son "barreras" que repercuten generando muchas veces menor acceso a la salud y en definitiva, peores resultados en salud y menor participación social. Sensibilizar y erradicar las actitudes negativas entre los profesionales es uno de los primeros pasos que hay que dar para crear entornos más accesibles y brindar una atención en salud de calidad para todos los niños, con o sin discapacidad.

Marco Conceptual actual

La Clasificación Internacional del Funcionamiento de la Discapacidad y la salud (CIF) es hoy el marco conceptual aceptado para proporcionar un lenguaje común y universal para su aplicación en la clínica, la salud pública y la investigación. Parte de la familia de clasificaciones elaboradas por la OMS, la CIF cuenta con una versión para la infancia y la adolescencia, la CIF-IA que fue diseñada para registrar las características del desarrollo infantil y las influencias de su entorno.

Se considera que la aplicación de la CIF es universal dado que es válida para *todas* las personas y que proporciona *"una descripción de las situaciones relacionadas con el funcionamiento humano y sus restricciones"*. Debe ser usada, por consejo de la OMS, en forma conjunta con la CIE-10 y utiliza un sistema de codificación alfanumérico, mediante la aplicación de calificadores. La CIF utiliza el *enfoque biopsicosocial* para explicar y entender la discapacidad y el funcionamiento desde una perspectiva biológica, individual y social. Al igual que la CDPD, considera a ***la discapacidad como un concepto genérico y dinámico, que resulta de la interacción entre las personas portadoras de deficiencias y las barreras debidas a la actitud y el entorno que restringen su participación en la sociedad, en igualdad de condiciones con respecto a las demás personas***.

La CIF logró avances a la hora de comprender y medir la discapacidad ya que la relación entre las condiciones de salud y la discapacidad es compleja. A su vez, a menudo varias condiciones de salud, en interacción con factores contextuales, ocasionan una discapacidad. Esta clasificación se creó a través de un largo proceso en el que participaron académicos, clínicos y personas con discapacidad. La CIF hace hincapié en el rol de los factores ambientales en la creación de la discapacidad y esa es la principal diferencia entre esta nueva clasificación y la anterior Clasificación Internacional de Deficiencias, Discapacidades y Minusvalías.

En el marco de la CIF, el ***funcionamiento*** es un término que abarca todas las funciones corporales, actividades y participación, la ***discapacidad*** es un término que engloba las deficiencias, limitaciones en la actividad y restricciones en la participación y los ***factores ambientales*** definen las barreras o facilitadores para el funcionamiento. La CIF-IA, no clasifica personas a través de un diagnóstico sino que permite la descripción de un ***perfil de funcionamiento*** dentro del contexto de los factores ambientales.

En la CIF, los problemas del funcionamiento humano se agrupan en tres categorías vinculadas entre sí: ***deficiencias:*** problemas en la función corporal o alteraciones en la estructura corporal; por ejemplo, parálisis o ceguera; ***limitaciones de la actividad:*** dificultades para realizar actividades; por ejemplo, caminar o comer y ***restricciones de participación:*** problemas para participar en cualquier ámbito de la vida; por ejemplo, ser objeto de discriminación a la hora de conseguir empleo o transporte. La discapacidad se refiere a las dificultades que se presentan en cualquiera de las tres áreas de funcionamiento. La CIF también puede utilizarse para comprender y medir los aspectos positivos del funcionamiento, como las actividades y funciones corporales, la participación y la facilitación del entorno. La CIF emplea un lenguaje neutro y no hace distinciones entre el tipo y la causa de la discapacidad; por ejemplo, entre salud «física» y «mental».

Las **condiciones de salud** son las enfermedades, lesiones y trastornos, mientras que las **deficiencias** son las disminuciones específicas en las funciones y estructuras corporales, a menudo identificadas como síntomas o señales de condiciones de salud. La discapacidad surge de la interacción entre las condiciones de salud y los factores contextuales: factores ambientales y personales, tal como se muestra en el gráfico que figura a continuación. El Gráfico 23.1 muestra algunas relaciones entre factores que condicionan la participación, funciones y actividades de las personas con discapacidad.

En la CIF se incluye una clasificación de los **factores ambientales** que describen el mundo en el cual deben vivir y actuar las personas con diferentes niveles de funcionamiento. Estos factores pueden actuar como facilitadores o como barreras. Entre los factores ambientales se incluyen: producto, tecnología, ambiente natural, entorno construido por el hombre, apoyo, relaciones, actitudes, servicios, sistemas y políticas. Asimismo, la clasificación distingue entre las capacidades de una persona para llevar a cabo sus actos y el desempeño en sí de esos actos en la vida real, diferencia sutil que contribuye a arrojar luz sobre la repercusión del ambiente y el modo en que se puede mejorar el desempeño al modificar el ambiente.

La clasificación es útil para una gama de propósitos, todos ellos vinculados a la descripción y la medición de la salud y la discapacidad, y abarca los siguientes puntos: la evaluación del funcionamiento individual, el establecimiento de metas, el tratamiento y el seguimiento; la medición de resultados y la evaluación de servicios; la determinación de la admisibilidad para obtener beneficios de seguridad social, y la realización de encuestas de salud y discapacidad.

Situación de la discapacidad infantil en el mundo

El Informe Mundial sobre la Discapacidad[5] elaborado en forma conjunta por la Organización Mundial de la Salud (OMS) y el Banco Mundial por primera vez en 2011 ha recopilado la mejor evidencia disponible en cuanto a estadísticas en discapacidad al día de la fecha. Fue realizado con el objetivo de proporcionar datos que faciliten la formulación de políticas y programas innovadores y brindó estimaciones importantes, aunque aún se necesita la generación de más y mejores datos.

Este informe estimó que más de 1.000 millones de personas viven en el mundo con algún tipo de discapacidad (Gráfico 23.2), lo que representaba en ese entonces el 15% de la población mundial. Es decir que aproximadamente 1 de cada 7 personas, vivirían en el mundo con discapacidad.

El mismo informe evidenció que 95 millones de niños, niñas y adolescentes viven con discapacidad en el mundo (aunque según la manera en la que se defina el dato, algunos reportes indican que el número podría ser aún mayor, ver Gráfico 23.3). El informe destaca también que el 80% de estos niños vive en países en desarrollo.

Situación de la discapacidad infantil en la Argentina

Según el Censo Nacional de Población, Hogares y Viviendas realizado en 2010 por el Instituto Nacional de Estadísticas y Censos (INDEC) con informe en Octubre de 2014, el 12.9% de la población presenta alguna dificultad o limitación permanente en la Argentina. De ellos, 679.524 son niños, lo que representaría el 6.7% de la población infantil de 0 a 14 años.

Con respecto a la prevalencia según grupos etarios, se observa que aumenta a medida que envejece la población, como se ilustra en Tabla 23.11.

Con relación a la distribución en todo el país, la región con mayor prevalencia es la del Noroeste Argentino. Las provincias de esta región presentan valores superiores al 6%, excepto Tucumán con un 4,9%; el valor más elevado corresponde a la provincia de Ju-

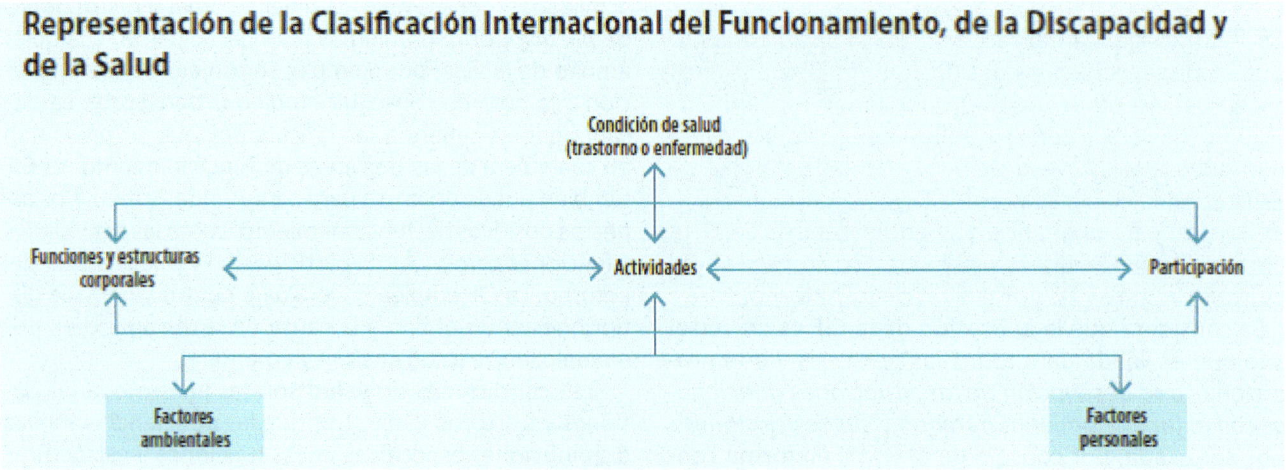

Gráfico 23.1: **Representación de la Clasificación Internacional del Funcionamiento, de la Discapacidad y de la Salud.** Fuente: Elaboración propia a partir del Informe Mundial sobre la Discapacidad (OMS, 2011)

juy con 7%. En la Región Patagónica, las provincias del Neuquén y Río Negro presentan la prevalencia más alta con un 6,1% y 5,3% respectivamente. En contrapartida, en la región Metropolitana, la Ciudad Autónoma de Buenos Aires presenta la menor prevalencia con 3,9%,

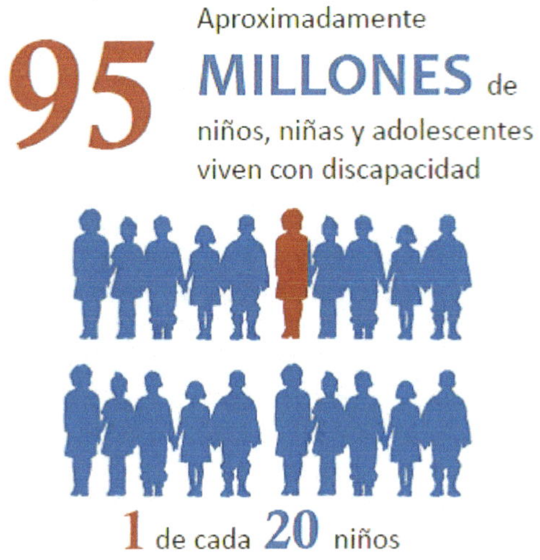

Gráfico 3. Representación de la Situación de la Discapacidad Infantil en el Mundo. Fuente: Elaboración propia a partir del Informe Mundial sobre la Discapacidad (OMS, 2011).

Tabla 23.11. Prevalencia de la dificultad o limitación permanente de la población en viviendas particulares por grupo de edad, según sexo. Fuente: Elaboración propia a partir del. Censo Nacional de Población, Hogares y Viviendas INDEC 2010

Edad	Total	*Varones*	*Mujeres*
0-4	2,5	2,7	2,4
5-9	4,8	5,1	5,6
10- 14	6,0	6,1	5,9

junto con las provincias de la Región Pampeana y Tierra del Fuego, Antártida e Islas del Atlántico Sur. En la mayoría de las provincias la prevalencia de personas con discapacidad o limitaciones permanentes (DLP) es mayor en áreas rurales que en urbanas.

Con respecto a la cantidad y el tipo de limitaciones permanentes, según el mismo censo, las personas que tienen más de una limitación, representan el 32%; en términos absolutos, 1.637.914 personas. De ese total, el 32,5% tiene una dificultad cognitiva además de las otras que pueda poseer. En el Gráfico 23.4 se puede observar cómo se distribuye la proporción de personas con dificultades o limitaciones permanentes (DLP) con alguna limitación cognitiva sobre el total de personas que declaran tener dos o más DLP, según grupo quinquenal de edad. La Tabla 23.12 analiza las diferencias por edad y género.

El Censo proporciona también una serie de variables que permiten dar cuenta de las condiciones de vida de las personas con DLP. Las dimensiones relativas a la calidad de la vivienda y a la accesibilidad a servicios básicos no se encuentran en el censo desagregadas por edad. El censo reporta que el 37,2% de las PCLP viven en *viviendas recuperables* (aquellas que requieren reparación, presentan pisos incompletos, sin terminación, techos sin aislación, terminación o realizados con materiales de baja resistencia, cuentan con piso de cemento o ladrillo fijo y otros.) y el 4,6% en *viviendas irrecuperables* (no se pueden mejorar ya que suponen, necesariamente, el reemplazo de sus materiales, son las viviendas que cuentan con piso de tierra o ladrillo suelto y el techo es de chapa de cartón, caña, tabla o paja con barro o paja sola). El 11,1% de los hogares con al menos una persona con LP tienen NBI. Se consideran hogares con *Necesidades Básicas Insatisfechas*.

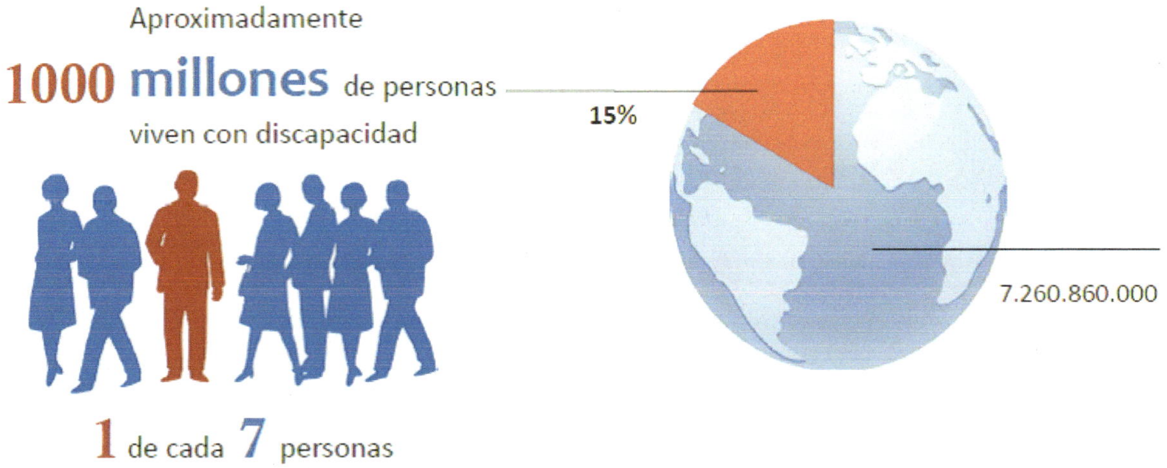

Gráfico 23.2: Representación de la Situación de la Discapacidad en el Mundo. Fuente: Elaboración propia a partir del Informe Mundial sobre la Discapacidad (OMS, 2011).

Del total de la PDLP de 3 años y más, un 14.4% asiste a un establecimiento educativo, mientras un 80.4% asistió en algún momento y el 5.2% restante nunca asistió. Si se analizan los porcentajes de asistencia por edad, se puede observar que a partir del grupo de 3 a 4 años hasta el de 6 a 11 años, los valores ascienden llegando a casi el 97% de asistencia. Respecto a quienes asistieron, el porcentaje más alto corresponde a la franja etaria de 30 años y más. Si se analiza la población que nunca asistió, es en el tramo de 3 a 4 años donde se concentra un porcentaje mayor de población en esa condición, con un 46.4%. Dicho porcentaje disminuye a partir de los 5 años, donde la escolaridad es obligatoria.

Entre las personas con una sola dificultad o limitación permanente, la incidencia del analfabetismo varía considerablemente según el tipo de dificultad, siendo la cognitiva la que presenta mayores porcentajes de analfabetos en todas las edades. Se puede observar que en las edades jóvenes se concentran los más altos porcentajes de analfabetismo llegando a casi el 33% en el grupo de 10 a 14 años.

En nuestro país, el Servicio Nacional de Rehabilitación (SNR) cuenta con el Registro Nacional de Situación de las Personas con Discapacidad. Este registro reúne la información registrada en la solicitud voluntaria y el protocolo del Certificado Único de Discapacidad. Según el Registro Administrativo Continuo de Personas con Discapacidad generado por el Servicio Nacional de Rehabilitación en el período 2009 - 2015 se han emitido 176.359 certificados únicos de discapacidad (CUD), correspondiendo 107.659 a varones y 68.700 a mujeres (Gráfico 23.5 y Tabla 23.13). La distribución según el tipo de discapacidad al momento de la solicitud de dicho certificado, en período Agosto 2009-2015 se muestra en la Tabla 23.14. La población infantil con más de un tipo de discapacidad se concentra en las edades más tempranas, con un ligero predominio entre varones. Los niños con discapacidades múltiples que solicitan certificado de discapacidad en la Argentina corresponden a aproximadamente el 20% del total y este porcentaje es más alto (27%) en el grupo de niños que solicitan el certificado antes de los 5 años de vida, asociados frecuentemente a diagnósticos congénitos,

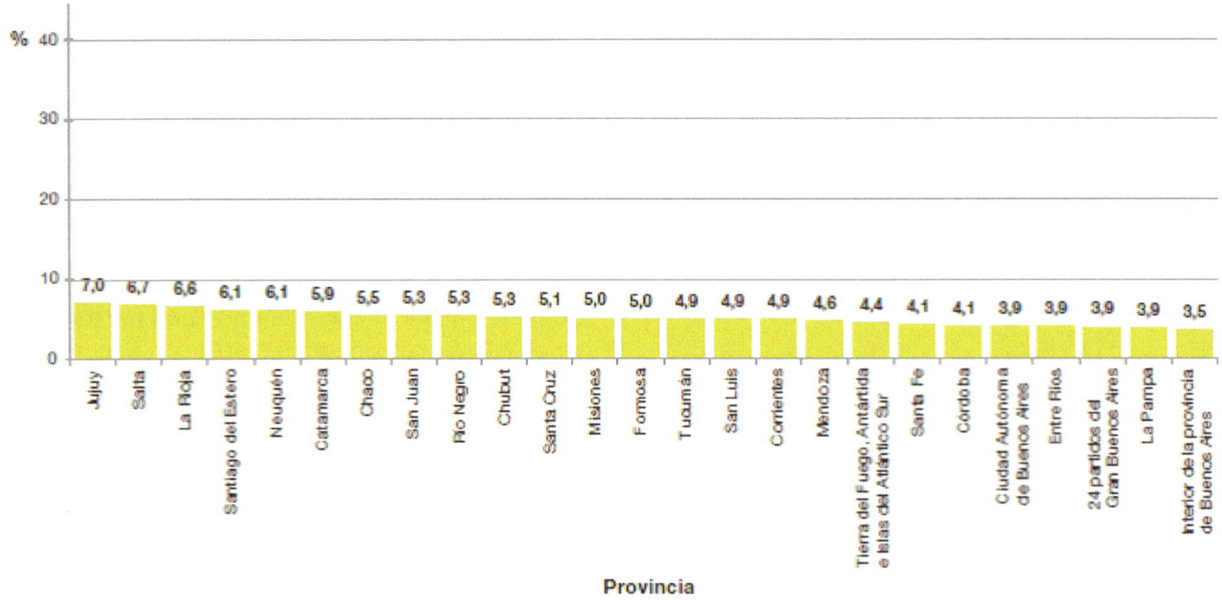

Gráfico 23.4: Prevalencia de la dificultad o limitación permanente de la población de 0 a 14 años por provincia. Total del país. Año 2010. Fuente: Censo Nacional de Población, Hogares y Viviendas INDEC 2010

Tabla 23.12: Diferencias de género de la población con dificultad o limitación permanente por cantidad de dificultades, según grupo de edad. Fuente: Elaboración propia a partir del. Censo Nacional de Población, Hogares y Viviendas INDEC 2010

Edad	Cantidad de dificultades o limitaciones permanentes					
	Una		Dos		Tres o más	
	Varones	Mujeres	Varones	Mujeres	Varones	Mujeres
0-4	53,0	47,0	54,1	45,9	54,4	45,6
5-9	53,1	46,9	56,5	43,5	52,7	47,3
10-14	50,5	49,5	55,6	44,4	55,2	44,8

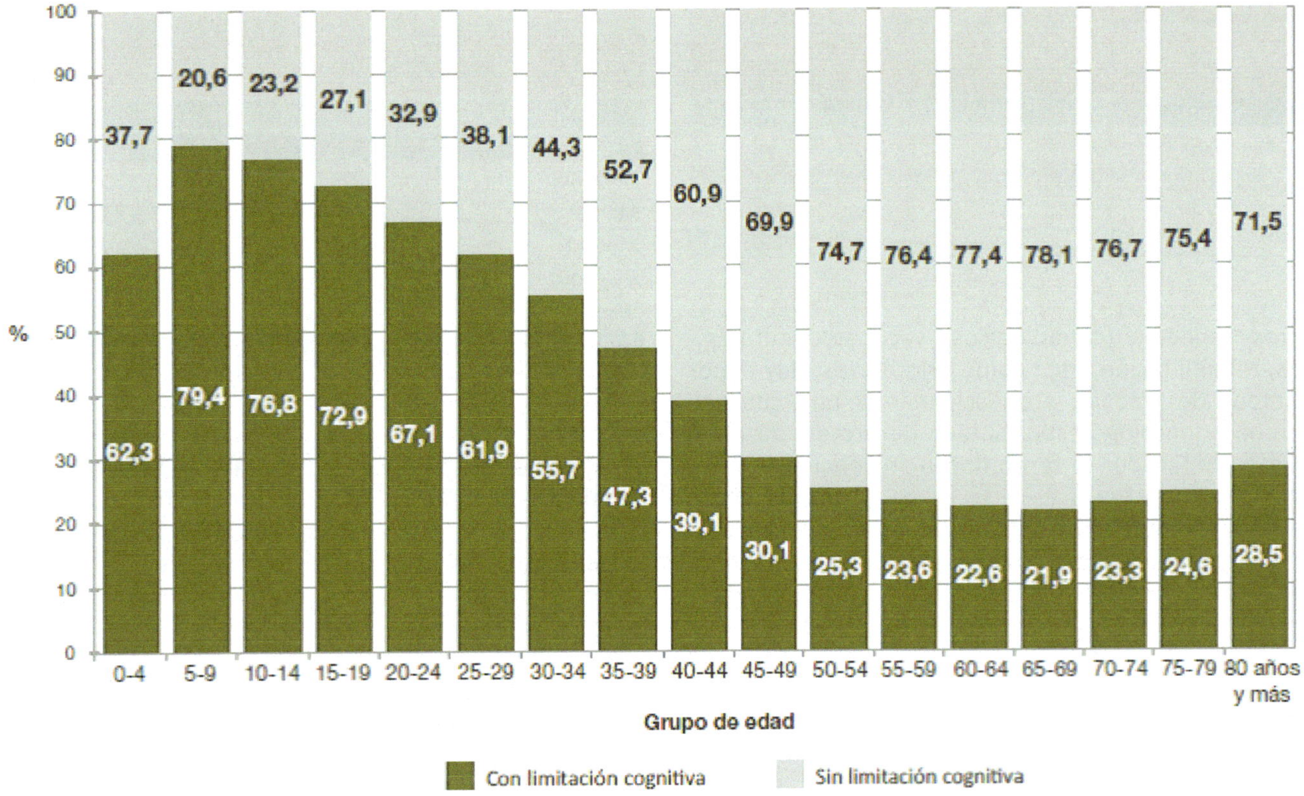

Gráfico 23.5: Distribución de la población con dos o más dificultades o limitaciones permanentes por presencia de limitación cognitiva, según grupo quinquenal de edad. Fuente: Censo Nacional de Población, Hogares y Viviendas INDEC 2010

perinatales o condiciones asociadas al cuidado perinatal. Las asociaciones de tipos de discapacidad registradas por el registro continuo del SNR en menores de 5 años son en orden de frecuencia: motora- mental y visceral-mental.

Si bien las estadísticas son importantes para la toma de decisiones, también es cierto que en muchos casos lo que realmente interesa no es tanto "cuántos son" sino que se ve amenazado aquello que es relevante para una comunidad. Este es el enfoque de los derechos del niño, que tiene en cuenta la dignidad que deben gozar los niños como tales, justificando su abordaje, aunque el número no sea tan grande.

Cuidado Odontológico en los niños y adolescentes con discapacidad

El cuidado de la salud oral es un componente importante del cuidado de la salud en general de todos los niños y adolescentes. De este cuidado depende la posibilidad de comer, explorar, saborear, jugar, hablar y dormir sin dolor. El cuidado odontológico es por lo tanto un componente muy importante de la calidad de vida de todos los niños.

A pesar de ello, según informes de la Organización Mundial de la Salud, sólo un tercio de los niños con discapacidades en el mundo recibe atención bucodental adecuada. En muchos de esos casos, la intervención es tardía recibiendo tratamientos curativos o mutilantes. Sólo unos pocos se ven beneficiados con programas adecuados de prevención. Como dijimos anteriormente, para los niños con discapacidad que viven en la pobreza, las dificultades son aún mayores.

El problema de la salud oral en los niños y adolescentes con discapacidad no es nuevo y ha representado un desafío para el odontólogo a través de la historia. La atención odontológica de los niños con discapacidad requiere competencia, ajustes y un genuino interés por parte del profesional.

Los niños con discapacidades presentan por múltiples factores peores resultados respecto a su salud bucal respecto a la población infantil en general. Balancear las necesidades de atención en el caso de los niños con discapacidad que requieren varias consultas con distintos profesionales al mes es realmente desafiante para los padres y para el sistema de salud. Por otro lado, suele haber por parte de los pediatras una postergación de la consulta dental al considerar

Tabla 23.13: Distribución por grupos de edad para niños con discapacidad con CUD 2009-2015. Fuente: Elaboración propia a partir del Registro Administrativo Continuo generado por el Servicio Nacional de Rehabilitación

Edad	%	*N*
0-5	30	52.830
6-11	38	66.920
12- 17	32	56.609
Total	100	176.359

Tabla 23.14: Tipo de discapacidad en niños de 0 a 17 años, período 2009-2015. Fuente: Elaboración propia a partir del Registro Administrativo Continuo generado por el Servicio Nacional de Rehabilitación

Tipo de Discapacidad	%	*N*
1 tipo	80.3	142.190
Auditiva		10.117
Mental		**93.135**
Motora		24.170
Visceral		9.601
Visual		5.167
2 o más tipos	19.7	34.160
Total	100	176.359

otros aspectos (cardiológicos, vacunas, neurológicos, rehabilitación, etc.) como prioritarios. Hay pocos equipos de trabajo interdisciplinarios que cuenten con un odontólogo especializado dentro del mismo y que permitan por lo tanto hacer prevención e intervenciones oportunas.

Cada niño con discapacidad, requiere de un abordaje individualizado. Por ejemplo, el síndrome de Down, junto con otros síndromes genéticos, se asocia a un retraso en la erupción dentaria o a malformaciones dentarias (Figura 23.12). En los niños con discapacidad intelectual o parálisis cerebral, en general hay bruxismo, daño del esmalte y dificultades técnicas para la adecuada remoción de la placa bacteriana, aumentando la prevalencia de caries dental y enfermedad periodontal. Los niños con trastornos deglutorios, aunque no coman por la boca, también presentan complicaciones similares.

En el caso de las campañas de prevención, para que las mismas sean accesibles pata todos los niños es necesario hacer adaptaciones tales como material en braile, traducción a lengua de señas (LSA) del material audiovisual, pictogramas o demás materiales didácticos adaptados que permitan la comprensión de todos los niños y sus familiares, mejorando la adherencia.

Es necesario también hacer en algunos casos ajustes razonables en los centros de atención de manera que sean universalmente accesibles, es decir que pueda acceder al consultorio odontológico cualquier niño o adolescente con discapacidad que requiera apoyos para la deambulación o la comunicación. Para ello será necesario hacer una evaluación más minuciosa de las necesidades de atención de cada niño previamente a que la cita se concrete. La planificación previa, el conocimiento del odontólogo del paciente, su historia clínica, su familia y su equipo de seguimiento antes de la consulta, permitirán brindar una atención adecuada, segura y de calidad.

Como en todos los niños, es importante incorporar en la familia hábitos saludables y compromiso con los programas preventivos. La labor de educación para la salud con los niños con discapacidad requiere del desarrollo de técnicas y motivación que tendrán mejores resultados si son reforzadas y complementadas por el resto del equipo de salud a cargo del seguimiento del niño. Si el niño es acompañado por una persona conocida que le inspire confianza, en muchos casos se podrá incluso evitar el uso de sujeción e incluso de la anestesia general para procedimientos mínimamente invasivos.

En definitiva, el abordaje odontológico del niño con discapacidad no difiere drásticamente del abordaje ya conocido para los niños en general. Pero si es necesario promover programas de prevención universales, promover el acceso temprano a la atención odontológica en los niños, eliminar las barreras comunicacionales y físicas que dificultan la atención odontológica en el consultorio, promover la inclusión de los odontólogos dentro de los equipos de salud infantil orientados a la discapacidad y mejorar las actitudes profesionales que dificultan la relación odontólogo-paciente.

DERIVACIÓN OPORTUNA

A lo largo del capítulo, hemos expuesto el rol y los aportes del odontopediatra al manejo integral de

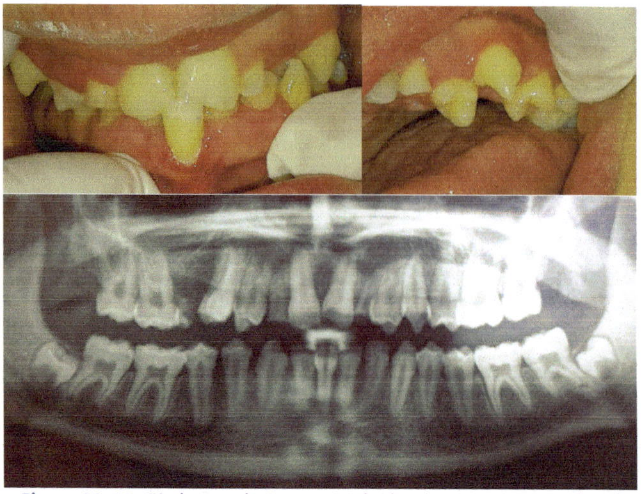

Figura 23.12: Síndrome de Down. *Maloclusión con trauma oclusal. Gingivitis, agenesias y transposición dentaria*

niños con todo tipo de patología de base. Dado que en ocasiones la puerta de entrada al equipo de salud puede ser el odontólogo, planteamos a continuación una serie de **banderas rojas** (Tabla 23.15) que de estar presentes en niños de cualquier edad ameritan la derivación oportuna a un pediatra. Son señales inespecíficas pero simples de identificar. No hacen diagnóstico por sí mismas, pero revisten suficiente importancia para evaluar clínicamente al paciente y eventualmente solicitar estudios complementarios para llegar a un diagnóstico de certeza.

Aún en ausencia de signos que hagan sospechar patología orgánica subyacente, como parte del equipo de atención del niño el odontopediatra deberá siempre recomendar la realización de controles periódicos en salud para verificar el crecimiento, desarrollo e inmunizaciones.

Tabla 23.15: Banderas rojas para la derivación oportuna a consulta pediátrica

Se puede sospechar	Ante el hallazgo de
Cardiopatía	Patología respiratoria baja recurrente, problemas de crecimiento, sudoración excesiva o fatiga
Cáncer	Palidez asociada a astenia, infecciones oportunistas, petequias o hematomas en mucosa bucal
Alteración de coagulación	Sangrado prolongado o excesivo, alteraciones en laboratorio
Diabetes mellitus	Polidipsia, polifagia, poliuria, niño que se alimenta bien pero pierde peso o presenta cambios de carácter
TGD	Niño de cualquier edad que es indiferente al entorno, que no se tranquiliza con sus padres o presenta movimientos estereotipados
Infección por HIV	Infecciones recurrentes, con evolución tórpida. Muguet bucal fuera del periodo neonatal/ lactantes pequeños

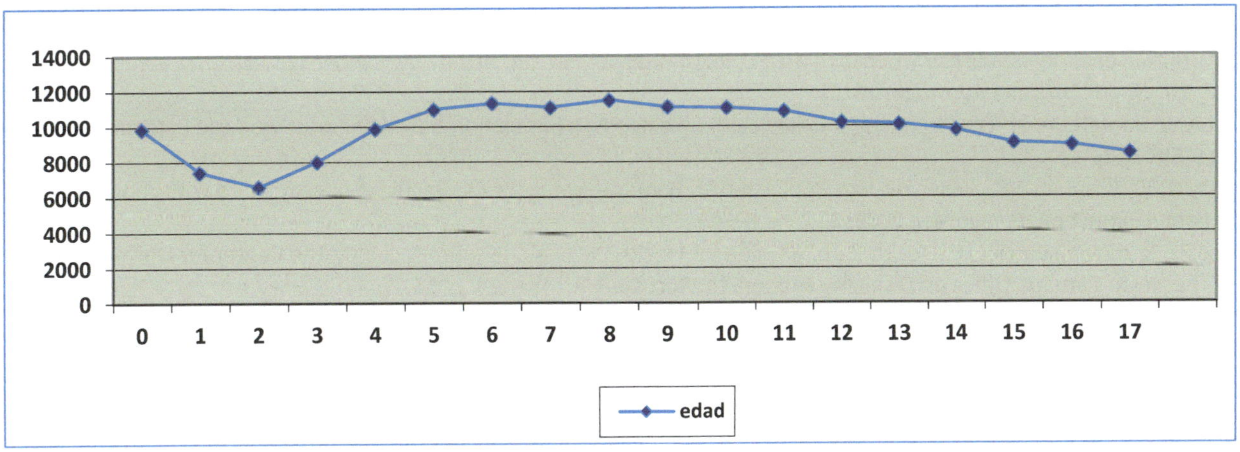

Fuente: Elaboración propia a partir del Registro Administrativo Continuo generado por el Servicio Nacional de Rehabilitación.

Gráfico 23.6: Distribución por edades simples en niños con discapacidad con CUD, período 2009-2015. **Fuente:** *Elaboración propia a partir del Registro Administrativo Continuo generado por el Servicio Nacional de Rehabilitación*

Bibliografía

- Abanto J, Ciamponi AL, Francischini E, Murakami C, de Rezende NP, Gallottini M. Medical problems and oral care of patients with Down syndrome: a literature review. Spec Care Dentist. 2011;31(6):197–203
- American Academy of Pediatric Dentistry. Guideline on Management of Dental Patients with Special Health Care Needs. Clinical Practice Guidelines. 2012: 166-171.
- American Academy of Pediatrics. Clinical Report: Oral Health Care for Children with Developmental Disabilities. Pediatrics 2013;131:614–619
- *ASA PHYSICAL STATUS CLASSIFICATION SYSTEM. Last approved by the ASA House of Delegates on October 15, 2014*
- Carrillo C, Fava M, Vizeu H, Soares-Junior LA, Odone Filho V. Dental approach in the pediatric oncology patient: characteristics of the population treated at the dentistry unit in a Pediatric Oncology Brazilian Teaching Hospital. *Clinics*. 2010; 65(6):569-73.
- CIF-IA. Clasificación Internacional del Funcionamiento de la Discapacidad y la Salud. Versión para la infancia y la adolescencia. Organización Mundial de la Salud (2011).
- González GE, Esquivel DL. Tratamiento odontológico en niños con trastornos de la hemostasia. Revisión de la literatura y recomendaciones para la clínica. *Univ Odontol*. 2011; 30(64): 19-29
- Gordón- Núñez y col. Evaluación clínica de la salud oral de niños con neoplasias malignas *Avances en odontoestomatología*. 2005; 21:3
- Guideline on Dental Management of Pediatric Patients Receiving Chemotherapy, Hematopoietic Cell Transplantation, and/or Radiation Therapy. REFERENCE MANUAL V 37 / NO 6. American Academy of Pediatric Dentistry (AAPD)
- GUIDELINES FOR DENTAL TREATMENT OF PATIENTS WITH INHERITED BLEEDING DISORDERS. Dental Committee, World Federation of Hemophilia Published by the World Federation of Hemophilia (WFH) © World Federation of Hemophilia, 2006 at www.wfh.org
- http://www.indec.gov.ar/ftp/cuadros/sociedad/PDLP_10_14.pdf) ,
- Instituto Nacional de Estadísticas y Censos (INDEC). Censo Nacional de Población, Hogares y Viviendas 2010. Censo del Bicentenario. Serie C. Población con dificultad o limitación permanente. - 1a ed. - Ciudad Autónoma de Buenos Aires: Instituto Nacional de Estadística y Censos - INDEC, 2014. [disponible en: http://www.indec.gov.ar/ftp/cuadros/sociedad/PDLP_10_14.pdf Consulta Agosto de 2016]
- Lewis CW. Dental care and children with special health care needs: a population-based perspective. Acad Pediatr. 2009 Nov-Dec; 9(6):420-6.
- Lockhart PB, Brennan MT, Sasser HC, Fox PC, Paster BJ, Bahrani- Mougeot FK. Bacteremia associated with tooth brushing and dental extraction. *Circulation*. 2008; 117:3118–3125.
- Mace RL. Removing Barriers to Health Care. A Guide for Health Professionals. Produced by The Center for Universal Design and The North Carolina Office on Disability and Health. Accessed October 14, 2015.
- Martín-Sanjuán C. Características orales y otras comorbilidades en el paciente con Trastorno del Espectro Autista. *Gaceta dental*. 2014; 254
- Marulanda J, Aramburo E, Echeverri A, Ramírez K, Rico C. Dentistry for the Autistic Patient. *Revista CES Odontología*. 2013; 26:2
- Moss and Adams' Heart Disease in Infants, Children and Adolescents: Including the Fetus and Young Adult, 2 Volume Set by LWW (2007-10-16) Hardcover – 1656
- Nichols KR, Israel EN, Thomas CA, Knoderer CA. Optimizing Guideline-Recommended Antibiotic Doses for Pediatric Infective Endocarditis. Ann Pharmacother. 2016 May; 50(5):423-7.
- Ofperman R, Vellagamba H, Dávita J, Polack N. Programas preventivos para grupos vulnerables. Vol Asoc Argentina Odontol Niños. 1998;27 (3):711.
- OMS Directrices sobre el tratamiento farmacológico del dolor persistente en niños con enfermedades médicas del año 2012
- Organización de Naciones Unidas, Convención sobre los Derechos de las Personas con Discapacidad. (2006).
- Organización Mundial de la Salud. Informe Mundial sobre la Discapacidad.2011. [disponible en: http://www.who.int/disabilities/world_report/2011/es/ Consulta Agosto de 2016].
- Palacios, A. El modelo social de discapacidad: orígenes, caracterización y plasmación en la Convención Internacional sobre los derechos de las Personas con Discapacidad. Madrid: Grupo Editorial CINCA (2008).
- Palomer L, García B H. ¿Es Importante la Salud Oral en los Niños con Diabetes? *Rev Chil Pediatr*. 2010; 81 (1): 64-70
- Pasquali SK, He X, Mohamad Z, McCrindle BW, Newburger JW, Li JS, Shah SS. Trends in endocarditis hospitalizations at US children's hospitals: impact of the 2007 American Heart Association antibiotic prophylaxis guidelines. *Am Heart J* 2012; 143:894–899.

- Reynoso Rodríguez M, Monter García M, Sánchez Flores I. Hipotiroidismo congénito y sus manifestaciones bucales. *Revista Odontológica Mexicana*. 2014; 18: 2
- Robert S. Baltimore, MD, Chair; Michael Gewitz, MD, FAHA, Vice Chair; Larry M. Baddour, MD, FAHA; Lee B. Beerman, MD; Mary Anne Jackson, MD; Peter B. Lockhart, DDS; Elfriede Pahl, MD, FAHA; Gordon E. Schutze, MD; Stanford T. Shulman, MD; Rodney Willoughby, Jr, MD; on behalf of the American Heart Association. Rheumatic Fever, Endocarditis, and Kawasaki Disease Committee of the Council on Cardiovascular Disease in the Young and the Council on Cardiovascular and Stroke Nursing "Infective Endocarditis in Childhood: 2015 Update "A Scientific Statement from the American Heart Association. *Circulation*. 2015; 132:1487-1515.
- Roberts GJ, Jaffray EC, Spratt DA, Petrie A, Greville C, Wilson M, Lucas VS. Duration, prevalence and intensity of bacteraemia after dental extractions in children. *Heart*. 2006; 92:1274–1277.
- Ruíz -Esquide G., Nervi B, Vargas A, Maíz A. Tratamiento y prevención de la mucositis oral asociada al tratamiento del cáncer. *Rev Med Chile*. 2011; 139: 373-381
- Rushani D, Kaufman JS, Ionescu-Ittu R, Mackie AS, Pilote L, Therrien J, Marelli AJ. Infective endocarditis in children with congenital heart disease: cumulative incidence and predictors. *Circulation*. 2013; 128:1412–1419.
- Servicio Nacional de Rehabilitación. Registro Administrativo Continuo de Personas con Discapacidad, período 2009 ⍰ 2015.
- Sonbol H, Spratt D, Roberts GJ, Lucas VS. Prevalence, intensity and identity of bacteraemia following conservative dental procedures in children. *Oral Microbiol Immunol*. 2009; 24:177–182.
- Tomás I, Alvarez M, Limeres J, Tomás M, Medina J, Otero JL, Diz P. Effect of a chlorhexidine mouthwash on the risk of postextraction bacteremia. *Infect Control Hosp Epidemiol*. 2007; 28:577–582.
- Wilson W, Taubert KA, Gewitz M, Lockhart PB, Baddour LM, Levison M, Bolger A, Cabell CH, Takahashi M, Baltimore RS, Newburger JW, Strom BL, Tani LY, Gerber M, Bonow RO, Pallasch T, Shulman ST, Rowley AH, Burns JC, Ferrieri P, Gardner T, Goff D, Durack DT. Prevention of infective endocarditis: guidelines from the American Heart Association: a guideline from the American Heart Association Rheumatic Fever, Endocarditis, and Kawasaki Disease Committee, Council on Cardiovascular Disease in the Young, and the Council on Clinical Cardiology, Council on Cardiovascular Surgery and Anesthesia, and the Quality of Care and Outcomes Research Interdisciplinary Working Group [published correction appears in *Circulation*. 2007; 116:e376-377]. *Circulation*. 2007; 116:1736–1754.
- www.who.int/medicines/areas/quality.../3PedPainGLs_coverspanish.pdf
- Zimmermann C, Meurer M, Grando L, Gonzaga Del Moral J, Silva Rath I, Schaefer Tavares S. Dental Treatment in Patients with Leukemia. *Journal of Oncology*. 2015

Este libro se terminó de imprimir en
marzo de 2022 en La Imprenta Ya SRL,
Estados Unidos 1061, Florida Oeste
Provincia de Buenos Aires, Argentina
www.laimprentaya.com.ar